近世歴史資料集成　第Ⅹ期

第Ⅳ巻　民間治療【18】

病名彙解　病家須知　飛鳥山館家藏方

目次

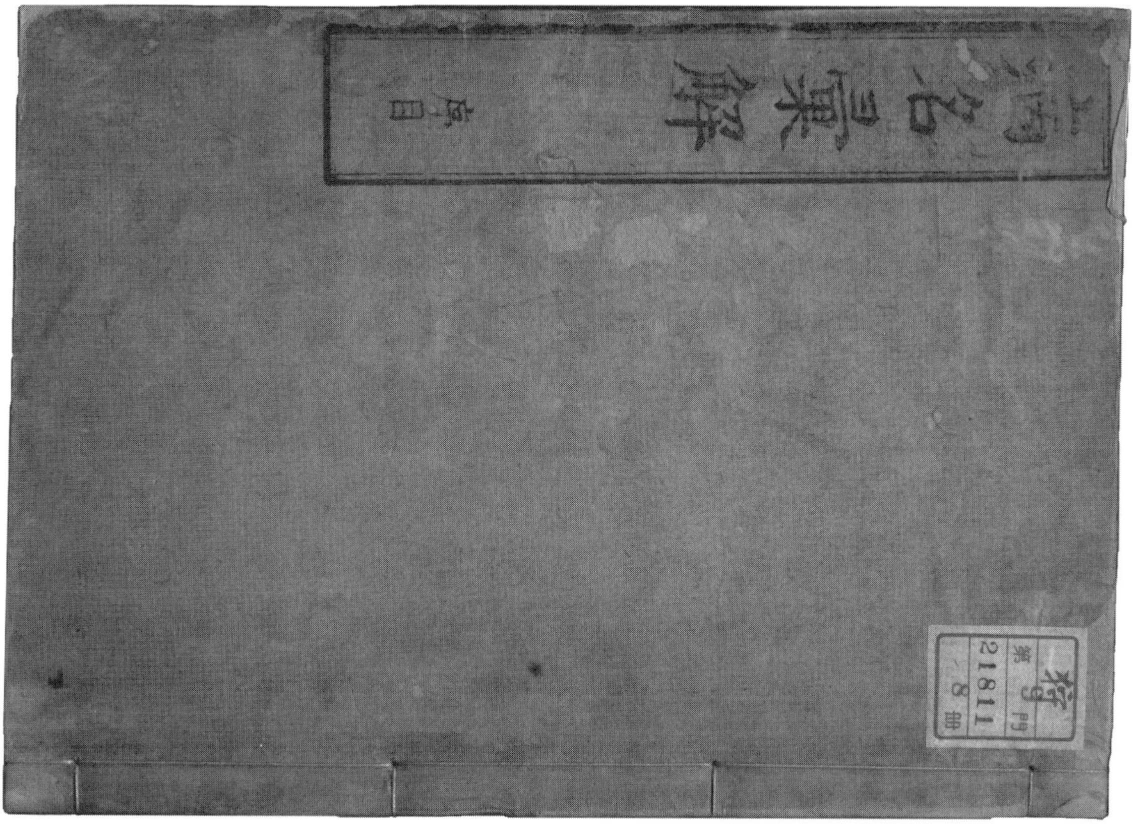
病名彙解
序目

病名彙解序

原夫正五倫之名者所以聖人之布政也詳百病之名者所以醫師之施治也仍其名不窮其實則政與治皆不行然則无名之義大哉病之名歸實繫醫之典籍惟廣豈可一朝而考之一夕而記之方術

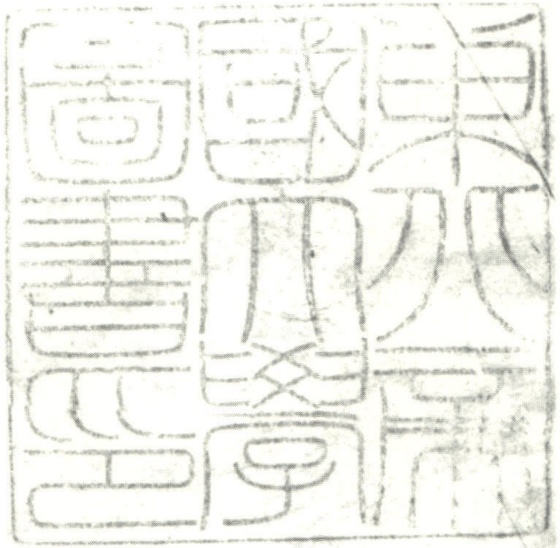

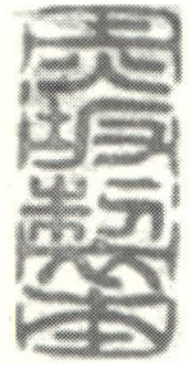

之家素以為瘧桂洲于有志於茲
暇日旁搜羣書抄出病名以倭訓
解之以色葉類之皆有便披覽之
醫家之所害也見者仍其名得此
實則活人救物之功自是而始焉
昔病風之證泰信而識而倉公能
識之髮瘕之證衆以為異而文伯

獨治之此能仍其名之知不知而
治療水炭相反損壽殞命可不懼
乎然者病名彙解之擧之功淺
云我書案需序聊欲廣此義蒙焉
云其端尓皆貞享三年春二月柳
湖石叟識

病名彙解凡例

一凡病之有名不可不知也不窮其名實而豈可談醫哉今也舉其病名撮其病論以和邦之字彙之以齊東之語解之使幼學明白易見得之

一凡是集鷄窗隨筆而録不必次病證之同類互假名之舛誤亦不爲不多也於其解則引證明醫之成語而非秋毫孟浪杜撰之憶說也見者取其長以捨其短則可乎

一凡是集所載之病名纔九牛之一毛也此余淺見薄識不能渉獵羣藁之故也他日有補闕正誤之

書出則章甚也

一凡此集有欲每病附治方之志然以極繁多而措之見者依引用之書當考之乎

一凡人之有疾病徧發於六氣七情之過不及也以是而推之則病名之千差萬別殆如燃犀耳嗚呼此編雖似汞顏申之謗亦初學之徒窺入醫門之小助也乎

江南　桂洲子　識

病名彙解目録

○卷之一

○以部

噎膈　胃瘧　胃脘癰　遺溺　飲注　陰汗　陰癩

餩逆　胃脘痛　胃風　遺尿　陰尸　陰囊癰　陰蝨

胃反　飲痛　遺毒　痿躄　陰黄　陰蝕瘡　陰疽

胃泄　胃癰　遺精　溢飲　陰陽易病　陰瘡　陰吹

陰陽疽
陰毒
陰痒（并陰痛）
陰腫
陰挺（并陰脫）
陰冷
陰翻
陰臭
陰㿉氣
瘖瘂
頤頦瘡
伊火丹
咽喉垂倒
咽喉瘡
咽喉不利
逸風瘡
飲癖
一石米瘡
陰虚火動
癮疹
飲瘥
一葦航海
陰血
陰痔
一把縛
胃絶肺敗
胃禁（水禁附之）

○呂部

漏瘡
螻蛄漏
螻蛄串
漏胎
漏帯
漏風
漏下
弄胎
弄痛（同）

漏精
露痳
露敗瘡
路岐
弄舌
漏腋
鸕鷀瘟
驢背風
轆轤晨晴
漏蹄
漏氣

○波部

肺癰
肺痿
肺風
潘唇
馬刀癧
馬牙瘡
馬癇
馬脾風
馬喉痺
馬皮癬
馬毒入瘡
白蛇纏
白遊風
白駁風
白禿風
白屑風
梅花疙
白丹
白癬
白蟻瘡
白崩
白珠子
白頭瘡
白刄疔

病名 目録

白癜風　白氣徹泄　白婆瘨　白赤眼
廢竈火丹　梅核氣　蟠蛇癧　八脚虫
拔歯損　破傷風　破傷濕　胖病
敗疵　痦癗　盤疝　肺勞
半產　盤腸痛　板黄疸　盤腸產
背僂　髮瘤　髮癥　發洪
發豬癇　發雞風　發頤　發暴
胞疽　胞轉　晩發　番胃
髮黄　斑毒　斑疹　白癜
髮泉　馬爪瘡　薄皮瘡　八瘕

白疸　白頂瘡　白沃　盤腸氣
髮際瘡　破甕澄漿　馬馳鐵道　梅花翳
馬疧串流 并 馬瘑　破䐃　白瘍 附天瘡

○仁部

尿淋　尿血　尿精　尿竈火丹
耳聾　耳聤聹　耳濕　耳風 并耳瘡
耳蕈 并耳痔　乳鵝　乳懸　乳癬
乳癰 并乳癧　乳巖　乳結核　乳腫
乳癇　肉刺　肉龜　肉裂
肉極　肉錐　肉壞　肉人

肉瘤 并二肉贅一　二形　乳嗽　肉瘕
肉線　耳發疽　耳根毒　乳泣
耳疔 附疔瘡二

○保部

翻胃　發背　崩漏 血崩　崩中 並二同ヒ
暴火丹　蜂窠發　蜂子毒　疿瘙瘡
崩沙耳口風　犯風紫　哺露疳　報痘
母痘　放標　牡瘡　牡痔
蜂漏　賁豚　暴瀉　犯土腫
犯丁瘡　犯丁瘡腫　犯丁腫　蜂螫

發乳　蜂窠瘡　蜂窠癧　翻花瘡
皰　犯黃　奔氣　乏氣
暴癧　冒風　木腎　沸爛瘡
沸子　龐竈丹　發沙病　鳳眉疽
驚瘧　膨脝　翻空痘　發斑
反戾　崩砂脫口風　蜂疽　膀疽
發熱血　犯奪天梯　望瘡 附天瘡二

○邊部

便毒　便癰　騙馬墜　偏枯
米疽　便濁　便血　癖疾

○巻之二

○知部

中風　中氣　中寒　中暑 并ニ中熱

中暍　中濕　中惡 并ニ尸厥　中客 并ニ中人

中搭　中發疽　中毒　搐搦

釵叩風　偷針眼　偷針痣　猪圈風

猪癎　腸痔　腸癩　腸燥

腸癰　腸風　直腸　蜘蛛背

杍疽　蟲癧　猪灰瘡　瘕瘩

瀵鼻　虫胞　衂血　竹木刺

腸蠱痢　腸澼　蟲疰痢　瀵痢

脹滿　注下　蚛牙　蚤痛

疰痛　蜘蛛蠱　猪頭風　注車 并ニ注船

注夏病　肘疽　沈尸　注病 附、木風

腸蕈　蛀疽　蛀筋痹 同ニ蛀痹　陳乾疽

腸垢　除中　注命疔　瀵瘡

蟲頭民 同ニ飛頭蠻　猪疔 附疔瘡

○利部

痢病　兩頭發　離魂　淋病

龍疽　留飲　留犬丹　龍泉疽

鼈黒斑　兩股蛤蜊　痢風　涼注

膂瘡　驢舍疔　六瘤

○奴部　病名未考

○留部

類中風　瘰癧　流注

瘰癧漏　琉璃疽　流注傷寒

○遠部

悪心　嘔吐　嘔噦　嘔逆

嘔血　應聲虫　温風　悪疽　附阻病

悪食　悪阻　屋食瘡　瘀血痢

○和部

黄疸　黄汗　横痃　横産

蹉折　黄耳傷寒　黄水瘡　黄爛瘡

黄氐癰　黄鰍癰　黄腫　黄胖

王爛瘡　王灼瘡

○加部

疳　疳勞　疳痢　疳瀉

疳乾　疳渇　疳腫脹　疳脊

肝疳　疳啞　疳齒䘌　膏淋

寒疝　肝勞　汗毒　含頤瘡

下疳　汗斑　疥瘡　痂疥

交腸
寒厥
咯血
痎瘧
乾癬
鞋帯癰
解顱
甲疽
渇利
嫁痛

合谷毒
乾嘔
哮喘
寒瘧
蝦蟇瘟
乾疕
角弓反張
乾無辜
寒淋
交骨不開 并産門不閉

脚氣
咳嗽
咳逆
間日瘧
頦癰
感冒
癇症
甘疽
汗症

乾脚氣
咳血
寒痛
蛟龍病
角架風
鵝口瘡
鵝掌風
渇病
交接血出
鼾眠

行疸
寒尸
眼丹
絞腸沙痛
牙疳
缸瘡
假脹
寒瘡
香瘡
寒戰
咬牙

乾疥
寒注
眼胞菌毒
乾霍亂
齘齒
呷嗽
疳眼
改嘗
寒疫
客熱

雁瘡
寒熱注
茄病
香瓣瘡
嵌甲瘡
頷車蹉
假搐
牙縫血
合病 并倂病
奸齰

汗血
汗風
攪腸沙
蝦蟇瘻
甘鼠瘻
肝脹
蟹睛
行黄
糠瘡
害大風

脱疽　湯潑　疽水　胎赤
體臭　振疽　斷咽瘡　斷耳瘡
帶利　丹火　尣疽　腿股風
胎癧　大腸蟲　對心發　胎瘡
太息　大風　胎暈　胎癇
湛濁　胎水　帶孕　膽癉
瘀嘔　孀岩　孀癬　倒挂銀瓶
逐鹿亡羊　彈打天鳥　斷橋失度　脫陽
堆屎收　桃花蛀　短狐毒　墮胎
倒產　多氣　胎刺　鼻風 附注病之

臁瘡

○禮部

蓮子發 同蓮房發　蓮子發 異名上　蓮子癧
蓮腎發　冷注　冷痒　冷熱痒
連珠風　厲癰　癧瘍　歷節風
厲火丹　冷癇　瘵泡　鍊銀瘡

○曾部

雙纏風　雙鵝瘋 同雙乳蛾　走馬喉痺　走馬牙疳
走纏　走腹　走皮風　走哺
瘡癧　阻病　粟房風　瘡建 同瘡根
卒風腫　卒中風　疽瘡　瘜肉

搜牙風　鼠乳　鼠殘癧　鼠瘻
搶食風　賊痘　湊肺　賊風
卒利　喪尸　走注　喪注
卒忤　走精黄病　足釘　走皮癮瘡
蛆瘤　鼠噎　鼠瘤　息積
走注瘰癧風　瘡雀　瘡血溺　嗆喉 并ニ 淦水
甑帶瘡　息奔　卒魘　蜡目
足瘇　瘡石　足面疔 附疔瘡　贈痘 附天疱瘡

○津部

頭痛　頭風　痛風　頭面風

○彌部

熱病　熱厥　熱注　熱痱
熱利　熱淋　熱癧　熱入血室
熱毒　熱嘔

○奈部

內傷　內障　內釣　內弔 同上
內搐　內痔　內吹　內痱
內疚疝　內風　內癰　內黃
軟癤　內衄　內潰　軟風
難產　內發丹毒　癱瘓　軟痛

○卷之四

○良部

癆瘵	勞淋	勞注	狼疝
卯癩	雷頭風	浪子瘟	落架風
落下頦	朧梨	狼瘻	勞瘧
老瘧	落痂	勞風	癩風
來去痛	爛緣血風	獵頰風	老鼠瘡
藍注	爛疔	癩頭瘡	老鼠攢
卯脹	落頭民		

○無部

無遺	無皮	無名腫	無血讃
無子			

○宇部

溫病	鬱症	溫瘧	右搭串
烏紗驚風	慍瓶	鬱冒	烏啄瘡
鬱火丹	溫毒	烏風	溫注
溫壯	烏癩		

○爲部 入汲鬼

○乃部

腦疽	腦爍	腦衄	腦疳

猫猪　膿窠瘡　膿裏虛瘍　腦漏
囊癰　膿漏目　腦黄　膿血痢
腦風　腦砂　膿疱瘡　膿疱
腦瘻　膿瘻　腦發疽

○於部　入遠部

○久部

霍亂　外障　外瞖　顴口疽
鶴膝風　鼓搥風　花瘻　月蝕瘡
頑疽　化骨瘡　蝸瘡 同瘑瘡　蠷螋尿瘡
晦瘡　鶴節　火丹　火帯瘡

關格　瓜藤癧　頑癬　狗皮癬
緩疽　緩風　花風　回食病
過膏疽　悔氣瘡　癀瘡 并二癀瘋　回水
貫膿 同灌膿　還元　蛔痔　瓜藤發
滑痢　刮臁　火焰疔　黄鼓疔
裙風　蛔蟲瘤　回乳　空歡喜
外痔　果子瘡　滑瞖　横瞖
回頭瘡　刮沙　狗咽　廻風
控腦沙　火疔　蚘厥　黄不串流
瓜藤馬瘻 并　過脊馬瘻　火珠疔　瓜藤纏

觀音掤瘂　藕池踏水　外吹　空倉
黃瘕　迴陽泉　灰白瘡　臑疽
頑癬 并頑麻　衂齒　滑精　潰瘍
犬疵　外癹　狗疔 附疔瘡ニ　黃疔 同上
瓜藤疔 同上　犬禁 附水禁ニ
〇卷之五
〇也部
陽毒　楊梅瘡　羊鬚瘡　瘍
癢陽疽　野火丹　夜啼　野道
羊毛疔　夜夢鬼交　陽血　羊疔 附疔瘡ニ

羊 附豌豆瘡
麻木　〇末部
麻痺　慢驚風　慢脾風
麻疹　滿天星　癘肚　麻子疔
忘汲疔
〇計部
眩暈　眩冒　下疳瘡　懸癰
懸癰 異名上ニ　懸旗風　血箭　血痣
血箭 異名前　血汗　血厥　血風瘡
血餘　血潰　血擦　血疼

血瘧　血逆　血疝　血痢

血注　血分病　血滞　血枯

血淋　血痔　血瘀　血崩

血暈　血塊　健忘　痃癖

拳毛　牙癰風　牙宣　牙蜞風

牙蠱　牙歯蠱　牙齒歷蠹　頸毒

玄疽　肩疽　夾肢癰　腴隻

挟癭　雞爪瘋　齲唇　結核

結痂　雞眼子　缺盆疽　經閉

繼病　雞瘤　缺　瘈瘲

下氣　腸癰　結毒　雞骨瘡

螢火丹　懸癖　結筋　外感

下馬癰　顴瘍　顴骨肉疽　雞冒

厥心痛　肩後疽　血瘤　荒血瘤　經解

血疽　血腫　血鼓　血風

血瘀　夾疹　血潰　牙槽風

懸飲　雞冠蜆肉　頰車病　夾癰

孽報病　結腸翻胃　謇吃　莖衂

血實瘡　捲簾疔　拳虎疔　鬢毛瘡

下注瘡　惠袋癧　睢目　血瘕

結胸　胸痞　溪病　溪鬼 并溪毒
脇痛　胸疽　血渇　溪温
頬疔 同上　血箭疔 同上　血涎 嘔吐附之　顴骨疔 疔瘡附之

○不部

無辜疳　風痒 同痒眼　附骨疽　附牙癰
風疽　風齲　風齒　風犬傷
伏兎發　粉刺　伏飲　粉滓 斑
胕髓病　風骨　風瘡　風黄
風眼　葡萄疫　粉花瘡　風癘
佛頂疽　腹内心帮　風水病　伏尸

風癇　風痙　風痱　風痺
風驚　風癲　伏梁　粉瘤
腹内兒哭　腹中鐵石　不寐　浮翳
腹中鼓鳴　風毒　不痛疽　浮漚疔
風注　風燕失巣　附陰疽　腐疔 疔瘡附之
不護場 同上　膚瘡 天瘡附之　膚疹 同上　伏出未能盡 同上
風禁 水禁附之　麩瘡 癩瘡附之

○已部

喉痺　喉風　喉嚨　骨風
骨槽風　枯筋箭　腦衄　胡氣

狐惑　蜈蚣毒　虎口疽　虎口百丁
紅汗　穀賊　褌口瘡　黒疽
黒疔　穀嘴瘡　股脛疽　痼発
肛門癰　穀道無孔　滚疳　五疳
五硬　五軟　紅絲瘡　胡次丹 幷 胡漏丹
胡孫嗽　口中轉屎　黒子　蠱疰痢
穀労　蠱注　哭注　骨注
蠱毒　口吻瘡　口臭　口舌乾焦
疙瘩　骨痺　穀疸　穀道蟲
穀瘕　黒靨疔　虎鬚毒　瓠毒瘡

袴口瘡　蠱脹　骨瘤 幷 黒砂瘤 黒粉瘤　惛塞
骨鯁　狐疝風　斛若瘕　骨螻疽
黒疱　口肉肉毬　狐惑　鶻眼
洪燭瘡　黒水凝翳　皷椎風　渾身血出
紅絲瘤　五衊衄　紅糟鼻　骨極
骨火丹　渾潔　昏迷　骨癰
喉癰　黒癩　荀抄乳　孤陽絶陰
狐刺瘡　狐瘕　口疳
紅演疔 附 疔瘡之　護場 同上
○江部　入恵部

○天部

天疸　天蛇頭　田螺泡　重舌　癜風　調疸　聤耳　傳尸病　釘節　天蛇

天泡瘡　天火丹 并 天竈丹　天上病　重腭 并 重齶　瘢痕　癲癇　纏耳　轉注　螳蠰瘻

疔瘡 并 疔毒　甜瘡　帝中風　轉筋　癧注　重臺癰　轉胞　癲狂　天柱骨倒

疔疽　重腭喉風　天釣 同 天弔　丁奚疳　攧僕　貼骨癰　轉脉漏　跌撲　天絲入咽

釘聹　臍鍾喉風

粘瘡　疔瘡走黄

天瘡 附 疱瘡　顛風 附 注病 之

天疱瘡

○巻之六

○安部

噫氣 同 噯氣　按季　悪脉　了抜　暗疔 附 疔瘡 之

噫醋　暗胎　悪肉　鴉臭　櫻桃疔 同上

了刺毒　鴨溏瀉　蛙瘻　暗風

鴉叉　悪核腫　悪颯囓　鴉翎瘡 附 天瘡 之

○左部

病名目録

散走流注發　査痘　左搭串　痄腮
三虫　坐舌蓮花風　産注　嘈雜
痤疿　皶　繅嗽　竈家
鎖骨疽　蹉跌　差癀　臟毒
撮口　鎖肚　皶赤皰　坐板瘡
産頹　棗花癬　散癬　斬三屍
鎖喉風　爪中龍伏　三十六疔　壯熱斷下
臟厥　嘲骨馬[疒其]　并　鎖脚馬[疒其]　三仙入洞
霜橋印迹　霜逐梧桐　燥瘕　蒜髮
坐馬癰　鎖項　附天瘡之

○幾部

客忤　龜胸　龜背　鬼擊
鬼排　肌衄　魚口　[疒其]癧癰
氣奔　休息痢　魚口風　魚鱗風
魚腮風　牛程蹇　牛勒瘋　九蟲
龜背發　飢疝　氣噎　脚拐毒
氣淋　鬼注　菌毒　金腮瘡
玉枕疽　玉頂發　會疽　虛瘍
筋疽　傴蛸蛙　居經　忌嬭
魁病　氣腫　氣痛　蟻瘻

蚯蚓瘻 疣瘡 魚鱗痣 噤口
噤口痢 噤口風 緊唇 鬼捻青
驚疳 氣疳 附 疳蠹 急疳 鬼火丹 并 吉竈丹
牛癬 灸瘡 蜞蜍毒 起脹
起泛 氣分 瘧疾 瘧母
牛癎 急驚風 驚癎 氣疝
筋疝 筋極 并 氣極 氣癲 筋痺
近血 鬼病 鬼忤 驚悸
鬼胎 虚勞 虚怯 虚煩
金瘡 牛丁瘡 蜣蜋瘻 鞠瘻

逆産 驚啼 氣癭 金絲瘡
脚跟瘡 脚肚瘡 脚跟頽 脚中牢
脚發 脚破 脚背發 鬼舐頭
急黄 脚拳 悸痛 竟體疽
騎馬癰 筋瘤 并 氣瘤 筋癭 灸瘡飛蝶
筋肉化 瘧後快症 氣癭 肌死患 金蠶毒
虚風 喜汗 脚汗 驚振翳
狂毒 筋解 五翳 玉莖長腫
脚指了瘡 牛狗疔 魚臍疔 喜飲油病
枵骨 肬 禁疽 氣嘔

鬼彈　極病　鬼瘧　王衝

鬼疔　魚尾疔　氣疔　牛疔（已上四病疔瘡附之）

狂風　奇風　糾風（已上三病癘病附之）

○由部

遊氣　遊腫　遊面瘋　疣目（瘊目同）

油風　遊火丹　湧泉疽　勇疽

雄丁瘡　湧疝　遊走血脾癰　幽癰

○女部

眠瘡　面臂刺子　猫眼精瘡　面湮瘡

面皰　面塵　面腫　面風毒

○美部

脉痺　脉極　脉痔　脉溢

脉疽　彌月

○忘部

傷寒　傷風　傷暑　傷濕

傷食（食傷同）　酒客病　酒癖（酒𤸷同）　酒黄

酒疸　心痛　真心痛　傷寒發頤

時毒　痔漏　腫瘍　手發背

手疵　手癧瘡　浸淫瘡　赤疵

雌丁瘡　椒眼發　蛇瘻　赤白瘻

雀瘻　雀斑　雀眼癬　上水魚
人面瘡　蛇乱　蛇瘴　心癰 并心疽
腎臓風瘡　新婦瘡　集瘡　上鼠疽
上搭　腋痛　漆瘡　徐疽
疕癬　赤施　四淫　雀目
顖塡　顖陥　食痒　叉飲
生泡　上氣　少氣　手牛押屈
狗蒙　衝疽　小腹疽　赤根丁瘡
濕陰瘡　紫癗風　上搭手　瘇敦疽
腫核　乗枕風　手逆臚　蛇皮

蛇體 并蛇身　赤瞎　赤流腫　失榮
赤遊風　髭發　濕瀉　瀉痢
赤痢　赤白痢　歯音離　歯漏
歯黄黒　歯壅　歯挺　歯齲注
歯蝨　酒皶鼻　唇瀋　侵風
手氣　手叉發　蛇節疔　赤鼻
赤瘤 并赤遊丹 首大腹　赤黒丹　朱田丹火　神火丹
茱萸火丹　赤丹　赤遊腫　發足
收靨　赤腸傷寒　心風　寢汗
自汗　心汗　滾瀉　實血証

病名目録

震耳　沙魔　沙疳　痣
痣靨　上馬癰　膝遊風（并 膝眼毒 膝癰）　食迷風
蓐勞　蓐風　兒枕痛　瀕癘瘡
瀕癬　瀕疥　蛇盤　積聚
時氣　瀕水　小腸氣　竪弦
尸注　尸厥　尸氣　食注
瀕痹注　小便血　鬢黄　赤禿瘡
嗣面　珠管　[illegible]　針眼
失枕　衝惡　心痺　心嘈
腎勞　手足發胝　手足皸裂　尸脳

心勞　腎瀉（五更瀉 同）　食癖　食嘔
食痛　子舌　子淋　子氣
子腫　子懸　子癇　子煩
小產　傷產　新產　子腸不收
痙病　赤帶下（并 赤白帶下）　赤濁　赤癜
柔痓　柔風　刺風　瘴氣
射工　沙蝨　蝨瘤（并 眞蝨瘤）　酒痔
瘴癘　心忡脉乱　衝疝　砂淋（并 砂石淋 石淋）
腎漏　沙子（疥瘡 同）　消渴　酒風
人痾　子瘖　試月　試水

死枕愈病　子母虫　消蜒虫　屍虫
自嚙舌 并嚙頬　腎硬　人化為水　溢鬚
四肢妍石 嚙唇　蒸病　沙發病　聚毒塞喉風
人縮　消食癰　食掛　蛇頭瘡
紫疔　首疽　鄒脚　日遊腫
室火丹　小腹癰　腎囊風　臭田螺
唇風　肢腫　酒食蚓　心癢
食癧　腎傷寒　酒瘕　尸咽
腎縮　笑不休　真脚氣　濕脚氣
漉多　心液汗　蛇眼疔　真珠翳

侵囊　柔風結　酒注　酒毒發疽
赤澤栽蓮　小瘰　子冒　尸頭蠻
酒悸　嗜眠　脂瘕　蛇瘕
鐘　齒蚓　蛇出瘡　小腸癰
唇疽　侵脳疽　赤脉　心漏
心驚 并心悸 心忪　心懸　食俵　上寬
食復 并勞復　漆面刺肉　鬚疔 附疔瘡　赤面疔 同
赤疔 同　芝麻疔 同　茱萸疔 同　蛇頭疔 同
子母痘 天痘 附之　出盡無留毒 同　蚝風 注病 附之　柔風結 上同

○巻之七

癭瘤　掩頭風　噦　圓翳　淵疽　遠血
病蟯　病穿板

○惠部
鋭毒　燕子瘋　豌豆瘡　偃月翳　魘不寤　燕窩疔
鋭疽　燕窠癧　燕口吻瘡 并　圓癬　躽嚏　猿猴跳鎖
腋臭 并 腋氣　疫癘　燕瘡　腋癰　鹽膚疔

○比部
病蝦　病[illegible]
病穿掌　病蛇節
貧子盂　病蟹叉

鼻淵　鼻齆　皮株子風　蚍蜉瘻　肥氣　痺風　百合病　秘結　氷翳　皮水
鼻鼽　鼻齇　肥瘡　皮痺　痞氣　白帯　飛頭蠻　百歳瘡　鼻毛如線　飛血
鼻衂　鼻痔　牝痔　飛絲毒　飛尸　白濁　白淫　眉稜骨痛　病鬼　肥目
鼻大衂　鼻瘡　牝瘧　微風　微注　飛痘　痞塊　白虎歴節風　鬢疽　脾癉

眉心疽 脾發疽 腓腨發 白癩
箄漏 脾疔 附 疔瘡 眉疔 同上 鼻疔
○毛部
木舌 目眥瘍 猛疽 毛水
毛髮銅鐵 毛際癰 木主漆瘡 同 冢頭 附 犬瘡
○世部
疝氣 怔忡 喘急 雪口
臍風 蟬舌風 蟮拱頭 癬
蠐螬瘻 石癰 石疽 石淋
精濁 井疽 痞病 舌黄風

穿窟天蛇 并 穿邊天蛇 穿埂天蛇 石瘻
石[illegible]瘻 石癭 精滑 攝領瘡
脊痒 穿襠發 石蛭螫 掣顫
舌衄 洗頭風 遶蹕風 穿踭風
石瘕 截腸病 瘠子 泄瀉
蟯瘕 聖瘡 星白瘡 繕漏
臍蟲 臍突 旋螺尖起 臍漏
正產 剩骨癰 石榴疽 穿踝疽
青筋 折傷衄 石水 石注
石火丹 石疔 臍瘡 喘氣病

生注　殺薯馬瘄 幷ニ接骨馬瘄　穿腮毒
穿心冷痺　臍癰　青蛇便　石鼓無鳴
舌骨　清　閃挫　閃肭
青瘕　臍疔 疔瘡ニ附之　絶風 洋病ニ附之　正疹子 糠瘡ニ附之

○寸部

水腫　水氣　水丹　髓溢病
水癩　水疝　吹乳　水逆
晬嗽　寸白蟲　水噎　水沙 幷ニ水傷寒
水分　水蠱　水癖　水痘
水洗疔　水疔瘡　錐鋭癧　水注

推車陷雪　脆脚　水疱　垂癰
水毛　水禁　寸疔　水風

病名彙解目録終

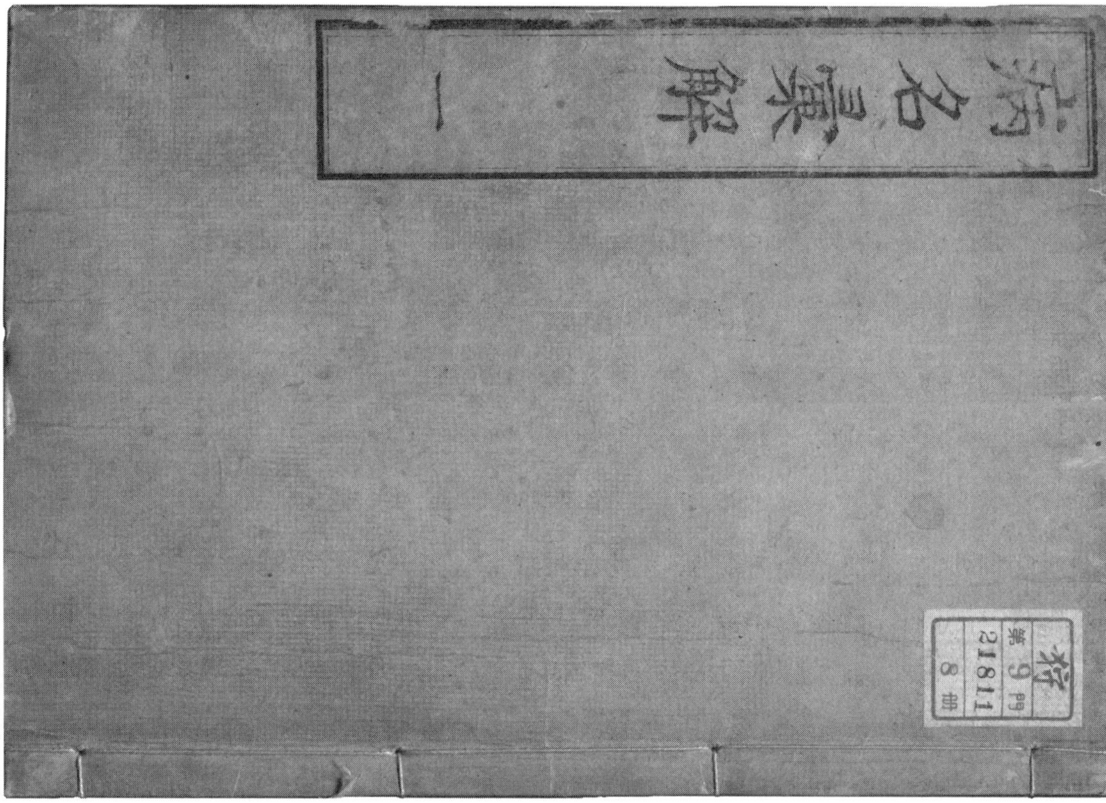
病名彙解
一
狩
第9門
21811
8冊

病名彙解巻之一

江南　草醫　桂洲甫　著

○以部

噎膈　俗ニ云カクノ病ナリ五噎五膈ノ品アリ噎ハ食胃ノ上咽ノ奥ニツカエテ下ラズムセビ吐スルヲ云リ字書ニ食窒ツテ氣通セザルナリトアリ膈ハ食物ノ下ニツカヘテ吐スルヲ云リ○素問陰陽別論ニ曰三陽結スルコレヲ膈ト云○醫學正傳ニ張子和ノ曰三陽ハ大腸小腸膀胱ナリ結ハ熱結スルヲ云ナリ小腸熱結スルトキハ血脉

燥大腸熱結スルトキハ圊ニユクコトアタハズ膀胱熱結スルトキハ津液涸三陽スデニ結スルトキハ前後閉塞シテ下既ニ通ゼズ必ズカヘツテ上行シテ食ヲ噎シテ下ラズ縱下リテモマタ出ルナリ此陽火下行セズシテ上行スレバ也○醫學入門ニ云飲食下ラズシテ大便通ゼザルヲ噎膈ト名ク膈ニ拒格ノ意アリ即チ食隔テ胃ヨリ反スナリ內傷憂鬱失志及ビ飲食淫慾ニ因テ脾胃肝腎ノ火ヲ動シ或ハ雜病ニ誤テ辛香ノ燥藥ヲ服スルニ因テ倶ニ血液ヲシテ衰耗シ胃脘枯槁セシメ其槁上焦賁門ニアルモノハ食下ルコトアタハズ下ル時ハ胃脘心ニ當テ痛ミ須臾ニ吐出シテ乃チ止ム賁門ハ即胃脘ノ上口言心ハ水穀此ヨリ奔テ胃ニ入テ氣スナハチコレヲ肺ニ傳フルナリ其ノ槁中焦幽門ニアルモノハ食物下ルベクシテ良久フシテ復出幽門ト中脘ト相近シ言心ハ其位幽僻ナリ胃中ノ水穀此ヨリシテ小腸ニ入ル其槁下焦闌門ニアルモノハ朝ニ食シテ暮ニ吐シ暮ニ食シテ朝ニ吐ス闌門ハ臍ノ下ナリ水穀ヲ闌約シテ膀胱大腸ニ分チ入テ糞溺ヲナス是大小腸膀胱ハ乃チ氣血津液流通ノ道路ナリ○古今醫統ニ云五膈ハ思膈憂膈喜膈怒膈悲膈ナリ或ハ憂恚氣熱ヲ五膈トス　五噎ハ憂噎思噎氣噎勞噎食噎ナリ○

按ズルニ名ヲ立ツルコト品アリトイヘドモ其源ハ一ナリ蓋七情火ノ起リ津液ヲ薫蒸シテ痰ヲナシ積ヲナシ積久シキ時ハ血愈衰ヘ噎ヲナシ翻胃ヲナスナリ

餩逆 呃餩ト同シ 俗ニ云シヤクナリ○至真要大論ニ曰諸逆衝上ハ皆火ニ屬ストアリ胃中ノ虚膈上ノ熱ナリ按ズルニ噦ト餩逆ト咳逆ト古ヨリ説アリ正傳ニハ古方ニ餩ヲ欬逆トシ諸書ニモ亦多クハ誤テ欬嗽ヲ欬逆トシ孫真人又誤テ噦ヲ欬逆トシ又吃逆トスルモノ皆誤ナリト云リ是ニヨレバ噦ト吃逆トハ別ニシテ欬嗽欬逆モ別ナルモノナリ李東壁ガ本草綱目ニハ其氣臍ノ下ヨリ衝上シテ呃ハタル声ヲナス乃チ衝脉ノ病ナリ世ニ呼テ欬逆トナス古ヘノ欬嗽氣急ノ欬逆ト同シカラズ朱肱噦ヲ以テ欬逆トシ王履欬嗽ヲ以テ欬逆トスルハ皆非ナリト云リ證治要訣醫書大全ニハ咳逆古ヘノ噦ナリト云リ醫學綱目景岳ガ類註ニハ呃逆ヲ古ノ噦トシ咳逆ヲ咳嗽トナセリ猶噦ノ條下ニ詳ニ辯之ヲ

胃反

飜胃ノコトナリ又霍乱ニ胃反ノ證アリ○巣氏ガ病源候論ニ云榮衛俱ニ虚シ其血氣不足シテ停水積飲胃脘ニアルトキハ臟冷臟冷ルトキハ脾磨セズ脾磨セザルトキハ宿穀化セズ其氣逆シテ胃反トナルナリ

胃泄　難經ニ所謂五泄ノ一ツナリ○難經本義ニ云胃病ヲ受ク故ニ食化セズ胃ハ土ニ属ス故ニ色黄ナリ

胃瘧　六瘧ノ一種ナリ○名醫方考ニ云飲食飢飽ニ因テ胃ヲ傷ツテ成ルモノナリ○三因方ニ云世ニコレヲ食瘧ト云ナリ

胃脘痛　又心痛ト脾疼ト云リ思慮ニ傷ラレ邪氣心君ヲセメテ胃脘痛ムナリ古方ニコレヲ脾疼ト云リ胃ノ上口ヲ賁門ト云賁門ト心ト相連ル故ニ經ニ胃脘當心痛ト云リ實ニ心ノ痛ムニアラズ九種ノ品アリ心痛ノ條下ニ詳ニ辯之ヲ

飲痛　心痛九種ノ一ツナリ痰飲胃脘ニトヾコホリテ心ニ當テ痛ムナリ

胃癰　又胃脘癰ト云リ○入門ニ云胃癰ハ胃熱ニシテ膿血ヲ咳ス飲食七情火鬱ニ因テ復外感ヲ被リ寒氣ニ隔テラレ熱濁ノ氣胃脘ヲ填塞シ胃中ノ清氣下隔セシムルナリ外症ハ寒熱シテ瘧ノ如ク或ハ咳シ或ハ嘔シ或ハ膿血ヲ唾スルナリ

胃脘癰　胃癰ノコナリ前ニ見ヘタリ

胃風　素問風論ニ云胃風ノ状ハ頸ニ汗多シテ風ヲ悪ミ食飲下ラズ隔塞シテ通セズ腹ヨリ満衣ヲ失ヘバ䐜ス

脾シ寒ヲ食スレバ泄ス形瘦腹大ヒナリ

遺毒　小児ニ生ズル瘡ナリ○外科正宗ニ云遺毒ハ乃チ未生ノ前ニアリ胞胎ニアツテ禀受ス父母楊梅瘡ノ後餘毒イマダ盡ザルノ精血孕成故ニ既ニ生ズルノ後熱湯ニテ洗浴シ衣物ニ烘薫セラレ外熱内毒ヲ觸動シテ必ス肌膚ノ表ニ發ス先紅點ヲ出シ次ニ爛斑ヲナス甚シキモノハ口角穀道眼眶鼻面ノ皮肉倶ニ壊多クハ乳哺ヲ妨ゲ啼叫安カラズトシ

遺精　夢中ニ心ニ感ズルヿモナク覺ヘズ精ノモルヿシ腎虚ノ症シ夢ニ相手アツテ感シテ精モルヽヲ夢遺トス心虚ノ症ト

○證治要訣ニ云遺精コレヲ得ルニ四アリ心ヲ用ルヿ過度シテ心腎ニ攝セズ以テ失精ヲ致スモノアリ色ヲ思テ慾遂ザルニ因テ精位ヲ失スルヿヲ致シ輸瀉シテ出ルモノアリ色慾太過シ滑泄シテ禁セサルモノアリ年壯ニ氣盛ニ久シク色慾ナウシテ精氣満泄スルモノアリ○入門ニ云氣ハ宜ク降ルベク精ハ宜ク秘ルベシ慾心一タビ動シ精念ニ隨テ去リ凝滞ス久シキトキハ莖中痒痛シテ常ニ小便セント欲スルガ如ク然リ或ハ小便ヨリシテ出或ハ便ヨリ出ズシテ自ラ流ルヽモノコレヲ遺精ト云コレヲ夢遺ニ比スレバ尤モ甚シキナリ

遺溺　又遺尿ト云リ小便自ラ出テ知ザルナリ俗ニ云イバリナリ溺ハ字彙ニ音尭小便ナリ尿ハ音鳥小便ナリ通シテ溺ヲ用ユ俗尿ニ作ルハ非ナリ五音集韻ニ云溺古休ニ作ル○壽世保元ニ云夫尿ハ心腎二氣ノ傳送スルトコロニヨル膀胱ヲ傳送ノ府トス心腎氣虚シ陽氣衰冷シテ膀胱ヲシテ傳送度ヲ失ハシメ必ス遺尿失禁ノ患ヒアリ○宣明五氣篇ニ膀胱利セザレバ癃ヲナシ約セザレバ遺溺ヲナスト云リ

遺尿　遺溺ト同シコトナリ

痿躄　痿ハ手ナヘシビルヽナリ躄ハアシナヘタヲルヽナリ○素問痿論ニ云肺熱葉焦トキハ皮毛虚弱シテ急薄ナリ著トキハ痿躄ヲ生ス類註ニ痿ハ痿弱ニシテカラナク擧動スルコト能ハザルヽ躄ハ足弱シテ行クコトアタハザルナリ又五藏ノ痿ハ皆肺ニ因ル氣熱スルトキハ五藏皆不足ス此痿躄ノ肺ヨリ生ズルナリ五痿ノ證異ナリトイヘドモ總テ皆コレヲ痿躄ト云○五藏ノ痿ハ痿躄 肺 脉痿 心 筋痿 肝 肉痿 脾 骨痿 腎 是ナリ

溢飲　六飲ノ一種ナリ○醫書大全ニ云溢飲ハ飲水四肢ニ流ル當ニ汗スベクシテ汗セズ身躰疼重スルナリ

飲注　注病ノ一種ナリ○病源候論ニ云注ハ住ナリ言心ハ

其病連滞停注シテ死シテ又傍人ニ注易スルナリ人水漿ヲ飲コト多シテ水氣消セズ停積シテ飲トナリ重テ脉虚ニ因テ風冷ヲ受風冷飲ヲ搏トキハ結實トナル風飲トモニ府藏ニ乗ジテ陰陽ヲシテ宣ザラシメ寒熱來往シ沈滞シテ月ヲ積時ヲ累ヌ故ニ名テ飲注トス

陰尸 尸病ノ一ツナリ尸ハ人ノ身ノ中ニ三尸ト云虫アリテ鬼靈ト相通シテ常ニ外邪ヲ引入テ人ノ患害ヲナスナリ○病源ニ云陰尸ハ躰虚シテ外邪ヲ受陰氣ヲ搏ニヨツテ陰氣壅積シ初テ著ルノ状皮膚ノ内ニ起テ物アリ状蝦蟇ニ似タリ宿ヲ經テ身ノ中ノ尸蟲ト相搏テ抔ノ大サノ如シ動揺シテ掣痛シ堪忍ブベカラズ此多クハ天雨ニ因テ得之ナリ

陰黄 黄疸ノ一種ナリ陽氣伏シテ陰氣盛ニナリ熱毒コレニ加ル故ニ身面色黄ニ頭痛シテ發熱セザルヲ陰黄トスルナリ

陰陽易病 傷寒瘟疫ノ新ニ瘥テ後男女交合シテ男子ヨリ婦人ノウツリタルヲ陽易ト云婦人ヨリ男子ノウツリタルヲ陰易ト云其症身熱シ頭重シテ擧ルコアタハズ眼内花ヲ生シ四肢小腹腰胯痛陰茎腫睪丸縮リテ腹ニ入ル此症多クハ死スト云リ

陰汗 前陰ノシメリアセカクコナリ○醫學綱目ニ両丸氷ノ如

ク両股ヲ浸スト云々○古今醫統ニ云下焦濕熱行ラズ以テ陰間及ビ囊トモニ汗出ルコトアリテ常ニ乾カザル是ナリ治法ハ宜ク下焦ノ濕熱ヲ去リ小水ヲ利シ陰ヲ滋シテ自止ベシ

陰囊癰　陰丸ニ癰ヲ生スルナリ○入門ニ云初テ腫赤ク脹痛シ小便澁滯リ寒熱シテ濁ヲナスモノ全ク房ニ入ニ因テ囊腫大サ升許ノ如ク小腹脹悶シ溺澁リ發熱シ口乾キ痰壅レバ命掌ヲ反スニアリ○正宗ニ云陰囊癰ハ乃チ陰虛濕熱囊ニ流注シテ結シテ腫ヲナス潰ルニ至テ後睾丸懸掛スルモノモ猶人ヲ傷ラズ其毒外ヨリ發スルヲ以テナリ

陰蝕瘡　下疳瘡ノ類ナリ○入門ニ云陰蝕瘡ハ婦人子宮ニ敗精帶濁アルニ因リ或ハ月水イマダ淨カラザルニ交合シ房室ノ後又イマダ洗浴セズ男子腎虛邪穢滯氣遂ニ陰莖ヨリ睾丸ニ連リ腫痛シ小便淋ノ如クナラシム

陰䘌　男婦前陰ノ瘡類甚ダ多シ或ハ男子ノ下疳瘡陰蝕疳妬精瘡濕陰瘡ノ類或ハ婦人陰中一條ヲ挺出スルコト尺許蛇ノ如ク痛テ墜出シ溺澁ル者或ハ陰中突出シテ蕈ノ如ク雞冠ノ如ク四圍腫痛スル者或ハ

陰中ニ蟲ヲ生シ小蛆ノ如キモノ或ハ陰中ニ細虫ヲ生ジテ痒シテ忍ブベカラザル者其種類極テ多シ然𪜈源七情ノ鬱火肝脾ヲ傷損シ濕熱下注ニヨリ發スルモノナリ

陰癩　癩疝ノ一ナリ七疝ノ一種ナリ癩疝ノ條下ニ見タリ

陰蝨　又八脚虫𪜈云リ前陰毛中ニ生ズル蝨ナリ○正宗ニ云陰蝨又八脚虫ト名ク肝腎ニ経ノ濁氣ニシテ生ズルヿヲナスト云リ

陰疳　正宗ニ云陰疳ハ右腿夾縫ノ下三寸ニ生ズ痛ミ陰子ニ通シ小腹モ亦疼ム

陰吹　婦人陰戸ノ轉屎氣ノ如クニナルヿシ○醫學綱目ニ云胃ノ氣下泄シ陰吹シテ甚ダ喧スシキ是穀氣ノ實ナリ

陰陽疽　證治準繩ニ云背上麻木常ナラズ時ニ腫時ニ塌忽チ軟ニ忽チ硬キチ寒クキチ熱ス此ヲ陰陽疽ト名ク

陰毒　正宗ニ云陰毒ハ乃チ純陰陽ナク天時寒冷肅殺ノ氣ヲ被リ肌膚ニ侵シ入骨髓ニ沈ミ氣升ルヿアタハズ血行ヿアタハズ經絡ニ凝滯シテ疼痛骨ニ切シ初テ起ルトキ腫ズ熱セズ朝ニ輕ク暮ニ重シ久シキトキハ腫

ヲナシ漸ク紅ニシテ爛班黒靨緑水淋漓穢氣薫蒸シ
腐爛シテ漸ク開キ終ニ久シテ必ズ死ス○準縄ニ云
陰毒ノ發スル皆是氣冷ニシテ作ル初メ黍米粒ノ如ク
情緒快カラズ痛直ニ前心ニ應シ心忪怔シ頭目昏重
寒熱瘧ノ如シ

陰痒　亦ニ陰痛　婦人前陰ノ痒ナリ○病源ニ云ニ虫九
虫腸胃ノ間ニアリ臓虚ニ因テ虫動作リ陰ヲ食フ其
虫勢ヲナスヿ微ナルトキハ痒ク重キトキハ痛ム

陰腫　風邪或ハ湿熱ニ因テ前陰ノハルヽヿ其病症一ナラ
ズ故ニ一ヲ以テコレヲ辯ジガタシ

陰挺　亦ニ陰脱　前陰ノ内ヨリ肉ノ挺出スルナリ或ハ陰脱ト
云リ此膀絡傷損シテ腸虚冷シ氣下衝スルトキハ陰
中下脱スルナリ或ハ臨産ニカヲ用ルヿ甚シキ時ハ必陰
挺スルヿアリ○入門ニ云陰中突出シテ菌ノ如ク又雞
冠ノ如ク四圍腫痛スルモノハ乃チ肝鬱脾虚下陷ユヘ
ナリ○赤水玄珠醫案ニ云子戸ハ厥陰肝經ニ屬ス
肝ハ木ニ屬ス肝ニ濕熱アルガ故ニ陰挺ヲ生ズ猶木ニ濕
熱アレバ菌ヲ生スルガ如シ

陰冷　婦人前陰常ニ冷ルヿナリ或ハ子臓ヲ勞傷シ風冷
コレニ客トシテ常ニ冷シムルナリ

陰翻　集簡方ニ産後陰戸燥熱シ遂ニ翻花ヲナスト云リ
其ハヒルガヘリ出タル所花ニ似タル故ニ謂欤

陰臭　病源ニ云此レ子臓寒アルニヨツテ寒津液ヲ搏蘊
積ノ氣陰ヲ衝ユヘニ悪臭アラシムルナリ

陰㿗氣　陰丸一核偏墜シ或ハ倶ニ腫或ハ一核腹ヘ縮
リ入痛忍ブベカラザルナリ手ヲ以テ縮リ入ルヲサスレバ本ノ
如クニナルナリ

瘖瘂　ニ字トモニ俗ニ云ヲシノヿナリ

頤顙瘡　獨骨瘡ノ別名ナリ本條ニ見タリ

伊火丹　丹毒ノ一種ナリ○病源ニ云丹毒髂骨ニ發シテ

青黒ハ色ナリ

咽喉垂倒　病源ニ云喉嚨ハ氣ノ上下スルトコロ五臓六腑
呼吸ノ道路ナリ府藏ニ邪氣アツテ熱氣上テ咽喉ニ
衝トキハ腫垂ルナリ故ニ垂倒ト云リ

咽喉瘡　咽喉ハ脾胃ノ候ナリ脾胃熱スルニ因テ其氣
上テ咽喉ニ瘡ヲ生スルナリ其種類尤多シ

咽喉不利　息ニムセノドノツマルヿナリ○病源ニ云是府藏
ノ冷熱調ラズ氣上下シテ壅結シテ喉間ヲ搏否シ澁利セ
ス或ハ塞ガリ或ハ痛ムナリ

遺風瘡　俗ニ云ルヒゼンカサ或ハタムシノヤウナルモノナリ○病

源ニ遍身ニ生シテ癬疥ノ如ニシテ痒シ此風氣皮膚ニ散逸シテ生スル故ニ邊風瘡ト名クト云リ

飮癖　此湯水ヲタタク飮脇下ニアツマツテ散セズシテ生スルナリ○巣氏カ曰冷氣ニ相ツレテ痛其状脇下弦急ニシテ時ニ水声アリト云リ

一石米瘡　便毒ノ異名ナリ○準繩ニ云便毒俗ニ一石米瘡ト云リ此言心ハ百日ノ後ニ愈ベシトナリ

陰虚火動　或ハ腎虚火動ト云リ腎水虚損シ相火亢リ動クノナリ虚勞ノ症ナリ

癮疹　丹臺玉案癍疹門ニ云又癮疹ト云モノアリ多クハ脾ニ屬ス隱々然トシテ皮膚ノ間ニアリ發スルトキハ多クハ痒シテ不仁ス風濕風熱ノ殊ナルアリ

飮瘧　心瘧ノ一ナリ後ニ見タリ

一葦航海　幼科準繩ニ云小兒纔ニ五六歳元體薄劣身ヤヤ熱ヲ發シ乾渇シテ嗽ヲ患ヘ疹出テ未ダ幾ナラスシテ痘隨テ出此太陰脾經ノ症ナリ痘家ニ之ヲ一葦航海ト謂ナリ

陰血　陽血ノ條下ニ見タリ

陰痔　準繩ニ云婦人陰中ニ痔ヲ生ズル也凡九竅肉突出スルアルヲ皆痔ト云リ

一把縛 準縄幼科ニ曰痘五六朝ニ至テ忽然トシテ手脚
牽縮スル丁一團知ザル者ハ以驚風ト爲ルト陽明梟毒
ノ熱鑠ヲ受テ筋絡血ヲ榮シテ以テ滋養スル丁アタハザルユ
ヘナリ是ヲ一把縛ト云

胃絶肺敗 三因方ニ云産後口鼻黒氣起リ及ビ鼻衂ス
ルモノ胃絶肺敗ト名ヅク此産後虚熱ニヨツテ変ジテ此
證ヲ生ズ治スベカラズトし

○呂部

漏瘡 漏或ハ作瘻又作漏凡ソ癰疽久シキトキハ宿膿腐
肉其間ニ停蓄シ穴ヲ穿丁必ズ深シ釘鈍ノ漏孔アルガ
如シ故ニ漏ト名ヅケリ○病源ニ云九瘻ハ狼瘻 肝 鼠瘻 胆
胃。螻蛄ノ 大腸。蜂ノ 脾。蚍蜉ノ 肺。蠐螬ノ 心。浮疽ノ
膻瘰癧ノ 腎。轉脉ノ 小腸 以上九種ナリ又三十六種ノ
瘻アリト云リ

螻蛄漏 九漏ノ一種ナリ入門ニ螻蟈漏ト同シ丁ト○病
源ニ云螻蛄漏ハ果蓏子ヲ食テ虫アル丁ヲ避ズ其毒ア
ツテ變化シテ生スル所ナリ初テ發スル頸上ニアツテ状蝸

ノ形ノ如ク癮疹トシテ出ルナリ其根ハ太腸ニアリ○螻蛄
ハケラト讀リ扁孔ノ形ケラノ穴ヲ穿ニ似タルヲ以テ名ク
本艸綱目螻蛄ノ釈名ニ一名ハ螻蟈一名ハ蟪蛄一名ハ石
鼠一名ハ梧鼠時珍ガ曰螻蟈ハ蛙ノ名ニ同シ蟪蛄ハ蟬ノ名
ニ同シ石鼠ハ碩鼠ノ名ニ同シ梧鼠ハ飛生ノ名ニ同シ皆名
ハ同シテ物異ナルナリ

螻蛄串　螻蛄ノ解前ニ見タリ此瘡ノ形螻蛄ノ穴ノ如ク潰
テ膿汁諸竅ニ串通スル故ニ螻蛄串ト名クル歟○正宗ニ云
螻蛄串ハ乃チ思慮シテ脾ヲ傷リ脾氣鬱結シテ生ズル所
ナリ此疾氣血澆薄ナルモノニ多シ並シ四肢ハ脾土ニ属ス其
患多ク両手ニ生ズ初テ起ル骨ノ中疼ヲナシヤウヤク生シ
テ漫腫堅硬ニシテ熱セズ紅ナラズ手背及ビ内關ノ前後連
リ腫ヿ數塊轉側スルヿヲエズ日久シクシテ豆腐漿汁ノ如ク
ナルモノヲ出シ諸竅ニ串通ス日ヲ支相流腫痛仍アリ患ルモ
ノ面黄ハミ肌痩飲食減少シ久シキトキハ寒熱交作リ内
症並ビ出ト云リ

漏胎　本艸綱目人ノ部ニ云女人ノ經一月ニ一行スル其常ナ
リ或ハ先チ或ハ後レ或ハ通シ或ハ塞ル其病ナリ一タ常ニ変
スルヿアリ古人並ニ言及サザルモノ知ズンバアルベカラズ行期ニ
只吐血衄血或ハ眼耳ヨリ血ヲ出スモノアリ是ヲ逆行ト云ニ

月ニ一ト行ノモノアリ是ヲ居經ト云俗ニ按季ト云一年ニ一ト行ノモノアリ是ヲ避年ト云一生行ズシテ胎ヲ受ルモノアリ是ヲ暗經ト云胎ヲ受ルノ後月々ニ經ヲ行ラシテチヲ産スルモノアリ是ヲ盛胎ト云俗ニ垢胎ト名ク胎ヲ受テ數月ニシテ血忽チ大ニ下テ胎墮サルモノアリ是ヲ漏胎ト云此氣血ノ有餘不足ヲ以テ言トイヘ𪜈而モ亦常ニ異ナリ

漏帶 要訣ニ云帶疾愈テ後一二月或ハ再ヒ發リ半年ニ一タビ發ルコトアリ血ヲ先ニシテ帶ヲ下シ来テヤムベカラス停蓄シテ一ナラズ幾ホドナラザルニ又傾瀉ス此ヲ漏帶ト云尤モ治シ難キ症ナリ

漏風 酒後ニ風ニアタリ汗出テ止ザルヲ云リ○素問風論ニ酒ヲ飲テ風ニ中トキハ漏風トナルト云リ又病能論ニコレヲ酒風ト云リ

漏下 婦人ノ血時ニアラズシテ下リ淋瀝シテ斷ザルヲ云リ其色ニ五色ノカハリアリ青ハ肝ノ藏ノ虚ナリ黄ナルハ脾ノ藏ノ虚ナリ赤ハ心ノ藏ノ虚ナリ白ハ肺ノ藏ノ虚ナリ黒ハ腎ノ藏ノ虚ナリ或ハ五色倶ニ下リ或ハ二色三色ニモチハリ下ルモアリ皆氣血ノ虚損ナリ

弄胎 丹臺玉案ニ妊娠産月ニ臨ミ腹痛或ハヲコリ或ハヤミ一二日或ハ三四日此ノ如ナルヲ弄胎ト云リ 三因方ニ弄痛ト云リ同症也

漏精（ロウセイ）　壽世保元濁症門ニ云精ノ主宰ハ心ニアリ精ノ藏
制ハ腎ニアリ凡ソ人酒色度ナク思慮情ニ過心腎ノ氣
虚シ管攝スルコトアタハズ往々ニ小便頻數便濁ノ由テ生ス、
ル所ナリ小便ニ因テ出ルモノヲ尿精ト云見聞ニ因テ出ル
モノヲ漏精ト云心不足ニシテ熱ヲ挾ムモノヲ赤濁トス心
不足ニシテ腎冷ルモノヲ白濁トス○按ルニ此美色ヲ見婬
談ヲ聞テ覺ヘズシテ精ノ出ル症ナリ

露⿸疒其（ロキ）　要訣ニ露⿸疒其ハ名ケテ羊核ト云リ是癰疽ノ類ナリ

露敗瘡（ロハイソウ）　病源ニ云凡ソ諸瘡及ビ惡瘡初メハ風濕血氣ヲ
ウツニ因テ蘊結シテ生ズトイヘトモ蒸テ皮肉ニ發シ瘡トナル
モシ水露ノ氣ニフレテ動シテ十數年ヲ經テ瘥ズ其ノ瘡
瘀黑ニシテ痂ヲトシ霜ヲカウフル瓠皮ノ如ク瘡内肉斷ルニ
似タリ故ニ露敗瘡ト名クルナリ

路岐（ロキ）　便毒ノ一ナリ○入門ニ云路岐ハ些少ニシテ跨襠ノ間
腫痛ト云リ

弄舌（ロウゼツ）　小兒舌ノ口ノ外ヘ伸テ出ルヲ吐舌ト云又微ツヽ收
ルヲ弄舌ト云リ吐舌ノ條下考ベシ○錢仲陽ガ曰弄舌
ハ脾ノ藏微熱シ舌絡ヲシテ微緊セシメ時々ニ舌ヲ舒
スナリト云リ

漏腋（ロウエキ）　狐臭ノ類ナリ腋ノ下常ニシメリ因テ臭シテ瘡ヲ生

スルナリ○病源ニ云是氣血不和シテ風邪ノタメニ搏レテ津液蘊瘀スル故ニ湿リ臭カラシムルナリ○三因方ニ狐臭ハ臭シ漏腋ハ未タ必シモ臭カラズ

鸕鷀瘟　瘟病ニテ咽ノ鸕鷀ノ咽ノ如クニ腫ルヽヲ云リ

驢觜風　本艸綱目主治ノ部ニ云下唇腫痛或ハ瘡ヲ生スルヲ驢觜風ト名ヅク水ヲ以テ常ニコレヲ潤シ乃チ藥ヲヌルベシ上唇腫痛瘡ッ生ズルヲ魚口風ト云リ

轆轤展睛　眼疾七十二證ノ一種ナリ○醫統ニ云臟腑壅毒ニ因テ目ノ患ヲ致ス兩瞼ノ上下各開テ番反シテ相遮蔽セズ睛イテヽ状轆轤ノ如シ惟直視シテ轉

動スルヿ能ハザルナリ

漏殺　準繩ニ云疽瘡膿窠ヲナスノ時最モ皮厚シテ包裹完固ナルヿヲ要ス若膿未ダナラズ忽然トシテ孔アッテ其ノ水漏出或ハ結聚シテ孔外ニ堆モノ或ハ水去リ窠空シテ自ラ乾テ黒キモノヲ俗ニ漏瘡ト名ク必死ス若膿熟スルノ後皮亦熟シ漿水沸出因テ結靨ス此頭額正面ノ間ニ多クコレアリ俗ニ堆屎攻ト名ク漏瘡ノ例ヲ以テ論ズベカラス蓋シ漏瘡ハ膿未ダ成ラズ堆屎攻ハ膿過熟スルモ

漏氣　嘔吐ノ條下ニ見ヘタリ

○波部

肺癰　肺ノ藏ニ癰ヲ發スルナリ○正宗ニ云肺癰ハ先風寒ヲ感シ受ニ因テ未タ發越ヲ經ズ肺中ニ停留シテ其ノ候毛聳悪風シ咳嗽声重シテ胸膈隠痛シ項強リテ轉側スルヿアタハザルモノ是真候ナリ久シキ時ハ鼻ニ清泥ヲ流シ咳シテ膿痰ヲ吐黄色腥穢甚シキトキハ胸脇脹満呼吸利セズ飲食減少シ脉洪ニシテ自汗ス○肺癰ハ咽乾口中燥テ渇セズ其膿痰ヲ盆水ノ中ニ吐試ルニ沈モノハ肺癰ナリ浮モノハ肺癰ニアラザルナリ

肺痿　入門ニ云年ヲ經テ久シク咳シ熱極テ葉焦テ痿ヲナス猶草木亢甚ナルトキハ枝葉痿落スルガ如シ火燥甚シキトキハ腐脹膿血ヲナシテ癰トナル病汗吐下ノ後津ヲ亡ニヨル或ハ腎虚火炎或ハ厚味薫蒸シテ成ナリ又曰肺痿ハ脉數ニシテ實寒熱往来シ自汗咳唾シテ口中ニ涎沫多キナリ

肺風　素問風論ニ云肺風ノ狀汗多クシテ風ヲ悪ミ色皏然トシテ白ク時ニ咳シ晝ハ差暮ニハ甚シク眉上ノ色白シト云リ○又面上皯贈ニシテ鼻上ニ黒白ノ色ノ生スルヲモ云リ

潘唇 又緊唇 沈唇 潘沈ト云リ潘ハ説文ニ米ヲ淅汁ナリト
云リ唇ニ瘡ヲ生ジ白水ノ色ノ如クフザケタルナリ續字彙
補ニ潘或ハ瀋ニ作ルト云リ○準縄ニ云脾胃熱氣アツテ
唇ニ發スルトキハ唇ニ瘡ヲ生ジテ重テ風邪ヲ被リ寒熱
ノ氣瘡ヲ搏トキハ微ク腫湿爛シ或ハ冷或ハ熱シ乍チ
瘥エ乍チ發シ月ヲ積年ヲ累コレヲ緊唇ト云亦潘
唇ト名ク

馬刀癧 瘰癧ノ一種ナリ又血癧ト名ク○入門ニ云胸脇
腋下ニ生ズ堅硬ナルヿ石ノ如ク形馬刀虫ノ如ナルヲ馬刀
ト云リ又曰風癧ハ尖リテ小ナリ熱癧ハ焮腫シテ赤色シ
又血癧ト名ク痰癧ハ推動セバ滑軟ナリ氣癧ハ圓ニシテ動
ク○按ルニ或ノ云前輩是ヲキビユト訓スルハ誤ナリキビユハ氣
腫ト書ベシ結核ヲ云リ即瘰癧ノ中氣癧ノヿナリ俗ニ云
キビユハ項耳ノ前後ニ生ジ數年膿水ヲ出スヲ云モ氣癧ノ
漏トナリタルヲ云ナルベシ入門ニ馬力虫ト云ルモ貝ノヿナリ
準縄ニハ狀長キヿ蛤ノ如キモノヲ馬力ト云リ馬刀貝
ニ似タルナルベシ

馬牙瘡 入門ニ云口ノ内并ニ牙齦ニ白点ヲ生ジ食スルヿア
タハズ鵝口ト同ジカラズ少ク緩ケレバ救ベカラズ○按ルニ鵝口
瘡ハ舌上ニ生ズ馬牙瘡ノ如ク遍ク牙齦ニ生セズ

馬癇　五癇ノ一種ナリ○醫書大全ニ云馬癇ハ馬ノ嘶フヲ
ス心ニ應ズト云リ

馬脾風　醫學綱目ニ云小兒肺脹喘滿シ胸高ク氣急ニ
兩脇動キ陷下シテ坑ヲナシ鼻竅脹悶乱シ嗽渇シ声
嗄テ鳴ズ痰涎閉塞スル俗ニ馬脾風ト云

馬喉痺　病源ニ云馬喉痺ハ熱毒ノ氣喉間ニ結シ腫テ頰
ニ連リテ壯熱煩滿シテ數氣ヲ吐コレヲ呼テ馬喉痺トス
ト云リ此走馬喉痺ノ事ナルベシ

馬皮癬　頑癬ノ條下ニ見タリ

馬毒入瘡　凡ソ人瘡アツテ馬ニ乘汗及ヒ馬ノ毛垢及ヒ馬

ノ屎及ヒ馬皮鱗ニ坐シ其毒氣瘡ニ入リ焮腫シ疼痛
煩熱ス毒腹ニ入バ死スト云リ

白蛇纏　百効ニ云頸尾アツテ蛇ノ形ニ似テ胸前ヨリ生シテ
後背ニ至ルトイヘリ○此蛇ノ纏タル如クナル故ニ名ツクルナリ

白遊風　百効ニ云白蛇纏ノコト云リ赤遊風ノ條下ニ見タリ

白駁風　白癜風ノコナリ駁ハマダラト讀リ馬ノ色純ナラザル
ナリ駁駮同字ナリ

白禿風　俗ニ云シラクモナリ○正宗ニ云髮ヲ剃ニ因テ湊理ヒ
ラケ外風襲入結聚シテ散セズ氣血潮セザルコヲ致シ
皮肉乾枯シテ發シテ白禿トナル久シキトキハ髮落根[illegible]

養スルコトナク禿班ノ如シト云リ又禿瘡ノ條下ニ見タリ

白屑風　又風屑ト云リ俗ニ云フケナリ屑ハ骨角ノスリクズ
ナリフケハ白キスリクズノ如クナルニ因テ云リ

梅花疕　此フケノ盛ニカウジテ梅花片ノ如クニナルナリ○百効
ニ云頭上瘡ヲ生シテ梅花ノ如ク點スト云リ

白丹　丹毒ノ一種ナリ○病源ニ云白丹ハ初メ痒痛ヲ發シ
微シク虚腫シテ吹ガ如ク起テ痛ヽズ赤カラズシテ白色
ナリ風冷ヲ挾サムニ由ツテ色白カラシムト云リ

白癬　癬ハ俗ニ云タムシナリ○病源ニ云其狀チ白色碎ヽ然
トシテ痒シ是腠理虚シテ風ヲ受風ト氣ト并血澁リ

テ肌肉ヲ蝕スルコトアタハザル也

白蟻瘡　百効ニ云咽喉及ビ鼻準孔ニ生シテ倶ニ爛ルモノ是也

白崩　俗ニ云シラチノ暴ニ大分下ルヿナリ是膀胱絡ヲ勞傷
シテナス所ナリ白キハ肺氣ノ虚ナリ

白珠子　俗ニシタシトギナリ小兒舌上ニ細カニ珠ノ如クニ生ズルヿ

白頭瘡　病源ニ云體虚シ風熱ヲ帶ルニ由テ遍身ニ瘡ヲ生
ジ大疥ニ似テ痒シ漸ク白頭ニシテ膿アリ四邊赤ク疼ミ
痛スルナリ

白叉疔　疔瘡ノ條下ニ見タリ

白癜風　シロナマヅナリ病症癜風ノ條下ニアリ

白氣微泄　調經論ニ云血氣未并五藏安定ス皮膚微ク病ムヲ命ケテ白氣微泄ト云類註ニ此肺經ノ表邪ナリ肺ハ皮膚ヲ主ドツテ金ニ屬ス微邪コレニ客トス故ニ命テ白氣微泄ト云リ

白婆瘼　要訣發丹ノ論ノ中ニ云近世ノ方論ニ呼テ白婆瘼トス赤キヲ血風トスト云リ此白丹ノ一ナルベシ

白赤眼　稲芒ノ異名ナリ

發竈火丹　丹毒ノ一種ナリ○病源ニ云足趺ヨリ發シ起リ正赤ナルヲ云リ

梅核氣　百効ニ云此積熱ニ因テ痰ヲ生シ結シテ核ノ如ク喉中ニアツテコレヲ呑トキハ下リ呑ザルトキハ喉ニアリト云リ○回春ニ咯モ出ズ嚥モ下ラズト云リ

蟠蛇癧　瘰癧ノ一種ナリ○万病回春ニ項ヲ遶リ核ヲ起スヲ蟠蛇癧ト云リ

八脚蟲　陰虱ノコトナリ男女倶ニ生ス多クハ女子ニアリ不淨ヨリ生スト云リ能傳染スルモノナリ

拔齒損　病源ニ云手足陽明ノ脉ハ並ニ齒ニ入齒ヲ拔テ脉ヲ損スルモノ經血止ザレバ藏虚シテ眩悶スト云リ

破傷風　金瘡或ハ損傷ノ疵ノ口或ハ瘡ノ口ヨリ風ヲ引筋脉拘急シ或ハ寒シ熱シ筋惕搐搦スルナリ

破傷湿　此モ金瘡損傷ノ疵ノ口或ハ瘡ノ口ヨリ湿ヲ引コムノナリ○準縄ニ云湿氣瘡ノ口ヨリ入其人昏眩沈重シ状チ中湿ニ類ス名テ破傷湿ト云リ

胖病　俗ニ云フクビヤウナリ又黄胖病ト云リ黄疸ノ種類シ○古今醫統ニ黄腫病即世俗ノ所謂胖病ナリ

敗疵　靈樞癰疽篇ニ脇ニ發スル名ケテ敗疵ト云敗疵ハ女子ノ病ナリト云リ

痦癗　準縄ニ云陽氣外ニ虚スルトキハ多ク汗ス汗出テ風ニ當リ肌肉ヲ搏熱氣ト并ルトキハ痦癗ヲ生ス状チ麻豆ノ如ク甚キモノハ漸ク大ナリコレヲ掻バ則瘡トナルト云リ○按ニ痦癗古来ヨリカサブタト訓ス尤モ瘡痂ノ所ニ云ヲクヿモアレド是モ亦瘰癧ノ一種ナリ

盤疝　疝氣七種ノ一ツナリ腹痛ミ臍ノ脇ニ塊アツテ痛ヲナス疝也

肺勞　五勞ノ一種ナリ面目浮腫シ息短ク物ノ香嗅分カタザル症ナリ

半産　小産ナリ妊娠月未足シテ産スルナリ多クハ勞役驚動ニ因或ハ禁忌ヲ犯ス故ナリ

盤腸痛　小児ノ病ナリ盤ハ蟠ト同シ盤曲ノ義ナリ内釣ト太方同シ内釣ハ胎驚風動ニ因テ生ス盤腸ハ寒氣小

盤腸 腸ニ鬱結シテ生スルナリ○入門内釣門ニ盤腸痛ハ寒小腸ニ欝スルニ因テ腹痛多ク啼内釣ト相似タリ但痛トキ腰ヲ曲テ乾啼シ額ニ汗アルヲ異ナリトスルナリ

板黄疸 丹臺玉案ニ云ハ九日キ黄ニ等シテ硬キモノアリ往往ニ正疑トナシテコレニ目ヲ知ズ此陰陽政ヲ失スルヿヲナシ疑中ニ注ヿヲ致シ板臓死塞シテ黄硬ナリ俗ニ呼テ板黄疸ト云須ク急ニ舌ヲ辨ジテコレヲ治スヘシ

盤腸産 臨産ニ子腸先出テ後ニ子ヲ産テ其腸ヲサヽラサルヽ此中氣虚シ努力シテ脱出スルナリ脱肛ト同シ心ナリ子腸ハ子宮ナリ

背僂 僂ハ字彙ニ附也身向前ナリ對韻ニ身ノ曲ル病ナリト云リ俗ニ云セムシナリ○病源ニ云陰陽和同スレバ血氣調適シ共ニ相榮養ス邪破ルヿアタハズモシ虚スルトキハ風ヲ受風寒脊膂ノ筋ヲ搏テ冷ルトキハ攣急ス故ニ

背僂 セムルナリ

髮瘤 瘻瘤ノ條下ニ見タリ

清肺湯用伏氣
咳出諸醫束手
二十余女虚労方ニ後

髮癥 病源ニ云飲食ノ内ニ誤テ頭髮アツテ食ニ随テ入リ癥トナリ胸喉ノ間虫アルガ如シト云リ癥ハ癥ナリ又精ナリト註セリ徵驗スル所アツテ久シク精華ヲナスヲ以テナリ

發洪 病源ニ云風氣ニ乘ジテ血ヲ動カシ血灸瘡ノ處ヨリ

出氣盛ナル時ハ血出テ止ズ名テ發洪ト云

發搐搦　瘈症ノ一種ナリ瘈症ノ條下ニ見タリ

發雞風　前ニ同シ瘈症ニ見タリ

發頤　又鋭毒ト云リ癰疽脳發五種ノ一ツナリ○入門ニ云耳後一寸三分至命ノ處ニ生スルヿアリ名テ發頤ト云又鋭毒ト云リ

發暴　名醫録ニ云浙人瓠瓜ヲ食スルヿ多シテ吐瀉スコヲ發暴ト云蓋シ此物暑月壅成スルヲ以テノ故ナリ

胞疸　黄疸ノ種類ナリ○病源ニ云小腸ニ熱アツテ胞内ニ流ル、故ニ大小便黄蘗ノ汁ノ如シ此ヲ胞疸ト云リ

胞轉　病源ニ云小便下ルヘキニ強テコレヲ忍ヒ或ハ寒熱ノタメニ迫ラレ或ハ飽食シテ馬ヲ馳或ハ小便急ニシテ疾走或ハ尿ヲ忍テ房ニ入皆胞ヲシテ轉セシムルト云リ

晩發　入門ニ云清明ヨリ夏至ノ前ニ至リ大腸病モノコレヲ晩發ト云コレヲ温病ニ比スレハ稍カロシト云リ○仲景全書ニ王宇泰カ云冬ニ寒ニ傷ラレテ夏ニ至テ変シテ熱病トナル内ヨリ表ニ達スルノ病俗ニ晩發ト云是ナリ

番胃　飜胃ノ一ナリ或ノ曰食物ヲ番々ニ吐スルノ心ト憶説ナルヘシ

疱瘡　俗ニ云モカサナリ天瘡ニ見タリ

髪黄　病源ニ云血氣盛ナルトキハ髪潤黒ナリ虚竭スルモノハ

髪ヲ榮スルヿアタハズ故ニ髪黄ニ変セシムルナリ

斑毒　是傷寒時氣温病等ノ熱歇ズ胃ニ入テ変シテ毒トナリ乃チ斑ヲ發スルナリ熱毒胃ニ蘊積シテ肌肉ニ薫發シテ狀蚊虻ノ齧ス所ノ如ク赤斑起リ一身ニアマネキヽ

斑疹　入門ニ云斑ハ三焦無根ノ火ニ属シ疹ハ心火ニ属ス其上肺ニ侵スヿハ一ナリ外因ハ初テ起ル頭疼身大ニ熱シ口ニ味ヲ知モノハ大ニ汗下スルヿヲ忌ム又曰色痕アツテ頭粒ナシ重キモノハ紅ナルヿ錦繍ノ如シ片ヲナシ多ク發シテ胸腹ニアリ傷寒ニ誤リ温メ誤リ下シ心火ノ主ル所ナリ雑病ハ全ク是風熱ニ痰ヲ挾ム○赤疹ハ天熱燥氣コレニ乗ズルニ因ル稍涼シキトキハ消ス○白疹ハ天寒冷氣コレヲ折クニ因ル稍暖ナルトキハ消ス

白癜　赤癜ノ條下ニ見タリ白瘢風ナリ

髪泉　類案ニ云人指ノ縫ノ中痒ヲ搔ニ因テ遂ニ瘡トナリ一ツノ小竅アツテ血濺出テ止ズ止血ノ薬及ヒ血竭ノ類ヲ用レ𪜈亦効アラズ數日アツテ遂ニ死ス復一人アリ耳後髪際ニ於テ痒ヲ搔テ亦小竅アツテ血ヲ出ス前ノト相似タリ人識モノナシ邋道人アリ云此ヲ髪泉ト名ク

馬瓜瘡　類案ニ婦人臍ノ下腹ノ上下ニ陰ニツラナリ遍ク満湿瘡ヲ生ズ馬瓜瘡ノ如シ他処痒ヿナシ熱シテ痛大

小便濇テ黄汁ヲ出スト云リ馬本瘡ノ名状未タ考ズ如
疵類ナルベシ

薄皮瘡　醫統ニ云天疱瘡北方ニハ薄皮瘡ト名ツク

八瘕　病源ニ云八瘕ハ皆胞胎生産月ノ往来ニ血脉精氣不調
生スル所也曰黄瘕青ー燥ー血ー脂ー狐ー蛇ー鼈ー也各條ニ載之

白疕　病源ニ云髆若クハ肘ノ後ニ發シテ痒目痛テ精ヲ傷
リ身熱アリテ汗多ク五六處ナルハ死ス

白癩瘡　シラクボノヿナリ○醫府禁方疣瘡門ニ頭髪ノ内ー
白頂瘡ヲ生スト云リ

白沃　沃ハ溉ナリ溜下ル義ナリ白帶ナリ○金匱要畧ニ婦人
經水利セズ子臓堅癖中ニ乾血アツテ白物ヲ下スナリ

盤腸氣　趙氏ガ醫貫ニ云小兒三日ノ内啼哭シ腹ノ内響打
屁陰嚢稀ナル名テ盤腸氣トス

髪際瘡　準縄ニ云左右ノ髪際起ルヿ栗米ノ如ク頭白ク肉赤ク
熱痛錐ニテ刺カ如シ此風熱上壅ニ由テ致ス所ナリ婦人ニ六
多ク丈夫ニハ少ナリ

破甕澄漿　幼科準縄ニ云小兒平時父母護スルヿアタハズ
其ノ出入ヲ從恣シテ趺蹉傷損頭面肢體未タ愈サルニ
瘡隨テ出ルコレヲ破甕澄漿ト謂ナリ

馬馳劍道　又曰瘡ヲ患ルノ後寒熱消爍肌肉漸ク痩或ハ

乍チ愈ヘテ痘出テ或ハ瘧ヲ帯テ痘ヲ患ル名テ馬馳剣道ト云

梅花翳　眼疾翳障ノ梅花ノ形ニ似ルヲ云〇壽世保元曰
梅花翳ト云モノアリ状梅花ノ如ナルモノハ消シガタシ

馬脾串流　附馬瘟　黄不串流ニ見タリ痘瘡モ馬疫ノ類ナリ

破䐟　俗ニ云トコツメナリ眠瘡ノ條下ニ見タリ

〇仁部

尿牀　俗ニ云ヨツバリナリ〇病源ニ云夫人眠睡ニ覺ズシテ尿
出ルモノアリ是其稟賦陰氣ヒトヘニ盛ニ陽氣ヒトヘニ虚ス
ルモノナリ夜臥トキハ陽氣衰状シテ陰ヲ制スルヿアタハズ
コノユヘニ陰氣独リ發シテ水下リテ禁ゼズ故ニ眠睡シテ
覺ズ尿出ルナリ

尿血　小便ニナニトモナクシテ血ノ下ルヿナリ〇要訣ニ云小便
血痛モノヲ血淋トナシ痛ザルモノヲ尿血トナスナリ

尿精　漏精ノ條下ニ見タリ

尿竃火丹　丹毒ノ種類ナリ〇病源ニ云臍ノ上ニ發シテ兩ノ
股ヨリ起リ臍間ニ及ビ走リテ陰頭ニ入ナリ

耳聾　俗ニ云ツンボウノヿナリ聾ハミヽシヒト讀リ龍ハ角ニテ物

音ヲ聞テ耳ニテハキカヌ也故ニ聾ノ耳ト書リ○病源ニ云ク
精氣調和スルトキハ腎ノ藏强盛ニシテ五音ヲ聞モシ血
氣ヲ勞傷シ兼ルニ風邪ヲ受レハ腎ノ藏ヲ損シ精脱シ
テ耳聾スルナリ

耳聤聹　聤耳ハミヽダレノ事也按スルニ耳聤聹ハ耳中ニ垢ノ結レタマリ耳ノ聞ヘヌ事ナリ聤ハ字書ニ耳ニ惡水ヲ出スナリ又聤聹ハ耳ノ垢也ト云リ○病源ニ云耳内津液結聚シテナス所ナリ輕キモノハ患ヲナス事ナシ加ルニ風熱ヲ以テコレニ乘ズルトキハ結鞕ニシテ丸核ヲナシ耳ヲ塞暴聾セシムルナリ

耳濕　聤耳ノ事ナリ本條ニ見ヘタリ

耳風并耳瘑　聤耳ノ條下ニ見タリ

耳蕈并耳痔　此ノ兩症ハミヽダレモナク腫モナク耳ノ内ニ出物アリテ塞ルヿナリ○名醫類案ニ云耳ノ肉疔ヲ生ス棗核ノ大サノ如ク痛ミ動スヘカラス火酒ヲ用テ耳ノ内ニ滴テ上ニ仰ノケ半時バカリニシテ鑷ヲ以テ取出ス此ヲ耳痔ト云リ

乳鵝　鵝或ハ蛾ニ作ル咽喉ニ小瘡ヲ生スルナリ雙鵝風單鵝風ノ條下ニ見タリ

乳懸　醫林集要ニ云婦人産後忽チ兩乳伸長細小ニシテ腸ノ如ク垂下リテ直ニ小肚ヲ過痛忍ヘカラズト云リ

乳疳　食疳ノコト本條ニ見ヘタリ

乳癰 并 乳瘻　婦人良方ニ云乳房忽チ壅テ腫痛結核シ色赤ク數日ノ外焮痛シテ脹潰稠膿湧出テ膿ツキテ愈ヲ乳癰ト云リ久シク癒ザレハ瘻トナル 是ヲ乳瘻ト云リ

乳岩　乳房ノ瘡潰岩穴ノ凹ナルガ如シトナリ○婦人良方ニ云初テ起ル内ニ小核ヲ結シテ赤カラズ痛ズ歳月ヲ積ミ漸ク大ニシテ巉岩破レテ熟榴ノ如ク或ハ内ニ潰テ深洞ノ如ク血水滴瀝スルヲ乳岩ト云リ乳癰ハ治シヤスク乳岩ハ治シガタキ症ナリ

乳結核　乳房ノ内ニ果ノ核ノヤウナルグリグリシタルモノヲ生ズルナリ是風冷血ヲ博テ結聚スルナリ

乳腫　俗ニ云チカセノ類ナリ腠理虚シ風邪ヲウケテ邪熱乳房ニ結シテ腫ルナリ

乳癇　小児アシキ乳ヲ呑テ其毒ニヨッテ癇症ヲ發スルヲ云

肉刺　俗ニ云ザウリノクヒタル類ナリ○準縄ニ云足指ノ間ニ形硬キ胝ノ如ク肉ト相附隱痛シテ刺ガ如シ跳履ヲ著ニ急窄ニ由テ相摩テ成ト云リ

肉亀　黄瓜癰ノコトナリ本條ニ見タリ

肉裂　病源ニ云腠理虚スルニ因テ風邪コレニ乗シ血ト相撃肉折裂スルナリ

肉極 六極ノ一ツナリ脾ノ藏ニ應ズ肉ハ脾ノ主ル所思慮
ダタウムシテ脾ヲ傷テ生ル虚實ノ別アリ六極ノ條下ニ見タリ

肉錐 手足ノ肉錐ノヤウニ生ズルナリ○奇疾方ニ云人手足
忽チ長ク肉痢ヲ回生シテ錐ノ如ク痛忍ベカラズ但葵菜
ヲ食シテ即愈ト云リ

肉壞 奇疾方ニ云口鼻ヨリ腥臭水ヲ出シ椀ヲ以テコレヲ
盛ニ狀鐵色ノ如ク蝦魚跳躍スコレヲ捉レバ即化シテ水ト
ナル此ヲ肉壞ト云リ

肉人 奇疾方ニ云頂ニ瘡ヲ生シ五色ニシテ櫻桃ノカタチノ
如ク破ルトキハ即チ頂ヨリ分裂シテ皮ヲ連剥脱シテ足ニ
至ル名テ肉人ト云常ニ牛乳ヲ飲テ自ラ消スト云リ

肉瘤并肉癭 倶ニ癭瘤ノ條下ニ見タリ

二形 俗ニ云フタナリ文人痾ト云五不男ノ一ツナリコレヲ變ト
云リ○本艸綱目ニ云体男女ヲカヌルヲ俗ニ二形ト名ク晋書
ニ以テ乱氣ノ生ズル所トスコレノ人痾ト云リ其類三アリ男
ニ値テハ即チ女女ニ値テハ即チ男ナルモノアリ半月ハ陽半
月ハ陰ナルモノアリ妻ナルベクシテ夫タルベカラザルモノアリ

乳嗽 入門ニ云或ハ啼叫イマダ定ラザルニ乳ヲ喫セシメ或ハ
乳ヲ飲コト過度ニ因テ以テ胸膈胃口ニ停蓄スルコヲ致シ
テ上肺ヲ干スガ故ニ咳嗽飽逆ヲ發シテ肺胃倶ニ病日

ノ肉ニ見ルモノハ悪候トスルナリ

肉瘕　病源ニ云人病アツテ常ニ肉ヲ思フ肉ヲ得テ食シ訖テ又コレヲ思フ名テ肉瘕トス

肉線　陰戸ヨリ肉線ノ如クナルモノヲ生スルナリ○奇效方ニ云一婦産後力ヲ用ヒ肉線ヲ連出シ長サ三四尺コレニ觸ルトキハ痛心腹ニ引絶セント欲スルナリ

耳發疽　月蝕瘡ノ別名ナリ本條ニ見タリ

耳根毒　準繩ニ云耳根結核此ヲ耳根毒ト名ク狀痰核ノ如クコレヲ按ハ動カズシテ微痛ス足ノ少陽膽ニ属ス

乳泣　準繩ニ云未ダ産セザルノ前乳汁自出ルモノアリコレヲ乳泣ト云子ヲ生テモ多クハ育セズ經書ニ未ダカツテ論ジ及サス

○胃部

翻胃　飲食ヲ胃ノ腑ヨリ吐翻フナリ反胃ト云リ○要訣ニ云翻胃ノ病嘔吐ヨリ重キモノハ嘔吐ハ食入テ即チ吐ス翻胃ハ即チ吐セズ或ハ一日半日ニシテ食ヲ久ク翻上

シテ化セザルヿ故胃ノ氣温カナラザレハ食ヲ消スルヿア
タハズ食スデニ消セザレハ糟粕トナツテ大腸ニ入ラズ必ズ
氣ニ随テ逆上シ口ヨリシテ出ルナリ○醫書大全ニ云
翻胃ノ症其始ハ五噎五膈ニ由テ始ラズト云ヿナシ

發背　背ニ癰疽ノ類ヲ發スルナリ發スル所上中下ノ分チ
アリ○入門ニ云或ハ醇酒厚味或ハ鬱怒房勞以テ
水枯火炎ニ痰凝氣滯ルヿヲ致シ或ハ外邪ヲ被テ毒ト
相搏テ處ニ随テ發生スルナリ

崩漏　血崩○崩中並ニ同シ婦人血大ニ下ルヲ云リ或ハ清或ハ
濁或ハモツハラ瘀血ヲ下シ或ハ瀝勢ヤムベカラズ其症一
ナラズ惑スル所モ亦異ナリ甚シキトキハ頭目昏暈四
肢厥冷ス雲林ガ曰年四十以上悲哀大ニ甚シキトキハ
心悶急ニ肺葉擧リ焦レテ上焦通セズ熱氣中ニアリテ
故ニ血去ニノ崩スルヽ○入門ニ云忽然トシテ暴ニ下ルヿ山
ノ崩ルガ如ク然リコレヲ崩中ト云リ

暴火丹　丹毒ノ一種ナリ○病源ニ云暴火丹ノ状チハ黒黯色
ヲ帯ルヲ云リ

蜂窠發　蓮子發ノ條下ニ見タリ

蜂子毒　此ハ臉腮或ハ舌下ニ生シ腫テソノ色黄ナルヿ蜂
子ノ如ナルニ因テ名ヅケリ○明醫指掌ニ曰蜂子毒或ハ

在臉腮洋爛シ或ハ在咽喉間舌下齶其色黄ニシテ如蜂是レ

痧痤瘡　汗後ニ濕ヲ受テノ血凝テ生スルキビノ大ナルモノナリ
痱ハ痤ヨリハ小ニシテ多ク生ス痤ハ痱ヨリ大ナリ辨痤痱ノ條
下ニ見タリ

崩砂耳口風　舌下ヨリ牙齦マデ腫テ後ニ爛レテ齒ノ
脱ル也○指掌ニ曰崩砂耳口風ハ舌下牙齦ノ上ヨリ
腫赤口ノ内礜ヲナシ湯熱ノゴトク牙齦漸ク爛赤能
齒ヲ脱スル是ナリ

犯風噤　小兒生レ出テ風ヲヒイテ口ノ噤スルコ○指掌
ニ曰風邪ノ鳥ニ搏擊セラルヽヲ犯風噤トイヘリ

哺露痱　哺ハ乳ヲノマスル事露ハアラハルヽトヨメリ乳哺消
セズ脾胃虚シ形瘦骨ヲ露スヲイヘリ○入門ニ云哺露
痱ハ虚熱往来シ頭骨分開シ食ヲ翻シ蟲ヲ吐シ煩渇
嘔噦シ骨瘦テ露レ形ルモノハ死ストイヘリ

報痘　痘瘡ホトヲリノ中ニハヤ大粒ナルガ面ニニツ三ツ赤
クヒツカリトミユルナリ急ニ針ニテヤフラザレバ害ヲナスヽ
飛痘又母痘トハ違ヘリ○丹臺玉案ニ云一發熱ニ頭
面ノ中ニ大小痘數點アツテ餘ハ出ズ熱ヲ除カズ此ヲ報
痘ト云急ニ銀針ヲ用テ剔破去ザレバ正氣ヲ敗リ溜
連ノ禍ヲナスト云リ又諸方書ニ痘ノ出ソロフヲ報痘ト

云リ回水ニ見タリ

母痘　痘瘡ノ發熱シテ一二日ノ中ニハジメテ面四肢ニ數點出ルナリサテ段々ニ惣身ニモ出ルハジメテ出ルヲ母トシ後ニ出ルヲ子孫トスルノ義ナリ悪症ニハアラズ○入門ニ云痘先出ル者ヲ母トシ後ニ出ル者ヲ子孫トスルト云リ

放標　痘ノハラリト出ルヲイヘリ痘ハ熱ヲ根トシ出ルヲ標トス故ニ出ソロウヲ放標トイヘリ

牡瘄　六瘄ノ一ナリ陽瘄ナリ飲食節ナラズ飢飽ニヤブラレ表裏共虚シテ此症ヲナスヽ瘄ノ條下ニ委シ

牡痔　五痔ノ一ツナリ肛門ノ邊ニ出ル腫物也痔ノ條下ニ委シ

蜂漏　九漏ノ一ツナリ頸ノマハリニ三四處モ高ク腫テ瘡ヲ生ス水中ニ蜂ノ毒アルヲシラズシテ飲久クサラズ變ジテ此病ヲナスト其根ハ脾ノ藏ニアリ

賁豚 或作奔　五積ノ一ツナリ思慮脾ヲヤブリ土克水ニテ腎ニツタヘ夏ニイタリテ腎水火ヲ尅スルコトナラズ故ニ腎ニトヾマリテ腎積トナリ其形豚ノハシルガゴトク小腹ニ發シ一處ニヲラズ上下時ナク人ヲシテ喘逆骨痿セシムルナリ

暴泻　水穀ハカチナク暴ニ泄泻スルナリ暴風暴厥暴痰暴病等ニナニハカニヤムコトナリ

犯土腫　裾壊ノ土氣ニ犯サレ病ヲイタスナリ○病源ニ曰

居住ノ處地上ヲ穿鑿シテコレヲ犯スニ因テ土氣病ヲ致スナリ其症肌肉頭面偏躰コトヽク腫滿ツ氣急ナルヲ云ルナリ○本綱土部ニ云土氣久ク觸バ人ヲシテ面黄ナラシム土ヲ掘地脉ヲ犯ハ人ヲシテ上氣身腫シム土ヲ掘神ヲ犯シ殺セハ人ヲシテ腫毒ヲ生ゼシム

犯丁瘡　丁瘡瘥ル時分ニ物ニ犯レテ再發スルナリ○病源ニ云丁瘡瘥ント欲シテ更ニコレニ犯シ觸若シ大ニ嗔及ヒ宿魚麻子ヲ食シ并ニ狐臭ノ人ノ氣コレヲ熏スルトキハ皆ヨク再發シテ初ヨリ甚シトイヘリ其症先寒ノ後ニ熱シ四支沈重シ頭痛心驚嘔逆煩悶スル時ハ治スベカラス

犯丁瘡腫

犯丁腫　前症ノ類ナリ病症病源ニ委シクアリ

丁腫ヲ病テ或ハ飲食或ハ居處コレヲ觸犯トキハ冷腫テスク極也

蜂螫　ハチノサシタルト蜂ノ類甚ダヲヽシ其毒アル蜂ニサヽルレバ即倒悶總身腫痛急ニ唾ヲツクレハ微ク効シアル也

發乳　コレ婦人ノ乳ニ癰疽ヲ發スルヲスヘテ發乳トイヘリ其病因ハ口吹アリ

蜂窠瘡　瘡ニ小キ孔アリテ蜂ノ窠ニ似ル故ニ名ク○病源ニ云其瘡疽瘻ノ類ノ如クニテ小孔アツテ蜂窠ニ象ルコレ風湿血氣ヲ搏テ生スル所也

蜂窩瘻　ハチノスノ形ノ如ニ生スルナリ前症ノ類也

翻花瘡　同反　病源ニ云風毒相搏ニヨツテナス所ナリ初メ生スルトキハ飯ノ粒ノ如ク其頭破ル時ハ血出テ便悪肉ヲ生シ漸ク大ニシテ根アリテ膿汁出テ肉翻散メ花ノ状ノ如シ因テ名クリ凡ソ諸悪瘡久ク瘥ザルモノハ赤悪肉翻出シテ翻花ノ状ノ如シトイヘリ楊梅瘡ヲ翻花瘡トイヘルモ其瘡ノ形ニヨツテ名クルナリ

皰　俗ニ云ニキビナリ風熱ノナス所ナリ又皰ニ作ル説文ニ云面皮氣ヲ生ズルナリ徐ガ曰面瘡ナリ

犯黄　黄病ヲワヅラヒ已ニ瘥テ倚養宜ヲ失ヒ飲食過度シ

禁忌ヲ犯ストキハ病胃ニ發ルコヲ致スヲイヘリ

奔氣　病源ニ云夫氣血ハ經絡ニ循行シ周テ復始ル皆常ノ度アリ肺ハ五臓ノ上蓋タリ府臓ノ氣ヲ通行スルコヲ主ドル若肺邪ヲ受ルトキハ氣道利セズ氣道利セザルトキハ諸藏ノ氣壅テ度ヲウシナフ故ニ氣奔急スル也

乏氣　又曰夫虛極ルノ人榮衛減耗シ腑臓虛弱シテ氣行不足シテ呼吸ニ氣短カフシムル也

暴癥　癥ノ卒然トシテ生ズル也○病源ニ云腑臓虛弱ニシテ生冷ノ物ヲ食シ臓ニスデニ虛弱ニシテコレヲ消スルコアタハズ結聚ノ塊トナリ卒然トシテ起ル其症日ヲ積テ漸

漸ニ起ルニアラズ

冐風　風ヲヒクフナリ○入門ニ云肺ハ皮毛ヲ主ドツテ膀胱ニ通ス最感冐シヤスシ新ニ咳嗽悪風シ鼻フサガリ声重ク噴嚏スル是ナリ

木腎　陰茎硬シテ痺テ痛ザルナリ○入門ニ云木腎ハ堅硬ニシテ頑痺シ痛ズ乃心火降ラズ腎水温ナラザルナリ

沸爛瘡　病源ニ云盛夏ノ月人ノ膚腠開キ風熱ニ傷ラレヤスシ風熱毒氣皮膚ヲウツトキハ沸瘡ヲ生ズ其状湯ノ沸ガ如シ輕キモノハ粟粒ノ如ク重モノハ熱汁浸漬シテ瘡トナル因テ以テ名トス世ニ呼テ沸子トスルナリ

沸子　前ニ見タリ俗ニ云アセボノ類ナリ

龐竈丹　丹毒ノ一種ナリ丹毒ニ見タリ

發沙病　正傳或問ニ云發沙ノ證古方ニ多ク載ス世ニ寒ニ似テ寒ニアラズ熱ニ似テ熱ニアラズ四肢懈怠飲食甘ゼザルコトアリ俗呼テ沙病トス○李東壁ガ曰郭義恭ガ廣志ニ云沙虱水中ニアリ大サ蟻ニ過ズ人ノ皮中ニ入テ人ヲ殺ス葛洪ガ抱朴子ニ云虱水陸ニ皆アリ雨後ニ人晨暮沙ヲ践バ必ズ人ニ着毛髪人ヲ刺ガ如ク便チ皮裏ニ入又日溪毒射工毒沙虱毒ノ三ツノ者相チカシ共ニ傷寒ニ似タリ故ニ沙ヲ挑沙ヲ刮ノ法アリ今ノ俗風寒ヲ病モノ皆

麻及ビ桃柳枝ヲ以テ其遍身ヲ刮ナリ亦刮沙ト云蓋シ
刮ヨリ始ルナリ沙病ナリ亦水沙水傷寒ト云初テ起ル
傷寒ノ如ク頭痛壮熱嘔吐手足ノ指ノ末微ク厥ス
或ハ腹痛悶乱シテ須臾ニ人ヲ殺スモノコレヲ攪腸沙ト
云ナリ○壽世保元ニ云小児發沙陰アリ陽アリ陰沙ハ
腹痛シ手足冷陽沙ハ腹痛シテ手足温カナリ或ハ其症
寒ニ似テ寒ニアラズ熱ニ似テ熱ニアラズ叩支懈怠飲
食思ハズ容顔惨起シ症タルコト一ナラズ俗呼テ沙病ト
スル沙ニアラザルナリ

鳳眉疽　正宗ニ云發シテ両月ノ間ニアリ形長シテ皮赤

ク痛脳ヘ引ニ日合縫シ光腫發熱スルナリ

鶩溏　鴨溏瀉ノコトナリ本條ニ見タリ

膨脝　鼓脹ノコトナリ蠱脹ノ條下ニ見タリ

翻空瘡　玉案ニ云破ルモノ復灌消ルモノ復腫空虚復一

發班　層ヲ出ス俗呼テ翻空瘡ト云逆症ニ此アルハ大吉ナリ
入門ニ云内傷ノ發班ハ輕シ蚊迹疹子ノ如ナルモノ
ハ多ク手足ニアリ初テ起ル頭疼ナク身熱ス乃チ胃ノ
虚火外ニ遊ブナリ○丹溪纂要ニ云色黔ニシテ頭粒ナキ
モノ是ナリ

反戻　轉筋ノコトヽ○病源ニ云熱氣筋ヲ燥爍スルトキハ攣

痺シテ痛ム火ハ燔灼燥動ヲ主ル故ナリ

崩砂脫口風　喉痺ノ種類ナリ○醫統ニ云上下ノ牙齗舌下腫赤ク口内卷ヲナスモノハ陽熱甚シキモノハ牙根爛レ歯脫スル

蜂疽　病源ニ云背ニ發シ心ノ兪若クハ髆髃ニ起ル二十日ニ瀉セザレバ死ス

瘭疽　病源ニ云足趺若クハ足下ニ發ス三十日ニ瀉セザレバ死ス

發熱血　要訣ニ云産後發熱迷悶スルヲ俗ニコレヲ發熱血ト云リ

犯奪天梯　幼科準縄ニ云孩兒心中刺痛未ダ愈ズシテ痘隨テ出ルコレヲ犯奪天梯ト云

○邊部

便毒　俗ニ云ヨコ子ナリ按外科正宗ニ横痃ト名ヅクサレバヨコ子ト名ル故アリ左ニアルヲ魚口トシ右ニアルヲ便毒トス左右ニ生ズルヲ騎馬癰ト云又跨襠ノ間イヌゴ處ニ生ジテイサキヲ路岐トイヘリ便毒ト云ハ其便利セザル處ニ生ズル故名ケリ○指掌ニ曰便癰ハ血疝ナリ俗呼テ便毒トス其便利セザル處ニ生ズルガ故ナリ○正宗ニ云ソレ魚口便ハ左ヲ魚口トシ右ヲ便毒トスベテ皆精血交錯シテ兩胯合縫ノ間ニ

生シテ結腫スル是ナリ近ク小腹ノ下陰毛ノ傍ニ生ノ結腫スルヲ名テ横痃ト云又外疝ト名ク是也是房ニ入テ精ヲ忍ビ強固ノ洩サズ或慾念已ニキザシテ停テ遂ズモツテ精血走動シ凝滞結ノ腫ヲナスヨリ生ズルヿ也○入門ニ云俗ニ便毒ト云實ハ血疝ナリ腿胯小腹ノ間ニ生ズ乃チ厥陰肝經及ビ衝任督三脉ノ隧乃チ精氣出入ノ路ナリ

便癰　便毒ノ別名ナリ

騗馬墜　此モ便毒ノタグヒニテイヅコ處ニ生ズルナリ○準縄ニ云垂珠ノ左右兩處ニ癰ヲ起スヲ騗馬墜トス初メ起ルトキ大小定マラズ此處微ク實シ皮肉薄ク紋緊ク口赤合シガタシ交腨ノ一処稜線ノ上ニ近キモ亦騗馬墜防漏トス俗ニ跨馬癰ト名クル是ナリ

偏枯　中風ノ中ノ一ツナリ○熱病篇ニ云偏枯ハ身偏用ラレズメ痱言変セズ志乱レズ病分腠ノ間ニアリトイヘリ

米疽　腋下ニ生スルナリ米ト名クルノ字義イマダ考ヘズ○靈樞ニ云腋下ニ發シテ赤堅キモノヲ名ケテ米疽ト云リ

便濁　小便ノニゴルコトナリ白濁トモ云リ方考ニハ便濁ハ膏淋ナリトモ云リ

便血　大便ニ血ノ下ル事ナリ内外ノ別アリ外感ヨリ得モノヲ腸風ト云感ズルニ随テ見ルヿノユヘニ血ノ色鮮ニノ多ク

ハ糞前ニアリ大腸ノ氣分ヨリ來ルナリ内傷ヨリ得モル
ヲ臓毒ト云久キヲ積テ來ルコノユヘニ血ノ色黯シ多クハ糞
後ニアリ小腸ノ血分ヨリ來ル也又糞前後ニカヽハラズシテ來
ルモノアリ氣血倶ニ病ナリ皆七情六淫飲食節ナラズ起居
時ナラザルニ因リ或ハ濕地ニ坐臥シ或ハ酔飽シテ房ヲ行ヒ
或ハ生冷ヲ停寒シ酒麪積熱モツテ榮血道ヲ失フヲ致ス
シテ大腸ニ滲入ナリ又臓毒ノ條下合セミルベシ

癖疾（ヘキシツ）　俗ニ云小兒ノカタカイナリ乳食宜ヲ得ズシテ癖積ヲ
生ズルナリ隱僻ノ処ニアルユヘニ癖ト云ナリ○入門ニ云即痞塊
大人ノ積聚ト同シ多クハ脇腹隱僻ノ地カクル時ハ痛ヲナスナリ

變蒸（ヘンジヤウ）　俗ニ云小兒ノチヱボトリナリ生レテ三十二日メニ一變
シ六十四日ニ二變シソノ時ニ蒸シテ熱氣ガアルナリ一變シテ
後ニ智慧ガ前ニ一倍スルト云リ入門ニ八十變ノ後ニ六十四日ヲ
一大蒸トシ又六十四日ヲ二大蒸トシ合テ五百十二日ニテ變
蒸ヲハルト云リ又醫學綱目ニ八十八變ニテ五百七十六日ト
云リ諸方書ヲ考ヘシ語辭繁多ナル故ニコレヲ略セリ

反張（ハンチヤウ）　身ノスクミソリカヘル病ナリ角弓ノ條下ニミヘタリ

偏墜（ヘンツイ）　陰丸ノカタヽヽ大ナルヲ云リ

偏産（ヘンサン）　平産ニアラズシテ逆偏ナル産ヲイヘリ

擘蟹毒（ハクカイドク）　合食毒ノ別名ナリ合食毒ノ條下ニミヘタリ

閉癃　二字トモニ小便ノ通ゼサル名ナリ其内閉ハ二ハカニ通ゼサルナリ癃ハシブルヿナリ淋病ノ異名ナリ○準縄ニ云閉癃合テコレヲ言バ一病ナリ分テコレヲ言ハ異ナルヿアリ閉ハ暴病溺閉テ點滴出サルヿヲナス俗ニ小便不通ト名クル是ナリ癃ハ久病溺癃ニ淋瀝點滴ヲナシテ出ルヿ一日ニ數十タビ淋病トナル是ナリ

偏風　風邪偏ニ身ノ一邊ニアタルナリ凡ソ人ノ躰偏虚アレハ風邪虚ニ乗ジテコレヲ傷ル故ニ偏風トナヅク其カタチハ或ハ痛痒ヲ知ラス或ハ緩縦シ或ハ痺痛スル是ナリ

鼈瘕　腹内ニ鼈ノ形ノカタマリアルヿ○病源ニ云腹内癥結シテ鼈ノ形状ノ如ニ鼈ヲ食シ冷ニ觸テ消セズシテ瘕ヲ生ズルヿアリモロモロノ雑物ヲ食シ冷ヲ得テ消セズシテ變化シテ作モノアリ此皆脾胃ノ氣弱シテ冷ニアフテ尅消スルヿアタハザル故ナリ癥瘕結成シテコレヲ推ニ動移セサル是ナリ

米瘕　人常ニ好テ米ヲ噉ヿ久シテ弥嗜テ啞若米ヲ得ザレハ胸中ヨリ清水出テ米ヲ得レバスナハチ止米ノ消化セズシテツイニ癥結ヲナス常ニ米ヲ思テ飲食スルヿアタハズ死證ナリ病源ニ見ヘタリ

鼈癥　病症前ノ鼈瘕ト同類ナリ蓋シ癥ト瘕ト少ク別アリ癥ハ徴ナリ其病動ズシテ徴驗シツベキシ瘕ハ假ヽ

癖飲　其病虚假ニシテ動テ推移ス婦人ハ瘕ノ一種ナリ病源ニ詳ナリ
飲癖ニ同シ○病源ニ云此ハ水ヲ飲コト多ニヨツテ水氣
兩脇ノ間ニ停聚シテ寒氣ニ遇テ相搏トキハ塊ヲナスシ
脇下ニアツテ弦ノゴトク起テコレヲ按ハ水声アルナリ

偏視　俗ニ云ヤブニラミノ類ナリ○病源ニ云目ハ是五臓六腑ノ
精華ナリ人臓腑虚メ風邪目ニ入レバ瞳子風ニ射セラレテ
睛タヾシカラズシテ偏視スルナリ此患小ヨリシテ得モノアリ又
長大ニシテ方ニ病ルモノアリ皆目精氣ノ虚ニヨツテ風邪
ヲウクルガユヘナリ

眇目　俗ニ云スガメナリ○病源ニ云其經絡偏虚アルモノハ邪
障スナハチ偏ニ一ノ瞳子ヲ覆故ニ偏物ヲ見ザルナリ眇ハ
字彙ニ曰一目小ナリト云リ

瘭疽　常ニ云ヘウソナリ世俗多クハ此病指ノミニアルヤウニ
ヲモヘリ指ニ生スルハ代指ナリ○入門ニ云瘭疽一名ハ蛇
瘴ト名ヅク烟瘴ノ地面多クコレアリ先黙ヲナシテ後ニ
肉ヲ露シ四畔牛唇ノゴトク黒硬ニシテ小ナルモノハ粟ノゴ
トク豆ノゴトシ劇モノハ梅ノゴトク李ノゴトシ發スル定ル處
ナシ或ハ臂或ハ腎或ハ口歯或ハ肚臍多クハ手足ノ指ノ
間ニ發ス赤黒青白色変シテ常ナラズ根深シテ肌ニ入
臂ニ走リ遊腫シ毒血流注筋脈ヲツラヌキ肉ヲ爛シ

骨ヲアラハシ血ヲ出ス事極テ多シ癰心ニ入バ即死ス○病
源ニ云十二ノ疔アル症ナリ南方ノ人此病ヲ得レバ指ヲ
截去其毒ノ臟ヲ上セメン事ヲ恐ルヽノ故ナリ

腀病　腀ハ字書ニ脉隠起シテ辮縄ノ如シトイヘリ其病状
赤脉起テ編縄ノゴトク急痛シ熱ス或ハ脚或ハ臂四
體ニ遊走スルナリ此勞役シテ肢體熱盛ナルニヨツテ自ラ
風冷ヲトリ湿ニアテラレ肌肉筋脉ニ入テ結聚シテ成ト
コロナリ病源ニ出ツ

偏頭痛　頭痛左右一方ニ偏ナルヲ云偏頭風モ同シ心シ

熛火丹　丹毒臂背穀道ニ發スルヲ云リ病源ニ出ツ

癖石　李東璧ガ云人心ヲ專ラニシテ癖ヲナシ及ヒ癥癖
ヲ病凝結シテ石トナル事アリ牛黄狗寶鮓答ノ類
ノ如シ皆諸獸ノ病ナリ夫星隕テ石トナリ沙淋石
水及ヒ釋氏ノ顱顖ノ結シテ舍利子トナルヲ觀ニ
皆精氣凝結シテ然リ故ニ格物論ニ云石ハ氣ノ核
ナリ群書ニ載ルトコロ宝圭石ニ化シ老樹石ニ化スルガ
如シ皆無情ノ変異ナリ魚蛇蝦蟹皆ヨク石ニ化ス
乃チ有情ノ変異ナリ世説ニ載貞婦山ニ登夫ヲ望
テ化シテ石トナル此蓋シ志ニシテ分タズ遂ニ無情ニ
入ナリ頑心癥癖ノ石ニ化スルモ亦其理ナリ程子遺書ニ

云波斯ノ人古墓ヲ發肌膚都テ盡惟心堅シテ石ノ如シ鋸ニテ中ヲ開ケバ山水アリ畫カ如シ旁ニ一女アリ欄ニ凭テ凝睇ス蓋シ此女山水ヲ愛スルノ癖アリ遂ニ融結スルコヲ致ス此ノ如シ宋濂カ云浮屠大般三昧ノ法ヲ行テ寂ヲ示スノ後コレヲ焚ニ惟心化セズ狀チ佛像ノ如シ金ニアラズ石ニアラズ又一人禪觀ノ法ヲ行フ死スルニ及テ火葬ス心内觀音ノ包ミ采ダク具ル醫書ニ云一人癥ヲ病テ死ス火化ス塊アリ石ノ如シト此皆癥癖頑凝シテ石ノ績ヲナス〇按ルニ今日本ニモ亦釋氏及ヒ佛ヲ念スルノ俗死シテ火葬スルトキハ舍利子ト化シ或ハ佛像ト化スルアリ世俗其病ト云コヲシラズコレヲ尊敬禮拜ス是佛ヲ信スルノ頑心愚意ノ凝結シテ生ズル所ナリ豈ニ佛法ノ奥義ニ此ノ如キ頑結ノ癡心ニシテ到ルベケンヤ

碧翳　内障ノ一種ナリ總テ眼疾七十二證アルナリ〇醫統ニ云風熱久ク亢ルニ因テ碧翳淡青色ヲ黒睛ノ上ニ生シ痛ズ痒カラズ久シキトキハ明ヲ失スルナリ

標叔疽　病源ニ云熱同々トシテ耳聾テ後六十日ニ腫累水ノ狀ノ如シト云リ

標瘡　病源ニ云小児風熱毒氣ニ傷ラレ皮膚煙漿水ヲ

生シ潰テ瘡トナル名テ標瘡ト云

併病　傷寒ニアル了ナリ○入門ニ云併ハ催併逼迫ノ義シ始ニ陽合病ノ後一陽ノ氣盛ニ一陽ハ氣衰ヘ一經ニ併歸シテ獨重ク初症モ亦解シ罷ザルナリ　合病ノ條下參考ス

○土部

痘瘡　俗ニ云モガサナリ瘡ノ形豆ノ如ナル故ニ名ク療治モ豆ヲ種ルニタトヘタル了ナリ熱藥ヲ用テ温ムルトシ○入門ニ云痘ハ豆ナリ大小一ナラザルシ○痘疹心印ニ曰上古ノ時イマダ痘瘡ノ症ヲキカズ素難ノ文モコレニ及了アルモノ鮮シ東漢建武中ニ南陽虜ヲ擊ヨリツイニ其毒ニ染テ中國ニ流布ス故ニコレヲ虜瘡トイヘリ或ハ曰聖瘡言心ハソノ変化測ナケレバシ或ハ曰天瘡言心ハ天行疫癘トマレバナリ或ハ曰百歳瘡言心ハ人少ヨリ老ニ至テ必ズ一番ヲ在バナリ或ハ曰豌豆瘡言心ハ其形ノ相似タレバナリ○本艸綱目ニハ高宗ノ永徽四年ニ此瘡西域ヨリ中國ニウツリ来ルト云リ吾日本ニモ亦古ヘ此病ナシ人皇四十五代聖武天皇ノ御宇ニ天下ニ疱瘡ノ説アリ或人ウタガフ上古ニ此ノ病ナキ時ノ人ハ胎毒命門ニ藏ルヽフナキヤト華陽先生コレ

ヲ解シテ曰世間コノ病アルトキハ人コレヲ病コノ病ナキトキハ人コレヲ病ス事理常ニカクノゴトシ東漢以前ノ民モ亦胎毒命門ニカクルヽモノアリトイヘドモ世間イマダコノ病アラズ故ニコレヲ病ザルナリ蓋シ痘瘡ハ少ヨリ老ニイタリテ但一次ヲナス厥後熱毒流行ノ歳ニアフトイヘドモ再ビ傳染スルヿナシ此胎毒一ヒ發シテ餘蘊ナキガ故ナリ

呑酸

呑酸吐酸噯氣嘈雜悪心イヅレモ類病ニシテ差別アルナリ呑酸ハ酸味カ胸ヘ刺出テ口ヘハ出ズシテ吐酸ハ酸水ヲ吐出シ噯氣ハ食ノ飽タル息ノ胸ニムカクトスルヿ心ニ火カ上テ胃ニ寒アリ火上ルユヘニ食化スルコトハ化スレドモ寒ニ欝シ心ニ泥ユヘシ嘈囃ハ鵮鈝モヤクトシテ宿酒アルガ如ニシテ吐ドモ出ズ懊ドモ下ラズシテ心ガトキクスルナリ毒ニアテラレ酒ニ酔タルトキノ胸ノ悪ヤウナルヿ也俗ニムネノカクトイヘリ悪心ハ常ニハナニモナク夕食ニムカヘハソノヽヽ食ノ臭ガシテ食レサルヿ也心ニニクムト云義ニテ悪ノ字去声トナシテヲノ音ガヨシトイヘリ○明醫指掌ニ云呑酸ト吐酸ト同カラズ吐酸ハ是酸水ヲ吐出スヿ醋ノ如シ平時津液上升ノ氣ニ随テ欝滿ノ日久シク湿中熱ヲ生シ火ノ化ニ從テツイニ酸味ヲナス穀肉ノ器ニアルガ如シ湿熱スルトキハ酸ナリヤスシ呑酸ハ欝積ノ久自湧テ出ルヿアタハズ肺胃ノ間

〇四十七

ニ伏シテ咯ヒ下ルヿヲ得ズ肌表風寒ヲ得ルトキハ内熱
イヨヽ欝シテ酸味心ヲ刺ナリ
吐酸　呑酸ノ條下ニ見タリ
吐血　嘔血　血ヲ吐ヿナリ○證治要訣ニ云吐血ハ血溢テ濁ー
道ニ入リ膈間ニ留マリ聚ツテ満ルトキハ吐血ス名ケテ内ー
衄トイリ○入門ニ云嘔血ト吐血ト大ニ異ナルヿナシ盆
ヲ成テ声ナキヲ吐トナシ碗ヲ成テ声アルヲ嘔トナス上云リ
痘風　痘瘡ノ餘毒ナリ或ハ細瘡トナリ或ハフタツクリナドヽシ
テ絶ザルコトナリ俗ニ云タヽリノ丁之○外科正宗ニ曰
痘風瘡痂痘ニ因テ後毒發イヘダツキズ熱ヲ肌膚ニト

ドメ復外風ニ侵サレ其悪先細瘡ヨリ痒ヿヲナシ次ニ
漸片ヲナシテ脂水瘍ヲ生シコレヲ搔ヿ度ナシトイヘリ
痘癰　正宗ニ云痘癰ハ乃痒原痘濁漿ノ不足シテノ毒脾肺
ノ二經ニ留リ手ノ肘脚臂背ニ結シテ漫腫トナルヿヲ致ス大
サ桃李ノ如シ此多クハ發スルヿ收靨ノ後ニアリ
痘疔　正宗ニ云痘疔ハ乃痘毒升發ヿキズシテ毒ヲ心肝
ニ經ニ留メ發スルヿ初メ紫黒點ヲ生シ次ノ日黒ニ變ズ毒淺
キモノハ浮高シテ潤ヒ毒甚シキモノハ深陥テ焦其ハ發ス
ルヿ多クハ七朝上下ニサニ靨セントスルノ際ニ出又辟腿手
足ニ生ス○黒陥疔ニナギルヿナリ細ニミルベキ之

凍風　俗ニ云霜腫ナリ○正宗ニ云凍風ハ肌肉寒極テ行ラズ肌死患ト云ハジメ紫斑ヲ起シ久シキトキハ黒ニ変ズ爛爛シテ膿ヲナセリ

贅瘤　俗ニ云シリバスナリ○正宗ニ云小腹ノ後ニ生シテ位トヲク僻奥ナリ氣モヘタ到ルヿ罕ナリ血モ亦少ク来ル凡ソ此ヲ生スル者ハ濕熱凝滞結聚シテ成ナリ

吐哯　小児乳ヲアマスヿ字彙ニ云哯ハ浅切音衍小児嘔乳ナリ五車韻瑞ニ胡典切此症ハ乳哺ニ吟ヾ熱調ラザルニ因テノ故ナリ

吐舌　弄舌　舌ガ口ノ外ヘノビテ出ルナリコレヲ吐舌ト云又少ツヽ内ヘ入ヲ弄舌ト云リ○薛鎧ガ云小児舌ヲ微ク露シテ即収ルヲ弄舌ト名ク又曰舌舒長ジテ收ルヿ緩ヲ吐舌ト名ク

吐逆　食物ヲハキカヘスナリ何レノ證ニモアルベシ

吐痢　痢病ノ症ニ吐症ノ加リタルナリ

吐瀉　アゲツクダシツスル症ナリ食傷霍乱ナドニアルヿ也

洞泄　又洞瀉トモイヘリ俗ニ云ツヽクダシナリ桶ナドヨリ水ヲ打アクルヤウニサツヽト下ルヿナリ

遁尸　勞瘵五尸ノ一ツナリ其症心腹脹満刺痛シ氣息喘急シ痛両脇ヲセメテ心胃ニツキ瘥テ後マタ發リ停遁シ

テノ消セス故ニ遁尸ト云リ尸ハ三尸虫ナリ諸方書ニ委シ
毒注　傳尸ノ一症ナリ○病源ニ云注ハ住ナリ言心ハ其病連滯停住シテ死ノ又傍人ニ住易スルナリ毒ハ是鬼毒ノ氣ナリ飲食ニ因テ人ノ腹内ニ入或ハ上テ喉間ニ至ル狀物ノ呑ムヿアルガゴトシ吐ドモ出ズ或ハ遊走シテ身軆イタミ錐刀テノ刺ルヽガコトシト云リ
遁注　コレモ前症ト同類ノ病ナリ故ニ詞ヲ畧ス
土注　コレモ前症ト同類ノ病ナリ土地ノ氣ニヤブラレ人ノ血氣ト相感シテ病ヲナスナリ
獨骨瘡　ツトガイニ生スル瘡ナリ○準繩ノ百合散ノ下ニ云腰頬瘡一名ハ獨骨瘡トアリ
特疽發　此ハ背ノ肺ノ俞或ハ肝ノ俞ニ生ズル疽ナリ○準繩ニ云特疽發其色紫赤内隱起シテ椒子ノ如ナルモノハ死ス
敦疽　手ノ五ノ指ノ頭共ニ腫ルナリ○準繩ニ云五指ノ頭ニ疽ヲ生スルクロテ敦疽トスト云リ
禿瘡　俗ニ云シラクボノ一ナリ禿ハ字書ニ無髪ナリトアリカブロトヨメリ瘡ニテ髪ヌケカフロノヤウニナル故ニ從人上象禾除錯カ云人ノ髪纖長ナラズシテ禾稼ノ若ナレバナリ○入門ニ云禿瘡初テ起ル白團斑剥シテ癬ノゴトク上ニ白皮アリテ久シキトキハ痂ヲナシ遂ニ満頭ニ至リ庸ヲ生ズ中ニ

瞜孔細蟲アリテ裏ニ入テ癥ズ微ク痒久キヲ經テ瘥ズト云リ○是ハ白禿瘡ナリ又赤禿瘡ト云ハ蟲髪ヲ食ヒ禿落シテ白痂ナク汁アリテ皮赤シテ痒ナリ

兎齧 脛又ハ足跟ニ疽ヲ生スルナリ齧ハ字書ニ噬ナリトアリ○靈樞經ニ云脛ニ發ス名テ兎齧ト云其状赤シテ骨ニ至ルトアリ景岳ガ註ニ脛ハ足脛ナリ兎齧トハ齧傷ルヽヿアルガ如トナリ○準繩ニ云或人問足跟ニ疽ヲ生ズ何如曰是ヲ兎齧ト名ク其状兎ノ齧ルガ若ナル故ヲ以名トス又曰俗ニ云兎齧瘡ハ蓋シ獵人兎ニ足跟ヲ嚙シ久シテ歛ズ氣血瀝ルヿ尽シテ死ストアリ又血實瘡ト名ク風湿血氣ヲ搏血氣實熱シテ生スル故ナリ別ニ脛瘡ト云ニハアラズ

努肉 眼中ヘタヾヒ肉ノ稍出ルヿナリ眼疾七十二證ノ一ナリ

盗汗 俗ニ云子アセナリ盗ノ人ノ眼ヲウカヾヒ出ル如クナル故ニ名ツク○顯世微論ニ云盗汗ハ人ノ睡ニ乗シテ出ル盗ノ如ナルヿアリト云又寢汗ㇳモ云リ

登豆瘡 病源ニ云疫癘熱毒サカシナルトキハ皰瘡ヲ生スルヿ瘡總身ニ出テ火ノ瘡ノゴトシ名ニ赤頭白キモノハ毒カロシ色黒ク紫ナルモノハ毒ヲモシ名テ登豆瘡ト云

凍死 人道路ニテノ寒風苦雨繁霜大雪ニ逢テ衣服霑濡冷氣ガ藏ニ入テ陰氣ヲ内ニトヂ陽氣外ニ絶シ榮衛結澁

シテ流通セズ禁絶シテ死スルヽ凍斃シテ一日ガ中ハ治
スルヿアリ 俗ニ云コヾヘ死ナリ

兎鈌 俗 云イグチナリ○病源ニ云人生レテ唇鈌テ兎ノ
脣ニ似タル故ニ兎鈌ト云世人ノ云婦人娠娠ノ時兎ヲ
見又ハ兎肉ヲ食ニ由テ然ラシムルトアリ

毒腫 人忽チニ四支或ハ胷背或ハ頭項ニ腫ヲ發シ人ヲ
シテ壯熱セシム其邪毒甚シキモノハ腹ニ入テ人ヲ殺ス風ト
腫ト殊ナラズト云リ

土風瘡 病源ニ土風瘡ハ狀風疹ノ如頭破レテ乍發乍
瘥此肌膚虚疎ナルニ由テ風塵皮膚ニ入故ナリ

凍爛腫瘡 俗ニ霜腫ト云類ノ甚シキヽ嚴冬ノ月風雪ニ觸
冐テ寒ノ毒ノ氣肌膚ヲヤブリ血氣壅澁シ即瘃凍
焮赤疼腫シ皮肉爛潰ニイタル重キモノハ支節墮落スルヽ

吐蚘 ムシヲハクヿヽ○要訣ニ云吐蚘ハ乃胃寒シテ生スル所
蚘ハ長蟲ナリ胃中冷ルトキハ蚘ヲ吐スト云リ

斗底瘋 喉風ノ一種ナリノドノケンヤウノ下ニ紅黃色ナルモノ
生ジテ水フクレニフクルヽ○百効ニ云咽喉ノ臆下ニ紅黃瘡ヲ
生ジテ初ハ痛ミ漿水ヲ迴スモノハ治スベシト云リ

透腦疽 正宗ニ云發シテ頷上髮際ノ間ニアリ多クハ寒ヲ
熱ヲ發シ頭疼斫ガ如クニシテ忍ブベカラズト云リ

通睛（トウセイ）　俗ニ云ヤブニラミナリ○普濟方ニ云小兒誤テ跌（ツマヅキ）或
ハ頭腦ヲ打着シ驚ヲ受肝系風ヲ受ルトキハ瞳人正シカ
ラザルコヲ致シ東ヲ觀ルトキハ西ヲ見西ヲ觀トキハ東ヲ見ル
宜ク石南散ヲ鼻ニ吹ハ頂ニ通ズベシ○石南一兩藜蘆三分
瓜丁五七箇末トナシ毎吹カ許鼻ニ入一日ニ三度内ヽ牛黄
平肝ノ藥ヲ服ス

肚癢（トサ）　心癢ノ一ヽ癢ハ音坐病ヽ音オノトキハ病愈ヽ

搭腮腫（トウサイシユ）　痄腮ノ類ナリ

刀鎌疔（トウケンチヤウ）　疔瘡ノ種類ヽ○入門ニ云狀韮葉ノ大サノ如ク長サ一
寸肉黑シテ燒烙ノ如シ刺及ヒ刀鎌ニ切割コヲ忌

榻著毒（トウヂヤクドク）　瘭疽ノ一ヽ○準縄ニ云瘭疽ハ肉中忽チ點子ヲ生ズ豆
粒ノ大サノ如ク小ナルモノハ黍粟ノ如シ極ルモノハ梅李子ノ如シ或ハ赤ク
或ハ黒ク或ハ青ク或ハ白ク其狀定ラズ南人名テ榻著毒トス

透腸疔（トウチヤウチヤウ）　準縄疽疔門ニ云疽六七朝ノ内腹中飽悶シテ絞
痛忍ヒガタク大便閉結シテ煩渇ス遂ニ糞門ノ旁ニ疔
毒ヲ生ズ名テ透腸疔ト云

刀癬（トウセン）　六癬ノ一種ヽ○準縄ニ云刀癬ハ輪郭全ク無縱横
定ラザル是ナリ

痘子（トウシ）　膿疱ノ一ナリ後ニ見タリ

檮杌痘（トウコツトウ）　幼科準縄ニ云痘○澄膿結痂シテ頭ヨリ足ニ

抵齶已ニ脱シテ又身火熱ヲ發シ舊齶益處重テ出膿痛イヨヘカルトシ此證早服薬調護セバ治スルヿアルベシ潰爛ニ至レバ死日タニアリト云リ

痘癩　準縄ニ云痘癩ハ熱毒拂欝シテ氣血虚弱ニ肌肉敗壊スルナリ經ニ云熱勝トキハ肉腐ト云是ナリ

痘蛆　蛆痘トモ云リ痘瘡ニ虫ノ生ズルヿ〇準縄ニ云華峰道人治ス一小児痘ヲ患フ時十一月ニ感發ノ候痘經正ニ順ニ嚢廓鼎諫忽ニ頭項ノ上悪瘡忍ビカタク手ニテ搔ニ禁カタシ遂ニ潰破ノ處ニ於テ銀鐣ヲモツテコレヲ挑レバ其虫ヲ見ル絲ノ如ク細シテ長キヿすバカリ遂ニ香油ヲ以テ取盡シテ花椒湯ニテコレヲ洗フ癢ヿ即チ止愚按ニ寒冬ニハ蟄含ユリ豈虫アランヤ滋廼チ氣化ノ然ルヿ

痘臭　臭痘トモ云リ痘瘡ノクサキヿ〇準縄ニ云若シ臭シテ黒爛腐ヲナス者ハ元氣虧損ス死ノ證ナリ

妒精瘡　妒ハネタムト讀リ色ヲシタヒ子タミ思フノ敗精瘡トナルノ義ナリ下疳瘡ノ類ニ妒或ハ妬ニ作ル或ハ曰妬ニ作ルハ非ナリ〇百効ニ云モシ久シク房室ヲタチ色ヲ思ヒ慾ヲ動スニ因テ敗精流テ莖内ニ入ルヿヲ致シ初テ發スルトキハ粟ノ如ク赤ク腫潰爛シテ臼ノ如クニナリ痛痒妨悶スルヲ

妒乳　妒精瘡ト名ク

大全良方ニ云夫レ妒乳ハ新産ノ後兒イマダコレヲ飲ヿアタハズ及ビ乳洩ズ或ハ乳腫其汁ヲ捏テツクサザルニ由テ乳汁ヲシテ蓄結セシメ血氣ト相搏テ即チ壯熱大渇シテ引飲シ牢強シ掣痛手近ヅクヿヲ得ザル是ナリ初テ覺ヘハ手ヲ以テマサニ汁ヲ捏去リ再ヒ傍人ヲシテ即コレヲ吮引シムベシ然ラザレバ或ハ癰ヲナシ膿アッテ其熱勢盛ナレバ必ス癰トナルヘシ

病名彙解巻之一終

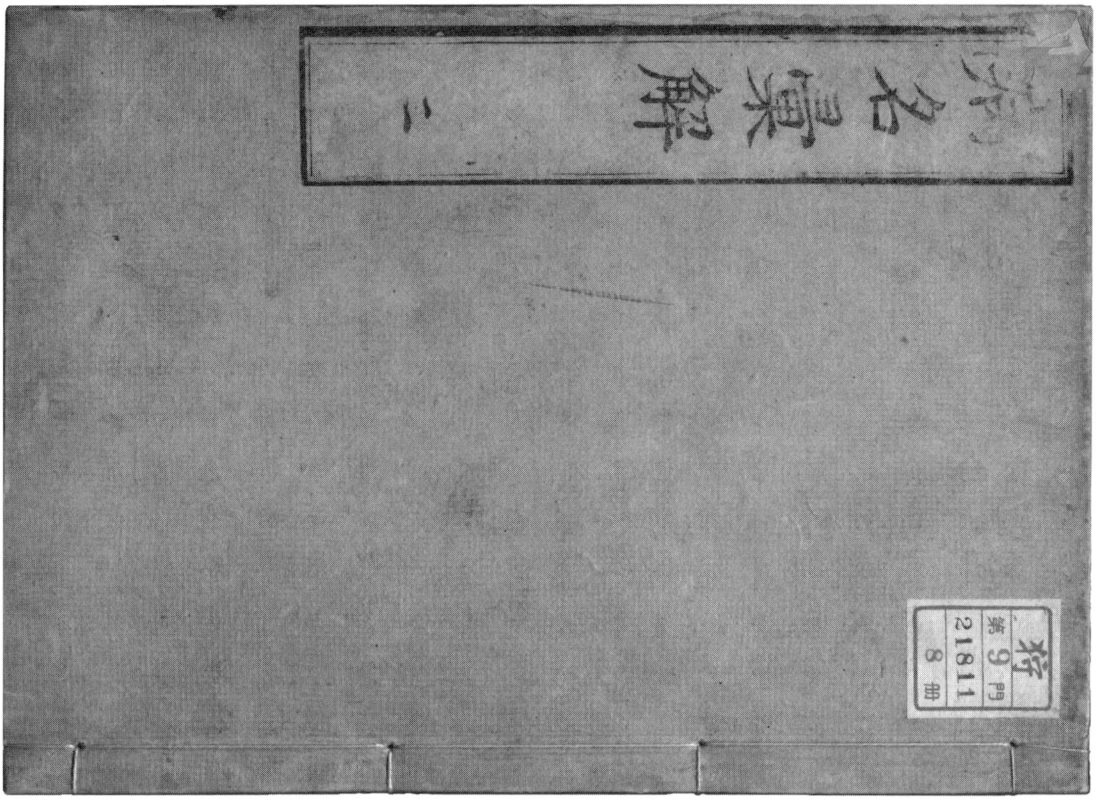
病名彙解
二
府
第9門
21811
8冊

病名彙解巻之二

江南　草醫　桂洲甫　著

○知部

中風　中ハアタルト訓ズ風ニアタルヽ真中風卒中中風類中風ノ分チアリ皆體氣虚弱テ栄衛調ラズ或ハ喜怒憂思悲驚恐或ハ労力ニ傷ラレ真氣耗散シ腠理密ナラザルニ因テ風邪虚ニ乗シテ入中風トナルヽ臓ニアタリ腑ニアタリ血脉ニアタリ氣虚血虚ノ同カラザルアリ○真中風ハ真ニ風邪ニ中ナリ○類中風ハ中火中氣中湿中寒中暑中食厥労傷房労痰厥血運中悪卒死等ノ症皆

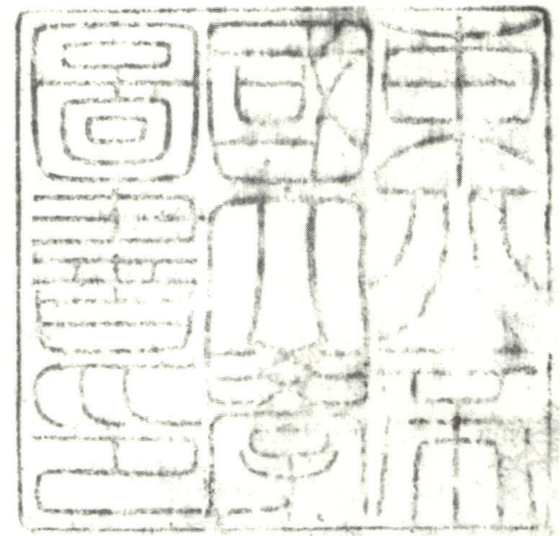

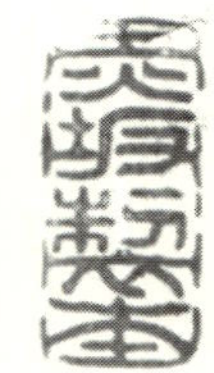

中風ニ類スル者ナリ○卒中風ハ卒然トシテ暈倒シ人事ヲシラサルナリ

中氣 七情ノ氣ニ傷ラルヽニ因テ病ヲナス大方中風ト同シ風ト氣トノ差別アルナリ○證治要訣ニ中氣ハ七情内ニ傷ラルヽニ因テ氣逆シテ病ヲナスナリ痰潮昏塞牙關緊急ナト氣皆ヨク人ヲシテ中ラシム怒ルニ因テ中ルヿ尤ヲヽシト云リ

中寒 傷寒ニ比スレバ尤モ甚キ證ナリ寒毒ニ中ラルヽナリ○入門ニ云傷寒ハ經ヲメグリテ漸クニ入中寒ハ冬月夏ヲ問ズ或ハ風ニ當テ凉ヲトリ地ニ坐メ冷ヲウケ肅殺ノ氣皮膚ヨリ卒ニ臟腑ニ入昏倒シ四支拘攣シ強直厥冷ス中風ト相似タリ牙緊四支動カザルヲ異ナリトスルノミ

中暑 幷ニ中熱 夏炎天ノ暑氣ニアタリ煩フナリ○潔古カ曰靜ニシテコレヲ得ルヲ中暑トナシ動テコレヲ得ルヲ中熱トス○東垣カ云暑熱ノ時無病ノ人或ハ暑ヲ深堂大廈ニサケテコレヲ得ル者中暑ト云其病必頭痛惡寒身形拘急肢節疼痛シテ煩心シ肌膚火熱シテ汗ナシ若行人或ハ農夫日中ニ勞役シテコレヲ得ル者ヲ中熱ト云其病必ズ頭痛シ燥熱惡熱ヲ發シ肌膚大熱シテ必ズ大渴引飮シ汗大ニ泄テ氣モツテ動ヿナシ○入門ニ動テ得ルヲ中暍トスト云ルハ暍ハ字書ニ傷暑ナリトアリ中熱ト同シコトナリ

中暍 中熱ニ同シ前ニ見タリ

中湿 湿地ニ坐臥シ雨露霜雪ニヲカサレ水ニ入リ川ヲ渡リテ
湿ニ中ルヲ外湿トイヘリ生冷ノ物瓜果麪類ヲ過食シ酒
茶ヲ多ク飲テ中ラルヽヲ内濕ト云リ○證治要訣ニ湿氣
積ヿ久ケレハ關節ニ留滞ス其症關節痛重浮腫喘満
腹脹煩悶昏シテ人ヲシラザルナリ
中悪 并天弔 不正ノ悪氣ニ犯ルヽニ因テタチマチ手足逆冷
シ肌膚粟起シ或ハ頭面青黒氣ヲトリウシナヒ錯言妄語
シ口噤シテ人事ヲシラザルシ死ヲ弔ヒ喪ヲ問ヒ廟ニ入リ塚ニ
登テ氣ニアレキ心ヨリ多ク此證アリ○丹臺玉案ニ中悪
天弔ハ悪鬼ノ氣ニ中テ両目上竄弔起シテ目ヲフサグヿ

ナラザルヲト云リ客忤ノ類ナリ
中容 并中人客忤ノヿ具ニ本條ニ見タリ
中搭 龍疽ニ見タリ
中發疽 衝疽ニ見タリ
中毒 砒霜鴆斑猫其外河豚魚蕈菌ノ類ナドノ食物ノ
毒ニ中タルヿナリ
搐搦 發搐モ驚搐モ風搐モイヘリ心肝ノ熱ニテ目ヲミツ
メ手足スクミ手ヲ握ビクメクヿ也搦ハ手ヲニギリカタムル
ヿ也○方考ニ云搐ハ四肢屈曲ノ名搦ハ十指開握ノ義
ナリ○醫學綱目ニ云按ズルニ驚ト搐ト一ナリ又晨祥ノ分

表裏ノ異アリ身熱シ力大ナルモノヲ急驚トシ身冷カニカ小ナルモノヲ慢驚トシ地ニ仆声ヲナシ醒ルトキ沫ヲ吐モノヲ癇トシ目ヲ仰ケ視モノヲ天吊トシ角弓反張スルモノヲ痙トス而モ治各同シカラザルナリ

鈕叩風　正宗ニ鈕叩風ハ皆原風湿凝聚シテ瘡ヲ生ズルナリ久シキトキハ搔痒シテ癬ノ如ク治セサルトキハ項背ニ延漫スト云リ

偸針眼　俗ニ云メガサナリ○病源ニ云人眼ノ内眥頭忽結シテ皰ヲナス三五日ノ間ニ便膿汁ヲ生ズ○鍼灸聚英ニ偸針眼其背ノ上ニ細紅點アリテ瘡ノ如シ鍼ヲ以テ刺破シハ即瘥ト云リ

偸鍼瘡　偸針眼ノ別名ナリ

猪圏風　癇病ノ別名ナリ○壽世保元ニ癇病俗ニ猪圏風ト云リ

猪癇　五癇ノ一ツナリ口ニ沫ヲハイテイノコノ啼ヤウニ声ヲナスト云リ

腸痔　五痔ノ一ツナリ肛門ノ邊腫アガリ痛テ血ヲ出シ寒熱ヲナスヲ云リ

腸癩　陰癩ノ一症ナリ房労過度シ腎ノ臓虚冷シテ男根ハレカユキ證ナリ

腸燥　血虚スルトキハ大小腸モニカハイテ二便ヲ通セズ病ヲナス

腸癰　大腸ニ癰ヲ發シテ大便ニ膿血ヲ下スナリ
腸風　下血ノ一ツ○本艸綱目ニ血清モノヲ腸風トシ虚熱風ヲ生シ或ハ濕氣ヲ兼血濁モノヲ臓毒トス積熱食毒ヲ兼ルニ濕熱アリ臓毒便血ト合ミルベシ又近血ト名
直腸　準縄ニ云寒冷瀉痢食一サニ口ニ入テ即下ルモノヲ云リ
蜘蛛背　手發背ニ見タリ
杼疽　準縄ニ云項ノ上兩耳ノ後ニ疽ヲ生ズル此ヲ杼疽ト名ク初メ甚腫ズ但痛痒時ナラズ清水ヲ出シ漸クニ長大ヲ玳瑁斑點ノ如ナルモノ是レ又他骨瘡ト名ク
蟲瘻　病源ニ云諸瘻皆虫アリ此獨虫ヲモツテ名トスルモノハ是諸瘡ノ初本虫ナシ久キヲ經テ瘥ザレバ変ゾ虫ヲ生ス故ニ以テ名トスル也
猪灰瘡　病源ニ云猪灰瘡ハ坐臥ニ瘡ヲ生シ赤黒ニシテ竅アリテフカク火豆許ノ如ク四邊青ク中央拆臼陷ヲナシテ甚ダ痛ズ狀猪灰ノ如シ因テ以テ名トストアリ
癥瘖　癥ハ其病形ノ徴驗ムベシ瘖ハ其氣痞澁シテ宣暢セズ皆冷ヲ得ルトキハ發動シテ刺痛ス積聚ノ類ナリ癥瘕氏アリ
䶊鼻　小兒疳病ノ種類ナリ○病源ニ云鼻ノ下兩邊赤ク發スルトキ微ク瘡アツテ痒是ナリ又赤鼻ト名ケ又䶊鼻

卜名ツク

虫胞　病源ニ云小児ノ初生頭即瘡ヲ患スナハチ徧身ニ至ル其瘡虫アリ故ニ虫胞トナヅク

衄血　ハナヂナリ衄ハ説文ニ鼻出血也トアリ鼻ハ脳ニ通ズ血上テ脳ニ溢ル故ニ鼻ヨリシテ血出ルヽ○要訣ニ云胃ヲ傷リテ衄ヲイダスヲ酒食衄ト名ク攧撲シテ衄ヲイダスヲ折傷衄ト名ク喜怒憂思ノ諸氣能血ヲ動カス此ヲ以テ衄ヲイタスヲ五蔵衄ト名ク蠛ハ字書ニ汚血ヽ又鼻ニ出ル血ナリ

竹木刺　木竹ノトギノ誤テ身ニタチタルヽ

腸蠱痢　病源ニ云腸蠱痢ハ冷熱ノ氣腸間ニ入テ先赤ヲ下シ後ニ白ヲ下ス連年愈ズ腸臓ヲ侵シ傷リ血ヲ下シ白ヲ雑ス病蠱ノ状ノ如シ名テ腸蠱痢トスルヽ蠱ハ蟲皿

毒ノ義ナリ

腸澼　○通評虚實論ノ類註ニ腸澼ハ滞下ヽ利シテ利セザルノ謂ヽ又曰腸澼ノ一證即今ノ所謂痢疾ヽ仲景ヨリ後又コレヲ滞下ト云　澼ハ腸間ノ水ナリトアリ

蟲疰痢　入門ニ云大便黒シテ雞ノ肝ノ如クノド渇五藏刀ニテ切ヤウニ痛ト云リ

䘌痢　痢病ノ変シテ穀道ニ瘡ヲ生ジ或ハ下利シ或ハ利セズ名テ䘌痢トス䘌ハ蟲人ノ五臓及ビ下部ヲ食ヽト云リ

脹満 ハレヤマヒナリ○正傳ニ通身面目手足皆浮テ腫ルヲ
水腫ト云或ハ腹大ニシテ鼓ノ如ク面目四支腫ザルモノヲ脹
満ト云又鼓脹ト云皆脾土ノ湿熱病ヲナスヽ腫ハ軽ク脹
ハ重シ又鼓脹ノ條下ニ論ス

注下 泄瀉スル事ヽツヽキ下ルト読リ

蚛牙 ムシクイバヽ蚛蛀同シ猶後ニ見タリ

虫痛 心痛九種ノ一ツヽ唇紅ニ面ニ白筋生シ蛔ヲ生シ心
胸痛テ當ガタク痛定レバ能食ス飢ルトキハ沫ヲ嘔ス

疰痛 心痛九種ノ一ツナリニハカニ物ニ驚キ心痛スルモト㾾ス
ル人悪忤尸疰ニ感シテ作ルヽ

蜘蛛蠱 入門鼓脹門ニ腹腫大ニシテ四肢極テ痩ルモノヲ
蜘蛛蠱ト名ト云リ其状ノ似タル故ヽ又蜘蛛病ト云リ

猪頭風 大頭瘟ノ別名ヽ瘟疫ニテ頭ノ大ニ腫ル事ヽ濟
世全書ニ出タリ

注車并注船 注車ハノリモノニ酔フ事注船ハ船ニ酔フ事ヽ○肘
後方ニ凡ソ人車船ニ登煩悶頭痛シテ吐セント欲スル者ニ徐
長卿石長生車前子車下李根皮各等分擣クダキ
嚢ニ半合ホド入衣帯又ハ頭上ニヲクトキハ其患ヲ免ルト云リ

注夏病 人五六月ノ時分身節ダルクアツケニタルレミ心アシキナリ
俗ニナツヤセト云モノヽ○子和カ曰痿ノ作ナリ皆五月六月セ一

月ノ時ナリ午ハ少陰君火ノ位未ハ湿土庚金伏火ノ地申ハ少陽相火ノ分故ニ痿此三月ノ内ニ發リ熱ヲナス也故ニ痿ヲ病ノ人其脉浮大也ト云リ○玉案ニ云注夏病ハ春ノ末夏ノ初ニ遇テ便頭疼脚酸コヲ覺ヘ神思困倦シ飲食減少シ四肢消瘦軟弱ニシテ力乏ト云リ

肘疽　疽肘ニ發スル也○病源ニ云疽肘ニ發スルコレヲ肘疽ト云凡ソ諸疽節解ニ發スル並ニミナ筋節ヲ断肘ニ發スルモノ尤重シトス此寒湿ノ氣肌肉ニ客トシテ血氣ヲ拆テ生ズル所ナリ

沈尸　尸病ノ一ツ也○病源ニ云發スル時心腹絞痛シ脹満喘急心胸ヲ刺イタメ歇ノ後トイヘ𪜈猶沈痛ス故ニ沈尸ト云

尸病ノ説本條ニ見タリ

注病　病源ニ云凡ソ注ガコトタル住ナリイハユル邪氣人身ノ内ニ居住ス故ニ名テ注トス此陰陽守ヲ失シ經絡空虚スルニ因テ風寒暑湿勞倦シテ致ストコロ也其傷寒時ニ汗ヲ發セズ或ハ汗ヲ發シテ真汗ヲエズ三陽ヨリ諸陰ニ傳ヘ五臓ニ入テ時ニ瘥ズ留滯シ或ハ宿食冷熱調ラズ邪氣流注シ或ハ乍ニ生死ノ氣ヲ感ジ卒ニ鬼物ノ精ヲ犯シテ皆ヨク此病ヲナス其変狀多端乃三十六種九十九種ニ至ルニサニ皆其名ヲアラハサズ又九種ノ注アリ一ニ曰

風注皮肉掣振シ或ハ遊易シテ定ラズ一年ノノチ頭髮墮落シ頸項掣痛シ骨拉解鳴シ兩目イタミ鼻中酸切シ牙齒蟲蝕ス又云ソノ病人頭ヲ解テ巾ヲ却ケ得ト欲シテ頭痛ス此ヲ溫風ト名ヅク病人體熱シ頭痛骨節兩强スル是ヲ汗風ト名ヅク或ハ遊腫眼ニアリ或ハ手脚ニアル此ヲ柔風結ト名ツク或ハ食ヲシラテ眼臥スレバ汗出此ヲ水風トナヅク或ハ腦轉シ肉裂目中系痛シ人ノ語声ヲ聞クヿヲ欲セズ此ヲ大風ト名ツク或ハ覺ズシテ絶倒シ口ニ白沫アル此ヲ絶風ト名ヅク或ハ髮ヲ被狂走シテ人ノ物ヲ打破ル此ヲ顛風ト名ツク或ハ叫呼罵詈シ獨語談笑ス此ヲ狂風ト名ヅク或ハ口噤ジテ面喎戾四支隨ハザル此ヲ寄風ト名ツク或ハ體上ニ瘡ヲ生ジ眉毛墮落ス此ヲ紏風ト名ツク或ハ頑痺シテ毛ノサスカ如ク或ハ瘡或ハカユク或ハイタム此ヲ蚝風ト名ヅク或ハ擧身戰動シ或ハ鼻フサガル此ヲ罩風ト名ツク又云人死シテ三年ノ外ニ魂神風塵トナル因テ人ニ著テ病ヲナスヲ風注ト名ツク 二曰寒注三曰氣注四曰生注五曰凉注六曰酒注七曰食注八曰水注九曰尸注此ラハ皆各條ニ載故ニ此ニハ病源ノ辞ヲ畧ス

腸覃 靈樞水脹篇ニ腸覃何如岐伯ガ曰寒氣腸外ニ

客シテ衛氣ト相搏トキハ氣榮スルヿヲ得ズ繫ルトコロアル因テ癖シテ内ニ著悪氣乃起リ瘜肉乃チ生ズ類註ニ覃ハ延布テ深ナリ寒氣ト衛氣ト相搏トキハ擂積シテ行ラズ腸外ニ留テ繫著スル所アリ故ニ癖積起リ瘜肉生ズ病日ニ以テ成ル瘜肉ハ悪肉ゝ

蛀疸　玉案ニ云起脹ノ時疸ノ上ニ小孔アリテ黒カラズ白カラザルヲ蛀疸ト云リ

蛀筋痹　又蛀痹ト云リ下痹ノ種類ナリ

陳乾疽　病源ニ云臂ニ發シテ三四日痛動スベカラズ五十日ニ身熱シ赤ク六十日ニコレヲ刺べシ

腸垢　入門傷寒門ニ云身熱シ臍ノ下亦熱シテ渇ヲナシ康赤ク後重泄下黄赤故ニ腸垢ト云腸間ノ津汁垢膩ナリ

除中　入門ニ云傷寒厥深ク下利シ食スベカラズシテ反テ能食スルモノハ名テ除中ト云

注命疔　準繩瘡疔門ニ云疸期ノ裏兩足掌心疸毒輳結シテ疔ヲナシ硬腫悪痛シ或ハ錢様ノ如ク或ハ大黒豆ノ如ク或ハ胡椒粒ノ如ク紫筋直ニ足股ノ盤処ニ注キ透テ其毒甚シト云リ

蠹瘡　三因方ニ云婦人陰中ニ瘡ヲ生ズ蠹瘡ト名ク

○利部

痢病　俗ニ云シブリハラナリ○丹溪ノ曰痢赤キハ血ニ屬ス小腸ヨリ来ル白キハ氣ニ屬ス大腸ヨリ来ル○戴元禮ノ云痢疾古ヘハ滞下ト名ク氣滞テ積ヲナシ積痢ヲナスヲ以テナリ五色ヲ以テ五臓ニ屬ス

兩頭發　背ニ生ノ兩頭ハ小ニシテ兩方カシラノ如シ瘡ノ四邊ハ平カナルヽ○準縄ニ云背瘡兩頭小ニシテ四邊散ズ此ヲ兩頭發ト名ク又滿天星ト名ク一名廣綿背發積怒蓄熱ニ因テ致ストコロナリ

離魂　俗ニ云カゲノ病ヽ○奇疾方ニ云人伏ス時ハ身ノ外ニ身アルヿヲ覺ヘ一ヤウニシテ別ナク但語ザルノミ盖人臥トキハ魂肝ニ歸ス此肝虚ニヨッテ邪襲テ魂舎ニ歸セザルヽ名テ離魂ト云リ○按ズルニ離魂ノ病名ノミ聞テ是ヲ目撃セシモノナシ俗ニ云兩人トモニ同ジヤウニ言語シ外人ノ目ニモ見ルトヽ思フニ外人ノ目ニ見ベキモノニアラズ心肝ノ虚ヨリ生スレバ自ノミ兩人ニ覺ルナルベシ病人言ヿモナク黙々トシテ居證トミヘタリ辰砂人參茯神ヲ煎服スレバ真ナルモノ氣爽カニ假ナルモノ自ラ化スト云リ

淋病　小便滴瀝澁痛ナリ五淋ノ別アリ氣淋血淋石淋膏淋勞淋ナリ各條ニ見ヘタリ淋疰皆熱ニ屬ス間冷ニ屬

スルモアルナリ俗ニ淋病ナルヲシヤウカチト云ハ誤ナルベシ少シ辨アリ古ハ癃ト云リ癃ハ罷ナリ

龍疽　中搭ト云リ　○準繩ニ九ノ推ニ發ノ頭無シテ寒熱大ニ作ル此ヲ龍疽ト名ク則中搭ナリ太陽経ニ屬ス七情和セズ憤怒積熱ノ致ス所ナリ

留飲　六飲ノ一ツナリ○入門ニ云水心下ニ停テ背冷ルヿ手掌ノ大サノコトク或ハ短氣ニシテ渇シ四支歴節疼痛シ脇痛テ缺盆ニ引咳嗽ウタヽ甚シト云リ

留火丹　丹毒ノ發シテ一日一夜ニ便瘡トナル棗ノ大サノ如シ正赤色ヽ病源ニ出タリ

龍泉疽　附虎鬚毒　此ニ瘡同類ノ瘡ナリ○正宗ニ云此二毒ハスナハチ任督ニ脉ノ分外邪ニ搏レテ成ル龍泉疽ハ發シテ人中ノ間ニアリ虎鬚毒ハ地角ノ上ニ生ス初疙瘩ヲ起シ次ニ腫痛ヲ生シ漸ク發シテ寒熱甚シキモノハ悪心乾嘔腮項トモニ腫此穴灸ヲ忌初テ起宜ク線針ニテ挑破ルベシト云リ

黧黒斑　正宗ニ云黧黒斑ハ水虧テ火ヲ制スルヿアタハス血弱シテ肉ヲ華スヿアタハズ以テ火燥ヲ致シ結シテ斑黒ヲナス按ルニ女人ノ面ニ生ス又雀斑ノ類ナリ黧ハ字書ニ黒黄ナル色ナリ楚辞ニ紛縕宜ク黴黧ス言心ハ秋思蓄積シテ面垢

黒キナリ
兩股蛤蜊　五湖漫聞ニ云呉江ノ一農夫兩股赤腫シ痒
ヿ甚シウシテ堅立スルヿアタハズ一醫剖開ケバ中ニ小蛤蜊
四箇アリ取出シテ遂ニ愈
痢風　壽世ニ云痢後ニ脚弱ク緩痛シテ行履スルヿアタハザル
名テ痢風トス
涼注　注病九種ノ一ナリ心下冷チ熱シ冷チ寒體常ニ
浮腫シ目黄ニ爪甲脣口トモニ青シ
膂瘡　痘瘡ノ一之本條ニ見タリ
驪含疔　準縄疔門ニ云疔六七朝ニ値テ悪熱譫語兩眼

翻歃シ肚腹膨脹シテ小便閉塞シ悪痛シテ叫號掌カラ
サルヲ驪含疔ト名ヅクルヽ
六極　三因方ニ云六極ハ腑虚ニ由テ臓虚ヲ致ス陰陽度ヲ
失シ榮衛走本ステ筋脉皮肉骨髓ヲ養フヿナシ故ニ六
ノ物皆極ス極ハ窮絶ノ謂シ洪範ノ六極ト同意ヽ○筋
ノ實極ハ欬シテ兩脇ノ下痛テ轉動スベカラズ脚心痛テ
忍ブベカラズ手足ノ爪甲青黒ク四肢筋急煩滿スルヽ
○筋ノ虚極ハ好テ悲思シ脚手拘攣伸動シト指ノ
甲痛ニ數轉筋シ甚シキ時ハ舌卷卵縮リ脣青ク面色蒼白
ナリ○脉ノ實極ハ氣衰ヘ血焦髮落好テ怒リ脣舌赤シ

○脉ノ虚極ハ欬シ欬スルトキハ心痛咋中介々トシテ哽ガ如キ丶○肉ノ實極ハ肌痺シ淫々トシテ鼠ノ走ルガ如ク津液脱シ腠理開ケ汗大ニ泄ル丶○肉ノ虚極ハ躰重ク怠惰四肢擧ルヿヲ欲セズ関節疼痛スル丶○氣ノ實極ハ喘息胸ニ衝キ常ニ自恚シテヿヲ欲シ内外熱アリテ煩嘔安カラザル丶○氣ノ虚極ハ皮毛焦レ津液通セズ力乏ク腹脹ル丶○精ノ實極ハ眼視明ナラズ歯焦髪落形衰ヘ通身虚熱スル丶○精ノ虚極ハ尪羸驚悸夢中ニ遺泄尿後遺瀝シ小便白濁スル丶○骨ノ實極ハ耳鳴面色焦枯隠曲膀胱通セズ牙歯痛ミ手足酸疼スル丶○骨ノ虚極ハ面腫垢黒ク脊痛テ久ク立ヿアタハズ氣衰ヘ髪落歯槁腰背引痛ム丶又各條ニ載之ヲ

○奴部　病名彙

○留部

類中風　中風ノ條下ニ見タリ

瘰癧　要訣ニ云瘰癧ノ病皆血氣壅結シテ根臟腑ニアリ多ク項頸ノ間ニ結ンテ累々トシテ大小定リナシ寒熱ヲ發シ膿血潰爛ス或ハ此没シテハ彼ニ起ル○正宗ニ云瘰癧ハ累々トシテ珠ヲ貫ガ如ク三五枚連接寒熱ヲナサズ其患悞テ

蟲蟻殲蝕不淨ノ物ヲ食又或ハ汗液宿茶陳水混入シテ食其患先ニハ小ニシテ後ニハ大ナリ初ハ疼ヲ覺ズ久シテ方ニ痛ヲ知ナリ瘰ハ累々ト連ル心ナリ癧ハ音歴年ヲ經ル心之○準繩ニ云結核連續スルモノヲ瘰癧トス形長シテ蛤ノ如キモノヲ馬刀トス○壽世保元ニ云瘰癧ハ經ニ所謂結核是ナリ或ハ耳ノ前後ニアツテ連リ及ヒ頤頷ヨリ下缺盆ニツラナル三ナ瘰癧トス或ハ胸前及ヒ胸ノ側ニアツテ下兩脇ニ連ル皆馬刀トス半ハ足少陽コレヲ主ル獨形ニシテ小ナルモノヲ結核トス續數連結スルモノヲ瘰癧トス形長シテ蛤ノ如キモノヲ馬刀トス項ヲ遶テ核ヲ起スヲ名テ蟠蛇癧ト云延テ胸前

ニ及ヒ腋下ニ連ルモノヲ名テ瓜藤癧ト云左ノ耳根ニ腫核アルモノヲ名テ惠袋癧ト云右ノ耳根腫核アルモノヲ名テ蜂窠癧ト云

流注　連テ生シテ瘡ノカシラモナク平ニ腫イツクドモ定ル所ナキナリ

○正宗ニ云流ハ行也スナハチ氣血ノ壯ナル自ラ停息ノ機ナシ注ハ住ナリ氣血ノ衰ヘニ因テコレ凝滯ノ患アリ故ニ行ヘ其自然ニヨル住ハ其癖塞ニヨル其形漫腫ニシテ頭ナシ皮色変セズ發スルトコロ穴道ヲ論スルコトナク處ニ随テ生ベシ凡ソ此ヲ得モノハ多ハ體虚ノ人勤勞ノ輩ニ生ス○凡流注ト云ハ總名ニシテ或ハ馬痺串流瓜藤等ノ種類尤多シ然ドモ其病因ハ源一ニシ

流注傷寒（ルチウシヤウカン）　入門ニ云俗ニ流注傷寒ト呼流ハ行也注ハ住也血気流行寒ニ遇トキハ邪ステハ凝渋シテ結ス堆核ノ如シ大ナルモノハ拳ノ如ク小ナルモノハ李ノ如シ初テ起ル寒熱全ク傷寒ニ類セリ

瘰癧漏（ルイレキロウ）　九漏ノ一ツナリ頸項ノ間ニ生シ常ニ膿水ヲ出シ寒熱ス其根ハ腎ニアルナリ

琉璃疽（ルリソ）　準縄ニ云足跟ノ旁ニ疽ヲ生ズル此ヲ琉璃疽ト名ク足ノ太陽経ニ属ス其色黄ニ腫テ琉璃ノ如ヒ多クハ行路崎嶇筋骨脉ヲ肭傷スルニ由テ成ト云リ

○遠部

悪心（ヲシン）　ムネワルキ乄吞酸ニ見タリ○戴元礼ノ云声ナク物ナク心下吐セント欲シテ吐セズ嘔セント欲シテ中心兀々トシテ人ノ舟車ヲ畏ルガ如キ者コレナリ○悪ハ畏悪ナリ悪心ハ飲ヲ見ルヿヲヲ想テ即チ畏悪スルノ心アルヿ

嘔吐（ヲウト）　凡ソ嘔吐ハ胃虚ニ属ス物ヲクヒ脾ニ入トソノマヽ吐カヘスヿ其内物アルヲ吐トイヒ物ナキヲ嘔ト云又声モアリ物モアルヲ嘔ト云説モアリ○三因方ニ云嘔吐ハ胃ニ本ヅクトイヘドモ所因亦多端ナリ故ニ寒熱飲食血気ノ不同アリ皆人ヲ

シテ嘔吐セシム論ニ據ニ云寒氣上ニアリ憂氣下ニアリ二
氣並ヒ爭ヒ但出テ入ラズト此亦一塗ニシテ盡論トセズ寒
外因ニ渉ルトキハ六淫分レ異ナリ皆逆ヲフス但胃ニ鬱ス
レハ嘔ヲ致ス豈憂氣ノミニ拘ンヤ○寒嘔ハ病者胃中寒ヒ
心下淡々トシテ四肢厥冷食スレハ即嘔吐スルナリ○熱嘔ハ
病者胃熱ヲ挾ミ煩燥聚結涎沫シ食入テ即チ吐スルヽ
○痰嘔ハ病者素盛ニシテ今痩腸中瀝々トシテ声アリ
テ食入レハ即チ嘔シ冷ヘ飲ト並ニ出ルヽ○食嘔ハ病者
胸腹脹滿シ四肢厥冷シ食臭ヲ聞コトヲ惡ミ食入テ即
嘔シ朝ニ食シテ暮ニ吐シ暮ニ食シテ朝ニ吐スルヽ○血嘔ハ

病者心下滿食入ハ即嘔シ血食ニ隨テ出ルヽ○氣嘔ハ
病者心膈脹滿シ氣胸間ニ逆シ食入レハ即嘔シ嘔シツ
クシテ却テ快キナリ○漏氣ハ病者身背皆熱シ肘臂攣
痛シ其氣續ズ膈間厭悶シテ食入レハ先吐シ後ニ下ルヽ
已上三因方○正傳ニ云東垣曰夫嘔吐噦ノ三ハ倶ニ胃ニ屬ス胃
ハ總司也其氣血ノ多少ヲ以テ異也トスルノミ嘔ハ陽明也陽
明ハ血多ク氣多シ故ニ声アツテ物アリ氣血倶ニ病也吐ハ
太陽也太陽ハ血多ク氣少シ故ニ物アツテ声ナシ血病ナリ
噦ハ少陽也少陽ハ氣多ク血少シ故ニ声アツテ物ナシ氣病也
○要訣ニ云嘔吐寒熱ノ二證アリ物ナキヲ嘔トシ物アルヲ吐

トス證マタ一ナラス寒嘔熱嘔氣嘔痰吐食嘔吐血吐蚘悪心乾嘔アリ熱嘔吐血ヲ除ノ外近世嘔吐ノ二字皆通シ用ユ然ドモ却テ甚タ利害ナシ理モ亦ヲノヅカラ妨ケズ

嘔噦　乾嘔ノ甚シキヲイヘリ噦ノ條下考ベシ

嘔逆　カラエヅキシコミ上ル也嘔吐ノ類也此与トキノ變ノ病ニアラズ嘔吐ノ中サツヽノ異ニヨリテ詞ノカハル也

嘔血　吐血ニ見タリ

應声虫　コレ癆蟲ノ症也○入門ニ云應声虫ハ語ル毎ニ喉中物アリテ声ヲナシ相應モノヽゴトシ人アリ本艸ヲ誦シム雷丸ニ至テスナハチ声ナシ乃頓ニ数枚ヲ服シテ愈

溫風　注夏病ニ見タリ

惡阻　附阻病　俗ニ云孕婦ノツハリナリ阻病ト云ルハ少シク異ナルヿアリ○正傳ニ云悪阻ハ乃チ孕アツテ悪心シテ其飲食ヲ阻是也○悪訣ニ云胎前ノ悪阻ハ食ヲ見テ嘔吐シ喜テ酸物ヲ啖ヒ臥スヿ多ク起ルヿ少シ俗ニコレヲ病鬼ト謂フ蓋シ其人宿痰飲アツテ血壅遏シテ行ス故ニ飲氣ニ隨テ上リ肝經ニ停滯ス肝ノ味ハ酸必ス喜テ酸物ヲ啖金ハ木ヲ尅ス辛ヲ以テコレニ勝ヘシトセ○病源ニ云悪阻病者世ニ云悪食又云フ悪孕是ナリ○千金方ニ云凡ソ婦人虛羸血氣不足

胃氣又弱或ハ風ニ當冷ヲ飲コト太過シ心下痰水アルモノ胎アラント欲シテ喜テ病阻スルナリ阻病ハ心中憒々トシテ頭重ク眼眩ミ四肢沈重シ懈惰シテ執作コトヲ欲セズ食氣ヲ聞コトヲ悪ミ鹹酸果實ヲ嗜ミコトヲ欲ス世ニ悪食ト謂リ○準繩ニ云妊娠稟受怯弱ニシテ便チ阻病アリ其ノ狀顏色故ノ如ク脉色和順惰肢體沈重頭目昏眩ヲ覺ヘ食ヲヱラミ食氣ヲ聞コトヲ悪ミ鹹酸ヲ食コトヲ好ミ甚シキモノハ或ハ寒熱ヲナシ心中憒悶シテ痰水ヲ嘔吐ス巣氏コレヲ悪阻トナリ

悪食 幷 悪孕 共ニ悪阻ノ條下ニ見タリ

屋食瘡 病源ニ云方ニ云屋神ヲ犯シテナス所ナリ甚ハ形狀ヲ詳カニセスト云リ

瘀血痢 類案ニ云痢ヲ患日夜數十行清澥ヲ下シ紫黒血絲此瘀血痢ナリ

○和 訓

黄癭 入門ニ云黄ヲ發スルヿ譬ハ麴ヲ盦カ如シ五疸同ク湿

熱ニ帰スル蘊シ湿熱血熱ヲ薫蒸シテ土色面目ニ上行シ延テ爪甲身幹ニ及ビ倶ニ黄ム黄則疸ナリ五疸ハ黄汗黄疸穀疸酒疸女労疸皆各條ニ載之

黄汗　五疸ノ一種ナリ其證身幹トモニ腫汗出テ渇セス状風水ノ如ク汗イデヽ衣ヲ染黄ナルヿ蘗汁ノ如シ汗黄ナルト云義ナリ病源ニ出タリ

横痃　便毒ノ別名ナリ前ニ見タリ痃ハ字書ニ小腹下ノ病

横産　平産ニアラズ手足ヨリ先ヘ生ルヽヿ

踒折　打撲折傷ノヿヽ手足ヲツキクジキ疵ツキヤフルヽ踒ハ字書ニ足跌ナリ又折足ナリ

黄耳傷寒　入門ニ云風邪腎ニ入耳中卒ニ癰ミ外症寒熱ス急ニ治セサレハ發強シテ痓ノ如シ俗ニ黄耳傷寒ト名ク

黄水瘡　止宗ニ頭面耳項ニ忽ニ黄粟ノ如クナル物ヲ生シ破テ脂水ヲ流シ須刻ニ沿開シ多ク痛痒ヲ生スコレ日ニ晒サレ風ニ吹レニハカニ湿熱ニ感スルニ因ル或ハ内湿熱ノ物ヲ食スルニヨリ風動火生スルモノニコレアル也或ノ云俗ニカニハイ瘡ト云癬ヲスリテ付レハ愈ル故也ト云リ

黄爛瘡　膿窠瘡ニ見タリ

黄瓜癰　準縄ニ云背ノ側ニ疸ヲ生ス高サ二寸長サ一尺バカリ状黄瓜ノ如ク肉色変セス此ヲ黄瓜癰ト名ツク一ニ肉亀

ト名ツク疼痛心ニ引四肢麻木スル是ナリ

黄鍬癰　準縄ニ足ノ小趾ノ内ノ側微ク紅ニ微ク腫堅硬ニ
シテ石ノ如ク三寸バカリ痛楚禁ジカタキ曰此ヲ黄鍬
癰ト名ツク足ノ太陰ト足ノ厥陰トニ経ニ属ス湿熱積
熱ノ致ス所ナリ

黄腫　黄胖病ノヿ也○王案ニ云黄腫ヲ病モノ誤テ黄疸
トナスヘカラズ蓋黄疸遍身金ノ如ク眼目倶ニ黄ニシテ
面腫ルカタチナキ也又呼テ黄胖ト云黄腫ノ黄ハ其色
白ヲ帯眼目モトノ如シ

黄胖　黄腫ノヿ也右ニ記之

王爛瘡　又王灼瘡トモ洪燭瘡トモ云リ○病源ニ云腑臓實
熱シ皮膚虚シテ風湿ヲ受ルニ由テ熱ト相搏故ニ初テ
起ル瘭漿ヲナシ漸クニ王爛シ汁流浸シ漬爛ス故ニ王
爛瘡ト名ツク王ハ音旺トアリ

王灼瘡　前ニ同シ○病源ニ云其初メ瘭漿ヲナシ湯火ニ灼
ルヽガ如シトナリ

○加部

疳　俗ニ云小児カンノムシナリ　疳ハ甘ナリト註シテ肉食肥甘ノ

物ヲ食ミ病ヲ生ズル故ニ又疳ハ乾ニト云説モアリ虫ト云
ハ疳症必ズ虫ヲ生ズル丁アレハニ大人ノ虚勞ト同ジ○丹
臺玉案ニ云小兒疳症大抵多クハ甘肥膠膩ノ物ヲ過
食シ脾ニ停積シテ消化スル丁アタハズ変シテ疳トナルナリ
疳ハ甘ナリ脾ハ甘ヲヨロコブ凡甘ニ屬スルモノ其味ハヒミテ
脾ニ屬ス病甘ニ從フ故ニ名ケテ疳ト云○入門ニ云疳ハ
乾ク瘦瘁少血ナレバ也五疳病五臓ニアヅカル二十歳以下
ヲ疳ト云二十歳以上ヲ癆ト云リ蓋疳ノ種類尤多シ各
條ニ見タリ

疳勞
癆瘵ノ症アルヲ云○入門ニ云疳勞骨蒸五心潮熱

盜汗咳嗽泄瀉肚硬シテ石ノ如ク面色銀ノ如ニ不治ノ
症ナリ

疳痢
痢病ノ疳ヽ疳病ニ痢病ノカルヽ傷食及ビ冷熱調
ラザルニ感ジ痢下五色裏急後重ヲ致ス大便ノ色ニ因
テ病因ノ差別アルヽ

疳瀉
泄瀉スル疳ナリ其症毛乾唇白額上青紋アリテノ
肚脹腸鳴糟粕ヲ泄下スルヽ渋熱藥ニテコレヲ止ルヿナカレ

疳乾
五臓ノ疳ノ乾燥スルヲ云リ○入門ニ云心疳ハ舌乾
キ多ク啼ク肝疳ハ乾啼シテ眼睛ヲ轉セズ脾疳ハ搭口
癡眼ニテ口乾渇シテナス肺疳ハ声焦皮燥大便乾結ス腎

疳渇　疳ハ身熱シ皴冷シ小便乾澁スルナリ
咽ヲカハカシ湯ヲノムコト多キ疳ナリ〇入門ニ云臓中宿
疳氣アリコレニ加ルニ乳母ホシイマヽニ五辛炙煿酒麪ヲ
食シ以テ小兒心肺ニ壅熱ヲ致シ日ハ煩渇シ引飲シテ乳
食進ズ夜ハ渇ヤムシ如水ヲ飲コトヤマズ舌黒モノハ死ス

疳腫脹　水腫脹滿スル疳ナリ〇入門ニ云疳腫脹ハ虚中ニ積
アリテ積毒ト脾氣ト相併故ニ肚腹ヲシテ緊脹シムコレニ
由テ脾マタ湿ヲウケ故ニ頭面手足浮腫セシムルナリ

疳脊　入門ニ云疳脊ハ虫脊膂ヲ蝕シ鋸齒ノ如ク背ヲ
拍ハ鼓ノ如ニ鳴ナ指ノ背ニ瘡ヲ生シ頻ニ爪甲ヲ咬ム煩熱
黄痩下痢スルナリ

肝疳　即風疳ナリ風疳ニ見タリ

疳啞　疳ニテ声ヲ發スルコトアタハザルナリ

疳齒䘌　疳ニテ虫クイバノ起ルナリ

膏淋　淋病五淋ノ一ツナリ小便ニバツテ膏油ノ如キ物ヲ下
スヲ云リ〇方考ニ云膏濁頻數凝白油ノ如ク光彩定ラ
ザルモノヲ名テ膏淋ト云

寒疝　疝氣七種ノ一ツナリ飲食ノ寒ニアイ又ハ寒氣ニアタ
リ卒ニ脇腹ヒキツリ痛ヲ云リ

肝勞　五勞ノ一ツナリ面色カハキ黒ク精神舍ヲ守ラズ口

苦ク物ニヲソハレテ獨リナラズ眼カスミテ物ゴト見知コトナラ
ザル等ノ症ナリ

汗毒　發頤ノ一名傷寒發頤ノ條下ニ見タリ

含顋瘡　顋頬ニ生ズル〇准縄ニ大人小兒顋頰ニ瘡ヲ生
ズル初ハ米豆ノ如キヲ含顋瘡ト名クト云リ

下搭　連脣發ノコト後ニ見タリ

汗斑　癜風ナリ此ハ夏ノ汗ノ痕ガナマヅニナルヽ夏發シテ冬ハ
愈ユ癜風ト少カハレリ

疥瘙　肥前瘡ノコト古ヘヨリハタケト云訛アレモイニタ的當セズ
癬ハタムシノコト癬疥ト云バ癬モ疥モ濕毒ノ悪氣ナルユヘニ
連續シテ云ヘドモ病状ハ別ナリ〇正宗ニ云夫疥瘡ハ微也
ノ疾ヽコレヲ發シテハ人ヲシテ搔テ手閑ナラザラシム但其
何ヲ以テ生ズト云コヲ知ズ疥ガ日吾根アラズシテ生ジ
母ナクシテ成乃陰陽ノ氣ヲ禀テ育シ濕熱ノ形ヲ化シテ
常ニ王侯掌上ニ列ス何ゾ士庶ノ身ヲ妨ゲン丈人ヲ
シテ筆ヲ怕シ繡女ヲシテ針ヲ停シムベシ貴賤ヲ分コナシ
例ニ施行フ醫問曰身ニ生セズシテ獨リ手ヲ攻モノハ又何
ゾヤ疥ガ曰手掌ハ乃太陰濕土ノ主ル所手心ハ又少陽
相火ノ司ル所シ土ハ能我ヲ生ジ火ハ能我ヲ化ス此生ズル
皆濕土陽火ノ化スル所ニ頼故ニ生ズルモノ必ズヲノヅカラ手

掌ニ出ヅ又曰化シテ生レ近キトキハ疥ト癬トナリ久シキトキハ瘨風トナル○準縄ニ云夫痂疥ノ病タル苦ムト云ヘトモ人ヲ害セズ又曰古方ニイハユル馬疥水疥乾疥湿疥肆類一ナラズ手足ニ生ジ乃遍躰ニ至ル或ハ痒或ハ痛或ハ腫或ハ皮肉隠隣シ或ハコレヲ抓ハ凸ニ起或ハ膿水浸淫ス夫痂疥ハ風熱ニ由テ生ズ遍躰瘙痒コレヲ搔ハ皮起リ或ハ血出テ或ハ水出テ結ソ乾痂ヲナス其ハ中ニ虫アリ人俳シニ針頭ヲ以テ挑出ス状水内ノ瘍虫ノゴトシ此蓋シ肌肉ノ間深ク風邪ヲ受ルニ由テ熱氣ノ致ス所ナリ

痂疥　前ノ疥瘡ノ論中ニ見タリ

交腸　醫學綱目ニ云婦人小便ノ中ニ大便ヲ出ス交腸ト名ツケリ○要訣ニ云交腸ノ病大小便位ヲ易テ出ヅ蓋シ氣故道ヲ循ザルニ因テ清濁混淆スルナリ

合谷毒　合谷疔トモ又合谷疽トモイヘリ手ノ陽明大腸ノ經ノ合谷ノ穴ニ生スル故ニ名ヅク又丫刺ト名ツク丫ハ丫叉トテ角髻ノ了シ此穴形チフタマタニテ丫ノ形ニ似タル故ナリ又虎口疽ト名ヅク虎口ニ生ズル故ニ又蟹叉鴉叉ト名ヅク蟹爪ノマタノ如ナル處ナル故ニ○準縄ニ云虎口結毒燃赤シテ腫痛スル合谷疽ト名ヅク又擘蟹毒ト名ヅク又手叉發ト名ヅク又病蟹叉ト名ヅク此手ノ陽

明太腸ノ經風熱積毒ノ致ス所ナリ○正宗ニ云合谷疔俗ニ虎口百ヤト稱ス此患多クハ疙瘩泡起スルヿアリ又紅絲走上スルヿアリ故ニ疔名ノ稱アリ

脚氣　入門ニ云脚氣内經ニ厥ト名ツク兩漢ノ間ニ緩風ト名ヅク初病覺ヘズ他病ニ因テ始テ發ス或ハ奄然トシテ大ニ悶ス其症寒熱全ク傷寒ニ類ス但初起ハ卒然トシテ脚痛ム○湿ハ筋脈弛長シテ軟カニ或ハ臁瘡ヲ生スルノ類コレヲ湿脚氣ト云宜湿ヲ利シ風ヲ疎スベシ○乾ハ即熱之乾ハ筋脈踡縮攣痛枯細ニシテ腫ズコレヲ乾脚氣ト云宜ク血ヲ潤シ燥ヲ清スベシ○醫學原理ニ云脚氣之病内經ニ名ク兩漢ノ間コレヲ緩風トス後始テ脚氣ト名ツク

乾脚氣　前ニ見ヘタリ只痛テ腫ザルナリ

寒厥　厥症ニ寒厥熱厥ノ別アリ○入門ニ云内經氣厥篇ニ厥ハ氣逆シ乃ノ寒ヲ移シ熱ヲ移シ或ハ伏熱深シテ振慄ス或ハ虚寒甚シクシテ發躁スコレヲ厥ト云○要訣傷寒門ニ云初病ヲ得テ頭痛ズ四肢逆冷シ足多ク攣卧シテ悪寒シ或ハ汗シ自衣ヲ引テ蓋覆シ或ハ渇セス或ハ清穀ヲ利シ或ハ小便自調シ人多ク惺々トシテ静ナルハ此寒厥シ是ヲ陰中ノ陰トス熱厥ハ手足冷トイヘモ指甲卻テ煖ナリ寒厥ハ指中并セテ倶ニ冷ス此陰陽ヲ辨

病名 巻二 ○二十六

スル要法ナリ熱厥ノ條ト参見ルベシ

乾嘔 ギヤウくト云テ水モ出ザルヽ嘔吐ノ種類ヽ

咳嗽 セキシハブキヽ○入門ニ咳ハ氣動スルニ因テ声アテナス嗽ハ乃血化シテ痰トナル肺氣動トキハ咳ス脾湿動トキハ嗽ス脾肺トモニ動トキハ咳嗽倶ニヲコル然トモ肺ヲ以テ主トス故ニ多クハ咳ヲ言トキハ嗽ヲ包テノ其中ニアリ又五臓ノ咳アリ○醫統ニ云咳ノ字ハ亥ニ従フ亥ハ有形ノモノヽ故ニ棄核草荄皆亥ニ従フ亥ニ一タ隔閡ノ義アリ嗽ノ字ハ束ニ従ヒ吹ニ従フ此古人字ヲ製スルノ妙ナリ

咳血 セキニツレテ血ヲ出ス○回春ニ云咳血ハ肺ヨリ出咳嗽シ痰中ニ血ヲ帯ルナリ

咯血 喉ヲカスリ出ル血ヽ○回春ニ云咯血ハ腎ヨリ出血縷ヲ咯出スルナリ

哮喘 又ハ哮吼トモ喘急トモ云リ喘息ノドノナルヿヽ哮ハノドニ痰ツマリゼリツクヽ喘ハアヱクヽ○正傳ニ云大抵哮ハ声ノ響ヲ以テ名ヅク喘ハ氣息ヲ以テ言夫喘促ニテ喉中水雞（水雞本草家ニ蝶蛉ノ條下ニ大腹テノ青キ者ヲ水雞ト名ク云く）ノ声ノ如ナルモノコレヲ哮ト云氣促シ連屬シテ以テ息スルヿアタハザルモノコレヲ喘ト云吼ハホユルト訓ズ促ハ息ヅカヒセハシキヲ云リ

咳逆 飽逆ノ條下ニ見タリ○張景岳カ曰咳逆ハ咳嗽ナリ

寒痛　心痛九種ノ一ツ也寒氣胸膈ヘサカノボリ躰冷汗出テ痛ノ症ナリ

痎瘧　又瘖瘧トモイヘリ同シコト也痎瘧ト云ハヲコリノ惣名ノゴトシ内經瘧論ノ類註ニ痎ハ皆也瘧ハ殘瘧ノ謂ナリ瘧證多トイヘドモ皆コレヲ瘧ト云故ニ痎瘧ト云王氷ガ曰痎ハナヲ老ノ如シ亦瘦也馬玄臺ガ曰痎瘧ハ瘧ノ惣稱ナリ王ガ註ニ以テ老瘧トスルハ必シモ然ラズト云リ猶瘧ノ條下ニ委クコレヲ述ル種類尤モ多シ各條ニ見ヘタリ

寒瘧　素問瘧論ニ云先寒シテ後ニ熱ス病時ヲ以テ之ヲ名ケテ寒瘧ト云リ六瘧ノ一ツナリ

間日瘧　俗ニ越期ヲコリノコカ○病源ニ云邪氣内五藏ニセメルトキハ道トヲク氣フカシ故ニ其行フ遲ク衛氣トトモニ出ルコトアタハス是以テ日ヘダテ作ルト云リ

蛟龍病　病源ニ云三月八月蛟龍ノ子生シテ芹菜ノ上ニアリ人芹菜ヲ食シ不幸ニシテ人ノ腹ニ入変シテ蛟龍トナル其病ノ狀發ルトキハ癲ノ如シト云リ○本草綱目苦蘄ノ條下ニ時珍カ云芹菜水涯ニ生ズ蛟龍ノ変化測ナシト云トイヘドモ其精ナンゾ此ニ入コトヲ得ン大抵是蜥蜴虺蛇ノ類春夏ノ交精ヲ此ニノコス故ニ且蛇ヲ喜テ芹ヲ嗜尤證スベキトスト云リ○按ニ蜥蜴ハ本草綱目石龍子ノ

條下ニ時珍カ曰山石ノ間ニ生ズルモノヲ石龍ト云即チ蜥
蜴俗ニ猪婆蛇ト云蛇ニ似テ四足アリ頭扁ニ尾長ク形
細長ナルヿ七八寸大ナルモノハ一二尺細鱗アツテ金碧色ヘト
云リ多識編ニヤマトカゲト訓ズ䗁ハ字彙ニ蛇ノ屬細頸大
頭色文綬ノ如ク大ナルモノハ長七八尺ト云リ

乾癬 タムシナリ癬ノ條下ニ見タリ

蝦蟇瘟 瘟疫ニテ声唖シ咳声モ連ナラズシテ蛙蝦ノ如ク
頰ハレテ蝦蟇ウタフクロノ如ナルナリ○古今醫鑑ニ云又浪
子啞病ト号ス

頰癰 承漿ノ穴ニ生ズル癰ナリ○準繩ニ云或問地角ノ下
ニ疽ヲ生ズ何如曰頰癰ト名ヅク陽明胃経ニ屬ス積熱
ノ致ス所ナリ

角架風 シクバノ頭緊シテ瘡ヲ生ズルヿ○百効ニ云角架
風ハ牙關ノ頭緊メ瘡ヲ生ズト云リ

牌帯癰 走緩ノヿ本條ニ見ヘタリ

乾疽 準繩ニ云乾疽腫両肩ニ發起シ及ビ両太陽ニ及ビ
脾骨ニ連ル二七日痛息ズ亦動ヘカラス五十日ニシテ身熱
シテ赤カラズ六十日ニシテ刺ベシコレヲ刺テ血ナキモノハ死ス

感冒 俗ニ云咳氣ノヿシ外邪ノ浅キモノシソノ深キモノヲ傷
風ト名ヅク其イヨイヨ深シテ時行一般ナルモノヲ瘟疫

ト名ツク

鵝口瘡　俗ニ云小児ノ口タヽレトキヽ又雪口モ云リ○丹臺玉案ニ云何ヲ以テカコレヲ名ヅケテ鵝口ト云鵝口トハ満口皆白シテ鵝ノ口中ニ似タル丁アリ俗ニコヽヲ雪口ト云○病源ニ云小児初生口裏ニ白屑起リステハチ舌上ニ至テ瘡ヲ生ズ鵝ノ口ノ裏ノ如シ此胎アルトキ穀氣ヲ受ル丁盛ニ心脾ノ熱氣口ニ熏發スルニ因故ナリ

解顱　小児頭ノヲドリノアハヌ丁ㇱ○入門ニ云小児年大ニシテ頭縫開解シテ合ズ腎ハ髓ヲ主ドル脳髓欠少ナルハ木ニ根ナキガ如シ千日ヲ過ズシテ終ニ廢人トナルㇱ

角弓反張　驚風ナドノ證ニ搐搦シテ角弓ノ如クニソリカヘル丁ㇱ諸病ニアル丁ㇱ

癇症　俗ニ云クツチカキシ癲癇ト連テモ云リ○古今醫統ニ云大人ノヲ癲ト云小児ノヲ癇ト云リ○丹溪纂要ニ云内經ニ癲ヲ言テ癇ニ及バズ諸書ニ癲癇ト言或ハ癲狂風癲風癇ト言論名同ジカラズ夫癇病ハ時ニ作リ時ニ止其ノ癲狂ノ心ヲ失シテ妄ニ作リ久ヲ經テ愈ザル者ト本一類ニアラズト云リ○醫書大全ニ云癲ハ全ク心ニ歸ス癇ハ五臟ニ歸ス○龔廷賢カ曰癇病ハ卒時ニ暈倒シ身軟テ咬牙延沫ヲ吐人事ヲ省ズ隨テ後醒ルモノハ是

病名 巻三 ○癎

癎病乚癲病ハ狂叫奔走シテ人ヲ知ズ専痰ヲ主ルト云リ
○五癎トハ馬牛雞羊猪ナリ皆各條ニコレヲ載ス癲ニモ
又五種アリ陽陰風濕馬乚○錢氏ガ五癎ノ説ハ馬癎ヲ
除テ犬癎ヲ加ヘ肝ニ應ズ雞癎ヲ肺ニ屬乚胃癎トシ○王
機微義ニ六畜癎ト云ハ牛馬羊猪犬雞ナリ並ニ六畜ヲ
以テ五臟ニ屬セズ○要訣ニ云癎ニ五ツアリ其病状タヾく
コレニ類スルノミ痰涎壅塞シテ孔竅ニ迷悶スルニ非ズト云
ナシ發スルトキハ頭旋顛倒手足搐搦相引胸背強
直シ叫乳沫ヲ吐食頃ニシテ乃蘇ル俗ニ止呼テ發猪癎
疾發雞風トスト云リ

鵝掌風 掌ノ中ニハタケ瘡ノ生ズル乚○正宗ニ云鵝掌風
ハ手ノ陽明胃ノ經火熱血燥ニヨリ外寒涼ヲ受テ凝
皮枯槁スルヿアリタレ又或ハ時瘡餘毒イマダ盡ズ亦ヨク
此ヲ致スハジメ紫斑白點ヲ起乚久キハ皮膚枯硬シテ
破裂テイヘズト云リ

甲疽 手足ノ爪ノ甲ニ生ズル疽乚○正宗ニ云甲疽ハ或ハ甲ヲ
長シテ肌ヲ侵スニヨリ又ハ甲ヲ修ルニヨツテ良肉ヲ損傷乚
靴鞋窄ク小ニシテ俱ニコレヲ生ジヤスシ其患ヘ努肉上ヲ
裹指胛腫痛スルヿ常ニ異乚步履スルヿカタシ俗ニ云ツヘバラ

乾無辜 一歳ヨリ兩歳ニ至ル乚無辜瘡ト云三十歳ニナルヲ

乾無辜ト云リ 準繩ニ見タリ病症無辜疳ノ條下ニ委シ

疳疽 胷ノ傍ノ高肉ノ処ニ生ズルヽ○靈樞ニ云膺ニ發スルヲ名ツケテ疳疽ト云色青其状穀實菰瓤ノ如シト景岳カ註ニ膺ハ胸ノ旁ノ高肉ノ処也穀實ハ五穀ヲ兼テ言癰ノ結聚スル所形穀實ノ累々タルガ如キヲ謂菰瓤ハ瓜蔞ナリ軟ニシテ潰ズ中ニ蓄ル所アツテ子ノ如シ

渇病 カハキノ病也○病源ニ云五藏六府皆津液アリ若藏府虚實ニ因テ熱ヲ生ズルモノ熱氣内ニアルトキハ津液竭少ス故ニ渇スルヽ 獨消渇ノ條下考ベシ

渇利 病源ニ云渇利ハ飲ニ隨テ小便スル故ナリ

寒淋 病源ニ云寒淋ハ其病状先寒戰シテ後ニ溲スル是ナリ小児冷ヲ取ヿ過度シ下焦コレヲ受冷氣胞ニ入正氣ト交争シ寒氣勝トキハ戰寒シ正氣勝トキハ戰寒解ス故ニ小便ノ得ルヽ小児冷氣ニアタレバ必ズミブルヽテ小便スル類ナリ

汗症 人ノ汗ハ天地ノ雨ノ如シ乃陰陽和シテ雨澤降ルヽ故ニ飲食シ勞役シ重キ物ヲ負遠路ヲアルキ山嶮ニ登リ疾走動揺シテ汗出ルガ如キ其因アルモノハ自汗ニアラズタヾ因ナクシテ自汗スルトキハ病トス

交接血出　婦人交合スル毎ニ陰戸ヨリ血出痛ヲナスシ此
肝火脾ヲ動カシテ血ヲ攝スルヿアタハザルシ
嫁痛　小女初テ嫁シ夫ノタメニ傷ラレテ陰戸腫痛スルシ
○千金方ニ云小戸嫁痛ニ大黄一兩酒一升煮テ一沸ノ頓ニ服ス
交骨不開　交骨ハ婦人陰戸ノ上ノ骨シ産スル時ハ必ズ開ク
ヿシ開ケザルハ元氣虚弱胎前ニ不養生ニシテ血氣運
達スルヿアタハザルニ因テシ産門不開此類ナリ其ノ内交
骨不開ハ陰氣ノ虚シ産門不開ハ血氣ノ虚シ
鼾眠　イビキノヿシ鼾ハ字書ニ臥氣激スルシトアリ○病源ニ
鼾眠ハ眠ノ裏ニ喉咽ノ間ニ声アルシ人ノ喉嚨ハ氣ノ上

下ナリ氣血若調ハ寤寐ニ…イヘドモ妨ゲスシテ宣暢ス氣ニ和
セザルヿアレハ喉咽ニ衝撃シテ声ヲナスナリ
行疽　病源ニ云行疽ノ候ハ瘡ヲ發シテ小ナルモノハ豆ノ如ク大
ナルモノハ錢ノ如ク往来身ヲメグリ及ビ面上ニ生ズコレヲ行疽
ト云此寒熱腠理ニ客トシテ血氣ト相搏テ生ズル所ナリ
乾疥　病源ニ云乾疥ハ但痒シテコレヲ搔バ皮起リ乾痂ヲナ
ス此風熱ノ氣深ク肌肉ノ間ニ在故シ疥癬ト合セミルベシ
鴈瘡　俗ニ云ガンカサシ○病源ニ云體上ニ生シ湿癬瘑瘍ノ
如シ多クハ四支及ビ遍身ニ潜其瘡大ニシテ熱シテ疼痛
ス此瘡ヲ得モノ常ニ春秋二月八月ニアリ鴈来ルトキハ

發シ癘去ルトキハ便癃故ニ以テ名トス亦癘刑濩ノ
域ヲ過レバ多ク此病アリト云リ

汗血　汗ニ血ノ出ルヿ○巣氏ガ曰汗血ハ肝心ニ臓ノ虚スル
故ニ肝ハ血ヲ藏シ心ハ血脉ヲ主ドル心ノ液ハ汗タリ肝ハ
是木心ハ是火母子ノ血ノ行内ハ臓腑ニアリ外ハ経絡ニ
通ズ肝心ヲ勞傷シテ其血脉虚スルモノハ液ニ隨テ發
シテ汗トナツテ出ルヿ

寒尸　尸病冬月ニ至テ寒氣ニ感シテ發スル故ニ寒尸ト
名ツク尸病ノ辨本條ニ委シ　出千病源

寒注　注病ノ一ツ寒邪ノタメニヤブラレ冬ニ至テ尤ハゲシキ
症ヲ寒注ト云リ　同上

寒熱注　注病ノ一ツナリ寒熱往来年ヲ連ル時ニ暫ク瘥テ
マタ發ル故ニ寒熱注ト云　同上

汗風　注病ニ見タリ　同上

眼丹　正宗ニ云脾ノ經ニ風アリ胃ノ經ニ熱多ク共ニ結シテ
腫ヲナス風多キハ浮腫消シヤスシ熱甚シキハ堅腫シテ散
ジガタシ膿ナルモノハ即針ス遅キトキハ眼頭ヲノヅカラ破ル
此乃晴明ノ穴内空ニシテ歛リガタク漏トナルモノ多シ

眼胞菌毒　正宗ニ云菌毒ハ乃脾經ノ濕熱凝結シテナル
其患眼胞ノ内ニ生出蕈頭ノ大サノ如ク漸長クタレ出甚シ

キモノハ眼ヒルガヘツテ涙ヲ流シ又昏朦ヲ致スシ

茄病　此婦人陰戸ニ茄ノ如クナルモノ中ヨリ出ルナリ俗ニデスビト称スル病シ○壽世保元ニ婦人茄病原生産月イマダ満ズ重物ヲトルニヨツテ膀胱頽下スルシ若是紅茄紫茄ハ治スベシ白キモノハ治セズト云リ

攪腸沙　發沙病ノ一シ前ニ出タリ

絞腸沙痛　乾霍乱ノ別名シ○醫林ニ云乾霍乱俗呼テ絞腸沙ト云リ○玉案腹痛門ニ絞腸沙痛ハ吐セズ瀉セズト云リ此腸ヲ絞痛ルノ心歟前症トマギルヽ事アリ辨ゼズンバアルベカラザルシ

乾霍乱　名醫類案ニ云霍乱ヲ病吐セントシテ吐セズ瀉セントシテ瀉セズ心腹絞痛脉沈伏シテナキガ如キ此乾霍乱シ

香瓣瘡　聖恵方ニ云香瓣瘡ハ面上耳邊ニ生シ浸淫シテ水出テ久シク愈ズト云リ

蝦蟇瘻　病源ニ云此飲食ニ蝦蟇ノ毒氣アルニヨツテ腑臓ニ入經脉ニ流結腫ス寒熱シテ潰ニ至テ瘻トナル服薬スレバ物アツテ小便ニ隨テ出蝦蟇ノ状ノ如シ故ニ蝦蟇瘻ト云リ

牙疔　正宗ニ云牙疔ハ牙縫ノ中ニ生シ頂キ高ク突起シテ痛腮項ニ連リ破ルヽトキハ血ヲ流スト云リ

齘歯　俗ニ云ハギリノ一シ○病源ニ云齘歯ハ是睡眠シテ相

磨切スル也此血氣虛スルニ由テ風邪牙車筋脉ノ間ニ客トシテ故ニ睡眠ニ因テ氣息喘シ邪動ジテ其筋脉ヲ引ク故ニ上下ノ歯相磨切シテ声アリコレヲ齘歯ト云

嵌甲瘡　蹈皮ナドノツマリテ爪甲ヲ損ジソレヨリ瘡ニナリタルナリ○入門ニ云嵌甲瘡ハ靴窄ニ因テ爪甲ヲ研損ジ陥入四邊腫爛シテ黄水流出浸淫シテ相染五指湿爛シ漸々ニ引テ脚趺ニ上リ疱漿四ニ起テ湯潑火焼ノ如ク日夜倍増シテ行動スルヿアタハズト云リ

甘鼠䶕　病源ニ云此即鼷鼠也形小ニシテ口尖タク牛馬ヲ食傷甚タ痛マズ其口甜ガ故ニ甘鼠トナヅク時ニ人ヲ齧モノアリ和名アマクチズミ又ハツカチズミト讀リ

舡暈　舟ニ醉ノヿ也舡ハ船ノ俗字也○入門巻ノ四ニ云舡暈大ニ吐シ渇シテ水ヲ飲モノハ多クハ死スタヽ童便コレヲ飲バ最モ妙ナリト云リ○注船ト同證ナリ

呷嗽　病源ニ云是咳嗽ナリ痰氣相搏テ嗽ニ随ヒ動息シ呼呷ニ声アリコレヲ呷嗽ト云呷ハ玉篇ニ吸呷也ヒクイキノヿ也

頷車蹉　俗ニ云ヲトガイノカキガネノハヅルヽヿ也○病源ニ云欠スルトキハ筋脉ヲ動ス筋脉風邪ヲ挾メバ邪欠ニヨツテ發ス其急ニ疾シ○此落架風ト同證ナリ

肝脹　奇疾方ニ云人睛忽チ垂テ鼻ニ至リ黒角ノ如ク

塞痛シテ忍ブヘカラズ或ハ時々ニ大便ニ血イデヽ痛ム
名テ肝脹ト云羌活ヲ用テ汁ニ煎シ數盃ヲ服シテ自愈
假脹 空歡喜ノヿヽ後ニ見タリ
痈眼 風痈ノヿヽ後ニ見タリ
假搐 入門ニ云其搐搦反張斜視シテ牙関緊セズ口ニ痰涎ナキモノアリ多クハ是外風寒ニ感シ内飲食ニ傷レ驚ヲ夾テ成コレヲ假搐ト謂真搐ニアラズ内驚癎ヲ生ズルナリ
蟹睛 眼疾七十二證ノ一ツヽ〇醫統ニ云五臓ノ熱毒ニ攻ラルヽニ因テ烏睛ノ上黒翳突起スルヿアツテ蟹ノ睛ノ狀ノ如ナラシムルニ至ルヽ
寒瘡 猫眼睛瘡ノヿヽ〇醫統ニ白寒瘡ト云リ點字ノ誤欤
改訾 敗疵ノヿヽ〇病源ニ見タリ又癰 女子ノ陰ノ傍ニ發スルヲ改訾疽ト云リ
牙縫血 正宗ニ云牙縫ヨリ血出ルハ陽明胃ノ經ノ實火上攻テ出ルヽ又胃虚シ火動シ牙根ヲ腐爛シ以テ淡血常ニ滲流シテ止ザルヿヲ致スヿアリ
行黄 黄疸ノ種類ナリ〇病源ニ云但肉微黄ニシテ身甚タ熱セズ其人頭痛心煩シテ行立ヲ廢セズ各テ行黄トス
香瘡 硏瘡ノヿヽ〇醫林ニ云硏瘡俗呼テ香瘡ト云タタク

面部兩耳ノ前ニ生ズ

寒疫　入門ニ云春分ヨリ秋分ニ至テ暴寒スルヲ寒疫ト
云冬ノ月ノ傷寒ノ比ニアラス

合病　附併病　傷寒ノ經ヲ傳ズシテ一經二經ヒトシク病ヲ合病
ト云リ一經先病テ未盡ニ又一經ヲ過テ傳ルヲ併病ト
云リ傳經ト云ハ〇傷寒論ニ云一日ハ足ノ太陽膀胱ノ經
二日ハ足ノ陽明胃ノ經三日ハ足ノ少陽膽ノ經四日ハ
足ノ太陰脾ノ經五日ハ足ノ少陰腎ノ經六日ハ足ノ
厥陰肝ノ經如此經ヲ傳ヘテ病モノ也〇傷寒六書ニ
云合病ハ兩經或ハ三經齊ク病テ傳ザルモノヲ合病ト云
併病ハ一經先病テ未盡ザルニ又一經ヲ過テ傳ルモノヲ
併病トス

糠瘡　準繩麻疹門ニ云麻疹ハ浮小ニシテ頭粒アリ出ルニ
隨テ即チ收リ膿疱ヲ結ズ北人コレヲ糠瘡ト云南人コ
レヲ麩瘡ト云呉人コレヲ痧ト云越人コレヲ瘄ト云古ノ
所謂麻ヽ閩人氏ガ所謂膚疹是ナリ出ルヿ軽シテ
日數少キ者ヲ奶疹子ト名ク出ルヿ稍重シテ日數
稍多キ者ヲ正疹子ト名ク又痘前ニ出ル者ヲ仍疹子
ト名ケ痘後ニ出ル者ヲ正疹子ト名ク〇俗ニ云ヘルハ
ミカノヿ也

寒戰咬牙　準繩ニ云寒戰ハ森森然トシテ寒ガ如ク振ヒ然トシテ揺動スルヿ咬牙ハ上下ノ牙相磨シテ鳴
錢氏ガ曰肝ハ風ヲ主ル虚スルトキハ咬牙スヿ多ク又曰上竄咬牙ハ心熱ナリ然ルトキハ寒戰咬牙ハ心肝ノ二藏コレヲモル或ハ寒戰ヲ氣虚トシ咬牙ヲ血虚トス○寒戰ハサムケダチフルフヿ咬牙ハ齒タヽキスルヿ小兒瘂瘖ノ序ヤ三ナドニアルヽ

客熱　客熱ハ體虚ニ因テ將ニ温カナラントシ度ヲ過テ外熱コレニ加ル臟腑自ラ生スルニ非ズ故ニ客熱ト云ヽ其狀上焦胸膈ノ間虚熱シ口燥キ心煩手足壯熱スルモノ是ナリ

皯黯　雀斑ノフナリ俗ニソバカストヱリ皯ハ字書ニ面ノ黒氣ナリ皯別ニ䵟又皯ニ作ル八共ニ非ナリト云リ

害大風　或ハ大風トバカリモ云リ○要訣中風門ニ害大風ハ古ニコレヲ癩風ト謂俗ニ呼テ麻風トス病ノ至テ惡此ヨリ甚ルナシ此病ヲ得テハ眉髮髭鬚先落猶風木ヲ摵テ葉ノ先落ルガゴトシト云リ

寒嘔　嘔吐ノ條下ニ見タリ

剛痓　痓病ノ條下ニ見タリ痓ニ剛柔ノ別アリ

嚇癰　附 幽癰　正宗ニ臍ノ上四寸ニ發スルヲ嚇癰トイヒ嚇

癰 [illegible]三寸ニ發スルヲ幽癰ト号スト云リ

樂疽(ガクソ) 正宗ニ樂疽ハ右手ニ發スト云リ圖ヲ考ルニ右手尺澤ノ上ニ發スルト見タリ

病名彙解巻二終

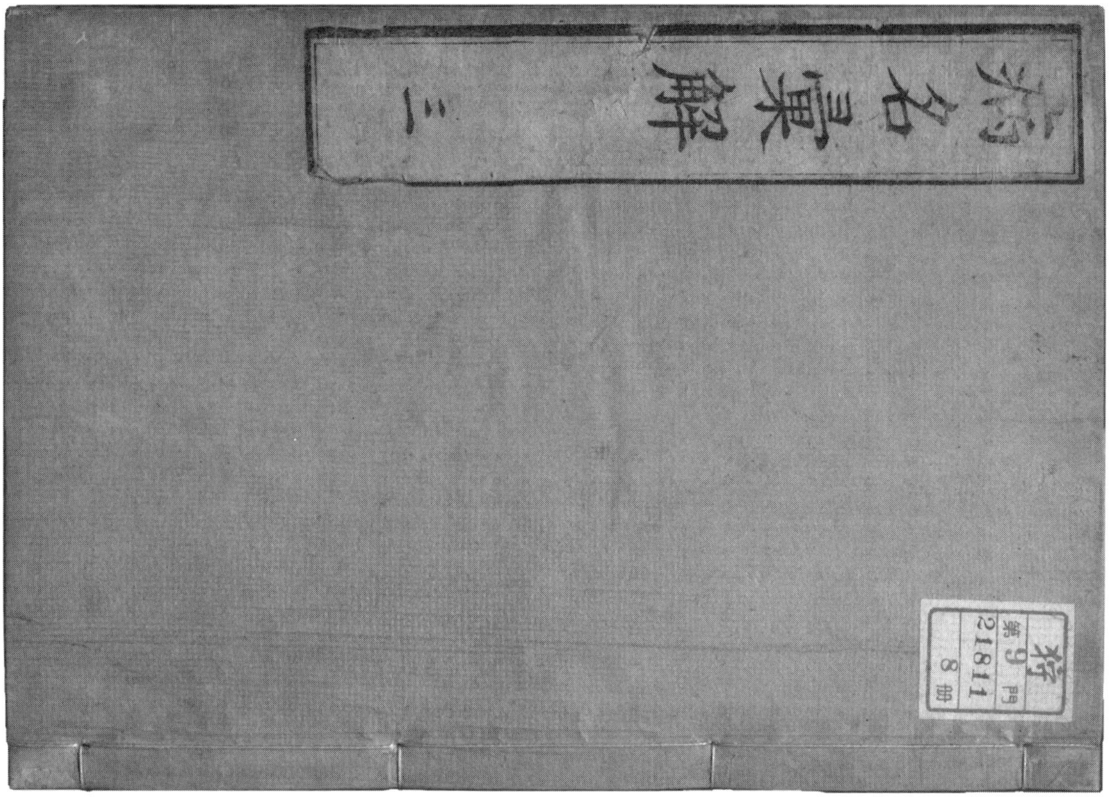
病名彙解　三

病名彙解巻之三

江南　艸醫　陸州甫　著

○與部

癰疽　癰ハ壅ナリ衛氣壅過シテ通セサルノ疽ハ沮ノ沮ハ字書ニ
止也遏也抑也フサガル心ニ皆氣血不順ヨリ發スル故ニ○病
源ニ腫二寸ヨリ五寸ニ至ルヲ癤トシ五寸ヨリ一尺ニ至ルヲ疽ト
ス一尺ヨリ三尺ニ至ルヲ竟體癰ト名ツク○靈樞癰疽論ニ云
疽ハ上皮夭ニテ以テ堅ク牛領ノ皮ノ如シ癰ハ其皮薄ニシテ以テ
澤フ此其候ナリ○源病式ニ云癰ハ淺ニシテ大ナリ疽ハ深ニシテ惡
ナリ○雲林ガ云癰ハ大ニシテ高ク起ル陽ニ屬ス六府ノ氣生ス

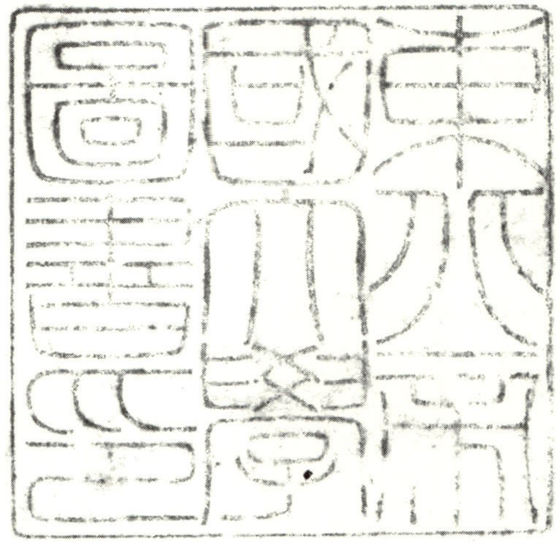

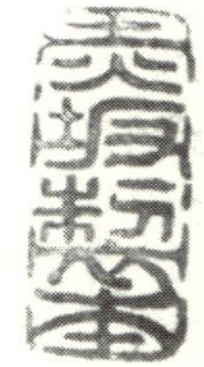

ル所ノ疽ハ平ニシテ内ニ發ス陰ニ屬ス五臟ノ氣ノ生スル所ナリ○正宗ニ云癰ハ陽ニ屬ス陽氣ハ輕清ニシテ浮テ高ク起ル故ニ腫ヤスク膿ヤスク腐ヤスク斂ヤスシ誠ニ筋骨ヲヤブラス治シヤスキノ症トス疽ハ陰ニ屬ス陰血重濁ニシテ性質多ク沈ム故ニ筋ヲヤブリ骨ヲ蝕ス治シガタキノ症トス乚○方書ニ癰疽瘡癤ト云トキハ瘡ハ腫物ノ惣名ニシテ一寸以下ノ名乚癤ハ皮膚ノ間ニ發熱シテ浮腫ス根小ニシテ大ニ至ル二三寸ヲ過サル瘡ナリ○丹臺玉案ニ云癰ハコレヲ壅ノ義乚氣血毒ノタメニ壅ガレテ瘀リテ行ズ故ニ發シテ癰トナル乚疽ハコレヲ沮ノ義乚氣血毒ノタメニ沮滯セラレテ行ラス故ニ發シテ疽トナル乚

蠁腎瘡 衝疽乚後ニ見タリ

癰瘻 病源ニ云癰瘻ハ是癰潰瘡ノ後其瘡イエスシテ膿汁ツキズ變シテ蟲ヲ生スルニ因テ瘻トナル故ニ癰瘻トス

殃火丹 丹毒ノ種類乚○病源ニ云丹毒背及ヒ腋下髀上ニ發スコレヲ殃火丹ト云リ

天疽 鋭毒ニ見タリ○醫林集要ニ云其ノ狀大ニシテ紫黒色乚

孕勞 婦人乳房ノ腫痛スル乚回春ニ見タリ

孕癬 小兒ノハタケノ瘡ノ類乚○正宗ニ云孕癬ハ兒胎中ニアツテ母辛ヲ食シ父炙煿ヲ餐テ熱ノコニテ兒ニアツ

ヘ生シテ後頭面遍身ニ發シテ㿈癖トナル〻流脂瘡ヲナ
シ睡臥ヤスカラズ搔痒ヲヘズト云リ

㿈癖　本艸綱目鷹ノ條下丸ソ小兒腸下硬ニシテ物アルガ
如キ乃俗ニ㿈癖ト名ツクルモノ〻只温脾ノ化積丸薬ヲ
服シテ轉瀉スヘカラス黄鷹屎一銭密陀僧一兩硇上硫
黄一分丁香二十一箇末トナシテ毎服一字二歳已上ハ
半銭乳汁或ハ白麪湯ヲ用テ調ヘ下ストニ云リ

殃注　注病ノ一種〻死ソ其餘殃子孫ニ傳ルノ義ナリ

痰飲　○太部

要訣ニ云　飲ニ六アリ懸溢支痰留伏〻痰飲ハ又
六飲ノ一ノミ人此ヲ病テ久シ痰飲ト云モノハ蓋トヾコルコト
己ニ久シケレバ痰トナラザルハナケレバ〻○入門ニ云　痰ハ乃チ津
血ノナルトコロ氣ニ隨テ升降シ氣血調和スルトキハ流行シテ
聚ラズ内外感傷スルトキハ壅逆シテ患ヲナス新ニシテ輕
キモノハ形色青白稀薄ニシテ氣味モマタ淡久シテ重キ
モノハ黄濁稠粘凝結シテコレヲ咯ドモ出ガタシ漸悪味ヲナ
ス酸辣腥臊鹹苦ス○方考ニ云　水飲胃ニ入テ湿化ニ
アラズト云コナシ脾弱シテ剋制スルコアタハス腸ニトヾマリ中

下ニ焦ノ氣薫蒸稠粘シテ稀ナルトキハ飲ト云稠キハ痰ト云湿痰食痰火痰酒痰燥痰氣痰熱痰風痰寒痰虚痰鬱痰等ノ別アリ諸方書ニ委シ又コレヲ畧ス飲ハ各條ニ見タリ

痰包　舌下ニ痰火ニテ腫物ヲ生スル也○正宗ニ云痰包ハ痰飲火ニ乗シテ流行凝注シテ舌下ニ結シテ匏ノ如ニ腫ル綿軟ニシテ硬カラズ言語妨ルコトアリ痛ヲナシテ安カラザルナリ

痰核　頸項ノ間或ハ臂或ハ遍身ニ核ノヤウナル物ヲ生ジコレヲ推ハ動クナリ○入門ニ云痰核ハ頸項ニ核ヲ生ジ紅ナラス痛ズ膿ヲナサズコレヲ推トキハ動乃痰聚テ散セサル也誤

テ瘰癧ノ薬ヲ用テ治スヘカラス

丹毒　赤瘤○丹疹○赤遊丹○火丹○紅紫瘤○皆同シ　丹毒ハ俗ニ云ハヤクサヽ又モヘクサトモ云リ或ハ腫テ赤色ニナリ或ハ腫ズシテ赤クムラヽヽト一身ニ雲ノ如ク出ツ其種類ハナハダ多シ丹毒トハ其總名ナリアカキ故ニ丹ト云也○要訣ニ古方ニ又名ツケテ癮疹トス○丹臺玉案ニ云丹毒ハ火症也胎熱ヨリ得其母胎ヲ受ノ後胡椒薑蒜熱炙煿酒麪ノ類ヲ忌ズ或ハ風熱ニ感シ或ハ房事ヲ節ニセス皆ヨク火ヲ助火邪内ニセメ胎其毒ヲウケテ氣ヲ兒ニ傳ル故ニ小児胎ヲ出ルノ後多ク是症アリ近キトキハ五六日或ハ十日或ハ半月遠キ

トキハ月ヲコヘテ後或ハ兩三月ツノ病形同カラズ或ハ頦ノ下櫻桃ノ如ク突出シ色赤クシテ光ルコレヲ赤瘤ト云或ハ遍身紅點珠ヲマキタルガ如クコレヲ丹疹ト云或ハ遍身紅ニ腫熱氣蒸ガ如クナルコレヲ火丹ト云或ハ小腹又陰嚢ノ處忽然トシテ紅ニ腫レ霞ノ如ク流行定ラザルコレヲ赤遊丹ト云○紅ノ綿ノコトクムラムラト出ルヲ紅絲瘤ト云 格致餘論ニ見ヘタリ又丹毒十種アリ○醫學綱目ニ云一ニ飛竈丹頂頭ヨリ起テ先腫ナリ二ニ古竈丹頭上ヨリ紅ニ腫痛シ三ニ鬼火丹面ヨリ赤ク腫ルシ四ニ天火丹背ヨリ起リ赤點アルシ五ニ天竈丹兩臂ヨリ赤ク腫黄色シ六ニ水丹兩脇ヨリ虚腫スルシ七ニ胡火丹臍ノ上ヨリ起テ黄ニ腫ルシ八ニ野火丹兩脚ヨリ赤ク腫ルシ九ニ煙火丹兩脚ヨリ起リ赤白點アルシ十ニ胡漏丹陰上ヨリ起リ黄ニ腫ルシ○病源ニ丹類多ク見ヘタリ

對口　俗ニ云首切疔也　天疽ノ條下ニ見タリ

多骨疽　足脛ナドニ疽ヲ生シ腐爛シテ細骨ヲ出ス之一説ニ此疽ハ母懐胎ノトキニ親類ト交合スレハ生ルヽナニ發スルト云リ○準繩ニ云足脛ニ疽ヲ生ジステヽ潰甚ダ久シテ愈ズ腐爛シテ骨ヲ出ス此ヲ多骨疽ト名ヅク亦剩骨又朽骨ト名ツク蓋毒氣壅盛シテ結シ成シ此骨ハ正骨

ニアラス○壽域方ニ骨疽骨ヲ出ス一名ハ多骨疽時ナラス
細骨ヲ出ス乃チ胎ヲ受イニタ一月ニ及ハサルニハ親ノ骨
肉ト交合スレハ其精氣ニ感ス故ニ多骨ノ名アリ

太麻風　楊梅瘡ヲ太麻風ト云ル所アリ○醫學六要ニ
癘風俗ニ太麻風ト云則癩ナリト○五案癘風門ニ云癘
風ハ即太麻風也又名テ癩ト云リ

太風瘡　楊梅瘡ノ別名也

胎瘤　小兒生レテ一月ノ中ニ頭或ハ乳ノ間ニ生ズル也○正宗
ニ云胎瘤ハ初メ小兒ノ頭上胷乳ノ間ニ生ジ腫起大ナル
モノハ饅ノ如ク小ナルモノハ梅李ノ如シ此皆胎中ノ瘀血
滞ニシテナル也○東垣ノ云紅絲瘤俗ニ胎瘤ト名ツク

胎風　亦胎驚　懐胎ノトキ母カ風邪ニ感ジテ兒ニウツルヲ云
リ其ハ驚搐スルヲハ胎驚ト云リ○五案ニ云其ノ未生ノ時
其母先風邪ニ感ジ其邪ヲ小兒ニノコスコレヲ胎風トイフ
ソノ驚搐スルモノヲ胎驚ト云リ

胎驚　胎風ニ見タリ

胎肥　生レテチカラ大ニ肥タル也○小兒直訣ニ生下豊厚
ニ目睛粉紅ニシテ大便ニガタク時ニ涎水ヲ出ス也

胎黄　小兒ノ黄疸也○壽世保元ニ云胎黄ハ皆乳母熱
ヲ受胎ニ傳ルニ因テ兒生下シテ通體面目ミナ黄ニシテ

狀黄金色ノ如シ身上壯熱大便通ゼス小便梔子汁ノ
如ク乳食思ハズ啼哭止ザルナリ
胎寒 壽世ニ云胎寒ハ乳母孕トキ寒ヲ受テ生下シ再ビ
外邪ニ感ジ兒ヲシテ面色青白ナラシム四肢厥冷シ大便
青黒口ヒヘ腹イタミ身ニ寒慄ヲ起スナリ
胎怯 生レヨチヨリ痩テ面色シロキナリ○壽世ニ云胎怯ハ
小兒面精光ナク肌肉薄弱大便白氷ノ如ク身ニ血色
ナク時々ニ哽氣シ多ク噦シ目ニ精彩ナキナリ○怯ハ字書
ニ弱ナリ柔ナリ
滯頤 涎ヲタルヽコト○壽世ニ云滯頤ハ乃チ涎流レ出テ頤

ノ間ヲ漬ナリ涎ハ脾ノ液脾胃虚冷シテ故ニ涎自ラ流ニ
收約スルコトアタハザルヽ滯ハ字書ニ瀰散皃トアリ
大衂 口耳鼻ヨリ大ニ血ノ出ルコトヽ○本草綱目ニ云九竅ト
モニ出ルヲ大衂ト云リ○病源ニ云鼻衂ニ因テ口耳鼻ヨリ
皆血ヲ出スナリ或ハ鼻大衂ト云リ
丹疹 丹毒ノ一種ナリ丹毒ニミヘタリ
體氣 ワキガノコト後ニ見ヘタリ
單窠癧 準縄ニ云單窠癧ハ生スルコト一箇ナリ頸項ニ發
スモツトモ治シガタシ或ハ顖骨ニ發スル亦治シガタシ
單鵝風。乳蛾同シ左ニテモ右ニテモ一方ニ一ツ生ズルヲ云ナリ

○百効ニ云是咽喉ノ間ニ只生ジテ瘡毒一邊ニアツテ
連子様ノ如シト云リ

單纒風　同前　丹臺ニ云纒風ト云モノハ喉中皆纒繞タヾ
一線ノ通ズルアリ乳蛾ト云モノハ腫ル處蛾ノ形ノ如クナ
ヲ通ズベキノ路アリ

單松子風　喉風ノ一種ヽ喉ノ中ニ松ノ子ホドナル物生ズル
ヿヽ○指掌ニ云松子風ハ口内満喉赤シテ猪ノ肝ノ如
クロヲ張物ヲ吐トキハ氣逆シテ攔潤シ飲食スルヿアタ
ハザルヽ○百効ニ云單松子瘋ハ喉頭ノ邊ニ毒ヲ生ズ形
松子ノ如キナリ

脱癰　足ノ指ニ癰ヲ發スルナリ指ガヲツル故ニ名ヅクヽ○靈
樞ニ云足指ニ發スルヲ脱癰ト名ヅク

脱肛　尻ノ穴ノ揆出スルナリ○三因方ニ云肺ト大腸トハ表
裏タリ故ニ肺ノ臟ニ熱アツヽムトキハ肛門閉結シ肺ノ臟
虚寒スルトキハ肛門脱出スルヽ○纂要ニ脱疘ニ作ル註
ニ疘ハ音エ下部ノ病ナリ俗ニ肛ニ作ルハ非ナリト云リサレヒ
肛門脱出スル謂ナレバ肛トナシテ苦カラザルヽ○楊玄操ガ
云肛ハ釭シ言ココロハ其處車ノ釭ノ形ニ似タリ故ニ肛門ト云
即チ廣腸シ又䐜腸シ釭ハ匀會ニ鍋錕釭ナリ車轂ノ
中鐵ヲ云關ヨリ以西コレヲ釭ト云

大指疽　調疽ニ見タリ

大孔痛　痢病ニテ肛門ノ痛ムコト○正傳ニ云大孔痛ハ肛門痛ナリ

癩疝　疝氣ニテ陰丸カ腫大ニナルコトモ俗ニソヘフグリト云リ瀉氣アル地ニ坐シ或ハ石ノ上ニ坐シ冷ニアタリテ生ジ又ハ胎病ニテ父ノ疝氣ヲ病子ハ必ズ生ナガラ陰丸ガ大ナルモノヽ○入門ニ云陰核氣結シテ腫大ニ釣痛スルコレヲ癩疝ト云石ニ坐スルニ因冷氣コレニ凝或ハ風湿コレヲ傷ルト云リ癩疝四種アリ腸癩。卵癩。氣癩。水癩ヽ婦人ニアツテハ陰戸突出スルコトヲナスヽ

癰芒赤　準縄ニ眼腫ズ紅ナラズシテ痛ムスナハチ氣分隠伏ノ火脾肺ノ絡ニ湿熱アルヽ秋夫多ク此患ヘアリ故ニ俗ニコレヲ稲芒赤ト云又白赤眼ト云リ

脫管　欝結シテ脾ヲ傷リ不食シ暗キ處ヲコノミ常ニ眠ル病ナリ○入門ニ云脫管ハ愚者ノ如ク眠テ食飱シ先順ニ後逆ス邪ニアラズトイヘ疰病内ヨリ主ズ人ヲシテ飲食味ヒナク神ウミ肌ヤセシムルヲ名ヅケテ脫管ト云欝結脾アレハ半年モ食セザルコトアリ或ハ午後ニ發熱シ酉戌ノ時退キ或ハ煩躁シテ渴ツクシ或ハ困臥シテ癡ナルガゴトク裏ニ向テ坐シ又語テ暗キ処ニ向ヒ婦人ハ經水極テ助ク男

子ハ小便點滴ス皆憂思シテ氣帯スルナリ

代指　指ノ頭ガ腫テ後ニ爪甲ノ脱落スルナリ　指瘭疽ハ色黒シ代指ハ黒カラズ○準縄ニ云　代指ハ先腫焮熱シテ痛色黯カラズ爪甲ノ邊結膿スハゲシキモノハ爪皆脱落ス此指疽ニ類ス然トモ甚毒ナシ故ニ色黯黒ナラズ久キトイヘ𪜈人ヲコロサズ

腿遊風　準縄ニ云　腿股忽然トシテ赤ク腫コレヲ腿遊風ト名ヅク風熱アヒウツテ然ラシム足ノ太陽經ニ屬ス

太陰疽　蓮子發ノ別名ナリ

大頭腫　濕ニアタリ頭上ヨリ面マデ腫テ痛ムヿナリ瘟疫ノ一種ナリ　入門ニ云ク雷頭風ト名ツク大頭腫痛ハ時行ノ毒ナリ濕高巓ノ上ニアリ故ニ頭面イタミ腫疙瘩スハナハダシキトキハ咽嗌塡塞シ人ヲ害スルヿ最速カナリ久シク温ノ後多ク此ノ症ヲ病ム　傷寒寒熱シテ身痛ニ似タリ○大頭瘟同

戴眼　診要經終論ノ類註ニ戴ハ上ニ戴クナリ謂目睛仰キ視テ轉ズルヿアタハザルナリ

唾血　ツバキニ血ノマヂハリ出ルナリ○雲林ガ云唾血ハ腎ヨリ出ツ

鮮血唾ニ隨テ出ルナリ

癉瘡　類纏ニ癉ハ熱ナリト云リ此ニ六癉ノ一ツタヾ熱ノミニシテ寒カラザルモノヲ癉瘡ト名ツケリ

滞下 痢病ノコト古ヘハ痢病ヲ滞下ト云リ

帯下 婦人ノコシケ也○入門ニ云経ニ云小腹寃熱シテ白液ヲ出ス寃ハ湿熱屈抑凝滞スル也 任脉ニ結テ胞上ヨリヒテ帯脉ヲ過テ大小腸ノ分ニ出淋瀝トシテ以テ下ル故ニ帯下ト云 赤ハ血ニ属シ白ハ氣ニ属ス○病原ニハ穢液ト血ト相兼テ帯ビテ下ル故ニ帯下ト名ヅクト云リ

大腸泄 難経ニ所謂五泄ノ一ツ也 食シヲハレバ腹鳴ニキリニタニ下ル也 大便ノ色白キ也

大瘕泄 五泄ノ一ツ也 小腹イタミテ大便スルコトナラズ裏急後重スル也○難経本義ニ瘕ハ結ナリ疑結アルニ因テ成モノヲ云リ

倒睫 サカサマツゲ也 拳毛ニ見タリ

倒拔腫瘍 脚ノ甲又ハ趾ニ出ル腫物也○準縄ニ云 脚背或ハ脚趾腫痛忍ブベカラズ脚ヲ以テ高ク懸起セバ其痛ヤヽ並ニ止此ニクモシ脚ヲ以テ垂クダセバ其イタミ齧ルベカラザル也名ニノ倒拔腫瘍ト云リ

胎動 妊娠ノ中胎動テ病ヲナス也

胎漏 妊娠ノ中血ノ大ニモレ下ルコ也

胎腫 妊娠ノ中面目四肢通身浮腫スルコ也

胎痛 妊娠ノ中腹イタミ産セント欲スル如クナル也

胎死 死胎ヲイヘリ腹ノ中ニテ子ノ死シタル也

脱疽　手足ノ指ニ生シ甚シキトキハ節ヨリ脱ルヽ〇正宗ニ云脱疽ハ外腐テ内壊ルヽ此平昔厚味膏粱臓腑ヲ薫薫シ丹石補薬腎水ヲ消爍シ房労過度シ氣竭精傷スニ因ル多クハ手足ニ生ス手足ハ五臓ノ枝幹シ瘡ノ初テ生ズル形粟米ノ如シ頭便チ一點ノ黄泡其皮黄熟スル紅棗ノゴトク黒氣浸漫シ相傳テ五指遍ク上脚面ニ至ル其疼湯ニ潑キ火ニ燃ガ如シ骨枯筋練其穢異香解シガタシ孫真人ガ肉ニ在トキハ割指ニアルトキハ切ト云即此病シ又脚背發ト名ツク〇脱癰モ同症ヽ

湯潑　煮湯ナドヲカヽリ焼ドシテ其アト瘡ニナルヽ潑ハ水ヲ注散スヿヽ

疸水　病源ニ云脾胃ニ熱アツテ熱氣膀胱ニ流レ小便澁リ身面コトヽクヽ黄ニシテ腹満水状ノ如シ因テ疸水ト名ツク

胎赤　病源ニ云胎赤ハ是初生目ヲ洗フキヨカラズ穢汁皆ヲ浸漬シテ瞼赤爛シ大ニ至テ瘥ザルヽ

體臭　總身ノ臭ヿヽ〇病源ニ云人體氣ノ不和アレハ精液雜穢セシムル故ニ身體ヲシテ臭カラシムルヽ

脹疽　病源ニ云脹疽ハ是諸ノ雜瘡風湿ヲ帯テ痒ヲ苦ミバヽ手ヲ以テ爬搔スレバ脹瘍シテ久スナハチ侵食スルヿ潤久シク瘥ズシテ乃変シテ虫ヲ生ズ故ニ脹疽ト名ヅク

斷咽瘡　巣氏ガ云此ノ瘡頸ヲ繞テ生ズ皮傷テ赤シ若頸ヲ匝トキハ人ヲ害ス

斷耳瘡　巣氏ガ云斷耳瘡ハ耳邊ニ生ジ久シテ痊ズ耳乃チ斷ル此モ亦月食ノ類シダバ月ニ随ハズシテ生長スルヲ異ナリトス

帶利　痢病ノ赤白相マヂハリ連帶シテ止ザルヲ云リ又魚腦痢ト云魚腦ノ如キモノヲ下利スルヽ

丹火　丹毒ノ一種ヽ○病源ニ云丹火ノ狀赤ヲ發シテ火ノ燒ガ如ク須臾ニ熛漿シテ起ル是ナリ

兊疽　正宗ニ云生ジテ手ノ動脉ノ處ニアリ腫痛實熱手膊ニ徹シテ舉動ナスカラズト云リ

腿股風　回春ニ云兩ノ腿胯痛ムモノヲ名テ腿股風ト云

胎瘡　俗ニ云小兒ノカサハチヽ頭上ニ餅ノ如クニ生ズルヽ○入門ニ云小兒ノ胎癩瘡ハ頭ニ紅餅瘡ヲ生ズ先ヅ生芝白芷大腹皮葱白ノ煎湯ヲ用洗淨シテ拭乾シ次ニ生藍葉生ナ葉ヲ用テ蜜ヲ入鵝膏ニシテコレヲ敷ク亦惡瘡ヲ治ス

大腸蟲　名醫類案ニ云大腸ノ内蟲出テ斷スコレヲ斷ハ復生ズ行坐スルヿヲ得ス鶴虱ノ末五錢ヲ服シテ愈

對心發　背ノ心ニ對スル所ニ癰疽ヲ發スルヽ○入門ニ云對心發ハ極テ重シ心火盛ナルニ因テ熱氣此ニ會生ス其

毒壯盛走暴ナリ急ニ心火ヲ疎導スルノ藥ヲ用テコレヲ解ス

胎瘧　玉案瘧疾門ニ浙西ノ地ニハ但初テ瘧疾ヲ發スルモノハ皆言テコレヲ胎瘧ト云蓋シ敢テ藥ヲ服スルヿナレトモ

太息　俗ニ云トイキし○素問ニ云人ノ太息ハ何ノ氣然ラシムルヤ岐伯ガ曰思憂スルトキハ心系急ナリ急ナルトキハ氣道約ス約スルトキハ利セズ故ニ太息シテ以テコレヲ出ス手ノ少陰心主足ノ少陽ヲ補ヒテコレヲ留ム○醫統ニ云即長ク氣ヲ舒テ声アルし嘆ノ賈誼ガ謂太息ハ是レ俗ニコレヲ嘆息ト云

大風　癩風ノフし○朝野僉載ニ商州ニ大風ヲ患ルモノアリ家人コレヲ惡ミ山中ニ茅屋ヲ作テコレヲ坐セシム烏蛇酒罌ノ中ヘ墜病人シラス酒ヲノミテ漸ク瘥ユ罌ノ底ニ蛇骨アルヲミテ始テ其由ヲ知ルト云リ

胎暈　類案ニ云一兒産テ數日常ニ昏暈スルヿ一日ニ五六度醫ニ見スレハ驚風トナス是胎暈ナリ

胎癇　醫學六要ニ云胎元ノ始母ニ隨テ呼吸ス母ノ生氣ニ通シ母ノ穀氣ヲ食シ母ノ驚ヲ受ハ邪子母ノ腹ニ在ニアタツテ呼吸ニ隨テコレヲ得生テ腹ヲ出トイヘモ後一二歳ニシテ始テ發シ或ハ八九歳ニシテ發スルし

湛濁　白帶下し○醫林ニ云腰胸疼重腹内虚鳴シ臍下冷痛シ頻ニ白水ヲ下シ泔ノ如クナル湛濁ト名ツク

胎水　子腫ノ一名〇入門ニ云胎中水濕ヲ挾テ血ト相搏溼氣流溢ス故ニ面目肢体遍身浮腫スルヲ名ツケテ胎水ト云又子腫ト云リ

帯孕　悪阻ノ一名〇趙氏醫貫ニ云初メ孕ヲ受多ク嘔噦アツテ飲食下ラズコレヲ悪阻ト名ク又帯孕ト名クル也

膽癉　奇病論ニ云帝ノ曰口苦キヲ病ムヿアルハ病名何トカ云ル岐伯ガ曰病名膽癉ト云リ

痰嘔　嘔吐ノ條下ニ見タリ

孀岩　乳岩ノ事ナリ

孀癬　小兒ノ癬疥瘡ハ醫林ニ見タリ

桂銀瓶　幼科準繩ニ云小兒風寒腠理時ニ火熱ヲ發シ頭ヨリ身ニ連遍散丹瘤愈テ未タ幾ナラズシテ瘡隨テ形ル瘡家コレヲ倒挂銀瓶ト云多ク肝心二經ニ發スル也

逐鹿亡羊　幼科準繩ニ云兒輩胸膈飽脹シ飲食厭悪シ身ニ火熱ヲ發シ嘔吐頻ニ未タ愈ズシテ瘡隨テ發ス醫家ニコレヲ逐鹿亡羊ト云此尋常先吐シテ後瘡ヲ出スモノト同ジカラズ大凡瘡ヲ發シテ吐スルニ因テ毒吐ニ隨テ減ズ瘡ヲ出スヿ少ズ軽シ今先胃ノ氣傷ルヿアルニ因テ腹脹悪食吐シ又頻ニ止サルトキハ危迫ノ象ナリ

彈打天烏　幼科準繩ニ云小兒兩眼風熱紅腫明ヲ羞

刺痛シテ忍ガタク未ダ愈ズシテ痘随テ出ル医家コレヲ彈
打禾鳥ト云法宜ク肝ヲ清シ火ヲ袪ケ玄宮ヲ滋シ陰氣
ヲ提ベシ

断橋失渡 幼科準縄ニ云児輩小腹硬脹シ刺痛シ小
便赤ク澀テ通ジ難ク尿セント欲シテ啼尿セザルトキハ痛ニ
未ダ愈ズシテ痘随テ發ス医家ニコレヲ断橋失渡ト云此
心經鬱火小腸ニ積ニヨルナリ

脱陽 陽氣脱シツキテ四肢冷目ツマフシナトスルナリ
虚證ニアルヿナリ○救急方ニ脱陽ノ虚證ハ四肢厥冷
シ人事ヲ省ズ或ハ小腹緊痛シ冷汗氣喘ス臍ヲ炒
臍下氣海ヲ灸シテ暖ヲトルベシ

倒康收 漏漿ノ條下ニ見タリ

桃花蛀 要訣虚損門ニ云面色故ノ如ク肌躰自充外看
病無ガ如ク内實ニ虚損スルヿアル俗ニ呼テ桃花蛀トス

短狐毒 溪鬼毒ナリ溪鬼蟲ノ毒ニ中ルナリ○王充論
衡ニ云短狐太陽毒氣ヲ含ミニ生ズ故ニ弓矢人ヲ
射ヿアリ人ニ中レハ火ニテ灼ガ如シ○溪毒ノ條下詳
ニ論之

墮胎 産婦血氣虚弱ニシテ胎ヲ養フヿアタハズ満月ナラ
スシテ子ノヲルヽヿナリ

倒産　逆産ニ同ジ手足ヨリ先ヘ産レントスルノ義ナリ倒逆
　トモニサカシマト讀リ

多氣　病論ニ云ルハ胸中ニ氣ガ滞リツカユルヿヽ多氣少血
　ト云トキハ意別ナリ

胎剥　或曰ハリニテツイタル迹ノヤウニチヨボ〳〵ト物ノテクハ一ミ
　病證未タ詳ニ考ヘズ

○禮部

臁瘡　俗ニ云ハゞキ瘡ヽハヽキヲアハ処ニ生ズルガ故ヽ○外科
集驗方ニ云臁瘡ハ皆腎ノ臟虚寒ヽ風邪毒氣外
ヨリ攻ルニ因又曰此瘡臁骨ニ生ズルヲ重トス其ハ骨上肉
少ク皮薄キヲ以テ愈ガタシト云リ或ハ兩ノ曲脉膀肚ノ下内
外兩踝ノ前ニ生ズルヽ臁ハ脛臁ナリ

蓮子發　先蜂窠發
此二ツノ瘡ハ背ニ發ス瘡ノ狀蓮子ノ
遶房ニアルガ如ク又蜂ノ窠ノ如クナル故ニ名ツクヽ正宗ニ
云蜂窠蓮子ノ二發ハ多ク背ニ生ジ心ト相ヒカヽ脊ト
相中ル輕キモノハ形長ク高ク腫或ハ半背ニ偏ヽ重キモノ

形斜ニ平塌シ兩脇倶ニ傷ル孔蜂窠ニ似テ尖ニテ連
チノゴトシ○準縄ニ云背ニ疽ヲ患狀蜂房ノ如ク十日ニ
シテ平塌シ寒熱痛楚コト甚シ飮食少ク進ニ膨脹
淋瀝スル此蜂窠發ナリ○蓮房發同シ

蓮子發　前ニ云ト名同シテ症異ン此モ其狀ニ付テ名クルシ
○準縄ニ云肩胛ノ内痛テ漸ク潰爛ニ至リ瘡ヲナス此
ヲ太陰疽ト名ツク即蓮子發シ手ノ太陰肺ノ經ニ屬
積熱ノ致ストコロシ

蓮子癧　此ハ瘰癧ノ一箇生シテ其中ニ數十箇アルシ○準
縄ニ云蓮子癧ハ一胞ノ裏數十枚アリ項ノ左右ニ生ス手ヲ
以テ觸ルトキハ能轉動スナヲ藥ヲ用ベシモシ堅硬ニシテ
動ナサル者ハ生ベカラズ憎寒發熱躁渴スルシ

連腎發　準縄ニ云十四椎ノ旁腰腎ノ間ニ疽ヲ發スル
此ヲ連腎發ト名ツク即下搭ナリ房勞太過ニヨツテ傷
ヲ致スナリ

冷注　傳尸病ノ一種シ冷邪臟腑ニトヾマリ腹内時ヾニ痛
骨節ヒキ痛ナリ病源ニ出タリ

冷痹　一身冷テ泄瀉スルシ虚寒ノ症シ○入門ニ云痹病久
シキトキハ目腫テ鷩ト躰瘦テ煩渴シ汗多ク腹ハリ澼
瀉常ナシ或ハ青ク或ハ白ク垢膩ノ如クナルモノヲ冷痹トス

冷熱瘅　丁身或ハ寒シ或ハ熱シ大便瀉シ又秘スルヿ○入門ニ云冷熱アヒカチ泄シテ且秘ス或ハ時ニ便血シ或ハ潮熱スルヿ

連珠風　指掌ニ云連珠風ハ舌下ヨリ起ル初テ泡一箇ヲ起シ須臾ニ又一箇ヲ起テ甚シキモノハ三五七九箇珠ヲ連ル如ク生シ起ル是ナリ

厲癧　盧樞ニ云足ノ脇ニ發スル名ケテ厲癧ト云其狀大ナラズ初メ小指ノ如シ發スレハ急ニコレヲ治シテ其黒キモノヲ去ル消セザレバスナハチ益治セザレハ百日ニシテ死ス

瘰瘍　俗ニ云ナヽツノ類シ○本艸綱目主治部ニ云瘰瘍ハ是汗斑シ癜風ハ是白斑片赤キモノヲ赤瘢ト名ツク

歷節風　風湿血也ニテ身中ノ節々メクリ痛シ其痛甚シクシテ虎ノ咬ガコトキモノヲ白虎歷節風ト云リ○入門ニ云形怯痩ノモノハ多クハ内肉シ血虚火アリ形肥勇ナルモノハ多クハ外肉シ風湿痰ヲ生ズ其偏身ニ遍歷スルヲ以テ歷節風ト云甚シクシテ虎ノ咬ガ如クナルヲ白虎風痛ト云又白虎歷節風ト云リ

厲丹　丹毒ノ一種ナリ丹毒ニ見タリ

冷痢　要訣嘔吐門ニ中脘伏痰冷ニ遇テ即發スルヿアル　俗ニコレヲ冷シ痢ト云リ

燎泡　痱石ト同證ナリ○危氏ガ得効方ニ云渾身燎泡棠梨ノ狀ノ如ク毎箇水ヲ出シ石ニ片ロヲツテ指甲ノ大サノ如シ其泡復生シ肌膚ノ肉ヲ𤔩盡ス即治スベカラズ荊三稜蓬莪朮各五兩ヲ用テ末トナシ三服ニ分酒ニ調ヘ連進シテ愈○按ルニ是遍身ヤケドヲシテフクレタル如ク泡ヲ起スナルベシ燎ハ韵會ニ火炎ナリト云リ

錬銀瘡　面湮瘡ノヿ之本條ニ見タリ

○曾部

雙纏風　喉ノ兩方ニ高ク腫テムラクト縣ノ如ニシテ喉中ニ滿飲水モ通ジカタキ也雙ハ兩旁ニ生スル故ニ云リ○百効ニ云咽喉滿塞明白ナラズ四畔皆腫ルモノヲ雙纏喉ト名ヅク一邊ニ腫ルモノヲ單纏喉ト名ヅケ前ニ見タリ

雙鵝風　雙乳蛾同　咽喉ノ間ニ癤ノ小ナル如ニ腫テ兩方ニ生ズル故ニ雙ト云シ一ツ生スルヲ單ト云前ニ見タリ○百効ニ云咽喉ノ間ニ兩枚ノ癤毒ヲ兩邊ニ生ズト云リ

走馬喉痺　コウヒノ暴ニ發シテ暴ニ死スルヿシ其急ナルヿ

馬　走ルカ如クナル故ニ名ヅケリ

走馬牙疳　俗ニ云ルハクサレ〇入門ニ云腎疳又急疳ト名ツク多クハ痘後ノ餘毒イマダ淨カラザルニヨル更ニ加ルニ乳食トヽノヲラズ甘味脾ニ入テ虫ヲ生ジ状チ傷寒狐惑ニ似テ上齒齦ヲ蝕スルトキハ口瘡血ヲ出シ臭氣アリ甚シキトキハ齒齦潰爛シ齒黒ミ脱落シテ顋ニ穴アル者ヲ云リ言ノコヽロハ陽明ノ熱氣上奔テ馬ノ如ク然ル也

走緩　癰内踝ニ生ズル也瘡アツテ行走スルヿ遅緩ナル故ニ名ツクル也〇靈樞ニ云内踝ニ發スルヲ走緩ト名ツク〇準繩ニ云又鞋帯癰ト名ツク

走腹　泄瀉ノ別名也〇諸證辨疑ニ云泄瀉諺ニ走腹ト云

走皮風　百効ニ云夫走皮風症ハ面忽チニ爛レ紅ニシテ水ヲ出シ進テ胸ニ至ル偶ニ紅點ヲ生シ痘疹ノ如シト云リ

走哺　病源ニ云霍乱ニ三ツアリ其一ツ也言心ハ其食ヲ哺シテ変シテ逆スル也〇準繩嘔吐門ニ云下焦實熱シ大小便通セズ氣逆シテ續カズ嘔逆シテ禁セザルヲ名テ走哺ト云リ

瘡瘍　癰疽ノ條下ニ見タリ瘡ト瘍ニ病名ナリ

阻病　病論惡阻ノ條下ニ見タリ〇入門ニモ也胎氣常ノ處ヲ安ンセザルモノヲ亦阻病ト名ツク

粟芳風　百効ニ云面上浮腫シテ泡ノ如クナルモノヲ發スルヲ云リ

瘡建　病源ニ云身上諸瘡ヲ患ヘ熱ハ氣盛ナルモノハ腫テ焮痛シ畔ニ附テ別ニ結聚スカタチ瘰癧ノゴトシ名テ瘡建ト云又瘡根トモ名ツク

瘡根　瘡建ノ別名ナリ

卒風腫　卒ニ腫テ痛マズ赤カラズ移テ常ノ處ナク痒シ腠理虚シテ風ニ逢ニヨツテ發スル處ナリ

卒中風　中風ノ條下ニ見タリ

疽瘡　癰疽ノ條下ニ見タリ

瘜肉　俗ニ云ハナタケナリ○入門ニ云鼻痔日久シクシテ凝濁シテ瘜肉ヲナス棗ノ如クニシテ鼻竅ヲ帯塞ク甚シキモノハ

搜牙風　百効ニ云ラクハグキ腫痛シテ口ノ内焼ガ如シト云リ又鰾ト名ツク

鼠乳　病源ニ云鼠乳ハ身面ニ忽チ肉ヲ生シテ鼠ノ乳ノカタチノ如シ是風邪肌肉ヲウツテ變ジテ生ズルナリ

鼠殘瘻　百効ニ云鼠殘瘻ハ大小一ナラズト云リ○正宗ノ瘰癧門ニ其患ヲ誤テ蟲蟻鼠殘ノ不淨ノ物ヲ食シテ得ルト云○按ズルニ是瘰癧ガ鼠殘ヲ食スルニヨツテ生ズルノ義ニ別ニ一病アルニアラズ鼠瘻ノ條下ニコレヲ論ズ考フベシ

鼠瘻　瘰癧ノ一ニツイヘテ根ヲナスヲ瘻ト云リ○靈樞寒熱篇ニ云黄帝岐伯ニ問テ曰寒熱瘰癧頸腋ニアルモノ三テ

何ノ氣ノ生ゼシムルヤ岐伯ガ曰此レ皆鼠瘻寒熱ノ毒氣
ナリ脉ニ留テ去ザルモノ也○馬玄臺ガ註ニ瘰癧一ニハ鼠
瘻瘡ト名ツク俗ニ云鼠飲食ヲ用テ涎ヲ其中ニ流シ人
誤テコレヲ用ユコノユヘニ毒氣ニ感シテ瘰癧ヲ生ス今鼠
ノ頸腋ニ塊多シ其狀瘰癧ノ如ク然リト云リ○張介
賓ガ注ニ云瘰癧ハ其狀纍然トシテ上下ヲ歷貫ス故
ニ頸腋ノ間ニ於イテ皆ヨクコレアリ其形鼠ノ穴ノ其一
ヲ塞ゲバ又其一ツヲ穿ガ如クナルニ因テ故ニ又名ヅケテ
鼠トスト云リ此等ノ說ヲ以テ見レバ鼠殘癧鼠瘻モ一ナ
瘰癧ノ別名ナルコト必セリ瘻ハ入門ニ即漏ヽ年ヲ經テ漏

トナルモノ痔漏ノ漏ト相同シ但頸ニアルトキハ瘰漏ト云痔ニ
アルトキハ痔漏ト云治法ハ一ナリ

搶食風　惡食ヲナシ或ハ塩辛ノ物ヲ食シテ口中ガ泡ノ如クハ
ルヽ也○指掌ニ云搶食風ハ亦蜚絲毒ト名ヅク口中ニ生
ス或ハ鯉鱠惡物ヲ食シ泡ヲ發スル是ナリ○百効ニ云ク搶
食風ハ飲食ノ中忽チ血泡ヲ生ジテ腭及ビ舌根ニアリト
云リ蜚ハ飛ト同シ

賊瘟　入門瘟ノ論中ニ云ニ三四日便チ起脹シ瘟大ニシテコレ
ヲ按ハ虛歉ナル者此ヲ賊瘟ト名ツク氣血ノ大ニ衰ルナリ
此惡證ナリ

湊肺 咳嗽ノ別名也○準繩ニ云冷熱酒ヲノミ或ハ冷水ヲノミ肺ヲ傷リ咳嗽ヲイタス俗ニコレヲ湊肺ト云リ

賊風 病源ニ云冬至ノ日疾風南方ヨリ来ルヲ名テ虚風ト云此ノ風至レハヨク人ヲ傷害ス故ニ賊風ト云其病状病源ニ詳也コレヲ畧ス常ニ賊風ト云トキハロハアレキ風ノヿ也

卒利 ニハカニ冷熱ノ氣ニヤブラレテ利下スル也

喪尸 病源ニ云人年命衰弱喪死ノ處ニ至テ心意タチくチヲソレ惡所アレバ身内ノ尸蟲便チ外邪ヲ接引シテ共ニ疰病トナル尸病ノ一種ナリ

走注 注病ノ一種ナリ邪氣血ニ随テ行キ或ハ皮膚ニ淫奕ニシテ去来擊痛シ遊走シテ常ノ處ニアルヿナシ故ニ名ツク

喪注 注病ノ一種也人尸喪ニ臨ヿアリテ其氣ヲ受心腹刺痛シ煩ヿ也○二病ノ候病源ニ詳カ也

卒忤 客忤ノ別名也

走精黄病 三十六黄ノ方ニ云面目トモニ黄ニシテ多ク睡リ舌紫ニ甚シテ面裂ル也爪甲黒キモノハ死ス

走釘 奇疾方ニ両足ノ心出ニ腫レ黒豆瘡ヲ生シ硬シテ釘ノ如ク地ヲフムヿアタハス脛骨ニ碎孔ヲ生シ髓流レ出テ身寒顫ヲ發シタヾ酒ヲ飲ムヿヲ思フ此肝腎冷熱相合スル也

走皮癧瘡 入門ニ云走皮癧瘡ハ小児生レテノ頬項ニ満

發シテ楊梅ノ如ク痒シテ汁多シ兩耳ニ延蔓シテ内外
湿爛シ浸淫瘡ノ如シ

蛆瘤　瘻瘤ノ條下ニ見タリ

鼠噎　玉案噎膈門ニ云又鼠噎ト云モノアリ人ヲ見レバ即
食セス人ニ背テ即チ私カニ食ス鼠殘ヲ食シテ毒ニ中テラ
レテ致ストコロナリ

鼠瘻　拾遺記ニ云柳休祖ハヨク卜筮ス其妻鼠瘻ヲ病リ
積年癒ズ命ニ垂トス休祖遂ニ卜シテ頤ノ復ニ之ヲ得
タリ按ズルニ卦ニ合姓ハ石ト云人ヲ得テコレヲ治セシ當ニ鼠ヲ
獲テ愈ベシ既ニシテ卿里ニ奴アリ姓ハ石ヨク此病ヲ治ス
遂ニ頭上ノ三處ヲ灸ス佳ナルヿヲ覺俄ニ一鼠アツテ遅ニ
ス、シテ伏ス猫ヲ呼テコレヲ咋シム鼠ヲミルニ頭上ニ三ツノ灸
ノアトアリ妻遂ニ瘥ヘ

息積　素問奇病論ノ類註ニ云積中ニアラズシテ脇ノ下ニ
アルモノハ初メ起ルヿ微ニ小ナリ久シテ大ニ至ルトキハ脇滿
氣逆シテ喘促リ息スルヿ難シ故ニ息積トナヅク今テノ
積左脇ノ下ニアルヿアレバ俗ニ名テ痞トスルモノ即此證也
惟小兒尤モ多シトス

走注瘰癧風　醫統喉風門ニ云其狀頸項結核シ皮膚赤
ク腫レ惡寒發熱狀傷寒ノ如キ是也

瘡雀　全州ノ防禦使崔尭封ノ中ニ雙李言士ロト云モノアリ
左ノ目ノ上瞼ニ忽チ一小瘡ヲ生ズ漸ク大ニシテ長サ鴨ノ
卵ノ如ク其根弦ノ如ニシテ恒ニ偃シテ其目開クヿアタハズ
尭封コレニ酒ヲ飲シテ大ニ酔シメ遂ニ瘡ヲ割去ハ瘡ノ中
ヨリ黄雀飛鳴テ去ルト云リ醫統ニ見タリ

瘡血溺　醫統ニ云一人左手ノ無名指ノ爪甲ニ一小瘡ヲ生
シ初テ起麻粒ノ大サ小刀ヲ以テ瘡頭ヲ挑開ケバ血出
ルヿ溺ノ如クニシテ一日夜ニシテ長ク肉瘤ヲ出シ菌ニテ指ヲ
ツヽムガ如ク頂内一孔ヲ開テ脈白轉動スルガ如シ此衍毒ニ

噲喉 幷噲水　俱ニ水噲ト同シ水噲ニ見タリ

髖帶瘡　病源ニ云髖帶瘡ハ腰ヲメグリテ生ズ此風濕血氣
ヲ搏テ生スル所ノ狀髖帶ノ如シ因テ名トス

息奔　五積ノ一ツナリ○要訣ニ云肺積ハ右ノ脇ノ下ニアリ大
サ覆杯ノ如ク氣逆背痛或ハ少氣喜テ忘レ目瞑リ膚
寒ノ皮中時ニ痛テ虱蟲ノ緣ル針ニテ刺ガ如ク久シキトキハ咳喘
ス名テ息奔ト云

卒魘　此ヨイリテヲソハルヽヿ也魘不寤ノ條考ヘシ

蜡目　病源ニ云蜡目ハ蠅蛆ノ目眥ニ瘡ヲ生ズ故ニコレヲ蜡目ト云

足瘇　足ノ腫ルヿ也○病源ニ云瘇病ハ膝ヨリ已下踝及ビ趾ニ
至テ俱ニ腫直スル是也或ハ言江東ノ諸山縣ニ人多ク瘇

瘡石 病ムルヽ
入門ニ云渾身瘡ヲ生ジ燎泡ノ如ク毎箇破レテ水ヲ出シ内ニ石一片アリ指甲ノ大サノ如シ泡シテ復生ズ肌膚ノ肉ヲ抽盡シテ治スベカラズ前ノ燎泡ト同證ナリ

○津部

頭痛 真頭痛ハ脳巓泥丸ニ引コトくク痛手足冷テ節ニ至ルモノハ死ス外感ノ頭痛ハ必ズ寒熱アリ 頭疼ト云ハイタミノ軽キ也痛ハ重キ也

頭風 入門ニ云素ヨリ痰アルモノ或ハ櫛沐シテ涼ヲトリ酔飽仰臥シテ賊風脳ニ入頭ニ入耳ニ入鼻ニ入頸項ヨリ以上耳目口鼻眉稜ノ間一處トシテ吾體ノ如ナラザルヿアリ頭皮浮頑ニシテ自ヲボヘザルモノアリ口舌味ハズシテルモノアリ或ハ耳聾或ハ目痛或ハ眉稜上下掣痛或ハ鼻中香ヲ聞バキハメテ香シク臭ヲ聞バキハメテ臭ク或ハタヾ呵欠シテ眩冒ノ状ヲナス甚シキトキハ項強硬身體拘急此正頭風也○雲林ガ曰頭痛常ニ發スルモノヲ頭風ト云リ

痛風 遍身骨節走リ注テ疼痛スルナリ皆氣血風濕痰火ノナス所ナリ其ハナハダキモノヲ白虎歴節風ト云リ

頭面風　要訣ニ曰両頬赤ク痒ク其状癬ノ如キヲ頭面風ト名ク

○祢部

熱病　傷寒ノ類ヽ冬ニ寒ニヤフラレテ春ニ至テ変シテ温病トナリ夏ニ至テ変シテ熱病トナル冬ニ寒ニ傷レ其ヘ、ワツラフヲ傷寒ト云リ其時行一般ナルモノヲ瘟疫ト云リ
熱病ハ傷寒温病ヨリモ重シト云リ又暑病トモ云リ

熱厥　要訣傷寒門ニ熱厥ハ手足冷ルトイヘドモ指甲却テ煖ナリト云リ

熱注　注病ノ一種ヽ其時ヽ發熱スル故ニ熱ト云リ

熱痺　入門ニ云熱痺ハ初テ起ル人イマタ瘦怯ナラズ但臉赤ク口臭唇焦煩渇熱シテ火ノ如ク大便秘澁スルモノヲ熱痺トス

熱利　風熱大腸ニ入水穀利シテ色黄ナルモノヲ熱利ト云リ

熱淋　三焦ニ熱アリテ腎ト膀胱トニ傳ヘ熱氣胞ニ流レヘテ淋トナルヽ

熱痛　心痛九種ノ一ツヽ○入門ニ云熱痛ハ内酒食積熱痰鬱ニヨツテ發厥シ手足冷ルトイヘドモ身熱ス煩躁吐逆シ額ニ汗アリ

熱入血室　玉案ニ云熱血室ニ入ルハ何ヲ以テコレヲ致ス必ズ其経水行時ニ臨テ或ハ熱症ヲ犯シ因テ経止経熱ニ随テ血室ニ入トキハ往来潮熱シ瘧ノ状ノ如ク定期ナク或ハ一日ニ両三発スルモノ是シ熱久シク止ズ骨髄ニ傳ルトキハ多クハ骨蒸トナル

熱毒　入門ニ云夏熱病ニ發班スルコレヲ熱毒ト云リ

熱嘔　嘔吐ノ條下ニ見タリ

○奈部

内傷　七情ノ氣ニ傷ラレ或ハ飲食節ヲ失ヒ房勞度ヲ過シ皆内ヨリ傷レヲナス故ニ内傷ト云リ外傷トハ外ヨリ風寒暑湿ニ傷ルヽナリ

内障　眼疾ニソコヒト云ルモノヽ内翳ト云リ外障ニ見タリ

内釣　内弔同シ　小児ノ疝氣シ内臓ガヒキツリ痛ミ釣ハヒキツリ痛心ナリ○入門ニ内釣ハ内臓抽掣シテ痛シモト胎驚ト胎風動ニヨル眼ニ紅筋アリ身ヲ反張シ唇黒ク偃シ外腎腫吐瀉サニヲハリテ外搐来ルト云リ

内弔　内釣ト同シ

内搐　ビクくトシテ口ヲ撮ロヲ噤ズルヽ撮口ノ甚シキ症ヽ ○
入門ニ云日夜多ク啼飲乳スルヿアタハズ甚シキトキハ發搐撮
口噤スルコレヲ内搐トスルヽ

内痔　牝痔附ス　本艸綱目槐角丸ノ條下ニ云五種ノ腸風瀉血ヲ
治ス糞前ニ血アルヲ外痔ト名ヅク糞後ニ血アルヲ内痔ト名
ヅク大腸收ラザルヲ脱肛トナヅク穀道四面弩肉嬭ノ如クナ
ルヲ擧痔ト名ヅク頭上孔アルヲ瘻瘡ト名ヅク内ニ蟲アル
ヲ蟲痔ト名ヅク並ニ皆コレヲ治スト云リ

内吹　外吹ノ條下ニ見タリ

内癖　百効ニ云内癖ノ症ロノ上腭ニ瘡ヲ生ヽ初發ハ蓮花
ノ根蒂ノ如ク小ニ身ノ下リ蠹ノナミニ大ニナルヽ是虚勞元氣
ノウスキナリ

内疚疸　準繩ニ云内疚疸ハ臍下及ビ臂并ニ兩ノ手ノ掌ニ
發スルヽ

内風　内経ニ云房ニ入汗出風ニ中トキハ内風トナル註ニ内
其精ヲ耗シ外腠理ヲ開ク内風龍衣ニ因テ内風ト云リ又
勞風ト云リ

内瘻　病源ニ云瘡ノ色黒ク結アツテ内ニ膿アリ久シテ乃積
生ジテ筋骨ヲ侵食スト云リ

内黄　黄疸ノ種類ヽ熱毒内ニアツテ宣散スルヿアタハズ身面

コトゝク黄ナリ故ニ内黄ト云リ

軟癤　入門ニ暑月癤ヲ生ズト云リ俗ニナツブレノヿカ

内衄　吐血ノ別名也○要訣ニ云吐血スルモノハ血溢テ濁道ニ入
膈間ニ留聚シテ満ルトキハ吐血ス名テ内衄ト云リ

内潰　玉案ニ云疽出テ五六日氣血分タズ顔色焦紫面紅ニ
腫瓜ノ如ニシテ疽伏シ或ハ舌白シテ唇ニ至ルヲ内潰ト云リ

軟風　痿躄ノ事也○壽世ニ云痿ハ手足擧持スルヿアタハザル
是也又軟風ト名ツク

難産　古ヨリ難産ハ多クハ富貴ノ人ニアツテ貧賤ノ者ニスク
ナシ是安逸ニシテ保養ヲ失スル故ナリ余毎ニ富貴ノ家産

婦ヲミルニ一タビ腹痛スレバ便驚惶シテ甚シキモノハ啼哭
シ産婦ノ精神先已ニ耗散スルヿ致ス未ダ産門ニ至ラ
ズワヅカニ身ヲ轉ズル時ニヒテカヲツトメ或ハ腹ヲヲシサス
リ腰ヲカヽヘ冷水ヲ面ニ噀ナドシテ多クハ横生倒産ヲ
致ス穏婆醫ノ事ヲ用ヒズ侍傍ノ老女子各自ニ辭
浪ノ一ヲ言産婦稟質強健ニシテ幸ニ正産スレバ大ニ功
ヲ言性質虚弱ニシテ死ニ至レバ或ハ醫ヲセメ或ハ命ニト
云是皆事ヲ解セサルノ咎也瓜熟シテ自ラ落ナ時ヲ待
ノ保養ヲシラザルノ故也産婦ノ左右ニハ事ヲ解シ老成
ノ穏婆其餘曾テ生長ヲ經タル老女子一二人ニシテ足

レルノミニ凡ソ大名或ハ富家ニ懷胎スルトキハ常ノ業作ニシテ食物房事ヲツヽシメ心スナホニ悲怒ナカラシコヲ欲ス或ハ體ヲツカフコヲヨシト云テ朝暮ニ手ナレヌ業ヲナシ心氣甚タ勞スルトキハ又元氣虚シテ却テ難産スルコアリ又卑賤懷胎シテ身ヲ安逸ニナシ常ニカハルトキ氣ユルミ胎フトリ必ス難産スルコアリ只其常ノ心ニシテ養生ヲツヽシムベシト云リ

内發丹毒

準縄ニ云腰膀ノ間ニ腫痛赤色霞ノ如クナル此ヲ内發丹毒ト名ク是ヲ治スルコ緩ケレハ毒内ニ入テ嘔噦昏迷シ胸腹䐜脹スルモノハ死ス二便通セス遍身

ク紫ナルモノハ死ス急ニ悪血ヲ砭シ出シ防風通聖散ノ白朮甘艸ヲ去テ服スベシ汗劑ヲ服シテ汗ヲ得ルトキハ生ス汗ナケレハ死スナリ

癱瘓

中風ニテ半身ナヘテカナハザルコシ其内左ノナユルヲ癱ト云ヒ右ノナユルヲ瘓ト云リ○正傳ニ云癱ハ坦ナリ筋脉弛縱シ坦然トシテ舉ザルシ瘓ハ渙ナリ血氣散慢シ渙然トシテ用ヒラレサルナリ○病機機要ニ云四肢舉ザル俗ニ癱瘓ト云○醫鑑ニ云血虚スルトキハ痰火左ニ流注テ癱トナル氣虚スルトキハ痰右ニ流注テ瘓トナルシ○總録ニ云左ヲ以テ癱トシ右ヲ以テ瘓トスルトキハ非ナリ但左コレヲ得ヲ以テ病左ニ

アリ右コレヲ得ヲ以テ病右ニアル耳又曰癱ハ懈怠シテ收攝セザルナリ瘓ハ弛縦シテ物ヲ制スルヿ能ザルヿ○癱瘓

或ハ通シテ癱緩ニ作ル

軟痛 手足ノナヘシビレ痛ヿナリ

病名彙解巻之三終

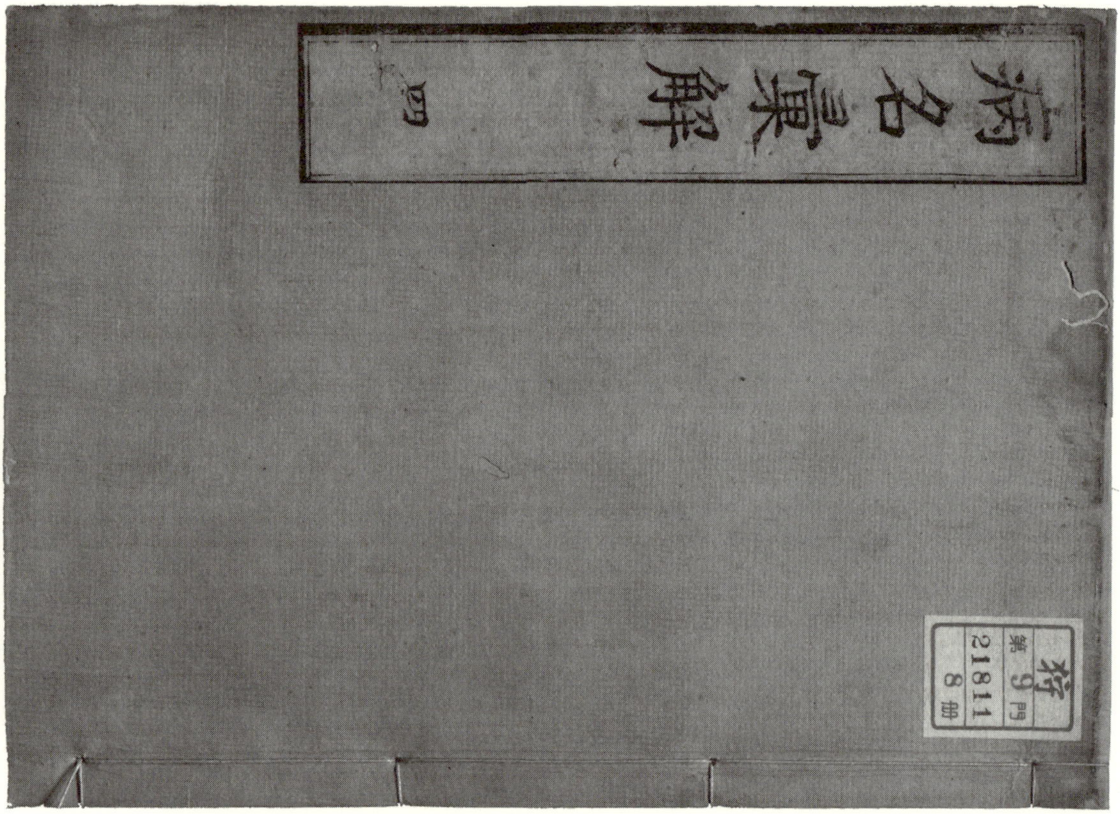
病名彙解
四
符 第 9 門
21811
8 冊

病名彙解巻之四

江南　艸醫　桂洲甫　著

○良部

癆瘵　凡ソ癆瘵ノ證七情六慾ノ火中ニ動キ飲食勞倦ノ過屢体ヲ傷リ漸ニシテ真水枯竭シ陰火上炎スルニ因テ乄男女トモニアリ○明醫雜著ニ云男子二十前後ニ色慾過度ニシテ精血ヲ損傷シ必ズ陰虚火動ノ病ヲ生ズ盜汗シ午後ニ發熱シ咳嗽シ倦怠力ナク飲食少ク進ミ甚シキトキハ痰喘ニ血ヲ帶咯唾ニ血ヲ出シ或ハ咳血吐血衄血シ身熱シ脉沈數ニシテ肌肉消瘦ス此ヲ癆瘵ト名クト云リ

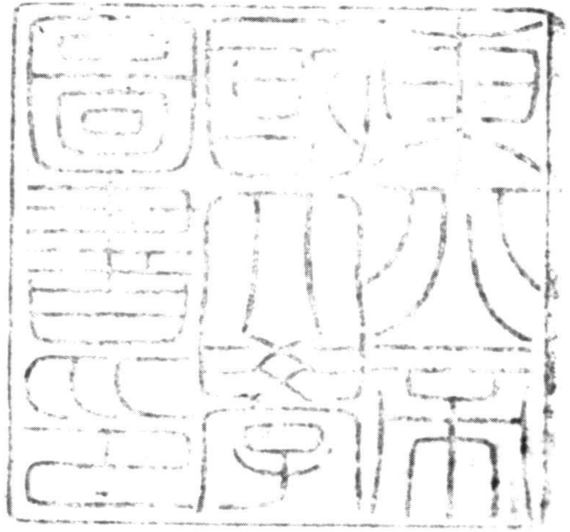

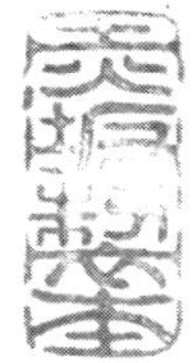

勞淋 ○入門ニ云勞極ルヲ瘵ト云リ

五淋ノ一ナリ房勞ナドヲ過シテ發スル之○入門ニ云勞淋ハ痛氣衝ニ引勞ニ遇トキハ則發シ痛墜テ尻ニ及ト云リ

勞注 注病ノ一種ナリ大ニ虚勞シテ血氣空竭シ風邪ニ乘ゼラレ四支節節沈重シテ瘥ザルノ症也

狼疝 七疝ノ一ツナリ○病源ニ云小腹ト陰ト相ヒイテ痛大ニシテ行コトカタキヲ名テ狼疝ト云一七疝ノ別チ書ニヨツテ異ナルコトアリ疝氣ノ條下考ベシ

卵癩 疝氣ノ一種也○入門ニ云玉莖腫硬シテ臍ニヒキツリ絞痛ス甚シキトキハ陰ヒビイリ肢ヒハ囊上ニ瘡ヲ生ジ爛レ丸ト云リ

雷頭風 準繩頭痛門ニ云頭痛テ核塊ヲ起スモノ是ナリ或ノ云頭雷ノ鳴ガ如ク風邪客トナツテ風ウゴクトキハ声ヲナスト又云痰火上升シテ氣道ヲ壅ギ風邪ヲカスルトキハ自然ニ声アリ輕キハ蟬ノ鳴ガ如ク重キハ雷ノ声ノ如シ故ニ雷頭風ト名ツクト云リ○入門ニ云大頭腫ヲマタ雷頭風ト名ツケリモト頭ノ鳴ニヨツテノ名ナリ

浪子瘟 蝦蟇瘟ノ別名ナリ

落架風 頬ノカキガ子ノハヅルヽコト也○百效ニ飲酒ノ後或ハ大ニ笑ヒ或ハ呵ナドシテカキガ子ノハヅレテ架ヲ合スコトアタハス是氣血不順ニシテ筋牧〻ニラサルユヘ也頬車不開ヲ針

シテ手ヲ以テヲシ上ヘシト云リ
落下頦　落架風ノ了シ頦ハ頷シ○正宗ニ云落下頦ハ氣虚ノ故ニ關竅ヲ收束スル了アタハザルシ
朧梨　本艸綱目土ノ部ニ白禿朧梨トアリ白禿ノ了カ或人ノ云冬ニノ梨白禿頭ニ似タル故ニ云カ又朧梨頭瘡ト云ト
狼瘻　九瘻ノ一ツナリ○病源ニ云年少ノ時自謹慎セズ或ハ大怒ノ氣上テ下ラズシテ生ズル所ナリ頸項ニアツテ缺盆ノ上ニ出テメクツテ耳ノ本ニツラナル其根ハ肝ニアリ
勞瘵　張介賓ガ云勞ニ因テ即チ發ス表裏ノ氣虚シテ邪ニ感ズル了ノ易キヲ以テシ

老瘧　王啟玄ガ云痎瘧ハ老瘧ナリ
落痂　瘡瘍ノ痂ヲ落ス了シ後ニ見タリ
勞風　醫學綱目ニ云即痓ノ屬蓋勞汗風ニアフニヨツテノ内ニ大陽寒湿ノ邪ヲ挾シ治亦痓ト同シ一サニ其勞スル所ヲ視テ虚イヅレノ臟ニアル了ヲ知ベシ房勞ノ如キハ腎虚汗出腠理ヒラケテ風入皮膚寒ヲウルトキハ閉テ風出ル了アタハズ水ト倶ニ行其人一サニ目ノ下腫テノ臥蚕ノ狀ノ如クナルベシ腎ハ水ヲ主トツテ其經目ノ下ニ至ルガ故シ
癩風　俗云サンビヤウナリ　癩ハ當作癘　六書正譌ニ癘別ニ作癩ハ非ナリト云リ○入門ニ云癩ハ即内経ノ癘風天ト

地ノ間ノ粛殺ノ風氣酷烈暴悍ヲ受最モ畏ルベシ
ス一ニハ風毒ニヨル或ハ汗出テ衣ヲ解水ニ入或ハ酒後ニ
風ニ當ル二ニハ湿毒ニヨル或ハ湿地ニ坐臥シ或ハ雨露ニ
冒サル三ニハ傳染ニヨル然モイヘタ必ス外ニヨヿ升ルヽ（按ルニ此三因ヨリ生ズル故ニ三病ト云カ）
内飲食ニ傷ラレ熱毒過甚大寒大熱房
勞穢汚以テ火動血熱ヲ致シ更ニ外感風寒冷湿ヲ
加ヘテ發ス初テ起ル身上虚痒シ或ハ白屑紫雲ヲ起
シ癜風ノ如ク然リ或ハ紫疱疙瘩ヲ發シ膿ヲ流ス上
ニ先見ルヽモノハ氣分病ヲウク上躰ニ必スタヽシ下ニ先
見ルヽモノハ血分病ヲウク下躰ニ必スタヽシ上下トモニ見
ルモノハ氣血トモニ病上ヨリシテ下ルモノヲ順風トス下ヨリ
シテ上ルモノヲ逆風トス但シ上ヨリ下ヨリ漸クニ来ルモ
ノハ愈ガタシ治其法ヲウシナヘハ以テ皮死麻木不仁ヲ致
ス脉死ハ血潰テ膿ヲナス肉死ハ割切テ痛ニズ筋死手足
緩縦ス骨死ハ鼻梁崩塌スシカノミナラズ眉落眼昏唇翻
リ声噎ス甚シキトキハ眼目ヲ蝕傷シ玉茎ヲ腐爛シ肢
肨ヲ攣拳ス病此ニ至ル天刑解シガタキシ○白癩烏癩
ノ別アルシ

來去痛　心痛九種ノ一ツシ○入門ニ云来去痛ハ肺鬱痰
火勞心スルトキハ發ス其痛往来アツテ時ニ作リ時ニ止

ヿアルモノ是ナリ

爛縁血風　類案ニ云両ノ瞼ノ間赤ク湿テ涙ヲ流シ或ハ痛ミ或ハ痒ク晝物ヲミルヿアタハズ夜燈光ニ近ツクヘカラス兀々トシテ凝坐ス是ヲ爛縁血風トス

獵頰風　喉痺ノ種類ナリ〇醫統ニ云其證牙床痛ミ腮頰ニ連テ倶ニ腫ル是ナリ

老鼠瘡　瘰癧ノ類シ禁方ニ瘰癧老鼠瘻ト云リ是鼠瘻ノヿ歟

藍注　注病ノ種類ナリ〇病源ニ云小児卒冷ヲ得トキハ結聚シテ核トナル其皮肉色藍ノ如シコレヲ藍注ト云

爛疔　疔瘡ノ種類シ〇入門ニ云色稍黒ク膿水流レ出ヅ

瘋頭瘡　白禿瘡ノ類シ同春禿瘡門ニ出ヅ

老鼠攅　準縄ニ云背脇ノ間ニ両處疽ヲ發スル此ヲ老鼠攅ト名ク一ニ遊走血脾癰ト名ク怒氣積熱ニ由テ致スヒコロシ

卵脹　三因方陰癩論中ニ病者勞役節ナク及馬ニ跨車ニ坐シテ卵核腫脹ヲ致ス或ハ偏ニ大小上下常ナキヿアル名テ卵脹ト云小児生来便チ此ノ如キモノハ乃チ宿疾シ

落頭民　俗ニ云ロクロクビシ飛頭蠻ニ同ジ

〇無部

夢遺　俗ニ云モウザウシ心ニ感スル所アツテ夢中ニ交合シテ

精モル、ナリ心虚ニ屬ス遺精ヨリハカロシ或ハ年少ク氣
盛ニ鰥居矜持シテ久ク精慾ヲツヽシミ自ラ覺ズシテ泄
精スルモノハ癃ノ水滿アル、ダトヘタリ藥ヲ用ヒズシテモ
ヨシ其外ハ腎水ノ不足ヨリ起ルヿ

無皮　入門ニ云生レ下テ身皮ナクシテトモニ是紅肉ナルモノ
スナハチ脾氣ノ不足シ早ク米粉ヲ用テコレニ撲皮ヲ生ズル
ヲマツテマサニ止ト云リ

無名腫　入門ニ云癰ニアラズ疽ニアラズ瘡ニアラス癬ニアラズ
狀惡瘡ノ如ク或ハ癧或ハ魁シ名ツケテ無名腫毒ト云リ
或ハ無名瘡トモ云リ

無血讃　醫統ニ云ヿ白人忽チ黑ニ変ジ毛殖シテ鐵條ノ
如ク飲食スト イヘ圧大ニ醉ルガ如シ無血讃ト名クト云リ

無子　巣元方ガ曰婦人無子ハ其事三アリ一ハ墳墓祀ズ
二ニハ夫婦年命ノ相尅三ニハ夫病婦疹ニ皆子ナカラシム其
墳墓祀ズ年命相尅スルガ如キ此ノ二ノ者ハ藥ノ能益アルニ
非ズ夫病婦疹ノ如キハ醫得テ効アリ然レ圧婦人ハ疾ヲ
挾テ子ナキ皆血氣ノ勞傷シ冷熱調ラズシテ風寒ヲ受テ子
宮ニ客タルニ由テ胞内病ヲ生セシムルヿヲ致シ或ハ月經澁閉シ
或ハ崩血帶下シ陰陽ノ氣不和經血ノ行候ヲ乖クニヨヲ
致スカ故ニ無子トシ○按ズルニ凡ソ婦人ノ子ナキハ多ク七情

ニヤブラレ血衰ヘ氣盛ニ絳水調ラズ子宮虚冷ニシテ病ヲ挾ム
因巣氏ガ前ノ二論及ビ病源ニ載スル所ノ吐納養生ノ方
必シモ然ラズ

○宇部

温病　或ハ温疫ト云冬ニ寒ニ傷ラレ即病ズ寒毒肌肉ノ中ニカクレ春ニ至テ發スルヲ温病ト云リ○入門ニ云春三四月ノ間暴熱ニ感ジテ温病ト云傷寒汗下シテ過経解セザル者モ亦温病ト名ヅク

鬱症　七情ノ氣カ鬱滞シテ病ヲ生ズルし鬱ハ字書ニ滞

又攣屈シ氣鬱ハ胷脇痛シ濕鬱ハ周身走リ痛或ハ關節痛陰寒ニ遇トキハ即發スルシ熱鬱ハ目瞀小便赤シ痰鬱ハ動クトキハ喘スルシ血鬱ハ四肢力ナク大便紅ナリ食鬱ハ酸ヲ噯腹飽テ食スルヿアタハザルシ以上是ヲ六鬱ト云

温瘧　六瘧ノ一ツシ先熱シテ後ニ寒ス亦時ヲ以テノ作ルヲ云シ

右搭串　左搭串ノ條下ニ見タリ

烏紗驚風　小児秘訣ニ小児驚風遍身スベテ烏モノ急ニ推テ下ニ向ヘ黄土一盌搗末シ久醋一鍾ヲ入炒熱セシメ包ミ定メコレヲ熨シテ引下シテ足ニ至テ刺シ破ル妙ナリ

トスト云リ

慍羝　俗ニ云ワキガノコト也○陶九成ガ輟耕録ニ云慍羝ハ腋氣ヲ謂也唐ノ崔令欽ガ教坊記ニ云范漢ガ女大娘子開元二十一年ニ内ヨリ出姿媚アツテ微ク慍羝アリト云リ

欝冒　血厥ノコトヲ云リ○入門ニ云鬱冒ハ乃チ氣鬱サル也冒ハ乃チ神清カラザル也俗ニコレヲ昏迷ト云

烏啄瘡　病源ニ云烏啄瘡ハ四畔起リ中央空キ是ナリ此風湿血氣ヲ搏テ変生スル所也其烏鳴ノ啄ム所ノ如ナルヲ以テコレニ名クル也

欝火丹　病源ニ云丹發スルコト背ヨリ起ルコレヲ欝火丹ト云

温毒　入門ニ云春温發斑スルコレヲ温毒ト云○温病ニヨツテ發スル也

烏風　内障ノ一種ナリ○醫統ニ云痛ズ痒カラズ漸々ニ昏暗ニ是氣渋ルニ因テ然ラシムル也真ニ烏風ノ如シ

温注　注病ノ種類ナリ○病源ニ云人温熱ノ病ニ染コトアリテ瘥テ後餘毒除カズ皮膚ノ間ニ停滞シテ流テ臓府ノ内ニ入人ヲシテ血氣虚弱ナラシム甚ダ食ヲ変ゼズ或ハ臥シ沈滞シテ瘥ス時々ニ發熱スル也

温壮　又曰小児温壮ハ府藏調ラザルニ因テ内ニ伏熱アリ或ハ宿寒ヲ挾ミ皆胃ノ氣ヲ搏シ胃ノ經ハ身ノ肌肉ヲ主ル其胃和セザル時ハ氣行壅渋ス故ニ蘊積シテ体熱スル也

烏癩 俗ニ云クロカツタイ也黒癩ト小ク異ナルコトアルト也其ノ差別未ダ詳カニ考ヘス○準縄ニ云得トコロ初メ皮毛変ジテ黒キコヲ覚或ハ浸淫シテ痒コヲ苦ミ蟲ノ行ガ如ク或ハ眼前ニ物ヲ見テ垂絲ノ如ク言語定ルコ無ク心常ニ驚恐シ皮肉ノ中或ハ桃李ノ如ク癮疹赤黒手足頑麻シ針ニテ刺モ痛ヲ覚ヘズ脚下痛ミ頑メ地ヲ踏コヲ得ズ或ハ両肘縄ニテ縛ガ如キ此ヲ烏癩ト名ク又黒癩アリ凡ソ二癩ノ症大ニ同ニシテ小シク異シ故ニ別ニ録セズト云リ

○篤部 入以部ニ

○乃部

脳疽 俗ニ云クビキリチヤウナリ又ハ天疽トモ對口疔トモ云リ天疽ノ條下ニ見タリ○入門ニ云古ニ謂ル發脳發鬢發眉發頤發背コレヲ五發ト云至テ険シ凡ソ眼ニ瘡ヲ見ズンバ皆悪シト云リ

脳爍 霊枢癰疽篇ニ陽氣大ニ發スレバ脳ヲ消シ項ニ留ル名ヅケテ脳爍ト云其ノ色楽マズ項痛テ刺スニ鍼ヲ以テスルガ如シト云リ○爍ハ式灼ノ切消也自然ニ物ヲ銷鑠スル也

脳衄 本艸綱目ニ口鼻并ニ血ヲ出スヲ脳衄ト云リ

脳痒　入門ニ云脳痒ハモト風熱ノ挾ミヨツテ生出テ
乳食常ニ越或ハ臨産ニ空ク犯シテ以テ満頭ニ餅ノ如ク
ナル瘡ヲ生ズ脳熱シテ火ノ如ク髪結ヲレテ穂トナリ顖心
顖タカク遍身汗多シト云リ
脳猪　蟮拱頭ノコト後ニ見タリ
膿窠瘡　俗ニ云肥前瘡ノ類ナルベシ○千金方ニ云凡ソ熱瘡
起テ白膿ヲ生ズ即今ノ俗膿窠瘡ト名ツクル是ナリ其
初テ起ル即浅シ但黄汁ヲ出ス肥瘡ト名ツク又黄ハ爛
瘡ト名ツク初ニノ作ル亦肥瘡ノ如ク喜手足ニアラハ常ニ
相對シテ生ズ月ニ隨テ生死ス痛癢折裂春夏秋冬
隨テ瘥劇キモノヲ瘑瘡ト名ヅク○正宗ニ云膿窠瘡ハ乃
肺経ニ熱アリ脾経ニ湿アリ二氣交感シテ其患先水泡ノ
ヤウニ生ジテ痒フナシ後ニ膿泡ニ変ジテ疼ヲナシテ成所ゝ
脳嚢虚瘍　準縄ニ云耳中疼痛當ルベカラザルモノヲ脳嚢
虚瘍ト名ツクト云リ
脳漏　正宗ニ云脳漏ハ又鼻淵ト名ツク總テ風寒脳戸ニ
凝入シ太陽湿熱ト交蒸ニ因テ乃其患ヲナシ鼻ニ濁
涕ヲ流シ或ハ黄水ヲ流シ點々滴々長ク湿テ乾クコトナク
久シキトキハ頭眩虚暈已ズト云リ
嚢癰　陰嚢癰ノコト○入門ニ云初テ起ル腫赤ク脹痛シ小便

澁滞寒熱シテ渇ヲナス又云膿潰テ皮脱シ睾丸懸
掛シ或ハ内筋一條ヲ見ハシ消サスシテ陰嚢コトゴク腐
玉莖下面嚢ニ綴スルモノ又腐半邊ノ筆管ノ如シト云リ
〇正宗ニ云嚢癰ハ乃陰虚湿熱嚢ニ流注シテ結テ腫
ヲナシ潰ニ至リテ睾丸懸掛スルモノナヲ人ヲ傷ラザルガ如シ
其毒外ヨリ發スルヲ以テシ

膿漏目　病源ニ云目ハ是肝ノ外候上液ノ道シ風熱瞼
眥ノ間ニ客トシテ血液ヲウツテ眥内結聚シテ津液コレニ
乗シテ止マラサラシム故ニ膿汁ヲ成テツキサルコレヲ膿漏目
ト云ナリ

腦黄　黄疸ノ種類ナリ〇病源ニ云熱邪骨髄ニアリ腦ハ
髄海タリ故ニ熱氣骨髄ヨリ流テ腦ニ入トキハ身體黄ヲ
發シテ頭腦痛眉痛名ケテ腦黄トス

膿血痢　病源ニ云血ノ性熱ヲ得ルトキハ流散ス其ハ大腸ノ
虚ニアウテ血滲入腸間ノ津液ト相ウチ積熱蘊結
シ血化シテ膿トナル腸虚スルトキハ泄ス故ニ膿血痢トナル

腦風　頭痛ノ種類シ〇正傳ニ云冬ニ寒腦ヲ犯シテ痛及ビ
齒モ亦痛ヲ名ケテ腦風ト云リ

腦砂　入門ニ云鼻ニ臭黄水ヲ流スモノ甚シキトキハ腦モ又
痛ヲナス俗腦砂ト名ク蚕腦中ヲ食コアリ　又控腦砂トモ云リ

膿疱瘡　疥癬ノ類ナリ回春疥瘡門ニ出ツ
膿疱　準縄ニ云膿疱ハ俗ニコレヲ痘子ト云此肺ノ主ドルトコ
ロナリ滲ヲ以テ稠濁シテ膿ノ如ク其色白シテ大ナリ
脳瘻　病源ニ云脳瘻ハ頭頸ニ著ル氣ヲ逐テ上下ス疼痛シ
テ後ニ脳瘻トナル
膿瘻　又曰諸瘻ミナ膿汁アリ此瘻ヒトリ膿ヲ以テ名トス
ルモノハ足諸瘡久シク癒ズ瘻トナリテ重テ熱毒ノ氣ノ為
ニ停積シテ膿ヲ生ジテ常ニ絶ズ故ニコレヲ脳瘻ト云
脳發疽　準縄ニ云兩ノ太陽疽ヲ生スル此ヲ鬢疽ト名ク亦
脳發疽ト名ク足ノ陽明胃經ニ属ス状伏鼠ノ如ク寒熱併ニ

作面目浮腫スルコト十一日ニシテ剝テ黄白膿ヲ得ルモノハ生ク
稀黒血ナルモノ及ビ潰爛脳ニ達ルモノハ死ス

○於部　入遠部

○久部

霍乱　霊枢五乱篇ニ氣腸胃ニ乱ルヽトキハ霍乱ストイヘリ
○病源ニ云霍乱ハ人温涼調ラズ陰陽清濁ノ二氣相
ヲカシ乱ルノ時アルニ因ニノ名アリ一ニハ胃反ト名ヅク言心
ハ其胃ノ氣虚逆シテ反テ飲食ヲ吐スルコト二ニハ霍乱ト名

ヅク言心ハ其ノ病揮霍ノ間ニ便チ繚乱ヲ致スニ三ニハ走哺ト名
ヅク言心ハ其ノ食ヲ哺テ変ジテ逆スルニ○入門ニ云霍乱ハ暑
湿乾ノ三種アリ一種暑霍乱ハスナハチ温霍乱但ニ此ノ疾
夏秋惟甚シタトヒ寒月モ亦多クハ伏暑ニヨル故ニ名ヅク一種
湿霍乱ハ声アリ物アリ一種乾霍乱ハ声アツテ物ナシ○韻會ニ
手ヲ揺ヲ揮ト云手ヲ反ヲ攉ト云通ジテ霍ニ作ル又揮
霍ハ猝遽ナリ○要訣ニ云霍乱ノ病揮霍変乱シ倉猝ニ
起テ中悪ト相似タリ俗ニ呼テ觸悪トスト云リ

外障　眼疾ノウハヒナリ○鍼灸聚英ニ云内障ハ痰氣氣欝
血熱ニヨル陽陥陰脱営ノ致ストコロ外障ノ翳ハ内眥外眥
睛上睛下睛中ニ起ルフアリ當ニ其ノ翳色何レノ經ヨリシテ
来ルト云フヲ見ベシ目翳緑色下ヨリシテ上ル病陽明ヨ
リ来ルヿ緑五色ノ正ニアラズ殆肺腎合シテノ病ヲナスヘシ
乃チ畫家ニツイテ墨ヲ以テ靛粉ニ調ヘ合シテノナセハ色翳
ト同ジト云リ

外翳　前ニ同シ翳ハシヲボロト讀リ物ノタシカニ見ヘスヿ也

鸛口疽　正宗ニ云鸛口疽ハ三陰ノ虧損督脉ノ経ノ濁氣
湿痰流結シテ成ル其ノ患発シテ尾閭ノ穴高骨ノ頭ノ
尖ニアリ初テ起ル形魚肫ニ似タリ久シキ時ハ突シテ鸛ノ
嘴ノ如シ朝寒暮熱晡ハ軽ク夜ハ重シ潰テ後稀膿出テ

禁ズルコトナシ又或ハ鮮血出テ停ラズト云リ

鶴膝風　準縄ニ云若両膝内外皆腫痛虎ノ咬ノ状ノ如ク寒熱間ニ作股ヤワヤク細小ニシテ膝イヨイヨ腫大ニナルヲ鶴膝風ト名ヅク但一膝痛ミ上下ニ引甚ダ腫ズシテ微ク紅ナルヲ膝遊風ト名ヅク但膝ノ両旁腫痛増寒壮熱昼夜偏ニハゲシク腫ル処ヘ手ヲ近クベカラザルヲ膝腿毒又膝蓋ノ上腫痛ムモノヲ膝癰トス乃チ調摂宜ヲ失ヒ足ノ三陰ノ経虧損シ風邪虚ニ乗ジテ入以テ肌肉日ニ痩内熱シテ食ヲ減シ肢体攣痛スルヲ致ス久シテ膝大ニシテ腿細ク鶴ノ膝ノ如シ故ニコレニ名ヅケリ

鼓槌風　準縄ニ云鶴膝風一ニ鼓槌風ト名ク

花瘻　反花瘡ノ瘥スシテ蝕ヲ生シ瘻トナル故ニ花瘻ト云リ花ト云ハ其瘡ノ肉突出シテ外花ノ開キタル状ノ如クナレバナリ病源ニ見タリ

月蝕瘡　病源ニ云月蝕瘡ハ両耳ヲヨビ鼻面ノ間ニ生ジ并ニ下部ノ孔竅ノ側ニ侵食シテスナハチ筋脉ニ至ル月ノ初ニハスナハチ瘡盛ン月ノ末ニハスナハチ瘡衰其ハ月ニ随テ生スルヲ以テ因テコレヲ名ヅケテ月蝕瘡トス又小児ノ耳ノ下ニ瘡ヲ生ズルモ亦月食ト名ヅク世ニ云小児月ヲ見テ手指ヲ以テコレヲ指ストキハ此ノ瘡ヲヤミシム其孔竅ニ生ズレバ虫アリ久シク瘥ザル

トキハ変ジテ瘻トナル○蝕モ食モ同ジ心ナリ又耳發疽ト名ク

頑疽　病源ニ云風湿皮膚ニ客タルニヨリ血氣変ジ隠胗トシテ瘡ヲ生ジ痒シテ痛ザル故ニ頑疽ト名ツク

化骨瘡　杼疽ノ別名ナリ

蝸瘡　又癌瘡モ云リ膿窠瘡ノ劇キモノ也○入門ニ云蝸瘡ハ手足ノ間ニ生ジテ相對シテ新茱萸ノ如シ痒痛折裂シ搔トキハ黄汁淋漓シ孔アツテ蝸牛ノ如ク久シテ虫ヲ生ズト云リ

蠼螋尿瘡　準縄ニ云蠼螋虫又ハ八脚虫ト名ツク壁門ニ隠レテ尿ヲ以テ射ル遍身瘡ヲ生ジテ湯火傷ノ如シト云リ○蠼螋虫ガ人影ヲウカヾヒ小便ヲ射ガ如クニシカケテ其毒氣

瘡トナルナリ

𤺋瘡　病源ニ云其瘡生ズルヿ皆兩々相對シ頭ニ白キ膿ヲ戴ク俗ニ云人誤テ故竈ノ處ニ小便ヲスルヿアレバ即チ此ノ瘡ヲ生ズ小兒多クハ患ト云リ

鶴節　病源ニ云小兒稟生血氣不足シ即チ肌肉肢躰柴ノ如ニ痩骨節皆露レテ鶴ノ脚節ノ如クナルトシ

火丹　丹毒ノ一種也○正宗ニ云火丹ハ心火妄ニ動テ三焦ノ風熱コレニ乗ジ故ニ肌膚ノ表ニ發シ乾湿ノ同ジカラザル紅白ノ異ナルアリ乾ハ色紅ニシテ形雲片ノ如ク上ニ風粟ヲ起シテ痒コトナシ發熱ス此レ心肝二経ノ火ニ属ス湿ハ色

多ク八黄白太小等カラズ水ヲ流シテ爛ヲナシ又且疼多シ
此脾肺二経ノ湿熱ニ属ス腰脇ニ生ジテ肝火妄ニ動ク名
ツケテ纏腰丹ト云リ○準縄ニハ火帯瘡ト名ツクト云リ

火帯瘡　火丹ノ別名之前ニ見タリ○準縄ニ云腰ヲ遶テ瘡ヲ
生シ累々トシテ珠ノ如キ是ヲ火帯瘡ト名ヅク亦纏腰火
丹ト名ツク心腎不足シ肝火内ニ熾ナルニヨツテ流テ膀胱ニ
入帯脈ヲ纏故ニ帯ヲ束タルカ如シ

關格　吐逆シテ又小便モ通セズ上下トモニ病ノ症ナリ○
回春ニ云關格病ハ膈中礙所アルヿヲ覺升ラント欲シテ升
ラズ降ラント欲シテ降ラズ升降通セズ飲食下ラズ此氣
ノ横格ニヨルシ乃是疾中焦ニ格ナリ○傷寒論ニ云尺ニアル
ヲ關トス寸ニアルヲ格トス關ハスナハチ小便スルヿアタハズ格ハ
スナハチ吐逆ス趺陽ノ脈伏シテ濇ニ伏ナル時ハ吐逆シテ水
穀化セズ濇ナル時ハ食入ヿヲエズ名ケテ關格ト云

瓜藤瘧　筋癧ノ一シ胸ノ前ヨリ腋ノ下ニテ瓜ノ藤ノ如ク
イクツモ連テ生ズルシ○準縄ニ云怒レハ肝ヲ傷ル肝ハ盖シ
筋ヲ主サドル肝病ヲ受ルトキハ筋累々然トシテ珠ヲ貫
ガ如シト云リ

頑癬　癬ハ俗ニ云タムシ○正宗ニ云頑癬ハ風熱湿蟲
四ノモノ患ヲナスコレヲ發ス一大小圓斜一ナラズ乾湿新

之ノ殊アリ。風癬ハ雲殊ナルガ如ク皮膚嬌嫩ニシテ抓ト
キハ白屑ヲ起ス。湿癬ハ蟲ノ行ガ如クコレヲカクトキハ汁
アツテ出ツ。頑癬ハコレヲ抓トキハ全然トシテ痛マズ。牛皮癬
ハ牛項ノ皮ノ如ク頑硬ニシテ且堅コレヲ抓トキハ朽木
ノ如シ馬皮癬ハ微シ痒白點相連ナル。狗皮癬ハ白紋
アヒムラガル此等スベテ皆血燥風毒脾肺ノ二経ヲ尅シ
テ起ルナリ頑ハ癬ニヨツテ皮膚頑厚ナル也

狗皮癬　又狗癬ト云頑癬ノ條下ニ見タリ○病源ニ云俗ニ云
狗舐ノ水ヲ用テ手面ヲ洗ヘバ即チ癬ヲ生ス其狀白點
相連ナリ微痒内ニ虫ヲ生ス

纏疽　準繩ニ云一人疽ヲ小腹ノ左ニ患数月ニシテ堅塊石
ノ如シ寒熱間作リ飲食減少シヤウヤク羸痩ス是ヲ纏疽
ト名ツク足ノ太陰ノ經ニ屬ス積熱ノ致ス所ナリ

緩風　脚氣ノ別名シ古方ニ緩風ト云宋元ヨリ此カタ脚氣ト
云リ○壽世脚氣門ニ云緩縱ニシテ随ハザルモノヲ緩風ト云

花風　俗ニ云女子ノ戀ワヅラヒ○名醫類案火熱門ニ云頭
痛腹痛シ十ノ指酸痛シ心志紛紜シ鼻息粗ク甚ダ
其脉甚ダ大シ蓋シ男子ニ近ツカント欲シテ得ベカラザルナリ
俗ニコレヲ花風ト云リ

回食病　回春翻胃門ニ回食病ハ食下レハ即チ吐スルナリ

過肩疽　準縄ニ云肩後脊ヲ夾ミ両辺ニ腫硬シテ疼痛
ス此ヲ筋疽ト名ヅク亦過肩疽ト名ツク
悸氣瘡　俗ニ云イボ也疣瘡ニ見タリ魚鱗瘡千日瘡皆同シ
廣瘡　并ニ廣豆　楊梅瘡ノ別名ナリ本條ニ見タリ
回水　俗ニ疱瘡ノ山ヲアグルト云フナリ按回春ニハ行漿漿足
回水ト三段ニナセリ書ニヨツテ異ナルコアリ痘ハ發熱ヨリ
三日、ハ三日メニ名ガカハル也甞ルニハ發熱ヲ除キ報痘ヨリ
收靨マデ首尾十二日ニテ愈也○保赤全書痘ノ六候ハ初
熱○報痘○起脹○貫膿○收靨○落痂是也○回春痘ノ十候
發熱○初出○出齊○起泥○行漿○漿足○回水○收靨○結痂

還元是也
貫膿　灌膿　痘ノ膿ヲモツハスル也漿足ニ見タリ
還元　痘ノ愈テ元ヘ還ト云フ也
蛔疳　蛔ハ腹ノ中ニアル虫也小児ハヤク乳ヲハナレテ肉食スルニ
因テ腹中ニ蛔ヲ生ズル疳ナリ　蛔蚘並ニ同シ傷寒論ノ音
釈ニ蚘音回腹中ノ長虫也トアリ○入門ニ云蛔疳ハ乳ヲ
缺テ粥飯肉食太ダ早ニ因テ腸胃ニ停畜シ鉼臓化
シテ蛔虫トナリ多ク啼沫ヲ嘔腹痛シ唇紫ニ腸頭ヲヨビ
齒痒虫動テ口鼻ヨリ出ルモノハ治シカタシ凡疳積久シ
シテ虫アラズト云フナシ　形状一ナラズ黄白赤ノモノハ醫スベシ

青黒ノモノハ死スト云リ

爪藤發　散走流注ノ一名也本條ニ見タリ

滑痢　腹ノナメラカニ下ルヿ也

刮腸　要訣ニ云諸病壞症久シク膿血ヲ下シ或ハ死猪肝ノ色ノ如ク或ハ五色雜リ下リ頻ニ出テヽ禁スルヿナク痢ニ類スルヿアリ俗ニ刮腸トナツク此乃臟腑倶ニ虚シテ脾氣絶シト欲スル故ニ腸胃下脫ス若痢藥ヲ投スルトキハ誤レリ

火焔疔　疔瘡ノ條下ニ見タリ

黄鼓疔　疔瘡ノ條下ニ見タリ

裙風　臁瘡ナリ褌口瘡ニ見タリ

蜘蛛瘤　癭瘤ノ條下ニ論之ヲ

回乳　或ノ曰婦人氣血方ニ盛ニシテ乳房脹ルヿヲ病シ或ハ兒飲ムヿナク脹痛增寒發熱スルノ症ヲ回乳ト名クト云リ未タ出処ヲ考ヘズ按ニ此症ヲ治スル上ニツイテ云ルカ外科正宗ニ回乳四物湯ノ方後ニ產婦兒乳ヲ吃フヿナク乳汁腫脹堅硬ニシテ忍カタキヲ治スト云リ

空歡喜　玉案ニ云起脹ノ時ニ當テ一等光浩ニシテ愛スヘキアリ嬌嫩艷觀手ニテコレヲ捺トキハ破燈ニテ照ストキハ琉璃ノ如シ此假脹シテ又空歡喜ト名ツク急ニ表ヲ救トキハ幸

ニシテ治スベシ遅トキハ必ス癈塌シテ死ス

外痔　内痔ノ條下ニ見タリ

果子瘡　楊梅瘡ノ別名ナリ○醫宗粹言ニ云楊梅瘡又果子瘡ト名ク其像ニ類ス俗ニコレヲ名ケ呼ナリ

滑翳　内障ノ一種ナリ○醫學綱目ニ云滑翳ハ翳水銀珠ノ如シ宜金針ニテコレヲ撥フベシ

横翳　内障ノ一種ナリ○醫學綱目ニ云横ニ劍脊ノ如ク两邉薄ク中央厚シ宜ク中央ノ厚キ處ヲ針シテコレヲ撥フベシ

回頭瘴　醫統ニ云回頭瘴ハ蓋シ是先ツ廣中嶺西ナリノ氣ニ染テ又外方ノ氣ニ感ジ冷熱相忤テ寒暄調ラス遂ニ

陰陽相搏ノ疾トナル

刮沙　發沙ノヿ本條ニ見タリ

狗咽　病源ニ云喉内忽チ氣アツテ結塞シテ通ゼズ世ニコレヲ狗咽ト云此風熱ニ由テナス所ノ喉痺ノ狀ト相似タリ俗ニ云誤テ狗ノ毛ヲ呑テナス所ト

迴風　類案ニ云迴風ノ狀飲食下レハ嗌テ輒チコレヲ後ス

控腦沙　腦沙ノヿ○禁方ニ云鼻中時々ニ臭黄水ヲ流ス甚キモノハ腦モ亦時々痛ム俗ニ控腦沙ト名ク虫アツテ腦中ヲ食フト

火疔　疔ノ種類ナリ○入門ニ云狀湯火燒ノ如ク四畔煙焔アリ

蚘厥　入門傷寒門ニ云蚘ハ蛔ト通シコレヲ厥ト云モノハ病厥陰ニ属ス又手足厥逆ノ義ナリ其人モト食蛔アリテ或ハ病過饑スルニヨツテ虫咽膈ニ逆上シテ出ルヽ

黄不串流　準縄流注門ニ云黄不串流ハ俗ニ馬祺串流ト云名テ走散流注ト云モノ俗ニ瓜藤馬祺ト云外ノ形微ク腫骨節内ニ疼甚シキヲ名テ朔骨馬祺ト云モシ遍身骨節内ニ疼痛シテ起坐スルコアタハズ堆ク作ルコナフシテ熱退カザル者ヲモ亦朔骨馬祺ト云モシ脊骨及ヒ髀骨ノ上起リ堆ク或ハ一二个或ハ三五个ナルヲ名テ過脊馬祺ト云モシ尾骶骨ノ上起リ堆ク熱ヲナスモノヲ名テ殺著馬祺ト云モシ髁骨ノ下痛甚シク堆ク但腫ルモノヲ名テ鎖脚馬祺ト云モシ骨相交接スルノ處疼痛シ堆カク微ク腫ルヲ名テ接骨馬祺ト云此証風熱四肢ニ走散スルニ因○此流注ノ一本万殊タルモノ也

瓜藤馬祺　見過脊馬祺　俱ニ黄不串流ニ見タリ

火珠疔　準縄疽疔門ニ疽六七日ニシテ鼻竅ノ中闌塞シテ噴火氣息甚タ難ク悪渇煩躁面赤ク眼紅ニ痰緊ク食餐セズ熱烙スルヲ名テ火珠丹ト云

瓜藤纏　準縄ニ云足股ニ核ヲ生ズルコ数枚腫痛久シテ潰爛已ザル此ヲ瓜藤纏ト名ク足ノ太陽経ニ属ス藏府湿

熱下部ニ流注スルニ由テ致ストコロヽ

觀音拂座　幼科準縄ニ云飲食撙節スルヿアタハズ暑湿護養スルヿアタハズ肚腹傷レ壊テ洩瀉頻ニ仍テ飲食進ヿ懶ク肢躰羸痩シ愈ルヿ未幾シテ痘隨テ出ルヿアルヲ痘家コレヲ觀音拂座ト謂リ

藕池踏水　又曰小兒未痘ノ前身熱シ自汗口中咯血或ハ鼻衂或ハ溺血數日ナラズシテ痘隨テ形ルコレヲ藕池踏水ト云リ

外吹　并ニ内吹　婦人懷胎ノ中ニ乳ノ腫ルヲ内吹ト云ヒ兒ノ乳ヲ飲トキ腫ルヲ外吹ト云○正宗ニ云懷孕ノ婦ノ乳

看躁ク者勇者焮發ノ者ハ熱トナシテ看ル○準縄幼科ニ云ク凡ソ痘疹白色將ニ靨セントシテ豆殻ノ如クナルモノハ初起ノ時飲水多キニ因其靨齊カラザルヲ俗ニ倒靨ト呼

臑疽　正宗ニ曰臑疽ハ生ジテ膊上ニアリ肩ニ連テ通腫シ長堅ニシテ硬レト云リ

頑痺　并ニ頑麻　共ニ麻痺ノヿニシテ頑ノ字ヲ付ルハ頑ハ字書ニ癡ナリ鈍ナリカタクナト讀リ我カ身トモ覺ヘズ子ヽリシビレテカタクナルガ故ヽ

齲齒　俗ニ云ムシクヒバヽ齲ハ字彙ニ齒病テ朽缺ナリト云リ

滑精　漏精ノヿヽ平居覺ヘズシテ精汁ノモレ出ルヿナリ

潰瘍　癰疽ノ已ニ潰テ膿ナクスヲ云リ○医学綱目ニ云

潰瘍ハ癰疽ノ膿已ニ潰テ出ル生ノヽ

火瘍　灸瘡ノクロブタノ事ナリ

外發　痼發ノ條下ニ見タリ

病名彙解巻之四終

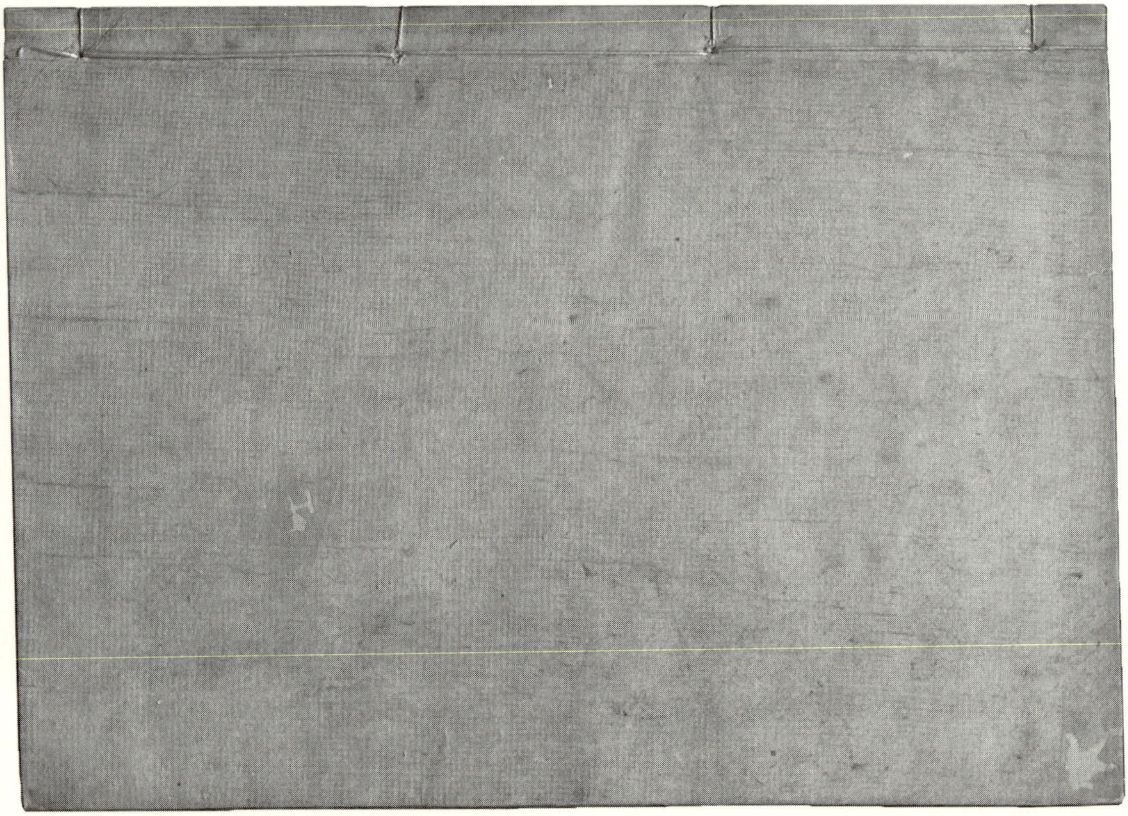

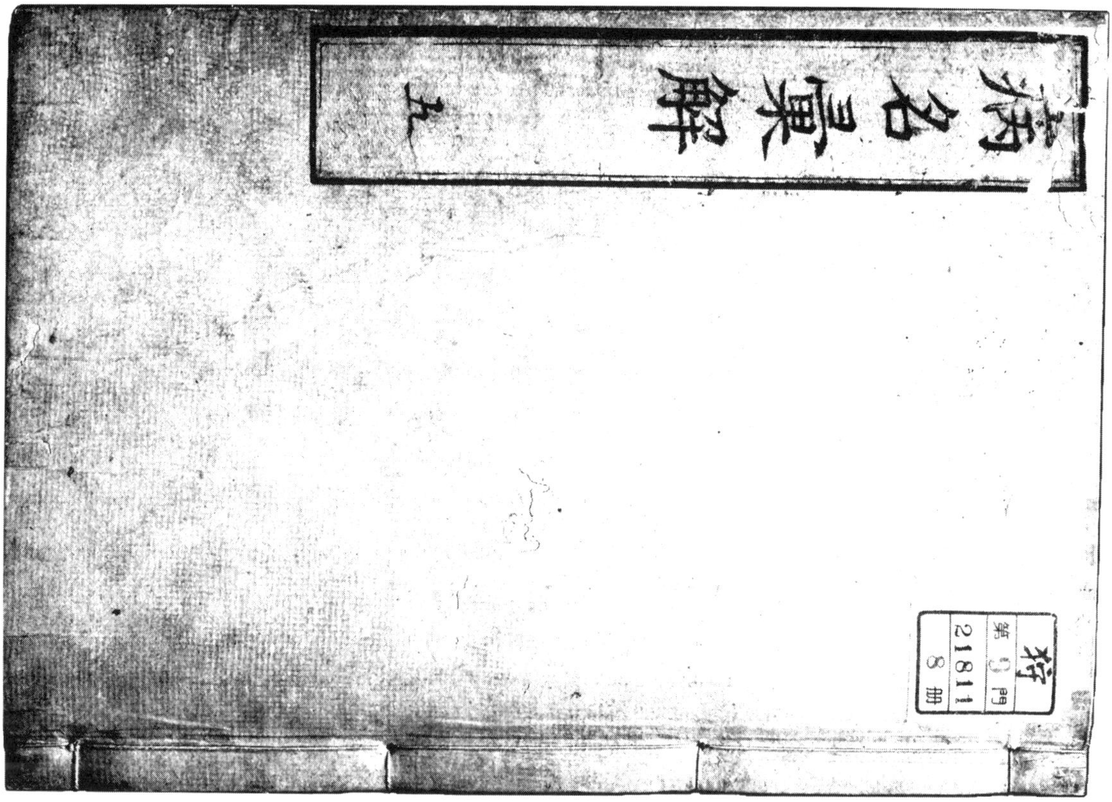
病名彙解
九

病名彙解巻之五

江南　草醫　桂洲甫　著

○也部

陽毒　準縄ニ陽毒ハ或ハ熱毒消渇ヲ患ヘ或ハ傷寒ヲ患テ後其陽毒畜積シテ背ノ脊膂ノ間ニ發ス脊ヲ夾ミテ生ニ焮熱シテ炊ガ如ク赤ク紫ニ或ハ紅ニシテ疱ノ如ク膿毒成ガタク成テ後止ズ止テ後痛ミ除カズ忽数日ノ間ニシテ舊ノ如シ腫消スト謂トス此内ニ攻テ肉陥シ療スベカラズト云リ

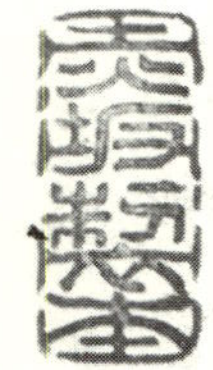

楊梅瘡　俗ニ云ヿウカサヽ又黄豆ノ如クナル故ニマメカサトモ
云リ天行湿毒ニ感ジテ生ジ又色慾過度ニシテ毒氣ヲ
腎肝ノ二経ニ畜ヘテ便毒トナリ下疳トナリ後ニ此ノ瘡
ヲ生スルモアリ又瘡ヲ生ジテ餘毒下疳トナルモアリ尤モ遊
女ヨリ傳染スルヿ多シ淫穢ノ氣遊女ノ陰戸ニ畜テアル
トキニ交レバ直ニ男子ノ腎中ニ感ジテ煩ヽ遊女ハ經水ニ
其畜タル淫穢ノ氣ヲ通ズル故ニ多クハ病ザルヽ此瘡ノ狀
ガ楊梅子ノ如クナルニ因テ名ケリ或ハ緜花ノ如クナル故ニ
緜花瘡ト名ケ或ハ黄豆ノ如クナル故ニ黄豆瘡ト名ケ或
ハ魚疱ノ如ナル故ニ天疱瘡ト名ケ瘡肉カ外ヘ飜リ出ル

故ニ翻花瘡ト名ケ豆ノ如ニシテ面ニ生ズルヲ大風痘ト云リ
○入門ニ云楊梅瘡ハ多クハ肝腎脾ノ内風湿熱ノ毒ニヨル
マヽ天行湿毒傳染スルアリ但俗ニ名ヲ呼テ一ナラズ楊梅
ヲ呼テ天疱トスルモノアリ楊梅ヲ呼テ大麻風トスルモノアリ
理ヲ以テコレヲ推ニ形楊梅ノ如ク焮紅湿爛シテ痒痛ス
ルハ心ニ屬ス多ク乳脇ニ生シテ形鼓釘黄豆ノ如キモノハ
脾ニ屬ス多ク生シテ面ニ滿ルヲ大風痘ト云形綿花ノ如
キハ肺ニ屬ス多ク毛髮ニ生シテ形紫葡萄ノ如クコレヲ按
テ緊痛スルモノハ肝腎ニ屬ス多ク豚臀ヲヨビ筋骨ノ處ニ
叢生シ形魚疱ノ如ク内ニ白水多クコレヲ按テ緊カラザル

モノヲ天疱瘡ト云○準縄ニ云癩瘡ハ此肝腎二經ノ湿熱或ハ色慾太過シ腎経虚損シ邪穢ノ氣ニ感シテ成或ハ下疳ヲ患テ蓄毒綿々トシテ已ズシテ作ル一名ハ飜花瘡肉外ニ反テ狀蠟ノ如シ色綿花ノ如クナルヿアリ故ニ綿花瘡ト名ツク此スナハチ邪毒ノ盛ナル也細小ナルモノヲ廣豆トナツク或ハ赤根膿窠ノ如キハ此レスナハチ邪毒ノ淺キ也

羊鬚瘡　又時毒ト名ツク
白効ノ面ノ部ニコレヲ載ス羊鬚瘡當ルベカラスト云リ然ルトキハ面ニ生ズル瘡ナルベシ又羊ノ油ニテ針ヲ燒針サス亦妙ナリト云リ羊鬚ノ名コレニ本ヅクカ

瘍　素問ノ音釈弁ニ原病式ニハ有頭瘡トアリ頭ニ生ズル瘡ノ心カ但カシラアル瘡ト云心カ入門ノ音釈ニハ音羊頭瘡トアリシカレバ頭ニ生ズル瘡ノ心シ然㠯諸書ニ皆瘡ノ總名トヤウニ云リ曲禮ニ頭ニ有創トキハ沐ス身ニ有瘍トキハ浴スト云リ是ヲ以テミレハ頭ニバカリ生ズル瘡ニテアラサルヿ且周礼ニ身ニ有死瘍者ト云ヽ註ニ身ノ傷レヲ瘍ト云トアリ只瘡ノ總名トミテ可ナルベシ

疰陽疽　醫學綱目ニ云疰陽疽ハ足ノ趺ニ起リ足ノ下ニヲヨブ二十日ニ穴アカサレバ死スト云リ

野火丹　丹毒ノ一種ナリ本條ニ見タリ

夜啼　小児ノヨナキ也○正傳ニ云小児ノ夜啼ハ心經ニ熱アル
ナリ錢氏ガ云脾ノ臓冷テ痛ムト也ト云リ一說同カラザル也
野道　病源ニ云野道トハ是主ナキノ蠱也人蠱ヲ畜ヘ事ル
アリ毒ヲ以テ人ヲ害ス悪ヲナス事已ニ積テスナハチ死滅ス至
テ其蠱ヲ絶スレバ依止ヿルトコロナクシテ田野道路ノ間ニ浮
遊シテ人ヲ犯シ害スルモノアリ其病發スルナヲ是蠱ノ状
ナリ其田野道路ニヲイテコレヲ得ヲ以テノ故ニコレヲ野道
ト云リ
羊毛疔　類案ニ云僕陽傳ニ云萬暦明ノ十四主神宗ノ年号丁亥ノ金
臺ニ婦人アリ羊毛ヲ以テ遍ク市ニ鬻ク忽チ見ヘズ継テ都

人身ニ泡瘤ヲ生ズ漸ク大ニシテ痛ミ死スルモノ甚シ衆瘤ノ
内惟羊毛アリ道人一方ヲ傳フ黒豆蕎麥粉トナシテ塗ル
擦スレバ毛落テ愈ユ羊毛疔ト名ク
夜夢鬼交　夢遺ノ一也夢中ニ邪鬼ト交合スルノ意ナリ
陽血　幷陰血　傷寒ノ衄血也○入門ニ云經絡ノ中熱盛ニ血ヲ逼ス
鼻ヨリ出ルモノヲ衄トス多クハ太陽ニ属ス名テ陽血ト云也
又曰少陰ノ経伏熱血ヲ逼リ耳目ヨリ出或ハ口鼻ヨリ出
ル名テ陰血ト云也

○木部

麻木　シビル、コト○入門ニ云麻ハ猶痺痛痒ヲシラズトイヘ
圧ナヲ氣微ク流行ヲ覺手ニアルハ多クハ風湿ヲカヌ
足ニアルハ多クハ寒湿ヲカヌ木ハタヾ痛痒ヲシラザルノミ
ニアラズ氣モ亦流行ヲ覺ザレヾ常ニ木スルハ瘀血碍
氣トス間木スルハ湿痰トス、スベテ皆經絡凝滯血脉
貫カザルヽコレヲ不仁ト云リ○按スルニ木トハシビレテ覺
ナク木ノ如クナルヽ○玉案ニ云麻ハ癢ニアラズ痛ニアラズ肌
肉ノ内千万ノ小虫乱行雜沸スルガ如シコレヲ按テ止ズ
コレヲ揩テイヨヽ甚シキモノ是ヽ木ハ癢ニアラズ痛ニアラ
ズ自己ノ肌肉他人ノ肌肉ノ如クコレヲ按テシラズコレヲ揩
テ覺ザルモノ是ヽ

麻痺　是モシビルヽコト痺ノ條下ニ見タリ

慢驚風　慢ハ惰ナリ怠ナリユルキ義ヽ慢驚ハ陰症ヽ肢躰
逆冷シ口鼻ノ氣微ニシテ手足瘈瘲シ昏睡シテ睛大
アラハス此脾虚シテ風ヲ生ズ無陽ノ症ヽ○保嬰集ニ云
急驚屡發シテ屡直瀉ノ薬ヲ用ユルトキハ脾陰イヨヽ消
シテ変シテ慢驚トナルト云リ

慢脾風　又脾風トモ云リ又虚風トモ云リ○嬰童百問ニ云
慢脾風ノ候面青ク舌短ク頭低眼合テ開カズ困睡ノ中

頭ヲ揺シ舌ヲ吐シ頻ニ腥臭ヲ嘔シ禁口咬牙シ手足
微ク搐シ或ハ身ヒヘ或ハ身アタヽカニシテ四肢ヒヘ其ノ脉沈
微ク陰氣極テ盛ニ胃ノ氣極テ虚ス十ニ一二ヲ救蓋
慢驚ノ後吐瀉シテ脾ヲ損シ病傳已ニ極テ總テノ虚
處ニ歸シタヽ脾ノミ受所シ故ニ脾風ト云リ

麻疹　俗ニ云ハシカヽ○入門ニ云ハ肺胃ノ熱肺ヲ蒸外感
内傷併發ス痘症ト表ハ同シキニ似テ裏ハ實ニ異ヽ初
ヲ起ル全ク傷寒ニ類ス但シ面赤ク中指冷ナリ異ヽトスルノ
ノミ又曰癮疹ト相似タリ又發斑ト相ニタリ但發斑ハ錦
紋ノ如クノ蚊ノ迹アリテ雲頭ノ状ノ如シ麻ハ即麻ノ如シ

遍身空ナク但疎密同カラザルノミ仍テ斑ヲ夾丹ヲ夾同ク出
ルモノアリ○疹ハ付字シ此類病ノ總名ノ心ヽ○痘疹心印ニ云
麻疹浙ノ地ニ呼テ瘄子トス又沙子ト云呉ノ地ニ呼ニ疹子
トス新安ニ呼テ麻トスト云リ

滿天星　兩頭發ノヿシ本條ニ見タリ

滿肚　懷胎月ヲモチコスヿシ○要訣ニ彌月俗ニ滿肚ト名ク

麻子疔　疔瘡ノ種類シ○入門ニ云状黍麻ノ如ク稍黒シ

忘汲疔　準繩痘疔門ニ痘ハ六七日ノ期ニ値テ兩眼沿テ條然
トシテ結瘻シ熱極テ面色紫ナルナリ

眩暈　○計部

目ノマウヿ也或ハ眩運ト云ヒ或ハ眩冒ト云眩ハ其黒ヲ云暈ハ其轉スルヲ云冒トハ其昏ヲ云運モメグルトヨメリ皆一ナリ目ガマヘバメグルヤウニテ昏ナルヲ以テ也大槩肥人ハ多クハ濕痰上ニ滯リテ火下ヨリ起ル也痩人ハ多クハ腎水虧少ナフシテ相火上炎シテ眩暈スル也

眩冒　眩暈ニ同シ前ニ見タリ

下疳瘡　俗ニ云フヤクノヿ也女門ニ陰蝕瘡久シテ潰爛シテ下疳トナルト云リシカレバ疳ノ虫ノ心ニテノ疳ト云欲下ニハ下部陰莖ノ心也○準繩ニ云隱處瘡痒瘡ヲ成シ挾テ耳鳴目痒ク鼻赤ク歯浮ヒ指縫白キ等ノ症アラバ腎臟風瘡トス陰頭ニ生ズルヲ陰頭癰トス竅口ニ生ズルヲ下疳瘡トス今但陰莖ニ生ズルモノ皆下疳トスル也○正宗ニ云下疳ハ邪淫慾火鬱滯シテ成其來ルヿ三ツアリ一ニハ男子ノ慾念萌動キ陽物興擧スルニ由テ淫火猖狂シテイマダ發泄セザルモノ以テ敗精瀦血中途ニ流滯スルヿヲ致シ結シテ腫ヲナスモノ一ツナリ二ニハ婦人陰器瘀精濁氣イマダ淨カラズシテ接與交媾スルニ由テ以テ淫精傳潑ヲ致シテ成ニツナリ

三ニハ房術ニ熱薬ヲ玉莖ニ塗抹シ陰器ヲ洗ヒ搽陽火ヲ興
ケ陰精ヲ竅動シテ僥倖ニ衰ヘズ久シクシテ頓ニ泄ザルニ
由テ火欝イマダ發セザルヲ致シテ成三ツ也

懸癰 俗ニ云蟻ノトハタリニ生ズル癰也○入門ニ云穀道ノ前陰
囊ノ間ニ生ス初發甚ダ痒ク状松子ノ如クヤウヤク蓮子
ノ如ク日久シテ桃李ノ如シ加フルニ赤腫ヲ以テスモシ破レバ
トキハ大小便此中ヨリ出救ベカラズ軽キトキハ氣血ヲ瀝リ
盡シテ亡重キトキハ内ニ潰テ即死ス○準縄ニ云人起立トキ
キハ懸カ如ク然リ故ニ懸癰ト名ク足ノ三陰ニ屬ス虧損ノ症

懸癰 此前病ト名同シテ症異シ喉ノ穴ノ乳頭ノ如キ肉アル処ヲ懸
癰トモ云リソコノ腫ルヽ也癰ハ壅ト通ス其処ヲ懸壅モ懸門モ云
リ○病源ニ云懸癰ハ音声ノ關ナリ喉嚨ハ氣ノ上下スル所也五臓
六腑ニ伏熱アツテ上喉咽ニ衝キ熱氣懸癰ニ乗ズ或ハ長ク或ハ腫ル也

懸旗風 又懸旗蟲毒風ト云リ○百効ニ云懸旗風ハ牙ノ
腭浮腫シテ白ク爛ル也○指掌ニ云懸旗蟲毒風ハ上ノ腭
腫水食下ラズ形雞卵ノ如キ是也

血箭 正宗ニ云血箭ハ心經ノ火盛ニ逼ニ由テ血毛竅ヨリ出也

血痣 正宗ニ云血痣ハ肝経ノ怒火欝結スルニヨル其形初テ
起ル色紅ニシテ痣ノ如シ漸ク大ニシテ豆ノ如シコレヲカケバ
血ヲ流ト云リ

血箭　入門ニ云腸澼俗ニ血箭ト呼其便血濺出ルヿカアツテ箭ノコヒヲ遠ニ射ガ如ナルニ因テ也○是正宗ニ云血箭ト名同シフシテ證異ナルモノ也

血汗　肌衄ノヿ也○本艸綱目主治ノ部ニ云即肌衄也又脉溢ト名ツク血毛ノ孔ヨリ出ル也

血厥　本事方ニ云人平居疾苦ナクタチマチ死人ノ如身動揺セズ目閉口噤シ或ハ微ク人ヲ知暫眩冒時ヲ移シテ方ニ寤此ヲ血厥ト名ツク又鬱冒ト名ク汗ヲ出スヿ過多ニシテ血少ク陽氣独リ上リ氣塞ツテ行ス故ニ身死セルガ如シ氣過血還陰陽マタ通ズ故ニ時フウツシテマサニ寤婦

人尤此證多シ宜ク白薇湯ヲ服スベシ白薇當歸各一兩人參半兩甘艸一錢半毎服五錢水二盞一盞ニ煎ジ温服ス

血風瘡　入門ニ云血風瘡ハスナハチ三陰ノ経ノ風熱鬱火血燥シテ致ス所シ瘙痒常ナラズ抓破リテ瘡トナル膿水淋瀝シ内症晡熱盗汗悪寒シ食少ク躰倦スト云リ

血餘　奇疾方ニ云手ノ十ノ指ノ節断壊タダ筋連ルヿアツテ節ナシ虫ノ出ルヿ燈心ノ如シ長サ數尺餘遍身緑毛巻名テ血餘ト云茯苓胡黄連ノ煎湯ヲ飲テ愈ト云リ

血潰　又云眼ノ白ニスベテ黒ク物ヲ見ヿモトノ如ク毛髪直ニ鉄條ノ如ク能ク飲食ストイヘモ語ラズシテ酔ガ如シ名ケテ

血潰トモ云五靈脂ノ末ヲ酒ニ調テ服スト云リ

血擁　又云遍身忽チ肉出テ錐ノ如クステニ痒且痛テ飲食スルコトアタハズ此ヲ血擁ト名ツク若速カニ治セサレハ潰テ膿イヅト云リ擁或ハ壅ニ作ル

血疼并血瘥　要訣ニ云男子ハコレヲ小腸氣ト云婦人ハコレヲ脾血疼ト云多クハ血虚ノ後冷ニ感スルニ因テ氣血凝滞スルコトヲ致シ小腸疠痛シ腰脇ニ牽引ス宿病根アツテ月事ノ通閉ニ關カラズ血瘥ハ心頭瘥痛スト云リ

血瘥　血疼ノ條下ニ見タリ

血逆　入門四ニ云墜墮閃挫ニ誤テ補澁ヲ行フトキハ瘀ヲ

血胃心下ニ畜テ脹満シ食入レハ即吐ス名テ血逆ト云

血疝　又便毒トモ便癰トモ云リ○張子和ノ云其状黄瓜ノ如ク小腸ノ兩傍横骨ノ兩端約紋ノ中ニアリ俗ニ便癰ト名ツクコレヲ重春夏ノ大燠ニ感スルニ得内ヲ勞シ氣血流溢シテ脬嚢ニ滲入留テ去ズ結シテ癰腫トナル膿少ク血多シ七疝ノ一ツ也○入門ニ云俗ニ便毒ト云リ

血痢　病源ニ云熱毒血ヲ折シテ大腸ニ入ル故ニ暴ニ血數升ヲ下ス也

血注　注病ノ一種也○病源ニ云血氣虚シテ邪ノタメニ乗ゼラル、故也

血分病 并 氣分　入門巻ノ六ニ云瘀血留滯血化シテ浮腫シ皮内ニ赤紋アル名テ血分ト云氣痰飲ノタメニ隔ラレ心下堅脹スル名テ氣分ト云○病源ニ云是經血先斷テノチ水病ヲナス以テ其月水壅澁シテ通セズ血分ヲ經テ水トナル故ニ血分病ト云リ

血滯　入門ニ云經行ハ産後ト同ジモシ其時餘血一點イマダ淨カラズ或ハ外風寒ヲヨビ湿冷暑熱邪氣ヲカウフリ或ハ内生冷ニ傷ラレ七情鬱結シテ痰トナリ瘀トナリ中ニ凝積スルヲ血滯ト云リ

血枯　入門ニ云經止ツテ後カヲ用ユルコト太過房ニ入コト太ダシクヲヨビ燥熱ヲ服食シテ以テ火動ヲ致シ邪氣サカンニシテ津血衰フルヲ血枯ト云枯ハカルヽ心ヽ

血淋　淋病五種ノ一ツヽ小便ニ血ヲスルコトヽ○入門ニ云血淋ハ澁痛シ熱ニアフトキハ發ス又小便ニ血ヲ見シテ痛ザルモノヲ溺血トス淋ニアラズ○丹溪心法ニ云痛ムモノヲ血淋トシ痛ザルモノヲ尿血トスト云リ尿血溺血並ニ同ジ

血痔　五痔ノ一種ヽ○心法ニ云大便ヲスルゴトニ清血隨ヒ下リ止ザルヽ○三因方ニ云肛邊竅アツテ血出ルコト線ヲ射ガ如キモノヲ血痔ト云リ

血瘡　病源ニ云風湿ヲ患ヘ血氣ヲ搏テ瘡ヲ生ズ其熱氣

逸瘖ヲ發ス但シ出血スルモノヲ血瘖トスベシ

血崩　崩漏ノコト本條ニ見タリ

血暈　産後ナドニ血ガノボリテ目ノクラムコト

血塊　婦人ノ瘀血結聚シテ塊リトナルコト癥瘕ノ類

健忘　モノワスレスルコト健ハ強ナリトアリツヨク忘ルヽ心ナリ或人云其身ハ健固ニアツテ愚人ノヤウニ物ヲ言バノ下ニ忘ルヽ

○摘要ニ云健忘ハ事ヲナスニ始アツテ終ナシ言談首尾ヲシラズ此ヲ以テ病ノ名トス生成ノ愚頑ノ人事ヲ知ザルニ比スルニアラズト云リ

痃癖　俗ニウチカタト云リ項肩ノ強急スルヽ或ノ曰拳ヲ以テ肩ヲウツトキハコヽロヨキ故ニ打肩ト云リ又其病肩ノ内ニ發スル故内肩ト云リ世俗ニ肩ノミアルヤウニ思ヘアヤマリ辟痃ノ發スル定ル所ナシ多クハ是脇腹ノ中ナリ

拳毛　俗ニ云ザカマツゲノコト○鍼灸聚英ニ云眼ニ倒睫拳毛ヲ生ズルモノハ兩目緊急シテ皮縮ルノ致ス所ナリ

牙癰風　百効ニ云牙癰風ハ牙ノ䶗ノ上ニ癤瘡毒ヲ生ズルヽ

牙宣　牙齦ガ宣露シテ血ノ出ルコト○要訣ニ又齒衄ト云リ牙宣ニ二證アリ風壅ノ牙宣アリ腎虚ノ牙宣アリ腎虚ノ牙宣ハ腎ハ骨ヲ主ドリ牙ハ骨ノ餘ナルヲ以テ虚シテ上炎ス[illegible]宣スト云リ○入門ニ胃熱ナリト云リ

牙蜞風　指掌ニ云牙蜞風ハ牙ノ齦ノ上腫盛ニシテ聚毒凝
ヲナス是ナリト云リ○百効ニ牙蜞風ハ牙ノ脹腫テ口ノ内暁ガ
如シトナリ
牙䘌　ムシクイバ也○病源ニ云牙䘌ハ是虫牙ヲ食シ牙根ニ
孔アツテ虫其間ニアツテ牙ヲ食疼痛ス一牙ヲ食ツクシテ
又度テ牙ヲ食スト云リ
牙齒虫蝕　此モ同病也此ハ牙バカリナラズ齒モ食フ一也
牙齒歴蠹　病源ニ云牙齒ハ皆骨ノ終ルトコロ髄ノ養トコ
ロ也手足陽明ノ脉ハ皆齒ニ入風冷其經脉ニ乗スルト
キハ髄骨血損シテ牙齒ヲ栄潤スル一アタハズ故ニ牙齒ヲ

シテ黷黒ナラシムコレヲ歴蠹ト云リ
頸毒　掩頸風ノ事ナリ本條ニ見タリ
玄疽　正宗ニ云左腿夾縫ノ下三寸ニ生ジ漫腫シテ陰ニ連
ナリ疼大腿ニ及ト云リ又曰右ノ方ニ生ズルヲ陰疽ト名ク
肩疽　肩ニ發スル疽也○百効ニ云肩疽ハ癢シテ水ヲ出ス須
擔ノモノニ多クハ生ゼリ
夾肢癰　準縄ニ肩髆ノ下隙ノ内ニ癰ヲ生ズルコレヲ夾肢癰ト
名ヅク手ノ少陰心經手ノ厥陰心包絡ニ属ス
腋痩　脾ノ下腋ニチカキ處ニ生ズル也○百効ニ云是症ハ実痰
ヲ受テ發スルトコロ也脾ノ下ニ一核腫テ雞子ノ大サノ如シト云リ

挾癭　靈樞癰疽篇ニ云其癰堅シテ潰ザルモノヲ馬刀挾纓トス急ニ此ヲ治セヨ○類註ニ此即チ瘰癧也挾纓ハ經脉篇ニ俠癭ニ作ル○知要ニ云挾癭ハ俠頸ノ瘤也此項ヲ俠ミテ生ズ瘰癧

雞爪瘋　百効ニ手足搐搦スルヿアタハズ物ヲアゲルヿアタハズト許云リ○桜ニ本綱枳椇ノ釈名ニ一名ハ雞爪其形ニ象ル屈曲シテ伸ザルノ意ナリト是枳椇屈曲ノ形ニ似タルニ因テ名クル歟

繭唇　正宗ニ云繭唇ハ陽明胃ノ經ノ症也煎炒ヲ食シ炙煿ヲ過食スルニヨツテ又思慮暴急ヲカ于痰氣ニ随テ行ク唇ニ留注シテ初テ結シテ豆ニ似タリ漸ク大ニシテ蠶繭ノ如ク突腫シテ堅硬シ甚シキ時ハ痛ヲナシ飲食ヲ妨ケ或ハ破シテ血ヲ流シ久シキ時ハ変ジテ消渴消中難治ノ症トナルト云リ

結核　瘰癧ノ類也形小ニシテ連ラズシテ一ツ生ズルル也○河間ノ云結核ハ火氣熱甚シキトキハ鬱結シ堅硬ナルヿ果中ノ核ノ如シ○準繩ニ云結核ハ獨形ニシテ小核ナルモノヲ結核トス○丹溪カ云結核ハ或ハ項ニアリ或ハ頸ニアリ或ハ身ニアルシ

結痂　瘡ノフタツクリテ落ルヿ也○入門音釈ニ瘡痂シテ退ク所ノ痕也ト云リ痘瘡ナド候ノ中ナドニ結痂ト云ヿアリ

雞眼子　準繩ニ云肬音休俗ニ雞眼子ト呼是也上ニ云リ肬ハ字書ニ贅肉也トアリ

缺盆疽　鎖骨疽ニ見タリ

經閉 經水ノ閉テ通セサルヽ病因血滯ニ見タリ

繼病 魃病又忌妳同 俗ニ云ヲトミヅハリヽ小児母ノ懐妊ヽテイル乳ヲヽノミテ瘧痢ノ如ク病ヽ又魃ハ小鬼ヽ妊婦惡神ノ氣ニヲカサレ小児其乳ヲノミテ病ヽ魃一ニハ魃ニ作ル〇醫學綱目云小児魃病ハ母娠ルコトアリテ児ニ乳スレハ病ルコトアリテ瘧痢ノ如ヽ他日一夕相繼テ腹大ニヽテ或ハ瘥或ハ發ル他人相近クモ亦能相繼北人ノ之ヲ其病ヲヽラズ懐妊スルモノ百勞鳥ノ毛ヲトリコレヲ帶 又其ハ鷄羽ヲトリテ小児ヲ鞭チテ速ニ語ラヽム〇聖恵方ニ小児生テ十餘月ノ後再ビ又娠ルコトアレバ児ヲヽテ精神爽ナラズ身体萎顇セヽム名テ魃病ト云〇無擇ガ千金論ニ小児魃病アルモノハ是娠婦惡神ニ祟ラレ其腹中ニ導キテ児ヲヽテ病ヽムルヽ魃モ亦小鬼ヽ其ハ証微ク下ト利ヽ寒熱去来ヽ毫毛鬢髮悅ヽカラザルモノ是ヽ

鷄癇 五癇ノ一種ヽ〇別録ニ云鷄癇ハ鷄ノ叫声ヲ作鷄ヲ以テ酉ニ屬ヽ足ノ陽明燥金コレヲ主トリ田カニ應ズト云リ

厥 入門ニ云内経氣厥ノ篇ニ厥ハ氣逆ヽ凡ノ寒ヲ移ヽ熱ヲ移ヽ伏熱深ヽテ振慄ス或ハ虚寒甚ヽフヽテ發躁ス皆コレヲ厥ト云但手足厥冷スルノミニアラズ宗筋ハ陰器ヽ厥陰ノ主ドル所脾胃ノ脉皆輔ヽテ宗筋ニ近ヽ寒厥スルトキハ陰縮テ四肢冷熱厥スルトキハ津乾テ四肢ヲ榮セズ溺ヲ

赤クシテ手足熱ス是六經ノ厥皆肝ト脾胃トニ統ルシ

瘈瘲　靈樞ニ云心ノ脉急ニ甚シキモノハ瘈瘲ヲナス○類註ニ筋脉引急スルヲ瘈ト云弛長ヲ瘲ト云○醫學綱目ニ筋脉相引テ急ナルヲ名テ瘈瘲ト云俗ニコレヲ搐ト云是レト云リ

下氣　轉失氣ヲ鬱結ノ氣下ヘ泄ルヽヿ也○醫學綱目ニ云下氣ハ心虛ニ屬ス經ニ云夏ノ脉ハ心也心脉及ズ上欬唾ヲ見シ下氣泄ヲナスト云モノ是也又曰腸胃鬱結シ穀氣內ニ發シテ腸胃ノ外ニ宣通スルヿアタハズ故ニ善噫シテ或ハ下氣ストモ云リ

腸癖　腸腹ニ發スル癰ナリ○正宗ニ云腸癰ハ多ク鬱怒肝火ニ從フモノコレヲ發ス肥胖シテ內實スルモノニハ鮮シ

結毒　俗ニ云骨ウヅキト云類ナリ下疳瘡楊梅瘡ナドヲ妙ノ藥ナドニテ急ニ療シ其瘡ノ毒氣筋骨ノ間ニトヾコホリテ衝筋骨ヲ痛耳鳴聞ヘズ目アレク頭痛ヲナシ或ハ腫物ヲ發シ樣々ノ害ヲナシ其毒ヲ子孫ニ傳ルト云リ○正宗ニ云結毒ハ薰火瘡毒ヲ收遏シテ骨髓ニ沈ミ又薰擦ヲ經ズシテ苗ヲ見ルヿアリ服藥多カラズ內毒未盡ニ便チ熏藥ヲ用テ收斂シ毒氣ヲ鬱遏スルモノ能コレヲ致ス發スルトキハ筋骨疼痛シ日ニ從テ漸々ニ腫起ル發スルニ定ル

處ナレ便ニ隨テ生ズベシ發シテ関節ノ中ニアルトキハ筋ヲ損ジ骨ヲ傷リタトヒ愈トモ蛐値ナリガタク口鼻ニ發スルトキハ梁崩脣缺痊トイ尼形ヲ破リ相ヲ更咽喉ニ發スルモノハ聲音ヲ変ジ發シテ手足ニアルモノハ行走ヲ妨ゲ源来苦継一タビ毒ヲ生ジテ數代ニ遺ス情開一タビ錯レバ禍百端起ルト云リ

雞督瘡　病源ニ云雞督瘡ハ脇ノ傷ニ生ズ是風湿血氣ヲ搏ノ変生スル所ゝ其形雞ノ屎ニ似タルヲ以テ因テ名トスルヽ

螢花丹　病源ニ云螢花丹ハ髀ニ發シテ骨ニ至ヲ皮赤キ是ヽナリ丹毒ノ種類ナリ

懸癖　病源ニ云懸癖ハ癖氣脇肋ノ間ニアツテ弦ノ如ニワダカツテ起ル欬唾スレバ脇下ニ引テ懸痛スコノユヘニコレヲ懸癖ト云

結筋　病源ニ云凡ソ筋風熱ニ中ルトキハ弛縦シ風冷ニ中ルトキハ攣急ス十二経ノ筋ハ皆手足ノ指ニ起テ身ヲ絡靡スルモノハ風冷ノ氣コレニ中リ冷氣停積スル故ニ結聚スコレヲ結筋ト云リ

外感　風寒暑湿外ヨリ感シテ病ヲ總テ外感ト云リ

下馬癰　肛門癰ニ見タリ

顴瘍　準縄ニ云顴骨ノ内卒然トシテ痛ミ宿ヲ経テ痛ミ甚シ寒熱大ニ作ル此顴骨肉疽ゝ上焦ト陽明ノ経トニ屬ス

火ノ致ストコロ也

顱骨肉疽　顱顖ハ此顱骨ノ内ニ生ズル疽也

髃骬　亀背ノ一也本條ニ見タリ

厥心痛　真心痛ノ條下ニ見タリ

肩後疽　上鼠疽ノ一也

血瘤 并血癭　俱ニ癭瘤ノ條下ニ見タリ

經解　類案ニ筋解ト名ヅク〇回春ニ云四肢ノ節脱シ但皮
連ルコトアリ挙動スルコトアタハズ名テ經解ト云酒ヲ用テ黄藜
蘆三両ヲ浸シ一宿ヲ經テ取出シ焙乾シ末トナシ毎服二
銭酒ニテ調ヘ下ス服シツクシテ安シ

血疸　入門小児門ニ云生レ下テ肌肉紅白ナルコトアリ一二臘ノ後
遍身面目小便皆黄ニシテ大便通セズコレヲ血疸ト云母
湿熱ヲ受或ハ衣被大ニ煖ナルニ因テノ致ス所也

血腫　玉案ニ云血腫ト水腫ト同カラズ先月信通セザルニ因テ
而後腫ルヲ血腫ト云乃チ瘀血水ニ化シ胞門ヲ閉塞シ流テ
四肢ニ走リ悉皆腫満スル也

血鼓　玉案ニ云婦人ノ血恒ニ有餘ノ故ニ月ニ其血ヲ見セ𪜈以
テ病トナラズ若閉テ通セザルトキハ日ニ積テ充満ス其始テ
發スルトキ小腹先膨ス久シキトキハ上中脘ニ連リ脹緊鼓ノ
如青筋縦露シテ血鼓ノ症トナル也

血風 玉案ニ云血風ハ經水逆上シ脳悶ヲセメ頭目悶迷シテ人事ヲ省ミズ甚シフシテ滿面滿頭皆赤斑トナルニ至ル此レ經水適臨ニ風邪ニ感冒スルニ因テ致ストコロナリ○此症産後ニ風邪ヲ受ルモノニ間コレアリ

血瘕 嘔吐ノ條下ニ見タリ

夾疹 王案痘疹門ニ云初テ見ル時大小一ナラス色紫赤ノ如クナルモノアルヲ夾疹ト云リ

血漬 類案ニ云下人眼ノ内白背却テ黒ク物ヲ見レバ舊ニヨル毛髮直キ一鐵條ノ如ク語ラスシテ醉ルカ如シ血漬ト名ク五靈脂ヲ用テ酒ニ調テ二錢ヲ下シテ愈

牙槽風 癸辛雜志ニ云劉漢卿牙槽風ヲ患久シクアフテ頷穿膿血淋漓スト云リ

懸飲 六飲ノ一ツナリ○醫書大全ニ云懸飲ハ飲水流テ脇下ニアリ咳嗽スレバ引痛ムナリ

雞冠蜆肉 眼疾七十二證ノ一種ナリ○醫統ニ云此脾胃積熱毒氣腦ニ入テ目ニ流ルニ因テ目肉贅ヲ生シテ雞冠蜆肉ノ状ノ如クナラシム鈎割シテ去ルベシ

頬車病 頬ノカキカチノハヅルヽ病ナリ落架風ト云

夾癰 腋癰ノ一ツ後ニ見タリ

孽報病 俗ニ云ムクヒノ病ナリ或ハ罪ナキモノヲ殺シ畜獸ナドヲ

多クトリ穢ス其心ツモリテ我子臣或ハ其身ニ禄ヒノ病ヲ生ズルヿ畢竟道ナラズ心ノ邪道ヨリヲコルヿニ外科正宗ナドニ其證ヲ引テ論ジ置シナリ

結腸翻胃　要訣翻胃門ニ云隧道久ク通ゼザルヲ結腸翻胃ト名ク是翻胃ニシテ大便秘スル症ヽ

謇吃　言フヘテ物ヲ云イハザルヽ〇病源ニ云府藏ノ氣不足シ邪氣ト正氣ト相搏テ口舌ノ間ノ脉ヲ搏トキハ否澁シ氣壅滞シテ言ヿヲシテ謇吃セシムル〇謇ハ譲ト同シ止言ナリ又吃ナリ吃ハ口不便言ナリ

莖衄　醫林集要ニ云男子小便ニ血ヲ出スヲ莖衄ト名ク

血實瘡　兎蠶瘡ノヿナリ

捲簾疔　準縄疔門ニ疔六七朝舌上ニ捲喉鎖シ煩渇睽痛飲食進カタシ知ラザルモノ妄ニ刀ヲ用テ舌下ノ青筋ヲ割候時ニ死ヲ致ス豈ニ疔毒舌根ニ結聚スルヿヲ知スヤト云リ

拳虎疔　準縄ニ云疔期裏ヿサニ臆絡嚨ヲ會セシテ要シテ耳乳ノ内結シテ疔毒ヲナスヽ

鬈毛瘡　準縄ニ云頭上ニ瘡ヲ生シ状葡萄ノ如ク痛甚シクスヿフキテ膿ナキヲ鬈毛瘡ト名ク〇鬈ハ髮ノ曲ル貌ナリ

下汪瘡　準縄ニ云脚膝ノ間膿水絶ヘズ連年愈ザル此ヲ下

注瘡ト名ツク亦湿毒瘡ト名ク脾胃ノ湿毒下注スルニ
由テ以テ肌肉不仁ヲ致シテ瘡ヲナス
惠袋癧　耳ノ根ニ袋ノ如クニ生ル腫物ニ瘰癧ノ條下ニ見タリ
瞤目　或ハ侵風ト云リ○病源ニ云風瞼瞤ノ間ニ客トシテ
コノユヘニ其皮緩縦シ垂テ目ヲヲホフトキハ開クヿアタハズ世ニ
呼テ眭目ト云又侵風ト名ケリ
血瘕　婦人小腹ノ一種ナリ○巣元方ガ曰婦人月水新ニ下
リ未ダ日数ニ満ズシテ中ゴロニ止ミ飲食過度シテ五穀ノ
氣盛溢シテ他臓ニ入若クハ大ニ飢寒汲々トシテ不足シ
呼吸未ダ調ラズシテ自労シ血下リテ未ダ定ラズ左右腸
胃ノ間ニ走リ留絡シテ去ラズ内ニ寒熱アツテ月水ト合會
シテナル其状腰痛シテ俛仰スベカラズ横骨ノ下ニ積氣アリ
テ牢シテ石ノ如ク小腹苦痛シ背膂疼ミ深ク腰腹ノ下ニ
達シ陰裏ニ攣引若風冷ヲ生ズレバ月水時ナラズ乍来リ
乍来ラズ人ヲシテ子ナカラシムルヿ
結胸　三因方ニ云結胸ノ證ハ心下堅満シテコレヲ按バ石ノ
如ク鞕シテ痛ミ心膈高ク起リ手近ルヿヲ得ズ項強リ柔
痓ノ状ノ如シ此レ本ト傷寒ノ身熱醫コレヲ下ヿ早シテ熱氣
虚ニ乗ジテ入リ痞結シテ散セザルノ致ス所ノ又結胸按ズレ
ヲ痛ムモノアリ水結胷脇ノ間ニアッテ但頭汗出ルモノアリ

コレヲ治スルノ其軽重ヲ知ズンバアルベカラズ
胸痞　胸ツカエフサガル也○三因方ニ云胸痞ハ心下堅ク満
痞急痛肌中痺緩ヲ苦ミ急ナルヿ刺ガ如ク俛仰スル
コラエズ其胸前ノ痛引テ背ニ徹スル也
渓病　又渓毒トモ渓鬼トモ云リ或ハ水弩トモ水毒トモ云リ
○病源ニ云三呉ヨリ東及ビ南ノ方諸ノ山郡山縣山谷
渓源アル処ニ水毒病アリ春秋ニスナハチ得ル一名ハ中水
一名ハ中渓一名ハ中灑一名ハ水中病亦渓温ト名ク人
ヲシテ渓ニ中ラレム其病射工ト相似タリ以テ通シテ渓病
ト呼ブ其實ハ異ナルヿアリ瘡アルハ是射工也瘡ナキハ是

渓病初テ得ル悪寒頭微ク痛目眶疼ミ心内煩懊シ四肢
振慄シ腰背骨節皆強テ両膝疼或ハ噏々トシテ熱シ
但睡ラント欲シ旦ニ醒暮ニ劇ク手足ノ指逆冷シテ肘
膝ニ至ル二三日ニ腹ニ虫ヲ生シ下部ヲ食肛内ニ瘡アッテ
痒カラズ痛ズ人ヲシテ覚ザラシムコレヲ視乃チ知テ即治
セザレバ六七日ニ下部便チ膿潰シテ虫上テ五臓ヲ食熱
盛ニシテ煩毒注下シテ禁セズ八九日ニ死ス水毒ニ陰陽ア
リコレヲ覚ヘバ急ニ下部ヲ視ヨ若瘡アッテ正ニ肉ヲキルガ
如キモノハ陽毒タリ尤モ急シモシ瘡鱧魚ノ歯ノ如キモノハ
陰毒タリ小シ緩シ審ニ是中水ト知ント欲セバ手足ノ指

冷ハ即是ナリ若シ冷ザルハ非ノ其冷ルヿ或ハ一寸或ハ腕ニ至リ或ハ肘膝ニ至リ冷ルヿ二寸ニ至ルハ微シトス肘膝ニ至ルヲ劇シトス○射工ト合セミルベシ病症大ニ同シテ小ク異ナルナリ○王案ニ云江東江西ノ源澗蟲アリ名テ短狐溪毒ト云又射公ト云其土人ニ非メコレニ中ルトキハコレヲ傷寒ト云リ

溪思 并ニ溪毒。溪温 共ニ溪病ノ一ノ

脇痛 ワキバラノ痛シ久ク治セザレハ脇癰トナルトミ○龔廷賢ガ曰左ノ脇痛ハ肝經ノ邪ヲ受ヒ右ノ脇痛ハ肝邪肺ニ入ヒ左右ノ脇共ニ痛ハ肝火盛ニシテ木氣實スルナリ

脅疽 乳ノ上心肺ノ中ニ生スル疽ヽ正宗ニ見タリ

血渇 要訣ニ云諸失血及ヒ産婦蓐中ニ渇スルモノ名テ血渇ト云リ

○不部

無辜疳 無辜ハ鳥ノ名ヽ晝ハカクレテ夜出ルヽ小児ノ衣物或ハ席ヲ夜ツトニホシテモヽ此ノ鳥ワノ上ヲ過ルカ又ハ羽ヲ衣ノ上ヘ落カスレバ毒アリコレヲ小児ニ著スレバ疳病トナルヽ○入門ニ云無辜疳ハ脳項ノ邊ニ核アリテ轉動ヤハラカニシテ疼ズ中ニ虫アリ米粉ノ如シ速ニコレヲ破ラザルトキハ虫蝕ヒ氣ニシタガツテ流散シ臓腑ヲ淫蝕シ以テ肢躰癰瘡膿血ヲ便利シ壯熱羸痩頭露骨高ヲ致ス初テ起ルトキ針ヲ以

テ破リテ膏藥ヲコレニ貼スベシ或ハ兒ノ衣ヲ浣トキ夜露下ニ露シ鵰鳥羽ヲ落スガタメニ汚サレ兒此衣ヲキテノ虫皮膚ニ入ルニ因テノ故ニ其衣ヲ火ヲ以テコレヲ烘トキハ此患ナシト云リ

○醫學綱目ニ云小兒無辜疳ハ其癥面黃ニ髮直時々ニ飲食スレドモ肌膚ヲ生セズ日月ヲ積経テ遂ニ死ヲ致スモノコレヲ無辜疳ト云言心ハ天ニ鳥アリ名ヲ無辜ト云ヒル伏テヨル游ビ衣襦ヲ洗浣シコレヲ露シテ宿ヲ経或ハ此鳥上ヲ飛過ルニ遇ヒ衣襦ヲ以テ小兒ニ與ヘ臥シムレハ兒ヲシテ此疾アラシムルヽ若速ニ去サレハ二サンニ其命ヲ損ズベシ又腦後ニ核アリ初テ生ズルトキ軟ニシテ痛ヲ覺ズ其中ニ虫アリ米粉ノ如シ熱氣ヲ得テ漸ク長シ大ナルトキハ筋結定シ虫氣血ニ隨テ流散スコノユヘニ停留シテ母相生ジテ臟腑ヲ侵蝕シ肌肉瘡ヲナシ或ハ大便ニ膿ヲ泄シ小兒ヲシテ漸々ニ黃ニ瘦シ頭大ニ髮堅手足細弱ニシテ十ニ伴ノ無辜ト疾症ヲ生ズルフヲ致ス　其病名左ノ如シ

○夭吊　○胡孫噤　○鵝口　○木舌　○懸癰　○着噤
○重齶　○臍風　○撮口　○重舌　○乳癖　○龜胸

風疳　疳眼同シ　此疳多クハ雀目トナリ日ノ暮ニミヘカヌル故ニ疳眼ト云リ○入門ニ云風疳即肝疳ヽ多クハ胎風ニヨリ更ニ加フルニ乳食調ラズ肝ノ臟熱ヲ受或ハ乳母ノ外感内傷邪氣ヲ承

散アハテ、乳ヲ児ニアタヘ致ストコロ〻外症ハ頭ヲソリ目ヲ操ニ
白膜睛ヲサヘギリ或ハ赤腫眵涙爛弦痛痒雀目昏暗シ
甚シテ月ヲ経テ眼合スルニ至ル名テ疳眼ト云汗流レ面ヲ合
テ臥シ肉色青黄髪立筋青脳熱羸痩スト云リ

附骨疽　此疽ハ腿ノ内外骨ニ附テ生ズル也○正宗ニ云附骨疽
ハ乃陰大骨ニ入ノ病ナリ夏秋露臥シ寒湿内ニ襲或ハ房
慾ノ後蓋覆スル事単薄ニシテ寒気虚ニ乗シテ裏ニ入テ遂
ニ斯疾ヲナス初テ起ルトキハ寒熱交作稍風邪ニ似タリ随
テ後臀腿筋骨痛ヲナシ熱セズ紅ナラズ疼骨ニ徹スルニ至ル
甚シキモノハ曲伸シテ転側スル事アタハス尻臀ノ部位ニモ

シ漫腫シテ疼ヲ作モノナリ

附牙癰　準縄ニ云牙ノ根ニ癰ヲ生ズル此ヲ附牙癰ト名ツク
足ノ陽明胃ノ経ニ属ス熱毒ノ致ストコロナリ

風疽　準縄ニ云凡ソ脚䐐曲瞅ノ中瘡シテ搔トキハ黄汁ヲ出
ス風疽ト名ツク

風齲　ムシクイバ、又齲歯トイヘリ牙臼ノ如クニクイヌキタルヲ齲
脱ト云リ○病源ニ云膿汁出テ臭ク歯齗ヲ蝕食スコレヲ齲
歯ト云亦風齲ト云リ齲ハ説文ニ歯蠹ナリ

風歯　歯ハ風ヲ引テ歯ノ根微腫シテ根浮フ〻

風犬傷　此犬ニ咬レテ其瘢瘡トナルナリ○百効ニ云凡ソ春

夏ノ初狾犬多ク狂ヲ發ス但其尾直ニ下テ巻ズ口中涎ヲ流シ舌黒キモノハ是癲狗ナリ傷ラレバ急ニ針ヲ用テ刺テ血ヲ去リ小便ヲ以テ洗浄カラシメ核桃殻半邊ヲ以テ人糞ヲ滿テ其瘡孔ヲ覆イ艾ヲ上ニツケ灸ス殻焦糞乾カバクトキハコレヲ易灸スルコト百壯ニ至ル次ノ日又百壯ヲ灸シ灸スルコト三百壯ニ至テ佳トス○正宗ニ云風犬ハ朝夕露ニ臥シ非時不正ノ氣ニ感ゼラシ故ニ心コレヲ受レバ其舌外ニ出肝コレヲ受レバ其目昏朦脾コレヲ受ルトキハ其涎シタヽリヲ流肺コレヲ受ルトキハ其声出ズ腎コレヲ受ルトキハ其尾下ニ拖ク五臟毒ヲ受テ成ルヲ風犬トス乃チ陰陽蕭殺ノ氣シウクノ故ニ此ヲ經レバ必ズ人ヲ傷ルコトヲ致ス咬ニ随テ狾生散ヲ服ス小便ノ中血片ヲ出ス遅キモノハ毒大ニシテ小便出カタシ必ス臟腑ヲセムル久シキトキハ形ヲ成腹脹攻悶シテ人声犬ノ如ク眼神露レ白キモノハ倶ニ不治トス

伏兎發　此伏兎ノ穴ニ疽ヲ生ズルヲ○準縄ニ云腿外側臀下五六寸ニ疽ヲ生ズル此ヲ伏兎發ト名ツク寒熱大ニ作リ疼痛シテ心ニ徹シ焮腫シテ頭ナキ是ナリ足ノ陽明胃ノ經ニ屬ス不治ノ證ナリ

粉刺　俗ニ云ニキビノコトシ殼嘴瘡ニ見タリ

伏飲　六飲ノ一ツナリ○醫書大全ニ云伏飲ハ膈滿テ喘嗽シ

發スルトキハ寒熱シ腰背引痛ミ眼淚流出テ其人瘦セト
シテ悪寒スルナリ

粉滓斑 俗ニ云ソバカスト云モノ也婦人脂粉ノ滓濁ニアル如クナル故ニ名ク又雀斑ト云ヘリ雀ノ卵ニアル紋ノ如クナル故也○本艸綱目主治部ニ云䵟䵳ハ是風邪皮膚ニ客トシ痰飲府藏ニ漬シ也即チ雀卵斑女人ハ粉滓斑ト名ヅクルナリ

胕髓病 素問刺瘧論ニ云胻痠痛スルヿ甚シフシテコレヲ按バ不可ナルハ名テ胕髓病ト云○類註ニ胻ハ脛骨也コレヲ按テ不可ナルハ痛テ久シ甚シキ也其邪深ク伏ス故ニ名ヅケテ胕髓病ト云也

風屑 俗ニ云フケノコト也又白屑風ト云○入門ニ云頭上ニ風屑極テ痒ニ風ヲ避ケ頭ヲ洗ヤヽ乾ヲマツテ頭髮ヲ分開キ蘸蘆ノ末ヲハステ頭皮ノ上ニ摻シ絹帛ニテ緊ク縛ヲイクヿ兩日夜頭風ニモ亦効アリ○正宗ニ云白屑風ハ多クハ頭面耳項髮中ニ生ス初テ起ル微ク痒ク久シキトキハ漸ク白屑ヲ生ジ疊々飛起シテ脱テ又生ズ此皆熱體風ニ當テ起ル風熱ノ化所也

風癮 病源ニ云夫癮ハ風ヨリ生ズ先風ニ傷ラルヽ故ニ發熱シテ後ニ寒慄スル也

風搏 病源ニ云凡ソ人先風湿ヲ患ヒテ又冷氣ニ[illegible]相搏トキハ擧身疼痛シ發熱シテ體黄ム

風眼 病源ニ云風熱ノ氣目ヲ傷リ眥瞼皆赤クタヾレ風ヲ見レバイヨイヨ甚シコレヲ風眼ト云リ

葡萄疫 遍身頭面ニ皆生ズ瘡ノ形葡萄ニ類スル故ニ名ツク足ニ生ズル疔ヲ民俗ブドウガサト称スル國アリ○正宗ニ云葡萄疫ハ其患ヒ多クハ小児ニ生ズ四時不正ノ氣ヲ感受シテ皮膚ニ鬱シテ散セズ結シテナル大小青紫ニ斑點ニ色葡萄ノ如シ發シテ偏身頭面ニアリ

粉花瘡 本艸綱目艾條下ニ婦人ノ面瘡ヲ粉花瘡ト名ツクト云リ

風癘 癘風ノコト六書正譌ニ癘別ニ癩ニ作ルハ非ナリト云リ

佛頂疽 頂門上星ノ穴ニ生ズルヲ○準繩ニ云顖門ノ癰ヲ生ズル此太陽ノ經ニ屬ス風熱ノ致ス所也一名ハ佛頂疽ト云穴ヲ上星ト名ツク

腹内人聲 病源ニ云夫人ノ腹内ニタチマチ人声アルアリ或ハ人ノ語ヲ學デ相答ス此乃不幸ニシテ祟變ヲ主スルナリ致ス經絡腑臟ノ冷熱虚實ノ成ス所ニアヅカルニ非ト云リ○按ルニ應声虫ノコト次

風水病 病源ニ云汗出テ風ニアテヽ風氣内ニ入カヘツテ腎ニ客

タリ脾虚シテ又水ヲ制スルヿアタハズ故ニ水ノ皮膚ニ散溢シ又風湿ト相搏故ニ風水ト云人ヲシテ身浮腫セシメ水ヲ包ノ状ノ如ク頸脉動スルヿ甚數ス腫上ヲ按ハ凹ニシテ起ラズ骨節疼痛シテ風ヲ悪ム是ナリ

伏尸　尸病ノ一ツナリ其病隠伏シテ人ノ五臓ノ中ニアツテ年ヲ積テ除カザルヿ病源ニ見タリ

風懿　癔或ハ謚ニ作ル中風四種ノ一ツ也其状奄然トシテ人ヲシラズ喉ノ裏噫々然トシテ声アリ舌強ツテモノイフヿアタハザルナリ

風痙　中風ノ種類也其状口噤ジテ開ズ背コハバツテ直ク發

癇ノ状ノ如シ其重キモノハ耳ノ中策々止トシテ痛卒然トシテ身躰痙直ナルモノハ死スト云リ

風痱　中風四種ノ一ツナリ其状身躰痛ナク四肢ヲサヽヘラス神智乱レズ一臂隨ハザルモノハ風痱ナリ

風痺　中風四種ノ一ツ也○病源ニ云病陽ニアルヲ風ト云陰ニアルヲ痺ト云陰陽トモニアルヲ風痺ト云リ

風驚　中風ノ種類也風邪ニ乗セラレ驚テ安定ナラサルヲ云

風癲　癲疾原多クハ風邪ヨリ生ズ故ニ風癲ト云ヽ

伏梁　五積ノ一種心積也○難経五十六難ニ云心ノ積ヲ名ケテ伏梁ト云臍ノ上ニ起テ大サ臂ノ如ク上心下ニ至ル○

本義ニ云伏梁ハ伏シテ動カス梁木ノ如ク然リ○医書大全
ニ云猶梁ノ胷膈ノ間ニ横ハルカ如クシ

粉瘤　癭瘤ノ條下ニ見タリ

腹内児哭　玉案ニ云腹内児哭ハ臍帯疣瘖児口中ニ含ム
妊婦高ニ登リ臂ヲ挙ルニ因テ児口ヲ脱出シ此ガタメニ声ヲ
ナス妊婦ヲシテ腰ヲ曲テ地ニ就シメ物ヲ拾カ如クスレハ仍テ
児ノ口ニ入リ即止ム

腹中鐵石　類案ニ云一人腹中鐵石ノ如ク臍中ヨリ水
出旋變シテ虫ノ行状チヲナシ身ヲ遶リテ痒コヲナシ痛
忍ベカラズ撥拂スレ氏盡ズ蒼朮ヲ濃煎シテコレヲ浴セシメ

又蒼朮射香ヲ以テ水ニテ調ヘ服セシム○奇疾方ニ臍虫蝕ト
名ツクルナリ

不寐　ネイラレス病シ○要訣ニ云不寐ニ二種アリ病後虚弱
及ヒ年高キ人陽ヲトロヘテ寐ラレザルヿアリ疾膽経ニアツテ
神舎ヲ守ラサルモ亦寐サラシムルナリ

浮翳　内障ノ一種ナリ○醫學綱目ニ云藏ノ形精ノ深處ニ細
看ハ方ニ見ル宜ク針シテ深クコレヲ撥フヘシ

腹中鼓声　醫統ニ云一婦毎ニ腹脹トキハ腹中声アリテ
鼓ヲ撃ガ如シ遠ク外ニ聞フ人行テ門ヲ過ルモ其家
楽ヲナスカト疑フ腹ノ脹消スルトキハ鼓声亦ヤム一月ニ一

タビヲコル百醫ヲ経レモ皆ヨク其疾ヲ明スコトナシトゾ

風毒 壽世脚氣門ニ云亦轉筋攣急ノモノアリ名テ風毒ト云

不痛瘡 病源ニ云諸瘡久シク瘥ズシテ風冷ニ觸レ悪肉アルトキハ搔針灸シテ痛ヲ覚ス因テ不痛ヲ以テ名トス

浮漚疔 疔瘡ノ種類ナリ○入門ニ云其狀曲圓少許合ス大サ薤葉ノ如シ内黄ニ外黒シ黒キ處ハコレヲ刺テモ痛ズ黄ナル處ハコレヲ刺テ痛ム

風注 注病九種ノ一ツナリ注病ハ論中ニ見タリ

風燕失巣 幼科準縄ニ云小児飲食過度脾胃ヲ傷損シ或ハ飽悶或ハ呑酸或ハ吐瀉未愈シテ瘡随テ出ルコレヲ風燕失巣瘡ト云ナリ

附陰疽 正宗ニ云附陰疽ハ生シテ内踝ノ上三寸ニアリ初テ小泡ヲ生シ漸々ニ赤ク腫破レテ血水ヲ流シ痛ミ亦胃ニ徹シテ歩履スルコトアタハザルナリ

○巳部

喉痺 常ニ云コウヒナリ○陰陽別論ニ云一陰一陽結フルコレヲ喉痺ト云類註ニ痺ハ閉ナリ○鍼灸聚英ニ云手ノ少陰少陽ノ二脈喉ニ並フ氣熱スルトキハ内結シテ腫脹

痺シテ通セサルトキハ死ス後人強テ八名ヲ立ツ曰單乳蛾。雙乳蛾。單閉喉。雙閉喉。子舌脹。木舌脹。纏喉風。走馬喉。熱氣上行ス故ニ喉ノ兩旁ノ近ニ傳ヘ外ニ腫テ作ル其形ノ似タルヲ以テ是ヲ乳蛾ト云一ヲ單トシ二ヲ雙トス是其乳蛾ニ比スルニヤヽ小ナルモノヲ閉喉ト名ツク熱舌下ニ結シテ復小舌ヲ生ズルヲ子舌脹ト名ツク熱舌中ニ結シテ腫ヲナスヲ木舌脹ト名ツク木トハ強シテ柔和ナラサルヿ熱咽喉ニ結シテ腫外ニメグリ且麻シ且癢ク腫テ大ナル者ヲ名ツケテ纏喉風ト云ニハカニ發シテニハカニ死スルモノヲ走馬喉痺ト名ツク八名詳ヘトイヘ圧皆是ヲ火ニ帰スルヿ〇正傳ニ云モヿ夫卒然トシテ腫レタミ水漿入ラス言語通セサルハ死須臾ニアリ誠ニヲトロクヘシト云リ

喉風　唯痺ヿ其種類多シトイヘ圧スヘテコレヲ喉風ト云リ

喉禁　撮口ノ別名ヿ〇保嬰集ニ云臍風撮口吾俗ノ喉噤ト云リ

骨風　本草綱目水英ノ條下ニ蘓頌カ云クヲヨソ丈夫婦人故ナクシテ兩脚腫滿シ膝脛ノ中ニ連テ痛屈伸急強ナルモノヲ骨風ト名ツク其疾針灸ヲヨヒ服薬スヘカラス々ヽ毎日此草五斤ヲ取テ水一石ヲ以テ三斗ニ煮鋑スルニ及テ浸シナクヒニ膝上ニ淋日夜ニ四度五日ヲ経ズシテ即瘥數用テ

神効アリ

骨槽風　又穿腮毒ト名ク、ハグキノ腫痛ナリ○準縄ニ云牙齦腫痛ミ寒熱大ニ作リ、腐爛已ズシテ痛ヲナス、此骨槽風ナリ。一ニハ穿腮毒ト名ク、憂愁思慮驚恐悲傷ニ由テ致ストコロ也。初テ起ル、耳下ヨリ頸項ノ間ニ生ズ、隱々タル皮膚ノ内ニ略小核アリ、漸ク大ニシテ胡桃ノ如ク、日ニ増テ紅ニ腫、或ハ上或ハ下或ハ左或ハ右、牙關緊急ニシテ食ヲ進ルヿアタハザル也

枯筋箭　正宗ニ云、枯筋箭ハ乃憂鬱ニシテ肝ヲ傷リ、肝榮養スルヿナクシテ、以テ筋氣外ニ發スルヿヲ致ス、初テ起ル、赤豆ノ大サノ如ク、枯點ホシ、高ク日久シクシテ破裂シ、筋頭ヲ攅出ス、テ髼鬆ノ如クニシテ枯槁ス、多クハ胸乳ノ間ニ生ズ

膕衂　委中ノ穴ヨリ血ノ出ルヿ也、肌衂ニ見タリ、委中ハ曲䐐ナリ

胡氣　俗ニ云ワキガ也、或ハ躰氣、或ハ狐臭、或ハ胡臭、或ハ慍羝、或ハ腋氣ト並ニ同シ○正宗ニ云、躰氣一名ハ胡氣、此父母ヨリ遺染スル所アルニ因テ也、又胡胎ニシテ生ルヽモノアリ、故ニ本来ノ氣質ヲ脱セズ、凡ソ腋下多ク稯紋數孔アツテ、此氣味ヲ出ス也○按ルニ胡ハエビスト訓ズ、胡人ハ其躰クサシ、故ニ胡氣胡臭ノ名アリ

狐臭　胡氣ニ同シ○病源ニ云人ノ腋ノ下臭キヿ蔥豉ノ氣ノ

如キモノ之狐狸ノ氣ノ如クナル故ニ狐臭ト名ツク

蜈蚣毒　百効ニ云舌ノ上忽チ脹出テ口ノ外ヘ出ル俗ニ蜈蚣毒ト云　雄鶏血一小鍾コレニ浸セバ即チ縮リ入ル

虎口疽　并ニ虎口百穴共ニ合谷毒ニ見タリ

紅汗　壽世保元ニ云傷寒ニ鼻ヨリ血ヲ出スヲ紅汗ト云○本草綱目主治ノ部ニ云氣散シ血虚シ紅汗衣ヲ汚ス又云産婦六ニ喜ブ汗出テ赤色衣ヲ汚ス喜ブトキハ氣出ト云リ○壽世ト本綱ノ説名同シテ證異ナリ

穀賊　古今医統ニ云喉中痒刺シテ嗽セシト欲ス名テ穀賊ト云　此誤テ穀ノ芒刺ヲ呑ニ因テ咽ニ在テ痒ヒ痛ム [illegible]穀賊ハ咽ニ屬ス馬喉風ハ喉ニ屬ス辯ヲ分タズンバアルベカラズ芝乙麻炒テ末トナシ細ヘニコレヲ呷リ嚥ト云リ

褌口瘡　臁瘡ノ乙○準縄ニ云足ノ内外ノ臁ニ瘡ヲ生ジテ連年イヘズ此湿熱下注ニ因テ瘀血經絡ニ凝滞シテ以テ致ス肌肉紫黒ニシテ痒痛ノ時ナラズ女人ハタヾ裙風褌ウチ瘡トス即チ臁瘡シモツトモイヘガタシ盖シ裙ヲ以テ地ヲ扇テノ風湿盛ナル故也

黒疽　醫學綱目ニ云黒疽ハ椎骨ノ上ニ發シテ連リ脊ヲ夾ムト云リ

黒疔　正宗ニ云黒疔ハ耳ノ竅ノ内ニ生ジテ黒硬腐爛破レテ

血水ヲ流シ疼腮顴ニヲヨブト云リ
穀嘴瘡　回春ニ云穀嘴瘡俗ニ粉刺ト云○正宗ニ云肺風粉
刺酒皶鼻ニ名同種ノ粉刺ハ肺ニ屬ス皶鼻ハ脾ニ屬ス
搃テ皆血熱鬱滞シテ散ゼザルニ
股脛疽　靈樞癰疽篇ニ云股脛ニ發スルヲ名テ股脛疽ト云
其形甚ダ変セズシテ癰膿骨ニ摶ル○類註ニ云股脛ハ大
股ナリ即今ノ人ノイハユル貼骨癰ナリ
痼發　入門ニ云凡ソ瘡氣血相搏ニハ頭アリ面アリ風邪内ニ
作ニハ頭ナク面ナシ痼ハ頭ナク面ナク裏ニ瞰シテ瘡ヲ閉ク肌肉
ニ低貼シ走注牽連シテ手足或ハ掌心或ハ腰腿或ハ臀

下伸縮ノ處ニ生ス初テ起渾身壯熱手足カナハス憎寒
頭痛寒熱渴多汗嘔逆四肢沉重スシテ諸發スルニクラ
フレバ煩渇ヲ甚シトス腫毒已ニ平ギ數月ノ後マタ他處
ニ大發スタヾ肉色微シク淡紅ヲ帶ルコヲナス終ニ斂ヿア
タハズ又云瀾ノ一寸ヨリ二寸ニ至ルヲ癤トス一寸ヨリ五寸
ニ至ルヲ癰トス五寸ヨリ一尺ニ至ルヲ疽トス一尺ヨリ二尺ニ
至ルヲ竟躰疽トス未潰シテ色紫黒ニ堅硬ニシテ已ニ潰
テ深ク陷テ岩ノコトクナルヲ癌トス四畔生ヂテ牛ノ脣ノ
如ク黒硬ヲ瘭トス頭面ナク色淡紅ナルヲ痼トス是ニ知ヌ
腫起ヲ癰トシ沈ニ潰ヲ疽トシ外ニ發出スルモノヲ外發トシ

腸胃ニ隠伏スルモノヲ内疽トス癤ハ癰疽ニ比スレバ更ニ
軽シ瘭疽ハ多クハ治シガタシ

肛門癰　準縄ニ云太股ノ内陰嚢ノ側ニ毒ヲ生ズ左ニアルヲ
上馬癰トシ右ニアルヲ下馬癰トス俱ニ足ノ太陽ノ經ニ屬
ス濕熱七情和セズ憂憤ノ致ス所ナリ

穀道無孔　生レテ尻ノ孔ノナキナリ○入門ニ云初テ生レテ穀
道ニ孔ナキモノ乃肺熱ニシテ肛門ヲ閉ルナリ急ニ金銀ノ玉
簪ヲ用テ其ノ端的ノ處ヲ看テ刺穿或ハ火針ヲ用テ刺ス
深クスベカラス蜜導ノ法ヲ以テスト云リ

滚疳　脾疳ナリ滚ハ滚雑ナリ一ニハ凡心シ滚疳ハ五疳ヲ兼
ル故ナリ又脾疳ヲ食疳トモ云リ○玉案ニ云脾ニアルトキハ
滚疳トス食物消シガタクヨク泥土ヲ食シ腹大ニシ筋アリ
頭髪稀疎ニシテ喘息呵欠歡ナクシテ啼コヲ欲シ痢多
クシテ酸臭ナルモノハ食ニ傷ラル、ニ因テ成イハユル滚疳是也

五疳　滚疳脾　驚疳心　風疳肝　氣疳肺
急疳腎　○五疳ノ死證一ニ疳乾。二ニ疳渴。三ニ疳
癆。四ニ疳瀉。五ニ疳痢。六ニ疳腫○五疳ノ死證一ニ蛔疳
二ニ腦疳。三ニ脊疳。四ニ無辜疳。五ニ丁奚疳。六ニ哺
露疳　是ナリ

五硬　項ト手ト足ノ四ツガ強テスクミ冷ル也○入門ニ云五硬ハ頭

五軟　項四肢强直ニシテ氷ノ如ニ冷乃肝ニ風邪ヲ受ルヿ
入門ニ云五軟ハ頭項軟ニ手軟ニ脚軟ニ身軟ニ口軟ナ
ル是ナリ頭軟ハ頭疋シキテアタハザルヿ項軟ハ天柱倒ルナリ
吐瀉久シテ弱キモノニアルヿ手軟ハカノ以テ動スヿナク肝ノ
弱ニ受トコロヿ兩手筋縮舒伸スルヿアタハズ脚軟ハ行ヿ
遲ク乃骨髓滿ズ氣血充ズ筋弱骨ヲ束ルヿアタハズ身
軟ハ肉少ク皮膚ヲノツカラ離ル飲食肌膚トナラズ口
軟ハ語ヿ遲シ嬰兒母ニハカニ驚怖スルヿアレバ驚氣胞絡ノ
經ニ乘ジ生ル子ヲシテ心神不足シ舌本通セズシテ四五ノ
歳ニシテナヲ言ヿアタハザルヿアルヿ

紅絲瘡　又金絲瘡ト云リ○入門ニ云紅絲瘡ハ喜怒常ナラ
ズ血氣逆行スルニ因テ手足ノ間ニ生ジテ黄泡アリ其中忽
チ紫色即一條ノ紅絲アリ迢迢トシテ血上テ生ズモシ
心腹ニ至ルトキハ人ヲシテ昏乱シ救ハザラシム或ハ兩三條ノ紅
絲ヲ生ズルモノアリ○醫學綱目ニ云金絲瘡一ニ紅絲瘡ト
云其狀線ノ如ク縄ノ如ク巨細一ナラズ經ニイハユル丹毒是
ナリ但烟毒ニ比スレハ甚シカラズ廣潤ノ人此ヲ患頭上ニコ
レアッテ下行シテ心ニ至ルトキハ死ス下ニコレアッテ上行スル
モノモ亦シカリト云リ又丹毒ノ條下考ヘミルベ
胡次丹　并ニ胡痲丹　共ニ丹毒ノ條下ニ見タリ

胡孫嗽　胡孫ハ猴ノ異名ナリ先人ノ云猴ノ口ノ如ニ小兒ノ口ノ嗽スルヿ也○醫學綱目ニ無辜疳ノ症ヨリ生ズルト云リ○本綱獼猴ノ條下ニ一名ハ胡孫時珍ガ曰猴形胡人ニ似タリ故ニ胡孫ト云リ

口中轉屎　小兒ノ口中ヨリ屎ヲ出スヿ也大人ニモ亦アルヿ也○類經圖翼ニ云寒凉ヲ食スルニヨツテ致ストコロ也

黒子　痣ト同ジホクロ也○正宗ニ云黒子ハ痣ノ名ナリ此腎中ノ濁氣陽ニ混滞ス陽氣收束シ結シテ黒子トナル堅シテ散セズ凡ソ人此ヲ生スル終ニ不吉トス面部不善トコロハコレヲ去ルト云リ

蠱疰痢　蠱毒ニテ痢トナル也○入門四ニ云蠱疰痢ハ黒ニシテ爛魚腸ノ如ニ渇ヲ發ス五内切ガ如ニ痛ム

穀勞　病源ニ云脾胃虚弱ニシテ穀食ヲ傳消スルヿアタハス府藏ノ氣ヲシテ否塞セシメ其狀人ヲシテ食シヲハレバ臥サシメ支節煩重シテ眠ヿヲ嗜是ナリ

蠱注　注病ノ一種也蠱毒ニテ注病トナルヿナリ病源ニ見タリ

哭注　前ニ同シ哭泣悲傷ニテ生ズル也人ヲシテ四肢沈重ナラシメ其後喪ニアツカラ哭スニ哭声ヲキイテ悵然トシテミヅカラ禁持スルヿアタハス悲感ヤマザルナリ

骨注　前ニ同シ髄骨モ空虚ニ氣血減耗シ肌肉消盡シテ骨

[illegible]ノ間時ニ熱シ時ニ汗シ柴瘠骨立スル故ナリ

蠱毒

病源ニ云凡ソ蠱毒ニ數種アリ皆是
人故アツテ之ヲ造作ス多クハ虫蛇ノ類ヲトリ器皿ヲ以テ盛
貯ヘテ其ミヅカラ相噉食ニ任テ唯一物獨アル者ノアリ即コレヲ
謂テ蠱トス便ヨク變惑シテ酒食ニ隨逐シ人ノ患禍ヲ
ナス他ニ患禍アレバ蠱主吉利ヲウク コノユヘニ不羈ノ徒コレヲ畜
事トス 按ニ日本四國ニ犬神ト称スル類アリ 醫書大全ニ云蠱ノ毒タル丁醫書ニ載
ルトコロ數種アリトイヘ𪜈カモ中土ニハコレヲ見ル丁マレシ今古ノ
相傳ニ多クハ是閩廣深山ノ人端午ノ日ニ於テ蛇虺蜈蚣
蝦蟇ノ三物ヲ以テ同器ニ貯ヘ其互ニ相食スルヲ聽テ一
物獨存セルモノヲ候フテ則コレヲ蠱トイフ其人ヲ害セント欲スレ
バ竊ニ其毒ヲ取テ酒食ノ中ニ於テコレヲ喫シム其毒ニ中ルモ
ノハ人ヲシテ心腹絞痛蠱ノ咬フアルガ如ク血ヲ吐下ス皆爛肉
ノ如シ若卽治セザレハ人ノ五臟ヲ食テ卽死ス○本綱時珍ガ曰
蠱ヲ造ル皆百虫ヲ以テ皿中ニ置キ相啖食セシメ其存スル
モノヲ取テ蠱トス故ニ字虫ニ從ヒ皿ニ從フ皿ハ器也○藏器ガ曰
古人愚質蠱ヲ造リ富ヲ圖ルト云リ又曰能形ヲ隱シ鬼神ニ
似タリ人ニ與テ禍ヲナストシ

口吻瘡

口ワキニ瘡ヲ生ズルシ吻ハクチワキト讀リ口吻ニ瘡ヲ生ジ
恒ニ湿爛シテ汁アルシ○病源ニ云世ニコレヲ肥瘡ト云又燕瘡

疳ト名ツク又熱口吻瘡ト云リ

口臭　口中ノ臭キヿ也府臓ノ氣腠腐シ胸膈ノ間ニ蘊積シテ熱ヲ生シ口ニ衝發シテ臭カラシムル也或ハ口ヲ時々ニ嗽キ齒ヲ折ル磨サル故ニ臭カラシムルモアリ

口舌乾焦　府藏虚シ熱心脾ニ乗シ津液渇燥シ故ニ口舌乾焦ルナリ

疙瘩　ヘ門ノ音釋ニ白疙瘩トアリタトヘハ灸ナドノナヲリテアトノフツトフクルヽヤウナルヿ也諸瘡ニミナ疙瘩ト云ヿハアル也

骨痺　五痺ノ一ツナリ身體ヲモクシテ自由ナラズ手足カナハズ痛ムナリ

穀疸　五疸ノ一ツナリ又黒疸ト云リ〇醫書大全ニ云食畢ハ即チ頭眩シ心中怫鬱シテ安カラズ遍身黄ヲ發スル也〇病源ニ云身體コトヽク黄ミ額ノ上反テ黒ク足ノ下熱シ大便黒シト云リ

穀道䖝　大腸ニ䖝ヲ生シ軽キトキハカユク或ハ穀道ノ中ヨリ䖝溢出ル也重キモノハ肛門ヲ侵食シテ癢爛スルナリ

穀瘕　病源ニ云人ヨク食シテ大便セザルヿアリ初ハ患タルヿヲボヘスヽシクシテ腹内塊結ヲナシコレヲ推ハ動ク名テ穀瘕ト云リ

黒靨疔　并ニ紅絲疔　共ニ疔瘡ノ條下ニ見タリ

虎鬚毒　龍泉疽ニ見タリ或ハ虎鬚疔龍泉疔トモ云リ

瓠毒瘡　病源ニ云俗ニ云人瓠花ノ上ノ露水ヲ用テ手ヲ洗ヒ毒ニ遇フコアリ即瘡トナル因テコレヲ名ク

袴口瘡　入門ニ云袴口瘡ハ脚脛ニ生ス或ハ物ニ打撲ルヽニヨツテ成ル其瘡口狹ク皮肉極テ濶ク皮薄シテ竹膜ノ如ク極テ痒ク痛ミ終日黄水流レ延蔓シテ生ス甚シキモハ數十年愈ズ又ハ滌ハスシ

盎脹　脹滿ノコト○要訣ニ云蠱ト鼓ト同シ以テ其急實鼓ノ如クナルヲ言蠱毒ノ蠱ニアラズ俗ニコレヲ膨脝ト云又コレヲ蜘蛛病ト云感ズル所同シカラズタヽ是腹大ニシテ急ニ餘ノ處ノ皮肉常ノ如クナリ○字彙ニ云膨脝ハ腹脹ナリ

骨瘤　并ニ黒砂瘤　黒粉瘤　俱ニ癭瘤ノ條下ニ見タリ

骨鯁　咽ニ魚鳥ノ骨ノタツコト○字彙ニ鯁ハ魚ノ骨ナリ又骨咽ニ下ラザルヽトアリ續字彙補鯁ハ哽ト通ズト云リ

狐疝風　張子和ガ所謂七疝ノ一ツナリ○類註ニ曰疝ハ前陰少腹ノ病男女五臟皆コレアリ狐ノ晝伏テ夜出ルハ陰獸ナリ疝厥陰ニアルハ其出入常ナラズ狐ト相類ス故ニ狐疝風ト云

斛茗瘕　續捜神記ニ云恒宣武ニ一督將アリ時行ノ病ニ因テ後虚熱シ便能複茗ヲ飲ム必ズ一斛二斗ニシテ乃チ飽ハツカニ升合ヲ減スレバ便チヲモヘラク大ニ不足ナリト

後客アリコレニ造テ更ニ五升ヲ進ム乃チ大ニ吐シ一物ヲ出ス升ノ大サノ如シ口アリ形質縮緲状牛肚ニ似タリ客乃チコレヲ盆中ニ置テ斛ニ斗ノ檟茗ヲ以テコレニ澆ケレハ此物コレヲスタ都テ盡シテタヾ小脹ヲ覺ヘ又五升ヲ増シ便愁ク混然トシテ口中ヨリ湧出ス既ニ此ノ物ヲ吐シテ遂ニ瘥ル此ヲ病ヲ斛茗瘕ト名ク○檟ハ字書ニ苦茶ナリ茗ハ茶ノ晩取モノナリ

惛塞　智ノハタラカヌウツカリトシタルヿ也○病源ニ云人稟性陰陽ノ氣和セスシテ心神惛塞スルモノアリ亦病ニ因テ精采闇鈍ナルヿアリ皆陰陽ノ氣不足ニ由テ神識分明ナラサルナリ

黒皰　準繩ニ云ニ十六疔俗ニ黒皰ト名ツク

口内肉毬　奇疾方ニ云一人口ノ内ニ肉毬ヲ生ス根線アリ長サ五寸余毬ヲ吐シ出シテ方ニ飲食スヘシ手ヲ以テ輕ク按ハ痛ミ心ニ徹ス水ニテ生麝香一錢ヲ調ヘ頓ニコレヲ服セシム三日アツテ根化シテ愈

狐惑　傷寒ニアル症ナリ○傷寒六書ニ云狐惑ハ猶豫シテ進退ヲ決セザルノ義ナリ濕䘌アリ皆虫訛腹中熱アリ食入ヿ多キヿナウシテ腸胃空虚ナリ三虫食ヲ求メテ人ノ五臓ヲ食フ其候四肢沈重食氣ヲ聞ヿヲ悪ミ默〻トシテ眠ラントヿヲ欲ス目閉舌白ク齒晦面目ノ間赤白黒色変

易ニシテ常ナシ垂下部ヲ食フヲ狐トス下脣ニ瘡アリ其咽
乾虫臓ヲ食フヲ惑トス其声唖ス○入門ニ云狐ノ水ヲ聴
テ猶豫シテ決セザルノ義也

滑蟯疽 準繩ニ云手臂陽明経ノ分瘋ヲ生ズ初メ粟米ノ
如ク漸ク大ニシテ赤疸ノ如ク痛ミ忍ブベカラズ旬日ニシテ大サ
胡桃ノ如ク枯紫色ナル此ヲ骨蟯疽ト名ク若毒遍身ニ
遊シ拘急シテ痛ヲ発シ嘔噦不食シ冷汗自出テ滑
泄煩躁脈乱ル者ハ死ス房労怒気ヲ犯ス者ハ死ス

洪燭瘡 王爛瘡ナリ○病源ニ云初テ生テハ沸湯ヲ洒グガ
如シ瘭漿ヲ作シ赤ク爛火燭ノ如シ

黒水凝翳 内障ノ一種ナリ○医学綱目ニ云黒水凝翳ハ初
テ患ルトキ頭旋シ眼渋リ花ヲ見テ黄黒定ラズ翳凝結
シテ青色ナリ宜ク針サシテコレヲ撥スベシ

鼓椎風 ○類案四肢病門ニ云一人鼓椎風ヲ患フ寒熱往
来数月枕ニ伏ストモ云リ 病症未タ詳ニ考ヘズ鼓槌風ノ一カ

鶻眼 眼疾七十二種ノ一ツナリ○医統ニ云五臓風熱結積ニ
ヨツテ然リ眼目忽然トシテ疼痛シ眼珠脹硬ニシテ転
廻随ハズ血気凝滞シテ栄転スルヿアタハザルナリ○鶻ハ鷹
ノ類ナリ其眼ノ如クニナル故ニ鶻眼ト云ナルベシ

紅絲瘤 丹毒ノ種類ナリ又胎瘤トモ云リ○東垣ノ云晋テノ

一人一子ヲ生ム一歳ノ後紅絲瘤ヲ生シテ死ス後四子皆然リ
何ソヤ曰汝乃チ腎中伏火アリテ精ノ内ニ紅絲アル故ナリ俗
ニ胎瘤ト名ク汝試ニ精ヲ以テコレヲ験ミヨ果シテ然リ○又丹
毒ノ條下ニ見タリ

五蠛衄　七情ノ氣血ヲ動シテ衄出ルヽ衄血ノ條下考スヘシ

紅糟鼻　齇鼻ノ類ヽ鼻頭紅ノ糟ノ如ク赤キヲ云

渾身衄出　奇疾方ニ云臥ニ臨テ渾身衄出ルヿ約スルニ五升
ニ至ル隨テ血肉倶ニ壞ス毎宿漸ク多シテ痛痒シテ狀ヲ言ヘ
カラズ惟水ヲ喫シ牀ニ臥シ晝夜號哭シテ舌ノ尖ヨリ血ヲ
出シテ止ズ身齒倶ニ黒ク唇動キ鼻開ク但醋湯ヲ飲

ヿ數十日ニシテ即チ安シ

骨火丹　丹毒ノ種類ヽ○病源ニ云丹發シテ初ハ臂ニアツテ
起リ正赤或ハ黒シコレヲ骨火丹ト云ヽ

渾潔　二病ノ名ヽ○八門傷寒門ニ云霧露ノ濁邪下焦
少陰ノ分ニ中ルヲ名テ渾ト云霧露ノ清邪上焦太陽ノ分
ニ中ルヲ名テ潔ト云リ

昏迷　鬱冒ニ見タリ

骨極　六極ノ一種ヽ虚實ノ別アリ六極ノ條下ニ見タリ

喉癰　猛疽ノ一名ヽ○準繩ニ云結喉ニ當テ癰ヲ生ズル喉癰ト
名ク又猛疽ト名ク其勢毒猛烈ニシテ畏ルヘキヲ以テナリ

墨癩　癩風ノ一種ナリ烏癩ノ條下考ベシ
苟抄乳　準繩ニ集驗論ニ云凡ソ婦人女子乳頭小ク淺ク熱瘡ヲ生ジコレヲ搔バ黄汁出テ浸淫シテ長ズルヲナス百種療シテ差ザルモノ動スレバ年月ヲ経名ケテ妬乳病ト云婦人兒ニ飲スル者乳皆断ト欲スル世ニ苟抄乳ト云是ノ
骨癰　準繩ニ云骨癰ハ流注ノ敗症ナリ
狐刺瘡　即チ狐尿刺瘡ノコト狐ノ尿刺シテ瘡トナリタルモノナリ
狐瘕　婦人八瘕ノ一種ナリ○病源ニ云婦人月水日數ニ當テ來リ及テ悲哀憂恐シ或ハ遠行シテ暴風疾雨雷電ニ逢テ驚恐シ衣被沈湿シ疲倦少氣シ精神遊ヒシ胞氣陰中ニ入テ去ズシテ生ズ其狀月水閉テ通セズ小腹瘀血胷脅腰背痛ミ陰中腫レ小便カタク胞門子戸男精ヲ受ズ五藏ノ氣盛ニシテ食ヲ嗜テ嘔吐シト欲シ睡リ多ク娠アル狀ノ如シ此病アレハ身ヲ終ルマデ子ナシ○外臺素女經ニ云狐瘕手足形ヲナスモノハ人ヲ殺ス未ナラザルモノハ治スベシナリ
口瘡　準繩ニ云瘡ハ九朝ノ期口中悪臭ヲ外ニ噴上下牙床潰爛シ舌板堆ク黄垢ヲ裹ヲ名テ口瘡ト云若早ク治セザレバ床脱シ牙落テ漏トナルベシ
孤陽絶陰　三因方ニ云産後喉中氣喘急ニシテ喘スルモノ此

ヲ孤陽絶陰ト云産シテ下スコト過多ナルニ因テ榮血暴竭衛氣主トシテ獨肺中ニ聚ル故ニ喘セシム治シガタシ

○江部　入恵部

○天部

天疽

俗ニ云クビキリチヤウナリ腦後ニ生シテ口ニ對スル故ニ對口トモ云又腦疽トモ頸癰トモ云リ○靈樞癰疽篇ニ云頸ニ發スルヲ名テ天疽ト云其癰大ニシテ以テ赤黒ナリ急ニ治セザレバ熱氣下テ淵腋ニ入前任脉ヲ傷内肝肺ヲ薫ズ

肝肺ヲ薫ズレバ十餘日ニシテ死ス○類註ニ頸ハ前頸ナリ色赤黒ナルハ甚毒ナリ必ズハナハダシ淵腋ハ足ノ少陽ノ經穴其發スルコト頸ニアルハ肺系ニ連ルト足ノ少陽ニ入トキハ肝ノ臓ニ及故ニ死ニ至ルナリ○入門ニ云腦後ニ生ジテ口ニ對スルモノアリ名ヅケテ天疽ト云○百効ニ云腦後ニ生ジテ口ニ對スルモノ名テ天疽ト云又對口發ト云○準縄ニ云頸上癰疽ヲ生ズル是頸癰ナリ手ノ少陽三焦ニ屬ス鬱火積憤驚悍ノ致ス所ナリ

天疱瘡

丹毒ノ種類ナリ其形泡ノ如クナルナリ○準縄ニ云天疱瘡ハ即チ丹毒ノ類ニシテ泡アルモノ也天行ニ由テ少陽相

火病ヲナス故ニ天泡ト名ク大熱皮膚ノ間ニ客トナツテ
外ニ泄ルヽヿヲエズ怫然トシテ血液結シテ泡ヲナス疕豆瘡ノ
如シ根赤ク頭白シ或ハ頭モ赤赤シ處ニ隨テ起ル

疔瘡　正宗ニ云疔瘡ハ乃チ外科迅速ノ病ナリ朝ニ發シテ夕ベ
ニ死シ隨テ發シテ隨テ死スルヿアリ三日五日ニシテ死セズシテ
一月半月ニシテ終ニ死スルアリ毒氣心経ニ發スルモノハ生ジ
テ火焰疔トス其患多クハ唇口手掌指節ノ間ニ生ス
其發スルヿ初テ一點ノ紅黄ノ小泡ヲ生ジカキウコカセハ痒痛
常ニアラズ左右肢體麻木重トキハ寒熱交コモゴモ頭暈
眼花心煩發燥シ言語昏憒スル毒氣肝経ニ發スルモ
ノハ生シテ紫燕疔トス其患多クハ手足腰脇筋骨ノ
間ニ生ズ初テ生シテ紫泡ヲナシ次ノ日破テ血水ヲ流ス
三日ノ後筋ヲ串キ骨ヲ爛シテ疼痛苦楚重キトキ
ハ眼紅ニ目昧指甲純ラ青舌強神昏睡語驚惕ス毒
氣脾経ニ發スルモノハ生シテ黄鼓疔トス其發スルヿ初テ
黄包ヲ生シ光亮明潤四邊紅色纏遶ス其患初テ
口角腮顴眼胞ノ上下ヲヨビ太陽正面ノ處ニ生ジ發スレバ
便チ麻痒ヲナシ繃急硬強ニ重キトキハ悪心嘔吐肢體木痛
寒熱コモゴモ作煩渇乾噦ス毒氣肺経ニ發スルモノハ生シテ
白刃疔トス其發スルヿ初テ白泡ヲ生ジ頂硬根突シ破テ

脂水ヲ流シ痛痒シ驟然トシテ腐ヤスク潰リヤスシ重キトキハ臓損シ咽焦毛挙肌熱シ咳シテ膿痰ヲ吐鼻搧ス。急ス毒氣腎經ニ發スルモノハ生シテ黒靨疔トス其患多クハ耳ノ竅胸腹腰臀偏僻軟肉ノ間ニ生ス其發スル初黒斑紫泡ヲ生シ毒皮膚ヲ串ヤウヤク肌肉ヲ攻頑硬ニシテ痛骨髄ニ徹ス重キトキハ手足青紫驚悸沈困軟陷ニシテ乱レ深ク目睛透露ス以上五疔五臓ニ應ス又紅絲疔ハ手掌節間ニ起リ初テ起テ形小瘡ニ似タリ漸ク發シテ紅絲手膊ヲ上リ攻ス其熱ヲナス甚シキ時ハ悪心嘔吐遲キモノハ紅絲心ニ至テ常ニ能人ヲ死タル疔名數種形狀紛々タリ

○準縄ニ云疔瘡ハ其瘡ノ形丁蓋ノ狀ノ如ナルヲ以テ名ヲ得タリ皆頭面四肢ニ生ス大抵紫泡ヲ起ス者多シ兩足ニ生スル者ハ多クハ紅絲アツテ臍ニ至ル兩手ニ生スル者ハ多クハ紅絲アツテ腋ニ至ル唇面口内ニ生スル者ハ多クハ紅絲アツテ喉ニ入鍼ヲ以テ刺テ痛ス血ナキ是甚候ナリ○脾疔ハ唇ニ生ス○眉疔ハ眉ニ生ス○髭疔ハ髭中ニ生ス○魚眉疔ハ眼胞ノ外ニ生ス○顴骨疔ハ顴骨ノ上ニ生ス亦囟疔ト名ツク其狀チ色白ク頂陷テ錢ノ孔ノ如シ耳疔ハ耳中ニ生ス赤黒疔ト名ク腮ニ連リテ赤ク腫

○鼻疔ハ鼻内ニ生ス鼻太瓶ノ如ク黒色ナル者ハ治セス

○頬疔ハ面頬ノ骨ノ尖高キ處ニ生ズ○氣疔ハ形チ
氣泡ノ如ク怒ニ感ジテ生ズ○膺疔ハ色白ク飽アリ
三日ノ内頂陥テ狀初テ灸瘡ノ如シ夏月豆腐ヲ
造時人汗内ニ滴テコレヲ食フニ因テ生ズ○鬼疔ハ陰
邪ノ毒ニ中ニ因テ生ズ○瓜藤疔ハ延蔓シテ數ナシ○
塩膚疔ハ大サ匙ノ面ノ如ク四邊皆赤ク黒點アリテ瘰
粒ノ如シ○羊疔ハ形長シテ色白シ○猪疔ハ形圓ニシテ
小シ瘡口ノ内ニ油アリ○牛疔ハ形圓ニシテ小シ瘡口ノ
内ニ油ナシ○狗疔ハ色赤シテ長シ○驢馬疔ハ其形三
角頂上ニ黒點アリ○臍疔ハ臍ニ生ス○暗疔ハ兩腋ノ下ニ

生ズ頭ナシ○寸疔ハ手指骨節ノ間ニ生ズ○茱萸疔
ハ中凹ニシテ邊突○紅絲疔ハ一ニハ血箭疔ト名ツク一
ニハ赤疔ト名ツク一ニハ紅演疔ト名ツク舌根ノ下或ハ頭面
或ハ手足骨節ノ間ニ生ズ其證最モ急ナリ○芝麻疔ハ
徒跣シテ定ズ偏身疼痛シテ轉側スベカラズ○黄疔ハ
發シテ嵩根ノ色ノ如ク手足麻木シ涎出テ語ザ
ルモノハ死ス○櫻桃疔ハ形チ櫻桃ノ如シ○蛇頭疔ハ
手指ノ頭ノ兩旁ニ生ズ狀チ蛇ノ頭ノ如シ甚ダ腥穢
紫黒色ナリ痛心ニ引テ潰爛脫落スルモノアリ○足
面疔ハ狀チ粟米ノ如ク痒キ極リテ骨ニ入ナリ○凡ソ

疔瘡ヲ生ジ身熱シ頭痛シ手足温和ニシテ飲食常ノ如ク疔ノ四圍赤ク腫ルヲ名テ護場ト云治スヘシ或ハ眼白ク唇舌青ク内熱煩渇シ頭暈腹痛冷汗出テ手足冷四圍赤ク腫ルヿナキヲクロツケテ不護場ト云治セザルナリ○疔毒ハモシ瘥死牛馬猪羊ヲ剝割スルノ毒ニ因テ瞀悶シ身遍躰倶ニ紫泡ヲ生ジ或ハ惡然トシテ悪寒シ嘔ヲナシ肩背麻木シ手心瘙痒ツイニ瞀悶シテ自ラ覺知セズ但一泡アルノ類此モ疔毒ナリ急ニ泡ノ處ニ灸シ甦ニ至テ荊防敗毒散ヲ用ベシ古人謂暴死多クハ是疔毒ナリ用燈ヲ遍身ヲ見ベシ若小瘡紫泡常ニ異ナルヿアル者ハ即チ是其瘡也又胸腹温ナル者ハ救ベシ以上準縄

疔痘　入門巻ノ五ニ云起脹ノ時ニ痘アツテ長大ニシテ紫黒ナルモノヲ名テ疔痘ト云疔ハ釘シ痘瘡ヲ把住テ起サザルシ

天蛇頭　俗ニ云ツマバラミノ類シツマバラミハ蝦疽ノヿシ小ク異シ○準縄ニ云手ノ中指ノ頭ニ毒ヲ結テ焮赤腫痛ス或ハ何レノ指ニモ生ズ天蛇頭ト名ク若膿アツテ裂開レハ口唇ノ如ナルヿアリ蛇頭ノ狀ノ如シ是ヲ以テ名ク手ノ厥陰心包絡ニ屬ス積熱ノ致ストコロ○百効ニ云蛇頭瘡ハ手指ノ上或ハ足ノ指ノ上ニ生ズ瘡ノ係一塊ロヲ開キ腫痛是ナリ

天火丹　并ニ天竈丹　丹毒ノ種類シ丹毒ノ條下ニ見タリ又天火トハ

カリモ云リ

酐瘡　病源ニ云酐瘡ハ面上ニ生シテ痒カラズ痛マズ常ニ肥汁アリ汁ヲ出シテ溜ルトコロ随テ即瘡トナル亦身上ニ生ズ小児多ク之ヲ患フ是風湿血氣ヲ搏テ生ズル所ナリ其痒カラズ痛ザルヲ以テ故ニ酐瘡ト名ヅク○酐ハ字書ニ漢ナリ耳ナリトアリ○醫林ニ酐瘡俗呼テ香瘡ト云リ

重腭喉風　上腭ノ腫ルヿ也重ハカサナルノ義也○百効ニ云重腭喉風ハ上腭浮腫シテ毒ヲ生ズルナリ

田螺泡　此ハ田螺ノ泡ノヤウナルモノガ手足ニ生ズルナリ○正宗ニ云田螺泡ハ多クハ手足ニ生ズ忽チ火ノ燃ガ如ク随テ紫白黄泡ヲ生ベ此脾ノ經ノ風湿攻注久カラズシテ漸ク大ナリ脹痛安カラズト云リ

天上病　病源ニ云天上病ハ人ノ神躁昏塞シ身體沈重シテ下部ニ瘡ヲ生ズ上五臓ヲ食フ甚シキモノハ死ニ至ル世人其名ヲ隠避シテ故ニ天上病ト云此腑臓虚シ腸胃ノ間ニ虫動テ人ノ五臓ヲ侵食スル故ナリ

帝中風　百効ニ云帝中紅ニ腫大ニ毒ヲ生ズ痛ヲナシテ飲食スフアタハズト云リ

天釣　天弔同シ　入門ニ云天釣ハ陽ニ属ス乳母酒食煎炒鹹酸過度ニ由テ毒氣乳ニ入遂ニ茅児ヲシテ心肺ニ熱ヲ生セシメ嗽

欝シ氣滞リシカノミナラズ外天風ニ感シテ觸動シ卒然ト
シテ目直身強魚ノ鈎ニ上ル状ノ如シ故ニ天釣ト云リ

重舌　俗ニ云コジタナリ舌ノ下ニ小キ舌ノ如ナル腫物ヲ生ズ故
ニカサナル舌ト云義ニテ名ケリ○丹臺玉案ニ云何ヲ以テコレヲ
名ケテ重舌ト云重舌ハ舌ノ下腫突テ其状又一層ノ如シ故
ニコレヲ重ト云直ニ兩舌アルニアラザルヽ

重腭　并重齦　二ツ共ニ重舌ノ類ナリ所ニヨリテ名カハルヽ○醫
學綱目ニ云重舌ハ舌下ニ附舌根ニ近生ジテ形舌ノ如ニシテ
小ナルコレヲ重舌ト云其頬裏ヲヨビ上腭ニ著テカクノ如クナル
モノヲ重腭ト名ツケ其歯齦ノ上ニ著テカクノ如クナルモノヲ重
齦ト名ツク皆コレヲ刺テ血ヲ去テ可ナリ重齦或重齒ト云リ

轉筋　俗ニ云コムラガヘリナリ○病源ニ云轉ハ其轉動スルヲ謂
○原病式ニ云轉筋ハ經ニ所謂反戻ナリ

丁奚疳　丁ハ伶竹ノ義ニテ危弱ノ心ナリ奚ハ腹ノ大ナルヿナリ
○入門ニ云丁ハ手足ト項ト極テ小ニシ伶竹ナリ奚ハ腹大ナル
ナリ甚シキモノハ尻高ク肉削シ臍突テ龜突シテ胸陷リ或ハ
穀癥ヲ生ジ愛シテ生米ヲ喫スルヽ○文選李陵贈蘇武詩
ノ註ニ伶竹ハ危弱ノ白ナリ

瘢風　本綱ニハ白ナマヅヲ瘢風ト云リ○本綱主治部ニ云癧瘍
ハ汗斑瘢風ハ是白斑片赤キモノヲ赤疵ト名ク云リ○正宗ニ

云癥風ハ乃チ一體ニ二種紫ハ血滞ニ因白キハ氣滞ニ因總テ熱体ニヨツテ風湿ニ侵サレ毛孔ニ凝滞氣血行ラズシテ致ストコロ此皆外ヨリ来ルヽ

癥瘕　腹中ノ塊積聚ノ類ヽ○病源ニ云癥瘕ハ此寒温調ハラズ飲食化セズ藏氣ト相搏ニヨツテ結テ生ズルトコロヽ其病動カザルモノヲ直ニ名ケテ癥トスモシ病結瘕推移べキモノアリトイヘドモ名ツケテ癥瘕トス瘕ハ假ヽイハユル虚假ニシテ動スベキヽ又曰癥ハ其状徴驗シツベキヽ

癥疰　注病ノ一種ヽ○本綱ニ云皮膚毒ニ多ルヲ癥疰ト名

攧撲　地ニタヲレタルヲ攧トイヒ手ニテ搏ヲ撲ト云共ニ損傷ヽ○準繩ニ云仆踣テ知ザルヲ攧ト云兩手相搏ヲ撲ト云其ハ損タルヿハ一ナリ攧撲ニヨツテ迷悶スルモノハ酒ニテ蘇合香丸ヲ調ヘテコレニ灌ク

調疽　又大指疽ト云リ○準繩ニ云手ノ大指ノ頭ニ小點ヲ發シ粟ノ如ク漸ク大ニシテ豆ノ如ク或ハ桃李ノ如ク或ハ青ク或ハ紫ニ乍チ黄ニ乍チ黒乍チ白シ或ハ麻木シテ痛マズ或ハ大ニ痛テ心ニ徹ス此ヲ調疽ト名ク手ノ太陰肺経ノ積毒ニ屬ス毒盛ナルモノハ宜クコレヲ截去べシ四日ニ剌テ血膿ヲウルモノハ生黒血ヲ得モノハ死ス

癲癇　回春ニ云癲ハ喜テ笑フヿ常ナラズ顛倒錯乱ノ

ノ謂ナリ癲ト癇ト同ジカラズ詳ニ癇疾ノ條ニ見タリ
重臺癧　瘰癧ノ重リ生ズルヲ云リ○準繩ニ云重臺癧ハ
項頸ニ生ジテ或ハ左或ハ右初ハ則單窠結シテ上ニアリ
或ハ下ニアリ[illegible]空シテコレヲ見ス是ヲ重臺癧ト名ツク此
[illegible]深疾ス ヘカラズ鍼灸スヘカラズ腫痛シ渇ヲ發シ痰ヲ
[illegible]レ万死[illegible]事極テスミヤカナリ
聤骨蘚　[illegible]ノ[illegible]條ニ見タリ
聤耳　俗ニ云ミヽダレ此症五種アリ少ツヽカハリアレドモ
大槩同ジ聤耳。耳風。纏耳。耳痒。震耳是ヽ○
準繩ニ云[illegible]ト耳同ジカラズ皆足ノ少陰手ノ少

陽ノ二経ニ由風熱上壅シテ然リ其ノ證五アリ曰聤耳亦耳
濕ト云常ニ黄膿ヲ出ス耳風ハ常ニ紅膿ヲ出ス纏耳ハ
常ニ白膿ヲ出ス耳痒ハ瘡ヲ生ジテ臭穢アリ震耳ハ
耳内虚鳴常ニ清膿ヲ出ス五般アリト云ヘドモ其源ハ一ヽ
纏耳　停耳ノ條下ニ見タリ
轉胞　玉機微義ニ云妊娠小便通セザルヲ名テ轉胞ト云○
格致餘論ニ云轉胞ノ病ハ胎婦禀受弱キモノ憂悶多
キモノ性急躁ナルモノ食味厚キモノ大率コレアリ胞胎ノタメニ
墮サレテ展テ一邊ニアリ胞系了戾シテ通セザルナリ
轉脉漏　九漏ノ一ツヽ入門ニ轉筋漏トス○病源ニ云轉脉漏

ハ飲酒太酔シ夜臥安カラザル因テ驚カシテ嘔セシト欲シ
轉側シテ枕ヲ失シテ生ズル所ヽ初發スルノ時ハ頸項ニアリ
躍脉轉ジ身振ガ如シ寒熱セシムルヽ其根ハ小腸ニアリ

傳尸病　癆瘵ノ病ノ中ニ傳尸ノ證アリ尸ハ三尸虫上テ人ノ腹中ニテ臟腑ヲクラフ虫ナリ癆瘵ヲ一人ワヅラヒソレヨリ身近キ親類ニヒタモノウツリテ一家ヲツクシテ死スル

疰　尸疰ノ類考ヘミルベシ

轉注　病源ニ云轉注トハ言心ハ死テ又傍人ニ注易ス轉注ノ狀諸注トホヾ同ジ其身ノ内ニアツテ移轉シテ常ナキヲ以テノ故ニコレヲ轉注ト云リ注病ノ種類ナリ

癲狂　俗ニ云キチガイナリ癲ト狂ト小ク異ナルヿアリ○入門云多ク喜ヲ顛トシ多ク怒ヲ狂トス喜ハ心ニ屬ス怒ハ肝ニ屬スニ経皆火有餘ノ地ヽ但喜ブトキハ氣散ズ畢竟謀爲遂ズ欝結シテ志ヲエザルモノ多クコレアリ○要訣ニ云七情欝セラルヽニ由テ遂ニ痰涎ヲ生シ心竅ニ迷塞シテ人事ヲカヘリミズ目瞪テ瞬セズ妄言叫罵ス甚シキ時ハ垣ヲコヘ屋ニ上リ裸體ニシテ人ヲウツヿサニ痰ヲ治シテ心ヲヤスンスベシ

跌撲　跌ハツマヅキクチクヿ撲ハ打損シケガヲスルヿヽ

釘節天蛇　病繭ノ別名ナリ本條ニ見ヘタリ

螲蟷瘻　病源ニ云居處飲食ニ螲蟷ノ毒氣アルニ由テ生ズ

ル所ナリ初テ得ルトキ棗核許ノ如シ百日或ハ周年走テ
一處ニ定ラズ竅ヲナシ膿汁潰瀼スルヿ○按ルニ瘻ノ形チ
螲蟷ノ穴居スル狀ニ似タル故ニ名クト云モ亦通ズ

天柱骨倒　鄭氏小兒方ニ云小兒痱疾及ビ諸病ノ後天
柱骨倒スル乃チ體虚シテ致ス所ヿ

天絲入咽　瑣碎録ニ云凡ソ地ニ露飲食ニ飛絲アリテコレ
ニ入リコレヲ食シテ人ヲシテ咽喉ニ瘡ヲ生セシム急ニ白礬巴豆
ヲ以テ灰ニ燒吹入則チ愈

釘翳　眼疾七十二證ノ一ナリ○醫統ニ云此心火肝風上攻シ
テ目ニ入ルニヨツテ赤ク腫テ淚アリテ日ヲヲソレ明ヲ

ハチ疼痛甚シク譬釘ノ如ク高ク突テ粟ノ如クナラレムルヿヲ致

粘瘡　俗ニ云シラクボノ瀬ヘ○準縄癩頭瘡ノ門ニ頭上ノ瘡ヲ
生ズル俗ニ粘瘡ト云リ

天瘡　痘瘡ノヿヽ世ハ俗常ニ疱瘡ト云リ然圧疱瘡ハ少ク異
ナルヿアリ○準縄ニ云傷寒ノ熱邪表裏ニアツテ未汗ヲナス
アタハズ或ハ汗スベクシテ汗セズ熱肌膚ニ鬱ス故ニ疱瘡ヲ發
ス色白ク或ハ赤ク火丹ノ如シ頭ニ漿水ヲ于シ白膿ナル者ハ軽シ
根下紫色隱トシタ肌膚ニアル者ハ重シ甚キ者ハ五内七竅ニ
皆コレアリ其形亦痘ノ如シ小兒肌肉嫩薄ナル者此症多シ正
瘡痘ニアラズ六腑ハ陽ニ属ス熱アルトキハ出ヤスシ是ヲ以テ膚

瘡ヲナス一タヒ出テ即遍ク肌皮ノ上ニ満痱瘖ノ如ク細疱子
見テ便チ没ス其受ル所ノ氣浅ガ故ニ五藏ハ陰ニ属ス熱アルト
キハ出カタシ其瘡痘ヲナス肌肉血脉ノ間ニアリ必ス先紅瘢ヲ
發シ後ニ豆ノ如シ故ニ瘡痘ト名ク其受ル所ノ氣深ガ故ニ大
抵暴熱シ便出ル者ハ必膚疹久熱シ出ガタキ者ハ必是正瘡
痘○膿疱ハ其初時ハ燄ヤトシ膿ノ如ク其色白ニシテ黄ニアラズ
俗ニ白痘ト称スル是ナリ○子母痘ハ或ハ作ル一両ニ次ヲ盡ク
摽シ或ハ一邊ハ灌漿シ一邊ハ表暴シ或ハ回盡テ旁隙ノ處
ニ痘又イダル或ハ頭面ニ先ンジテ身躰ニ多ク布列シテ後ニ上焦
又添出或ハ身躰先ニシテ頭面ニ多ク布列シテ後ニ下焦

又倍シ出ル是所謂子母痘ナリ○世俗先ツ標ル者ヲ以テコ
レヲ望痘ト謂後ニ出ル者ヲコレヲ贈痘ト謂○鴇翎痘ハ痘
遍身ニ起リ俱ニ是黒色ニシテ黒ナレドモ光潤圓頂ニ
峻ニシテ常痘ト同シコレヲ得モノハ必ス大潰ヲ主ル○凡ソ痘
瘡ノ出ルコト磊落トシテ珠ノ如ク豆ノ如ク顆粒分明ニシテ大圓
堅實ナルハ密ナリトイヘドモ妨ナシ此ヲ出盡無留毒ト云粘
聚シテ叢ヲナシ模糊ニシテ堆ヲナシ顆粒ヲ分タズ恰モ紅瘤
ノ如キハ只一二處ナリト云ドモ疎ナリト云ベカラズ此ヲ伏出未能盡
ト云○凡ソ痘蠶ノ如ク蛇ノ皮ノ如キ此氣至テ血紫セザル
コレヲ乾枯ト云蚕ノ咬ガ如ク蚊ノ嘬ガ如キ此血至テ氣充ズ

ルヽコレヲ陥伏ト云○痘ノ出ル頭面ニ多キ者コレヲ蒙頭ト
云頸項ニ多キ者コレヲ鎖項ト云　以上準縄
天疱瘡　楊梅瘡ノ別名ナリ
帝鍾喉風　喉風ノ種類ヽ咽喉ノ肉腫長ヽテ呼吸ヲフサグ
ナリ○聖恵方ニ垂長ズルヿ半寸バカリナルニ食塩ヲ焼頬ニコ
レニ點スレバ即チ消スト云リ
疔瘡走黄　準縄ニ云疔瘡四畔紅赤漸散ヽ悶亂
止ザル此ヲ疔瘡走黄ト名ク

病名彙解巻之五終

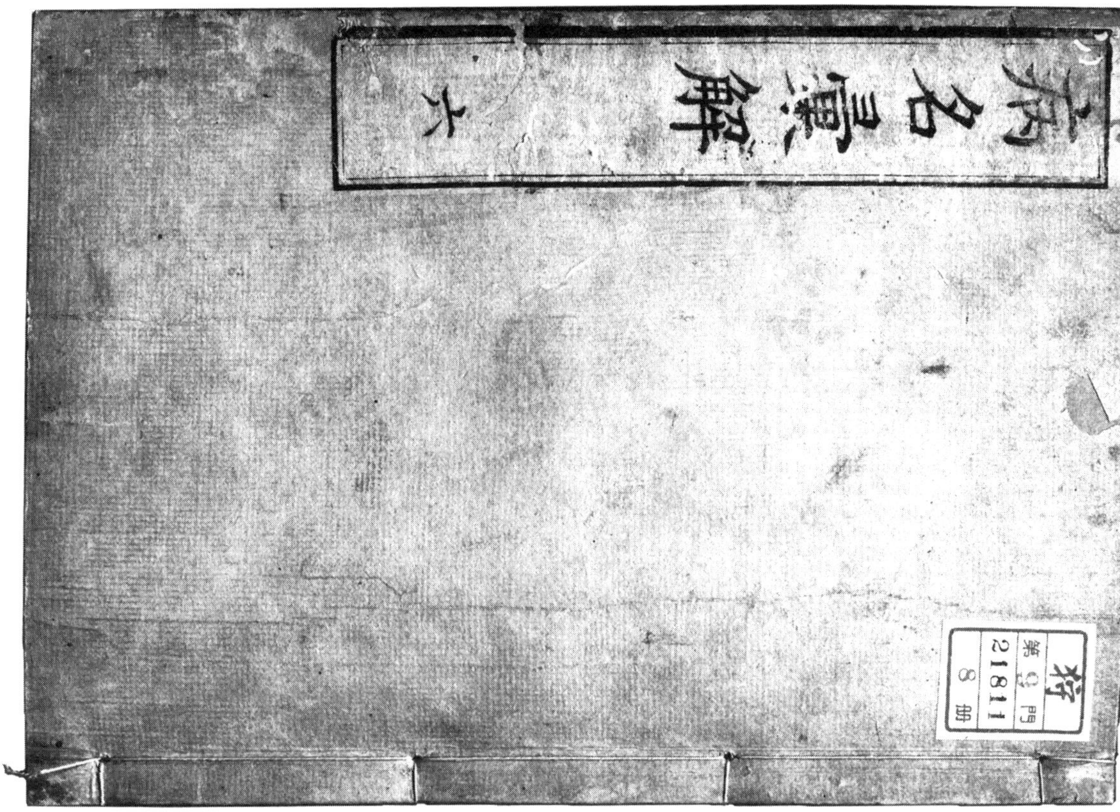
病名彙解
六
21811

病名彙解巻之六

江南　革醫　桂洲甫　著

○安部

噯氣　噫噯同。俗ニ云フクビナリ○入門ニ云食氣ヲ噯轉スルヲ噯氣ト名ヅク又曰胃中ノ鬱火膈上ノ稠痰飲食鬱シテ成ナリ○素問宣明五氣篇ニ曰五氣ノ病ムル所心ハ噫ヲナスト云リ類註ニ噫ハ噯氣ナリアマネク本經ヲ考フルニタヘテ噯氣ノ一證ナレタバ噫ト云モノハ盖スナハチ此ヒ按スルニ九鍼論ニ曰心噫ヲナヘ刺禁論ニ云刺シテ心ニ中レバ一

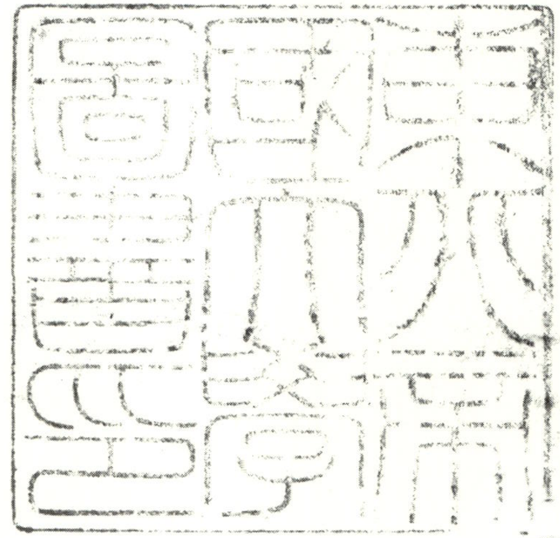

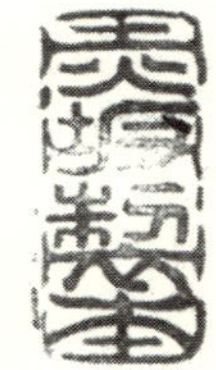

日ニシテ死ス其動噫ヲナス痺論ニ云心痺ハ嗌乾テ善噫
ス是ミナ噫心ヨリ出ルヿヲ言然シテ診要經終論ニ云太
陰終ハ善噫シ善嘔ス脉解論ニ云太陰イハユル上テ心ニ走
リテ噫ヲナスモノハ陰盛ニシテ上ツテ陽明ニ走ル陽明ノ絡ハ
心ニ屬ス厥逆下ヨリ上リ散ズルトキ胃ニ出ツ故ニ噫ヲナス
此ニ由テコレヲ觀レハ心。脾。胃ノ三藏皆此證アリ蓋シ火
上ノ鬱ニヨツテ氣舒伸ヲ得ザルヿアリ故ニ此證ヲナス噫
ハ伊隘ノ二音釈義ニ云飽食ノ息ナリ禮記ノ註ニ云
不寤ノ声ト云リ

噫醋 病源ニ云上焦ニ停痰アツテ脾胃ニ宿冷アルニ由
テ穀ヲ消スルヿアタハズ穀消セザルトキハ脹滿シテ氣
逆スコノユヘニ好テ噫シテ呑酸ス氣息醋臭トシ

了刺毒 合谷毒ノ異名ナリ本條ニ見タリ

鴉叉 此モ合谷毒ノ別名ナレドモ小シク異ナルヿアリ準繩
ニ云五指ノ叉ノ處ニ毒ヲ結ビ焮腫スルモノ俗ニ鴉叉ト名ク

按季 経水ノ三月ニ一タビメグルヲ云リ又居経トモ云ヿ漏胎
ノ條下ニ見ヘタリ

暗胎 経水ノ一生メグラズシテ懐胎スルヲ暗胎ト云リ漏
胎ノ條下ニ見ヘタリ

鴨溏瀉 鶩溏瀉ト同シ 鴨ノ糞ノヤウニ食化セズシテザツトスル

泄瀉シ○入門ニ云鴨溏ハ清冷ニシテ完穀化セズ甚シキトキハ脾敗肢冷ルシ五瀉ノ一種ナリ清白ニシテ鴨ノ屎ノ状ノ如シ

悪核腫　病源ニ云悪核腫ハ肉裏タチマチ核アッテ累々トシテ梅李ノ如ク小ハ豆粒ノ如ク皮肉燥痛シ左右ニ走リ身中卒然トシテ起ル此レ風邪毒ヲ挾ミテ成トコロシ甚亦射工ノ毒ニ似タリ

悪脉　病源ニ云悪脉ハ身裏タチマチニ赤絡脉起リ蘢蓯トシテ蘢蓯ハ聚テ死セル蚯蚓ノ状ノ如ク看ニ水ハニ似タルガ如ク脉中ニ長短アリ皆其絡脉ヲ逐テ生ズ春冬ニ悪風ヲ受テ絡脉ノ中ニ入其血瘀結シテ生ズル所シ

悪肉　病源ニ云悪肉ハ身裏タチマチ肉アッテ小豆ノ如ク突出シ細トシテ長ク乃チ牛馬ノ乳ノ如ク亦雞冠ノ状ノ如ク痒カラズ痛マズ久ク治セザレハ長シテヤマズ春冬ニ悪風ニ傷ラレヽニヨッテ風肌肉ニ入瘀血ヲ結シテ生ズルシ

蛙瘻　病源ニ云此レ飲食居處ニ蛙ノ毒氣アルニヨッテ府藏ニ入経脉ニ流テ瘻トナル因テ服薬アレハ小便ニ随テ物ヲ出ス状蛙形ニ似タル是ナリ

悪蝛齧　病源ニ云悪蝛一名ハ満大サ毒蜱ノ如ク蝗ニ似テ尾ナク前ニ両瘤アリ後ニ觸ルトキハ後ニ傍ヒ前ニ觸ルトキハ

部テ行樹皮ノ内及ヒ屋壁ノ間ニ生ス又書テ紙書ノ内ニアリ圓ニシテ楡莢ノ如ク其色赤ク黒ク背横理アリ二月ニ生ジ八月ニ蟄ス人ヲ螫ヿ唯三時ヲ以テス五月六月七月尤モ毒アリ初メ皰ノ状ノ如ク中央紫黒ニシテ大サ粟粒ノ如ク四傍微ク腫焮トシテ色赤ク或ハ青色ナルモノアリ痒シテ喜テ之ヲ搔モノ飲酒シテ房室スレハ近クハ八九日ニスギズ遠クハ十餘日ヲスギズ爛潰シ膿汁ヲ出シ亦人ヲ殺ス

丫枝　類案ニ云一人手ニ一枝ヲ生ス痛苦イカントモスルヿナシト云リ　俗ニ云六ツ指ノ類カ指ノフタマタノヤウニ生ズルナルベシ

鴉臭　胡臭ノ類ニシテカラスノ臭ノスルヿ之普済禁方ニ見ヘタリ

暗風　三因方ニ云産後血暈醫者呼テ暗風トス○又癲癇ノコヲモ暗風ト云リ

○左部

散走流注發　流注ノ類ニシテ流注ハ前ニ生ズ此ハ後ニ生ズ散走シテハ手足ニモ至ルヿ○百効ニ云又爪藤發ト名ク乃チ毒氣熱ニ乘ジテ走ル急ニ宜ク風ヲ疎シ熱ヲ定ムベシコレヲ治セザレバ氣自ラ息モレ手脚腿ニ流注スルモノハ必ス死ス

○準縄ニ云黄ニシテ𤺋流セザルモノヲ俗ニ馬旗ト云串ヲ流スルモノヲ名テ走散流注ト云俗ニ疒藤馬旗ト云リ

査疽 病源ニ云査ハ狙ノ状隠疹赤ク起リ今ノ査樹子ノ形ノ如キ是ナリ其瘡ノ内ニ虫アリ亦痒痛アリシテ時ニ焮腫シテ汁出ルナリ

左搭串 右ノ肩ニ生ジテ左ヲ串キ左ノ肩ニ生シテ右ヲ串故ニ名ク搭ハ手ヲカクルナリ手打カケニ生ズル故ナリ○正宗ニ云左搭ハ肝ニ属ス右搭ハ肺ニ属ス倶ニ左右ノ肩胛ニ生ズ古ニ云左搭右ヲ串キ右搭左ヲ串ク倶ニ治シガタシ

痄腮 世俗ニ江戸ハサンバコト云腫物ナリ両ノ腮ガ腫ルナリ冬後ノ瘟疫ナリ○正宗ニ云痄腮ハ乃チ風熱湿痰ノ生ズルトコロ冬ニ温ノ後天時正ニカラズ感発伝染スルモノアリ多クハ両腮腫痛ム初テ寒熱ヲ発スルナリ○入門ニ云髭発ト同シ

三虫 長虫赤虫蟯虫ナリ是九虫ノ内ノ三ナリ○長虫ハ蚘虫ナリ長サ一尺動クトキハ清水ヲ吐ス出ルトキハ心痛シ心ヲ貫クトキハ死ス○赤虫ハ状生肉ノ如ク動クトキハ腸鳴ス○蟯虫ハ至テ細微形菜虫ノ如ク胴腸ノ間ニ居ス多クハ痔トナル極ルトキハ癩トナル

坐舌蓮花風 白効ニ云坐舌蓮花風ハ乃チ舌下浮腫シテ毒ヲ生ズルナリ両辺ノ尖ノ脣ヲ針スベシ切ニ中央ニ針スル忌

産注　注病ノ一種ナリ産後ニヨツテコレヲ得ル故ニ産注ト云リ

嘈雜　辨呑酸ノ條下ニアリ○嘈ハ字書ニ食餡ニ一ニ嘈ニ作ル俗ニ云ムチノカクヽ胸痺モ亦同ジ○龔廷賢ガ云ク嘈雜ハ俗ニコレヲ心嘈ト云胃中ノ痰火ノ動ニヨツテ嘈スルモノアリ心血少クシテ嘈スルモノアリ食鬱ニ因テ嘈スルモノアリ○古今醫統ニ云嘈雜ノ症タル條尒トシテ腹中火ノ發スルガ如ク腔内空ヽトシテ一物ナキガ如ク飢ニ似テ飢ニアラズ辣ニ似テ辣ニアラズ痛ムニ似テ痛ニアラズ懊憹シテ自ヤスカラザルノ状アリ食ヲ得テ暫ク止モノ是也○入門ニ云或ハ噯氣痞滿悪心ツカヌ漸ク胃脘痛ヲナスニ至ル乃飯逆翻胃ノ由ナリ

痓痺　生氣通天論ニ曰汗出テ湿ヲ見バ乃痓痺ヲ生ズ○類註ニ汗マサニ出ルトキハ玄府開ク若湿氣ヲ見ハ必ズ膚腠ニ留ル甚シキモノハ痓ヲナシ微ナルモノハ痺ヲナス痓ハ小癤也痺ハ暑疹也○馬玄臺ガ註ニ湿邪疑結シテ遂ニ痓痺ヲナス痓ハ痺ニ較レバ大ナリトス其形癤ニ類ス痺ハ痓ニ較レバ小ナリトス則所謂風癮是ナリ○正字云痓痺ハ密ナル撒粟ノコトク小大ルコ芒刺ノ如ク痛痒常ナラズ渾身草刺甚シキモノハ皮損シテ瘡ヲナスト云リ○按スルニ痓ハ小キ子ブトノ類痺ハ風ホロセノ類ナルベシ

皶　生氣通天論ニ勞汗シテ風ニアタレバ寒薄ニテ皶ヲナス鬱
スレバ乃チ痤ス○類注ニ云形勞シ汗出テ坐臥風ニア
タレバ寒氣コレニ薄テ液凝テ皶ヲナス即粉刺一音鬱シテ
稍大ナレハ乃チ小癤ヲナス是ヲ名テ痤ト云皶ハ支抑切中
原雅音ニ云酒皶鼻○按スルニ是俗ニ云ニキビノ事欤ヌ
粉刺ト云リ故ニ面ニ生ズルヲ面粉刺ト分テ云ルナリ皶ハ
云ハ摠名ニテ　面ニ生ズルヲ皶嘴瘡トイヒ鼻ニ生ズルヲ
鼻皶ト云リ

鱢嗽　王機微義咳嗽門ニ云鱢嗽ハ臭ヲ以テコレニ名ツクト
云リ○按ルニ其嗽息ノ鱢・臭ガ如ナル故ニ名クルナルベシ

鱢ハ字彙ニ魚腥シ

竈瘃　焦氏筆乘ニ云足跟ノ凍瘡也茄子根湯ニテ足ヲ
浴フト云リ○按ルニアカガリノ類欤

鎖骨疽　又缺盆疽ト云リ　鎖ハ門ノエビヂウ也缺盆ノ骨ノ形關門
ノ鎖鑰ニ似タルヲ以テ名ツクル也○準繩ニ云丁人肩前陥ナ
ル中ニ疽ヲ生ズ寒熱大ニ作リ飲食少ク進ミ肩背拘急
小水利セズ胷腹臌脹ス是ヲ缺盆疽ト名ツケ鎖骨疽
ト名ツク

蹉跌　ツマヅキクヂクナリ

差癀　病源ニ云差癀ハ陰核ノ偏腫シテ大ナルナリ

臟毒　正宗ニ云臟毒ハ醇酒厚味勤勞辛苦蘊毒肛門ニ流注シ結シテ腫塊ヲナス其病内外ノ別虚實ノ殊ナルアリ外ニ發スルモノ多クハ實多クハ熱ス脉數ニシテカアリ肛門突腫シ大便秘結肚腹寛ナラズ小水利セズ甚シキモノハ肛門ノ肉泛テ箍ノ如ク孔頭緊閉ス此ヲ外發トス治シ易シ内ニ發スルモノハ陰虚ニ屬ス濕熱肛門ニ滲入内臟結腫シ刺痛スルヿ錐ノ如ク小便淋瀝大便虚秘咳嗽痰ヲ生ジ脉數ニシテ虚細寒熱往來夜ニ遇トキハ尤甚シ此ヲ内發トス陰ニ屬シテ治シガタシ又生平情性暴急縦ニシテ膏粱ヲ食シ或ハ補術ヲカ子小腹ニ連リ肛門[illegible]

二便乖違或ハ瀉シ或ハ秘シ肛門ノ内蝕シテ經絡ヲ串[illegible]シ汚水流通シ大孔イカンヒスルヿナシ○摘要ニ云清血ヲ下シテ色鮮ナルモノハ腸風ナリ血濁テ色黯モノハ臟毒ナリ○回春ニ云腸風ノ下血ハ必ズ糞前ニアリ近血ト名ツク臟毒ノ下血ハ必ズ糞後ニアリ遠血ト名ツク○丹溪カ曰近血ハ大腸ヨリ来ル遠血ハ小腸ヨリ来ルト云リ○戴元禮ガ曰臟毒腸風ノ血ハ腸間ヨリ出ツ五痔ノ血ハ糞門蝕孔ノ處ヨリ出ツ

撮口　臍風ノ條中ニ倶ニコレヲ辨ズ

鎖肛　肛ハ小腹ヒ鎖ハトザスト讀リ小兒生レテ熱毒ニテ肛ヲ

門ヲ鎖テ大小便ヲ通ゼザラシムルヿ○壽世保元ニ云鎖肚ハ胎中熱毒ヲ受ルニヨツテ壅盛シテ肛門ニ結シ大小便閉テ通ゼス腹脹テ絶セント欲スルモノハ急ニ婦人ヲシテ温水ヲ以テ先口ヲ嗽キ兒ノ前後心并ニ臍ノ下手足心共ニ七處ヲ吸咂シ紅赤ヲ取ヲ度トス須臾ニ自通ズ爾ラザレバ生意ナシ此症アツテ此法ヲシラバ再生ヲウべし

皶 赤皰　酒皶鼻ノヿし

坐板瘡 疥癬ノ類ナリ外科啓言ニ出タリ

產穎 又醫學類案産後門ニ云産婦陰門ヨリ一物帕ノ如ク垂下ル或ハ角アリ或ハ二岐俗ニ産頽ト名ツク宜ク大ニ氣ヲ補テ以テコレヲ升提スべし

棗花翳 内障ノ一種也○醫學綱目ニ云棗花翳ハ初テ患ル時頭旋アリテ眼渋リ眼中時々ニ痒痛先一眼ヲ患テ向後倶ニ翳ス週迴鋸ノ齒ノ如シ軽々ニ撥ヒ去テ短脚ヲ留ルヿナカレ兼テ過ル所ノ經ニヨイテ其腧ニ針灸スべし

散翳 内障ノ一種也○醫學綱目ニ云翳酥ヲ點スルヿ如ク乍チ青ク乍チ白シ宜ク針シテ撥ヘべし

斬三尸 古今醫統ニ天帝玄科ニ云六月八日及ヒ庚申ノ日北帝諸ノ生門ヲ閉キ諸ノ法司ニ訟ノ事ヲ聽過ス五百ニ満ルモノハ其人必ズ死ス宜ク庚申ヲ守テ三尸ヲ振伏セ

シムベシ凡ソ庚申ヲ守レバ三尸長ク絶テ人ヲシテ精神爽快ニ五神ヲ恬静ナラシム毎夜歯ヲ叩ヿ三十六遍シテ左ノ手ヲ以テ心ヲ捫三尸ノ名ヲ呼上尸彭琚出ヨ中尸彭質出ヨ下尸彭矯出ヨトスナハチ害ヲナスヿアタハズ常ニ庚申ノ日ヲ以テ手ノ甲ヲ去リ丑ノ日足ノ甲ヲ去リ毎年七月十六日去ルトコロノ手足ノ甲ヲモツテ灰ニ焼テ水ニ和シテ服スレバ三尸九虫皆滅ブ名テ斬三尸ト云○頓生微論ニハ上尸ヲ彭居ト名ク中尸ヲ彭質ト名ケ下尸ヲ彭矯ト名ク

鎖喉風　走馬喉風ノヿ也○醫統ニ云暴發暴死スルモノクロテ走馬喉風ト云又鎖喉風ト云也

爪中龍伏　類案ニ載一人掌テ簷溜ヲウケテ手ヲアラフ物ノ指爪ノ中ヘ觸入ヿヲ覺初メ絲髪ノ如シ數日アツテ稍長ヿ線ノ如シ伸縮常ノ如クナルヿアタハズ始テ龍ノ伏蔵スルヿヲ悟ル良医石藏用ガ云蟯蛔ヲ末シテ指ニスルベシ深ク胸膜ニ入シ他日震厄ノ患ヲ免レン其ハ言ノ如クス後迅雷ナルニ因テ火光遍身ニ見ル懼テ急ニ鍼ヲ以テ指ニ穴ル果シテ一物鍼穴ヨリ躍出ルヲ見ル災スルヿナシ

三十六疔　疔瘡ノ種類也○入門ニ云状チ黒豆ノ如ク今日一ヲ生シ明日ニヲ生シ三十六數ニ満ルニ及テ即死ス

壯熱斷下　入門傷寒門ニ云少壯ノ人實熱下利ハ止ヘカラズコレヲ澁シ止レバ熱悶ヲ加テ死ス名テ壯熱斷下ト云リ

臓厥　又曰發熱七八日膚冷テ燥シ或ハ吐シ或ハ瀉シ時トシテ暫クモ安キモノナシ此厥陰眞臓ノ氣盡ル故ニ臓厥ト云リ

嘲骨馬痹 幷ニ 鎖喉馬痹　倶ニ黄不串流ニ見タリ

三仙入洞　幼科準繩ニ云小兒手時痺積ヲ患ヘ肚大ニシテ青筋アリ四肢羸瘦シ變シテ疳ト成リ倏然トシテ症發スル此ヲ三仙入洞ト云リ

霜橋印迹　又曰小兒赤瘡前大ニテ烙カ如ク臉赤眼睛直豎手足搐搦シ口燥譫語驚厥屢次シ數日ナラズシテ症隨テ形ル症家ニコレヲ霜橋印迹ト云リ

霜逐梧桐　又曰小兒偏身瘡ヲ生シ頭頸膿窠旋繞シ手足關軸蛇皮ニテ緾ヒ裹カ如ク寒熱時ナラズ噴嚏止ズ未ダ愈ズシテ症隨テ出ルコレヲ霜逐梧桐ト云リ

燥痂　婦人ハ瘕ノ一種ナリ○病源ニ云燥痂ノ聚ル大サ半杯ノ如ク上下シテ腹中苦痛シ還テ兩脇ノ下ヨリ上心ニ引テ煩害ス飲食スレバ吐セントス欲シ胃及ヒ腹中大ニ息スルコヲ得ズ腰背重ク喜テ臥シ盗汗シ足酸疼痛シ久ク立テバ痛小便時ヲ失シテ居然トシテ自ラ出若失精シ月水閉塞シ大便難ク病此如クナル者ハ其人

子ナシトナシ

蒜髪　本綱白柿ノ附方ニ婦人蒜髪ト云リ病症未考

坐馬癰　尻ノ尖ニ生ズル也○正宗ニ左ヲ坐馬癰トシ右ヲ下馬癰トス二癰又騎癰ト名クト云リ○此肛門癰也準繩ニハ左ヲ上馬癰トスト云リ

客忤　附 中客 中悪　○幾部

小児ノヲビヘヤマヒ也譬ハ見ナレヌ人物ヲ見テ驚キヲビヘテ病ム事也忤ハ字書ニ逆也犯也トアリヲビエナリ見シラヌ客人ヲ見テヲカサレヲビユルノ意也然ﾄﾓ専ラ人ノミヲ云ニアラズ客トハ常ナキノ義ナリ見ナレヌ物ヲ指テ凡テ客ト云リ○入門ニ云心氣不足シ人客或ハ異物ニアフ時ハ忤テ驚ク也脾ノ臓冷テ痛多クハ夜啼スルナリ○病源ニ云小児中客忤ハ是小児ノ神氣軟弱ニシテ忽チ非常ノ物或ハ未識見ヲ経ザルノ人アツテコレニフレ鬼神ノ氣ト相忤シテ病ヲ発スコレヲ客忤ト云又中客ト名ケ又中人トナヅク其ノ状癇ニ似テ但眼上竄セザルノミ○丹臺玉案ニ云客忤ハ中悪ノ謂ニアラズ偶生人異物ヲ見テ卒然トシテ驚駭シテ啼哭スタヽ心志

惚トシテ響ヲ聞テ即跳クノミニアラズ常ニコレヲ躱避セシ
ト欲スルノ状ノモノ是レ忤犯サル、ガタメノ故ニ客忤トス豈
以テ鬼トセンヤ○小児心鑑ニ云ク小ノ客忤病ハ是外人
来リ息ヲ忤ルヽ

亀胸 一名ハ雞胸 此胸高ク出テ亀ノ胸ノ如クナル故ニ名
ク俗ニ云ハトムチ也○類経図翼ニハ雞胸ト云リ亀背ノ
條下ニコレヲ辨ズ

亀背 背高ク出テ亀ノ甲ノ如クナル故ニ名ケリ大人ニナルマ
デ治セザレバセムシニナル也○入門ニ云亀背ハ姙孕及ビ
乳子ノ時多ク五辛炙煿淹藏ヲ食スレバ生レ下ノ嬰孩

或ハ胸前高ク起リ形亀ノ状ノ如シ此レ肺經熱ヲ受ルヽ
亀背ハ嬰児生レ下テ背ヲ護ルヿアタハス客風背ヲ吹骨
髄ニ入テ致ストコロ也或ハ小児坐スルヿ早ク傴僂レ背高テ
亀ノ如レ多クハ痼疾トナル間肺ノ兪膈ノ兪ヲ灸スルヿアリ
○壽世保元ニ云亀胸亀背並ニ亀尿ヲ用テ其骨節ニ
點レテ自愈亀尿ヲ取ノ法青蓮葉ヲ用テ亀ヲ安ジ
上ニアラシメ鏡ヲ用テコレヲ照ストキハ其尿自ラ出

鬼撃 鬼排同レ 病源ニ云鬼撃ハ鬼厲ノ氣人ニ撃著スルヿ之コ
レヲ得ルヿ卒ニ著レテ刀刃ヲ以テ刺ス状ノ如ク胸脇腹内
絞急ニシテ切痛シ抑按スベカラス或ハ吐血シ或ハ鼻中ヨリ

血ヲ出シ或ハ下血ス一ニ鬼排ト名ヅク言心ハ鬼排テ人ニ觸ルヽナリ人氣血虚弱ニシテ精魂衰微スルコアツテ忽チ鬼神ト相觸突シテ排擊セラルヽコヲ致ス軽キモノハ困テ免ルヽコヲ得重キモノハ多クハ死ス○按ルニ是邪祟ノ類鬼魅ノ邪氣虚ニ乗シテ犯スヽ愚昧ノモノニ多カルベシ擊ハ打ナリ排ハ推ヽ又強突スルヽ

鬼排　鬼擊ニ同ジ前ニ見タリ

肌衄　血ガ毛ノ孔ヨリ出ルナヽ○入門ニ云血汗孔ヨリ出ルモノコレヲ肌衄ト云舌ヨリ出ルモノコレヲ舌衄ト云心ト肝トヽ委中ノ穴ヨリ出ルモノコレヲ膕衄ト云腎ト膀胱トヽ

魚口　便毒ノ潰テ口ノアキタルガ魚ノ口ニ似タル故ニ名ヅク○回春ニ便毒潰破ル即魚口瘡ナリト云リ○正宗ニ左ノ方ニ發スルヲ魚口トシ右ノ方ニ發スルヲ便毒トスト云リ

⿸疒其癧　準繩ニ云項腋兩乳ノ旁結核或ハ兩膀ノ軟カナル處ニ腫塊ス是ヲ⿸疒其癧ト名ヅク手ノ少陽三焦ノ經ニ屬スルヽ

氣奔　奇疾方ニ云人忽チ遍身ノ皮ノ底混々トシテ波浪ノ声ノ如ク痒キコ忍ベカラスコレヲ抓ハ血出ツ解スルコアタハズコレヲ氣奔ト云苦杖　人參　青塩　細辛　各一兩一服トナシ水煎シテ細飲シテ愈

休息痢　入門ニ云休息痢ハ年月ヲ経テ癒ズ涼薬ヲ過服シテ以テ氣血ノ虚ヲ致スユヘ也○要訣ニ云休息痢ハ兜注スルコト太タ早キニ因テ積コトゴトク除カズ或ハ痢愈テ調理ヲヨクセザルニ因テ時ニ止時ニ作ルコトヲ致ス也此休息シテ又起ル故ニ名ケリ

魚口風　驢觜風ノコトシ喉風ノ種類也○指掌ニ云魚口風ハ魚ノ水ヲ吸ガ如キ是ナリ治セズ

魚鱗瘋　喉風ノ一種也○百効ニ云喉頭ニ紅菓瘡ヲ生ズ赤松子様ノ如シ又シテ白鱗ヲ起ス此症十ニ一モ愈ルコトナシ

魚腮風　痄腮ノコト也○百効ニ両腮浮腫シテ痛ムト云リ

牛程蹇　正宗ニ云牛程蹇ハ程途ニ奔急シテ熱脚水ニ下シ風ヲ見テ氣滞血枯ヲ致シ結シテ頑硬トナリ皮肉榮衛滋ハズ漸ク腫ヲ生シ痛ミ腫高ク突起シテ又胻行カタシ又シキトキハ破裂シ膿水相流○蹇ハアシナヘシ腫突起シテ行歩シカタク牛ノ歩カコトクアシナヘテ行ナリ

牛勒瘋　百効ニ云是症手彎紅ニ腫テ屈伸スルコトアタハズ牛勒様ニ似タルコトアリ○是手ノ屈伸ナラズシテ牛勒ニツナガレタルヤウナル故ニ名ツケリ

九蟲　病源ニ云一ニ曰伏虫長サ四分。二ニ曰蛔虫長サ一尺。

三ニ曰白虫長サ一寸四ニ曰肉虫狀爛杏ノ如シ五ニ曰肺虫狀蠶ノ如シ六ニ曰胃虫狀蝦蟇ノ如シ七ニ曰弱虫狀瓜瓣ノ如シ八ニ曰赤虫狀生肉ノ如シ九ニ曰蟯虫至テ細微ナリ狀菜虫ノ如シ○其病ヲナスノ次第病源ニ詳ニ
今略之

亀背發　百効ニ云亀背發ハ背ノ上ニ生シテ頭尾倶ニ尖テ四邊散大亀ノ形ノ如シ

飢疝　病源ニ云食寛ハ必ス飢ルム心コレガタメニ痛ム故ニ一
飢疝ト云リ

氣噎　五噎ノ一ツナリ寒氣胸膈ニ填ル故ニ壹塞シテ通セズ

喘悸　胸背痛ム

腳拐毒　準繩ニ云足ノ外踝ニ疽ヲ生ス此ヲ腳拐毒ト名ク足ノ少陽膽ノ經足ノ太陽膀胱ノ經ノ濕熱下注ス
屬ス

氣淋　五淋ノ一ツナリ○方考ニ曰裏氣凝滯小便淋瀝身冷ルモノ名テ氣淋ト云リ

鬼注　注病ノ一種ナリ本ト他ノ病ナク忽チ鬼ニ排擊セラレ時ニ當テ或ハ心腹刺痛シ或ハ悶絕シテ地ニタヲル中悪ノ類ノ如シ病源ニ見タリ

菌毒　正宗ニ云菌毒ハ乃チ脾經ノ蘊熱凝結シテ成其患

眼胞ノ内ニ生シテ菌ノ如ク頭大ニシテ蒂小シ漸ク長シテ垂出ツ甚シキモノハ眼翻リテ涙ヲ流ス亦ヨク昏矇ヲ致ス

金腮瘡　準繩ニ云頰腮瘡ヲ生ズル此ヲ金腮瘡ト名ツク初メハ米粒ノ如ク漸ク大ニシテ豆ノ如ク久シクシテ治セザレハ潰蝕シテ頰ニ透ル陽明ノ経ニ屬ス

玉枕疽　正宗ニ云玉枕疽ハ生シテ腦後枕骨ノ中ニアリ堅シテ潰ガタク痛ミ肩項ニ引鼻塞リ氣麁シ此太陽膀胱ノ湿熱凝滞シテ成ル○聖濟總錄ニ枕骨ノ上ニ瘡ヲ生シテ癰ノ如ク破レテ後筋頭ノ如シ

玉頂發　準繩ニ云百會ノ穴ニ疽ヲ生ズル此ヲ玉頂發ト云

初ハ麥粒ノ如ク痛楚寒熱大ニ作ル虚陽浮泛ニヨル宜ク塩湯ヲ以テ八味丸ヲ下スベシ

禽疽　準繩ニ云禽疽初テ發スルモノ疹ノ如ク數十ニ處拳ニテ打ルヽノ狀ノ如ク寒ヲ發シテ齒噤ズ如此ナルモノハ十四日ニシテ死ス又曰背忽チ麻木拘急シテ痛マズ數十處ノ肉紫色ニ瘰ノフルヽ狀ノ如シ此ヲ禽疽ト名ツク七甲ノ内寒熱シテ口噤スルモノハ死ス

虚瘍　無名腫ノ腫瘍ノ條ニ見タリ

筋疽　過肩疽ノ本條ニ見タリ

僵蜋蛙　正宗ニ云僵蜋蛙ハ多ク手指ノ節ノ中ニ生シテ紅

ナラス熱セズ腫テ蟬ノ腹ノ如シ即チ手ノ少陰ノ痰氣凝滞シテ生ズ初メ起ル疼ズ日久シテ方ニ痛ミ痛久シテ方ニ腐ル〇或曰蝍ハ蝍蛆トテ蜈蚣ノ一名埤雅ニ云俗コレヲ百足ト云蛀ハムシハムト讀リ瘡ノ形蝍蛆ノ蛀タル痕ノ如ナルト云義ゾ又一説ニ僵ハ蟧ノ字トナシテ見ベシ蟧蝍ハ蟬ノ種類正宗ニ腫テ蟬ノ腹ノ如シト云リ即チ蟧蝍ノ腹ニ似タルナリ

居経　経水ノ三月ニ一タビ行ヲ居経ト云リ漏胎ニ見タリ

忌嬭　俗ニ云ヲトミヅハリヽ継病魃病共ニ同シ〇本州綱目乳汁ノ條下ニ孕アルノ乳コレヲ忌嬭ト云　小児コレヲ飲バ吐瀉シテ痱魃ノ病ヲナス最モ毒アリトス〇嬭ハ續字彙補ニ云乃禮切母之字彙ニ云嚢海切音乃乳ナリ又乳母ナリ其乳ヲ飲テ病生ズル故ニ病ノ名トセリ

魃病　同前継病ノ條下ニ見タリ

氣腫　病源ニ云氣腫ハ其狀癰ノ如ク頭ナフシテ虛腫シ色變セズシテ皮上急痛シ手纔ニ着ハ即チ痛ム風邪氣搏テ生ズル所ヽ

氣痛　病源ニ云人身忽然トシテ痛打ルヽガ如ク堪ベカラス亦乍チニ身間ヲ走リ發作時アリ痛發スルトキハ微ク熱シ痛靜ナレバ便チ氷霜ノ加ル所ノ如シ故ニ氣痛ト云リ

蟻瘻　病源ニ云蟻瘻ハ飲食ニ蟻ノ精氣アルニヨツテ毒氣五藏ニ入流レテ経絡ニ出テ多クハ頸項ニ生ズ纍々然トシテ小腫シテ核細シ乃身躰ニ遍シ○類案ニ云川山甲ヲ炙コレヲ治ス川山甲ハ蟻ノ畏ルトコロ也

蚯蚓瘻　病源ニ云蚯蚓瘻ハ居處飲食ニ蚯蚓ノ氣アルニヨツテ腹内ニ入経絡ニ流テ生ズル所也其根ハ大腸ニアリ其状腫核潰漏ス

疣瘡　俗ニ云イボ也○入門巻五ニ云疣瘡ハ魚鱗痣千日瘡ノ如シ一様ニシテ多ク手足ニ生ズ又悔氣瘡ト名ツク宜ク初テ起ルモノニ艾灸スレバ餘ハ皆落神効アリ又肬ト云リ

魚鱗痣　是モイボノ一也疣瘡ニ見タリ

噤口　入門ニ云嘔吐シテ全ク不食ナルモノ是ヲ噤口ト云胃火ノ甚シキ也此口ヲトヅルト云心ニハアラズ全ク不食ナルヲ以テ名クル也

噤口痢　痢病ノ全ク不食ナル症ヲ云リ

噤口風　入門ニ云噤口風ハ面目黄赤氣喘啼声出テズ胎熱毒ヲ心脾ニ流ス舌強バリ唇青ク撮口聚面シテ乳ヲ飲ニ妨ゲアリ初生七日ヲ患ルモノアリ急ニ児ノ歯齦ノ上ヲミルニ小泡アリ粟米ノ状ノ如シ急ニ青軟布ヲ以テ手指ヲ裹温水ニヒタシ軽々ニ擦破ル即口ヲ開テ安シ服

薬ヲ用ヒズ

緊唇　瀋唇ニ見ヘタリ唇ニ瘡ヲ生ズルヿ〆

鬼捻青　入門ニ云痘已ニ出テ外風寒ヲ被リ内熱ト相拒ニ發出スルヿアタハズ以テ發熱狂搐ヲ致〆遍身或ハ青ク或ハ紫ニ痣點ノ如ノ癮疹ノ如〆俗ニ鬼捻青ト云年壯ニシテ皮厚キモノニ多クコレアリ

驚癇　心癇ナリ○入門ニ云驚癇ハ即チ心癇〆原心虚血弱ニヨッテ神舎ヲ守ラズ更ニ乳食調ラザルヲ加ヘ心ノ臓熱ヲ積テ致ス所〆外症瞼赤ク唇紅ニ口舌瘡ヲ生〆胸膈煩悶小便赤渋リ五心皆熱〆盗汗發渇〆歯ヲ嚙驚悸スル〆○五宗ニ云心ニアルトキハ驚癇ト〆渾身壯熱〆四肢カナク面黄ニ瞼赤ク寒ヲ怕レテ煖ヲ愛〆口鼻乾燥スル者ハ驚撲ニヨッテナル所謂驚癇是ナリ

氣癇　附疳䘌　肺癇〆○入門ニ云氣癇ハ即肺癇〆原傷寒傷風汗後勞復ニヨッテ更ニ乳食調ラザルヿヲ加ヘ以テ肺氣傷レヲ受ルヿヲ致ス外症ハ鼻昇ノ下ノ兩傍ニ瘡アリテ癢クシテ痛マズ或ハ鼻ニ臭汁ヲ流〆内ニ瘜肉ヲ生ズ或ハ汁流ル所ノ處隨テ即瘡トナル名テ疳䘌トナル〆䘌ハムシハムト讀リ

急癇　腎癇〆走馬牙疳ニ〆ハタリ五癇ノ内ニテ尤急ナル

症ユヘニ急疳ト云リ

鬼火丹 吉竈丹 共ニ丹毒ノ種類ナリ丹毒ノ條下ニ見タ

牛癬 病源ニ云俗ニ云 盆窪ヲ以テ水ヲ盛牛ニ飲シメ其餘水ヲ用テ手面ヲ洗ヘバ即チ癬ヲ生ズ牛癬ト名ク其狀皮厚シテコレヲ搔ハ鞕強ニシテ痒キ是ヽ其裏ニ虫ヲ生ズルナリ

灸瘡 灸ノ痕瘡トナリタルヲ云リ凡ソ灸ノ法病ニ中ルトキハ止病イヘテ瘡瘥若病勢未除或ハ風冷濕毒ニアタルトキハ久シク瘥ザルヽ

蜞蜍毒 病源ニ云 江東ヨリ嶺南處トシテ蜞蜍アラズト云ヿナシ 蜞蜍ハ乃是兩種ノ物ナリ○蜞ハ草裏ニアルハ山蜞ト名ケ水裏ニアルハ馬蜞ト名ツケ皆長サ四五寸バカリ黒色ニシテ身滑カヽ人山水行渉スレバ即人肉ニ着甚タ痛マズシテ痒シ兩頭皆ヨク人血ヲ嗍血腹ニ滿レバ便チ自ラ地ニヲツ甚タ毒害ナシ○蜍ハ背ニ文理ヲナサズト云ヿナシ粗渋リ多ク亀螺ハ殼上ニ着モシ人肉ニツケバ即肉裏ニヲイテ子ヲ生ジ數十枚ニ至ル日ヲ経レバ便チ腫痒シ隱軫起リ久々ニシテ又瘡瘻トナル○按ルニ蜞ハ俗ニ云ヒルヽ本綱水蛭ノ釈名ニ大ナルモノヲ馬蜞ト名クムマビルヽ蜞ト蛟ト同シ水蛭ノイヽ蜍モ亦水蛭ノ一種

ナリ本綱ニ所謂草蛭ノヿナルヘシ

起脹　痘瘡ノ出ソロウテ大ニナルヿ○丹臺玉案ニ云起脹ハ是點已ニ定テ毒氣盡ク出ルナリ○保赤全書ニ云夫痘ハ熱蒸三日放標三日起脹三日貫膿三日收靨三日此病ノ正ナリ

起泛　起脹ノヿ回春ニハ起泛ト云リ

氣分　血分病ノ條下ニ見タリ

瘧疾　俗ニ云ヲコリ○入門ニ云陽ハ外感邪氣トス其間陽ハ風暑汗アリトス陰ハ寒湿汗ナシトス陰ハ内傷正氣ノ虚トス其間陽ハ氣虚トス陰ハ血虚トス陽ハ升トス

春夏ニアリ陰ハ降トス發秋冬ニアリ陽ハ腑邪トス淺シ榮衛ト並ビ行一日ニ一發ス陰ハ臓邪トス深シ募原ニ横連シテ正氣ト並ビ行ヿアタハズ故ニ日ヲ間テ蓄積シテ乃チ發ス或ハ三四日ニ一發ス久シキ時ハ瘧母アリ陽ハ日ニ發スルヿヲス邪淺シ榮衛ハ晝ハ背ト脊トニ行ク故ナリ陰ハ夜發スルヿヲス邪深シ榮衛ハ夜胸ト腹トニ行ク故ニ又二日連リ發シ一日ヲ住ルモノ及ビ日夜各一發スルモノアリ乃チ氣血トモニ病ヲ受ルシ陽ハ子ノ時ヨリ巳ニ至ルトス陰ハ午ノ時ヨリ亥ニ至ルトス寅卯ニ發シテ申未ニ退キ或ハ未申ニ發シテ子丑ニ退クガ如キ皆コレヲ陰陽分

タズト云症ニ随テ薬ヲ用ユベシ○按ルニ六ハ瘧ハ癉瘧・寒瘧・温瘧・食瘧・牝瘧・牡瘧・又疫瘧・鬼瘧・癉瘧・労瘧・老瘧・母瘧ナリ種類尤多シ名同カラズトイヘ𪜈皆外風寒暑湿ノ氣ニ感ジテ主ズル所ヿ

瘧母　瘧疾久愈サレバ腹ニ塊生ズル是ヲ瘧母ト云リ母トハ痞塊ヨリ瘧發スル故ニ瘧ノ母ト云義ヿ○要訣ニ云久瘧年ヲ経月ヲ累タルヲ瘧母ト云又労瘧ト云リ

牛癇　五癇ノ一ツナリ○別録ニ云牛癇ハ牛ノ吼声ヲナス牛ヲ以テ丑ニ属ス手ノ太陰湿土コレヲ主ルヿ

急驚風　慢驚風ハ陰症ニシテ治シカタク急驚風ハ陽症ニシテ治シヤスシ○壽世保元ニ云急驚風ハ内ニ鬱熱アリ外風邪ヲサシハサミ心家熱ヲ受テ積テ驚ス其症牙関緊急壮熱涎潮竄視反張搐搦擅動唇口眉眼眨引スルヿ

驚癇　驚風ト癇症ト相カ子テ起ルヿ

氣疝　七疝ノ一ツヿ腹タチマチ脹イタミ又タチマチ止○張子和ノ曰其状上腎ノ腧ニ連リ下陰嚢ニ及ブ多クハ號哭忿怒ヲ得トキハ氣鬱シテ脹ル號哭忿怒罷バ即氣散スル是ナリ或ハ小児ニモ亦此疾アリ俗ニ偏墜ト名クコレハ父已ニ年老或ハ年少シテ病多ク陰痿精怯強カテ房ニ入ルニ得因テ子アツテ胎病ヲウクル

筋疝　七疝ノ一ツヽ○張子和ノ曰其状陰茎腫脹シ或ハ潰テ膿ヲナシ裏急筋縮リ或ハ茎中痛ヲナシ痛ミ極ルトキハ痒ク或ハ挺縦シテ收マラズ或ハ白キ物ヲ出シテ精ノ如ク溲ニ随テ下ルモノヲ房室労傷邪術ノ使所ニ得ヽ

筋極　并ニ氣極　共ニ六極ノ一種ナリ虚極實極ノ別アリ六極ノ條下ニ論之

氣癩　陰癩ノ種類ナリ此七情過度ニヨツテ氣虚シ陰茎ハレイタミ或ハ痛ザルヽ○入門ニ云氣癩ハ素ヨリ温熱アツテ怒激ニヨツテ相火ヲ起シ昏眩手搐シテ狂ノ如ク面黒ク睪丸能左右ニ相過ルヽ

筋痺　五痺ノ一ツヽ肝ニ應ス痺病筋ニアルモノハ手足屈伸スルヿアタハズ夜臥シテ驚クヿ多ク小使頻數ナルナリ

近血　雲林ガ曰腸風ノ下血ハ必ズ糞前ニアリ近血ト名ク

鬼病　中悪ノ類ナリモノヽ祟アル病ナリ

鬼忤　物ニオビヘ犯ルヽヨリ病ヲ得ルヿシ中悪邪祟ノ類ナリ

驚悸　俄ニ驚キムナサハキスルヽ悸ハ心ノ動クヽ○入門ニ云思慮過度シ大驚大恐ニヨツテ以テ心虚停痰ヲ致シ或ハ耳ニ大声ヲ聞目ニ異物ヲ見危キニ臨ミ事ニ觸テスナハチ驚悸ヲ覚ヘ甚シキトキハ心跳テ厥セントス脉弦濡ノ者ハ虚シ時ニ作リ時ニ止全ク痰ナリ

鬼胎　異形異類ノモノヲ懐胎スルヲスベテ鬼胎ト云リ

虚勞　勞咳ノ症ニ元氣不足ニヨリ心腎カクルヿアツテ或ハ氣血ヲ勞傷シ或ハ酒色過度ニシテ漸ク眞陰動損スルニ至テ相火随テ狂ズ火狂ズルトキハ眞陰ヲ銷爍シテ嗽ヲナシ喘ヲナシ痰ヲナシ熱ヲナシ吐血衂血ヲナシ盗汗遺精ヲナシ上サカンニ下虚スルヿヲナシ脚手ノ心熱シ皮焦無數ノ怪症ヲコルヿニ難治ノ症ニ

虚怯　勞症ニ同前

虚煩　心胸煩擾シテ寧カラザルニ○要訣ニ云悪寒シテ身疼ズ頭痛ス但煩熱スルモノヲ虚煩ト云○病源ニ云心

テ眠ルヿヲ得ザルモノハ心熱シ但虚煩シテ眠ルヿヲ得ザルモノハ膽寒ニ

金瘡　キリキズニ本金創ニ創ハ字書ニ傷ナリ刃創字也漢ノ曹参身ニ七十創ヲ被ルト云ヿ通シテ金瘡ト云リ○正宗ニ曰金瘡ハ刃刀ニ傷ラレ或ハ磁鋒割損スルヿアリ浅キモノハ皮破レ血流テ已深キモノハ筋斷血飛テ住マラズ

牛丁瘡　病源ニ云牛丁瘡ハ皮色異ナラズ但腫テ頭黒クコレヲ抓ハ黄水ヲ出ス四邊赤ク茱萸房ニ似タルモノヲ名テ牛丁瘡ト云リ

蠼螋瘻　病源ニ云此飲食居處蠼螋ノ毒アルニヨツテノ藏府ニ

入リ經絡ニ流テ生ズル所也初メ生スル時狀鼠ノ竅ノ如ク直ニ下リ腫テ手ヲ覆ガ如クニシテ痒シコレヲ搔ハ痿痺ス百日ニ至テ十八竅アリ深サ三寸中ニ蜣蜋ヲ生シ乃チ百數ノ蜣蜋トナツテ尾ヲナシテ自ラ覆テ人ヲ刺大サ盃升ノ如シ三年ニ至テノ人ヲ殺ストアリ

鞠瘻　病源ニ云腫痛テ初テ生ジテ大サ桃ノ狀ノ如ク亦瘤ノ如ク膿潰シテ瘡トナル治セザレバ石瘻トナリ化シテ鞠ヲ生シ傍ニ行ス世ニ呼テ石鞠瘻トス○按ニ鞠ハ毬子也俗ニテブトナドニ子ノサクト云ルガ如ク傍ニツブツブト疙瘩ノ出ルコト

逆産　正産ニアラズ正ニサカフヲ皆逆産ト云リ

驚啼　小兒驚啼是眠睡ノ中ニ忽然トシテ啼驚テ覺ル也風熱邪氣心ニ乘ジ精神定ラザル故ナリ

氣癭　病源ニ云氣癭ノ狀頸下ノ皮寬ク内結突起シ𨺔々然トシテ亦漸ク長シ大ナリ氣結テ成ル也小兒啼テ未止乳ヲ以テコレヲ飲シムルニ因テ氣息ヲシテ啼逆セシメ消散スルコヲエズ故ニ結聚シテ癭ヲナス也癭ハ頸瘤

金絲瘡　紅絲瘡ノ別名也本條ニ見タリ

脚跟瘡　アシノキビスニ瘡ヲ生ズル也○入門ニ云脚跟ハ人ノ腎脉ノ發源腎脉ノ過脉ナリ内飲食起居勞損ニ因テ足ノ三陰ノ致ス所也或ハ外犬兎ニ咬レテ成ルト云リ

脚肚瘡　アレノコムラニ瘡ヲ生ズルヿ○入門ニ云脚肚ノ上ニ瘡ヲ生ズ初メ粟ノ如ク漸ク大ニシテ抓掻テ已ズ片ヲナシテ脚ヲ包ミ相交リテ黄水流出テ痒シテ忍ブベカラズ久シテ痼疾トナリテ愈ガタシ

脚跟頽　病源ニ云脚跟頽ハ脚跟忽チ痛テ地ニ着ヿヲエズ世ニ呼テ脚跟頽トス頽ハクヅルヽト讀リ

脚中牢　病源ニ云脚下ニ結物アツテ牢鞕ニシテ石ノ如ク痛錐カニシテ刺ルヽカ如シ此ハ経ノ虚ニヨツテ風毒ノ氣コレヲ破リテ血氣ト相搏故ニ痛テ結鞕シテ散セザルヿ

脚發　入門ニ云足掌或ハ足指ノ縫間ニ生ジ色赤ク腫痛

膿耨モノハ足ノ三陽ニ屬ス湿熱下注ハ治ジヤスシ微ク赤ク微ク腫膿清モノハ足ノ三陰ノ虧損ニ屬ス治シガタシモシ黒黯ニシテ腫痛セズ潰膿セズ煩熱渇ヲ作シ小便淋瀝スルモノハ陰敗ル治セズ

脚破　病源ニ云脚心折開スル者リ世ニコレヲ脚破ト云脚心ハ腎経ノ出ル所腎氣ノ虚ニ由テ風邪腠理ニ客トシテ津液ヲシテ榮セザラシムルヿヲ致ス故ニ折破ルヽ

脚背發　入門ニ云脚背發ハ又脱疽疔トモ名ツク其能潰ナルモノスルヲ以ニノ亦手背及ヒ手指ニ患ルモノアリ軽キモノハ色赤ク痛ヲナシ自潰ルモノハ治スベシ重キモノハ色黯ニシテ痛セス

鬼舐頭　舐ハネブルト讀リ俗ニ蚰蜒ガ舐ルト云ガ如キモノ也
○病源ニ云人風邪頭ニアツテ偏虚ノ處アレバ髪禿落シ肌肉枯死ス或ハ銭ノ大サノ如ク或ハ指ノ大サノ如シ髪生ゼズシテ痒カラズ故ニコレヲ鬼舐頭ト謂リ

急黄　黄病ノ一種ナリ○病源ニ云脾胃ニ熱アリテ穀氣内ニ鬱蒸シニ熱毒コレニ加リ故ニ卒然トシテ黄ヲ發シ心滿氣喘ス命頃刻ニアリ故ニ急黄ト云リ

脚拳　小児脚ノ指縮リテ伸ザルヿ○壽世ニ云脚拳テ展ザルハ稟トコロノ腎氣不足榮氣未滿脚ノ指拳縮シテ力ナクシテ伸放スルヿアタハサルヿ

悸痛　心痛九ツノ一種也○入門ニ云悸痛ハ内七情ニ因テ輕キトキハ怔忡驚悸シ痛ニ似テ痛ニアラズ重キトキハ兩目赤ク黄ニ手足青ク節ニ至ルハ真痛治セズ

竟体疱　椒眼疱ノ亊也本條ニ見タリ

騎馬癰　便毒ノ亊也○入門ニ云騎馬ハ兩辺名ヲ異ニスルノミ又曰便毒左右兩邊倶ニ發ス或ハマヅ痺瘡アツテ發シ或ハ卒然トシテ核ヲ起シ疼痛シテ發ス○回春ニ云便毒一ニハ跨馬癰ト名ク　按ニ騎當作跨 騎ト跨ト同意也

筋瘤　并ニ氣瘤　筋癭　氣癭　倶ニ癭瘤ノ條下ニ見タリ

炙瘡飛蝶　醫統ニ云艾炙シ訖リ火ヲ加ヘ便チ退クニ因テ瘡

内鮮肉府飛ニテ蝶ノ形ノ如ニシテ去痛忍ヘカラズ是ニ大
毒シ大黄朴消各半両末トナシ水ニテ服ス即愈
筋肉化　類案ニ云人蟲アツテ蟹ノ如ニシテ皮ノ下ヲ走テ声
ヲナス児ノ啼カ如シ筋肉ノ化トス雷丸雄黄等分ヲ
用テ末トナシ猪肉ノ上ニ掺テ肉ヲ炙テコレニ食セシム
即テ愈
瘧後怪症　奇疾方ニ云口鼻ノ中氣出テ盤旋シテ散
セス凝テ黒蓋色ノ如ク十日ヲ過テ漸ク肩ニ至テ肉ト
相ツナリテ堅ヿ金石ニ勝リ飲食スルニ由ナシ　澤瀉湯
ニ煎シテ日ニ飲ヿ三錢連服スルヿ五日ニシテ愈

凍死患　凍風ノヿシ俗ニ云シモバレナリ
金蚕蠱毒　類案ニ云一婦人影ヲ採ニ因テ金蚕ノ蠐螬ノ如
ナルモノアリ其毒ヲ被ルコレヲ金蚕蠱毒ト云腹中疔痛シ
テ死ント欲ス薬ヲ與ヘ大ニ吐出ス金絲ノ乱髪ノ如ナル
モノ一塊アリト云リ
虚風　類案ニ見タリ氣血虚シ風邪ヲ受ルノ症ナリ
喜汗　醫林小児門ニ云厚衣シ臥テ額ニ汗出ルヿ
脚汗　醫林ニ出ツ脚足常ニシメリ汗アルヿ俗ニ云アブラア
シノ類ナリ
驚振翳　内障ノ一種シ○醫學綱目ニ云頭脳打樸シテ

悪血眼肉ニ流レ入二三年ニ至テ翳ヲナス瞖白色ナリ先
悪ルノ眼ハ針ニ宜カラズ韋損ノ後ニ悪ルノ眼ハ宜クコレニ
針スベし

狂毒　洞微志ニ云齊州ニ人アリ狂ヲ病テ云夢中ニ紅裳ノ
女子ヲ見ル宮殿ノ中ヘ引入小姑歌ハしム毎日遂ニ歌テ云
五靈樓閣曉玲瓏天府由来是此中惆悵悶懷言不盡
一丸蘿蔔火吾宮ト一道士アツテ云是大麥ノ毒シノ
犯スし小女ハ心ノ神小姑ハ脾ノ神し醫經ニ云蘿蔔ハ麪
毒ヲ制ス故ニ云リ火吾宮ヲ火トハ毀ツし遂ニ藥并ニ蘿蔔ヲ
以テコレヲ治しテ果しテ愈○是毒ニアタリテ狂ヲ發スルし

筋解　經解ノ一し經解ニ辨ス之ヲ

玉翳　眼疾七十二證ノ一種し○醫統ニ云此熱鬱退サル
ニ因テ白膜ヲ生ジテ玉ノ凝ガ如クナラしム睛或ハ痛或ハ腫
久シキトキハ睛ニ滯テ明ヲ失スルし

玉莖長腫　醫統ニ云一少年玉莖挺長シ腫テ痿シ皮塌テ
常ニ潤ヒ股ヲ磨テ行ガタク手足倦弱スト云リ

脚指丫瘡　足ノ指ノマタニ生ズル瘡し○入門ニ云脚指丫瘡
ハ甲肉ニ入ルカタメニ便チ刺テ瘡ヲナスし足指ノ邊ニナ湿
爛スルナリ

牛狗疔　疔瘡ノ種類し○入門ニ云色赤ク疱起リ破レザルし

魚臍疔 同前○入門ニ云瘡頭黒キ了深ク形チ魚臍ノ如シ
コレヲ破レハ黄水滲出シ四畔浮漿ス其毒尤モ甚シ

毒飲油病 入門ニ云油ヲ五碗バカリ飲テ方ニ快ク常ニ喫
スル了ヲ得テ即チ安シシカラザルトキハ病是髪胃ニ入テ
氣血ニ裹マレテ遂ニ化シテ蟲トナル

朽骨 多骨疽亦朽骨ト名ク準繩ニ見タリ

肬目 俗ニ云イボ○準繩ニ云肬ハ肝膽少陽ノ經ニ屬ス風熱
血燥或ハ怒テ肝火ヲ動シ或ハ肝ニ淫氣ヲ客トシテ致スト
コロ蓋シ肝熱水涸テ腎氣榮セズ故ニ精亡テ筋攣スル
ナリ宜ク地黄丸ヲ以テ腎水ヲ滋シ以テ肝血ヲ生ズルヲ
以テ善トスモシ蛛絲ヲ用テ纏ヒ蟷螂ニ蝕セ艾灸ヲ著タク
ハ誤ヲ致ス大抵此症血燥結核ト相同シ○經脉篇ニ
手ノ太陽ノ別虚スルトキハ肬ヲ生ズ小ナル者ハ指痂疥ノ
如シ註ニ贅シ瘤シ大ナルトキハ肬トス小ナルトキハ指間痂疥
ノ類トス○是ヲ以テ見トキハ大肬ヲコブト云小肬ヲイボト
云ナルベシ黙同シ疣ニ作ルハ俗字ナリ

禁蓄 水禁ノ條下ニ辨之五禁ノ品アリ

氣嘔 嘔吐ノ條下ニ見タリ

鬼彈 是レ射工溪鬼ノ類シ○本綱溪鬼蟲ノ條下ニ載ル
南中志ニ云永昌郡ニ禁水アリ惟十一二月ニ渡ベシ餘月

ハ則チ人ヲ殺ス其氣惡物アリ聲ヲ作テ其形ヲ見ズ人ニ中バ則青ク爛ル名テ鬼彈ト云リ

極病　要訣瘡毒門ニ云消渇ヲ病ノ人多ク毒ヲ生ズ此乃チ津液已ニ耗虚陽外ニ發シテ内外倶ニ虚ス此ヲ極病ト

鬼疔　瘡疔ノ一也○準縄瘡疔ノ條下ニ黒靨ナルヲ以テ疔ト疔トス又鬼疔ト云者ハ深ク惡テ畏ルノ詞ナリ

玉銜　幼科準縄ニ云嬰児新産胎ヲ出ル時ハ急ニ綿ヲ以テ指ヲツヽミ児ノ口中ヲ拭ベシ舌上ノ惡血穢露コレヲ玉銜ト云若啼声一タビ發スレバ即チ腹ニ入百病トナルヽ

○由部

遊氣　病源ニ云夫五臓調ラザルトキハ三焦ノ氣満ルトキハ氣内ニ遊シテ宣散スルヿアタハズ故ニ其病但頑満シ虚脹スルナリ

遊腫　病源ニ云遊腫ノ候青黄赤白ニシテヽタ定レル色ナシ皮膚ノ間ニ遊走シテ肉上微シク光ル是シ

遊面瘋　百効ニ云頭面孔ヲ生シテ膿ヲ出シ臭爛スルヲ遊面瘋ト名ク治陳沙糖ヲ用ヒ酒ニ調テ服ス毎日三次

疣目　俗ニ云魚目也○病源ニ云疣目ハ人ノ手足ノ邊ニ忽チ生シテ豆ノ如ク或ハ結筋ノ如ク或ハ五箇或ハ十箇相連リ肌裏ホドバ肉ヨリ強シコレヲ疣目ト云此レ風邪肌肉ヲ搏テ変生スルモノ○本綱ニ地膚子ト藜ト同ク魚目ヲ洗フト云リ

油風　正宗ニ云油風ハ乃チ血虚シテ氣ニ随テ肌膚ヲ榮養スルコアタハズ故ニ毛髪根空シテ脱落シテ片ヲナシ皮膚光亮ニシテ痒コト虫ノ行ガ如シ此レ皆風熱虚ニ乗シテ攻注ノ然リ

遊火丹　丹毒ノ一種ナリ○病源ニ云丹兩臂及ヒ背ニ發シテ火炙ノ如キモノコレヲ遊火丹ト云リ

涌泉疽　俗ニ云カメノ尾ノ前ニ疽ヲ發スルヲ云リ又足ノ心ノ涌泉ノ穴ニ發スルヲモ涌泉疽ト云リ同名異症也○準繩ニ云涌泉疽腫起太陰ニ發シテ（太陰ハ尻尾前是ナリ）伏鼠ノ如シ二十日ニシテ孔アカザレバ死ス又曰足心毒ヲ發シテ腫痛スルヲモ亦涌泉疽ト名ク俗ニ病穿板ト名ケ又穿窟天蛇ト名ク少陰腎經ニ屬ス虚損ノ致ストコロ也

勇疽　病源ニ云股ニ發ス發シテ清膿赤黒ノモノハ死ス白キモノハ尚治スベシ

雄丁瘡　病源ニ云大サ錢ノ如ク孔烏黶ニシテ灸瘡ニ似タ四畔ノ泡漿色赤ク又赤粟アリ乃チ瘡ニシテ腫ズコレヲ刺テ痛

ズ熱ヲ兼ルモノヲ名テ雄ナル瘡トスルコ○丁ハ疔ト同シコ

湧疝　類案ニ云脉ニ五臓ノ氣ナク右ノ口脉大ニシテ數シ數ハ中ル熱ノ湧左ヲ下トシ右ヲ上トス皆五臓ノ應ナシ故ニ湧疝ト云リ

遊走血脾癰　老鼠攢ノコシ前ニ見タリ

幽癰　嚇癰ノ條下ニ見タリ

○女部

眠瘡　附破腘　共ニ俗ニ云トコヅメナリ○回春虚勞門ニ久ク臥テ眠瘡ヲ生ズト云リ○玉機真藏論ニ脱肉破腘ト云リ類註ニ脱肉トハ肌肉消シ盡ルコ破腘トハ臥コ久ク骨露レテ筋肉敗ルコ腘ハ筋ノ切ル筋肉結聚スル処コ啓玄子ガ曰時膝後肉塊ノ如クナル者ナリ

面臂刺字　俗ニ云イレボクロコ○百効ニ面臂ノ刺字ヲ去ニハ穿山甲一斤ヲ用テ糯米ヲ蒸テ泥ノ如ニシテ調ヘ字アル所ニ搽帕ニテ包ムコ一夜次ノ早見ヘズト云リ

猫眼精瘡　又寒瘡ト云リ○奇疾方ニ云身面上ノ瘡猫兒ノ眼ニ似テ光采アリテ膿血ナク但痛痒常ナラズ飲食減少ス名テ寒瘡ト曰多ク雞魚葱韭ヲ喫シテ自愈

面湮瘡　外科精義ニ云小兒面湮瘡又錬銀瘡ト名ク乃チ

母胎ヲ受ル時酸辣ノ邪物ヲ食シテ致ストコロナリ百薬煎五銭生白礬二銭ヲ用テ末トナシ油ニテ調テコレヲ搽ス

面皰　俗ニ云ニキビノコト雀斑面皰七月七日露蜂子ヲ取リ潦桃ノ中ニライテ水酒ニ浸シ過シ汁ヲ濾シ胡粉ニ調テコレヲ傅普済方ニ出タリ

面塵　経ニ云陽明ノ司天燥淫ノ勝トコロ民嗌乾面塵ヲ病トコ云リ○面アカヅキタル様ニテ光沢ナキテイ也

面腫　カホバカリ腫ル症也

面風毒　準縄ニ云眉心ニ疽ヲ生ズル是ヲ眉心疽ト名ク一ニ面風毒ト名ク足ノ太陽膀胱経ニ属ス風熱壅結シテ陰陽相滞テ生ズル也

○美部

脈痺　五痺ノ一ツ也痺脉ニアルトキハ血滞リ六脉濇ニシテ緊面ニ色ナク心煩上氣嗌乾キ善噫ス心ニ應ズル也

脈極　六極ノ一ツ也虚實ノ差別アリ六極ノ條下ニ論之

脈痔　五痔ノ一ツ也肛門ノ邊ニ瘡ヲ生ジ癢シテ又痛ミ出血ス

脈溢　溢或ハ益ニ作ル○奇疾方ニ云毛ノ竅節ノ次ヨリ血出ルモノナリ

モシ血出ザレバ皮脹膨シテ鼓ノ如シ須臾ニシテ眼鼻口氣ニ脹合セラル此ヲ脉溢ト名ツク生姜水汁一二盞ヲ飲テ即安シ○本綱主治部ニ云血汗即肌衄シ又脉溢ト名ク血毛ノ孔ヨリ出ルシ心ハ血ヲ主リ又汗ヲ主ル極虚シテ火アルナリ

脉疽　病源ニ云發シテ項ヲ環始病身隨テ熱シ動ヿアタハズ悁々トシテ或ハ食スルヿアタハズト云リ

彌月　滿肚ノヿ　姙娠月ヲモチコスヿ

傷寒　○志部

冬寒ニ傷ラレテ即病ヲ傷寒ト云リ即病ズシテ其寒毒肌骨ノ中ニカクレ春ニ至テ変ジテ温病トナリ夏ハ変ジテ暑病トナル又熱病モ云リ暑病ハ温病ヨリモ重シ辛苦ノ人春夏ニ必ス温暑ノ病アルモノハ皆其冬時觸冒ノ致ス所シ時行ノ氣ニアラズ○頤生微論ニ云夫六氣皆ヨク人ヲ害ス而シテ傷寒ヲ甚シトス殺厲ノ氣其来ルヿ甚ダ毒アリ若昏虚ノ人ハ太陽固カラズ偏ニ寒ニ感ジヤスシ或ハ卒ニ非常ノ冷ヲ受ケ寒毒肌膚ニ乗ジ冬三月ニアツテ發スルモノヲ正傷寒ト名ヅケ伏シテ發セズ春ニ至テ始テ發

スルヲ名テ温病ト云春ナヲ發セズ夏ニ至テ發スルヲ名テ熱病ト云スベテ是冬ノ令ノ寒時令ニ隨テ名ヲ更ム独秋ニ至テ涼病トスト言ザルモノハ何ゾヤ寒水ノ氣火ト仇タリ仇ニアフテ發セザレハ已ニ火氣ノタメニ勝ル長夏ノ湿土又水邪ヲ制ス況ヤ金令ニ至ル金ハ寒ヲ得テ愈堅シ故ニ秋ニ至ルトキハ傷寒ナシト云リ

傷風　要訣ニ云傷風傷寒俗ニ呼テ傷寒トス陰陽ノ二氣皆ヨク臟腑ヲ犯ス故ニ陽氣太陽ヲ犯ストキハ傷風トナル風ヲ惡テ汗アリ陰氣太陽ヲ犯ストキハ傷寒トナル寒ヲ惡テ汗ナシトス

傷暑　暑ニ傷ルレバ必ズ自汗シ背寒ク面垢キ或ハ口熱シ煩悶シ或ハ頭疼發熱シ神思倦怠殊ニ甚シ所謂暑ハ氣ヲ傷リテ形ヲ傷ラズ是レ但身體痛マズ風寒ニ感ズルト異ニシ

傷湿　其症發熱悪寒シ身重ク自汗シテ骨節疼痛シ小便秘澁シ大便多ク泄シ腰脚痺冷ス皆卑湿ノ地ニ坐臥シ或ハ雨露ニ冒サレ或ハ濕衣ヲ著テ致ス所ニ

傷食　又食傷ト云リ　俗ニ云ルショクタヾリシ其症胸膈痞塞吐逆嚥酸敗卵臭ノ噫シ食ヲ長シ頭痛發熱悪寒シテ病傷寒ニ似タリ但身痛マザルノミ

酒客病　此常ニ酒ヲ好テ飲人酒ニ傷ラレ悪心嘔逆シテ痛

酒癖 或ハ酒積ト云リ 酒ヲ吐出シ昏冒眩暈シ頭痛シテ破ルガ如キ等ノ症也 多ク酒ヲ飲腹中ニ結聚シ塊トナリ氣ニ逆テ上下スルヲ酒癖ト云リ

酒黄 要訣ニ云多ク酒ヲ飲テ積脾ニ入レバ遂ニ黄疸トナル 是ヲ酒黄ト云リ

酒疸 酒黄モ同シヿ也五疸ノ一ツ也○醫書大全ニ云身目ニ黄ヲ發シ心中懊痛シ足脛滿テ小便黄ニ面ニ赤斑ヲ發ス 此飢中ニ酒ヲ飲大ニ醉風ニ當リ水ニ入ルニ由テ致ス所也

心痛 ムネノイタムヿ也或ハ脾疼トモ又胃脘痛ト云リ○正傳ニ云夫胃ハ脾ノ府タリ陽ハ陰ニ先ダツ故ニ臟ニ未ダ病ズシテ府先ヅ病シ甚シクシテ脇下ニ至リ刃劉ノ痛ノ如キモノ已ニ連テ臟ニ及ブ也古方ニ脾疼トナスモノ是也胃ノ上口ヲ名テ賁門ト云心ト相連ル故ニ經ニ所謂胃脘心ニ當テ痛ムト今ノ俗呼テ心痛トスルモノハイマダ此義ニ達セザルノミ○纂要ニ云真心痛ハ其痛甚シ手足青シテ節ニ至リ旦ニ發シテ夕ニ死ス○醫書大全ニ云其種九アリ。一ニ曰蟲痛。二ニ曰疰痛。三ニ曰風痛。四ニ曰悸痛。五ニ曰食痛。六ニ曰飲痛。七ニ曰寒痛。八ニ曰熱痛。九ニ曰來去痛名同カラズトイヘドモ其實ハ皆外邪氣ニ感シ内生冷ニ傷ルヽニ由テ痰飲ヲ結聚シテ心胞ニ停テ經絡ヲ傷ル重キトキハ心膈引

痛ニ軽キトキハ怔忡スルノミ

真心痛　心痛ノ條下ニ見タリ按ルニ世俗常ニ心痛ト称スルモノハ胃脘痛也故ニ真ノ字ヲ加ヘテコレヲ分ツ胃脘痛ノ如キハ往々ニ在テ往々ニ治ス真心痛ノ如キハ久シクコレヲ見ニ死ノ速カナル一掌ヲカヘスガ如シ薬石ノヨク治スルトコロニ非ズ○入門ニ云真心痛ハ内外ノ邪心君ヲ犯スニ因テ一日ニシテ即チ死ス厥心痛ハ内外ノ邪心ノ胞絡ヲ犯スニ因ル或ハ他臓ノ邪心ノ支脉ヲ犯スコレヲ厥ト云モノハ諸痛ハ皆少陰厥陰ハ氣逆ス又痛極ルトキハ發厥スル也

傷寒發頤　又汗毒トモ腮頷發トモ痄顋トモ云シ傷寒ニ發散ガ足ラズシテ汗ガトヾコヲリテ生スル腫物也○正宗ニ云傷寒發頤亦汗毒ト名ク此原風寒ヲ受薬ヲ用テ發散未盡日久シテ熱ヲナシテ散セズ以テ項ノ前後結腫疼痛スルコヲ致ス○準縄ニ云腮臉毒ヲ生ズ此ヲ腮頷發ト名ク肌肉浮テ骨ニ着ザルモノヲ痄腮ト名ク倶ニ陽明ニ属ス風熱ノ致ス所也又曰顴骨ノ下顋頷ノ上耳ノ前一寸三分ニ疽ヲ發スル此ヲ顋發ト名ク不治ノ証ナリ

時毒　俗ニ云エバレ也四時ノ瘟疫ニヨッテ頭面耳項ノ腫ルコナリ○正宗ニ云夫時毒ハ天行時氣ノ病也春當ニ温ナルベクシテ反テ寒ク夏宜ク熱スベクシテ反テ涼シク秋

當涼ニシカルベクシテ反テ温カナル此四時不正ノ氣ニ人ニ感ジテ發シテ斯病ヲナス自ラ陰陽表裏寒熱虚實ノ分治アリ初テ起ル風寒ト相類ス惟頭面耳項腫ヲ發スルヲ眞トス

痔漏　痔ハ小肉突出シテ破レザルヲ云リ漏ハ已ニ潰テ膿血ヲ出スヲ云リ世俗痔ハ肛門ノ邊ノミニ生ズト思ヘリ他所ニテモ痔ト云ルコハアルヘシ漏ハ瘻瘡ニ見タリ○三因ニ云経ニ云腸澼ヲ痔トス大澤ノ中小山アツテ突出スルカ如ヲ痔トス凡ソ人九竅ノ中ニシイテ但小肉突起スルコアル皆痔ト云特肛門ノ邊ニ生ズルモノコレヲ名クルノミニ非ズ亦鼻痔眼痔牙痔等アリト云リ○痔ノ五種ハ牡痔腸痔血痔牝痔脉痔是ナリ又醫鑑ニ痔二十四種ヲ擧○医統ニ云其ノ名状ヲ見ス一種ヽ同カラズ曰牛妳曰鼠妳曰雞心曰雞肝曰蓮花曰翻花曰蜂窩曰穿腸名状一ナラズト云ヘ𪜈其因ハ亦同シ

腫瘍　無名種毒也又虛瘍ト名ク○準繩ニ云無名腫毒ハ頭面手足胸腹等ノ處ニ拘ラズ焮赤ニ腫レ硬シテ結核疼痛スル也又腫瘍ト名ク又虛瘍ト名ク但腫テ頭ナク面ナキモノ倶ニ是也○医學綱目ニ云腫瘍ハ癰疽未膿ヲアラハサズシテ腫ルモノ也

手發背　手ノ甲ニ癰疽ヲ生ズル也毒深ク骨ニ至ルヲ發

手背ト云リ百効ニ手疵又手發背ト名ク又蜘蛛背ト名ク蜘蛛ノ状ニ似タル故ニ名クルト云リ但シ瘡ヨリ絲ノ出ル故ニ名クル歟○準縄ニ云手發背俗ニ蜘蛛背ト名ク兩手ノ背ニ癰疽ヲ發ス初テ生シテ氷剌ノ如ク頭脳ナク焮然トシテ手背ニ滿テ腫滿ラ後毒ヲ聚テ瘡ヲナス深ク入テ骨ニ至ルヲ發手背トス○百効ニ云手疵又手發背ト名ク此症肝膽小腸ノ經ニ屬ス手背及ヒ指ノ間ニ患フ或ハ黄豆ノ大サノ如ク或ハ聚粟ノ如ク或ハ簇椹ノ如シコレヲ抜バ絲アリテ長キコト三四寸赤黒ナラザルモノハ治ス其状黒キモノハ死ス

手疵　手發背ニ見タリ疵ハ俗ニ云コブノコシコブニハ中ニ絲ノ如ナルモノアリ故ニ瘡ノ頭ヲ抜出セバ絲アリト云リ疵ハ説文ニ贅也字彙ニ音由瘤也莊子ニ附贅垂疵ト云リ

手癮瘡　手ニ生ジ痒クダヾレテヒロガルシ○百効ニ云發シテ豆梅ノ如ク痒ク濕テ豆汁ノ如ク爛テ浸淫瘡ノ如シ

浸淫瘡　入門ニ云浸淫瘡ハ初テ生ズル甚ダ小シ先痒シテ後ニ痛ム汁出テ浸淫シ肌肉ヲ濕爛シ延テ徧身ニ至ル若ロヨリ發シ出テ四肢ニ流散スルモノハ軽ク四肢ヨリ發主シテ然後ニ口ニ入モノハ重シ

赤疵　俗ニ云名ナニヅシ○本綱主治部ニ云癜風ハ是白斑

片赤キモノヲ赤疵ト名ツク○病源ニ云面及ビ身體皮肉変シテ赤ク肉色ト同カラズ或ハ手ノ大サノ如ク或ハ錢ノ大サノ如ク亦痒痛アラズコレヲ赤疵ト云

雌丁瘡 病源ニ云雌丁瘡ハ頭ラ小ク黄ニ裏ニ向テ黶レ赤炙瘡ニ似タリ四畔ノ泡漿外赤ク大サ錢ノ如ク孔アツテ汁多ク腫テ痛マズ瘡内十字ノ畫アツテ冷ヲ弟ルモノコレヲ雌丁瘡ト云リ

赧眼發 又竟躰疽ト名ク疽ノ大ナルモノ也○準縄ニ云背上ニ疽ヲ生シ肉色変セス麻木シ微ク痒ク頑ナニシテ牛領ノ皮ノ如ク二三尺バカリ也ヲ竟体疽ト名ツク又赧眼發ト名ツク○入門ニ五寸ヨリ一尺ニ至ルヲ疽トス一尺ヨリ二尺ニ至ルヲ竟体疽ト名ク

蛇瘻 病源ニ云蛇瘻ハ居處飲食ニ蛇毒ノ氣アルニヨツテ府藏ニ入経脉ニ流レ寒熱結腫シテ出ル處定ルコナシ潰ルニヨツテ瘻トナル服薬スレバ物アツテ小便ニ隨テ出ツ蛇ノ形状ノ如シ故ニコレヲ蛇瘻ト云リ

赤白瘻 病源ニ云瘡ヲ患ヘ其色赤白分明ニシテ因テ瘻トナレバコレヲ赤白瘻ト云リ

雀瘻 病源ニ云居處飲食ニ雀ノ毒氣アツテ藏ニ入脉ニ流發シ定ル處ナシ腫潰テ瘻トナル薬ヲ服スレバ物アツテ小

便ヨリ出ヅ状雀髪ノ如シ故ニコレヲ雀癘ト云
雀斑 俗ニ云ソバカスノヿシ〇百効ニ面上雀卵ノ色ト云リ
〇正宗ニ云雀斑ハ乃腎水上ニ栄華スルヿアタハス火滞
結シテ斑トナルシ
雀眼癬 病源ニ云雀眼癬ハ風湿ノ生ズル所シ其文細ニ
シテ雀眼ニ似タル故ニコレヲ雀眼癬ト云リコレヲ搔ハ亦
痒シ中ニ虫ヲ生ズト云リ
上水魚 準縄ニ云膝ノ内臁搰紋ニ近ノ処結核腫痛ス
但核ノ形長シテ魚ノ状ノ如シ上水魚ト名ツク
人面瘡 正宗ニ云人面瘡古ニ生ズルヿアリトイヘ𪜈近世コレ

ヲ聞ヿ罕シ其病ヲ生ズルヿ異ニシテコレヲ受ルヿ必ス異也
瘡ノ象全ク人面ニ似タリ眼鼻口倶ニ全ク多クハ膝上ニ生ズ亦
臂ニ患ルモノアリ方書ニ攄ニ皆云積冤ノ致ス所シト先須
ク心ヲ清シ懺悔シテ過ヲ改メ自新ニスベシ然後方ハ十六
味流気飲ヲ服シ外ニハ貝母ヲ用テ末トナシコレヲ敷トキ
ハ乃眉ヲ聚口ヲ閉次ニ牛肌飲口ノ薬ヲ用テ愈ヿヲ得ベ
シトシ〇酉陽雑俎ニ両臂忽チ瘡ヲ病ヿ六七処小ナルモノハ
楡葉ノ如ク大ナルモノハ錢ノ如シ皆人面ヲナスト云リ〇見聞
紀訓ニ瘡口唇ニ似テ舌アリテ齗ナシ能言フ且食ヲモトム但
口ノ開クトキニ必ス大ニ痛ミ絶セントス口閉レバ復通ルコレニ酒ヲ

蛇乱　飲シムレバ四周皆紅シト云リ

蛇乱　遍身ニ生シ疹疥ノ如ニシテコレヲ搔バ白クコハヒタツナリ
〔準縄ニ云遍身ニ起リ風疹疥丹ノ狀ノ如ク其色白ク
ニシテ痛マズ但搔痒シコレヲ抓バ白疕ヲ起ス名テ蛇乱ト云

蛇瘴　瘭疽ノ別名ナリ○正宗ニ云瘭疽一ニハ蛇瘴ト名ツクリ
廣烟瘴ノ地面ニコレアリト云リ瘭疽ノ條ニ詳ナリ

心癰　并心疽　入門ニ云胸乳ノ間ニ蜂窠癰發ヲ生ス并疽ト名ク
狀豆ノ大サノ如ク三四日ニ起ル早ク治セサレバ腹ニ入十日ニシ
テ死ス○又心疽ト称スルアリ正宗ニ見タリ

腎臓風瘡　入門ニ云此レ臁瘡ニアラズ亦外腎風瘡ニアラズ乃ナ
腎虚ニシテ火アリ血燥キ或ハ色ヲ思ヒ精出テズシテ内ニ敗ル
初テ起ル両足時ニ熱シ脚跟多クハ内臁或ハ臁上ニ於テス
痒ヿ極リ抓破リテ瘡トナル久シキトキハ餘漸ク延開ク治
ヲ失スレハ腿股遍身ニ至ルモノコレアリ

新婦瘡　病源ニ云瘡ノ狀腰ヲ繞テ生ジ蠼螋瘡ノ如シ但
痒ザルヲ異ニトスルノミ是風湿血氣ヲ搏テ生ズル所ナリ世
人呼テ新婦瘡トスルナリ

集瘡　病源ニ云此ノ瘡十數箇集ツテ一處ニ生ス因テ以テ
名トス是皮膚偏ニ虚スル處アツテ風湿血氣ヲ搏変ジテ
生ズルナリ

上鼠疽　肩髆ノ骨ノ上ニ生ズ肩後疽モ上搭モ云リ○準繩ニ云肩髆ノ後ノ骨上ニ疽ヲ生ズ此ヲ上鼠疽ト名ク即上搭ナリ

上搭　上鼠疽ノ事ナリ上搭手ト云ル同之ニ

腠痛　手足ノ皮ニハビタル如ニナリテ痛ム○正宗ニ云腠ハ皆手足ニ起ル乃チ風寒ノ氣皮毛ニ欝シテ血肌表ヲ榮セザルヲ致ス謂皮槁トキハ痛多ク皮ナキノ状ニ似タリ是腠苦シテ生ズルナリ

漆瘡　俗ニ云ウルシニカブレタルコトヽ○正宗ニ云俗ニ木生ト云○病源ニ云漆ニ毒アリ人稟性漆ヲ畏ル、アリ漆ヲミレハ便

其毒ニアタル面痒ノ然シテ後胸臂脛腨皆悉ク瘙痒シ面ニ起腫ヲ為シ微ク赤ク諸所ノ痒キ處手ヲ以テコレヲ掻ハ手ニ随テ肇展シテ起ル重キモノハ遍身ニ瘡ヲ生ス小ナルモノハ麻豆ノ如ク大ナルモノハ棗ノ如クニシテ膿アリ疼痛シ摘破レハ小シク定リ小シク瘥コトアリ随テ更ニ生ズ

徐疽　醫學綱目ニ云徐疽ハ髀及ヒ陰股ニ生スト云リ

疵癰　靈樞癰疽篇ニ云肩及ヒ臑ニ發スル名テ疵癰ト云其状赤黒シ急ニコレヲ治セヨ類註ニ肩髆ノ下軟カニシテ白肉ナル處ヲ臑ト云又同篇ニ云膝ニ發スル名テ疵癰ト云其状大シ癰ノ色変ゼスト云リ○此同名ニシテ別症也

赤施(シャクシ)　靈樞癰疽篇ニ云股陰ニ發スルヲ名テ赤施ト云急ニ治セザレハ六十日ニ死ス兩股ノ内ニアルハ治セザレハ十日ニシテ當(マサニ)死(シス)類註ニ股陰ハ大股ノ内ノ側也

四淫(シイン)　靈樞癰疽篇ニ云足ノ上下ニ發スル名テ四淫ト云其狀大癰也急ニコレヲ治セヨ百日ニシテ死ス類注ニ云陽氣ヲ四末ニ受テ大癰其間ニ淫ス陽毒ノ盛ニ極ルナリ

雀目(ジヤクモク)　俗ニ云トリ目也酉ノ刻ノ前ヨリ見ザル也○病源ニ云人晝ハ睛明ニシテ瞑ニ至テ便チ物ヲ見ザルコレヲ雀目ト云言心ハ鳥雀ノ瞑ニシテ便チ見トコロナキガ如シ

顖塡(シンテン)　小兒ヲドリノ腫テ高クナルヿ也○入門ニ云顖塡ハ顖門腫起ル也脾ハ肌肉ヲ主ル乳哺常ナラズ飢飽度ナク或ハ寒或ハ熱脾ニ乘ジテ以テ致ス臟腑調ラズ其氣上衝シテ塡脹シ顖高シテ突シ毛髮短黃ニシテ自汗ス◎類経圖翼ニ云顖ハ音信腦蓋骨也嬰兒腦骨未合軟ニシテ跳動クノ處コレヲ顖門ト云リ

顖陷(シンカン)　小兒ヲドリノ陷テクボムヿ也○入門ニ云顖門坑ヲナス始メ臟腑熱渴シテ水漿ヲ飲ヿアルニ因テ泄利ヲナスヿヲ致シ久シキトキハ氣血虛弱ニシテ上腦髓ヲ充ルヿアタハズ故ニ顖陷リテ坑ヲナシ平滿ナルヿヲ得ザル也

食痺(シヨクヒ)　乳痺(ニウヒ)同　乳食ニ傷レテ生ズル故ニ乳痺モ食痺モ云リ

○入門ニ云食痺ハ即脾痺ヽ乳食ノ傷ニ由テ脾氣孤弱シ或ハ乳母恣ニ生冷肥膩ヲ食シ或ハ酒飲ノ後即チ乳ヲ兒ニアタヘ久シキ時ハ変ジテ乳癖腹脇結塊トナル名テ乳痺ト云

攴飲 六飲ノ一ツし○医書大全ニ云攴飲ハ咳逆倚息シ短氣ニシテ臥ヿヲ得ズ其形腫ノ如し

生泡 小兒生レテ一身コトヽク魚ノ泡ノ如クナルモノアリテ水晶ノ如ヒカリテ破レバ水トナル俗ニアハゴト云リ○入門ニ云小兒生レ下テ魚ノ泡ノ如ク水晶ノ如ク砕トキハ水トナツテ流滲モノ乃胎ヲ寒濕ニ受ルし

上氣 病源ニ云夫レ百病ハ皆氣ヨリ生ズ故ニ怒ルトキハ氣上ル喜フ時ハ氣緩リ悲ム時ハ氣消シ恐ル時ハ氣下ル寒ル時ハ氣収聚シ熱スル時ハ腠理開ケテ氣泄ス憂ル時ハ氣亂ル労スル時ハ氣耗シ思フ時ハ氣結ス九氣同カラズ怒ルトキハ氣逆ス甚シキ時ハ嘔血シ及ビ食シテ氣逆上スルし

少氣 氣ノヘリタルヿし○病源ニ云少氣ハ臓氣不足ニヨル故ナリ

手牛押屈 手クビニ癖ヲ生ズルし○準縄ニ云手屈ノ處毒ヲ結シ焮赤手屈スルガタメニ發ス俗ニ手牛押屈ト名

ツク此手ノ三陰ノ経風熱聚毒ノ致ス所ナリ

狗蒙　狗蒙招尤トツヽゲリ眩暈シテ頭ノ重キシ招尤ハ頭痛ノ如ク二頭ブラ〳〵スルヿシ○五藏生成篇ニ云狗蒙招尤ハ目冥耳聾下實シ上虚ス過足ノ少陽厥陰ニアリ甚シキトキハ肝ニ入ト滑伯仁ガ注ニ狗蒙招尤ハ當作狗蒙招揺狗蒙ハ目瞬動シテ蒙昧スルヲ云目冥是シ招揺ハ頭振掉シテ定ラザルヲ云シ張景岳カ註ニ狗ハ亦巡ニ作ル行視良蒙ハ茫昧シ招ハ掉揺シ尤ハ甚シ　按ニ類註ノ心ハ病名ニアラズ○入門四ニ云狗蒙ハ物ヲ以テ其首ヲ蒙ガ如シ招揺シテ定ラザルシ舟車ノ上ニ立ガ如シ起ルトキハ倒ント欲シ眼昏耳聾屋旋轉スルガ如シ甚シキトキハ卒倒シテ人事ヲカヘリミズ乃肝ノ主ル所シ

衝疝　準繩ニ云臍ノ上寸許ニ疝ヲ發ス叫ヲ衝疝ト名ツク又中發疝ト名ケ一ニ雍腎疝ト名ツク心火熾盛シ流シテ腎経ニ入テ致ス所シ腫高シテ膿稠シ色赤キハ治スベシモシ平塌黒色膨脹悪心シ膿水清稀ニシテ内督疼痛渇甚シク浮利度ナク譫語直視ノ者ハ死ス

小腹疝　又衝疝ト云衝疝小腹ニ發ス故ニ名ク○準繩ニ云衝疝ハ小腹ニ發シテ疼痛シテ振寒熱スト云リ　此ノ文ニヨルトキハ小腹ニ發スルモ亦衝疝ト名ツクルシ前ノ衝疝トハ差別アルベシ

赤根丁瘡　病源ニ云瘡ノ形状赤豆ノ如ク或ハ腋下ニ生テ鴨子ノ大サノ如シ世人識ズシテ但其赤キヲ見テコレヲ赤根丁瘡ト云リ

濕陰瘡　下痒ノ類ナリ○百効ニ云腎虚ニヨリ風湿相搏テ邪氣コレヲ成ス癢痒瘡ヲナシ浸淫シテ汁出状疥癬ノゴトシ湿陰瘡トモ名ク

紫癗風　陰茎ノ赤ク腫ル事ナリ○百効ニ云紫癗風ハ即陽物紅紫ニ痒シテ當ルベカラザルナリ

上搭手　背ヘ手ヲ打カケ手ノトヾクトコロニ瘡ヲ生ズルナリ○玉案ニ云背ト項トニ生ス背ノ上部ニアツテ或ハ左或ハ右ヲ上搭手トス背ノ下部ニアルヲ下搭手トス或ハ正發トス脳後ニ生スルモノヲ對ロトスコレヲ上下搭手ニ比スレバ尤毒トス

瘇敦疽　瘇ハ腫ト同シ○医學綱目ニ云瘇敦疽ハ両足ノ指ニ發ス五日ニ穴アカザレバ死ス

腫核　病源ニ云凡ソ腫風冷ヲ挾ムトキハ消セズシテ結シテ核ヲナスナリ

乗枕風　俗ニ云カニクサナリ○百効ニ云脳枕ノ後浮腫スルモノナリ

手逆臚　手足爪甲ノ際皮剥テ起ヲ逆臚ト云俗ニ云サカムケナリ手足トモニアルナリ○病源ニ云手逆臚ハ十二経ノ筋脉ハ手指ニ起ルモノアリ其経虚シ風邪コレニ客トシ血氣ヲシテ

蛇皮 否澁セシメ皮膚枯剥逆シ起ルコレヲ逆臚トイフ
身ノ皮ノヘゲ起ル病之○病源ニ云人ノ腠理風ヲ受ルト
キハ閉密シ血氣ヲシテ澁濁セシメ皮膚ヲ榮潤スルヿア
タハズ斑剥シテ其狀蛇ノ鱗ノ如シ世ニ呼テ蛇體ナリ亦コレヲ
蛇皮ト云リ

蛇體 并 蛇身 蛇皮ノ丁之○病源ニ云蛇體ハ皮膚ノ上蛇皮ノ
如ク鱗甲アリ世ニコレヲ蛇身ト云リ

赤瞎 鍼灸聚英ニ云目䁾久シク赤爛ス俗呼テ赤瞎トス

赤流腫 病源ニ云風熱ト血氣ト相摶テ熱毒ヲ挾ム其狀腫
起テ色赤ク氣ノ流行ニ隨テ移リ易ス故ニ流腫ト云リ

失榮 或曰俗ニ云キシユノ丁ナリ○正宗ニ云失榮ハ先ニ得テ後ニ
失シ始ハ富ニ終ニ貧ク亦富貴ニ居ストイフモ其心或ハ欲遂
ザルニ由テ中氣ヲ損傷シ鬱火相凝テ隧痰道ヲ失シ停結
シテ其患ヲナス多ク面項ノ間ニ生ズ初起ルーキ微腫シテ皮
色変セズ日久シテ漸ク大ニ堅硬シテ石ノ如クコレヲ推ス移
ラズコレヲ按スニ動カズ半載一年ニシテ方ニ陰痛ヲ生ジ氣血
漸ク衰ヘ形容痩消シ破レ爛レ紫ニ斑ニシテ血水ヲ滲流シ
或ハ腫泛テ蓮ノ如ク穢氣薫蒸シテ晝夜歇ズ平生疙瘩
愈久シテ愈大ナリ越ニ潰ヘ越ニ堅シ俱ニ不治ノ症ヽ

赤遊風 恵濟方ニ云脚腿紅腫シテ熱炎スルガ如キ俗ニ

赤遊風ト名ク鉄銹水ヲ塗テコレヲ解ス○準縄ニ云股
躰或ハ腿臂腕ノ間ニ瘖瘤ヲ患テ遊走定ラザルモノ赤キ
ヲ赤遊風ト云白キヲ白遊風ト云リ

髭發　痄腮ノヿ也○百効ニ痄腮髭發ト同シト云リ

濕瀉　入門ニ云濕瀉ハ水ノ傾下カ如ク腸鳴身重ク腹疼ザル也

瀉痢　俗ニ瀉痢ト云ルハ泄瀉ノ痢症ニナリタルヲ云リ方書
ニ瀉痢ノ一症ナシ泄瀉ト痢疾ト也○入門ニ云血ハ火ニ因テ
動ス濕ハ多ハ瀉ヲナス火氣分ヲ傷レバ白ヲナシ火血分ヲ傷レ
ハ赤ヲナシ氣血倶ニ傷レハ赤白相兼又云痢ハ利也法當ニ
利下スベシ

赤痢　赤キ膿ノ如クナル物ヲ大便ニ下ス痢病ナリ

赤白痢　赤キト白キト相雜テ下ル痢病也

齒音離　病源ニ云齒音離ハ是風冷齒斷ノ間ニ客トシテ
齒斷ヲシテ落サシメテ膿出其齒則踈ス語トキ風過ルノ
声アリ世ニ齒音離ト云○此齒ノ間ヨリ語声ノモルヿ也

齒漏　病源ニ云風邪齒根ニ流滯シテ斷ヲシテ腫濃汁出テ
愈テ更又ニ發スコレヲ齒漏ト云

齒黃黑　病源ニ云風邪冷氣経脉ニ客トナリ髄虛シ血弱胃
ヲ榮養スルヿアタハズ枯燥シテ潤ナシ故ニ齒ヲ黃黑ナラシムル也

齒䘌　俗ニ云ムシクヒバ也○病源ニ云齒䘌ハ是蟲齒ヲクラヒ斷ニ

至テ膿爛シ汁臭シコレヲ齒蠹ト云

齒挺　病源ニ云頭面ニ風冷アレハ傳テ其脉ニ入リ齒齗ノ間ノ津液ヲシテ化シテ膿汁トナサシメ血氣虚竭シテ齒ヲ榮ルヿアタハズ故ニ齒根露テ挺出スルヿ

齒齲注　齲齒ノヿ之前ニ出タリ

齒蟲　是モムシクヒバ之其内前齒ヲ食フ虫トミヘタリ○病源ニ云齒蟲ハ是齒ヲ食フ齒根ニ孔アリ蟲ハ其間ニアツテ亦齒ヲシテ疼痛セシム一齒ヲ食ヒツクシテ又變テ餘ノ齒ヲ食フ之

酒皶鼻　俗ニ云ザクロハナ之酒ヲ好テ常ニ飲ム人ニ多クハコレアリ○・入門音釈ニ云鼻ニ紅點ヲ生スルナリ○要訣ニ云酒皶鼻ハ肺風ニ屬ス飲ヿアタハズトイヘドモ自ラ生ズルモノアリコトくク酒ニヨルニアラズ酒皶トハ俗ニ呼ノミ○病源ニ又皶赤皰トモ云リ

唇瀋　瀋唇ノヿ之本條ニ詳之米汁水ノ如ク唇ノフザケタベルヿ之瀋ハシロミヅト讀リ○本綱主治部ニ緊唇湿爛シ乍チ瘥乍チ發シ年ヲ経月ヲ累ヌ又唇瀋ト名ク瀋ト瀋通シ用

侵風　雎目ノヿ之本條ニ見タリ

手氣　要訣ニ云手氣ハ手腫痛ニ或ハ掌指ニアリテ臂膊

ニ連ト云リ
手叉發　合谷疔ノ異名ナリ前ニ見タリ
蛇節疔　病繭ノコト本條ニ見タリ
赤鼻　齆鼻疳ノコト○入門ニ云小兒鼻下兩道赤キヲ名テ齆鼻疳ト云米泔ヲ用テ洗ヒ黃連ノ末ヲ用テコレヲ服セシムト云リ
赤瘤并ニ赤遊丹　首火丹　俱ニ丹毒ノ條下ニ見タリ
赤黑丹　丹毒ノ一種ナリ○病源ニ云丹毒本是毒熱ナリ冷熱互ニ交相積瘀シテ色ヲシテ赤黑ナラシムルヽ
朱田丹火　丹毒ノ種類也○病源ニ云丹先背ニ發シ偏身ニ起ル一日一夜ニ瘡トナルコレヲ朱田丹火ト云ヽ
神火丹　丹毒ノ種類也○病源ニ云丹兩髂ニ發シ一日ヲ過ズ便チ赤黑コレヲ神火丹ト云ヽ
茱萸火丹　丹毒ノ種類也○病源ニ云丹發スルヿ初メ背ヨリ起リ偏身細纈ノ如シコレヲ茱萸火丹ト云ヽ
赤丹　丹毒ノ種類也○病源ニ云是丹毒ノモツハラ赤色ナルモノヽ是熱毒血氣ヲ搏テナストコロヽ
赤遊腫　丹毒ノ種類也○病源ニ云小兒肌肉虛スルモノアリ風毒熱氣ノタメニ乘セラレ熱毒血氣ヲ搏皮膚赤クシテ腫起ス其風氣ニ隨テ遊ヒ行ク行遊シテ定ラズ故ニ赤遊

腫ト名クルモ
蹻水足　貫膿　灌膿　下身ノ痘瘡、残ラズ水ヲモルヿモ膿ヿヲ俱ニ同シ
云リ又貫膿トモ灌膿トモ云リ
收靨　俗ニ云痘瘡ノカセルヿモ靨ハ入門音釈ニ音掩面ニ
黒子ヲ生ズルモト云リ痘瘡ノカワキテ黒色ニナル義ナルベシ
赤膈傷寒　入門巻ノ三ニ云俗ニ赤膈傷寒ト呼胷膈赤ク
腫疼痛シ寒熱傷寒ニ類シテ正傷寒ニアラザルモ
心風　癲狂ノ如ニシテ軽キ症モ○要訣ニ云心風ハ精神恍
惚トシテ喜怒常ナラズ言語時ニ或ハ錯亂ス癲ノ意アリテ
癲ノ甚シキガ如ナラズ是痰氣ノナス所ナリ

寢汗　盜汗ノ一モ本條ニ見タリ
自汗　皮膚虚シテ常ニ汗ヲカクヿモ身ヲ動揺労役シテ
汗ヲカクハ自汗ニアラズ安居シテ汗ノ出ルヿモ
心汗　別處ニ汗ナク只ムネニノミ汗スルヲ心汗ト云リ
濙瀉　入門四ニ云飲食ヲ停蓄シ數日乃チ瀉シ腹脹スル
フアルモノ名テ濙瀉ト云リ
實血痲　便毒ノ異名也血疝トバカリモ云リ
震耳　聤耳トモ其内耳中ノ虚鳴スルモ
沙魘　夢中ニヲソハレ目ヲマハス類モ○輟耕録ニハニ云湖南
盃陽州ニ夜中同ク寢ノ人故ナフシテ忽チ自ラ相打毎

毎コレアリ名テ沙蝨ト云キ人此ニ熟テ異ハナリトセス唯冷水ヲ取テ噴ヤヽ息スルヲ候テコレニ湯ヲ飲シムト云リ

沙疳　正宗ニ云嚢癰内生冷ニ傷ラレ外風寒ヲ受以テ寒湿嚢中ニ浸シヘフヲ致シ小ナルモノハ升ノ如ク大ナルモノハ斗ノ如ク皮膚頑厚ニ陽物短縮シ小水利セス痛ミス冷ル俗ニ沙疳ト称スル是ナリ

痣　俗ニ云ホクロノコトシ黒子ト同シ

痣靨　俗ニ云アザノコトシ靨ハ字彙ニ云音黶黒痕ヽ又云音掩面ニ黒子アルナリ

上馬癰　肛門癰ニ見タリ正宗ニ坐馬癰ト云リ大股ノ内陰嚢ノカタハラ左ニ發スルヲ上馬癰ト云右ニ發スルヲ下馬癰ト云リ

膝遊風　并　膝眼毒　膝癰　倶ニ鶴膝風ノ條下ニ見タリ膝遊風ハ膝ハレテ痛膝ノ上下ニ引微ク紅ニシテ甚ハレザルヿ鶴膝風ノマタシキモノシ膝眼毒ハ膝ノ両方膝眼ノ所腫痛ムヿ膝癰ハ膝ノ蓋ノ腫痛ムヿナリ

食迷風　準縄ニ云食ニ傷ラレ嘔ントシテ吐セント欲シテ已ザル俗ニ食迷風ト呼リ

蓐労　産後其戒ヲ犯ストキハ蓐労ノ症トナル気血素ヨリ弱キ人ハ猶以テツヽシムベキヿ○寿世保元ニ云産後發熱

自汗肢躰疼痛スル名テ蓐勞ト云

蓐風 入門ニ云産後風ニ中ルヲ蓐風ト云蓐ハシトネト讀リ薦蓐ノヿ也産所ニナヲリ居中氣ヲ勞シ又ハ風ニ中レハ蓐勞蓐風ノ症トナルヿ

兒枕痛 俗ニ云産後アトハラノ痛ムヿ也兒胎ニアツテ枕ニシテ居タル所ノ敗血ノ痛ムト云義也畢竟瘀血ノ痛也

濕瘑瘡 病源ニ云瘑瘡モ風氣少ク濕氣多ケレハ其瘡痛痒シテコレヲカケハ汁出テ常ニ濡湿ナルモノ此虫毒ノ氣深ク肌肉ノ内ニアル故ナリ

湿癬 風毒ノ氣淺シテ湿多コレヲカケハ多ク湿淫シテ瘡中ニ虫ヲ生スルヿ

湿疥 起ルヿ小ニシテ瘡皮薄ク常ニ水汁アツテ出ルヿ

蛇盤 俗ニ云クチナハニサヽレタルヿ雄黄射香モロ〳〵ノ惡蛇ノサシタルニ尤妙也山獵野狩ノ人ハ預ジメニ薬ヲ細末シテ貯置急ニ備ヘシ

積聚 五積六聚ノ分チナリ○病源ニ云五臓ノ氣積ヲ名テ積ト云六府ノ氣聚ヲ名テ聚ト云積ハ痛テ其部ヲ離レズ聚ハ其痛常ノ處ニアルヿナシ○難経五十五ノ難ニ云積ハ陰氣也聚ハ陽氣也故ニ陰ハ沈テ伏シ陽ハ浮テ動ク也○五積ハ肥氣 肝 伏梁 心 痞氣 脾 息賁 肺 奔豚 腎

腎ナリ六聚ハ六府ニアヅカルナリ

時氣 此四時ノ間忽チ非節ノ氣アリテ感シ傷ラレテ病ヲナスナリ疫癘ノコトナリ

濕水 病源ニ云濕水ハ水氣皮膚ニ溢レ因テ腫滿セシム指ヲ以テ肉上ニ畫スニハ隨テ畫シ隨テ散シテ文字ヲナサザルモノヲ名テ濕水ト云リ

小腸氣 要訣ニ云氣ハ寒ニ因テ聚テ瘕トナル即是疝氣ナリ今コレヲ横弦堅弦ト云臍ヲ繞テ走注シ小腹㽱痛スルナリ○玉案ニ云疝氣俗ニハ小腸氣ト名ク其實ハ小腸ニアラズ其屬スル所ノモノハ厥陰肝經ナリ

堅弦 小腸氣ノ一ナリ

尸注 病源ニ云是五尸ノ内ノ尸注ナリ外鬼邪ノ氣ヲ挾ミ身体ニ流注シ寒熱淋瀝シ默々トシテ苦ム所ヲシラズ処トシテ痛マズト云コトナキナリ

尸厥 尸病ノ一種ナリ○病源ニ云其狀死スルガ如ク微ク息アリテ恒ナラズ脉動スレトモ形知ハコトナク其耳ノ内キケバ循々トシテ嘯ク如ナル声アリ股間煖ナル是ナリ○医統ニ云人臥シテ奄然トシテ死シ去リ腹中走氣雷ノ如ナルコトアリコレヲ尸厥ト云

尸氣 尸病ノ一種ナリ○病源ニ云人死尸ニフレアヒ或ハ尸ニ臨ミ其尸ノ氣腹内ニ入尸蟲ト相マヂハリ病トナルナリ

食注　注病ノ一種ナリ○病源ニ云悪毒ノ氣食飲ニ随テ五臓ニ入沈滞シテ内ニアツテ外ニ流注スルナリ

瘻痺注　注病ノ一種ナリ○病源ニ云風寒湿ノ三氣合シテ痺トナリ四支或ハ緩ク或ハ急ニ骨節疼痛シ邪氣往来連注痊ズ休作度ナキナリ

小便血　尿血ノコトナリ前ニ出タリ

鬢黄　病源ニ云血氣盛ナレバ鬢美ニシテ長シモシ虚少不足ナレバ外ヲ榮潤スルコトアタハズ故ニ鬢黄ナラシムルナリ

赤禿瘡　是シラクモノ赤色ナルモノナリ○病源ニ云頭瘡ニヨツテ蟲髪ヲクラヒ禿落シテ白痂ナク汁アツテ皮赤クシテ痒故ニコレヲ赤禿ト云リ白禿ハ禿瘡ノ條下ニ詳ナリ

皰面　俗ニニキビノ類ナリ○病源ニ云皰面ハ面ノ皮上ニ滓アツテ米粒ノ如キモノナリ此腠理風邪ヲ受ルニヨル又云胡粉ヲ傅ニ因テ皮膚虚スルモノ粉氣腠理ニ入テ化シテコレヲ生ズルナリ○又是粉滓斑ノタグヒナリ

珠管　又目珠管ト云リ○病源ニ云目ハ是五藏ノ精華ノ宗脉ノ聚ル所ナリモシ風熱痰飲臓腑ヲ漬セバ肝ノ藏ヲニテ血氣蘊積シ衝テ眼ニ發シ津液変ジテ結聚ヲナシ状珠管ノ如ナラシム○按ルニ目中ヘ珠ノ管ノ如ナルカスカ肉ノ生ズル義ナルベシ

邪祟 邪氣ノ祟リ也○丹溪ガ云俗ニ衝悪ト云謂邪悪鬼祟ニ衝斥シテ病シ此ノ如キノ病ハ人ダ氣血先カクルニヨラスシテ致スモノハアラジ血氣ハ心ノ神也神スデニ衰乏シ邪因テ入ルナリ○按是此六合ノ狐魅ヲ指テ云ナルベシ

針眼 偸針眼ヲ或ハ針眼トバカリモ云リ

失枕 病源ニ云失枕ハ頭項筋脉ノ間ダニ風アッテ臥シテ氣血虚スルニ因テ風ニ値テ發動ス故ニ失枕スルヽ○類註ニ云失枕ハ風頸項ニ入テ疼痛シテ利セズ枕ニ就コトアタハザル

衝悪 邪祟ノコヽ前ニ出ヅ

心痺 思慮煩多ナレバ心裏愊々トシテ満ルガ如ク蘊々トシテ痛ムナリ

心髆 髆ハ髆羅ノコヽ前ニ見タリ

腎勞 五勞ノ一ツナリ小便赤黄ニシテ通ズルカタク陰嚢シメリ或ハ瘡ヲ生ジ或ハ莖中痛シ

手足發胝 病源ニ云人ノ手足忽然トシテ皮厚ク澁シテ圓短ニシテ繭ノ如ナルモノコレヲ胼胝ト云此氣血沈行ニ因テ其ノ表ヲ榮セザルヽ○胼胝ハ字書ニ皮厚シ又皮堅シ史記ニ云禹ノ手足胼胝スト云リ 按ルニ辛勤勞役ノ士民ノ手足ノ皮厚堅ナルガ如キ是也禹洪水ヲ治メ外ニ八年勞役太甚シ故ニ手足ノ皮胼胝スルヽ

手足皸裂　病源ニ云皸裂ハ肌肉ノ破ルヽ言心ハ冬ノ時風寒ヲ觸冒テ手足破ルヽ○按ルニ是俗ニ云ヒヾアカヾリノ類ナルべし

尸脚　又曰尸脚ハ脚蹀坼破ルノ名也亦是冬ノ時寒氣ニ觸犯レテ然ルユヘン也又言脚跟死屍ノ臥所ノ地ヲ蹈モ亦脚ヲシテ坼破ラシムル也

心勞　五勞ノ一ツナリ神氣ヘリ血ヲトロヘテ物ワスレヤスク大便實スル等ノ症也

腎瀉　又五更瀉ト云リ腎脾虛シテ曉ゴトニ瀉スル也

食瘡　亦瘡ノ一ツ也又胃瘡ト云リ○醫方考ニ云口五味ヲ亡シ飲食スレハ腹痛膨脹スル也

食嘔　醫學指南ニ云胃腹脹悶シ四肢厥冷シ食臭ヲ聞コトヲ惡ム食入レハ即吐ス朝ニ食シテ暮ニ吐シ暮ニ食シテ朝ニ吐ス名テ食嘔ト云也獨嘔吐ノ條下考ヘし

食痛　心痛九種ノ一ツ也胃脘ニ食積トヾコホリテ心ニ當テ痛ムナリ

子舌　蟬舌風ノヿ也後ニ見タリ

子淋　妊娠ノ時小便ノ澁リ少ク腹中疼痛スル也

子氣　妊娠ノ時両足浮腫スルナリ甚キ時ハ脚指ノ間黃水流レ出ル也

子腫　姙娠ノ時面目虚浮テ小便利セズ腹大ニシテ常ニ
異シ又胎水ト云リ
子懸　姙娠ノ時心胃脹痛シ氣逆シテ一時悶絶スルヿ
子癇　姙娠ノ時目弔口噤シ痰涎壅盛シテ昏々トシテ
人ヲシラサルヿ懐胎ノ中風ナリ
子煩　姙娠ノ時心神悶乱スルヿ此火肺金ヲ尅スルニ因ル
小産　半産ノヿシ月満ズシテ産スルヿ
傷産　或ハ月タラズ動揺撲傷スルヿアツテ胎ヲ傷テ産スルヿ
トシイヘリ
新産　ウイザンニハカギラズイツトテモ平産シタル當坐

五日ノ中ヲ云リ
子腸不收　産後子宮挺出シテ入ラザルヿシ子腸ハ子宮ヲ云ル
痓病　俗ニソリト云ル病也○入門ニ云陽極ルトキハ剛痓ヲ
ナス多クハ風症ニ類ス陰極ルトキハ柔痓ヲナス多クハ厥症
ニ類ス又云痓病ハ發スルトキハ身強リ醒ス癇病ハ發スル
トキハ身軟カニシテ時ニ醒ル痓ト癇ト相似テ實ハ同ニカラス
赤帯下　婦人臍ノ下キリヽト痛テ血ノヲルヽヿシ帯下ノ條
ニ詳ナリ赤ト白トマヂハリ下ルヲ赤白帯下ト云リ
赤濁　小便ニウスゴリタル血ヲスルヿシ白濁ト合セミルベシ男女ト
モニ同シ○入門ニ云脾胃湿熱シ中焦清カラズ濁氣膀胱

ニ滲入テ濁ヲナス赤キモノハ血分湿熱甚シキヿ心ト小腸トコレヲ主ル

赤癜 并白癜　入門斑疹門ニ云面皮頸項身體皮肉色ヲ変シ赤キモノコレヲ赤癜ト云白キモノコレヲ白癜ト云リ
按スルニ是赤遊風白遊風ナリ

柔痓　痓病ニ見タリ○丹溪カ曰實スルトキハ剛痓ヲナシ虚スルトキハ柔痓ヲナス皆危症ナリ

柔風　病源ニ云血氣トモニ虚シ風邪並ニ入四肢收ルヿアタハズ裏急シテ仰クヿアタハザレ

剌風　病源ニ云風邪身ニ走徧シテ皮膚淫躍シ邪氣ト正氣ト交争シ風邪撃搏テ錐カニテ剌ルヽカ如シ故ニ剌風ト名ツク

瘴氣　病源ニ云夫嶺南ノ青草黄芒瘴猶嶺北ノ傷寒ノ如シ南地暖ナル故ニ太陰ノ時モ草木黄落セス伏蟄閉藏セズ雜毒暖ニヨツテ生ズ故ニ嶺南ハ仲春ヨリ仲夏ニ訖マデ青草ノ瘴行ル季夏ヨリ孟冬ニ訖マデ黄芒ノ瘴行ル

射工　病源ニ云江南ノ射工毒蟲一ニハ短狐ト名ツク一ニハ蜮ト名ク常ニ山澗ノ水内ニアリ此蟲口内ニ横骨アリ状角弓ノ如シ其蟲形正ニ黒ク大蜚ノ如シ鬚髪ヲ生ズ

雌雄アリ口邊ニ兩角アリ角ノ端ニ椏アリテ能屈伸ス
冬ハ目ハ並ニ土内ニアツテ蟄ス其上氣蒸ルヿ休ヘトシテ冬
月雪其上ニ乙レ凡凝ラズ夏月ハ水内ニアツテ人水上ヲ行
及ビ水ヲ以テ洗浴シ或ハ木雨潦ノ時ニ因テスナハチ水ノ
便ヲ追テ人家ニ流レ入リ或ハ道上牛馬等ノ跡内ニ過テ
即チ停住シ沙ヲ含テ人影ヲ射レバ便チ病ム初テ得ル
キ或ハ傷寒ノ如ク或ハ中惡ニ似タリ其毒ニアタル人初ハ
瘡アラズ但風ヲ惡ミ寒凛寒熱シ或ハ針ニテ刺ガ如ク其
瘡初ハ豆粒黒子ノ如ク或ハ火燒ノ如ク或ハ蠷螋尿瘡ノ
ノ狀ニ皆肉ノ内ニ穿空アリ大サ針ノ孔ノ如シ其[illegible]人

ノ頭面ニ中レバ尤モ急ナリ腰以上心ヲ去ルヿ近キモノハ多
クハ死ス腰以下ニ中ルモノハ少シ寛シ治セザレバ死ス此ノ蟲
冬月ハ蟄シテ土内ニアリ人之レ識ヿアルモノハ取テコレヲ帶
溪邊ニ行若此病毒ヲ得ハ乃チ以テ猾トナシ斬クニコレ
ヲ服ス夏月水中ニアルモノハ用ユヘカラズト云リ

沙蝨　又曰山内ノ水間ニ沙蝨アリ其蟲甚タ細クシテ見ヘ
カラズ人水ニ入テ浴シ及ビ澡浴スレハ此蟲身ニツク及ビ陰
雨ノ日草間ヲ行バ亦人ニ著ク便チ鑚テ皮ノ裏ニ入ル其診法
初テ得ノ時ニ皮ノ上正ニ赤ク小豆黍粟ノ如シ手ヲ以テ赤
上ヲ摩レハ痛刺ガ如ク三日ヲ過テ後百節疼強痛シ

寒熱シテ赤キ上ニ瘡ヲ發ス此ノ蟲漸ク入テ骨ニ至レバ人ヲ
殺ス熱見處ヲ看テ竹ノ簪ヲ以テ挑ミ拂テコレヲ去ル已ニ
深キモノハ針ヲ用テ蟲ヲ挑ケ取正ニ疥蟲ノ如シ爪ノ
上ニ着テ光ニ映ズレバ行動スルヿ見易シ挑テ得ザレバ上ニ
攻スレバ二三七日ニ壯蟲死シテ病除クト云リ○太平廣記ニ云沙
蝨ハ水中ニ在テ色赤ク大サ蟻ノ如シ人ノ皮膚ニ入レバ
殺ス則毒蛇ノ鱗ノ中ニ生ズル凡蝨シ夏白毒蛇此蝨ニ苦シ
メラレ身ヲ溪水ノ漲リ落ル處ニ倒ニ掛テ水ニ梳リ流ス
此ノ蝨沙ノ中ニ止リ人此ニ中リ咬レバ針ノ孔ノ如ク粟粒ノ
如ニシテ其四面ニ五色ニ見ユ兩三日ノ間ニ死スト云リ○射

後ニカニ夏ノ日或ハ水中或ハ叢中ヲ行クニ此ノ虫乃チ人ニ着
其病ヲ攪腸沙ト名ク又一種溪毒玄中記ニ水弩ト名
ツク洪範五行傳ニ是ヲ蜮ト云毛詩ニ云鬼トシ蜮トス則
ベカラズ其物見ベカラズト云リ　按スルニ此論病源ニ云ル射工ナリ　○此虫ハ足
ト角トヲ以テ弩トシテ氣ヲ以テ矢トシ水中ニヒソミテ沙
ヲ銜トシテ含テ人ノ影ヲ射ル射工ノ状チハ扁クシテ前廣
ク後狹ク頭ル蟬ニ似テ腹軟ニ背硬ニ甲ハ黒色ニシテ
長サ二三寸廣サ一寸バカリ鱉ノ形ニ類セリ六七月ニ甲ノ
下ニ翅アリ飛テ吠ヘノ声アリ喙トガリ　頭目醜ク黒シ六
足アリ二足ハ喙ノ下ニアリト云リ溪鬼　沙蝨　射工ノ三物

其毒ヲ擅ニスル所相チカク似タリ其毒ニ中リテ病ルヲ
發沙虱病ト云リ北人此證アレハ毒筋ト云リ後ニ見タリ
虱瘤 并 真虱瘤 瘿瘤ノ條下ニ見タリ○丁志ニ臨川ノ人瘤
ヲ頬ノ間ニ生ジ痒ヿ忍ブベカラズ毎ニ火ヲ以テ烘炙ルト
キハ差巳ニシテ又然リコレ真虱瘤ナリマサニ剖テコレヲ
出スベシ
酒痔 牝痔ノ別名ナリ後ニ見タリ
瘴瘧 張介賓ガ曰惟嶺南風瘴ノ地ニコレアリ亦湿邪ノ
外ヨリ入ルヿ
心忡 脉乱 怔忡ノヿシ本條ニ見タリ

衝疝 骨空論ニ云少腹ヨリ上テ心ニ衝テ痛ミ前後ヲ得ザル
ヲ衝疝ト為ス類注ニ云此督脉臍ヨリ上テ心ヲ貫ク故ニ其病
ヲナスヿ此ノ如シ名テ衝疝ト為ス蓋シ衝任ヲ兼テ病ヲナスモノ
砂淋 并 砂石淋 倶ニ石淋ノヿシ
腎漏 或ハ腎滿漏精ト云リ ○奇疾方ニ云玉莖硬シテ痿ズ
精滑ニシテ歇ヿナク時々ニ鍼ニテ刺スガ如クコレヲ捏バ即脆
此ヲ腎漏ト名ク或ハ腎滿漏疾ト云リ
沙子 麻疹ノヿシ瘄子ニ見タリ
消渇 俗ニテカハキノ病ナリ○入門ニ云経ニ云二陽結スルコレヲ
消渇ト云二陽トハ手ノ陽明大腸ハ津液ヲ主トリ足ノ陽明

胃ハ血ヲ主ル津血不足シテ發シテ消渇トナル又燥結スルモノアリ肺ト大腸ト表裏タレハ也又氣分渇スルモノアリ外感裏ニ傳ルニ因リ或ハ僭燥ヲ服食シ熱津液ヲ耗シ喜テ冷水ヲ飲ム血分渇スルモノアリ内傷勞役ニ因テ精神耗散シテ胃ノ氣升ラズ或ハ病後胃虚シテ津ヲ亡シ或ハ餘熱肺ニアツテ口乾渇ヲナシ喜テ熱湯ヲ飲ム又曰消ハ燒ナリ火ノ物理ヲ烹燒スルガ如キモノ也總テ皆肺火邪ヲ破リテ薰蒸スル事日久シク氣血凝滯ス故ニ能ク食スルモノハ未ダ癰疽ニ傳ヘズ水自ラ溢シテ食スル事アタハザルモノハ未ダ脹滿ニ傳ヘズ火自炎ナリ皆危シ上消ハ熱上焦心肺ニアリ煩燥シテ舌赤ク唇紅ニ食少ク飲ヲ引小便數ナルモノ也○中消ハ熱中焦脾胃ニ蓄テ穀ヲ消シ善ク飢テ甚ダ渇セズ小便赤ク數ニシテ大便硬シ○腎消ハ熱下焦腎分ニ伏シテ精竭水ヲ引自救ヒ隨テ即チ溺下リ小便混濁シテ膏淋ノ如ク然リ腿膝枯細面黒ク耳焦レ形瘦ス按ルニ世俗淋病ヲシヤウカチト云ハ此病症アルガ故ニ云歟

酒風　漏風ノ一ナリ本條ニ出ツ病能論ニ見タリ

人痾　二形ノ一ナリ本條ニ見タリ

子瘖　王案ニ云妊娠三五箇月ニ忽然トシテ失音不語或

九月ニ至テ瘖スルモノアリ此レ必ズシモ治セザルベシ分娩ノ後藥セズシテ自ラ愈ルヽ蓋シ腎ニ係腎脉ハ舌ヲ貫ク胎氣ノタメニ約セラル故ニ言フ能ザルヽ

試月

玉案ニ云姙娠十月ノ前ニアツテ忽然トシテ腹痛大ニ起リ産セント欲スルガ如ニシテ産セザルモノアリコレヲ試月ト云リ

試水

玉案ニ云漿水淋滴スルコアツテ来ルコ少キヲ試水ト云リ

死枕愈病

類案ニ云一人滯冷ヲ患フ積年瘥ズコレ尸注ニ當ニ死人ノ枕ヲ得テ煮テ服シテ乃チ愈ベシ古塚ノ中ニ往テ枕ヲトル枕已ニ一邊腐闕ス服シテ即チ愈又

子母蟲

類案ニ云一婦人忽チ蟲一對ヲ生ズ地ニ於テ能行長寸余自後月ニ一對ヲ生ズ醫苦参ヲ蟲ヲ打藥ニ加ヘテ丸トナシコレヲ服セシム又一對ヲ生ズ土中ニ埋ム數月ヲ過テ發テコレヲ見レバ暴ニ大ナルコ拳ノ如シ子母蟲ト名ク此ヨリ根ヲ絶ト

消麪蟲

説淵ニ云呉郡ノ人幼ヨリ麪食ヲ嗜ム食スルコ愈多シテ質愈瘦胡人藥ヲ以テ一蟲ヲ吐セシム長二寸バカリ色青ク状蛙ノ如シ此ヲ消麪蟲ト名ク

屍蟲

虞花溪一婦人ヲ治ス屍蟲ヲ患フ花椒二分苦練根一分丸シ服セシム其蟲コトゴトク泄出ス

自嚙舌并嚙頬　嚙唇

此レ飲食スルノ序自ラ舌ヲ嚙或ハ

頬或ハ唇ヲカムヿ○靈樞ニ云黄帝ノ曰人自ラ舌ヲ嚙モノハ何ノ氣然ラシムルヤ岐伯ノ曰此厥逆走上シ脉氣皆至ルヿ少陰ノ氣至ルトキハ舌ヲ嚙少陽ノ氣至ルトキハ頬ヲ陽明ノ氣至トキハ唇ヲカムヿ

腎硬　陰茎ノ硬ナルヿ○雞峯備急方ニ老人腎ノ藏寒シ内腎結硬ス補藥ヲ服ストイヘ氏入ラズ羊腎子一對杜仲長サ二寸濶サ一寸一片ヲ用テ固ク煮熟シテ空心ニコレヲ食ハシメ人ヲシテ内腎揉軟ナラシメ然後ニ補藥ヲ服セシム

人化爲水　本艸綱目透山根ノ條下ニ臨安ノ僧法堅云客アリ潜山ノ中ニ過ル一蛇腹脹ルヲミル一草ヲ嚙ノ腹ヲ以テコレヲ磨シテ消ス此草ヲ念フニ必ズヨク脹ヲ消スト取テ篋中ニ置夜旅館ニ宿ス隣房ニ人アリ腹脹ヲ病テ呻吟スルヲ聞金ヲ以テ薬ヲ煎シ一盃ヲアタヘ服セシム頃之アリテ復声ヲキカズ已ニ安レトヲモヘリ且ニ至リテコレヲ視レバ其人血肉倶ニ化シテ水トナリ独骸骨牀ニアルノミ其釜ヲミレハ即通體金トナレリ○按ニ此艸鐵ニ點シテ金トナルト云リ蜀中ノ山谷ニ生シ草蘼蕪ニ類ス其大毒アリテ人ヲ害スルヿハ尤モアルベシ其鐵ニ點シテ金トナスヿハ決シテナカルベシ思ニ鐵ニ點ズルトキハ鐵ノ色ヲ金色ニナサシムルナルベシ

澁翳　内障ノ一種ナリ○醫學綱目ニ云翳凝脂珊瑚ノ色ノ如キ宜
ク針シテコレヲ撥フベシ
四肢如石　類案ニ云丁人寒熱ヲ發シ四肢堅硬ニシテ石
ノ如シコレヲ撃バ鐘磬ノ声アリ日ニ黄痩ス茱萸木香
等ノ分ヲ用テ水煎シ一二服ニシテ愈
蒸病　醫統ニ云癆瘵古方ニ名テ蒸病ト云是ナリ
沙發病　發沙病ノコトナリ○医統ニ云溪澗ノ中射工蟲専ラ
行人ノ形影ヲ射ル人コレニ中ルトキハ病瘧ノ如ク状傷寒
ノ如シ俗ニ沙發病ト云
聚毒塞喉風　医統ニ云喉關聚毒ヲ涎唾稠粘シテ咯吐ス

尼出カタキナリ
人縮　類案ニ云呂縉叔ト云人忽チ病ヲ得タリ身軀日ニ
漸ク縮小ニシテ終ニ臨テ僅ニ嬰児ノ如シ古ニ此疾ナシ
終ニ人ノ識ヿナシト云リ
消食籠　或人天行病ヲ得テ後ツイニ大ニ能食ス一日ニ
斗米ヲ食ス其家給スルヿ五年貧窶ノ後食ヲ乏シ或
家ノ門前ニ至リテ食ヲ得テ又後門ニ乞其家人怒テ
云前門ニ乞飯シ又後門ニ来リ乞何ゾ與ヤ彼答テ云
腹中飢ヿ甚シテ其後門ナルヿヲシラズト其門ノ前ノ
園ニ薤二三畦アリシヲ地ニ坐シテ其二畦ヲ食シ須臾ニ

シテ悶テ地ニ臥ス二一物ヲ吐ス籠ノ如シ地ニ出テ漸ニ
小クナレリ人飯ヲ與レドモ更ニ食セズ其吐スルトコロノモノニ
飯ヲスカクレバ即消化シテ水トナル此病尋テ愈ルトナリ
医統ニ見タリ

食掛（シヨクガイ）　医統ニ云眉州ノ米忠吉疾ヲ得テ食スルヿアタハズ
葷腥ヲ聞ハ則嘔ス惟大鐺ニテ湯ヲ煮シ淡飯ニ浸テ
數コレヲ食ス醫能治スルヿナシ日俗華内経ヲ讀ズシテ
妄ニ人ノ疾ヲ医ス數ズベク駭クヘシ君ノ疾正ニ素問經
ノ中ニアリ名テ食掛ト云ト此宋人傳記ニ載スコレヲ素
問ニ考ルニ食掛ノ病ナシ記者ノ假托ナラクノミ

蛇頭瘡（ジヤトウサウ）　醫統ニ云患瘡蛇ノ頭ノ如ク突出スルヿ數寸バカリ
雄黄硫黄ハヲ用テコレヲ塗バ即消スト云リ

紫疔（シテウ）　耳内ニ紫疔ヲ生ズ又耳痔ト名ト云リ医統ニ出ツ

首疽（シユソ）　病源ニ云背ニ發シテ發熱シ八十日大ニ熱シテ汗
アリ身熱シテ沸カ如シト云リ

皺脚　要訣ニ云ヿサニ産セントシテノ脚赤ク腫ル俗ニ皺脚
ト名ク

日遊腫（ジツユウシユ）　遊腫ノ類ニ青黄赤白ニシテ定ル色ナク皮膚
ノ間ニ遊走シテ手コレニ近ヅケバ微痛シテ小ク痒ト云リ○
病源ニ云世ニ言日遊神ヲ犯觸テ作ル所ト云リ

重火丹　病源ニ云初發ノ時必ス脾腸ニアリ指ノ大サノ如ク長サ三ニ寸瘦テ色赤シテ熱スル是レ丹毒ノ種類ナリ

小腹癰　正宗ニ云七情火鬱以テ脾虚ヲ致シ氣滞テ成其患小腹漫ニ腫レ堅硬ニシテ肉色變セズ熱アツテ漸ク紅ナルモノハ陽ニ属シテ治シヤスシ熱ナクシテ紅ナラザルモノハ陰ニ属シテ治シガタシ○此衝疽ト同証ナリ

腎嚢風

陰丸カユクハタケ瘡ノ類ヲ生ジコレヲ搔バ疼ヲナス○正宗ニ云乃チ肝經ノ風湿ニシテ成其患痒ヿヲナシ熱ス湯ニ浴スルヿヲ喜甚シキモノハ疙瘩頑麻破テ脂水ヲ流ス

臭田螺　足ノ指ノマタニ生ジ破レテ臭水ヲ出ス形ガ田螺ニ似タル也○正宗ニ云足ノ陽明胃ノ経ノ湿火攻注テ成此患多クハ足ノ指脚丫ニ生ジ随テ白斑ヲ起シ爛ヲナシ後ニ瘡ヲ破テ臭水ヲ流ス形チ螺靨ニ似タリ甚シキモノハ脚面倶ニハ悪寒發熱スルヿ其腫漸ク消スレドモ步履スルヿヲ戒ムベシ

唇風　正宗ニ云陽明胃火上リ攻テ其患下唇痒ヿヲ發シ腫ヲナシ破レ裂テ水ヲ流シテ疼ミズ愈ガタシ

股腫　手足ノミ腫ルヽ也○要訣ニ云四肢腫ルコレヲ肢腫ト云

酒食皺　要訣ニ云胃ヲ傷テ皺ヲ致スモノヲ名テ酒食皺

心癥　物ヲタクハヘ食スルヿキ、病ノ類也○要訣ニ云心癥飲ノ致ス所アリ俗ニ飲癖ト名ク胃口ニ熱アツテ食消ス

故ニ瘥スルヽ素問ニコレヲ食瘥ト云亦消中ノ状ニ類ス繪ニ肸
瘥ト名ク

食瘥　瘥ノ下前ニ出タリ

腎傷　本事ニ云暴寒人ニ中ル冬ニアラズシテ其氣ヲ少陰ニ
伏シ　ニシテマサニ發シ先ツ咽痛テ次ニ下利スルナリ
ヲ　傷寒ト云リ

酒瘕　病源ニ云人酒ヲ嗜ムアリテ酒ヲ飲コト既ニ多ク穀
ヲ食コト常ニ少ク積ムコト久シテ漸ク痩酒ヲ思テ渇セズ
即吐シテ多ク睡リ復食スルヿアタハズ此アツテ
然ラシムルヽ名テ酒瘕トスルヽ

尸咽　病源ニ云腹内ノ尸蟲上テ人ノ喉咽ヲ食テ瘡ヲ生
ス其状或ハ痒ク或ハ痛ミ甘䘌ノ候ノ如シ

腎縮　類案ニ云子生テ七日ニシテ兩腎縮ル蓋シ初メ寒
氣ヲ受テ然ルヽ　瑣碎録

笑不休　俗ニ云ワラヒヤマヒヽ○經ニ云神餘笑アツテ休マ
ズ神ハ心火ヽ風ヲ得トキハ熖ス笑ノ象ヽ○儒門事親ニ
載ス一婦此ヲ病リ滄鹽煆赤シ研テ河水ニ入テ煎沸
シテコレヲ啜ル熱痰ヲ探吐スルヿ數升ニシテ即愈ルヽ

真脚氣　類案ニ云一人忽チ蟲アツテ足心ヨリ行テ腰間
ニ至ルガ如シ即チ暈絶シ久シテ甦ル真脚氣ヽ

湿脚氣　類案ニ云一人两足柱ノ如ク潰テ黄水アリ月ヲ
コヘテ已已テ輙チ發ス此レ風湿毒俗ニ湿脚氣ト名ク

瀧多　集要ニ云小便頻ニ多ク或ハ禁セザル也

心液汗　医林ニ云大人小児皆コレアリ心氣溢盛ニシテ面ニ
常ニ赤ヲ發スル也　小児ニハ驚ニ因テコレヲ得ナリ

蛇眼疔　疔瘡ノ種類也○入門ニ云狀蛇眼ノ如ク悪眼ノ
人及ビ嫉妬ノ人ノ見ヿヲ忌也

真珠翳　眼翳障ノ一種也○壽世ニ云狀碎米ノ如クナルモノ
ハ散ジヤスシ

侵囊　類經圖翼ニ云癰疽膻中ニ近モノ是也

柔風結　注病ノ論ザニ見タリ

酒注　注病九種ノ一ツナリ上下處トシテ痛ズト云ヿナシ四
支重ク喜テ臥喜テ嘔ク

酒毒發疽　準縄ニ云背心ニ當テ痛ミ麻木常ナラズ累々
トシテ彈ノ如ク拳ノ如ク堅硬ニシテ石ノ如ク痛ミ五内ニ徹シ
遍身拘急スル此ヲ酒毒發疽ト名ク飢飽勞傷ス搏
厚味ニ由テ致ストコロ也

赤澤裁蓮　幼科準縄ニ云小児身大熱ヲ發シ自汗止ズ眼
睛昏花呵欠噏呼シ未愈シテ痘随テ見ルナ赤澤裁
蓮ト云リ

小瘨　推車陥雪ノ條中ニ見タリ

子冒　子瞯亦子冒ト名ク準繩ニ見タリ

尸頭蠻　俗ニ云ロクロクビナリ飛頭蠻ノ條下ニ見タリ

酒悖　論勇篇ニ云怯士ノ酒ヲ得テ怒勇士ヲ避ザル者ヲ名テ酒悖ト曰○悖ハ字書ニ誖ト同シ逆ナリ

嗜眠　メタト眠ヿヲ好ル症也○病源ニ云陽氣精カラズ神明昏塞シテ眠ヿヲ嗜ヲ云リ

脂瘕　婦人八瘕ノ一種ナリ○病源ニ云脂瘕ノ聚ハ人ヲシテ支滿シ裏急痛セシメ疾痺小腹ニ引テ重ク腰背刺狀ノ如ク四肢擧ラズ飲食甘カラズ臥テ席ヲ安セズ左右ニ牽腹中切痛ス時ニ瘥時ニ甚ク少氣頭眩月水乍チ來リ乍チ去テ常ノ如クナラズ大小便ニ血止ズトシ

蛇瘕　婦人八瘕ノ一種ナリ○病源ニ云蛇瘕ノ聚上心肝ヲ食長大ニシテ其形膝ノ如ク臍ノ上下ニアツテ還疗シ膀胱陰中ニ引腰ニ攣目痛シテ動作シカク寒熱スルノ後月水有ヿ多ク有ヿ少ク其手足形ヲナスモノハ人ヲ殺ス未ダ成サルモノハ治スベシ○是症ハ腹中虚シ或ハ汚井ノ水不潔ノ食蛇鼠ノ精ヲ吞留結シテ去ズ因テ生スルトモ云リ

鐘　要訣ニ云腫病總テ名テ鐘ト云寒熱ノ氣ノ鍾聚スル也

齒衄 牙宣ノ亇ヽ牙歯宣露シテ血ノ出ル亇ヽ風壅腎虚ノ二證アリ

蛇出瘡 張果醫説ニ載ス摭青雜記ニ云人アリ脚瘡ヲ患フ冬ニ月ハ頓然トシテ無事ヽ夏ハ爛痛言ヘカラズ一道人ニ遇テ云ク爾草上ヲ行ニヨツテ蛇交遺瀝ヲ惹瘡中ニ蛇児アリ冬ハ伏夏ハ出ル故ニ生蝦蟆ヲ以テ擣テコレヲ傳日ニ三タビ即チ換ル凡ソ三日ニシテ一ノ小蛇瘡中ヨリ出鐵鉗ヲ以テコレヲトル其病ツイニ愈

小腸癰 正宗ニ小腸癰ハ腹疼臍突ハモノ是ナリト云リ

脣疔 正宗ニ云脣ノ上ニ生シテ頭アリ腫起テ寒熱交作ル

ノ經積熱ノ致ス所ナリ

侵腦疽 頭腦ニ生ズル疽ヽ正宗ノ圖ニ見タリ

赤脈 眼中ニ赤キ筋ノアスル亇ヽ

心漏 胸中ニ瘡孔アツテ常ニ膿血ヲ出ス症アリ

心驚 并ニ心悸 心忪 倶ニムナサハキノ亇ヽ

心懸 大ニ飢タルカタチノ如クナルヲ云俗ニムナノシハルト云亇ヽ

食㑊 消渇ノ亇ナリ

上竄 俗ニ云ウラメヅカイ上ヲミツムル亇ヽ竄ノ字并ニ解シカタシ字書ニ鼠ノ穴ノ中ニアルニ人ノ継逃ナリ隱ナリ敖ナリ驅逐ナリ藏匿ナリト云リ病論ニヲイテハウタカフノ意ナル

ベシ上ヲミツメ瞳子ヲ轉ゼザルハウカバユルノサマ或ハ又上
ヲミツメ白眼ヲアラハシ瞳子ヲカクセルノ意カ欲竄俗ニ
攛ニ作ル
食復 并ニ 勞復 傷寒ナド新ニ瘥後飲食節ナラズシテ
發復ノ義ナリ 勞復ハ房勞ヨリヲコリカヘルコトナリ
漆面刺肉 準繩ニ云疽十三十四日ニ至ル時ハ靨シ老テ落
然トモナヲ老テ落ザル患アリ名テ漆面刺肉ト云リ

病名彙解巻之六終

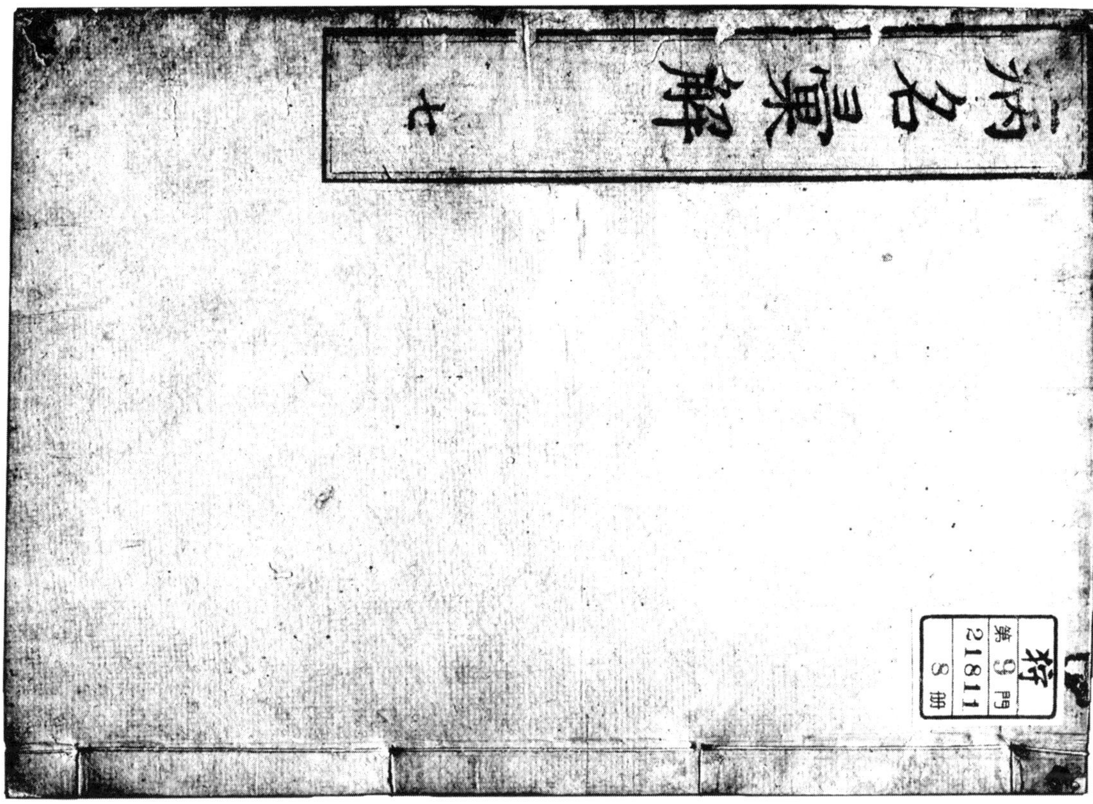
病名彙解
七
第9門
21811
8冊

病名彙解巻之七

江南　艸醫　桂洲甫　著

○惠部

癭瘤（エイリウ）　古ヨリ和訓コブト讀リ然モ諸方書ニ癭モ瘤モ共ニ潰テ癰ノゴトクニナルト云リ世俗ニコブト称スルモノハ一生潰ヘズ按ルニ五癭ノ内石癭ト云モノ俗ニ云コブナルベシ石癭ニ三骨癭ト云リ○百効ニ石癭堅硬ニシテ移ルベカザルモノ名テ石癭ト云リ○入門ニ云舊ニ五癭六瘤ヲ分ツ惟薛立齋タヾ五瘤ト言リ蓋シ癭瘤本共ニ一種皆痰氣結シ成ス惟

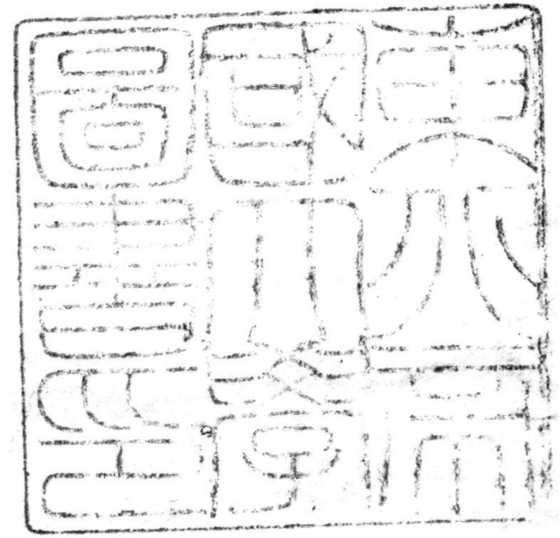

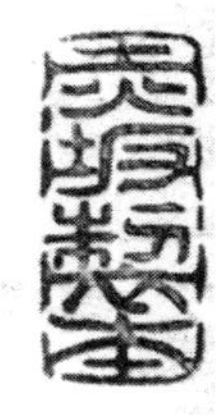

形ニ大小及ビ頭項遍身ニ生ズルノ殊ナルアルノミ立齋ガ云
肝ハ筋ヲ統ブ怒レバ肝火ヲ動ス血燥筋攣ヲ筋瘤ト云
心ハ血ヲ主ル勞役火動シ陰火沸騰シ外邪ニ搏レテ腫ヲ
ナスヲ血瘤ト云脾ハ肉ヲ主ル鬱結シテ脾ヲ傷リ肌肉
消薄シ外邪搏テ腫ヲナスヲ肉瘤ト云肺ハ氣ヲ主ル元氣
ヲ勞動シテ腠理密ナラズ外邪搏テ腫ヲナスヲ氣瘤ト
云腎ハ骨ヲ主ル腎水ヲ勞傷シ骨ヲ榮ルヿアタハズシテ腫
ヲナスヲ骨瘤ト云瘤ノ名五ツアルモノ此ン仁齋ガ云筋
脉呈露スルヲ筋瘿ト云赤脉交絡スルヲ血瘿ト云皮
色変セザル肉瘿ト云憂愁ニ随テ消長スルヲ氣瘿ト云

堅硬ニシテ移ルベカラザルヲ石瘿ト云瘿ノ名五ツアルモノ此ン
瘿瘤倶ニ内五臓ニ應ズ藥治相同シ又曰瘿瘤兩名ナル
所以ハ瘿ノ形櫻桃ニ似タルヲ以テ也一邊縦大ナルモ亦コレ
ニ似タリ摇々トシテ垂レ皮寛シテ急ナラズ原憂恚ニ因テ
生ズル所ノ故ニ又瘿氣ト云今ノイハユル影囊ト云モノ是也
瘿ハ初テ起ル梅李ノ如ク皮嫩ニシテ光リ漸ク石榴瓜瓠
ノ状ノ如ク原七情憂愁ニ因テ復外邪ヲカウフリ痰ヲ生
ジ心肺ヲ耗傷ス故ニ瘿ハ多ク頸項及ビ肩ニ著ク勞慾邪
氣経ノ虚ニ乗シテ住ル故ニ瘤ハ處ニ随テコレアリ○正宗
ニ云瘿ハ陽也色紅ニシテ高突シ或ハ蒂小ニシテ下リ垂瘤ハ

陰之色白ニシテ漫腫シテ赤痒痛ナク覺ヘザル所ナリ又曰一種粉瘤紅粉ノ色多クハ耳項ノ前後ニ生ズ亦下體ニ生スルヿアリ全ク是痰氣凝結シテ成ル又一種黒砂瘤又黒粉瘤トモ名ツク多クハ臀腿ニ生ジテ腫突シテ大小一ナラズ手ヲ以テ攝シ起シ内ニ黒色アル是ナリ又一種髮瘤多クハ耳後髮下バカリニ生ズ軟カニ小ニシテ高ク突テコレヲ按テ痛マズ又一種蛔蟲瘤脇ノ下ニ生ズ又一種蛆瘤連テ肩膊ニ生ズト云リ又一種虱瘤瘤瘡ノ中ニ虱ヲ生ズル也

影囊　癭ノ別名ナリ癭瘤ノ條下ニ見タリ

鋭毒　又發頤ト名ク腦後ノ右ノ方ニ發スルヲ鋭毒ト云左ノ方ニ發スルヲ夭疽ト云リ○入門ニ云耳後一寸三分至命ノ處ニ生ズ名テ發頤ト云又鋭毒ト云リ○正宗ニ云耳後右ニ發スルヲ鋭毒ト云左ニ發スル夭疽ト云夭ハ妖変ノ物也故ニ肝木ニ属ス鋭ハ鋒利ノ器也是肺金ニ属ス二ノ者ハ皆積思心ニアリテ謀慮决セルニ起ル也

鋭疽　俗ニ云シリボ子ニ生ズル也○靈樞癰疽篇ニ云尻ニ發スルヲ名テ鋭疽ト云其狀赤ク堅シテ大也景岳カ注ニ尻ハ尾骶骨也穴ヲ長强ト名ク

腋臭　并腋氣　倶ニワキガノヿ也前ニ見タリ

掩頸風　頸項カ風毒ニヨツテ浮腫スルヿ也

燕口瘡　喉風ノ一種ナリ○百効ニ云舌根ノ邊浮腫シテ舌ニ上ルト云リ喉痺ノ條ニ詳シ

燕窠瘡　瘰癧ノ種類也其形カ燕ノ窠ニ似タルヲ以テ名ク○準縄ニ云燕窠瘡ハ形燕窠ニ似タリ治スベカラズト云リ

疫癘　和訓ニエヤミト讀リ俗ニ云疫病也○病源ニ云其病時氣温熱等ノ病ト相類ス皆一歳ノ内節氣和セズ寒暑候ニソムクニヨッテ或ハ暴風疾雨霧露アッテ散ゼザルトキハ民多ク疫病ヲ疾リ長少トナク率ネ皆相似タリ鬼厲ノ氣アルガ如シ故ニ疫癘病ト云リ○羣談採餘ニ載ス豫章ノ南數十里ニ舟渡ノ處アリ乾道八年三月八日僧來リ岸ニアガラントシテ津吏ニ戒テ曰少頃アッテ黃衫ヲ衣タルモノ五人籠ヲ負テ至ルベシ必ズ渡スヿナカレコレヲ渡サバ禍アルベシト則筆ヲトッテ三字ヲ書ス符ニ似テ符ニアラズ其文ニ云[illegible][illegible]乙吏ニ授テ曰コレヲ以テコレニ授ヘト語畢テ去吏甚信セズ私ニコレヲ怪ム時至テ果シテ五人アッテ黃衫ヲ衣テ府州縣ニユクト云各兩箬籠ヲ負テ直ニ前テ舟ニ登ル吏渡スヿヲ許サズ皆怒テ吏ヲ擊ントス吏前ノ字ヲ以テコレニ示ス五人一タビ見テ狼狽シテ走去ル其籠ヲ岸ノ側ニ殘シ置コレヲ發ハ中ニ小棺三百具アリ吏棺ヲ焚テ其符ヲ傳豫章ノ人家家ゴトニ圖シテコレヲ張

是時江浙ノ地ニ疫多シ豫章ハ晏然タリ五人ハ乃チ疫鬼ノ僊ハ必ズ異人ナラント云リ○近世疫疾流行ノ年此文字ヲ戸ゴトニ粘ス故ニ今ニ合セ記スモノ也

噦

噦 飽逆 咳逆 此ノ三病古来論アルヿ也噦ハ俗ニカラヱヅキト訓ス是東垣海藏ガ乾嘔トナス説ニヨツテノ也飽逆ハ俗ニシヤクリト訓ズ今諸説ヲ引テ辯之○正傳ニ云韻書ニ呃ト飽ト通ズ氣上逆シテ声ヲナスノ名ナリ古方ニ皆飽ヲ以テ欬逆トス諸書ニモ多ク誤テ欬嗽ヲ以テ欬逆トス孫眞人又誤テ噦ヲ以テ欬逆トス亦書ニ吃逆トスルモノアハ皆誤ナリ○要訣ニ云胃實スレハ即噫シ胃虚スレバ即噦ス

逆ハ胃中ノ虚膈上ノ熱ノ咳逆ノ病タル古ニコレヲ噦ト云近コロコレヲ呃ト云乃チ胃寒ノ生ズル所ノ寒氣逆上シテノ呃上スルノ此證最モ危シテ、熱呃アリ○医書大全ニ云咳逆ノ證古人以テ噦トスル是ノ此證多クハ病後調理スルヲ得ス吐利ノ後胃中虚寒ニスルニヨツテ遂ニ此證ヲナス○醫學綱目ニ云噦ハ成無已許學士コレヲ吃逆トス是ノ或ノ曰成無已許學士固ヨリ噦ヲ以テ吃逆トス然モ東垣海藏又噦ヲ以テ乾嘔トス朱肱陳無擇又噦ヲ以テ咳逆トス諸説同シカラズ今子獨リ許成二家ノ説ヲ取ルハ何ゾヤ答テ曰噦ノ義具ニ内経ニアリ諸家コレヲ察スルヿ詳ナラズ故ニ論紛々タリ謹テ按ルニ靈樞雜病篇ニ云噦セバ草ヲ以テ鼻ヲ刺テ嚏セシム嚏レバイユ息スルナクシテ疾迎テコレヲ引バ立トコロニ已大ニコレヲ驚シテモ亦已ベシト此経ノ文ニ三法ヲ詳ニスル正ニ乃吃逆ヲ治ルノ法ヽ按ニ吃逆固ヨリ脩然ニテ鼻ヲ刺テ嚏セシメ嚏ルトキハ吃逆立ドコロニ止或ハ口鼻ノ氣ヲ閉テ息スルヿナカラシムルモ亦立トコロニ已或ハ寃盜賊ヲナシ以テ大ニコレヲ驚駭セシムルモ亦已此言カ許成二家ノ論ヲ取ルユヱンヽ噦ヲ吃逆トスルハ経旨ヲ得タリトス蓋シ噦吃ノ名ニツイヘ氏病ハ即ヽ経ニテ名テ噦トスルモノハ噦ハ即吃声ノ重ヽ俗ニコレヲ名テ吃トス吃ハ即噦声ノ軽キヽ皆病声ノ軽重ヲ以テ此ニ名ヲ得初ヨリ噦吃二病アルニアラズ若噦ヲ以テ乾嘔トセバタトヒ乾嘔ノ人ヲシテ嚏セシメ或ハコレヲシテ息スルヿナカラシメ或ハコレヲシテ大ニ驚カシム氏其乾嘔ヨク立トコロニ已ンヤ噦乾嘔ニアラザルヿ明ケシ若噦ヲ以テ咳逆ト名ケハ夫噦ハ噦ノ病聲其聲發シテ會厭ノ下ヽ欬者欬ノ病声其声發シテ會厭ノ上故ニ内経ニ噦ニ噦アルノ口問咳ニ咳アルノ篇論病名同カラズ噦欬逆ト名クベカラザルヿ明ケシ○雜病篇張介賓ガ註ニ云按ルニ内経ノ諸篇並ニ呃逆ノ一證ナシ此節噦ヲ治スルニ三法ヲミルニ皆呃逆ヲ治スル所以

ノモノ乄是古ノ所謂噦ハ即呃逆ナルヿ疑ナシ口問篇ニ曰ク
ルガ如キ穀胃ニ入テ胃氣上テ肺ニ注ク今故ノ寒氣ア
ツテ新キ穀氣ト倶ニ還テ胃ニ入新故相乱ル真邪相
攻氣并テ相逆シ復胃ニ出ツ故ニ噦ヲナス又曰肺ハ噦
ヲナスヿヲ主ル仲景ノ曰陽明ノ病食スルヿアタハズ其熱ヲ
攻レハ必噦ス然ル所以ノモノハ胃中虚冷スレガ故ニ其人本
虚スルヲ以テ故ニ其熱ヲ攻レハ必噦ス又曰若胃中虚冷
シテ食スルヿアタハサルモノ水ヲ飲トキハ噦ス成無己ノ曰噦
ノコトキハ吃ト然トシテ声アルモノ是乄此噦ハ吃逆トシテ
陽明太陰ノ虚寒ニ由ヿ又知ヌベシ奈何ゾ東垣ヨリ以

下謂噦ハ少陽ニ属ス物無シテ声アリ乃チ氣病ナリト丹
溪ノ曰声アリ物アルコレヲ嘔吐ト云声アツテ物ナキコレヲ
噦ト云是皆乾嘔ヲ以テ噦トスルノ陳無擇ニ及テ又噦
ヲ以テ欬逆トス夫乾嘔ハ嘔ニ欬逆ハ嗽ニ皆何ゾ噦ニ
渉ン諸説同カラス皆未深ク察セサルノミ○醫學綱目
類註ニ随テコレヲミレバ噦ト吃逆同證ナルヿモ故アリシヤ
クリト訓ズベシカラエツキト訓スルヿ誤レリ咳逆ハ咳嗽ノヿ
ナレハ噦トハ大ニ異ナルノ

豌豆瘡　痘瘡ノヿ乄　○醫林集要ニ云豌豆瘡痘疹ノ一名
○肘後方ニ云比歳天行ヲ病ヿアリ班瘡ヲ發シ豌茴及ビ

身須臾ニ周匝シ状ハ焼瘡ノ如ク皆白漿ヲ戴テ随テ没シ随テ生ス治セザレバ數日ニ必ズ死ス瘥テ後瘢黯歳ヲ彌テ方ニ滅ス此レ悪毒ノ氣ノナストコロヘ云晋ノ元帝ノ時此病西北ヨリ流起ス虜瘡ト名ツクト云リ○三因方ニ云夫斑瘡ノ病内經ト張仲景ト皆載ズ方論ヲ尋撫ニ蓋シ魏朝ヨリ方アリ白頭赤根ノモノヲ俗呼テ鋺豆トス即チ斑瘡ナリ細ニ粟麻ノ如キモノヲ俗呼テ麻トス即膚疹ヘ又大ナルモノアリ俗呼テ羊トシ萍トス此皆軽重ノ齊カラザル故ニ名ヲ命ズルノ異ナルノミ

燕口吻瘡　并ニ燕瘡　共ニ口吻瘡ノコヘ本條ニ見タリ

圓翳　内障ノ一種ヘ○医學綱目ニ云初テ患ル時蝿飛花發垂蟻薄煙軽霧ヲ見先ヅ一眼ヲ患ヘ次第ニ相牽倶ニ圓翳ス油ヲ水中ニ點シ浮ルカ如シ陽ニ看ルトキハ小ニシテ陰ニ看ルトキハ大ヘ金針一撥シテ即去ルトヘ

偃月翳　内障ノ一種ヘ○医學綱目ニ云偃月翳ハ初テ患ル時微シニ頭旋シ額痛ニ先ヅ一眼ヲ病次第ニ相牽倶ニ損翳ス一半ハ厚ク一半ハ薄シ宜ク針シテ先厚処ヨリコレヲ撥フヘシトヘ

圓癬　病源ニ云圓癬ノ状圓文ヲナシ隠起ヲナシ四畔赤ク亦痒痛スル是ヘ其裏ニ亦虫ヲ生ズルヘ

腋癰　正宗ニ云腋癰俗ニ夾癰ト称ス此レ肝経血滞リ脾
経氣凝リ共ニ結シテ腫ヲナス初メ起ル皮色変セズ漫腫
頭ナク日久シテ方ニ疼ミ乃チ寒熱ヲ生ズ

淵疽　正宗ニ云発スル脇下ニアリ初メ起テ紅ナラズ堅硬久
シキトキハ破レ潰ル聲アリテ嬰兒ノ啼ク状ノ如シ膏ヲ以テ益
トキハ声ナシ膏ヲ去トキハ仍テ異ナルアリ治シガタシ

魘不寤　睡中ニヲソハレテ氣ノ付ザルヿ魘ハ字書ニ夢ニ驚ク
又悪夢ト○病源ニ云ク眠睡スルトキハ魂魄外ニ遊テ鬼
邪ノタメニ魘屈セラレ其精神弱キモノハ魘ルトキハ久ク寤
ルヿヲ得ス乃チ氣暴絶スルニ至ル傍人助ケ喚ベシ并ニ方術

ヲ以テコレヲ治シテ乃チ蘇ルナリ

軀啼　軀ハ字書ニ軀身ト小児ノ身ヲソリカヘシテ啼ク○
病源ニ云小児胎ニアルトキ母風冷ニ傷レ邪氣ガ胞ニ入リ
児ノ臓腑ヲヤブリ児生レテ後邪ナヲ腹内ニアツテ腹痛シ
軀張蹙氣シテ啼ク

塩膚疔　疔瘡ノ種類ナリ○入門ニ云状大ニシテ面色赤ク中ニ黒粒アリ

遠血　壽世ニ云臓毒ノ下血必ズ糞後ニアルヲ遠血ト名ク

燕窩疔　準縄疽疔門ニ疽形五六日ニシテ腋下硬腫両手
坦垂シテ活動スルヿアタハズ煩渇譫語眼碧臉赤悪渇
吐沫ス名テ燕窩疔ト云リ

猿猴跳鎖　準縄ニ云孩児未ダ痘セザルノ先風邪ニ感冒シ身中大ニ熱シテ焔ガ如ク頭痛自汗咳嗽已ズ傷寒ノ疾ニ類スルシテ痘随テ出ル痘家ニコレヲ猿猴跳鎖ト云リ

○比部

病蟯　準縄ニ云尾杖骨ノ處毒ヲ結シテ桃李ノ大サノ如ク紅赤腫痛シテ行動スルヿアタハズ此ヲ病蟯ト名ク芙蓉葉ヲ用テ搗テ酒炒シ縛ス爛者ヲハ蟯尾殻ヲ以テ火ニ煅性ヲ存シ末トナシ麻油ヲ用調ヘ搽ス即愈大ニ効アリ○山蟯尾殻ヲ薬ニ用ル故ニコレニ名クル欤尾杖骨ハヒツカトミノ骨也蟯ハ字彙ニ似蜥蜴而曰水蟲似龍南海ニ出ツト

病蝦　準縄ニ云手背脚背腫大ニシテ赤根アツテ蝦ノ状ノ如シ病蝦ト名クル證也

病穿掌　準縄ニ云手心ニ毒ヲ結テ焮赤腫痛スル俗ニ病穿掌ト名ク又穿窟天蛇ト名ク又貫手盂ト名クモシ掌邊ニ偏モノヲ穿邊天蛇ト名ク又穿埂天蛇ト名ク是手ノ厥陰心包絡ノ積熱ノ致ス所也

貫手盂　病穿掌ノヿ也

病穿板　足ノ心ニ生ズ病穿掌ノ異名也

病繭　準繩ニ云手ノ指ノ節ニ毒ヲ結シ焮赤腫痛スル病ヲ繭ト名ク又蛇節疔ト名ク又釘節天蛇ト名ク又病蛇節ト名ク治法天蛇頭ト大ニ同シテ小ク異ルベシ

病蛇節　病繭ノ別名ナリ

病蟹又　合谷毒ノ別名ナリ本條ニ見タリ

鼻淵　三因方ニ云鼻ニ濁涕ヲ流シテ止ザルヲ名テ鼻淵ト云○續医説ニ云古方ノ鼻淵即チ今ノ脳漏ニシテモシ涕臭モノハ熱ニ屬スモシ涕清臭カラズ腥氣ヲ覚ルモノハ虚寒ニ屬スルナリ

鼻鼽　入門ニ云鼻鼽ハ鼻ニ清涕ヲ流スナリ○鼽ハ字書ニ云寒氣鼻ニ窒ルベシ

鼻衄　衄血ノヿハ前ニ見タリ

鼻大衄　病源ニ云鼻ヨリ出ルモノヲコレヲ衄ト云其鼻大衄ト云モノハ是鼻衄ニ因テ口耳鼻皆血ヲ出ス故ニ鼻大衄ト云ナリ

鼻齆　病源ニ云邪氣太陰ノ経ニ乗シ其氣鼻ニ蘊積スルトキハ津液壅塞シ鼻宣調ナラス故ニ香臭ヲ知ラスコレヲ齆トナルベシ○齆ハ字書ニ音甕鼻塞ルヲ齆ト云ベシ

鼻皶　俗ニ云サクロバナ酒ヲ飲人ニ多ク生スル故ニ又酒皶鼻ト云リ○入門ニ云鼻皶ハ準頭紅ナリ甚シキトキハ紫黒ナリ飲、

酒ニ因テ血熱肺ニ入風寒ヲ被リ鬱スルコト久シキトキハ血凝濁シテ色赤ク或ハ飲ザルモノハ肺風血熱ナリ

鼻痔 入門ニ云肺氣熱極日久シテ凝濁結シテ瘜肉ヲナシ棗ノ如ク鼻竅ヲ滞塞スルコト甚シキモノハ又鼻齆ト名ク○按ルニ是俗ニ云ハナタケナルベシ瘜肉ノイユハアシ

鼻瘡 入門ニ云軽キモノヲ鼻瘡トシ重キモノヲ鼻痔トス

皮株子風 百効ニ云皮株子風ハ両ノ手浮腫シテ核ヲ生ズルモノ老人ニ多ク此疾アリ

肥瘡 膿窠瘡ノ別名ナリ又黄爛瘡ト云リ

牝痔 又酒痔ト云リ五痔ノ一ツ也○心法ニ云肝邊瘡ヲ生シ腫痛シ一枚ヲ突出シ数日ニシテ膿潰テ散スル牝痔ト云ナリ○總録ニ云酒痔則牝痔ノ別名ナリ

牝瘧 六瘧ノ一ツ也類注ニ云但寒ニシテ熱ナキヲ陽気不足ヲ以テ亦陰邪ノ勝ナリ

蚍蜉瘻 九瘻ノ一種也○病源ニ云蚍蜉瘻ハ寒ニ因テ腹臚脹シ寒毒ヲ得ル所去ラズシテ変化シテ生ズル所ナリ始テ發スル時頸項ニアリ久ヲシテ壯熱セシム傷寒ノ如シ疥癬ニ似タルコトアリ要セトシテ孔出ス其根ハ肺ニアリ

皮痺 五痺ノ一ナリ痺病皮ニアルモノハ皮膚寒ナク寒スルトキハ甚ク痒シ熱スルトキハ少クユルシ肺ニ應ズルシ

微風　此肌肉ノ間蟲ノ行クガ如ク覺ルナリ○調経論ニ云血氣未并五藏安定肌肉蠕動ス名テ微風ト云類註ニ此脾胃ノ表邪也脾ハ肌肉ヲ主ル故ニ微邪イマダ深カラザルモノ但肌肉ノ間蠕動シテ蟲ノ微ク行クアルガ如シ脾土風木ヲ畏ル風ハ動ヲ主ル故ニ命シテ微風ト云リ

肥氣　五積ノ一種也○難経五十六難ニ云肝ノ積ヲ名テ肥氣ト云左ノ脇下ニアツテ覆杯ノ如シ頭足アリ久シテ愈ザレハ人ヲシテ咳逆瘖瘧ヲ發シテ連歳已ザラシムルナリ

痞氣　五積ノ一種也○難経五十六難ニ云脾ノ積ヲ名テ痞氣ト云胃脘ニアツテ覆テ大サ盤ノ如シ久シテ愈ザレハ人ヲシテ四肢收ラス黄疸ヲ發シ飲食肌膚トナラザラシムルナリ

飛尸　尸病ノ一種ナリ○病源ニ云飛尸ハ發スルコト由漸ナシ忽然トシテ至ル飛走ノ急疾ノ如シ故ニコレヲ飛尸ト云○蠱ト飛同シ

微注　注病ノ一種也○病源ニ云血氣虚損シテ微風ノタメニ乘セラレ邪勢浮滿シ去来幾ク微ニシテ連滯シテ癢ズ故ニコレヲ微注ト云リ

痺風　シビルヽナリ○入門ニ云五痺ハ皮肺脉心肌脾筋肝骨腎痺ハ氣閉塞シテ通流セザルナリ或ハ痛痒シ或ハ麻痺シ或ハ手足緩弱シ痿ト相類ス但痿ハ内肉ニ属ス血虚火盛ニシテ肺

焦レテ成ル痺ハ風寒湿ニ屬ス三氣侵シ入テ成ル然トモ外ノ邪モ氣血ノ虚ニアラザルトキハ入ラズ此ノ痺久ケレバ亦能痿ヲナス所以ナリ又痺ハ中風ノ一ナリ

白帶（ビヤクタイ） 俗ニ云シラチナリコシケトモ云リ帶下ニ見タリ

白濁（ビヤクダク） 男子小便米泔汁ノ如クナル物ヲスルヿ也女子ノ白帶ト同證ナリ

飛痘（ヒトウ） 此賊痘ニ似テ賊痘ニアラズ此ヲ生スルトキハ痘瘡尤モ軽シ知ラズンハアルベカラズ○入門ニ云頭面ノ上ニ忽チ三五箇ヲ生ズ或ハ只一箇高大ニシテ紫黒シ儼ニ釘痘ニ似タルモノ名テ飛痘ト云此痘出ルヿアレバ最モ軽シ或ハ只此一痘ノ三再痘ヲ出サズ是知ヌ黒豆ト生死逈カニ殊シ詳ニ辨シ深クコレヲ究ザルベケンヤ

百合病（ヒヤクガウビヤウ） 傷寒ノ一種ヿ百合ヲ以テコレヲ治スル故ニ此名アリ○傷寒六書ニ云百合ハ百脉一宗舉テ皆病ヲ受ル所ヲ謂復経絡傳次ナキナリ大病虚勞ノ後藏府平カナラズ変シテ此証ヲナス○入門ニ云寒ニ似テ寒ナラズ熱ニ似テ又熱ナク食セント欲シテ食スルヿアタハズ臥ント欲シテ臥ヿアタハズ行ント欲シテ行ヿアタハズ時アツテ又强健ナリ但能睡臥シテ行ヿアタハズ口苦キ味ヲナシ藥ヘレバ即チ吐ス鄭聲ノ如ナルヿアリ治百合ヲ以テ主トス其ハヨク百脉ヲ

和スルヲ以テ也

飛頭蠻　又尸頭蠻ト落頭民ト蟲頭民ト云リ俗ニ云ロクロクビナリ○本艸綱目五十二ニ南方異物志ニ云嶺南溪峒中ニ飛頭蠻アリ項ニ赤痕アリ夜ニ至レバ耳ヲ以テ翼トシテ飛去テ虫物ヲ食ウマサニ曉ナラントシテマタ還テ故ノ如シ○瀛涯勝覽ニ云南方ニ落頭民アリ其頭夜ニ至レバ身ヲ離テ飛テ諸方ニカケル耳ヲ以テ翼トス曉カナラズカヘル又蟲頭民ト号ス○博物志ニ云呉ノ朱桓將軍ノ家ニ一婢アリ毎夜臥テ後ニ頭飛サリ天窓ノ中ヨリ出入スト云リ○瑯琊代醉編三十三ニ云元ノ詩人陳孚出テ安南ニ使ス

紀事ノ詩アリ曰鼻飲如瓴甋頭飛似轆轤ト按ニロクロクビノ引本此歟蓋シ詩ニ云人ヨク鼻ヨリ飲モノアリ頭ヨク夜海ニ飛テ魚ヲ食ヒ暁マタ身ニ歸ルモノアリ蠃虫集中ニ載ス老撾國ノ人鼻ヨリ水漿ヲ飲頭飛テ魚ヲ食フ近ロ汪海雲モ亦能鼻ヨリ飲頭飛トキハ怖ナリ星槎勝覽ニモ亦言占城國ノ婦人頭飛モノアリ夜飛テ人ノ糞ヲ食フ知テ固其項ヲ封ジ或ハ其身ヲ移トキハ死ス書作ルモノ自云其事ヲ目撃スト占城ヲ考ルニ正ニ安南ノ南ニ接テ老撾正ニ安南ノ西北ニ接ル始テ信ズ陳ガ詩誣ザルヿヲ○捜神記ニ云占城國ニ尸頭蠻アリ本ト人家ノ婦人ナリ眼ニ瞳ナシ人皆アヤシム夜寝

テ頭飛去テ人家ノ小兒ノ糞ヲクラフ曙ニハカヘリテ身ニ合ス
夫シリテ頭去テ後ニ身ヲ別處ニ移ス頭カヘリテ三度マデ
地ニヲチテ愁テ其身息喘テ急ナリ將ニ死セントス身ヲ
本ノ處ニカヘセハ頭合シテ異ナル事ナシ是者アラバ官ニマウス
ベシ隱シヲク者ハ一家ヲ罪ニ行フベシト法度アリシトナリ

白淫(ビヤクイン)　入門ニ云年壯ニシテ久シク女ヲ御セズ精滿テ溢ルヽト云
モノアリ深ク笑ベシトス人ノ臟腑ハ只氣ト血トノ三神ハ其中
ニ主宰シテ形迹ノミルベキナシ精ハ乃チ一時交感シ三焦
ノ火吸攝シテ成ル豈ニ先中ニ蓄積スル事アランヤ惟色ヲ
節ニセハ氣血漸ク盛ニシテ精清薄ナラザルノ理ナリ其女ヲ
御セズシテ漏ルモノ或ハ淫事ヲ聞或ハ美色ヲ見或ハ思
想窮リナク願トコロ得ス或ハ曾テ房ニ入太甚シク宗筋
弛縱シ發シテ筋痿トナツテ精自ラ出ルモノヽコレヲ白淫ト
云○此腎漏ト同症也

痞塊(ヒクハイ)　玉案ニ云痞ハ否塞ノ意也病ニ從ヒ否ニ從フ故ニ痞
ノ名アリ又其堅實ニシテ形アルヲ以テ故ニ痞塊ト云蓋シ
死血化セズ宿食消セズ痰飲積聚ニ因テ成ナリ

秘結(ヒケツ)　大便ノ通セザル事也○玉案ニ云秘ハ氣ノ閉シ結ハ
糞ノ結スル也氣閉ルトキハ腸胃ヲ攻撃シテ魄門ニ蔽
塞シ下ント欲シテ下ラズ努力シテ以テコレヲ伸トイヘトモ通

暢ニナヤミ甚シキトキハ肛下ルモノアルニ至ル糞結スルトキ
ハ乾澁シテ硬ク多クハ轉失氣シテ小腹結痛シ下ント欲
シテ下ラズ甚シキトキハ肛門燥結シテ瀝血スルモノアルニ至ル

百蟲瘡　痘瘡ノ丁ハ前ニ見タリ

眉稜骨痛　頭痛ノ種類ナリ眉ノ下ノ骨痛ミ外ハ痛マザルベシ

白虎歴節風　歴節風ノ條下ニ見タリ

氷瞖　内障ノ一種ナリ○醫學綱目ニ云初テ患ルトキ頭旋
額痛ミ眼瞼骨鼻頰骨痛ミ目内赤澁シ先一眼ヲ患ヘ向
後瞖ス氷凍ノ如ク堅シ白キハ宜ク針ニテ撥ヒ動スベシ強
ク撥フベカラズトス

鼻毛如線　醫統ニ云鼻中毫ヲ出シ一晝夜ニ長キ丁一
二尺漸ニ粗圓ニシテ縄ノ如シ痛忍ベカラズ摘去ハ更ニ
生ズ此猪羊血ヲ食フル丁過多ナルニ因テ然ルベシ

病鬼　惡疽ノ丁ヽ○要訣ニ云胎前ノ惡疽ハ食ヲ見テ
嘔吐シ喜テ酸物ヲ喫臥丁多起ル丁少シ俗ニコレヲ病
鬼ト云リ

鬢疽　正宗ニ云此情性急暴房慾血虚シ火動ニ起ル
肝氣凝結シテ成シ疽ノ初テ起ル寒熱交作リ頭眩
痛大陽ニ徹シ甚シキトキハ耳目鬢ニ連リテ通腫ス治
法妄ニ針灸ヲ用ユベカラズ托裏ヲ以テ主トシ消毒ヲ佐トス

皮水（ヒスイ）　病源ニ云腎虚シテ水妄行シ皮膚ニ流溢シ身体面目悉ク腫コレヲ按ニ指ヲ没シテ汗ナク腹故ノ如クニシテ満セズマタ渇セズ四支重シテ悪風セサル名テ皮水ト云リ

飛血（ヒケツ）　病源ニ云足ノ厥陰ノ脉ハ足ノ大指ノ聚毛ニ起リ入テ目系ニ連ル其経脉ノ血氣虚シテ風熱ノタメニ乗ゼラレ血脉白睛ノ上ニ生スコレヲ飛血ト云リ

肥目（ヒモク）　巣氏ガ云肥目ハ白睛ノ上ニ黙注ヲ生ジ或ハ浮萍ノ如ク或ハ楡莢ノ如シ胡粉色ノ如クナルモノ青黒色ヲナスモノアリ又上ノ脂ニ似テ目ヲ掩テ暗マシムルヿヲ致ス世呼テ肥目トス

脾癉（ヒタン）　奇病論ニ云帝ノ曰口甘キヿ有病モノアリ病名何トカスル岐伯ガ曰此五氣ノ溢レ名テ脾癉ト云リ

眉心疽（ビシンソ）　面風毒ノ了シテ前ニ出タリ

脾發疽（ヒハツソ）　準縄ニ云心窩ノ下ノ旁ニ疽ヲ生ズル此ヲ脾發疽ト名ク多ク煎煿ヲ食シ酔飽シテ房ニ入ルニ由テ以テ毒脾経ニ聚ルヿヲ致シテ作ルナリ

胼腨發（ヒセンハツ）　準縄ニ云足ノ小肚ニ疽ヲ生ジ寒熱煩躁スル此ヲ胼腨發疽ト名ク足ノ少陰腎経ニ属ス腎水不足積熱ニ由テ致ストコロナリ

白癩（ビヤクライ）　俗ニ云シロカツタイ也癩風ノ一種ナリ○準縄ニ云失白癩病ハ其語聲嘶嗄シ目視ヿ明ナラズ四肢頑疼シ身体

大熱心中懊憹シ或ハ癮疹ヲ生シテ起ルヿ往々ニ正白皮
肉ノ内ニアリ鼻ニ息肉ヲ生シ目ニ白珠ヲ生シ瞳子ニ當テ
視ヿ見所ナキ白癩ト名クルナリ

箄漏 醫書大全ニ曰痔ナク肛門ノ左右ニ別ニ一竅ヲ有テ膿
血ヲ流出スヿアルヲ名テ箄漏ト云リ

○毛部

木舌 舌腫テ口ニ満ルヽ木ハ木ノコトクスクムヿヽ○醫學綱
目ニ云木舌ハ舌腫テ漸々ニ大ニナリテ口ニ満ツ急ニ治セザ
レバ即チ塞テ人ヲ殺ス○醫統ニ云其形腫大ニシテ木ノ
如ク轉動スルヿアタハザルナリ

目眥瘍 倫針眼ノ異名ナリ○醫學綱目ニ云目眥瘍即チ
俗ニ倫鍼トスルナリ

猛疽 靈樞癰疽篇ニ云癰嗌中ニ發スルヲ名テ猛疽ト云
猛疽ハ治セザレバ化シテ膿ヲナシ膿瀉セザレハ咽ニ塞テ半
日ニシテ死ス類註ニ猛疽ハ害ヲナスヿ急ナルヲ云○按ニ猛
ハ烈シソノ毒猛烈ニシテ尤急証ヽ又喉癰ト名ク

毛水 病源ニ云夫水ノ病ハ腎虚ニ由テナス所ヽ毛水ハ乃チ
肺家停積スルノ水外ニ流溢肺ハ皮毛ヲ主ル故ニ経ニ餘テ

イマダ皮毛ヲ傷ラズ先腫因テ毛水ト名クルヽ

毛髪銅鐵　奇疾方ニ云一人眼赤ク鼻張大ニシテ喘シ渾身斑ヲ出シ毛髪銅鐵ノ如シ乃熱毒ノ氣下焦ニ結スルヽ

毛際癵　準縄ニ云小腹陰ノ下玉茎ノ根ニ至テ痒ヿ極リ沸湯ヲコレニ沃テ稍止テ復作ル三四次アリテ黄水淋漓ス此廣瘡結毒ナリ

疝氣　○世部

俗ニ下風ト云リ疝ハ内経馬玄臺ガ註ニハ土積ニテ高大ナル者ヲ山ト云疝ハ漸ク積ノ義ヽ又病源ニハ疝ハ痛ヽト云リ小腹ノ痛ムヲ以テヽ○骨空論ニ云任脉ノ病ヲナス男子ハ内結七疝女子ハ帯下瘕聚○病源ニ云諸疝ハ陰氣内ニ積テ復寒氣ノタメニ加ヘラレ榮衛ヲシテ調ワザラシメテ血氣虚弱ス故ニ風冷其腹内ニ入テ疝ヲナスナリ○入門ニ云酔飽勞役房慾忿怒火ヲ動シ火鬱シテ久シキトキハ湿ヲ生ジ津液凝テ痰瘀ヲナシ流テ肝経ニ入ル肝ノ性ハ急速ニシテ又暴ニ外寒ノタメニ束子ラル是ヲ以テ痛甚シ專ラ寒ト言モノアリ其標ヲ論スルノミ○七疝ハ厥疝。癥疝。寒疝。氣疝。盤疝。胕疝。狼疝巣氏ガ提スル所ヽ

又○寒疝○水疝○氣疝○血疝○狐疝○癩疝○筋疝 緹張子和ガ敘ル所シ

怔忡○憕忡○忪悸 並ニ同シ 俗ニ云ムナサハギシ怔ハヲソル、ト讀リ忡ハウゴフルト讀リ憕忡ハ忪悸シ驚悸トハ小ク異ナルヿアリ○入門ニ云怔忡ハ驚悸久シキニ因テ成○要訣ニ云憕忡ハ久シク愛スル所ヲ思ヒ事ニ觸テ意ナラズ真血ヲ虚耗シ心血不足シテ遂ニ憕忡ヲナス俗ニ心忡豚乱ト云是シ又日憕忡ハ即チ忪悸シ驚悸ト相類スルガ若ニシテ實ハ同カラズ驚悸ハ事ニ因テ驚ク所アツテ悸ス忪悸ハ本驚ク所ナクシテ常ニ心忪テ自悸ス○憕ハ續字彙補ニ憕憕ハ心不爽シ又俗字背篇ニ憕忪ハ失志貌

喘急 喘促ノヿシ吼喘ノ條下ニ見タリ

雪口 鵝口瘡ノ一名ナリ○丹臺玉案ニ云滿口皆白シテ鵝ノ口ノ中ニ似タルヿアリ俗ニコレヲ雪口ト云リ

臍風 幷撮口 臍風ト撮口トニツニ分テ二病ニ見タル説アリ又臍ノ緒ヲ切トキ臍ヨリ風ヲ引胞ノ熱トナリ口中ニ泡ノ如クナルモノヲ生ジテ口ヲ撮上タルヤウニシテ乳ヲ飲ザル故ニ臍風ヨリ撮口ノ證生ズレバ一病トナシヌル説モアリ○入門ニ云撮口風ハ面目黄赤ク氣喘シテ啼声出ス胎熱毒ヲ心脾ニ流ストキハ舌強リ唇青ク口ヲ撮面ヲ聚メ乳ヲ飲ニ妨ケアリ初生七日 蚓ヲ患ルモノアラバ急ニ兒ノ歯齦ノ上ヲ看ヘシ小胞

アリ粟米ノ狀ノ如シ急ニ青黴布ヲ以テ指ヲツヽミ温水ニ蘸シ輕クニ擦破ル即口ヲ開テ便安シ服藥ヲ用ヒズ臍風ハ臍ヲ斷ニ因テ後尿乳水濕風冷臍ニ入ルカタメニ心脾ニ流テ致ス所ソ其症臍腫突テ腹脹満スルソ○壽世保元ニ云臍風ハ多ク臍ヲ斷ニ因テ風濕ノタメニ乗ゼラレ或ハ胎モト熱毒アルトキハ兒胎ヲ下ルノ時其臍ヲミレバ必ス硬直シ定テ臍風アリ必ス臍ヨリ發ス青キ一道ヲ出シテ行テ肚ニ至ル郤テノ兩岔ヲ生シ行テ心ニ至ルモノハ必ス死ス○撮口ハ胎氣熱ヲ挾ミ風邪臍ニ入毒ヲ心脾ノ經ニ流ス故ニ舌口強リ脣青口ヲ聚テ啼声出サラシムルソ　按ルニ四等ノ説ニ病ニハツモノ　医統ニモ亦ニ病トセリ○丹臺玉案ニ云臍風撮口ハ總テ一病トスイマダ臍風ニシテ撮口アラザルヿハアレ𪜈未撮口ニシテ臍風アラザルヿアラズト云リ

蟬舌風　俗ニ云コレタノヿナリ○指掌ニ云蟬舌風ハ一ニ子舌ト名ク舌ノ下ニ再ヒ一舌ヲ生スル是ナリ

蟮拱頭　俗ニ云ハスミノヿ欵蟮ハ字書ニ蟺ト同シ土蜂シ土蜂ハ地中ニ在テ旁ヲナシ寒ニ向トキハ木或ハ石上ニ土ヲ以テ房ヲナシ口ノ孔マデ塞蟄居スルソ　按ルニ此瘡ノ形土蜂ノ房ニ似テ其蟮ノ拱手蟄伏シテ居ガ如ナリ義欵○正宗ニ云蟮拱頭ハ俗ニ猫猪ト名クル是ナリ患ハ小ニシテ

稟受ハ悠遠ナリ皆父精母血毒ヲ蓄テ成生テ後毒ヲ
受ルモノ只一次ヲ發ス其惡腫高クコレヲ破レハ又腫ル皆
稟受ノ時衣膜毒ヲ相裹フアツテ出ルトイヘトモ膜
イマダ除カズ故ニ愈テモ又腫ヲ發スルナリ

癬

俗ニ云タムシ又ゼニガサト云リ又ハタケト云ハ乾癬ノコトナ
ルベシ○經効方ニ頭面錢癬ト云リ○入門ニ云五癬○湿
頑○風○馬○牛總テ皆血熱肺邪ヲ留ルヽ又曰疥癬皆
血分ノ熱燥以テ風毒皮膚ニ尅スルコヲ致ス浮ノ淺キ
モノヲ疥トス深ク沈ムモノヲ癬トス疥ハ多ク熱ヲ挾ム癬ハ多
ク湿ヲ挾ム疥ハ手足遍身ニ發シ癬ハ即肌肉癮疹或ハ圓ニ
或ハ斜ニ或ハ圓ニ走散スルガ如シ○風癬ハ即乾癬コレヲ
搔トキハ白屑アリ○湿癬ハ虫ノ行ガ如クコレヲ搔トキハ汁
アツテ出ツ○頑癬ハ全ク然モ痛痒ヲ知ズ○牛癬ハ牛頸ノ皮
ノ如ク厚シテ且堅シ○馬癬ハ微ク痒ク白點相連ル又狗
癬ト名ク

蠐螬瘻

凡瘻ノ一種ナリ○病源ニ云蠐螬瘻ハ恐懼愁憂
思慮哭泣止ス餘毒変化シテ生ズル所ナリ始テ發スルトキ
ハ其頸項ニアツテ頭尾アリ棗核ノ如ク或ハ皮中ニ移動
シテ人ヲシテ寒熱心満セシム其根ハ心ニアリ

石癰 并石疽

準繩ニ云癰疽腫鞕シテ石ノ如ク久シテ膿ヲ

ナサザルモノ是ナリ

石淋　五淋ノ一種也又砂淋トモ砂石淋トモ云リ○方考ニ云砂淋ハ腎ヨリ砂石ヲ出ス也此火膀胱ニ灼ナルヲ以テ濁陰凝結スル也乃チ海ヲ煮テ塩トナスノ象也此證ヲ治スルモノ必ス塩ヲ断シム方ニヨク効ヲトル塩ヲタツニ一妙アリ一ハ則淡ハヨク滲利ス一ハ則鹹キヿナケレバ石ヲナサザル也

精濁　小便ノ後ニ絲ヲヒキ或ハ常ニ亀頭ニ精流出ルヿアル者○方考ニ云精濁ハ腎ノ液也精濁スル所以ハ心ニヨリテナス也一タビ其心ヲ動カシテ天君揺ヘタルトキハ精濁走失ス所謂主明ナラザルトキハ十二官危シ又曰精濁ト便濁ト同ジカラズ便濁ハ是便溺渾濁スル也即膏淋也是胃中ノ湿熱膀胱ニ滲入腎經ト絶テ相干スヿナシ精濁ハ即牽縁粘膩ス便濁世ズトイヘ𪜈亦コレアリ此腎水不足シ淫火動キヤスク精其位ヲ離ル故ニ漸ク漬テ出シムルノミ

井疽　靈樞癰疽篇ニ云胸ニ發スルヲ名テ井疽ト云其状大ナル豆ノ如シ　按ルニ井ト名クルノ義諸註ニテ不載セ兩乳ノ間井ノ字様ノ処ニ生スル故カ　又心癰𪜈云リ又穿心冷瘻ト名ク

痁病　瘧疾ノヿナリ字彙ニ痁ハ瘧疾也○左傳ニ痁作テ伏ト云リ

舌黄風　指掌ニ云舌黄風ハ舌上ヨリ腫痛ニ黄色ナル是也

穿窟天蛇　并ニ穿邊天蛇　穿埂天蛇　倶ニ病穿掌ノ異名也

石瘕　病源ニ云石瘕ノ状ハ初テ起ル両頭李ノ核ノ如ク
鞕ク實ニシテコレヲ按バ強ニシテ石ノ如ク寒熱シ熱ノ後潰テ
瘕トナル是ヽ
石鞹瘕　病源ニ云腫痛シテ初テ生スル大サ桃ノ状ノ如ク又
瘤ノ如ク膿潰シテ瘡トナル治セザレバ石瘕トナリ化シテ
鞹ヲ生ジ竅ヲナシテ菌行ス世ニ呼テ石鞹瘕トス
石癭　俗ニコブノコト癭瘤ニ見タリ
精滑　遺精ノコト常ニ精滑溜シテ出ルヲ云リ○入門ニ云
人身ノ精ハ金寳ヨリ貴シ初君火寧カラザルニ因ス久シキ
トキハ相火權ヲ擅ニシテ精元走ニ一ニシテ固カラズ甚シキト
キハ夜失シ連ナニ日モ亦滑溜シテ已ザルヽ
攝領瘡　病源ニ云攝領瘡ハ癬ノ類ノ如ク頸上ニ生ジテ痒痛
シ衣領拂著スレハ即劇シ是衣領揩テ作ス故ニ攝領瘡ト名ク
脊痹　入門ニ云脊痹ハ虫脊膂骨ヲ蝕シ鋸歯ノ如ク背ヲ
拍ハ鼓ノ鳴如ク十指皆瘡ヲ生シ頓ニ爪甲ヲ咬煩熱羸
痩下利スルヽ
穿癰發　準繩ニ云背ノ下腰ニ疽ヲ發スル此ヲ穿癰發ト名ク
督脈及ビ太陽ノ經ニ屬ス勞傷憂患積鬱ノ致ス所ナリ
○按ルニ癰ハ根癰ノ結ヒメニ生ズル故ナリ
石蛭螌　病源ニ云山中ノ草木及ビ路上ノ石上ニ石蛭アリ

人ニ著トキハ肌皮ヲ穿嚙人ノ肉中ニ行浸淫シテ瘙ヲ起
ス灸シテ其道ヲ断トキハ愈凡ソ山草ノ中ヲ行バ常ニ
膏ヲ以テ鹽ニ和シ足脛ニ塗トキハ蛭人ニ著ヿヲ得スト云リ

掣顫　按ルニ一身ヒキツリフルヒ動クヿ也顫ハ動ナリ○入門ニ
驚風痰熱ノ四症軽キモノハ四肢搐搦スルノ三重キモノハ
牙関緊急シ頭ヲ揺シ竄視シ口ヲ張舌ヲ出シ角弓反
張シ身幹掣顫シ手足搐搦四肢蹉跎スト局方ニコレヲ
八候ト云リ

舌衄　舌ヨリ血ノ出ルヿナリ肌衄ニ見タリ

洗頭風　頭痛テ頭バカリニ汗ノ出ルヿ也○回春中風門還
真丹ノ方後ニモシ洗頭風及暗風ニハ茶清ニテ下スト云リ

遶踝風　回春脚氣門ニ云足内踝骨紅ニ腫痛ムモノヲ遶
踝風ト名ツク

穿踝風　又曰足ノ外踝ノ骨紅ニ腫痛モノヲ穿踝風ト名ク

石瘕　靈樞水脹篇ニ云石瘕何如岐伯カ曰石瘕ハ胞中ニ
生ス寒氣子門ニ客タリ類註ニ胞ハ即子宮ナリ男女皆
コレアリ男ニアツテハコレヲ精室ト云女ニアツテハコレヲ血海ト
云即子宮ノ門ナリ

截腸病　奇疾方ニ云大腸ノ頭出ルヿ寸餘コレヲ痛苦ス直ニ
乾テ自ラ退キ落テ又出名テ截腸病トスモシ腸

盡レハ乃チ治セス但初截ルヿ才餘ハ治スヘシ脂麻油ヲ
用テ器ニコレヲ盛テ臀ヲ以テコレニ坐セシメ大麻子汁數
升ヲ飲テ愈

瘖子 準縄麻疹門ニ云越人コレヲ瘖ト謂フ呉人コレヲ痧
ト云)赤水玄珠醫案ハニ云西呉呼テ瘖子トス姑蘇
呼テ沙子トス

泄瀉 泄ト瀉同 俗ニ云クダリハラヽ五泄ハ胃泄。脾泄。大腸
泄。小腸泄。大瘕泄ナリ一五瀉ハ濡瀉即湿瀉一腸垢即熱瀉
鶩溏即寒瀉 飧泄 滑瀉ナリ

蟯瘕 史記倉公ノ傳ニ云臨菑ノ女子薄吾病甚シ衆醫
以テ寒熱篤シトス當ニ死セントス臣意倉公ノ名ナリ其脈ヲ診
テ曰蟯瘕ノ病タル腹大ニシテ上ノ膚黄粗ニシコレヲ循ハ
戚々然タリ臣意飲シムルニ芫華一撮ヲ以テス即蟯數
升バカリヲ出シテ病已

聖瘡 瘂瘡ノコトヽ前ニ見タリ

星白瘡 類案ニ云飲酒大ニ過ルニ因テ脉沈數ニシテ腦
ノ下項ノ上小瘡アツテ痛ズ痒カラサルコレヲ星白瘡ト云リ

鱔漏 類案ニ云人アリ腳肚ノ上ニ瘡ヲ生ズ久シテ遂ニ漏
トナル二年ヲ經テ百藥効アラス一村人コレヲ見テ云此
鱔漏ノミ但石灰二三升ヲ以テ白沸湯ニテ泡薫シ洗

ヘハ瘡痒ヲ覺ルカ如キ即是ナリ其詳ノ如クシテ酥洗ス
果シテ痒ヿ三兩次遂ニ乾ヌ

臍蟲　腹中鐵石ノ條下ニ見タリ

臍突　俗ニ云デヘソ也○古今医統ニ云臍ハ児ノ根蔕タリ胎氣固トキハ形體壯ニ臍深キトキハ根命長シ氣ヲ受ルヿ乖違スレハ形瘦臍突スル也

旋螺尖起　眼疾七十二種ノ一ツ也○醫統ニ云腎水不足肝火有餘ニヨツテ上目中ニ注初脹痛ヲ覺漸ク瞖子ヲ生シ起テ黒睛高ク尖テ旋螺ノ如ナルニ至ル也

臍漏　醫統ニ云人腹堅シテ石ノ如ク臍中流水出テ止ズ又痛痒スルヿ甚シ是ヲ臍漏ト云ナリ

正產　平產也何ノサハリモナク前後息災ニ產ヲシタルヲ云リ

剩骨瘻　多骨疽ノヿ也○医統ニ云腫毒ヲ患ルヿアリテ潰ルトキ常ニ一ノ細骨ヲ出ス剩骨瘻ト名クル也○準縄ニ多骨疽又剩骨ト云リ

石榴疽　正宗ニ云少陽ノ相火外濕ト煎搏シテ成其患生ジテ肘ノ尖ノ上一寸ニアル是ナリ初テ起一點ノ黃粟小泡根便チ開大ニ色紅ニ堅硬ニシテ腫覆碗ノ如ク皮破レ泛出テ疊テ榴子ノ如ク人ヲシテ寒戰セシムルヿ猶重瘧ノ如シト云リ

穿踝疽　正宗ニ云足ノ三陰湿熱下流停滞シテ成初
テ起ル内踝腫疼痛骨底ニ徹シテ擧動艱辛シ甚
シキトキハ串テ外踝ニ及ブ通腫頭アルモノハ陽ニ屬シテ
破レヤスク頭ナキモノハ陰ニ屬シテ潰ガタシ

青筋　アラスヂノ發スル故ニ青筋ト云ヽ○雲林龔氏カ云
原氣逆シテ血行ラズ悪血ヲシテ上ッテ心ヲ攻ムルヽ或ハ
頭目昏眩心腹刺痛頭痛脇痛シ口苦舌乾キ面青
唇黒ク四肢沈困シ百節痠痛シ増寒壮熱遍身麻
痺手足厥冷シ默々トシテ語ラズ飲食ヲ思ハサルナリ
北人多クコレヲ患フ南人此アルトキハ沙症ヽ

折傷衂　折傷ハ誤テウチヤフルヿヽ誤テ鼻ヲウチ衂出ヲ云

石水　病源ニ云水氣妄行シ經絡ニ依ズ停聚シ結シテ
臍間ニアレバ小腹腫ルヿ大ニ鞕ヿ石ノ如シ故ニ石水ト云リ

石注　注病ノ一種ナリ○病源ニ云邪氣皮膚ニアッテ或ハ
痛ミ或ハ腫其痒強ナルヿ石ノ如シ故ニ石注ト云リ

石火丹　丹毒ノ種類ヽ○病源ニ云丹遍身ニ發シ自ラ突
起ノ細粟ノ大サノ如ク色青黒ナルコレヲ石火丹ト云

石疔　疔瘡ノ種類ヽ○入門ニ局方ヲ引テ云石疔ハ黒豆ノ
如ノ甚カタシ○準縄ニ云堅硬ヲ如石コレヲ刺ハ肉ニ入ズ微痛ス

臍瘡　回春ニ云小児臍ノ結ヲ剪ニ因テ外風邪ニ傷ラレ

以テ臍瘡ヲ致スト云リ

喘氣病 壽世ニ云喘氣哮吼シ上喘休ザルヲ俗ニ喘氣病ト云

生注 注病九種ノ一ツ也○病源ニ云心腹痛轉移常ナシ

殺着馬瘨 接骨馬瘨 俱ニ黄不牟流ニ見タリ

穿腮毒 骨槽風ノ事ナリ前ニ見タリ

穿心冷瘻 井疽ノ事也○準縄ニ云心窩疽ヲ生シ初テ起ル黄疸ノ如ク肉色変セズ名テ井疽ト云又穿心冷瘻ト名ク

臍癰 準縄ニ云臍ニ當テ癰ヲ生スル此即臍癰ナリ心經積熱大小腸ニ流ルニ由テ致ス所ナリ

青蛇便 準縄ニ云足肚ノ下塊ヲ結ヒ長キヿ二三寸許寒熱大ニヲコリ飲食進ミズ此ヲ青蛇便ト名ク足ノ少陰ト足ノ大陽ノ経トニ屬ス腎經虚損湿熱下注ニ由テ致スト云ロ也頭上ニ向ハ治シガタシ

石鼓無鳴 幼科準縄ニ云小兒赤疸ノ先身火熱ヲ發シ飲食飡ニ懶ク肚腹膨脹シ眼胞浮腫シ睡卧安カラズ數日ナラズシテ疸隨テ形ルコレヲ石鼓無鳴ト云リ

舌骨 舌ノ肉中ニ白ク骨ニ似タルモノヲ生ズソレヲ抜去テ愈トナリ出處未考

清 手足ノ指ノ先ノ冷證ナリ○準縄厥論ニ云指ノ尖冷ルコレヲ清ト云○回春ニ手足ノ指ノ頭微ク寒ルヲ清ト云

閃挫　ウチヒシギタガヒクヂクヿナリ閃ハ躱避シ挫ハ摧キ折ル
閃肭　ニハカニハレ肥ルナリ肭ハ字書ニ肥ナリ
青瘕　病源ニ云青瘕ハ婦人新産未ダ十日ニ滿ズ起行シ以テ浣洗スルヿ太ダ早ク陰陽虚シ玉門ノ四邊皆解散シ子戸安カラズ骨肉皆痛ミ手臂擧ラズ飲食未ダ復セズ内臟吸々トシテ又風ニ當テ臥シ自隱蔽セズ若濕席ニ居シ寒腹ニ入ハ煩悶沈淖シ悪血除カズ化ソ青瘕ヲ生ズ左右ノ脅ニ瘕聚シ背膂ノ上ニ藏ル兩足腫面目黄ニ大小便難ク月水コレガ爲ニ通利セス或ハ又禁セズ狀崩中ノ如シトシ

○寸部

水腫　正傳ニ云通身面目手足皆浮テ腫ルヲ名ケテ水腫ト云或ハ腹ノ大ニシテ鼓ノ如クニシテ面目四肢腫ザルモノヲ名テ脹滿ト云又鼓脹ト名ク皆脾土濕熱病ヲナスヽ腫ハ輕クシテ脹ハ重シ○醫書大全ニ云岐伯ガ所謂水腫ハ膚脹鼓脹腸覃石瘕ト云モノ是ナリ○要訣ニ云腫病一ナラズ遍身腫四肢腫面腫脚腫方ニコレヲ水氣ト云リ○入門ニ云陽水ハタタクハ外因水ヲ渉リ雨ニ冒サ

レ或ハ風寒暑氣ヲ兼テ陽症ヲ見ス陰水ハ多クハ内
因水ヲ飲及ヒ茶酒過多シ或ハ飢飽勞役房慾シテ
陰症ヲ見ス陽水ハ先腫ルヿ上躰肩背手膊手ノ三陽
ノ經ナリ陰水ハ先腫ルヿ下躰腰腹脛胕足ノ三陰ノ
經ヽ故ニ男ハ脚下ヨリ腫起リ女ハ頭上ヨリ腫起ルモノ
ハ逆ト云陰陽ノ微妙此ノ如シト云リ

水氣 水腫ノ條下ニ見タリ

水丹 丹毒ノ一種ナリ丹毒ニ見タリ

髓溢病 備急良方ニ云牙歯日ニ長シテ漸ク食シガタキ
ニ至ル髓溢病ト名ク白朮湯ニ煎シ漱キ服ス即愈

水癩 疝氣ノ種類ヽ陰囊ハレテ水ヲ一二升モ入タル如クニ
ナルナリ○入門ニ云水癩ハ外腎腫大サ斗ノ如ク升ノ如ヽ
痛マス痒カラザルヽ卑湿ヨリ得ヽ○俗ニ云ミヅベノコナリ
水腫ニ腫ルヽ

水疝 七疝ノ一種ナリ○張子和ノ曰其狀腎囊腫痛陰汗
時ニ出テ或ハ囊腫テ狀水晶ノ如ク或ハ囊痒シテ黃
水ヲ出シ或ハ小腹コレヲ按ハ水声ヲナス此水ヲ飲酒ニ
酔房ヲ過シ汗出テ風寒湿ノ氣ニ遇囊中ニ聚ヨリ得ヽ

吹乳 胤産全書ニ云吹乳ハ兒乳ヲ吃ノ次テ忽チ自睡リ
呼氣通セズ乳時ニ洩ズ蓄積シテ内ニアリ遂ニ腫硬

ヲナシ乳道ヲ壅閉シテ津液通セス傷結疼痛ス亦痒カラズシテ通セス腫硬シテ石ノ如ナルナリ名テ吹乳ト云リ

水逆　要訣巻二ニ云渇シテ水ヲ飲ント欲シ水入テ即吐ス吐已テ復渇スルヲ名テ水逆ト云リ

睟嗽　小児生テ百日ノ内咳嗽シ痰壅ルヿ也全幼心鑑ニ見タリ

寸白蚘　病源ニ云寸白ハ九蟲ノ内ノ一蟲也長サ一寸ニシテ色白ク形小偏シ腑臓虚弱ニヨツテヨク發動ス人ノ精氣ヲ損シ腰脚疼弱ス此蟲生長一尺ナルトキハ人ヲシテ死セシム

水嗆　嗆喉ト食水ト云リ痘瘡ノトキ飲食ニムセルヿ也〇痘疹心法ニ云表ノ痘漿ヲナストキハ内痘モ漿ヲナス其毒咽門ニ壅ル也是門ハ飲食ノ進ム所ノ處也故ニ湯水進ミヤスカラズ納ルトキハ溢テ氣喉ニ入テ嗆ヲ發スル也〇準縄ニ云嗆ハ猶喉氣ヲ錯ト云ンガ如シト云リ

水痄　元ニ水傷寒倶ニ發汗病ノ事也本條ニ見タリ

水分　病源ニ云腎氣虛弱ニシテ水ヲ制スルヿアタハズ水氣分散シ四肢ニ流布セシム四肢ノ皮膚虛腫ニ聶々トシテ動クモノヲ水分ト名ク也

水蠱　病源ニ云水毒ノ氣内ニ結聚シ腹漸ク大ニ動搖スレバ声アリ常ニ飲水ヲ欲シ皮膚麤黑ニシテ腫ノ状ノ如シ

水癖　病源ニ云水漿ヲ飲テ消セザルニ由テ水氣結聚シテ癖

ヲナシ兩腸ノ側ニアリテ轉動スレバ便チ痛ムヽ
水痘　俗ニ云ヘイナイモナリ○入門ニ云水痘ハ正痘ニ似テナヲ
身熱スルヿ二三日ニシテ出ツ初テ出テ即赤小豆ノ大サノ
如シ皮薄ニシテ痂結スヰ心圓暈更ニ少シ出ヤスク靨シヤ
スシ○又水疱トモ云リ
水洗疳　疳瘡ノ種類ナリ○入門ニ云状チ大ニシテ錢ノ如ク
頭白ク裏黒汁出テ中硬シ瞬水ヲ飲水ニ洗ヒ河ヲ
渡ルヿヲ忌トナリ
水疳瘡　疳瘡ノ種類ナリ入門ニ出タリ
錐鋭癧　瘰癧ノ種類經圖翼ニ云瘰癧右邊ニ生ジ起ルヽ

水注　注病九種ノ一ツナリ○病源ニ云手脚起腫シ躰黄
髮落目明ヲ失スルヽ
推車階雪　幼科準縄ニ云小児面色萎黄時ニ潮熱ヲ作
シ眼胞浮腫シ肚腹絞痛ス此ヲ小瘵ト云來瘉シテ痘
隨テ出ルコレヲ推車階雪ト云リ
脆脚　女科準縄ニ云姙娠兩脚浮腫スルヲ名ケテ脆脚
ト云脾衰テ水ヲ制スルヿアタハズ血化シテ水トナリテ
致ストコロヽ
水疱　水痘ニ同シヘイナイモナリ○準縄ニ云水疱ハ俗ニ
水痘ト云此肝ノ主ドルトコロ液出テ水ノ如ク其色青

シテ小ク譬ハ泡中ニ水ヲ容ルヽガ如シ水去トキハ泡痩スト云リ

垂癰 千金方ニ云小児腹ヲ出テ六七日ノ後其血氣收歛シテ肉ヲナストキハ口舌喉頬ノ裏清淨ニモシ喉裏舌上物アリ蘆籜ノ水ヲ盛ル状ノ如キ者モシ懸癰ノ脹起ルヿアル者ハ綿ヲ以テ長鍼ヲ纒ヒ刄ヲ留ル處粟米許ノ大サノ如ク以テ刺テコレヲ決スヘシ氣ヲシテ泄シ青黄赤血汁ヲ去シムルナリ○此咽喉懸癰ノ脹起垂ルヿナリ

水虎 射工溪鬼ノ種類ナリ○本綱溪鬼虫ノ條下ニ襄沔記ニ云中廬縣ニ涑水アリ注ニ沔中ニ物アリ三四歳ノ小兒ノ如ク甲鱗鯉ノ如ク射テ入ヿアタハズ秋沙上ニ曝ス膝頭虎ニ似タリ掌爪常ニ水ニ没ス膝ヲ出テ人ニ示ス小児ニレヲ弄ズレバ便チ咬人人生ニテ得者其鼻ヲ摘テ小ナヿレヲ使ベシ名テ水虎ト云リ

水禁 準縄ニ云指南ニ禁瘡ノ説アリ云瘡毒奔潰氣血虚弱ニ由テ其毒ヲ拘領スルヿアタハズ以テ毒盛ニシテ膝虚ノ處ニ聚ルヿヲ致ス故ニ瘡ノ初テ出ル或ハ一點ニ黶僻膝節ノ處及ビ方廣四肢ノ間ニ見ル此瘡一タビ出ルトキハ諸瘡宣發シテ[illegible]ヲナスヿヲエズ故ニ禁瘡ト云其禁五アリ一曰胃禁二曰火禁三曰水禁四曰風禁五曰寒禁

○胃禁ハ毒火胃ヲ炙テ肌表ニ發散スルヿアタハズ脾胃潰

爛ス瘡唇口ノ間ニ出或ハ二三四五點相連リ諸瘡ト共ニ縈セ
此瘡巳ニ先ダチ黄蘗ヲ知ヌ熱毒内胃ヲ攻ルニ由テ巳ニ腐
爛ス故ニ諸瘡將ニ水ヲナスヿヲ得サルナリ　○大禁ハ初發ノ際
或ハ手長ミ熱ヲ發スル時因テ熯テ火熏ヲ以テ其ノ衣被ヲ
炙リ或ハ大箱ノ中ニ睡臥シ皮膚ヲ乾燥セシメ故ニ瘡毒
發泄シ出ズ又氣虚ヲカ子テ其ノ毒ヲ拘ヿアタハザルトキハ毒
皮膚ノ間ニ停テ隱ルトシテ肌表ニ發出スルヿアタハザルナリ
細ニ皮肉ヲミルニ紅點アツテ頭ナク脚ナク或ハ四肢頭面
方廣ノ處ニ於テ一二點ノ瘡子ヲ見ス時ハ諸瘡皆此瘡
上ヨリ發泄シテ瘰ヲナシテ皮肉隱セトシテ出ザルノ瘡終ニ

快ク出ルヿアタハザルナリ　○水禁ハ初發熱ノ際陰陽未タ分レ
毒氣方ニ熾ナリ或ハ惧テ生冷ヲ食スルトキハ毒皮肉ノ際ニ
停テ隱々トシテ紅點アリ或ハ方廣兩脇手足頭面ノ際
ニ於テ發シテ水泡ノ如キモノ是ナリ蓋シ冷氣内ニアル
時ハ腹疼瀉脹シ外ニアル時ハ發熱惡寒ス此其驗ナリ
○風禁ハ發熱ノ初メ風ヲ避ザルニ失スル時ハ風肌表ニ入瘡
發スルヿアタハズ或ハ肌膚麻木ニシテ痛癢ヲシラズ或ハ麻木
セズシテ乾燥シ或ハ毛直テ乾焦シ或ハ皮癢シテ搔ト欲ス
或ハ重トキハ狂煩譫語ス此風ト火ト相搏故ナリ　○寒禁ハ
發熱ノ初惧テ冷水ニ沐浴シ或ハ鐵漿寒冷ノ處ニ睡臥シ

或ハ衣被單ニ薄シテ寒氣ニ感冒スル時ハ痘必ス宣露スルコトアタハズ手足麻木アツテ痛癢シラズ四肢冷痛アツテ擧動スルコトアタハズ麻木冷痛アルノ處ニ痘子ヲ出サズ惟委曲避風ノ處或ハ頭面髮際ノ上ニ於テ痘出テ應疹ノ如クナルモノ是其驗ナリ

寸疔　疔瘡ノ條下ニ附之ヲ

水風　注病ノ論中ニ出タリ

病名彙解巻之七終

病名彙解跋

失百病之名肇於軒岐而已而病之名發于孫氏甚邈矣久而風華俗変六氣之傷於七情之賊内病外因来豐疾痛年多豈啻四百四病而已哉千病名之出近世者後騃焉以彙録之作華古之於數冊之中掛巨漏于寸眸之間不勞索搜勝讀而知千

穌弥一の謂杏林之翁橘井之
使寶也一帙之業以抵為宝之尚
仍為書大尾
時貞享丙寅暮春日
浪下隠人藍園書

寛政五癸丑歳二月再板

書林　京都　野田藤八
　　　大坂　柳原喜兵衛

攝陽書林柳原積玉圃醫書版目録

大阪心斎橋筋北久太郎町北へ入　河内屋喜兵衛

醫宗金鑑　清ノ乾隆帝御纂ニシテ仲景全書傷寒論ノ正本ナリ　八冊

漫游雑記　獨嘯庵著　一冊
先生ミヅカラ医術ヲ以テ四方ニ漫游シテ汗吐下ノ三法ニテ捷効ヲトリシヿ并ニ医家ノ心得ニナルベキヿヲシルス

吐方考　同人著　一冊
吐方ノ療治ニシヤウ薬方ヲシルス

黴瘡口訣　同人著　一冊
湿毒一切ノ療治并ニ薬方ヲ出ス

傷寒方規　一冊
傷寒、感冒、瘟疫ノ療治仕カタ并ニ薬方ライロハ分ニス

傷寒譯通　鈴木心山著　小本　一冊
金匱傷寒二書ノ方ヲ和寒温汗吐下ノ六経ヲ以テ区別シ(剪)ラ吉益先生ノ説ヲ折中シテ傷寒療治ノ働キ様ヲシルス

長沙證彙　(中千乗)著　小本　一冊
仲景全書ニ出タルトコロノ傷寒雑病ヲシルス病門ニ分チアツメ薬能ノ重ナルヲ重賞トス

古方便覧　六角重任著　二冊
吉益東洞先生ノ口授ニテ古方ノ薬方ヲ集メ其方ノ下ニ其方ヲ施スベキ病症ヲシルス并ニ図ヲ加テ病人ニ用ヒ試シ證験ヲシルス
附録腹候図

古方揖翼　野間榛齋著　五冊
病症ヲ一ツ立テ其ノ療治ノカタヲアラハシ一仲景ヲ主トシ王燾孫思邈マデノ古方ヲツケテ医療ノ主トス

病名彙解　桂洲先生著　六冊
諸病名ヲ以呂波ニ分チ病源病因ヲ詳カニシテシ書ヲ引テ余ズ

痘疹手引草　小本一冊
小兒科痘疹療治受毒ノ源ヲ探リ傳變ノ効ヲ究メ片カナニテ述藥方ヲ記ルス

十三科古方選註　王晋三著　三冊

千金要方　清劇岐來先生日本長崎來テ治療ヲ施シタル医按ナリ　二冊

食療正要　松岡玄達著　日用食品ノ主能氣味ヲ記ルス　四冊

日用食性大全　馬場恭閑著　能毒ノ書ナリ　一冊

醫療歌配劑　歌ヲモツテ療治藥カヨウオボユルヤウニス　二冊

奇疾便覽　常ノ医書ニナキ奇病怪疾ヲアツメ療治藥方ヲ記ルス　五冊

産家達生編　蒹葭堂校　産家調護ノ法　一冊

大同類聚方　同校　本朝上代ノ医書ナリ　一冊

東垣十書　李東垣先生著
脉訣　此事難知　辨惑論
脾胃論　溯洄集　湯液本草
格致餘論　局方發揮　蘭室秘藏
外科精義
春豊治本ヲ獻玉ヲ二八一品ツヽ袖中ノ製本アリ

醫家七部書　同斷
十四經　運氣論　本草序例
難經本義　原病式　格致餘論
正傳或問　大成論　局方發揮
外科精義

傷寒舌鑑　全壹冊

産家養草　戊菴先生著　子玄先生閲
同　俗訓
此両書ハ産前後ノ法ヲ詳ニ記シ兼テ世俗心得チガイテ自ラ禍ヲ招クコトセヲ委ク辨ス實ニ産家至宝ノ書也

傷寒古方通　全貳冊

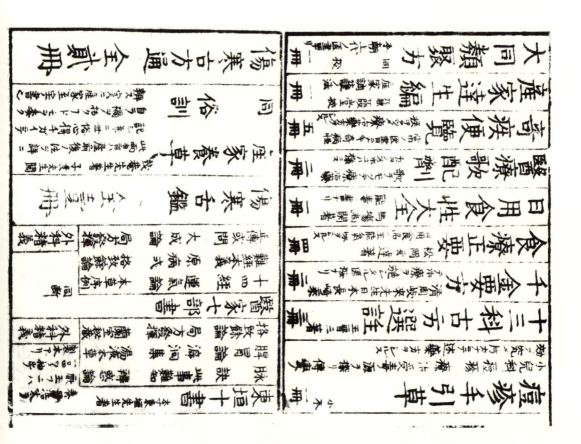

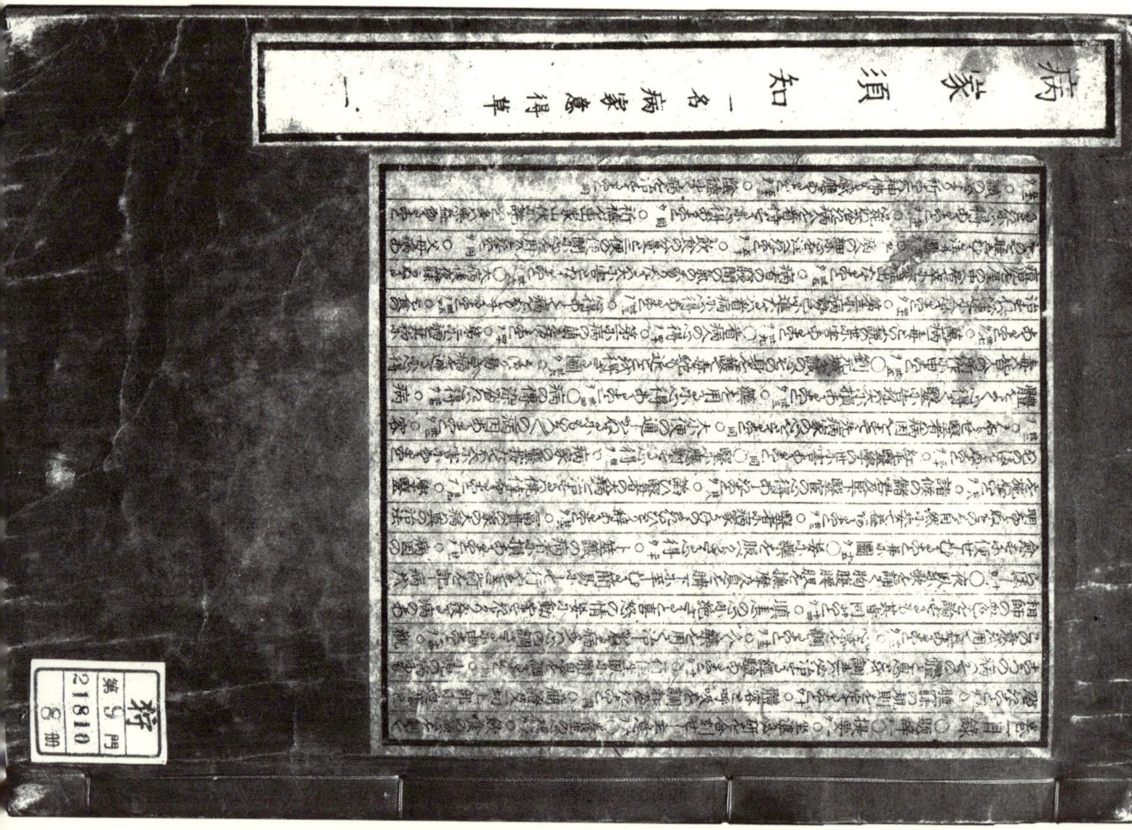
病家須知　一名　病家意得草　一

天保壬辰季秋新鐫

病家須知

合刻 坐婆必研

擇善屋蔵板

全部八冊

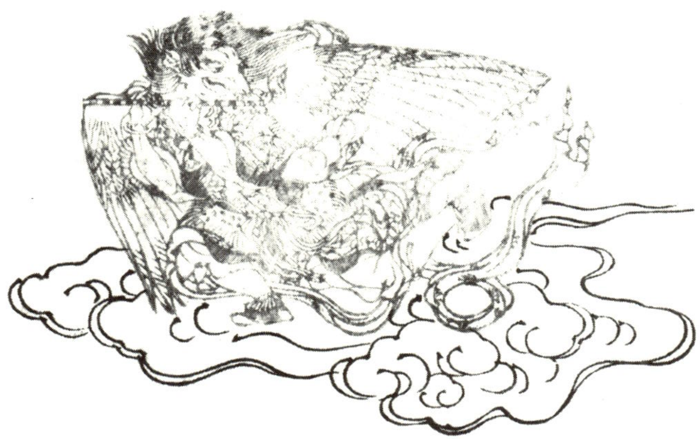

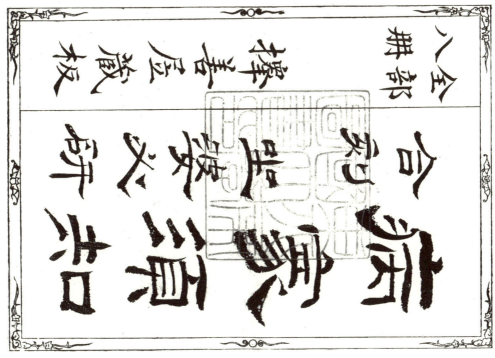

序

病家須知成偶有客謂曰。

此書首論攝養弗可癈療。

藥弗可苟之事。而極砭時

醫之病。其言固當矣。或恐

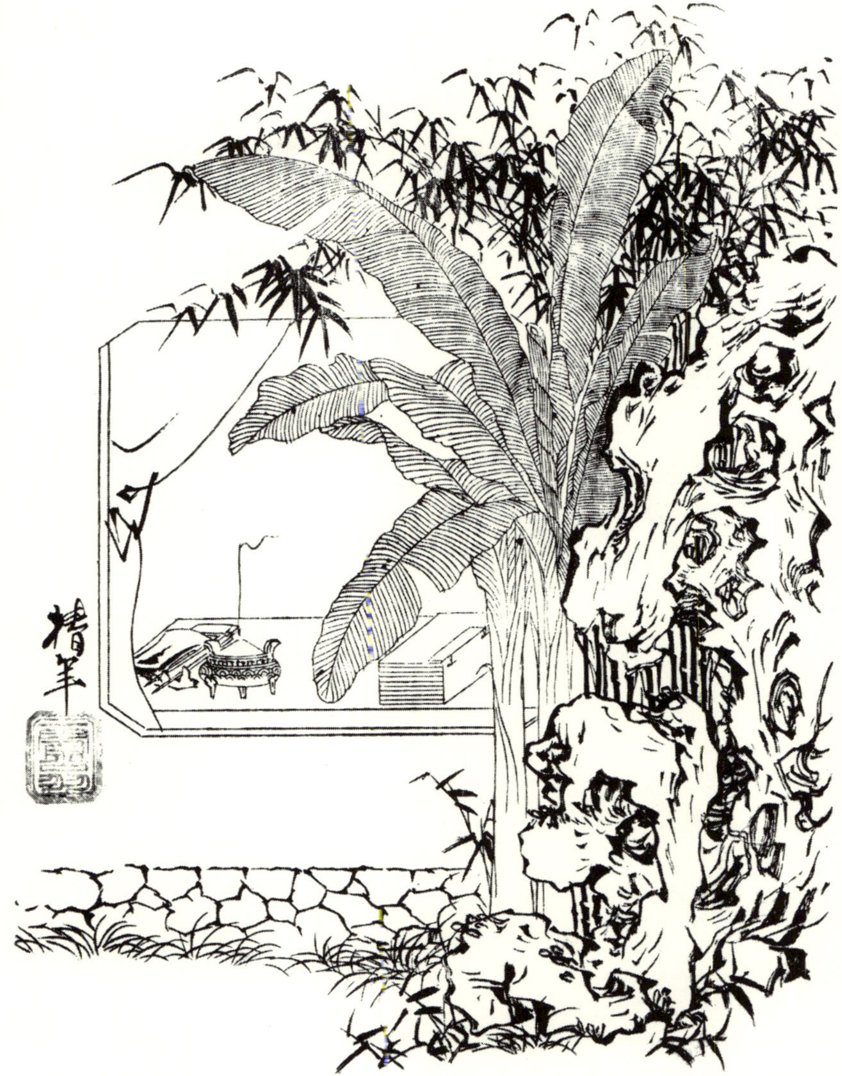

世之醫々者。不深索其意趣。而遽以子爲術已抑異之徒歟。曰。吁。予何傷焉。惟方今昇平二百餘載。輕佻浮靡之風。漸扇延及我伎。

競尚名利。便給求售。其術之短陋。恬莫之羞。斯道之陵夷。不可勝言也。最慨庸人居恒不爲謹其動息節其嗜欲。而全以歸之。一旦病發。乃復委之時醫之手。
容彼巧説。甘其飴辭。到死
終不顧。何況望其為孝子
慈孫乎。予蚤業刀圭。微試
攝養弗一の癈。瘡藥弗可尚

之事。毎擧以諭病家。此編
所述。而其餘論也。孟子有
言。莫非命也。順受其正。盡
其道死者。正命也。桎梏死
者。非正命也。予豈衛巳抑

異之為利哉。特痛夫非正命而死者也。客唯〻而退。乃弁此數語以為序。天保壬辰季秋。華谿道人

病家須知巻之一

大凡病ハ皆自為る孽ふあらざるそのなし。氣候の變ふ行る病より。傷寒。疫癘。瘧痢。痘瘡。麻疹の類ふいたるまでも避く避らもざるもあらバ。按しく癜瘡。肥前瘡などの連染やもれ。食傷霍亂の攝養あしれより發。過飲多房の病とある類ふ於てとや。のの假寐の感冒。酒食勞碌の身を害など。人ごとに知ざるふもあらねど。時疫。痘麻の類ふ至ゝも。避得ざるものとおもふ輩今の世の醫家ふも多し。況其道ふあらぬ人の意注ぬる宜あるまとぞと覺るの故ふ。今ともらの為ふ。未病ものふ疾の避べからざるものあれの理を知しめ。既病ものふる其

巻一　一

處置の宜を得せしめんと思こゝろの止がたく已が拙をも顧ず。おもひ出るまゝを述て遂に一編の書と成ぬ。もし此書を讀ん人其好悪に偏心をすて、看過再四作者の苦心を知ことあらば。是予が衆人に望ところなり。

第一之巻には養生の心得より。食事寤寐坐臥呼吸心意の五の調不調より。健にも病も發ことを論し。妄に藥を用る害と擧病あまた醫を招藥を乞にもその意得あることを示。次に一切の病の傳染なる道理を述。終に看病人の心得に三等あり。その萌あきにふせぎ。初發に治し。險重に心をつくし。死期に至までのこと及病のために禱する輩の心得を辯すべて病家の便とす。

第二の巻にも食物能毒の親驗より。此方に獸肉を禁ずる理を述。大約病者に與べき穀肉果菜の宜忌及病とその飲食に任て治すること并記尾に藥の性効を臆料に謬認ことの大要を論して俗家の心得とす。

第三の巻にも小兒を養育べき用意より。母の自身乳を喫すべき理と乳によりて其兒の氣質を轉ことあることを述。自乳養ことのならぬものは乳媼を撰にその計較あるべきおと并辯し。乳媼の攝養初生に乳を用ること。乳乏少になりたるときのこと。初生の誕屎の辯吐乳の尤恐べき證あるおとを説。衝逆を救べき手術及用藥にこゝろえあるを述。小兒の病多は父母の遺毒に因ことを明にし。俗に小兒の病に蟲といふことある辯を畧に擧く。終に痘疹毒の由來を詳にし。痘兒看護の致意及水痘の大要までを載たり。

第四の巻には。婦人平素の裁量の謬執より。多は持病といふもの、發ことを論し。懐妊の保護に背あることとのへ。鎮帯産椅の利害を説。懐妊中の疾。妊癇瘂病に小便通ぜざる類。俗家にてもすくふべきことを。會得易やうに圖に見しくこれを載。催生藥のことより。臨産のこゝろえ。産後の所置。肢運崩漏胞衣下ざるもの、ことく惣て俗家のためにあるべきことを略に記。坐婆必研と參考べきやうにしたり。

第五の巻には。黴毒。肥前瘡の毒の異邦より傳來さる所以を論して。避べきこゝろえを述。既に病たるものも其初に慮べ。毒も蔓延ことなく治しやもれ道理を明にし。變して諸病と成に至て。醫師も誤認く治法を得がたきこととなる藥によまくおしを病ものの廢残となることとも詳にし。陰蝕のことと弁に灸の經驗を載。次に傷寒時疫感冒の辯。古今の名を異にすること。陰證陽證の誤認醫俗の濫觴。用藥の差失。病證の難易治不治の候を大槩に示。惣て熱ある病者の所置看護の用意を述。或は天地萬物一切の條理をことごとく對法にあるここの大略を論病苦治術も亦自然の道に順べきものあることを明にし。専愚俗の疑惑少からしめんことを欲も。そもより痢病初發の治法。毒劇もの、こと。幷に古昔より其病因を誤認て中夏喝蘭の說の今に害あることを辯析し。病家の意得にあるべきことを示したり。抑今行る、脚氣の千金方外臺秘要など、いふ書に載たるものとも其別あるが故に。古來より用來し脚痺の藥劑にても成効なきもの多。一應を愈がごとく見ゆるもたゞ氣候に從て發歇あるまゞにて。歳を經て治しがたく。遂にも變じて諸病となるに至て猶悟ものなく。その初より治術に差別あることを知ざることを辯

じて俗家の教とし。

第六の巻にも。傷食霍亂の心得より。一切毒に中たるもの。其急卒劇甚ものにも醫を招間もなく忽に命を隕ことあるべ。平素に記得べきことゞもを一々に說明し。次に卒暴に發る病の類。沈睡。急痱緩痱。僵厥昏冒眩運。睡驚癲癇狂氣肩項卒痺。衂血吐血。脫肛蟲病。汗轎舩。湯火傷。咽梗。犬咬傷蛇蟲咬傷。鼠咬傷にいたるまでも。皆其初發に速治を施ば救得らるべき術を。俗家の了解易やう直捷に示たり。その中犬咬傷ごときも尤輕易證なるを。醫俗とも其知見なきゆゑに大患に到しむるおと㐬嘆て多年の自驗を記て遺こともあし。次に舉るところ

金創顛撲の心得。正骨の術のごときも。武家非常の用意にもあることなれバ。専門にあらねども。少壮より諸家の秘訣を受得たるものを。簡約に其要を記たるまでなり。上に列るところの數目。その次序錯置などもあれど。もと思ひ出るまゝを記たる書なれバ。前後の差別にかゝはらず。意旨のあるにもあらねバ。故に此に渉せしとバ彼に記し。漏落もまた多。こゝを以て前後通覧て參攷るにあらねバ。解し得べからざるところあるべし。讀者その支離なるを哂となかれ。

第七の巻ハ。坐婆必研の上冊なり。されども俗家のためにかゝく編たるにあらねど。末艮なるにも坐婆にも乏く。難産にて死ぬる婦人もまた多かるべし。故に此に述る意を得バ。俗家なりとも人を救ことあるべきなり。此編初に子藏胞衣の形状より。懐妊胎位のことを説。姙娠を知こと。鎮帯産椅の利害。惣て坐婆に諭たることどもを詳に載て。それより胎の倚側を整復べき手術探宮のこと。坐草分娩および胞衣を下すべき秘術五條を記載。臨産の用意までを詳に記。惣て坐婆の會得し易きやうを旨としたるものなり。

第八の巻ハ。坐婆必研の下冊なり。此にある産前後の病。悪阻に便閉。痳病。姙癇。崩漏。眩運の類を救べき術の病家須知に載て俗家の施やすきものを彼に譲。此にハ専坐婆に教諭んこと

巻一　五

を要とするが故に。其手術の簡約にして行易ものを拾て説
著。彼と此と參互講究し。其術全備ことを得せしむ。此編の要
とするところは。難産の頭を露。横産の先手を挺脚を出或る
背を探得ていふにとも爲がたし。及孿胎の古今の説の誤を
辯じ。いかなる難理の産ありとも。いさゝかも傷損ことなく
たひらくと分免しむべき秘訣。古今未曾有の術のたゞも行や
すく明易きことをことごく記説の盡ざるものには圖を以
て明にし。其原意を廣天下の收生嫗に傳く。世間産母生児の
横天を救しめんとすることを旨としたれば。この書にいふ
ところ一切載て遺ことなし。

通計八巻の目録其提要このくのごとし。病家須知もと蒼卒
に成たる書なれば。洩さることも鮮短ことも多ぞ往往謬
處も有ぬべければ。それらを後日に撫拾て續編とすること
もあるべし。坐婆必研にいたりては。このくより別行を俟く
思く筆記おきしとが。の收生嫗の輩み如此籍ありと知よし
もなく。又求く讀んと思ものも稀なるべく。さらぐだに我慢
偏執は婦女の常態なれば。邂逅に病家に相遇ことも。教諭
べき方便もあらば。假令偶教を受ものあるとも。天下の廣
に一人の力の及ことにしあらねば。孕婦ある家としく招た
る坐婆に如此書ありと告知しぬ。まさ文字を知ぬ輩にも讀

きゝせもしく誹なバ。其説を聽て開悟することありもすべし。もし然んにはたゞに其家の幸であるのみならず。世間孕婦産兒の禍を免しむることもはた鮮からず。おもひ立ぬる老婆心より。遂にこの後に合て刊行せる其志を助るものあらんことを世に普庶幾なり。

時天保二辛卯歳秋九月廿二日　擇善居主人自誌

攝生の意得を説

古昔の人の語に。人惰く侈バ貧く。力て儉なれバ富といひしぞ。もと身を修家を保の緊要とする所にして。攝生の道もまた此より外ならず。故いかにとなれバ。朝夕の作業怠惰ねバ。身體の運化も快爽。遊居なけれバ厚養卒食の妨害もあらず。諺にも言ごとく。流水は腐ず。戸樞ハ螻ばず。みな動ゆゑなり。かゝれバ無病にして後の福を祈にハ。力と儉との二を行にしくなし。此二を守んには畏るにしくことあるべからず。畏るとは天命を畏なり。萬の事畏慎意あれバ。危ことも險からず。過失あるべきやうもなし。酒を過バ體の害と爲ことを畏。美味に飽バ腸胃の化熟遲滯ことを畏。色慾を肆にせバ精氣の衰耗んことを畏。これらに耽く恒産に疎ならバ。家の敗亡んことを畏。衆多の錢財を費バ。産の傾覆んことを畏。かくなりゆけバ貪婪の念窮極ことなく。他の富を羨。人の金錢を債て購こともならぬが故に。世の誹謗を致し激憤を來ことを畏。子孫も己が鄙行を學なれ。後の衰凶を招ことを畏。如此所行に生を誤ば。病軀となるのみ。天の譴君父の責。世間の非評を一身に取く。漸次に衰敗遂にる體を毀家を滅に至んこと。のへをくも畏べれことにあらにや。の、る道理を審辨ば。深畏愼く儉と力とを護持べし。身にる禀得て定る天祿といふものあ。ぞ是を儉嗇やうにとる計較が攝生の第一なり。世間に常の食とるものと。此ハ性あし彼る人に益ありと。病もなきに喫慣たる品を嚴禁をることにるあらに。儉約に心を安どる人る。常の食ハ薄味にく車足。偶芳羞を喫ね殊に甘美おぞえく。平素甘醲に飽足ものよりも大に身體の滋

養となるなり。家道に怠ど努力もの。餘一日の閑を得て其嗜好に心意を娯るとれになる。の晝夜歡樂を極ものよりも情意を暢身體の益となること浩大なり。假令ば外襲邪毒る城を圍敵なり。攝養に背く發病る麾下にしく吾に倍ものなり。この叛心のもの城中に在ときにる。敵に内應しく城を陷る。恐べれことなり。何なる邪毒の敵の外を圍ものありとも。保守嚴く城中心を一致にしく米粟礮矢に缺乏のらど藥の援兵その圖にあさらば。内外より衷く敵と却んこと何の勞もあるべのらにし。古の善戰ものる勝やときよ勝といへり。その未萌に防禍の來ざるに供を爲と謀の優ものとにぽ、に入の初る強く慾を忍にお

ず。慾を忍は為がたきやうなれど。慣て常となれば至て易きことなり。後の害を畏る心存べし。微物もその程量を較て恣に喫ず。況女色と飲酒とや惣てのこと其初に畏慎これには。過失あること更にあるべからず。莫大の禍は。須臾の忍ざるにありとは。これをいふなり。世に吾は養生のことに疎脱なしといふ人も真に知たるは少なり。烏喙の状は青芋に類似たれども毒あるものとなるが故に。強ものあれども敢て喫ず。五穀は體を滋養に缺まじきものと思べし。求て食にはあらばや。これ烏頭と五穀とを真に知ばなり。人よく善悪の分を知こと。烏頭と五穀とのごとくならば過失あるはなけれども真に知人少なきべし。小の慾をも忍得ば。遂には害を招く。悔とも及ぬ禍害に罹は。愚にもはた哀に嘆ことにあらずや。今これらの弊を救んが為に。真の摂生の梗概を示し説諭こと左のごとし。

夫人の富貴を慕も。書を読道を明んと思も。英雄豪傑の大業を成就せんと欲も。軀に病苦なくして。其志を果こと能ば。歓楽のるべきことも娯ならば。故に病苦ある軀にては。富貴栄利も才徳あるもなにかはせん。人は唯壮健なることぞ世に存る第一の福なれば。其志あらんものは先之を知んことを庶幾べし。大凡身體は飲食の力に託て生とし活ものなれば。先飲食の摂養最要也。食も過て飽これば。腸胃膨脹。消化頑鈍。身體漸に弛弱ゆゑに。氣血の運行遅慢なり。腹中閉塞とおこりて。癥瘕を結成。精神鬱冒て。坐臥安からず。大病の原由となる。其他麤硬粘稠肥膩物。惡臭ある物。及至酸。至鹹品。辛辣の過ものなどを。皆偏味と稱て常に多喫べきものにあらず。これを好て嗜喫ば。暗に其毒の爲に身を損害らるゝなり。又體の大熱したるときに寒冷物を多食ば。運輸の機關を阻て宿病を動ことあり。體寒ときに至熱品を喫もまたおなじ。又平素温飲熱食を好ものは。齒牙の早損るのみならず。大に身の害となることなり。さらばとて冷物のみにても。身の滋養に缺ことあれば。常の食は寒温必適其中やうに用意べし。況性質とも辨ず喫慣ざるものを。珍羞なりとて喜で食こと。巨害あることあり。口腹の爲に身體を損害。下生を破過て。世の笑柄となること。不孝不忠これより大なるはなし。利害を辨ずして食を貪ば。禽獸の所作なり。禽獸すら己に害あるものは自然と退て喫ず。馬の野草を辨別。狗貓の食品を嗅知を見ても察べし。人と生て禽獸にも劣たる行を愧ざるはいかにぞや。酒は最偏味の甚其性猛烈物にして。嚴寒の候にも氷なれど。之を過喫ば益害多。體に害あるのみならず。人の家を亡し國を傾るも。十に八九は酒の害なり。愼戒ざるべけんや。飲食を節省は格物の門にして。身を修生を保の尤先とる所なれば。必放縱にすることなく。忍て慾を制すべきことなり。

次には眠を制べし。喜眠ハ怠惰の心より發るゝよりして諸病を生ずる因となる。多眠ものは精神漸に昏闇なりて善心沈没なりゆくものなり。畏く誡べし。然とて過に睡ど強く忍るはあし。適中に規則を定て過不足なかるべし。冬の夜は二時或は二時半。夏は四時を其度とせ。夜は早寝朝は日の出ぬ前に起ばよし。昼寝こと尤よろしからず。飽食ハ眠を引の媒となる。喫て直に枕に着こと尤身に害あり。酒に醉て臥ハ壽を短の理あり。故にもつとも戒べきなり。

その次には先體容を正しく後に息を調和べし。體を正るにハ。坐に端直なるを要とす。脊骨の前へ曲るなし。後へ聳も良からず。頭ハ平正に鼻と臍との準相對し。偏ず斜ず仰ず伏ず。頸を昂たるがよし。肩ハ低たるがよく急なし。眼ハ定て物を視ときハ頭とともに顧べし。両手は牽来て身に近膝上に安べし。腰下に鶏卵一個を容る程になりたるをよしとす。惣ての用意ハ。腰を以て小腹を前へ推やうにせよ。臍下に力入て下腹に氣充實息も臍下に至て胸肋心下に支ものなく。週身の力臍下腰膠に在ことをおぼゆべし。漸に習慣ての後はおのづからに力をも用ず。自然にかく爲得やうになりて息の喉を出入を自と知ざるやうになるなし。吸呼は鼻より出て臍下に納まる臍下より出て鼻へ泄る。後には耳よりも發騰理よりも出なり。長壽の

巻一　十一

人の耳に毫毛の生ち。吸呼調て精神の撿束符驗也。口を一切閉たるがよし。行住坐臥とも常に上下の唇ハ合たるをよしとス。癇疾諸症。肩背強急。上衝。眩運。胸腹支滿。心氣鬱結。癥瘕拘攣。及婦人子藏諸病等ハ。此術を持て其患漸に治べし。坐て行ことのみ思べからず。行住坐臥ともにこの意を用てよし。歩にも手を體に牽來て下に垂。四指に力をこめて拇指を掌中に握やうにすれバ。自然と臍下に氣充實きたり。腰胯に力入て。脚歩輕利て躓ことなく。習慣止ことなきに至バ。運歩の機會ハ腰胯間にあるて。脚にあらざることを自覺べし。寢には右を下にして右の脚を展し左を上にして左足を曲。手も牽來て腿のうへ垂。

腹を前のかたへ張出し足心に心を至しめ。足の大指を運轉こと七八度。其中他の念慮を發ことなかれ。他念もし發バ咒文またる佛名題目にても心中に誦ながら睡もよし。或る寢るに先仰て兩脚を伸。兩手を以て胸肋より小腹に至まで平心に撫摩こと數十遍。それより腰臗より髀の方へなるべくだけ兩手を伸てまさ撫摩こと數十遍して後足の拇指を徐々と動轉べし。惣て胸肋を按にハ輕。鳩尾より臍傍まで中に。小腹へ至ては重。そのさまハ撫摩意向ハ。假令バ畫師の五彩を設がごとく。沸湯を盛たる器を持がごとくいかにも靜に疎脫なかれとよしとも其後右を下にし腹を充張て睡なり。これらの法もまさよし。朝起には卒に臥床を出ず。先端坐して身體并諸支節を挻動こと數遍の後。兩手掌を膝上に安じて口を開て綿々と濁氣を吐こと三四遍ぞれより口を閉て鼻より清氣を納て臍下に至らしむること凡そ十數遍にして放解。徐々と床を離るやうにすること殊よし。癇症癥瘕或る婦人の子藏病皆此術を護持朝夕行て歇ざれど。藥を服して歳を經たる病を治べし。世に難治とする痱病痿躄及一切廢殘病もまたこの法に從て間效を見ものあり。小兒の搐搦癇疾の類にも此意を擴充て。藥劑を退けず按腹の法を授て愈たることあり。すべて持病あるものゝ寢とれにも最精神を平定て雜慮を放。臍下に氣の充實やうにして眠ことこれにまろ。其効尋常の藥に優ることほし。此に演るその梗槩なり。伎藝動仕のあひだも。飲食應接のひまにも。この旨趣を離ず。修習て止ざれば。威儀も自嚴整。身體も壯健になるのみの智慮も漸に增發て。勇氣も出ぬべし。これ形より心を調和る法なり。

これに續て心を調ることを學べし。これ放散氣を收て身內に充實しめ。心意和靜安定て。妄に外物の爲に昧されて轉倒することとなからしめんが爲なり。惣て人の體ろ上部輕清に下部寬裕なれば。必壯健にして病なく。假令外襲邪毒の侵刧ありとも多ろ大患に至ずして平治べし分なれども。平素この心の攝錄が

たく轉倒するによりて漸に胸腹を上のかたへ牽引て諸藏の
位置あしくなるゆゑ。癥瘕を結成。拘急を作發經脉上部に逆流易が
故に藥石の力の及ざるにもいたるなり。抑その心を轉倒せし
むる其起原ちゞの貪欲の念相續て止ど。求るに苦み。得ざれば
怖。失へば瞋。一切心を惱しむるにあらざるものなく。日を逐年
を經に從て昏闇になりゆき。調和ざるに至ぞ。漸に飲食の消化
を礙。氣血の運輸遲慢なるが故に。吾一身を主宰とふ元氣
其職を失内の守固ならど。外を防力微なりて。外襲邪毒その隙
を伺やをし。加之懊熱嗔沮。執拗踈放相續て斷ざるに至べ。これ
を已ぶ性格なりと自裁量て放肆なるが故に。痼癖失治疾病其

根を固しくは。このなる治術も効を奏ことなきに至也。予今世間
に所謂癩證癥瘕及一切廢殘病の其所由を詳にすることなれ
ものゝこの心の調和ざるより藥治の効なれものあることを的
實に知が故に。それらの爲に暫權に體と息とを調形よりこれを
治ることを人に教て多其効を得。さ庸人婦女などにも歌
を誦て身體を按摩法を授ることゝを行しめ。多年の病を愈し。藥
に優る驗を得しもの是捷要便宜法にして其實をいふとき
も體といひ息といふもそこより吾心の外表なることも假令
ば影の形に從ひ響の聲に應るがごとく。相離べきものにあ
らば。この心をだに調得ば。體と息とは別に調ることを用ぜし

て自然に其則に協こともとより至論なし。心廣けれバ體胖なりとの古言も。この心の外物の爲に動されど寛裕なれバ。其内に充實とおろの氣宇が外表に形て。身體の運爲動作自然に安泰舒暢になり。容貌嚴整言行詳愼なるといふ旨大このた此に同く。またし觀相師の傳るを聽に。心に沈憂罣慮あるものハ。頭前に垂て。眉間準頭に闇昧色を現し。失意坎壈なるものハ。背曲て坐容正からず。其息胸より出て臍下空洞なるがごとし。かくのごとき相あるものハ。性質依様摸糊して一切果斷なく。もし病などに罹る多る危篤にいたるなり。また時に乗ものハ。面仰項長。肩張背直。眼口光澤ありて。起坐ともに穩重に。智慧ふかきものハ

眼光清爽胸腹舒暢に見ゆるなり。かくのごとき相あるものハ。いのある危難に逢ことありても屈撓ことなく忍耐遂にハ禍を轉して福を得。萬事成就すといふがごとき。惣て心裏の所有の外表に現ものを相て知こと。醫家に所謂四診の一に望といふものあるがまた病の色相に顯る者を診知の意相似たり。のく外候の著きものなれバ。假令心内に邪慝を挾。外表ハ憂懃の人とおもハせ。庸人を欺得るとも。十手の指ところ畏べきのみならず。達者ハその眸子を視ても。その心裏の正邪を察すべし。且己が心の欺得べからざることへ。試に獨居て他のみるぬもなく聽こともなきに。吾心中何事をか思。何等を欲るを省べし。

第一術

昔より傳ところの華陀が五禽の戯も婆羅門の導引法も善からざるにハあらねども婦女子などに施さんにハ不宜とあり。今こゝに挙るところハ歌を誦く身體を撫摩術にしくごとし。凡所作にもかゝはらず婦女子老人體衰たるものといへども行やすく効を見もまた優とり。その法ハ所作ごとくをはりてのち厠へゆき寝衣を着心をしづめく臥褥に入。仰に臥肩と頸の間をゆるくとくつろげ両手を身に着て下にたれ両脚を伸て惣身にいさゝかも滞ところなくたとへば死たらんかとおもふやうなる形軀になりて先口を開て臍下より息を吐出こと一七遍にして口を閉眼をふさぎ心をしづめに両手を以て胸脇より小腹にいたるまでを撫おろす也後両腿のつけねより腰の後がひへかけ内外をと歌三七へんを吟る間ごとく撫る是第一術を膝のかしらへのへるく力をいれて掌のとゞくところまで撫おろすこと歌一七遍のあひだ也第二術なりぞ是より両脚をそり足の大指をゆりうごかすこと歌一七遍のあひだ也第三

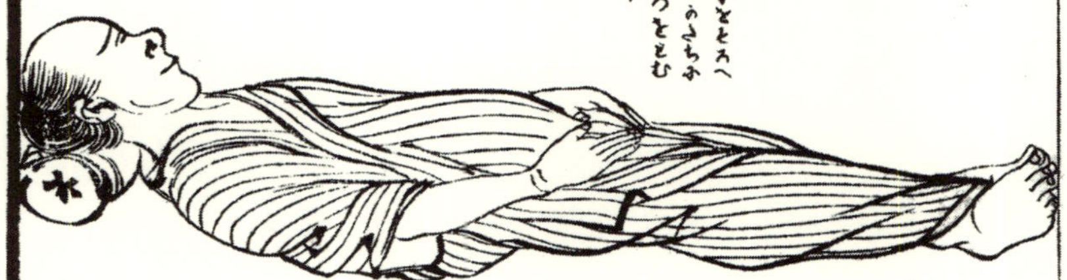

第二術

術なり。以上歌三十五遍なるべしと誦畢てとハまたらバ。そのまゝにまたく以前のごとくに惣身をゆるやかにしていさゝかもそりたるところとゞこほりたるところなからしめて鼻より息を納ることゆるくと臍下にいたらしむること三廿遍。このごとくにするときハその息の臍下にいさることハのこゝろをもちひて他の念慮をむぶき。數のごとくに息をいる、たびごとに鼻より出して口を一切開ことなかるべし。積癖あるもの。やゝもしてバこの息の塊あるところに支られて臍下にいたらざることいふものあれども日ごとにさいはにつとめ行しむればかならず臍下に及ぶるもの也。歌ハ萬葉集に出たる田口益人大夫が詠たる。いほはらのきよみがさきのみほのうらのゆたけきみつゝもものもひもなしといふ歌なり。この句中にものおもひなしといふことをみつきくなもひつゞくるにおよそ心識にあづかる病。自餘の諸般も三因ありといへどまづるものなもふより識神なのづから耗減窒塞てもろくの病をひきいだすことなきバこの歌ことを

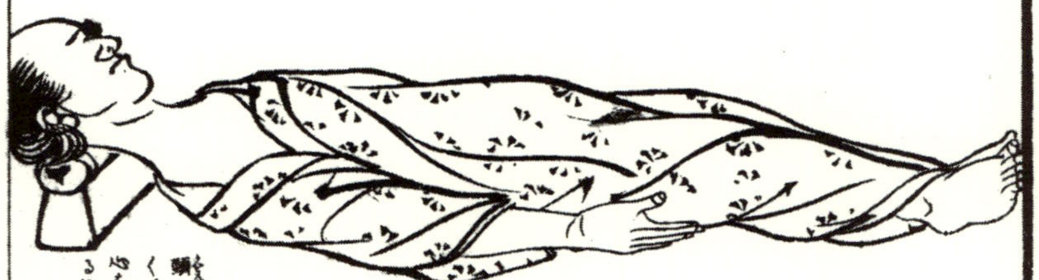

よき厭勝ならめとく。人にさづけ受持しむるに。験もまた多し。かの明の龔廷賢が醫書に載たる道家の暮臥咒も。そのこゝろえになることせ。をべく咒文ハこなたの歌のおとく。彼西竺の陀羅尼といへるも。韻響のあることと頌にひとしく歌にかなへ。また能よくその旨を得く此術を行んにハ。頌にもあれ歌にもあれ。人々の好樂にまかせてよし。此法をとめハ癇證にく夜寝こと安からざるもの、ためにまうけしが。その後これを婦人藏躁子藏攣急および癥瘕にて心下苦懣。胸腹臍下に動悸ありて。眩運頭痛常に發し。年をかさねて愈ざるもの。あるひハ長病體疲。元氣乏少もの。またハ留飲諸藥効なく年久しく悩もの。攻峭の斬わるもの。腹痛腰痛の治しがたき類に施て藥に優る効を得ることあり。あるひハ妊娠胎動にも。胎倚側く腰脚攣急起歩に悩ものにもちひく効あることあり。孕婦無病なるものといへども。その孕ことを知てのちハ。毎夜怠なくこの法を行く。母子ともに大なる益あることなりぞ。その意を得るるのちハ。おのおく

第三術

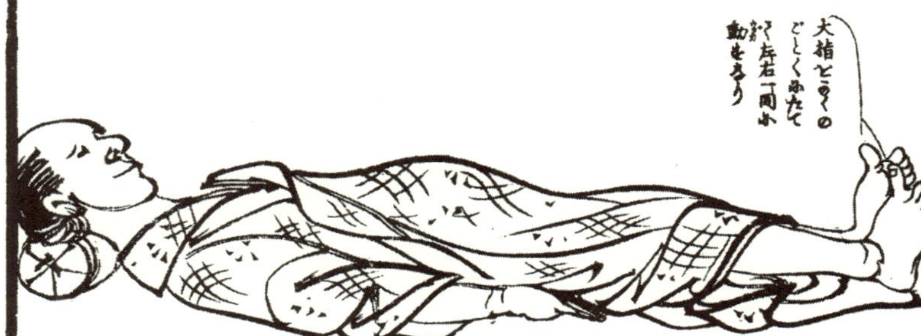

が作略にくハ。かやうにも便宜にまかせてよろしき也。とりわけむかしよりこの旨趣をもちひ。その人の機根にしたがひて癇證の治術に効を得。その氣質までをも轉ぜしめたることを擧てのぞへがたく。藥をもちふるにも大なる助となることありとべく臥寝安からねば睡て驚る、類また夜ごとに眠りねがふあるひハ夢に人のかの也ところさんとするを見ておどろきまたは死葬のことをゆめみてかなしくもしくハ臥たる足を人にとらへらるゝとゆめみまたハ高きところより墮落るとゆめさめあるひハ人に逐れて迯奔ゆめさめて惣身に汗出など惣て寝ごとかころの安からざるもの。皆癇證に屬ものにて予がこの按腹の法を怠ず行ながハ必愈なし。その輕心平になるものハ、かゝる症ハ自發ぬやうになるものなれバ、ひろく是を人にも傳て。多年の患を除しむべし。その至淺近なることのやうにおもへるべけれども、ふかくふかれ意味のあるところにて。其効を爲にいたりてハ尋常の醫師の藥を用るにもまさることあるなり。

三術行終て息を數る訣

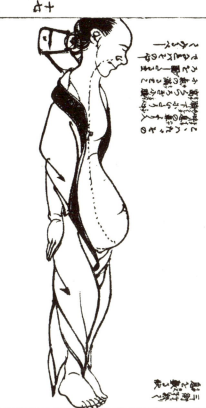

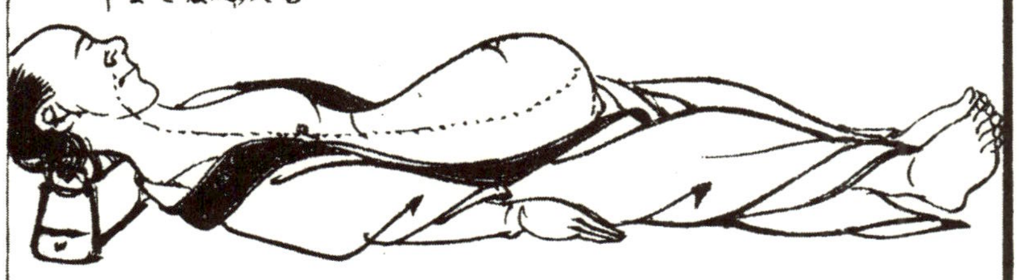

またヽ人に交の應對をもとめ。口より出ところの言辭。吾意裏に
思念ところと一致なるか一致ならざるや。吾胸の鏡に照見さ
ば。善惡黒白既に明に之を知。その心に在て之を知ところの靈
妙なるものを識神なり。是乃不生不死の物にしてよく形なれ
ば視聲なきに聽。幽冥測知べからず。もとより取て吾物とせ
ども。たゞしばらく此軀殻に寄寓て。元氣を主宰て。大氣を吸呼
しめ。暖と命と識とを保しむる。その徳を天地に溢その體を鬼
神に同くもし吾心に塵埃も惡念の根ざすものあれば。己智
辯を以て掩隱ことあたはざ。吾知ところのものを天地も鬼神
もこれを知。天地鬼神既にこれを知がゆゑに。其天授の數の盡

るを待て。必其報を與ることも。もとより一氣の感應をなところ
にして。更に怪むべきにあらず。かゝる靈妙不思議の識神なれ
ば。此に在て彼を知。既往を識て未然を察して違ず。善を聽
ば善と知。惡を視ば惡と思ことあながちに賢愚の差別に由
にもあらず。われと吾心を欺得べからざるものなれども。眼耳
鼻舌身といふ隔礙があるて。喫緣ば死被ねば寒るといふこの
軀殻を保たれば。假令大徳の人なりとも。この慾なしとをいふ
べからず。この眼耳鼻舌身も。もと心の使役にしてその命を待
ものなれども。眼には美色耳には淫聲鼻には芬芳。口には飲喫。
體には輕暖の欲を具て。厭足ことを知ず。遂に浮雲之榮を怙

く世に誇權威を弄て人を輕しむるにいたるは譬ば雲霧の中に在て四隅を辨ることなく燈炬なくして闇夜に險路を行がごとく。遂には人の善惡を察ことなきにもいたりては其の危きことまたいふにぞや。かくては却て心を以て形の使役となし。君臣その位を換るものに似たり。か丶る心の轉倒より。遂には胸腹諸藏の位置を失。沈痾痼癈病に身を苦て。其天年を全する人世に少ことまた知べし。今この心の調和ざるより發病の大槩をいへば。すべて瞋恚の心に絶ざるものおよび喜怒の情慾に動やすきものは。や丶もすれば狂。癇。癡騃。痙瘈。昏冒。頭痛。眩運。腹痛。拘攣。沈睡諸病を發しやすく。或は肩背強急癰疽發背。また

は急痱。緩痱。腰脚痺痿等病を生じ。左なれば吐血下血をすることあり。鬱悒思想の遺ぬるものは癥瘕といふまでもあらず。癇症。痱病。足痺。痿躄。喘哮。勞瘵。鼓脹。翻胃。膈噎。胸痛。背痛。婦人は子藏諸病。藏躁。漏下。半産。不孕。月信不順。及産子不育の類あるにいたる。世に所謂留飲といふものもまたこれより生ず。飲食不化をまく霍亂等を發するもあり。なほ卷尾の看病意得の條で二の巻の飲食禁忌の編に記たることども參互て。其大要を察べしその他の病心の調和ざるより發もの預數つくしがたし。もし其心調和て身體舒寬したるものは姿に發揚て過喜暴怒の氣血を鼓動こともなく抑鬱らきて憂愁驚怖困迫疲憊の腸胃

の運輸と凝昇陽の機關を遮ることもあらねバ。元氣の主宰と
の職を遂ぐ。上諸件の病ハ一切發ことなくまゝ足ことを知天
命に任。吾身の榮辱世間の毀譽のためにし情意を動ざるもの也。
其心安定く靜なるが故に。體も息も自然に調和て。喜怒哀樂の
境に逢といへども。决して昧さゞ動さるゝことなく。身を毀天
年を損ざるやどのことはあるべからず。こゝをもつて病の原
を塞ぐ健ならんことを希ハヾ。慾念を省て心意を調に優さる
ことあるべからずといふ也。然を肆欲のためにし身を過生も
つから病を得て。世に存るひもなく困厄をするもいかなる高
位重祿の人なりとも尊とするに足ざいかとなせバ其志禽

獸に近けれバなり。此編述ところハ。聖人の身を修心を正をる
の教なるがうへに。食眠。體息。心を合く五調和と稱るも。もと予
が新に構たることにもあらねバ。おもふに醫の病を治さるもま
たあの道の外に出ることとあらざれバ。今庸俗の爲に。その梗槩
の尤淺近にして通じやすきものを記して諭ところなれども。
猶解しがたく及がたしとおもふ輩もあらバ。先飲食睡眠の則
を節のまたる體容を呼吸との二を調ることを學で試る。の各
其行易に由好ところに從くよし。そもそもなにい爲難ものなり。歌を
誦て體を摩擦る術ありとも。又經久行て止ざ。其効を成にいさ
至てなり。五事ともに自然に調ことを得ことあるべし。故如何と

なれバ。此五事ハことごとく吾體裏のものにして別ならず。相離るものにあらず。唯知者は實理を明かにして。内より之を外に及ぼすが故に易く。庸人は權道を守て。外より之を内に達せしめんとするが故に難し。雖然ども人々の便宜に任せ。麓の徑を異にして。遠近遲速ありといへども。歩を運て止ざれバ。遂に其巓に陟る。真の攝生の道を得。よく其天年を保全し。病なくして死を善せん人の世に多からんことを欲すれバなり。

妄に藥を服べからざる心得を説

病ありて醫を招かば。その説ところ人ごとに一致ならば。病家も何を是とも非とも辨知こと能ず。疑惑て決がたきは。切當ぬ藥を服よりも先消息て病の轉化と着の懸に絶ことあり。然を強てこれを卜籤などにて決斷せんとするは尤失當なることなり。其故いかにとなれバ。その請んと慮醫師が皆麁工にして。病因を察得て所措的當ならぬ輩ならんに。其名を記載て卜籤に決しなバ。その中必一人は其擬に應べし。されどその定らさたる醫士もかゝる賤工のうちなれバ。藥を服て効なきにまたもや惑を發て再醫を換んと慮べし。その時に至てハ初の卜籤も虚構となる。この神明を輕蔑の罪何にか歸べき。もし止ことを得ずば卜籤に決せんとおもハゞ。僅も我意を加ず。世に名望ある醫士の見識ありて治術に心を潜もの數輩を擧て。その應と

巻一　廿一

ころの醫士已が意に滿ざとも小も疑ず。病者の死生とその人
に委て天命に任る心ならバ。神佛の感應もあるべきことなり。
されどかゝる決斷ある人ならバ。卜筮を用るにも及ざ事と一
心に決べければ。いづれにも卜筮の無益なること知ぬべし。故
に病のなきもきをさらなり。術に精き醫とも知得ど。但庸工の
述ところ多途なるに惑て其處置を錯んより。まづ少時間藥を
投ずして。その動靜を察にしくことなし。これを古人は病あり
て藥せざれバ中醫を得といへり。中醫といふは中等の醫とい
ふこと也。上醫は病のいまだ發ざるさきに治し。病として發し
めず。中醫は病ありて藥を用るに過失なく。驗を得ものとい

ふといへバ。その中醫といふものも凡庸の醫士といふにあ
らぬと知べし。これ妄なる藥を用て害あることを戒る語に
して。凡人の病は天命に由ものなれバ。理に背る療治を爲よ
りも。廢置て自然に從べきことを諭しなり。俗家の了解しがた
きことなれども。今其大旨の道理を此に述るを聽惣て病の熱
を催も腫瘍の膿を成も。悉皆一身の元氣の其病毒を驅逐て。體
外へ排除んとするなり。自然作用力の爲ところなれども。醫はたゞ其
足ざる力を戮て。病毒に對抗元氣を負ざらしめんがために。藥
石鍼灸を用る也。作用力よく病毒を排逐に有餘ば。強に灸藥の
力を賴に及ばし。病は自然に愈べきなり。但氣血の運輸に遂

次定限あれバ。頓病は頓に治すべけれども。漸病は漸に治する
にあらざれバ。効なきものあり。凡て病に日數の定期あること。ひ
とり痘瘡麻疹の眼に見えやすきもの、みにあらず。傷寒瘧痢
および一切の病に。皆其定限あれバ。いかに強て遄に治さむと
慮ども。その期を經るにあらねバ。決して愈ものにあらず。竹木
刺の肉中にあるものを見よ。自然作用力の膿を釀て排除に日
數を經るがごとし。又蒼卒の微感冒は曲肱假寐より得て。そのあ
ひだ喫煙一二口にハ過ざれども。寒氣に腠理を犯されて後も。
週身に徹汗を得にあらねバ治ことのなれ。その時刻を經るを
も考みよ。況惡寒は水を沃がごとく。大熱は熾がごとくにして。

食味も失起臥安からず。輕易ならぬ疾の速に愈べき理なんぞ
あらんや。或は下疳瘡より漸に蔓延たる黴毒また手掌より惣
身に浸淫たる肥前瘡等。或は數年腹中に鬱結せる癥癖のごと
き其佗一切年月を累ぬる疾の卒に治べき術なきのみ。非蹙の
類は暴に發やうなれども。皆內臟に損害たるところありて。以
漸發動の故に。頓なるやうに見えても頓には治ぬなり。世人は
此理を知ねバ。この藥劑偽醫の詞を信じ。一週二週の日數を限て
治さんといふを喜ぶまゝ遊辭裝證なる醫生の劑を用ひ。治べ
き期を失ひ或は巫祝の言を信じ。無盲脈を實とおもひ。夢想の妙
藥名灸の等を嬉醫者の方角を擬るひ俗家の一知半解な

る醫按だくに。妄意なる治療を施し。再得がたき父母の遺體を毀傷こと。大なる過失と知ざるや。故に藥は病を治すべきものなれども。其應否をも辨ぜず妄に服べきものにあらず。俗人は此理に昧しく。藥とだにいへバ。死べき齢も延やうにおもへども。穀肉果菜の常に喫もの、外に藥と名く疾を治すべきもの。偏味ならず毒のなき品はなきことなり。故に病に應ぜざれば効を奏ごとく應ぜざれば其害を生ずべし。无妄之藥は試べからずとも。古聖人の戒なり世間の麤工の所措を見よ。頭痛もといへバ。方書の頭痛門にて藥を調て與れども。おなじ頭痛にも。傷寒感冒もあり。中暑もあり。黴毒もあり。癥瘕もあり。蛔蟲もあり。乃至經行不順も。子藏病も。留飲も。酩酊も。停食も。舟車舩も攧撲も。痘瘡麻疹の序熱もありて。病因各異なり。仍て藥もその病因をさへ治すれバ。頭痛も支症なれバ。別に頭痛の藥とてある然れ道理もなきを。その病因を正に認ことのならぬゆゑに。先頭痛門にて藥を與るもたとへバ劇場を看て泣ものに予をいふがごとし。故に眩運をといへバ。眩運の加味とて藥を加へ。腰痛を訟れバ。腰痛の加減といひて一二味を增ざゝその證にのゝ拘て方を處がゆゑに。患症多岐なれバ。一方二十餘品に過ものあり。大に哂べきことならずや。かゝる拙技を捨んと專人の氣を釣口給を壯時よ里熟て。世事に慣き雄辯饒舌に眩惑

とは悟ども、才智あるものといへども。遂にその弊に
陥る害を招にいたるなり。故に病因を確知ことなく。痰積血
積風労血労など。詮もなれ名を稱婦人の病と一切血の道と
いひ。あるひは瘀血の所為となし小児の病を惣て蟲または疳
とよび。知ぬ病は留飲とし。肝火の亢ものなど。または肝経の湿熱
あるひは昔の疲弊の出たるなり。心気の損痰の所為など、遊
説の類皆世間の医者の通弊にして。これを病家うけのよき詞と
もいふなり。とても實相を告とも辨知まじとおもへば。聊害な
きに似たれども。医師も自覚ぬまゝの遁辞に。かゝる医按に気
をとるゝかたのあるべし。自己も若かく失慮てる。投薬に効の有

べき道理なく。その愈るも自然作用力の運為なること知べし。
此旨を了解ざれば。庸医の為に幻され。君親の病にもおもはぬ
不忠不孝の罪を得ことあらん。これ孝子忠臣の尤知ざんばあ
るべからざることなり。親に事るものは医を知ざんばあるべ
からずといふ古人の教もこゝにあり。この意向を會得すると
きは世に所謂攝生薬とて。病なきに常に薬を用るもの。ただ
べ泰平の世に干戈を事とし。晴天に傘を執屐を着がごとく。損
多く益なし。決してなきことゝも知べきなり。鍼灸も病なくては
用べからず。況や火熱に耐がたき小児のさせる病もなれに。養
生灸といふ類も尤弊習なり。いかなる術ありとも定さる人命

巻一　廿五

を灸藥のいのぐ續延の理やあるべき。故小この延年益精藥と
いふの類を。皆人小淫慾を進る。奸佞者の所爲小そや、志ある
もの、用ることさ小あらざと知べし。この理を明て。疾あらバ命
を天小任。治を醫小委ていさゝのも貳なきを。眞小天命を知る
る人とをいふなり。いさづら小庸醫の辯舌。俗人の異議小昏迷
る。譬バ船中小在く汐路も知ぬもの、支揮を容ゐごとく。忽風
濤の難小逢ぶ。覆敗を免乏ド。故小船中小そゝ天氣海程小熟し
る舡人のいふことならぐも取證べのらバ。醫もまた然なりと
知ざるハ。愚なることさ小もあらバや。

醫を撰ぶき意得をとく

親小事ものも醫を知ざんバあるゐのらざと。古人の言しも醫
術を學べといふことかもあらず。其世小聞る醫の巧拙を預知
く。親の病あることを小治を乞小。錯失なきやう小との諭なり。醫
の術も人命小係ところの重任小しく。いのかご才智ある人の
精修て其道を明小し。且病者を衆多診察し。療治小意を研ても。
なほ得ところと得ぬところとあるぐ。其妙境小到ことも尤難
ここなり。さ乏バ李康子の贖し藥を。孔子のいまご達せざとの
たまひく。服たまハぬを見よ。況や凡庸の人をしく。親小事んが
ため小醫術を學しめバ。その見聞ところの醫說を心醉臆斷偏
見小まのせ。或もたゞ紙上の理を的小し。經驗もそざる藥を自

匕とりて、その親の病に進することもならもあるべし。かくても
害のなきも僥倖にて、ふかく考へば大に畏懼べき所為なり。こ
れを孝子仁人の所行といひがたかるべし。然ばその、條理
に疎き儒者の此語を謬解したるが、却て害あることゝなり
たるなれ。今俗家にありて、医の巧拙を知んことは難ことのや
うなれども、たゞ己が内心に裁といふものを微も蘊ことなく。
贔屓偏頗の念を去て、病の初発よりその以前のことまでも熟
と考て、医の述ところを検査、その医の辞に飾ありて媚を要る
薄情のものか、信実にして治療を専にするものかを鑒察べし。
誠慤の医師のいふところを、俗家の思惟したることとも大に

相違することもあるものにて。心に合ぬこと多阿諛を旨とし
容を取る輩る。専此方の言詞に従て、浮説病按を、的中したりと
思ふより、事を誤るき端を発なり。且医の巧者なりと称さるゝ、壮
より老にいたるまで数千人の重痾を裁量たるものなりとも、
毎事に的中の医按をあらざるものを病といふものゝいふな
ることより発といふ理だに知ぬ俗人が、冒寒、停食の軽易證
にもせよ。真の條理の弁べきことにもあらぬを、偶に讒論を聞
て、却て己が思慮と背を疑ふ、愚昧なることにもあらばや医の
明察懸断事に臨て過失なれ人なでも、国天下の政を委任し
もよく治べき道理あり。いはにとなきべ。事の理に明に、仁愛を

巻一　廿七

心とし。勇毅果敢のものにあらざれバ。その妙境に到りがたけれバ。世に其人なきも亦宜ならずや。外表より腔内を察し。病の所在を知て薬を與るの難を慮ならバ。常に効驗を見て信用する醫のいふところ。どりにふれて微失ありとも。そをより退棄べきにあらず。俯仰に儇巧。治術に精を研ざる黨よりも醫道にのみ心を潜て。誠一樸素なる者の過る。却て俗家の眼にも見ゆるものなれバ。すべて醫の巧拙を知得んにも。いかにも己が腔内にある私見を一掃て。時醫の矜飾と。甜語遊辭に起惑て無れバ。始接たる醫師なりとも。その巧拙といかでか辨ざらんや。昔の良將も數萬の英雄の心を一言の下に知得て。己が大事を委て使令こと。己が手足の如なるをおもひ見よ。それらに比ては醫を業とし。一生涯を事足ととおもふ小量者の心中を察し知んこと。何の難きことのあるべき。然るを今の諸侯の病あるときに醫を擇ことは其宜を得ど。卑賤ものにもまさりて錯失多。處方的實せること少。其故いかにとなれば。勢に乗時醫の粧點と。華說の爲に昧され。阿黨醫者の雷同合按なるを。唯左右近侍の辭に從。其實否をも糺ず採用が故に。偶其非を知醫師ありといへども。其徒の爲に廢棄られて。事情を通べき由もなく。默止を以て遂に的實の治法を得ことを能ず。貴人に篤疾あれバ。必死ぬることとのやうになりたるも。尤嘆べき弊習ならずや。假令諸侯ハ尊

といへども。醫伎を賤といへども。親の死生に係一大事を任ん
かる。儲君自醫に應對し。その病按を照管したまふべし。もし親
の病を患る志の深バ。顔之推といひけん人の教のごとくに。
自身に醫を送迎したまふとも。何の辱ことのあるなき。
また君父の至重なる命を託る醫師も。大役あるときの都督
たる將軍よりも。其任重ことにして其支撑る國家に係當大事
あれバ。これを輕視る君子の行にあらねなり。然を儲君へ其
臣下に委て顧ず。臣下も之を醫官に任。醫官へ之を他の虚名あ
る醫師に託く。互に自己の後責を逃んとするも。不孝不忠不義
これに勝こともあるなき。もし戰場にて君父の敵に圍れ。或る

單騎にて難に逢たまそんに。孝子忠臣の心を以てせバ。身を捨
て赴援せざるもあるなからど。然と今病といふ巨敵に偪られ
る君父の艱厄をよそごとに見物して。それを恥と思ねるこれ
禽獸の所行なるべし。かゝる不忠不孝のもの戰國のときに會
あり。我軍といふとも宥べきにあらバ。まづ其罪を正て他を懲
べきを。累世の恩遇をわすれてたゞその俸祿を失んことを
のみ恐るゝをなにごとぞや。また醫の病家の迎意を專一として
人に譽られ名を釣んとおもふ輩の。緩急の用に當べき道理あ
るべしとも思ず。ざやうの徒も。危篤證にて駃藥など與べき
かもたえて拔ど。たゞ辯舌にまかせて人を詐し。藥若といへど

卷一　廿九

方を轉遊とさけバ加減して辭巧のかためこのし。外見る君子のやうに見ゆれども。其内心の穢ことる錦に糞丸を裹たるがごとし。まさ醫の術に巧ありといへる、ものも。青雲を仰。權門に媚を要る心發ときる。從て伎る拙あるそのあり。まさ茶の湯誹諧連歌蹴鞠その他の百伎あるに、ても。一途に耽樂ものる。醫伎ハ疎放ことはのあさりあり。況く酒色に身を溺し。或ハ醫業の旁に貨殖のことを營。賣藥あどと專にし。或る富商大賈を崇ことその法に超るものあど。其術の拙るいふまぐもあらバ。抑醫る小伎ありといへども。至重人命に係大任にく。他の憂苦を已に分心を勞るものあるをたとへ富王侯に比ものをいふと

もぞの非禮をあにとも思ず。奴隷のごとく其門戸に出入をるを喜輩に。阽危の病者を委託ことる。輕忽あることにあらざやまた世の口實にも學醫る七ぎまハらぬといふる。さることにく。醫の伎倆る。學問講究たるのミにく。煉磨の功を積ざるにあらねバ。上工にる成ぬものあることる。米賈の米を一見して其州郡を辨。兌舖の掌中にく金銀の眞贋を知。帛商の絹紬を手に握て。其所產を證に差ことあるさぶ。書籍口訣に据ものにるあらで。累歳の習慣にあるがおとく。醫もまさ然あり。書冊上にて理を談。實驗を經たること少ものへ。其誦たる典籍ども。ぶ害をあしく。却く事を誤ことと多し。況專儒釋の書を好或る運氣五

行なざを醫の原意とする輩はいかでか治術を為得べき。はた近頃喝蘭の醫學大に流行して。その風土の我邦に異をも辨ぜ。ただ其説の奇異を喜び纖巧なるに昧されて。ごもを愛慕醫士ら。唯狄鞮の飜譯せる醫書を踈に看過にて。かの虚を吠狗に同く。其説いかにと研窮べきにもあらざ。當否いかにと疑慮も發ねバ。喝蘭人の説ことゝも皆妄言のなきもののごとく謬執切に之を唱へバ。俗人もはた珍異ことに聴なし。病者を附託蘭藥の倣希になさしめて。遂になる害を冒るもの多し。才高識明者に遇べ。まゝ採用ることもある西洋の學も。今ち徒に世の害とのみなりて。益あることの少きなり。彼一偏に陷て。向ところを察にせざ。古人の

所謂好ごども其惡を知人の。世に鮮に由がなり。ばしく西戎學の大本とするところ四十一元行の穿鑿その塞ところ多を知ぞ。又無を有となるらぞ。有を無となることとなしなどいふ説の類る。甚き左道にして。大に害あることどもなり。今此らの非を辯析たりとぞ。固俗家に於て用なきのことなるらぞ。了解かさきこと多けれバ。其煩ざることを喃も論ぞ。たゞなかにごとも新奇を好む人情の常なれバ。遠慮をも致ぞして。衆人雷同之を唱和に至る。尤嘆息ことどもなり。さきにもいふごとく。醫を言行一致にしく忠實仁愛を其志とするものにあらねぞ。大患ハ委のたく。病家ハ醫を延に敬を致て。吾意必を毫も執ぞ。一切著見なく。鐵

巻一

方位日の吉凶等の擬ことに拘忌ず。誠愨を以て醫に對にあらざれバ。良醫に遇がたかるべし。醫術の尤修得がたき。晨夕に思を苦て其過少からんことを庶幾ども。猶其域に到えざると。況其難を知醫人もはき世に少なるは。かゝる昇平の世の一大厄にして。嗟嘆おもふあまりに。他の毀譽にも拘ず。今その槩略を記て自戒。のさへら衆人の意得ともになどありける。

醫に相對する心得を説

病證を醫に告るには。病の發端のことより漏落もなく。第一には飲啖の多寡と。謦欬の難易と。便下の利否と。今まで服さる藥の次第。平素の宿疾とも纖悉に告て。治を乞べきなり。久痾になすてる。以去のことハ忘失こともあるものなれバ。よく回心嘗て肥前瘡。黴毒。下疳。瘡瘙。痔。陰癬。臁瘡。或は痛痺。足痺など患る。打撲。損傷などしたることまでも。巨細に省慮て説べし。たとへ隠諱べきこととなりとも。病に與たることを秘ては。大に損のあることなり。是ぞ彼ぞと醫士のきにも病因を探媒になるやうにすべし。前章にも述ごとく。已が私心に病按だてして。それを先醫師に語ハ。不可ことなり。求售醫師ハ其辭に從て。真の病因をバ探えず。先病者の意を餂を主ともれバ。其説を聽て。已に諂ふ耳言とはつゆも覺ず。唯其心に投を好ぶ惑亂より遂にハ其係蹄にかゝるなり。これ意得ざんバあるべからざることあり。はた拗戻褊心の病者も。醫の伎倆を檢んと。病状を詳説せしく。醫者の方より揣度しめ。その論辯を聽んとするものあり。こも大なる左過也。醫の脉を診色を察腹を按て。外表より腔内の疾苦を知んとするも。鹵莽にくも修得がたき術にく。沈痾にありても。百般の證候參査にあらねバ。其道に慣利醫者なりとも。漏失なしとハいふべからバ。然をましく土郎中とや。詳ならうへバも悉告にあらねバ。過あらんことを懼べきを。隠て語ざるへ。愛重なる己が身を玩物にするがごとし。同大便の泄下といふにも。其色相と臭氣によりて。天地の隔あり。秘結をといふにも。蘊熱ゆゑに燥く結をるあり。晝夜耗く結をるあり。癥瘕なとよ

り牽引て結をるあり。不遂になりたるところ腔裏にありて結をるあれバ。強に快藥バかりを一槩に投べきにあらバ。小便の通ても亦爾然と俚醫ろことを同一に裁量たる輩なきにしもあらバ。最喘氣咳嗽胸脇牽痛等の腠理昇陽に支障ある及小便不利より來。或ハ婦人小腹に癥塊の患ある者に。唯内部子藏の水腫たることかもハ也其治法にく効あるもの、類も偶見ところなれども。此等の病者ハ必其小便平素に異ことなるものにて。患者の心を注く自致にあらざるも。醫の診候に遺失なるきこと能ど。其他小便不利より浮腫とも發せ。内藏の患となるものありて。病者ももとより醫師もそれと覺せして治術を

卷一　廿三

誤ことあれバ。俗家にもよく其意得をべきことあり。ほゝ婦女の暗疾を恥て告ざるもの多し。然バ母氏の夫主まさる女奴などより陰に醫に傳語やうにもすべきことなり。これも自告の優にハあらねバと知べし。其佗小児の病と乳媼に委るも大に不可ことにて過を致基本なり。乳哺前後のことまでも。其母自検て醫に語べし。最小兒の醫とて啼ものを腹診も精に為がたきものなれバ。其患状と巨細に談て治をこふにあらねバ大に損のあることなり。たとへ良醫なりとも。衆病者を一身に擔負て。四方に奔走に間なけれバ。蒼卒の應對にて見聞に遺ことなしとせいふべからず。故によく記得て説話こと緊要なり。孝慊仁愛の志深らん人ハ尤意を注べきことなり。はゝ藥味の口に適ぬと妄に醫に訴るも屢劑の製肘となることあり。良藥口に苦けれども。病に利ありといふにあらずや。たとへあれども。其強て服毎に。胸膈に拒て吐逆を促し。或ハ服後なにとなく平穏ならバ。藥汁泥滞ものなれ。これ作用力の容受ざることあるものなれバそれを強に服せんとするも可ならぬことなり。却て害を得ことあれバ。其由を速に醫に告て。藥を更しむべし。されバへ的當の藥も。瞑眩して捷効を見ことあれバ。一槩に論ずべきことにあらずと知べし。又惣ての藥を空心に嚥を可とも食後直に服ハ佳ならずハ下焦の病にを食前。上焦の病にハ飡後を良とせといふなども。大愚ことふて。藥ハ何なる理ふて効あるといふことだふ辨知ぬもの、いふことなれバ。少拘執ところふあらバと憑べし。

病の傳染なき理を説

大凡一切の病轉化ざるものなし。其轉化べき理を明ふ知されバ。之を避べきこととも。治をべき道をも得ことのさし。されをなれども。其深義ふいたりてをバ。このやうふ說示とも。俗家の容易會得をべきことならねバ。今を唯其大要を記て衆人ふ告るものなし。先第一ふ了解べきを人身を天地間の萬物の理を具て遺ところなきものなれバ。世間無量の病を悉皆内と外と

相應じて發るが故ふ傷寒。時疫。瘧。痢。疸。麻。黴毒。肥前瘡。および脚痺。黄疸。癆瘵。癇痃なといふ病のあるとあらゆるものまでも。傳染ざるを一切なきものぞと知べし。其中費ふしく知易と隠ふして察しがたきとありく。正ふそれと辨がたく認がたきものも有ども。今其顯著ものを知得バ。他ハ自了解べし。今此ふ一人の傷寒を患ものあらんふ。其初外界より轉輸たるふもあらを。内界より釀成たる熱病の類ふもあらバ。偶寒冷ふ觸ことありく。肌膚昇陽を冒塞て。腠理發泄あしくなるが故ふ。これふ對抗べき惡寒發熱を促。之を汗より解し得されバ。其患漸ふ内藏ふ及し。經脈腸胃の運輸平素と大ふ異るが故ふ。此ふ於て一種の毒を

釀造そもより之を人に傳化とさる。初に寒に觸て皮表より病を得たる人とる。其發病異にして惱苦劇其患速傳變て內藏に及ぞ。こゝに至ば其毒を傳輸たる人の病と其證相似たり。偶異ものあるる。其人の性質の各別なるによればなり。それより人て其毒を人より人に轉化て患なり。然ども初發に病を得し人るたゞ一時皮表を壅塞たるより來に過ざるの。或る陰濕の地。壁のいまだ乾ぬところに臥たるなど一時の妨害に由の。病因る各異なれども。何にも蒼卒の事なると。鬱熱日を累て。一種の傳化べき病毒を釀成がなり。この痘。麻。肥前。癩疾の類の異域より轉輸もののもはさ此に同く。其病の本源る。天地開闢の太古

より有にも非。全異邦蠻夷の氣候正ならぬ地に生育たる人の體より。一種の悪戻たる病毒を結成て。傳來もののなること明なることる。次の痘瘡。癩疾。肥前瘡の條下に述べけれ。參攷べし。はさ槩て傷寒と稱べき熱ある病にる。內因より來もののもありて。所由に區別あることる。後の傷寒の條に於て分析べし。されべくそとらの毒を轉輸にる。肌膚よりさるの口鼻より吸呼に從て致もののにて。熱ある病者の側に睡を催或る裼腹薄衣を忍。又る疾に由て體に蝕ぬあるなどの人能之に當なり。故に轉化やとき熱病と思る、ものを看護せんにる。其用心あるべきことぞのし。睡て風を感やときがごとく。臥たるも之に傳染易もの

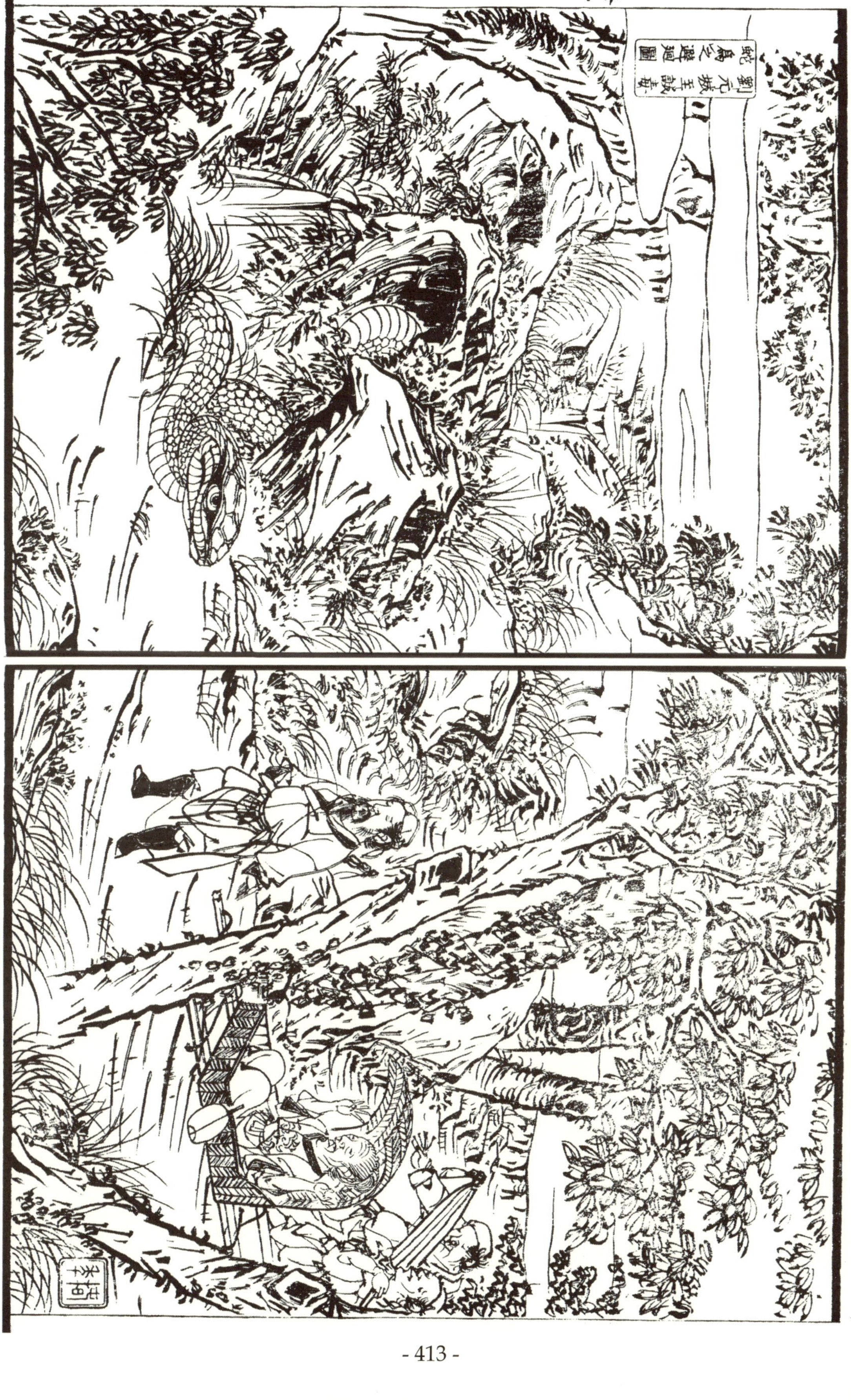
劉元城至誠毒
蛇鳥之避廻圖

なれバ。病者の近傍に在て寝ことなどハ最宜からぬことなり。然れども孝悌仁愛の志深ものハ。其身内より發出て。上下四方を衛護ところの氣ありて。いかなる悪毒氣に近觸と雖。决して排除て體に染ことハなきものなり。此衛氣ハ妄に庸人の眼にみゆるものにあらず。之を知こと甚難。故に此修行のなき人ハ。看病の中最飲啖起臥に意を注て。身心の困憊ぬやうにし。病人の衣衾を吾身に着ず。口鼻の息と二便身體の臭氣を嗅こまぬやうにすべし。空心と渇睡て看護すること甚あし。又癆瘵の病床へ。虚脆者ハ近べからず。されども病者至戚ならバ。看護ハ少べからざれバ。豫て其用意して轉染ぬやうにすべし。是の

も炎熱の頃など。其疾に斃たる人の冢塋へ上バ。屍氣に觸ぬやうに戒べし。又痘麻を避ことハ至て難ものなることなり。後の巻に言及べく。肥前瘡黴毒の避易も。其條下に於て詳に説諭を讀て辨べし。ことさら其轉染を御べき梗槩を談なり。まさ忠孝慈仁の志篤身を抛て看護をする人の。熱毒等に傳染ざるハ昔より和漢とも其證少からず。今の世にも多見るところなり。然ど人情の淺やかなる。己が懿親戚屬なりとも。傷寒熱病の類を患ときハ。傳染ことを懼て。看護を他人に託て。病床に近ことをせざるものあり。是人倫の所行にあらず。殊父母の病にハ命にも代べきに。傳染を懼るゝハなにごとぞ。されバとて吾兒の病時にハ

通宵寝もやらど看侍鍼とれふる己身を刺ごとく灸をると
きる吾體を炳ごとく思ごとも己ご生たる子故あらばや。然ば
己を生たる父母の病を疎放ふをることをあるべのらば。兄弟
こくも吾親よりこ出ば同子あり。吾親族る曩祖よりこ出ば同
孫子あり。然を路視あーく。或る身ふ関あし。彼る看病ふ慣さり
あどいひて人を雇て侍たくひ。豈憎べきことふあらばや。懿親
ともかく待ば。奴婢の病るいのふ苦悩のも知ど。醫師ふ藥を乞
たるむのりふく。服ゟ不服ゟも問ど。重るべし延日と聽と即落
籍も主臣の情も恩もあき行。天譴豈畏べきことふあらばや。此
論る且閣さて彼病毒る其本因各異ふしく。一とーく同ものを

あきことあり。故ふ痘毒を輸て麻疹ふもあらば。肥前瘡ゟ黴毒
ふも變ぜば。瘧痢併病もの、。瘧ハ截ても痢るもとのま、ふく
治せど。㾕腫眼を傳ゑば必㾕腫眼を患。一切皆然ものふく。病百
種あ出ば毒も百種。千萬種あ出ば毒もまさ千萬種ふしく同の
らざること。草木の種子の各異ごとし。草木の種子る土地を
得て蕃茂。病の種子る人の體ふ植く發生こと。其理相同志の
こあらば。凡一切萬物各種各異ふしく。天地の間ふ一とーく同
ものあきの理と推ば。尤明ぬ易ことあらばや。然を萬病一毒と
いふ説を唱たる醫師ありくより爾來。其言の弊ふよりて。妄意
小人を誤徒今の世ふ多ければ。俗家ふも審辨あるべきことを

り。又人身の衆理を具て萬事に應ずることを明にせバ内外こ
とく患て遺ところなき病なり。一生の間に一患て再感ものに
あらねこと自知るべきなり。其尤顯著して知易ものへ豆瘡麻
疹の類なり。黴毒のごときも根治さるの後へいゝなる癥毒な
る男女に會を雖決して傳染ものにあらざ。俗にのさとかきぬ
きたるといふもこれなり。其再患ものある。根治ざるが故な
り。傷寒などの初惡寒發熱より。腹滿直視舌胎黄黒譫語等にな
まゝ治し得たるの後も。必再患こともなきものなりたとへ類
似たる證ありとも。曩に病ときと比校せバ。病因異なる故に。證候
決して同からざ。これらの事に至ては。微細に意を注ざれバ。其

理を明がたく信じ難けれバ。其急務あらねことも悉も語ぞ。世
人深理を解し得ずとも。唯一切の病を傳化べきものぞと記得
て後も。之を避べきことを慮べきことなり。

看病人の意得をとく

看病といふことも。緊に病者の飲啖坐臥の介抱と。藥を服しむ
ることのみをいふにもあらざ。是に三等あり。先其第一といふ
も。病の萌を塞ことと也。それも何といふに。凡人何にくも罣慮て
抑鬱經久けれバ。血脉の運輸艱澁が故に。顏色青黲。昏冒敗意其
知覺悉く依違。精神蘊結に從て元陽の循環怠慢なりゆき。軀殼平
素に比ハや、冷ことを知。この悒鬱起原と爲ものも。悲傷恐怖

愛著戀慕の思念發動て歇がたきに由ハあり。傍觀者速に其情を察知バ。いかにも意を致し辭を軟にし慰諭その蘊結の排遣やうにすべきことなり。もし然せずして鬱悒日久く夜眠を妨に至りては心識漸に減耗昏闇し運輸消化の機を失ひ遂次に腹裏に癥塊を結ひ成し。或は勞瘵のやうなる病發る。又は癇疾とも爲狂氣とも發し。百態の病に變成て遂には危險に至るものあり。如此類は必其初を輕視べきにあらず。兎角に喜も怒も。その爲に毎夜睡眠を妨ことありといへども。必後に害あるものと用意て疾回心すべきことなり。又何の故もなく憂悲恐怖沈思罣慮或は暴怒懼心の素に異たる状ならば。癇證狂亂の漸なり。又瞋恨ること久ければ。氣逆故に周身懸引て頭中熱し面色赤く又は筋惕肉瞤する

もあり。怒氣は神氣を壓迫ものなれバ。甚きときは卒厥て僵ることもあり。故に怒は熱中やすくて世かいふかんしやくもちといふ類は。癇疾痙病。狂氣勞瘵などになり易く或は素に眩運頭痛などを患ひ又は年老て卒癱などにもなりやすし。又逸樂の度に過。酒色に耽或は晝寢て通宵睡ず。或は讀書伎藝の爲に精神を勞こと。その人の量に過ざるなど。皆制せんばあるべからず。たゞのハなれども學問伎藝の爲に意識を勞動ことは。憂愁酒色の爲に身體を損害などの害なきものなれバ。強て禁戒にもおよばず。これは其人に從て簡裁あるべきことなり。これら

皆疾の漸ざる小防べきをいふあり。其第一といふ。既小病あるものを。其病の由て來ところを考速小高手の醫師小診察を乞ざるあり。病を初の處置適けまバ。十か七八を劇甚小至ぞして治をるものあり。其梗槩をいまゞ。黴毒の初下疳瘡より患もの。肥前瘡の先指掌小五六顆發て。外小ゐ瘻ところあきもの。傷寒の表證小發汗法のごとくして愈もの。吐血下血の速止べきもの。將狂まへ。のたハ夜寐ゐぬるものを。施治て睡しめて可もの。昏睡病の遄小覺をべきもの。卒痱の漸を自己小悟て其術を爲べきもの。婦人崩漏の藥小効あきを術小託て治べきもの。痢病の初發溏瀉の期小汗して速効あるもの。己小裏急後重劇あ

りたるを駃下て宜もの。霍亂の吐下あきハ。遄小吐下しむべきものまた吐瀉甚を早小止沵がるらぬもの大小便の不利より病を發をることある小蠱を注べきもの。姙娠産後の諸患の藥の効を訖ど。手術あらざを治せぬもの。金刄傷の血を迅疾小止べきもの。打撲の瘀血を急卒小瀉去べきもの。閃挫たる骨節を。腫出ざる先小快捷其治を爲べきもの。瘋狗咬傷其他一切の走獸惡蟲小咬螫たるを。即時小其毒を去バ。後の害ハ決してあれもの。小兒の吐乳の輕忽小あらぬもの。蚘蟲の腔裏小生じたる候あるを。大人小兒小拘ど。疾其蟲を下ざまバ。蕃息患害を爲もの。母者を乳媼の病を乳より轉輸て。兒の患を發さるを。其兒よ

王も早母及乳媼の疾苦を治べきもの。如此類多方なれバ。其初起に意を致て。治術肯綮に中れバ。速に害を遁ることなく此に纏舉がたし。もしかゝる病の大患に至も遄に治もせむ。さして醫の奇勲と虞ねども。この酌用を醫者の大に巧拙あることに。俗家の尤知がたきことなからも。誠實の志深技術に意を用ることの無漏醫士に。直之を諮ぞ。必其過失ハなきものなり。迎意取容なる醫人ゝ此間にて隱効を收ことを欲ざるのミ。自己も意向ぎもバ。其機を失暗に後の害を醸ことも多けれども。この文繍華説。木に竹を接たる醫按を壹信用して體を損ることを知ざるゝ。嘆息ことの極ならバや。第三等ハ病勢既に

進み氣力衰耗。飲啖も減し。坐臥に人の扶を頼ものゝ藥の力を待べきこと固然なれども。看侍者の用意の可と否とにて懸に隔のあることとなり。醫者三分看病七分と諺にも言習ども看護をよく領知たる人も少にて。無にも如ざるもの多故如何となれバ。食事にも與べき時あり。藥にも用べき度ありて。頻藥を服しめ強て食を與てゝ病者の腹力これに耐がたく。藥も食も泥滞て下降がたきが故に。皆適害となることも効あることもなきなり。藥をもて味の偏たるものにて。平素無病の人といへども。腹力弛弱もの多服ても食事までも進難くなるものなるを。今病苦ありて。腸胃の運轉も常に異バ。偏味の藥其度を過てハ。

妨あること能はず。故に藥と食事と混一ならぬやう。水飲も心し
く嚥しめ。其腹裏に空隙ありと知れば。藥を服しむべし。藥氣
も周身に轉輸て効を奏ものなれば。腹中に餘裕あるにあら
ねば。腸胃より遍體へ普達力なき故に。絶て効あるものにあら
ず。又惣て食事も病人の分量よりも少く殺たるはよし。病人も
もと生熟藏の機動違常く。飲啖味を失ものなれば。それを強て
與て程度を過さば。かの剋する臼に穀を多く容て屑せんとする
がごとく。停滞て害をなすこと必なり。況藥を服しめて間なき
に食を與。湯水を喫了や。杏や湯液を用んとすること。假令平和
壯健の漢なりとも。いかでかこれに耐ん。況病者の精力虚耗たる

ものをや。然を藥をだにいへば。多服て宜ものと思動ば別煎薫
用の丸散其貝晝夜數十貼にも及もの有は何ごとぞや。いかな
る方劑にても五七貼を限とすべし。況病胃弱ものには三四貼
を過べからず。それより用捨もすべきものあるを。彼醫藥士即中
な唯貼數を増んがために藥を多投。病家も強て速愈んと欲て
更に貪喫しむ。故に初な食氣もありしものも。腸胃に偏味の
藥を多容受て。それに對抗力の堪ざるが故に。喫べきものをも
漸に嫌やうになりゆきて絶て食事を進ねば。萎頓なり加減を
べしといひて所指をみれば。漫著井の丸泥滯易き品を餘多配
合たるを。又更に喫しむれば。腸胃の轉化遲慢なり。宿飲粘痰胸

腹に充満し。機関頑鈍なるが故に。皮肉は漸に羸痩。元氣益虚疲
ゆきて。遂には不治の病となれば。醫者は厚顔にて初よりかく
あるべしと慮ぬれば。専滋補の剤を投しに。治ぬは天命なりと
いひ。病家も韓薓諸品の高價をも畜ず。多服して力を盡する功な
きは。死ぬべき定命ならんなどいひて。遂に其初の處置の失錯
たることをさらく悟ものなきは。何にも定まる天數に由こと
にはあるべけれども。さしあたり患人の爲にはまた哀憐なる
ことに慮る也。俗人はともかくも。醫を業とせるものが此用意
もなく。徒に病者を苦惱しむるはなにごとぞや。其心貪婪にあ
らねば蒙昧なりか、る醫の藥を用んより藥せずして中醫を

得かる若し。これ禳法秘符の驗ありと執るも是故なり。又其次に
識得べきは季候の寒暄をも別ぎ。炎燠の時にも襖障屏風閉つ
ら衾蓐を重衾を厚し。病者暑熱に困苦て汗多洩とみて。汗多も
のは風に中ことを禁と醫者が説つれば。いのさまにも風に觸
るゝあしの患なんと。厠へ登る病人とも強て蓐上にて虎子を用
て便せしめ。飲食も湯藥も温熱物とのみるぐ進て。内外より熱
をそふれば。衰弱たる病人はのぞり是に堪忍べきか。今無病なる
ものをしく試に數日の、る狀態を爲めてみるべし。いのなる
健夫なりとも。病苦の發ぬことやあるべきか。と愚昧なる所爲
ならばや。然ば世間の大病は十が七八は皆醫者と病家の用意

巻一　四十五

おしくて不治の證にまたつるなり。凡常に忍らるゝことも病
ありても堪がたきものなれバ。其氣候に應じ病人の體に適や
うにして。其側に在看病人も爽快やでの患者にも可ものなり。
病人なれバとて頻温暖て良ものと思へ。愚昧なることなり。と
かくに其平素に背たるを必害あり。貴賤貧富其分に從て。病者
の處置を異ことも唯其身に習慣まゝなるを佳とせ。近屬或僻邑
にて。丐嫗の痘児の灌膿の旨なるを負て。村里に食を乞るを。
一冨豪之を視て憐愍なることに思寵厦の旁に子舎のありし
に入しめて飯など與醫を招て藥を服しめ。痘の收までを此に
居てとらせんとて懇切なるを丐嫗も嬉てありしに。其夜中に

さしも盛に膿たる痘悉に沒て苦悶に驚躁醫を乞て診せしむ
れバ。此醫師や、儇利なるものにやありけん。是を全寒風霜雪
をも避ず慣きたりしものが。卒に室中にて鬱閉さるゝが故に。加
爲變證も發たるならん。試に露地へ出おきてみるべしといひ
て。夜中に戸外へ藁莚を延て。乞子の母子を出し居さて詰且て
みれバ。豆瘡再快發し。膿も十分に灌てそれより微の惱もなく
收靨たりと聞り。是其常に背て初の變證も發さるなれバ。これ
らのことにても病あれバとて。蒼卒に其素習に異たるを宜はら
ぬ理とも推知べし。又冨貴の家にても同理にて春冬などの凄
寒なれバとて。病者の居室の氣の鬱閉さるを宜はらねバ。とり

とりて室閤の襖隔を半開て。濁氣を洩清氣を納やうにしてよし。況春の季の暄なる。又ハ夏秋の暑に。風の徹ぬ處に病者を臥しめておいては。のぐハ害のあふるべし。日脚のふかくさしいるところなど尤佳からば。蚊幬などを垂るも好からず。炎熱の時風なき日などハ室裏に扇を揮て病者の枕邊をあふぎても。病者爽快といへど。不妨ことなり。又四時ともに。隔室多き患者の寢所ハをりく移たるハよしといふことなり。人の天地の氣を吸呼て生養こともなほ魚の水中に在がごときものにて。吸氣ハ自然に體を榮育べき生氣を含有て腹中に入呼氣ハ其垂濁を吐出し。氣息に從て生活運爲なり其動て音あるものを

風といひ。靜にして聲なきものを氣とよぶこと。猶水と波とのごとくにして。一切萬物の體を成用を爲もの悉皆此氣の榮養に由ざるものなし。但し呼氣ハ生活に用なき垂濁なれバ。無病者の吐出ものと雖。再吸に善からば。況病者ハ氣血の運輸其常に失腸胃に穢液充滿て。呼息の臭氣嗅に忍びず然を其汚氣を室裏に充塞しめて。病者其間に吸呼するときハ病毒增進もして。治をべき期を失のみ。輕ハ重重ハ必死に到んこと。又目前なることにあらずや。假令バ口より吐出たる腐穢物を再喫ひ。盆魚の水を數十日も更ざる類にさも似たり。能此道理を發明て。居室を移とのならぬところにハをりく病者の牀蓐を易て。

巻一　四十七

臥たる傍の襖構を放開清に掃除して。ざて後に故のごとくに
移べし。諸病ともに此意用を怠べからず。燭火と火爐を多室内
に安べからず。惣て火氣の過さること。病者の為に可らず。甚
害あることあり。熱ある病者は皆皆嚴醋一二合を瓷燗に容て。
慢火上に沸ぞの氣の室中に充やうにしてよし。醋は能滞氣を
排除ものなり。又病者の衣衾はとりく新鮮ものを更しめてよ
し垢汚たる衣服臭氣のあるものは禁ことぞ。屏風などまでも
換のたまよく可。看侍者も。瘡氣或は熱あるもの。體臭狐腋の類。
及婦人月信時若は娩後未浴者或死者を處置たるま、浴せば
衣服とも更ぬもの、類は制をべし。垢穢異臭ある衣服を着て。

看護をるなどもまさ可からぞ惣て病者は寢室と衣衾と。飲食
の消息及看侍者の用意に随て病の進退に大に關係あること
なきば。決して忽諸にをべきことにあらば。然と此患貧賤者に
のミ多く。富貴の家にを少ことの思ば。さにあらぞ。富貴の家
の臣妾ら他の毀譽と憚身の後患を厭て。假令知非ことありても
誰發言もののなく。人まへにのミ珍敬そと傳語て炎燠にも
襖構屏風たてつらね。衣衾いやがうへに被まゐらせ。絶て更衣
の議に及ば。唯一切諺に謂よらぞされらぞの看侍を當務なり
と裁量て。藥の煎を奚婢に委悉狀牒を飲啖前後溲の記子たこの
皇每事面從のミに巽辭し護已をのりして。たゞ速更直く暇逸

凡眠には先その心を臥しめて後に眼を臥しむると。古人の教しも。眠の未出ぬ前に。先その思想を斷て。心意を定し精神を收て後に眠につく時ハそ凶夢なく臥時穩なり。睡眠に由て精神再力を得るが故に。寤後身體爽快になり。病も自然と發ぬやうになるといふ也。然るに癥瘕氣癖あるもの。又喜怒哀樂の情妄動易ものも。將に睡んとすれバ雜慮妄念まづ心頭に現起て。精神の煩を爲が故に。眼も疲倦て睡んとすれども。心を睡る能もたまく瞑目すれバ。幻夢を見。睡中少も安となし。毎夜如此なれバ。心身漸に勞頓て。經脉の運動怠慢て。遂に不治の癥癖を釀成こと有にも至なり。かゝる氣癖ある人の長病にかゝり。又險症や、愈て後只身體の素に復し難時に當て。睡との安からざる類もいつも多あることにて。若それらをそのまゝに棄置ときにハ。再沈痾の基となることあり。されバとて今世に稱譽ところの麻睡劑などを。其症とも詳に

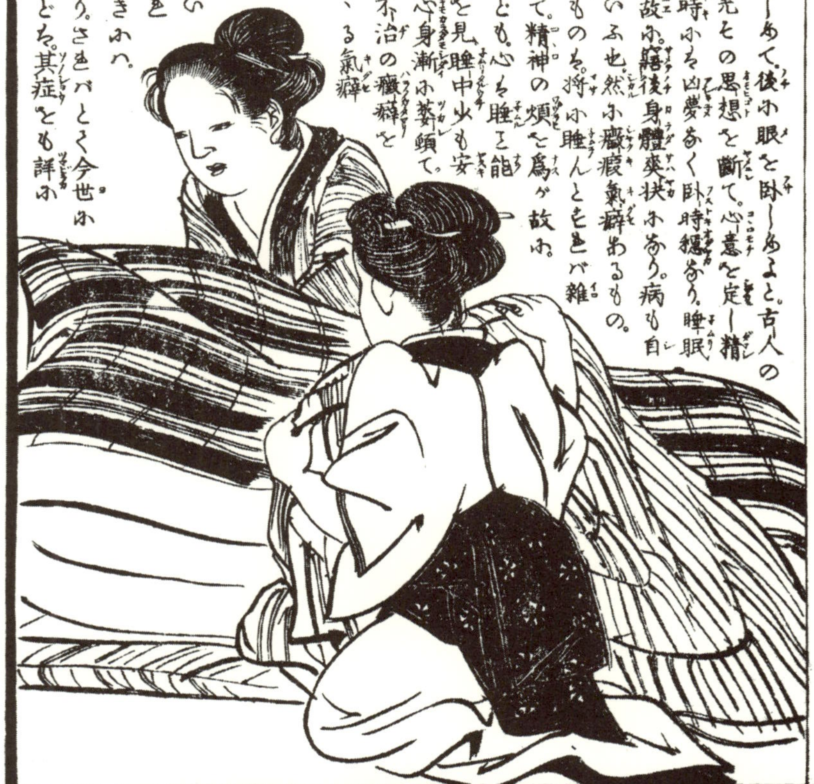

せずして妄に用べきものにあらず。病者に從て酌用の都となれども。醫人もこれを研窮せずして人を誤もの世に多けれバ。ましてや俗家の辨知べきことに非ず。今此に圖をる處そそれらの類にも異にして。假令其症を詳にせずして妄に用たり共決して害有ことなき催睡活用の一法よしく予が歷驗も又多し。其法をありあふ小桶などに。の空に簷滴の様を設て。杏などの間毎にぼたりくと黙る音を。病者に數させて。雜慮を省。心を平にして穩に睡に着しむる術なり。尤も傍の人にも制て靜謐なら使る。或を寂寞ところの室に在て施行にあらざれバ。其効少し。故に世人よくその意を得て後にときれを病者に試べし。

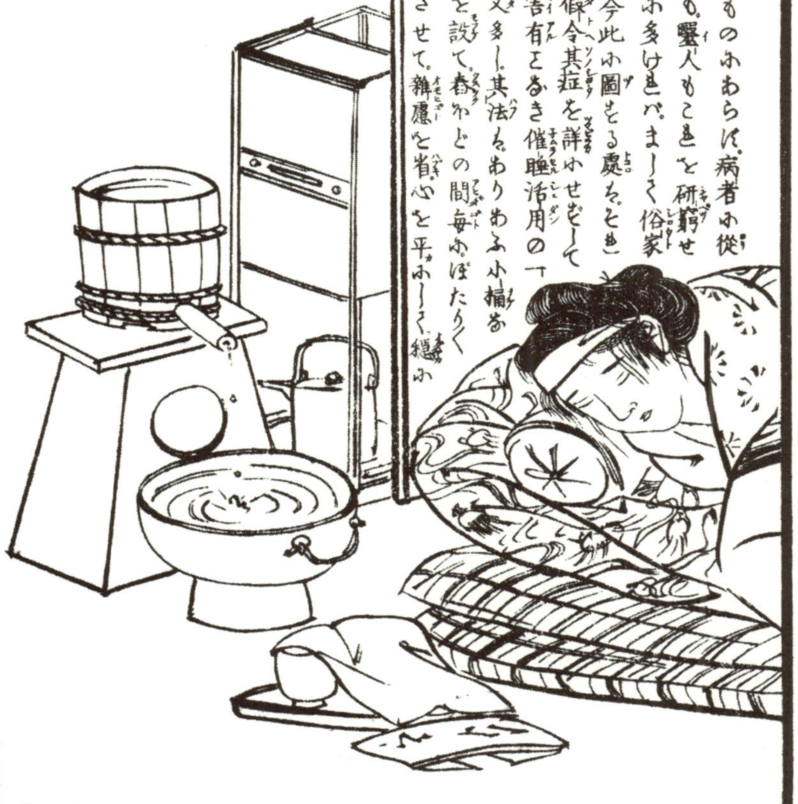

巻一　四十九

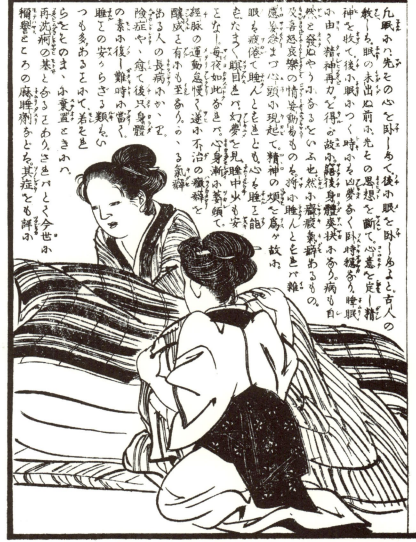

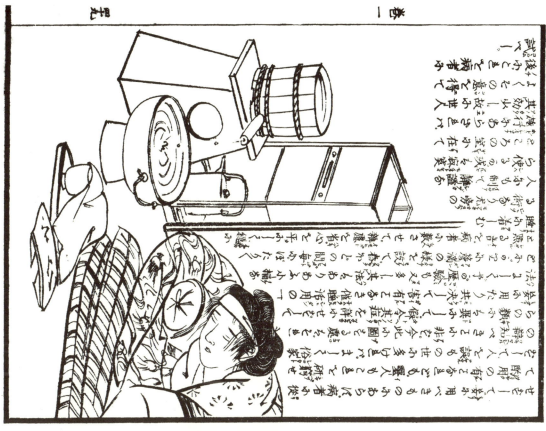

せんと思ふ故に。さふ上日に何事も無らんことを希の外他故
なし。今の世の縉紳貴族の病者の接ひ多るかくのごとし。富商
大賈もまた此に類ものあり。故に富貴の家の病人ハ卑賤にも
劣るハいつも輕るを重なもきハ漸進く險證なれバ卒死ぬること
と思ふ。此弊習あるに由バなりけり。また看病人の用意べきハ
も一病者氣鬱せバ何にても其意に適諾と一く。病のことを在
るべきたけ發語を強く心の蘊結ぬやうに。或る演劇遊興のこ
と。世間の打諢事に當くる剛毅義烈の譚柄など尤佳。其間にる。
聖賢の困厄に處し道理なとを述て。病者に天を怨人を尤の惑
なからしめ。他人なりとも款篤に善愛看護をべきことなり。夫

人の腔子る病の器なれバ。自己もいつーか何なる疾苦を得く。
人の抱撫うけんこと預慮ふたし。因く懿親るさらにもいえば。
朋友同僚なりとも。平生の交誼を重ト。病あるときかるなるべ
きたけに意を致べし。己ふ斷役なりとも。病ときにる分憂て。毫
輕視にせど。汚穢とも厭ざるごとに勝さる陰騭やあるべき。釋
氏ふ看病る八福田之第一也と説さるも。その慈心ふ直に天地
生成の道に合バ。福報を得べき理あれバなり。殊病者る晝夜に
從或る寒熱往來もあれバ。毎時病者に問。肌膚を按手脚を搜寒
温を知。痞滿を察。衣衾の厚薄を審。口舌の乾燥を候湯水も適中
に與痛痒のある處る摩も捫も癢も一く。意に應やうにをべし

又長病人ハ手足の重さるも垂たるも勝かくなきバ。そこらま
でも意を加へ炎燠にハ鬱蒸せぬやうに。寒夜ハ風の侵ぬやうに。
紙格褫隔の開闔までも。さらに疎脱ハあるべからず。最意を注
べきハ飲食の分量と二便の通閉なり。一ツにハ喫たる物と便下
との多寡を校量。二ツにハ長病に至て小便の通利少ハ尤可から
ぬことと知得。三ツにハいかに食氣なくとも。數日大便の閉ハ腹
氣の不下降故あることと思。四ツにハ大便の色相臭氣の區別。五ツに
ハ小便の晝夜の多少色濁といふ中にも黄なるあり赤あり。煤
色なると白濁と。垽あると脂と交やうなるあり。臭氣も各異あ
れバ唯度數たけ記得てハ。詮なきことなり。醫師もまさこの、

ること纎悉問聴ぬハ輕脱なり。如玆意を用ゐ看病人の當務な
れバ。餘事に心の分ぬやうにすべし。病者の傍にありて倦なり
とて書籍など讀べからず。況奕棊などの類ハ嚴禁すべし。就中
父母の病あるときハ。君家の務ハ是非なし。其佗一切家道の事
なりとも緊要ならずバ。其人に委て顧問べからず。然ども父母
病床に在ならず家道の事を挂念にせバ。然べきこととハはどよ
くそのらひて。其心を安からしむべし。いかに危篤の病なりと
も。父母の心に合ぬハ。志を養道に背て不孝也。まさ父母病あり
とも。其病の間あるとりてハ。親族の中父母の悦ものを撰て己
に代しめ。要時なりとも寢息て精神を鎮。事あるときに奏頼ぬ

やうにもべし。まして奴婢を病者あるときには。ことさらに勞て疲ぬやうに使令べし。小過ありとも叱罵詈ことなかれ。たゞ制べきは男女の別なり。姦通より病者の爲善からぬことを牽連ことあれど。其法令を慢べからず。唯慈愛と金銀を以て服使べし。且病者の爲には其費用を厭べからず。常の貯蓄も如此時の爲なりと。力の及たけは心を盡べきことなり。又病者の寢室近く高聲せしむべからず。妄に笑語どもべからず。他人の病苦死葬のこと。無聊なる談を爲べからず。まして無用の人と。病者の意に合ぬ人を。近しむべからず。若危篤にて醫士も閑手。吾人も治をべからざる病と知ば。毎事病者の意に委服にくき藥など強用

べからず。患人の覺悟に從ては絶て藥を止るも可然を毀譽を懼無益の醫を招病者の診察を厭とも顧ざるは何ごとぞ。もし病者覺悟あしくば。死ぬるまでは醫も迎べし。藥も用べし。又覺悟よろしからぬ人は家人の離別を傷本心を失もの多かる人と見ば。必死ぬべきことなど告はあし。ことさら尤用意あるべきことなり。其死期近にありとみば。幼兒孫及病者の心にかゝる血親をなるべきたけ會しめざるがよし。苦痛の間も愛着の情發ば。死期の妨となれバなり。臥室はいかにも潔淨にして寂寞なるを良とも。近隣に琴三絃笛鼓などの音せば。親き人して其家に告且過んことを乞べし。から、る音聲の耳へ入ば死ぬべ

き時の大なる妨害となることあるが故なり。今や瞑目なんとするとも。戚屬圍繞て哭泣る可らぬことなり。命絶て後に哭べし。忍がたくて聲を發ものあらバ。疾に別室へ遣べし。死期に親戚の啼哭を聞しむるハ子たるもの、大なる不孝なるぞ。此事を豫より用意てゆめ〳〵忘失べからず。必死ぬべき病者とミバ。一切心の繫引ぬやうにすることを看護人の最切緊と記得べし。然ときハ臨死の苦痛も自微。病者に於て大なる益あることなり。又至誠の心一ならずして。病者のために道釋巫祝の徒に委て祈禱なとすることと更無益のことなり。この道釋巫祝ハ輕薄の者多。唯貪利の爲の祈念神符に何の驗の有べきぞ。ことに

天命盡たる者を何の法ありてか能死を反べき。孔子の丘が禱こと久と言ありしことなどよく思べし。假令天數盡ずとも。祈とも驗なきこそ驗なれ。いのる心に信なけれバ。の旨を味バ。却て神佛の呵護あるまじく。病者の為不利ことになりぬべし。中夏の古昔。周の武王の病ありし時に。其弟の周公旦吾身を以て代んと祈誓ありしかバ。忽感應ありてぞ。さしも大漸し武王の病の不日に愈たまひしも。周公の弟たる道を盡。且深天下の亂を憂たまふ。其至誠より出たることなり。また元の太宗皇帝の病て將に死んとする時。其宰相耶律楚材といひし人皇后と相議て。俄に大赦の令を發さしめ。俘囚及官吏の有罪を悉赦免あり

しに。其夕太宗の絶たる脉復生て甦たりとぞ。此帝ハ初政を楚材に與といへども。其性酒を嗜。晩年に至て尤甚く。遂に楚材が諫を容こと能ず。細人に委任。賣官鬻獄。辜なきものを因繫たるもまゝ多。楚材天譴の由て来ところを明に知が故に。大赦を行しめたり。其仁愛が。天地を感動せしめて死に垂としたる太宗の再蘇生あらしめしは。まゝ宜なることにあらずや。今の世諸侯などが其病を巫祝僧侶に委て祈んよりも。奢を節殺を禁。囹圄の刑を輕し。民の征賦を減などすることぞ。洪大の仁惠こそなるべけれ。然ども是郡國を主宰する人の上の事にて。士庶なるもとより企及べきことにあらねど。惣て進德修業るを皆己が心に

由て起ものなり。故に常に此心を存せしなば。其成功量べからず。必しも多生を放貨を施に非ず。驗なしといふべからず。されども其分に應て財あり勢あるものなり。そもまゝ易ことなるべし。いかにも吾力の及たけるは。人の厄を救貧を恵。殺を戒生を放。の耶律楚材がごとく天地生成の心を心とせば。必定ある天命をも革て。禍を轉し福を迎。其驗あらんことまゝ必然なり。もし彼一緡の錢一溢の米。老親を養妻孥に給に足ども。貧歎いかにとも為べからざるものも。父兄の病に代んに身を以てするなどの至誠心。周公の如ならば。神佛の感應いかでかあらざるべき。然ども此ことは人の尤難とせるところなり。而を能為得に

於てハ。是彼有力者の財を捨て恵を行よりも。其験を得ること大に優ぬべし。惣て善を積徳を植るゝは。のみなる真実にして虚假あることを貴とせしも。一途に孝悌忠信の道を以て。赤心に祈んこと。天地鬼神の本意にも合べけれ。

細井[illegible]

病家須知巻之一終

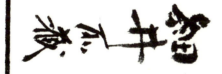

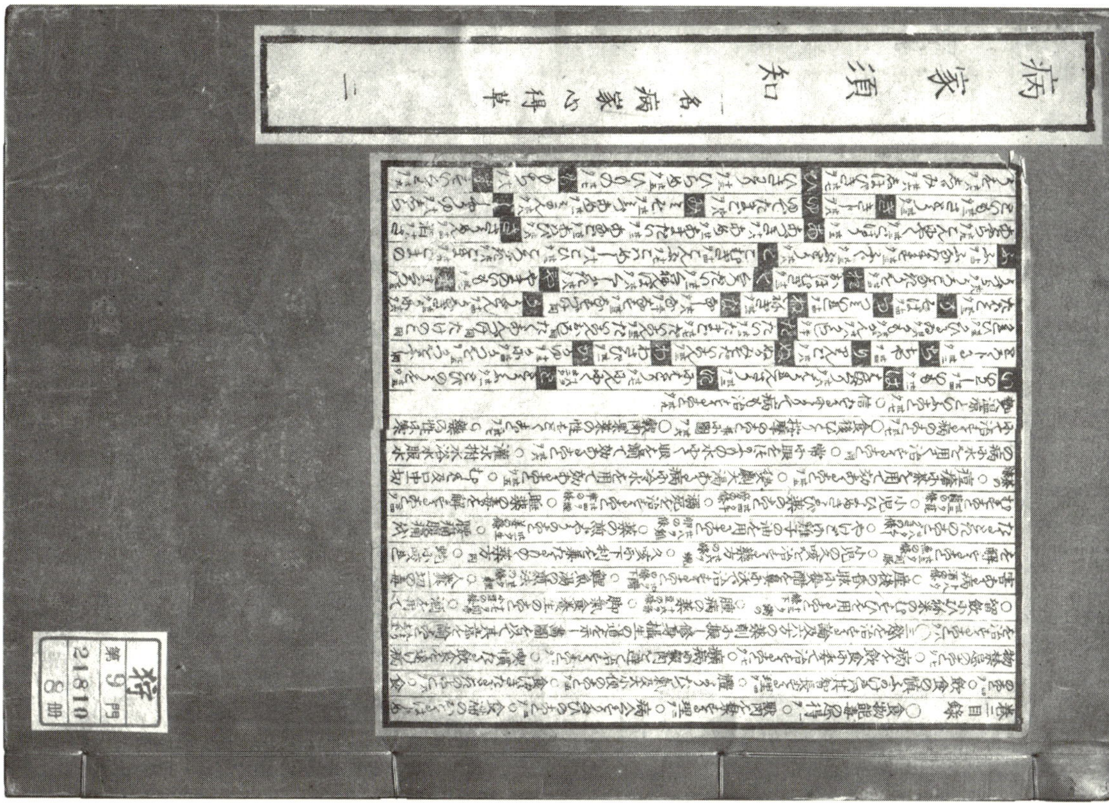
病家須知
一名 病家心得草
二
第9門
21810
8冊

病家須知巻之二

食物能毒の心得を説

初に述たるところの平常養生の心得もその第一ハ飲食にあり。既に病あるものとても。まづ病者を看護するにも。先其飲食を撰禁宜を審にして。病者の欲に應ずべし。しか是によりて食も進病の治することもあれバ。是を知こと尤肝要なり。故に今其梗槩を此に説示んとす。凡人の飲食をするハ。その飢渇を療生命を保が為なり。然を其生命を保べきものを貪て生命を害するハ。尤愚眛の至なり。これを古人ハ其小きものを養て大なるものを忘るといへり。故に人の人たることを知んとならバ。飲食の慾を縦にするときは。深恥べきことなり。世の諺に食を損れば身の養足ば。肉を多喫ざれば體に滋液なしといふ。これ大なる誤なり。臼の物を屑るを見よ。物多ければ粉粗。少ければ精なり。ことさら肉は脂多饒やすし。過喫へば必身に害あり。肉多と雖。食の氣に勝しめずとは。古聖人の戒なり。漢土は米穀ことに乏く。就中稲の貴ことを錦に比く。親の喪に食ことを許ざりしことさへ。古昔の書に明なり。且惣て米穀は我邦の物に劣て味麁薄臓液少し。ことにその國の初を見るに。壌地西北に闢く海に遠ければ。上代は魚肉尤乏く。中古になりても比目魚すらなほ異ことに珍重するありさま憶れて。今もなほ海魚の生鮮を生涯見ることなきところも多かるべし。かゝる邦なれば雞豚を畜諸獸を常の膳にも充ことゞ。習とはなりたるなり。我邦のごときは。米穀の甘美こと萬國に超常に喫ところの稲米は。異域の品より其味尤優く臓液多し。しかのみならず環海の國にて。魚肉饒多にしく。卑賤ものといへどもはさ飽足ざるそのなし。酒もまた醲烈こと支那諸國の及ところにあらず。かゝるものを常に飲食する故に。我邦の人には壹粘臓留飲よりきたる病ことに多し。如此ことをも辨ず異邦中夏の書を讀もの。ややもすれば。我邦の昔は獸肉を常食としたり。喫べしとくことを人に勧るものあれども。上古の海よとかれ地に都しさまひたる時とも異なり。今ハ四海運輸自在にして。魚肉に乏き國も少なきバ。古を以て今代律をれにあらバ。はた今の世なりとも魚肉なれ地にも。獣肉を喫こと何のあしきことのあるべき。までに海にこれ信濃諏訪の社神も。今もなほ鹿肉を喫ことを許たまふこと聴ゆ。土地闘米穀饒多になりしより。膏腴獣肉の邦人に害あるを解さるゝが故に。自然の道理にして。たゞ唱いつ和ともなく。我邦の神明これを禁制したまふともいひ習せるなり。かゝる天然の理をも明らめずして。是を佛法興隆になしたる故などいふも愚昧なることなり。されど獣肉を穢りといはゞ。魚鳥もまた同肉類にて穢りとすべし。生ある物を食ことを禁ぜならバ。禽獣魚介の差別もあるべからざれバ。然を魚鳥を禁ぜずして。ひとり獣肉を禁ずることハ。膏腴品の人の體に宜からねバ。人々已々が身に具たる神明の自然に禁ずる故なるべしとはいふ明なるにあらずや。ゆゑに無病壮健の人にもあれ。獣肉をさらにもいはず。魚鳥なりとも恣に喫て度を過てハ。穀草の害懼べし。されバ食事ハ七八分をその度となすべし。慣て常となれバ。飢を知ものにあらず。況や酒肉薬餌の類も尤過食すべきものにあらず。飲食を恣にして止ざれバ。斧をもって腸を斷ごとし。まして病人の血液の滋補を養精食に須者も。常の例にあらざれバ。時宜に従ての酌用ハあることなり。それらを

も一槩に禁べしといふにもあらねば、心得違なきをたと
へ血液枯燥するものへ餌食も宜ものなれども。病人の好さる
ものを強て喫しむるも益なきのみならず。却て轉輪を沮礙の
懼あれば。餌食にも必病人の意に適もの、中にて。其性味善品
を擇て用るを專一とすべきことなり。されども一次に喫しめて
も泥滯せず滋養にはならぬものなり。此のこと能よく解て。餌
食の品を撰ぶべし。

平常に喫慣るゝものを病ありとて嚴制すべきにあらず。消化
難ものならば大方も喫しめて可。唯分量を過ざるのみ。
酸苦甘辛鹹等の偏味を多喫は可ならず。はた同品を數日喫も

あし。のはるぐ些づゝ、喫たるはよし。
平素其人おいて殊に嗜好ものあり。それも自然作用力の必其
の物に託て益あることあるものなれば。偏味なれども大方も
許て損なきものなり。されども其度を過せば必害を招ぐ也
志まこと其状節をること肝要なり。慎で其味に耽となかれ。う
の酒を嗜て朝夕定りたる食に換るたぐひも。其味に耽も
のにして自然作用力の所為にもあらねば。よくよく思べし。
食滞の輕きは藥を用に及ばず。食を減て數日を歴れば多は治
るものなるべく食は飢て喫べきものなれど。無病のときと
いふとも。朝餐いまだ消化せずと、おもはれば。午飯を喫べからず。晩

食翌旦になりてもなほ下降らぬると知べし。早饑も飢来て後に
喫べし。常に如此ときは食滞の患を決してあることなし。食滞
食傷をされに喫さるものは消化ざるところへ。重く喫により
て發ものなり。人その急に腹痛苦悶を見て。その時に喫さるも
のは中たるとかをへども。まつたく左にはあらず。餒敗たるも
のゝ大毒あるものにあらねば。卒暴に腹を悩ますにいらぬを
のなし。すべてのこと其度を超ては。樂却て苦となる。酒ハ微醉
に飲花は半開を看をよしとせといふにあらずや。
常に健啖をる人は。その思慮知見も自然と昏眊なるものなり。
庸愚なる性質にても飲食の慎ふかく。食六七分を度とせる者

は。意表なる知慮も出るものにくだとへ病ありても至劇に赴
を漸に差て。身體も輕爽になるものなし。此を天地の真理よ
しといへは。自戒て慾を恣ませぬは。天命を知に近けきなり。心も隨
て平に身も健なり。また受得て定ある天祿と食のむをのうち
なし。は享年も自延べき道理あり。また車實の上より論とると
くは。飽食過飲をるものは氣血の轉輪漸に遲滯なるがゆゑに
睡眠と貪て萬事に懶く。身體の舉動あしく。智見朦昧にして。一
切堪忍なとならば。事に處て明ならば常に悔恨こと多けれべ。
鬱悒罣慮暴怒戯心に。いよく元氣主宰の職を失ひ。腸胃氣血の
運行を障礙こと多くて。病も隨て進やをく。必その天年を全を

るゝと能はず。予が此言の實否は人々自試て自明むべし。其深理に至ては其の編のよく詳説ところにあらず。たゞ其一端を示すまでなり。猶攝生の編に述たる。食。眠。身。息。心の五を調和る説を讀得て參攷すべし。

惣ての飲食せるもの。其三分の一は騰理昇陽より發洩。三分の二は前後洩となるものとまづ心得べし。夏は昇陽より洩こと多冬は小便に出ることと多し。汗多發たるときは小便少は其原相遠ざるを以てなり。其の昇陽兩便の通泄いさゝかも遮滯ことあるに從て。一切の病をなるが故に。假令無病の人なりとも二便の通利と飲食の分量を常に意を加て自考知こと肝要あり。大便の秘閉もよろしからねど。小便の飲量に比て少きは。病の漸にてなれやと速注意て慮を爲べし。久病重患にても小便の通泄一晝夜も絶て無は。必容易のことにあらずとまづおもふべし。是大小便の通利を説の大略のみ。其詳なとは俗人の心解を爲がたにあらねばなり。

大病瘥としてや。食を思ときになる。漸ゞ至軟にて消化やすき物と撰ていさゝかづゝ與べし。必過べからず。食事も三次に限たるおとにあらず。一次に與んとおもふものを。二次にも三次にも喫しめたるがよし。まゝ頻に飢て食を欲に與ざれば。却て不食となることあり。故に一次に多與て間あらんよりはどりをり少づゝ喫せしめ。運化の機を導べし。それゆゑ復素にかへりたる病者にも。夜中にも糜粥やうのものを須く用意し。不時の需に供るやうにするがよし。

食物の禁忌も。其人の強弱と性質と。病に由て酙酌あることにて。一途に論がたきことなり。且假令生質壮實なるものにても多年の病に罹腸胃脆弱なりしもの。或は大病にて久不食をるときは。一切の消化あしきもの粘膩あるもの、類も最消息せねばならぬことなり。は痘疹前の禁食産前後の禁忌などいひて昔より平常の喫慣たるものに拘忌をするも大なる左計なる産婦に川魚を禁といふも謂なきことにて川に流るといふを禁たるまでなることも。古人もすでに論じ及ものあり。はた諸病に各禁物あることは醫書に載。俗間にもいひつたふれども。無益なることのみにて。執拘なきこと多し。ただ禁合食も。其物に異なる性質ありて。一物にても毒なるものを。彼と是と相合て。人を害するなれど。一もあらねば。決して其理なしといふを却ていさらぬ臆断なれども。通途の醫書にも記たるをもにもあらぬことをおとくしくいひて。明據となしなきのおと多し。其佗時ならぬ物名も知ぬ物。常に喫慣ぬものも一切禁くよしまた煮て宿を經たるものも。一切の菜肉決して病人に喫しむべからず。攝生家もたとへ無病の時も煮て日を經たるものも饑さるにあらざれども必喫ことをいむ。其故ハ顯微鏡にてこれを見よ。微細蟲生じていかほど火に炙ても速に死ぬるものにあらず。此の蟲暑熱の頃尤多生ず。別して愼べし。

看病人の尤心を注べきものハ飲食なり。まづ固病あるものハ、醫を撰び其宜を得ば或ハ僻境にて醫に乏きゆゑしくハ藥を服こと經久けれども効なきの類ハ其飲食を愼。起居動作を節して。妄なる藥を服ず。病を自然に委て治をまつことまゝ多し。むかし或癩病を得。面部手足ともに膨脹潰爛。その臭穢近べからず。他人さいふもさらなり。のちくハ親戚も省問もの少やうにありたるもへかく家に在て恥をさんよりも。深山幽谷に入くこもかくもなましと。竊に家を遁出て。人跡絶たる山中に入。樹下に臥嵒穴に棲て。果實草葉あるにまかせて採茹。溪澗よ下てる水を喫。かくして期年過るうちに。腐爛しところ漸に瘥て。いつしか顏色うるはしくなり。身體爽健なること以前に倍しく。再家に歸さるものありと聽り。こともある宜れ道理にて。俗諺ながら。一に看護二に飲食三に藥治といふがごとく。急劇暴病を除の外ハ其服藥を急んよりも。先飲食を戒ること專用なり。常にもちふる穀肉果蔬ハ。皆人を滋養ものを擇いにしへより上下かしなべくの食膳に充たるものにて。幼より腸胃に習慣たれども。其人の嗜好となるの偏によりて。はさ病を生ずるなとあり。故に其發するところの病に從て。其慣來るものを嚴禁制し。其損害らせさるところを治すれば。自疾も瘥ます服となるの藥も速効を奏やさし。をしさゞ藥を服むのみにて。飲食の慎簡略なれど。用ゆところの藥によりて却て害となるものな至今左に舉るところを常にもちふる穀肉果蔬も。病證によりて宜禁あるなと、。はさ其飲食に託て病を治することあるとの類數十品を出。その要領を曉て。他へこれより例して知しむるまでなり。世に食療の書數多あれども。性味効用を論ずること。多へ影を搏やうなる空論にて。據となしおたれなとのみなれ

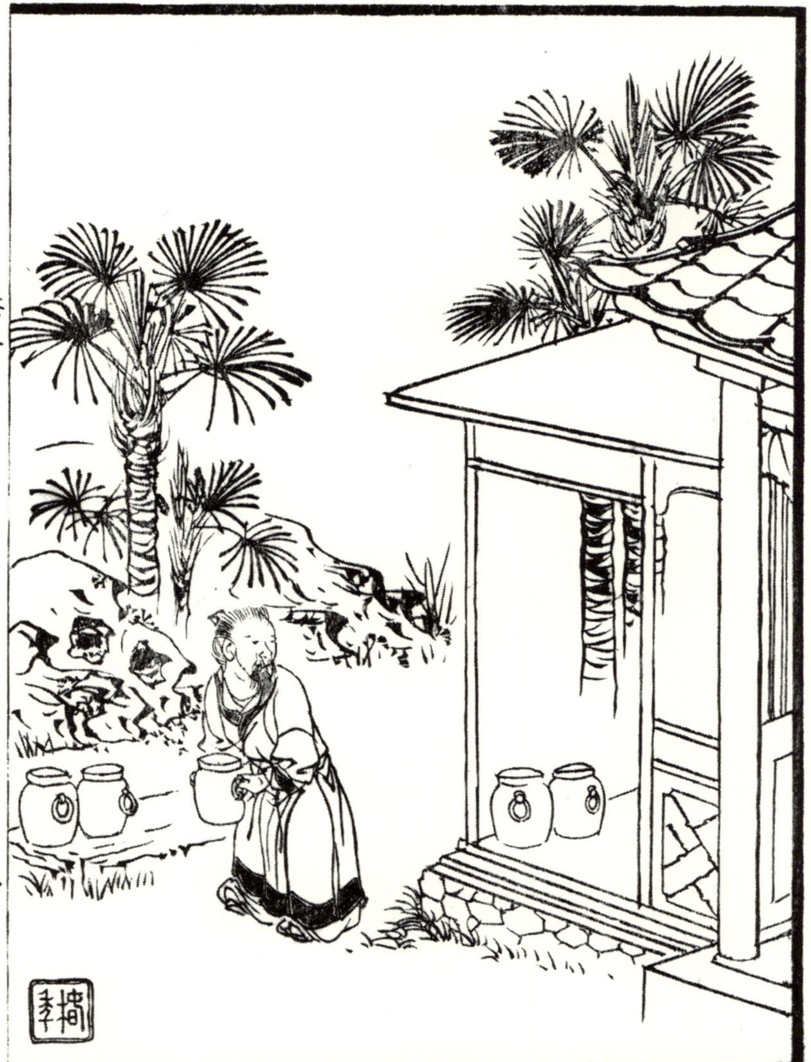

古人攝生ノ書ニ三慾ヲ論ジテ云。所謂三慾者。食慾睡慾色慾ナリ。三慾ノ中食慾ヲ根本ト爲。喫テ飽コトヲ得レバ。昏睡シテ多ハ色慾ヲ起ス。若喫コト三四分ニテ止レバ。氣血自然ニ順暢ス。味ヲ慾ニスル人ニ五ノ患アリ。一ニハ大便調ラズ。二ニハ小便頻數。三ニハ饒ニ睡眠ス。四ニハ身重シテ業ヲ修スルニ堪ズ。五ニハ多ハ消化セザルコトヲ患。故ニ曰。一切ノ病唯宿食ヲ其根本ト爲。若病ヲ却ント欲セバ。宜先食ヲ減ズベシ。古醫籍ニ云。恬澹虚無ナレバ。眞氣之ニ從ヒ。精神内ニ守バ。病安ヨリカ從來ン。是以志閑ニシテ慾少ク。心安シテ懼ズ。形勞シテ倦ズ。氣從テ以順ヒ。各其欲ニ從テ。各願トコロヲ得トナリ。慾寡ケレバ妄ニ求コトナク。足コトヲ知トキハ。心志自然ニ主トスルトコロヲ得テ妄念萌動コトナク。壯ニシテ道ニ入易ク。老テ益健ナリ。假令其徳古人ニ恥トコロアリテ。動靜コトゴトク道ニ合セザル者モ。其心ニ主トスルモノヲ得レバ。以テ生ヲ保終ヲ善スベシ。詩歌書畫連誹茶香ノ末伎ト雖。徒ニ日ヲ曠シテ爲コトナキニハ愈ルベシ。野夫里嫗ノ閑暇無事ナルハ。念佛三昧題目三昧モ亦以心ノ主ト爲ニ足リ。飽食テ遨遊スルハ。沈トシテ係ザル舟ノ如ト。古人モ誡ラレタレバ。必一日片時モ安閑トシテ空過コトヲ深戒慎ベキコト也。人ノ視聽言語飲食ノ諸竅ハ。皆上部ニ在ガ故ニ。若其慾ヲ恣ニシテ飽足コトヲ知ザレバ。周身ノ生氣自然ニ上ニ逆シ易ク。以疾病ヲ醸シ夭札ヲ致ニ足リ。惣テ人ノ軀殼ハ頭ヲ根トシ體ヲ幹トシ。手足十指ヲ枝葉ト爲。頭ノ方ヘ牽引スルヲ逆トシ病苦トシ。腰脚ニ下降スルヲ順トシ和平トス。上部輕爽ニ。下部豐滿ナルハ。泰平ノ象ニ比シテ病苦ナキモノトス。然トキハ身體ノ健ナルノミナラズ。知見モ隨テ必明ナリ。此身體ノ生氣ヲ逆スル根本トナルモノハ。三慾ニシテ。其第一ハ食慾也。故ニ古人ノ語ニ。人能菜根ヲ喫得バ百事成ベシトイヒ。又徳ヲ養ノ始ハ其飲食ヲ慎ニ在トモ。又學ヲ爲コト四事ヨリ起ル。謂飲食衣服居處言語ナリトモ言テ。此慾ヲ制スルコトヲ專ニ誡ラレタリ。故ニ今兼テ此三慾ヲ堅シ。心意ノ沈痾ヲ療ズルニ。強ニ草根木皮ヲ用ズ。鍼砭灼艾ヲ施ニ非ジテ。而モ其効驗ノ速尋常ノ藥劑ニ勝タル丸散湯液數首ヲ掲出シ。コレヲ天下億兆ノ人民ニ授テ。未萌ヲ治シ已病ヲ愈テ。同ク壽域ニ躋ンコトヲ欲ス。其法方ノ如キハ。尽ク古人ノ軌轍ノ從テ。立方ノ本旨ヲ失ズ。唯時ニ臨デ一二ノ出入アルノミ也。數人能信受シ。久服怠コトナクバ。何ノ疾苦カ平治セザラン。何ノ事業カ成就セザラン。實ニ却病攝生ノ神方。長生久視ノ妙劑也。仰デ信ズベク伏テ思ベシ。

第一和氣散

一切ノ客氣怒氣抑欝不平ノ氣ヲ治ス。

忍字　一個

忘字　一個

二味細末シテ。不語唾ヲ用テ送下ス。或ハ先ヅ服スルニ忍ヲ以テスレバ。一朝ノ患ヲ免ベシ。之ニ繼ニ忘ヲ以テスレバ終身ノ憂ナカルベシ。

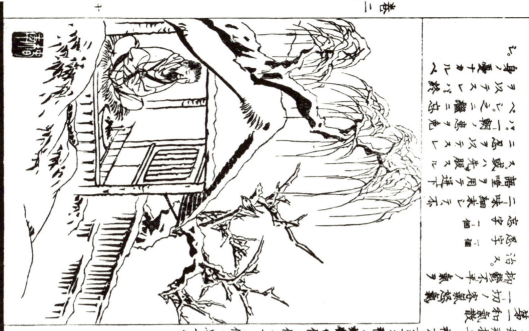

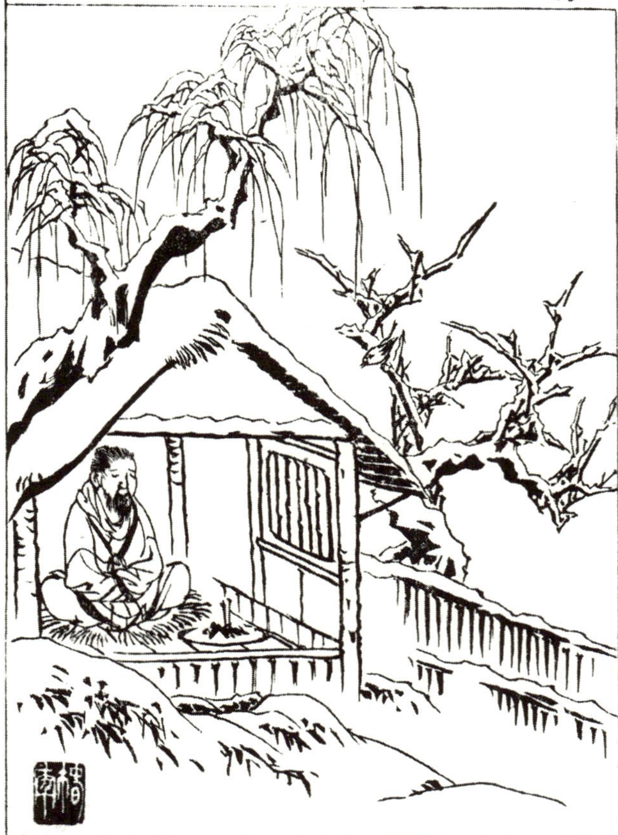

第三守分湯　遊隨ヲ戒驕奢ヲ制シ心志ヲシテ和平ニ精神ヲ壯健ナラシメ旡病ヲ治シ已病ヲ却福ヲ冥々ノ中ニ植テ子孫ノ後榮ヲ致シム。其効尤諸藥ニ優レリ。

少事以當貴　早寝以當富　晨起以當榮　儉身以當健　節用以當戝　晩餐以當肉　安歩以當輿

右七味和匀煎成テ意ニ隨テ之ヲ服ス。素貧困ノ病アルニ非モノモ之ヲ服スレバ必益アリ。或ハ此湯ヲ以テ主トナシ兼ニ無憂丸ヲ用テスルモ亦可ナリ。成効速ナラザル者ノゴトキハ後方長生飲ヲ互用シテ益ヨシ。

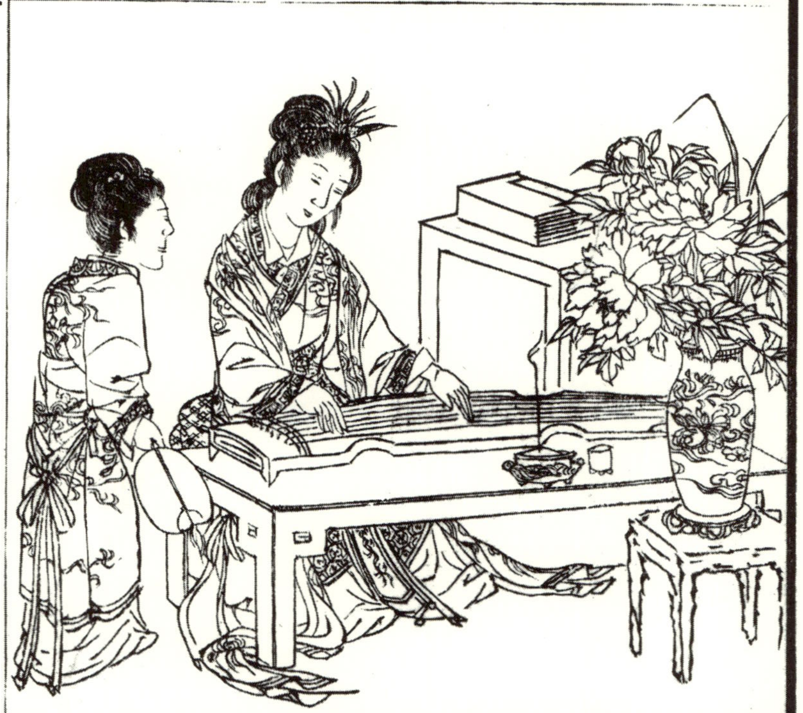

第二無憂丸　能三慾ノ毒ヲ制シ妄想ノ火ヲ消ス。

前方ヲ用テ丸トシ潔白ヲ衣トス。之ヲ服スルニハ先ヅ閑寂清爽ノ一室ニ几椆蒲團ヲ設香ヲ焚テ端坐シ身體ヲ寛裕ニシ出入ノ息ヲ調テ後ニ服スベシ其間意ノ適トコロニ従テ逍遥シ或ハ風月ヲ吟弄シテ情ヲ遣リ或古書ヲ讀テ古人ト晤言シ或ハ獨爐ニ對シテ茗ヲ煮或ハ友ヲ會シテ清談シ專ラ汚行ナク心ニ恥ルヿナキヲ以テ終身ノ樂トシ驕奢遊佚ノ風ヲ慕ヿナカレ若禁戒ヲ慎ズシテ妄ニ此藥ヲ服スレバヤヽモスレバ沈溺ノ毒ニ瞑眩シ損害ヲ致ヤスシ唯其餘暇アルトキニ於テ能其分量ヲ守テ之ヲ服シテ倦ヿナク志ヲ其中ニ養トキハ神氣漸ニ爽快ニナリ世間ニ煩惱アルヿヲ知ズ叔心ニ妄念ノ起ヲ見ズ遂ニハ心ノ主トスルモノヲ得テ身體モ随テ安穏ナルベシ。

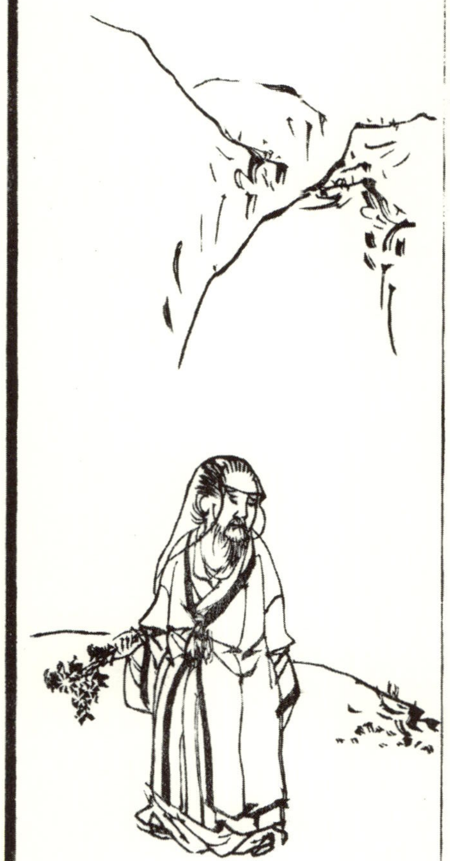

廬原乃清
見之崎
乃見穂乃
浦乃寛
見之物念
毛奈信

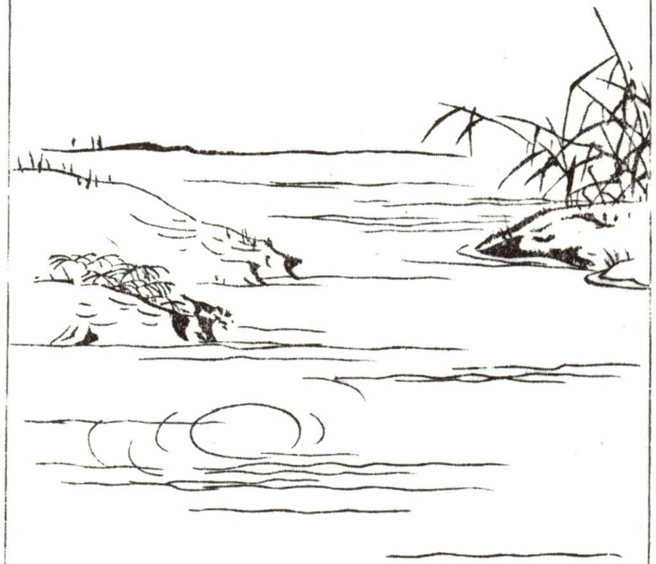

第四長生飲　守分湯無憂丸ヲ用ベキ證ニシテ。思慮煩擾。心志定靜ナラザルモノ之ヲ用ベシ。
靜坐 一時半日。或ハ一日。或ハ一日一夜。多少ハ得トコロノ間ニ從ベシ。一味調匀連服ス。能放心ヲ收拾得テ。精神其府ニ定ル處アルニ至テ止ベシ。

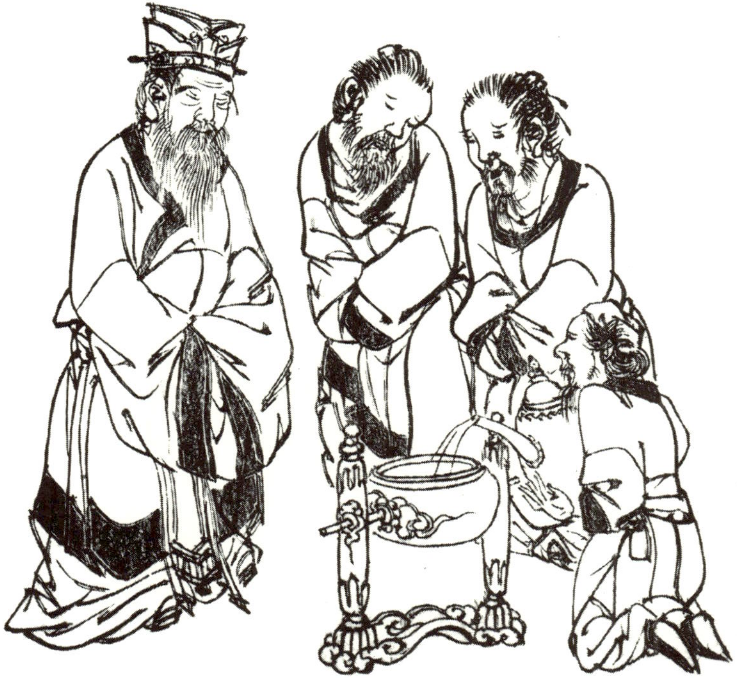

第五慎獨丸
事フ人ノ咳唾ヲ拾フ。人ノ聲響ニ附ク。人ノ嗾使ニ聽ク。人ノ意旨ヲ希フ。人ノ標榜ヲ替ヿヲ治ス。及摸稜両可。囁喋恣爭。深情詭秘ノ病。並ニ皆之ヲ治ス。
守口　防意　熟思
審處 各等分。各別ニ搗篩。末ト爲テ後ニ合ス。
右四味丸ト爲。不語唾ヲ用テ嚥下ス。此丸條湯ヲ以テ送下シテ尤神驗アリ。立方ノ旨趣ハ。自能口ヲ守ヿ瓶ノ如ク。意ヲ防ヿ城ノ如ク。思ヲ熟シ處ヲ審ニシ。諂ナク驕ヿナケレバ。自然ニ効アル製方ノ妙ハ。試テ後ニ明ナリ。

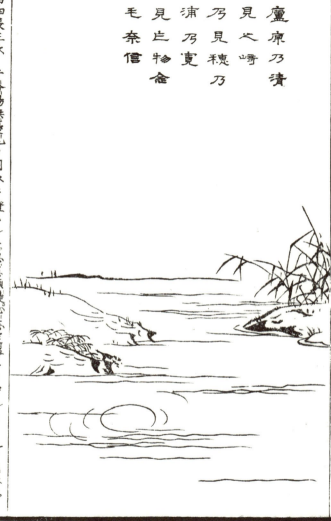

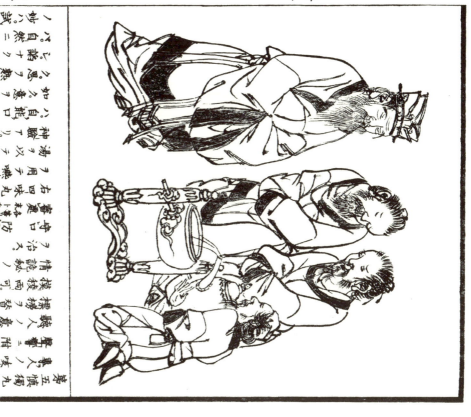

第六至善湯　仁義二味等分和匀。毎晨ヨリ暮夜ニ至テ之ヲ服シテ數ナケレバ。自然ニ心廣體胖ニ。積ヿ歳月ヲ以テシテ。津唾ニ便汗垢モ髪處トシテ仁義ノ芬香ナラザルモノナキニ至レバ。身體輕爽ヲ得。耳目益聰明ニ。才德大ニ増發シテ。邪想妄念地ヲ拂テ。動作運爲自然ニ道ニ合スベク。其効謬記スルヿアタハズ。

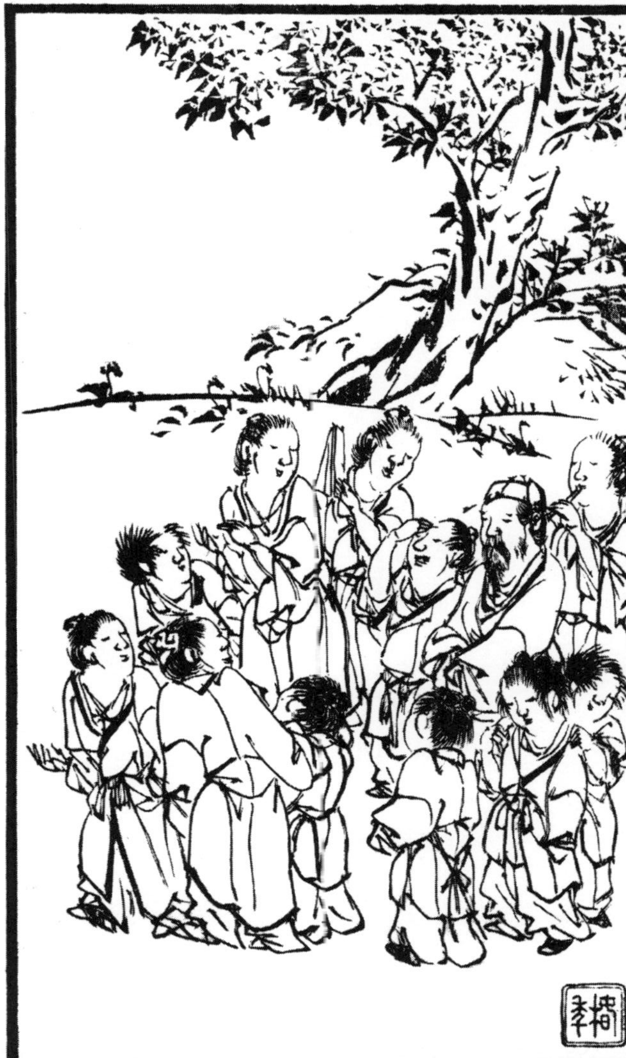

る。其心得して讀べきことあり。
粥は病人に繋く用ものとすれども。粘痰停飲あるもの。咳嗽喘息。及蚘蟲の候あるものなどには。まゝ將息あるべきことあり。粥の粘稠却て害となることあり。留飲にも諸治効なく數年を經たるものには。魚肉一切膏梁甘味を禁じ。たゞ陳廩米の六七年以上のものを。一日に一合五勺より二合を限として軟なる飯に饋とせをうとき摶飯となし。火に烘黄色にして。盌に盛茶にても湯にても澆箸にて能攪し。鹽を少加へて。これを三次に喰べし。かくして緊戒を持こと一年を經ば。宿患必治す。毎も試驗ところなり。ある醫人このことを秘して妄に傳ざりしが。其

効あると云。已専にせんとあり。惣てかゝる病にて。一切粘稠あるものハ害あり。もし支飲痰涎ある病者に。粥を用んとならバ。必湯にてその粘をあらひて喫しむべし。

大麦ハ。小便を通利する効ありて。其味軽淡といへども。粗糲しく消化おそしとあれバ。胃弱泄瀉などの病人にハ将息あるべしとあり。されども田家などにて幼より喫なれたるものハ害なし。水腫にハ必此の物を用ること、心得たるものなれども。その甚しきものに限りて禁じて。赤小豆を喫しむるなり。膏粱過度より病となりたるものにハ。常の飯に大麦をもちふべし。水腫にハ碎麦を用て稲米と和ぬるよし。但下利あるものハ如く碎麦を尤酌用あるべし。いかにとなれバ。麦の粘汁にや、大便を解繹るの効を具。碎麦ハ其粘汁を去て直に爨ことをとれバなり。

小麦ハ。其性大麦とハ大に相違のものなり。されバ麪粉を用て製する物。丸麪麪筋切麪線餅のごとき数種ありといへども。此物殊に粘稠消化おそきものなれバ。病人の喫に先ハ善ならず。留飲蚘蟲及小便不利等の病者をべく禁てよし。湯餅のごときものハ世人専病人の必喫べきものとすれども先ハ好きものにあらず。況むやむぎなどいふ類ハ。胃弱者決して喫ことなかれ。蕎麦粉を生にて多服バ。よく大便を下利す。故に小児の大便秘

結に。薬を歛ものになる。糖霜を和服しめてよし。暑時になる水に調
ても用べし。そばといふ名あり。いかほど屑なりても三稜の質を
變ずそばほどあるものなり。火氣を經れば。そのそばほどでる
れものに。生なるほどになる下利せぬなり。故に煮て軟餅とし
るものを。おし状蕎麦麪に比すれバ未熟なりといふなけれど。粉
をもちひたるほどになる下利せず。ふつかるもあるても。蕎麦餅も未
熟なるを泥滞やすきものなれバ。胃弱病者を喫ことなかれ。性
あしきものにあらねど。そばほどあるものなることとおもふな
し。蕎麦麪もまた諸病に禁ずところなく。煮熟しさるうへを胃弱
病者にも與てよし。又疝瘕に害ありといふも一槩の言にして

さるその人の稟賦とこの物の熟不熟によるおとになるぞもと毒
ある物にあらぬなさしあるひそげし泄瀉ある病人の外なり。
一切禁ざるにおよばぬおとなり。はさ世人蕎麦を喫て浴をさ
る卒死をといひく懼るものあり。決して其理なきことなり。そ
さる此物飽食やをければ喫後偶浴したるもの、食厥を發し
たる状ときそいひしものなるべし。決して蕎麦の毒にてある
なし。されども此物を大に喫たる後卒暴に腹滿て苦悶ものま、
あるなり。この三稜質よりこの腹滿を發しさるなり。たぶさとい
ふものを細末にして服さバよくこれを解ぞ。いづれの藥舗に
もあり。又牡蠣の生汁もよくこの物にあたりたるを治るといふ

なほ胡桃肉をたびく試験さりことをしふるものあり。予も此物に中て悶乱死んとせしものに。油を服せて即効を得させるとあり。まさに此物を性冷にてきらふは謬見なり。温熱て喫へなむやもものにあらず。俗人のみならず。医工もかゝること、思て病者に禁ざるゝ。蕎麦の性質いかなるものとも辨知ぬもの多な里。もと踈通能あるものなれば。粘痰留飲あるもの。心下支結腹中妨悶をおぼゆるものなどは殊更に喫てよし。小便を利し熱を解きる効もあり。また感冒にて汗をとるには病人の熱粥をきらふものにも。此物に換て汁を多し熱食しむるもよし。決して禁べき物にあらず。

赤小豆を水腫小便不利に餌にせば。煮汁を去ても効少し。必よく煮つめて用べし。をべく小便不利にて腫脹あるもの、類には塩を一切禁て。赤小豆一味を煮て其汁を服滓を喫て他の穀肉膏梁を少も喫ことなければ。尋常の水腫は必定治をべし。或は赤小豆に大蒜を加煮て大蒜を去赤小豆を喫もよし。此方尤効あれば。臭気に堪んものは用べし。むかし京師の一医よく水腫を治する名を得たり。其薬方は。　赤小豆大　大麦　地膚子各中　此三味咬咀よく炒て。一貼四五錢許にして煎服て。一切の食物と塩を厳禁くたゞ赤小豆一品を煮喫しむ。その大便は赤小豆の皮をのみとなるほどになれば。小便快通して効をうるなり。

巻二　十六

其の薬に香附子。縮砂。半夏などといさゝかづゝ加へ。今も賣薬にもなりて世の人もよく知ところなれども。さほどに多賣んの利心より。塩を禁て赤小豆のみを喫ことをもや、ゆるべく能書に記さしば。原意にたがひて其効もすくなし。且此薬方の勝て効あるにもあらで。たゞ鹽を禁て赤小豆のみを食しむるが。小便通利に驗あること明にせざればなり。服薬も病の異途あるに從て區別あるとも。をべく浮腫。小便不利の病者も。よく此意を得餌食を擇べきことなり。鹽を斷なば體疲んこと遅疑て決せぬ人は、なれども。もし小便不利の證進て水氣衝心などあらば。まのあたり命絶てぬべきことなれば。まづその患を除んことこそ上計なれ。なにの猶豫をすることあるべき。假令ばこゝに數日敵の爲に攻圍さるものあらんに。其飢渇を救ことを先にせんか。敵を追退ことを先にせんか。よくよく慮べし。もしその慎のならぬものは。昆布を煮出たる鹽湯をのみて用べし。それにてもなほ忍がたくば。淡味醤汁を喫しむべし。まさる梅諸をたびたび湯煮て。細判したる昆布とゝもに美淋酒をとし加へてよく煮熟し。その梅ぼしを去昆布ばかりを些づゝ、飰にもちふるもよし。これらも用ざるにはまさるなり。世に所謂脚痺にて小便不利なれども。體に浮腫なく。たゞ手足麻痺不仁或緩弱あるもの。此法に從て。其症に的當の薬を用ゐば。効を得なと尤速なり。また多年留飲より腹満て悩み。嘔逆など常にありて。體肥胖。足脛微腫。暑月尤快からず。諸藥効なきものに。水腫を治すること、ろえにてたの法をもちふれば、意表の効あるものなり。緩痱の類もまた此法を執て治すること、あり。或る眞の鼓脹にてあらねども。腹脹諸治効なきもの。及婦人體肥。月經不順。また癇症顛癇の類も。また此法に從て殊効を得ことあり。もし緩病に歳月を重ぬ。赤小豆のみを日々喫に堪ずば。大麥をはドヘ用んとならば。碎麥などよろしたの粳米と喫鹽と膏梁を避ざるべし。小便通利の藥。及敦阜諸症を治する劑に効をうるなとなきことなをべきその病に其意を擴充て巨利を得こと

ありと意得べし。

餈を食て寢れば尿とがしといふもあれ餈の効にもあらぬど。味厚粘稠ありて化熟おそきゆゑに。氣血の運輸を妨るまとあればなり。故に小便不利及留飲咳嗽其他胃弱病者にも蒸糯飯をそれめ一切糯米にて制たるものを喫しむべからず。

豆油も諸病人に害あるまとなし。まとに火煉を歷さるものなれば。再煮ざるものも病人好ば與てよし世醫や、もすれば此物を禁ずるまと過に嚴なる。ろえぬことなり。

酒も食事をすると同に微飲ば。腸胃の傳輸を助肉食泥滞の患を戒に益あるなり。ただのものども。熱あるもの。支飲家及平素四肢沈重を

おふゆるものを禁ずべし。其他酒を禁べき病状繁しといへ。上
衝眩運頭痛眼耳鼻口舌咽喉肩項惣て上部に疾あるもの。常に
肩背強もの。咳嗽喘哮小便不利水腫癃痔下疳便毒楊梅瘡附骨
疽及肥前瘡臁瘡痤癤諸瘡癰瘰癧筋攣骨節疼痛痛痺脚痺鶴膝
痺鼓脹勞瘵痱疾の類。つねに動悸あるもの。衂血吐血大小便血
諸脱血及陰癬陰嚢つねに濕痒もの。婦人る經行不順胎子不育。
又る崩漏帶疾あるもの。かゝる病に酒を喫く止ざれバ必其病
勢を進しむ。世に多あるところの卒痱緩痱の類も酒より發る
るもの十が八九あり。はた婦人經行不順のごときハ酒の力を
かりて血の運輸を資益しきがごとくおもへるにども。却て血

の壅滞を致し。子藏病を増發ものまた多し。そのうちにも勞瘵
の漸ありて鬱悒もの。酒を得て神氣やゝ舒暢がおとく見ゆる
る。尤其死を促の所爲あり。惣てのやまひ酒力をかりて快やう
におぼゆるもあれ酒の温熱の氣しばらく體中に存あひだの
ことして。解散の後るその害を遺あり。いかにとならバ。其温暖
を發心意を快暢をるも。その氣性にあるところの效あれども
そもる霎時に昇陽につれて身體を謝む。たゞ、その粘稠る液
汁のこと腸胃にのこるで後害を醸せバなり。試に酒と血に滴に
赤色忽變じて黲黷となり凝結とゝく。其害を爲と状察をべし。
故に瘴癘濕蒸を却傳染疫毒を避寒を禦鬱を達人をしく歡娯

を起しむることの速なる。此物に適ものなしといへども。病あるものはよくその効と害とを辨知て將息あるべきなり。

醋は。偏味なるものなれバ。過て用れバ必害あり。すべて醋を用て製たるものは。消化おそく停滞やすしされども病者の胸膈鬱塞たるもの。および食味を失しもの。たゞこの物を藉て食を進ることあり。されバ時の宜きに從。一槩に禁止すべきにあらず。しかるなれども此物ことに敗壊やすきものなれバ。器に久貯たるものは。必微細なる蟲その中に生ずることあり。また沽て數日を經たるものは。決して用ゆべからず。はた産後眩運。および婦人の卒癇などに。醋の中に炭火または石瓦を燬て通赤にしたるを投て。その煙にて口鼻を熏ずることと。俗家にもよく爲ことにて効あるものなり。そのこれに罐やうの滴口大なるものに醋を盛て。その中へ燬たる石か瓦を投蓋をなし。その口より出る煙を鼻へあて、嗅しむるなどもよし。また石瓦を投ぞ。そのまゝにふりたて、嗅しむるも。輕症には用べし。劇時は。醋を口に含直に口鼻へ吹かけなどすることもまたそのま、嗅しむることもあり。嘗て産後頓に昏眩を發し。氣息絶たるものに。熱醋を鼻竅より灌て治したることあり。これらのおとろへなく婦人の病にもかぎらず。一切の毒にあたり昏冒失氣たるもの。卒非眩運。肩背急痺。および沈睡病。あるひは酒に醉て昏眩覺がたきものにも施てよし。また藥の瞑眩甚くいゐにとも爲べからざるもの。此物を服く治をべし。また病者の居室の氣の鬱塞たるに。釃醋の煙を薫ト。傳染疫瘧瘡麻疹の流行を防に用ること及。打撲にさしあたり貼なる藥もなくバ。熱醋をもつて慰。またる摩擦こと。惣て卒暴の病に効用多きことゞもなる。そもそもの條下に說明なければ。參閲て施べし。また饐飯なる。尤消化のあしきものなれバ。胃弱病人。食の停滯やすきものにる用捨をべし。また癜毒あるもの。及留飲。蚘蟲。小兒の疳疾。面色萎黄。腹滿。手足羸瘦等の患あるものにるる。醋を禁るなよし。また小兒吐乳。および青色の大便をさるものになる。その母乳媼醋を

用て製さるもの、類を一切喫ことなかれ。

味噌を常に喫慣さるものなれバ。病人といへどもその嗜好に委てよし。たゞ下利をげしきものにる將息あるべし。其佗さしたる効害なし。煙草或る附子烏頭などの毒に中て瞑眩しさるものに。冷味噌汁を多服しむれバ治るを。此物の能とをいへども。すこしなりら冷服によりて効あるを。一切の毒る熱を得くえげしく。冷を待て靜がゆるなり。この理をよく會得をべし。

膠飴る。麥蘖より成ものといへども。製を經て性も味も大に異なれバ。粘痰留飲あるもの尤食ことなかれ。たゞ腹中拘攣疼痛あるものに。熱湯に融解服て。その痛去でらく快ものありとい

へども。過れバ泥滞て害になることあれバ。連日多服ことを禁。小建中湯といふ薬の類は此物を用るものを。あまりに久服る宜からず。況留飲家などにも。仮令薬病的当なるも。時に臨での酌用なけれバ。却て妨害となることあり。故に俗家にもこの意得あるべきことなり。またこの物に毒を解する効ありとも記得て益あることなり。

飴餹を指の大さにのべし。長さ三寸ばかりにきり。その頭尾を殺し。肛門にふかくさし内て。大便の下らざる意ありて通利のたれに。蜜煎に換て用ることと。邉鄙などにてもすることなり。

栽乳を世人の大に禁とあるものは、ゆゑなきことなり。もと黄大豆を用て製たるものにて軟脆消化やすく。さえてその害あるを見ず。むかしより鹽膽水を多用て硬かりし由きけバ。それゆゑに禁さるなるべし。眼病に禁もまた妄見なり。ただ洞瀉の病人には宜からぬまでなり。

棘鬣魚を。病者の餌食に尤宜ものにて。一切禁ところなし。疱瘡の内托に用ひ。鹽藏にして遠より致ものを好しからば。鮸魚ハ。毒ありて人に益あらずと古来よりいひつたへたれども。さしたる害あるを見ず。いかさまにも病人の喫にも宜とも思ハれ。強て好にあらざれバ與ぬがよし。

黄鱨魚を。世人もつぱら病者の食料とすれども。棘鬣魚に比ては大小劣るものあり。
鰻鱺は。病者の好にまかすべし。多食しむべからず。諸瘡に用て内托の効あり。疱瘡にもまた與べし。蟲を殺勞瘵を治ることをいひつたふれども證なし。羸弱病者の虚を補べしといへども。過喫すれバ下利を促こともあれバ。症によりて用捨あるべし。あなごは鰻鱺の種屬のやうに見ゆれども。纖骨多その性大に劣ものにて。餌食にハ爲がたし。

鯉魚は。婦人の乳汁を出。小便を通ずる効あり。一切の病者禁ずるところなし。水腫に用る鯉魚湯といへるは。鯉魚の大さ七八寸より一尺ばかりのものを。そのまゝに煎服るが古方なれども。苦味ありて服しかぬるものには。腸を去。まづ板昆布の長一尺四五寸ばかりなるに。水一升入て五合に煎。その昆布をバ去て。其汁を用て鯉を煎ト。三合に煮つまりたらバ。また其鯉をも去て。その煎汁を三ツに分。一日の中に用るなり。腥を厭ものには。柚皮或は椒芽椒末など状加て用べし。水腫。小便不利。諸藥効なく。堅の手を束たるもの。穀肉一切鹽味を禁じてこれを用れバ。意外の効あることあり。然ども鯉魚湯バかりを服て。禁忌に寧畧なれバ。やゝもすれバ泥滞すとあり。胡椒と鯉魚と同食すとを禁るその理あるなし。赤小豆とともに喫べからずといふは。全その義なきとなり。

鯽魚膾を。痢病の餌食となせども。いまだその効をみざるのミならバ。却て停滞て害となることあり。これらの物をたのミて。痢病の劇症を治をべきにあらねバ。用ざるにはしかじ。河豚魚ハ。一種の中にも毒なきと毒あるものありて。漁人といへども辨別かたく。おなぢちに鮮と敗とにもよらバ。烹調の精麤にも關ど。もしその毒あるものに會バ。その死踵を回バ。之をいつも見聞しながら省ことなくして。其味を貪輩ハ。禽獣にも遙に劣たることなり。もしその毒に中たる者を速に吐しむべし。急卒にして藥なくバ。人糞一蜆殻許を服しむべし。直に吐なり。人糞ハよく一切の毒を解するものなり。異菌の類其佗一切の毒に中て。吐も瀉もなく悶亂に奇効あり。また青竹を切て両節をとゞめ。厠溷の中へ三四十日没おけバ。その中に澄たる汁を留諸を。磁器に畜土中に埋て。聽用もまたよし。はた藍汁効ありときけども。いまだ驗ず。また鯣を煎じて服しむるも効ありといへり。されバ河豚の毒に傷て鬱冒となるものに。鯣を火中に焼て。煙を口鼻へ薫しむる法あり。鹿角菜もまた能一切の毒を解す。劇甚にいたりて油を用ること。後の中毒の條に述べければ参考べし。速に其毒を解ること能知得べ。鮑の酷毒といへども。死にいたるほどのことなきものなれども。いさゝかの味に耽。口腹のために苦悩る。不孝とも至愚ともいはんか。

巻二　廿四

さなれおとふく。予が尤憎とおろなり。
螃蟹ハ。性味させる毒ありともおをえきねとも。たまく毒に中て悩ものあるときハ。同形のうちにも。一種の毒あるものあるとおもへる。病者ハいふまでもなし。無病のものなりとも喫ざるにしかじ。

鰛魚ハ。油臓多其質もまた良ならず敗やすし。平人といへども喫過れバ泥滞ことなおかり。況病人に与べきものにあらず。世人乳婦に喫しむれバ。よく乳を出といふを。帯下病に効あることいへると同旨趣なるべけれど。餌食なりとも。かゝるものを多喫しめてを。先停滞の患ありく。効を得まじき如何ならん。

且子藏病の發も。乳の出ざるも。其病因区別なるものにく。一槩に此物を喫しめて治さんことを。おがつのなれことなり。故に用るおとなれとまさきりとを。

鮒鯡魚ハ。毒あり。病人決して喫べからず。平和の人といへども。多喫へバ血を渾濁を害ありなる人いふつとの軒に胡椒草油とのけ喫く即死したるものまのあたり両人まぐみたりといへり。予其理を會得にいとまなけれど。物類の相感ハ不可思議なるものなく。且言を食る人なら称べこ、に記て世に示を。

堅魚へをでに煮熟を歴るものなれバ。一切の病者その好に任てよし。

叔鮪も毒あり病人喫べからず。癥毒あるもの最も禁べし。
文鰩魚ハ俗傳に難産の婦人に黒焼にして用て効あるよしを
言ども無益あるのみならず。産婦にかゝるものを與ふれバ却
て害あるものなり。煮て喫しむるものあれども。これもせぬが
よし。病人好こも過て食しむ可からず。
惣て無鱗魚屬は腐敗やすくまた酔やすし。これその性の善ろ
らざるところあれバなり。
比目魚ハ世醫のいむものあれども。さしたる害を見ず。これ
に一種酔ものありといふ人あれども。いまだその物を知ず。唯
むしがれひといふものは病人喫に宜からず。ひらめといふも

同種屬なり。
鱠殘魚に腸胃を順に効といへどもかばつかなし。濕を動き害
を説もこゝろえがたし。させる毒なきものとミゆれバ病人の
好に従てよし。
蜆ハ病人好ともまづ禁るがよし。味噌汁に煮て黄疸の
餌に用ゆれども。させる益なし。小便を利る効といへども謬見
なり。ある邉鄙にこの殻を火に焼て極細末にして小児の久咳
嗽いとゆる百日咳に用ると家の秘方とするものあり。もと漢
土より出たる方にて頗効あり。もし小児久咳嗽にて下利を兼
面黄體羸たるものにも坩を細末して用て効あること予が發

巻二　廿六

明にて世鑒のいまだ知ざるところなり。
文蛤を瘟兒ある家に入べからずといふは妄言なり。これに限
ずすべての介屬を。長病人の食に宜からざるは。こゝにいふま
でもあらず。
鰒魚は。毒あるものにあらねど。胃弱のものは喫ことを好ず。世
人此物眼を明にするといふは非なり。殼を石決明と名るものに其
能をいへども。さらに驗なし。況肉と殼とは功用同からず。決し
て無用のことなり。串鰒。牧糟鰒肉。ふくだめの類は。長病不食の
もの喫てもつとも宜からず。
海膽醬よく湯火傷を治するに即効あり。速に貼てよし。かたき

ものは湯にても水にても解てつくべし。
松魚の生なるものは味輕淡。病人喫に尤よし。もしその物なき
ときは。鹽藏のものをば用べし。血を運し毒を排し。膿を釀し
內托の効尤優れり。世鑒やゝもすればこの物を喫ことを禁は
可怪なり。我邦調血の劑に往昔この物を用たりしをそよ。
決して毒あるものにあらず。多喫て瘡を發へ。これ此物の効な
れど。必懼ることにあらず。身に毒あるものは。いかほど喫とも
瘡を發ことなし。故に肥前。徽毒の內に伏て諸疾患を爲もの。日
ゝに喫て甚良。瘟瘡を患る兒に與て尤其益あり。子に乳を與る
母及乳媼常に食べし。いかなる病人に與てもいさゝか害ある

を見ざることなし。
鮸魚。鯗魚の類は。病人に宜き魚なりとも。先は喫ざるがよし。
雞は。血脉を資。内伏毒を排し。膿を釀効ありといへども。粘痰宿飲ある病者は。此物をとゞめ諸鳥肉ともに将息あるべきことなり。
鶏卵は。其効やゝ肉におなじ。咽頭腫痛て。糓食の降りがたきに此物を生のまゝにて豆油をすこし加調て喫しむべし。おもひの外によく下降ものなり。その鯹を悪ものには。霜糖をくハへ熱湯に和て用べし。咽痺には生のまゝよろしき也。日に数枚を喫しむるときは。命を保に足り。そのあひだに治を施べきなり。又疱瘡ある家にこの物を禁といふものあり。尤不可解ことなり。疱瘡の内托に餌にし。常に効あるを見る。決して禁べきにあらず。まだ湯煮たるものは病人多喫べからず。泥滞やすきものなれば也。はた湯火傷に用る鶏卵油は。湯煮たる卵の黄ぞの玉を復土鍋にて漫火に炒べ。漸に油出るを取蓄て聴用に。いたつく効あるものなり。
野鴨ハ。毒なく滋養の効あり。疱瘡の内托にもまた用べし。皮と骨ハ病人決して喫べからず。たゞ煮汁のみがよし。鴈は鳧に類して其力劣り。
鶏雉ハ。内托の効優たれども。毒なきにあらねバ。病によりて将

巻二　廿八

息あるべし。
鶉も小鳥のうちにハ餌食にもちひてよろしからぬものなり。
葡萄。梨。林檎の類。熱ある病者このまバ。酙酌して與よ。必害あることなし。そのうち葡萄もつともよし。
黄橙。蜜柑の類も。熱を解し渇をやむるに効あり。皮尤優。
霜柿。纖柿効用おなじ。この物ハ蛇の毒を解する効あり。近ごろある家の庭に小蛇の出たるを捉て戯に吞まねをしたるものありしに。誤てまことに吞たり。とやかくするうち腹大に痛悶亂ほとんど死んとせし。衆醫集會て。吐下すべき剤を頻に用るに。苦痛ますく劇く。醫士も伎窮束手しを。後に到し一醫此物の蛇に咬きたるに貼て効あるを知て。試に煎じて内服しめたるに。其痛忽に治たりとぞ。予いまだ試驗なけれども。おそらくハ此に記て世に告なり。また呃逆を治する効あり。この物特蒂を用るにかぎらずと知べし。
西瓜も。渇ある病人に與てよし。世にこの物を喫て吐瀉あるものを見るに。皆過食ゆゑなり。たえて毒あるものにあらねバ。節喫て害あるをきかぬぞ。ゆゑに大熱渇あるもの。好むハ微づゝ。與て禁ことなかれ。たゞ下利あるものハ將息あるべし。小便不利渇あるものをまた喫てよし。
油麻ハ。病人喫て害ありしを見ず。やゝもすれば醫人のこれを禁ざるゝこゝろえバ。病人の嗜好に任すよし。はさ此物に精を益髪を烏といふものあり。これ大なる左過なり。さえくの、る効のあるものにあらバ。決してそれらの説に惑べからバ。また油を生にて用ることを大に異なれバ。病人においても尤禁ざることにあらずといへども。油と薬と交ありといふこと傳習の謬見なり。すべて油を喫て時を過すとも必胃の上口にありて下降がたきことる。水に混さる油の上面に浮て、その水を傾瀉ても油を器の邊に残がごとし。且其粘滑ある也ゑに。腹中の機あしくなりて。留飲などにも尤妨となることなり。薬と相反が故に禁にもあらバ。さもいへ油の性質は一切の薬毒を

圍繞て其力を挫ものなれバ。反といふ理のあれにもあらねど。世人ろかゝる理を辨知ていふにあらねバ。恐らくこれを驚をなり。もし喫て泥滞を知ぬものる。病ありとも歩へ與てあしといふにもあらバ。又今世に發疱膏と稱て貼るところに水疱を起ものあり。此膏を貼て後に小便淋瀝。陰茎中に痛を知る者あり。速に油煮やうの物を食バ其痛治るなり。このことを禁て記得べし。また龍脳一味細末にして服るもよし。

菘を煮熟されお軟にして。胃弱下利の病者なりとも。嗜好ものには與て害あるものにあらバ。たゞ留飲家及。面色黲淡唇白者等は惣て菜蔬の類を多喫バ宜からず。然を世醫るその科別も

なく。一切の病者に菘を禁ずるなど嚴ハ。全その理なきことな
し。唯鹽藏の物を消化し宜からねバ。羸弱病者ハ多喫しむべから
ず。世人いふ菘を喫て兒に乳を嚥しむれバ。兒の大便青しといへ
ど。是蠢愚なる裁量なり。兒の大便の青きハ。病あるにあらねバ其
母の乳媼に必故あることなり。菘の青色が乳より轉輸て大便
に出るものにあらず。若然らんにハ。赤色の物を喫バ赤大便を
泄白色の物ハ白大便となるらんか。甚失笑べきことにこそ。
白芥子ハ。腸胃の運輸を資留飲を踈飲食を消化。食滞を治す。傷
寒の精神錯亂譫語ありて。諸藥効なきものに。この物一味細末
にしたるを煎服せしめて驗あることあり。痧病にも用べし。手
に不遂不仁ところあるものハ。此物を布に裹沸湯に撮て。肩よ
り身柱の部を熨。脚にあるものハ腰を熨て効あることあり。ば
し平素に頭熱脚冷るものにハ。嚴醋にて祢り足心へ貼てよし。
餌食に毎朝味噌汁に點く用べし。
蓴菜ハ。腸胃の轉輸を健にし。腹痛を治し。鬱冒を開の効あり。一
切の病者禁ところなし。帶下諸病。鬱悒諸症。痧病。惣て胃弱者常
に餌にしてよし。
生薑ハ。一切禁ところなし。胃弱病者および胸膈痞塞或ハ留飲
あるもの。ことさらに喫てよし。嘔氣に尤効あり。煎劑に生薑一
片といふハや、大なるところにて厚一分ばかりを度とすべ

し。麤皮は去たるがよし。因にいふ。凡て藥を煎ずるにも。磁器を上とす。藥は布嚢に盛ずそのまゝに投たるがよし。其味を主とする劑は濃煎をよしとし。芬芳あるものは濃煎をこのまずと先知得てよし。もし香氣あるものを煎ずるならバ。罐の滴口をも紙やうのその状以て之を塞ぎその氣の泄ぬやうにせざれならず。

葱は。病者に禁ところなし。疝瘕。腰痛。その他下劑を服て便下べきに下らね。腹中急痛支悶。または痛肝門に徹て堪がたきなどに。白きところを掌にてよく揉をこしづゝ鹽を和てよく軟にし。瓷鍋にて温め。布に裹て熨たるなど。尤捷便にしてしかも効あり。攦撲の腫痛にも用て熨てよし。

萊菔は。一切の病者禁ところなし。煮たるもの尤よし。生もまたあしからず。沙萊菔も用て害あらず。煩傳化の機を資に益あり。この物を葱白に交て熨劑に用ることあり。澤菴づけ。粃淹の類も病者好バ與てよし。たゞ莖葉の鹽藏はこのましからず。

竹筍は。毒あるものにあらねど。消化なしれものなれバ。怯弱泄利等の病者に禁ことあるまでなり。

菠薐菜は。毒あるものにあらず。しかるを婦人歯を涂てこれを喫バ。毒に中て死ぬるといふは。鉤吻。和名なべわりといふその相似たるなどより。偶にそれらの類を誤認喫て毒に傷し者

あるならん。はさ芹葉の鉤吻ありてぜりと相似たり。和名お
ほぜりといふ。池或ハ澤に生ず。これまた毒あり。よく辨知すべ
し。

大蒜炙を瘡癰の膿を呼に用ふる。火氣の内に徹て痛を知にあ
らざれバ効なきものなり。

芋の類ハ毒あるものにあらざれども。痰涎留飲の病者に喫しめ
ざるをよしとす。青芋尤善からず。薯蕷の精を益といふも妄也。
をべてとろゝとするハ長病人ハいふまでもあらず。つねに宿飲
舊癖あるものこれを喫バまゝ停滞ことあるものなり。

蒟蒻ハ。性質のよからぬものなれバ。病者の喫に宜からざれど。微
少與ふる害あることなし。世人癲癇に禁といふハ真に然り。瘧
瘡せざる小児に喫しむべからずといふハ證もなき妄言也。幼
より喫慣てハ害あるを見たることなし。またこの物を湯煮來熱
手巾に裹痢瘕腹痛及腰痛等を熨てまゝ効あることあれバ時
に臨て用べし。

茄のよく煮たるハ。病者の好に任て決して害あることなし。婦
人食バ子藏を傷といふハ妄言なり。あきなきハ眼を損どとい
ふも謬見也。たゞ鹽藏久を歴ざるものハ痰飲を激動ことある
が故に。將息あるべきことなり。

牛蒡ハ。よく瘡癰の膿を醸。毒を内托て。小便を利ずる効あり。痘

瘡兒に熟煮て喫めてよし。その實を惡實といふ。痘瘡の眼に入たる小兒の顖門へ。呼膿膏に和貼て。能其毒を導ゆゑに。輕症にる用べし。

沙糖を用て製たるものも。病者の嗜好に委て與ること禁べきにはあらねどもさべて喫過さるも。泥滞害のなきにあらねば。其斟酌をべきことなり。藥と相反といふるをと譎にるあれど。此物にもまた解毒の効あれば。たゞいひつたへたるにもあるべし。故に鰹魚金鎗魚などの毒に中て。面熱頭痛するなどに。糖霜水を用ることと世人の知ところにて。まゝ効あることあり。

煙草も毒なきにあらねどもいへども常に喫たるものも。病ありと

て禁ざるに及ばざれど。喘咳劇きものなや、將息をべし。又溺死たるものに。烟草の煙を肛門より多く噴入て治せることを聞ども。予もいまだ試驗たることなし。もしこれ試行んとならば。性烈品を大頭許なる煙筒二挺に實て火を點じ。一ッの嗡口を肛門へ挾。一ッを口に含て。火頭を相會息をきれめくたびく吹入べし。尤水をたらゝのに吐せて後行べきことなり。これ予が創意の便法也。

茶の病者に害あるをそ。熱ある疾傷寒時疫などにはことさら與てよし。痘疹にるも尤効あり。初發より灌膿のあひだ。上品の茶を濃煎して喫しめていつも其効を知ぬ。婦人の癥瘕。子藏

病にも用てよし。此物人々喫きたりて。腸胃に慣熟したるものなれバ。病者好バ與て一切害あることなし。まづ末茶の世に濃茶淡茶など稱ものも。喫慣たるものなれバ。病ありとて必禁ところにあらバ。却て腸胃の機轉を資の益あり。しかれども頭部の鬱塞を開達との速なるものなれバ。眠を礙ることなるその人の質に由てあることなれども。それを以て茶の害とはいひがたかるべし。此物曼陀羅花阿片などの毒に中りて。沈睡覺がたきもの。及子藏病。癎症などに沈睡を發したるなどに用べし。世人いふ。藥を服その茗を用ざれバ効なし。土茯苓の類は藥汁をしく水とならしむといふこと大なる妄言なり。予恒に病者に此物を禁ざれども。たえて藥の効なきを見バ。右にいふところの病者の外は。眼。耳。鼻。舌。上部の病あるもの。癥毒諸患。眩運。昏冒。頭痛。肩項強などには。必上好品を喫ことをゆるして効あることを知べし。この物に解毒の能ありといふによりて藥の効を妨るといふにもあらんは。いづれにも拘ところにあらバと心得べし。

惣て熱ありて湯茶など嗜病人には必度を過さぬやうに時々與て尤よし。されど自然作用力の飲液を得て病を解さるると欲ものなれバ。必これを禁ることなかれ。婢僕などの病ありて渇あるものには必その同僚に命て求るに從與しむべし。熱飲を欲を熱劑相應の證とし。醫書にいひつたふれども。今病者

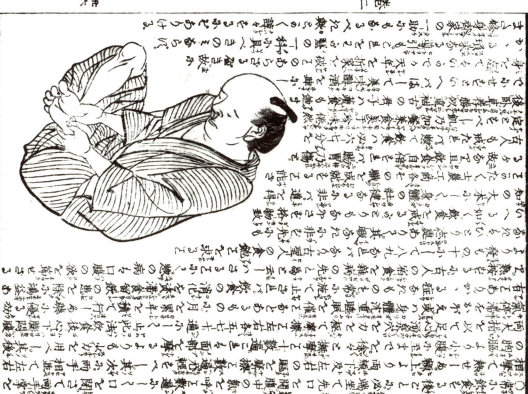

に験に必しも然ざるもあらの説を的にして治術を過失とまなあるものなり。

熱劇大渇あるものの其の好にまかせて冷水を与へて病を治することあり。決して禁べきにあらず。後の傷寒の條に其梗槩を述べければ。熟読して考べし。其他水の効用多端なれども。近ものを一二ッ挙て其例を示べし。齲歯痛歳を経て治しかぬるもの。朝起の漱口より朝夕の食事ハさらなり、この菓子粢餅果実を喫ふるときも寝んとするとき厠より出たるときも。癖になりたるやうに水にて口を漱く。一切湯を用ることなく。平素止とかければ。その痛漸に瘥く。多年の宿患を除べし。また鬱毒及留飲などあ

○常に飲食をする後ごとに必端坐て先口を閉腹中の気を呼こと数遍にして口を閉さて両手掌を相摩て熱せしめ。額上より両頬下及左右の耳を摩擦こと数遍。尤軽をべし。其次に両手相並て左右の胸脇より小腹に至まで。徐々と撫摩こと十数遍ほども。面部を摩るよりも少力を用べし。其後両大指を以て足心湧泉穴をとかを極て摩擦こと左右各五七十遍にして止。此法飲食後心下膨悶腹気停滞をおぼえ或ハ身體沈重睡眠を催となどあるもの。月を累年を積て行ヘバ薬に優る効有とあり。かかる症なきものも。常に施て止ざれバ。飲食の消化を資滞食留飲の患を除に鴻益あり。熟按ずるに古人の宿食を雑病の先と為と云ハさることにて。惣の病ハ口腹の欲を節せざるより発もの。十にして八九なれバなり。古聖人の食飽ことを求ることなかれもひとり志處ありて。其暇なきに非ず。先にもいへる如く。飲食を戒るハとりもなほさず格物致知の大本にして。身體の壮健なるに非ば道を得ることなく。士農工商各その職を成就すること能ざるが故なり。且飲食自倍すれば腸胃乃傷る。古人も戒たれバ。惣て飲食ハ必六七分を定ともべし飢乃加餐菜食美于珍味倦然後臥卓岸勝似重裀古の君子ハ疏食も飽でにせざれいへバはして美味醇酒を肆にし身を忘てたいのでら天年を折家を破そのあらざる類き故にか、る頑求なる導引もとまとふ醫の一科に具べきのみならば。まさ修身斉家の一助にもなるべければ、ふかく謹々するにぞありける。

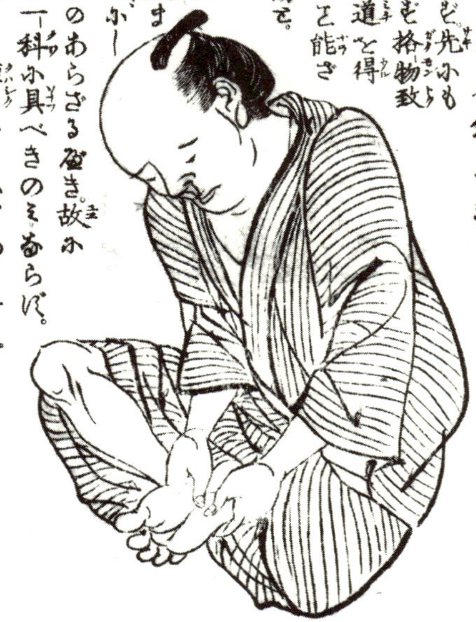

巻二　卅六

生く。涎唾粘稠。口氣常に臭きもの。口舌糜爛齒齦をりく腫あるひは膿を出すことあるもの、かときもまた此法に従ひ怠ことなければ。其病原を平治とにハあらねども、かゝる悩も必愈ことを得べし。また惣て平常熱物を嗜喫ものゝや、もとれバ口病を發しやすく。牙齒の損ずることもやすきものなり。これ又預く意得べし。

讀書に耽り伎巧を業とし。すべて眼力を勞ものゝ。毎夜寢ときと朝起たるときに。眼の上下の瞼と内外眥の内の液を。冷水にてよく灑去刺螫ものゝ無かいたるまでかくして怠ざれバ。眼の疲勞をくなれものなり。

産後の眩運に。冷水の奇効あることを坐婆必研にくハしく其説を記たれども。今此編婦人須知の巻にハそのことを述て俗家に示べし。其他熱病の危篤證に灌水得効ある瘢痘疹。驚癇及癇疾癲癇。狂癇諸症。痱瘻諸患。又は瘋狗傷てより。精神錯亂ものゝ。或は頭熱經久止ざる。或は惡寒歳を累て愈ず。或ハ久瘧諸治効なき類。及癩病初發瘰癧初起に。灌水。浴水。拊水。及瀑布泉を用る差別。其他の諸病に。冷水内服辨別など予が多年の試験ゐ。皆治術のうへの主なる鑒も其人にあらざれバ妄に説諭かたく。況俗家の理解し難きの多ければ。此に具論せざるなり。

穀肉果菜の性質に。寒熱温涼といふことなきにあらねど。灸飪たるものを温暖なるまゝに喫する。そなる火氣をその中に含有たれバ。平素喫慣する飲食のうへにおいては。あながちにその寒熱温涼を論ず。ふゝのく愛憎の意を起べきことにあらず。且世にいひつたへ書に記する類も皆守抗説多く。實の據となし難ことのみなり。藥の性効に至てもまた然。俗人の熱あれバ寒くよきものとおもひ。冷るをバ温ねバならぬこと、記得すれども。療治醫藥のことる。さやうの俗見にてゆくものにあらず。熱あるものをあ不温寒ものを益凉しく利ものも常にあることなり。然を藥る知何る故に効あるものとも知バ。附子といへバ温るものとおもひ。石膏ときけバ寒ことゝ、臆度るあまりは愚昧なること也。凡俗の了解しがたきことゝなれバ。今此に其大要を畧しくいはゞ。惣てこれを寒なるもの熱なるもの温なるもの冷なるを差別使用ところの物の性といふも生活體の一元氣の運動機と相會て後初て見ところにして。其性に由て効をも害をも爲ものなれバ。炙飪より煎烹の火製をふるに從て。性の變化ものもまた多。又物の相會て性効を見といふこと試喩んに。其性熱ありといへど自焔を發して燃にもあらバ寒なれバとて氷て碎たるためしもなし。ゆゑに熱劑も所使に由て寒ともなるべく。寒藥なりとも又熱を發張本ともなれバ。たゞ理にのり繋縛られてゆゝのぬもののといへバ。繋られぬやうにし

巻二　廿八

て縛られるゝ。理の外を出ぬ治手段あり。然を中古醫學の世に廢れたる頃に。石膏などを手に握りその冷やかなるをみて。大寒藥と定めたゞ寒きものとのみ思へり。假令ば氷や雪を寒と識。湯に沸ば熱といふがごとく。かれ其體につきていふまでのことにて。其性を論ずとはいふべからず。全物の條理をも窮知ことなれより。妄にかゝる差謬を言出されしなり。すべて世間に藥の寒熱温凉を談こと皆この類にて明ならず。醫學も多途にして規則定まらざれば。幼より白首まで。汗牛の書籍に眼をさらし。諸師に從學。衆病を施治し。且其道に爽利にても。なほ實に知得たるもの少き藥の性效と病の所由を庸俗のいかでか

辨得らるべき。冥々之中に限る命數あれば。必治法も一定あらん。故にこれやゝくいはんよりも。病のおこるをば一切醫師に任て。俗人の愚癡なる裁量をいれぬぞよき。病家をたゞ一途に信用する心を先とし。醫者も誠實もつぱらにして。他人の病を自己の身に荷負てこれに心を潜なば。絶伎にあらずとも大かたの病は治すべき道理なり。このごとく醫者ぶ輸寫にあらずば。病者の爲に損あるおとなくだとへ巧手ありとも病家に疑念を懷多愚を見れば。かもふやうに手を下されぬものなりまして庸工をや。世の諺にいふしのあたまも信心からとか。其意味は醫者のうへにもあることなり。正氣散龍王湯の泡藥も應とかもへ

ば得利あり。ゆゑに同病に同剤を與ても。病家と醫者とは相投せねば。効あるべきも驗なきことあり。こゝらの旨趣を浅近なるやうなれども。真に其理義を會得せん人は稀なるものなり。とかくに我意といふものゝ妨礙して。實際を明らめねば。速胸の中の茅塞をよく闢て。平心に聴受んことを庶幾のみ

病家須知巻之二　終

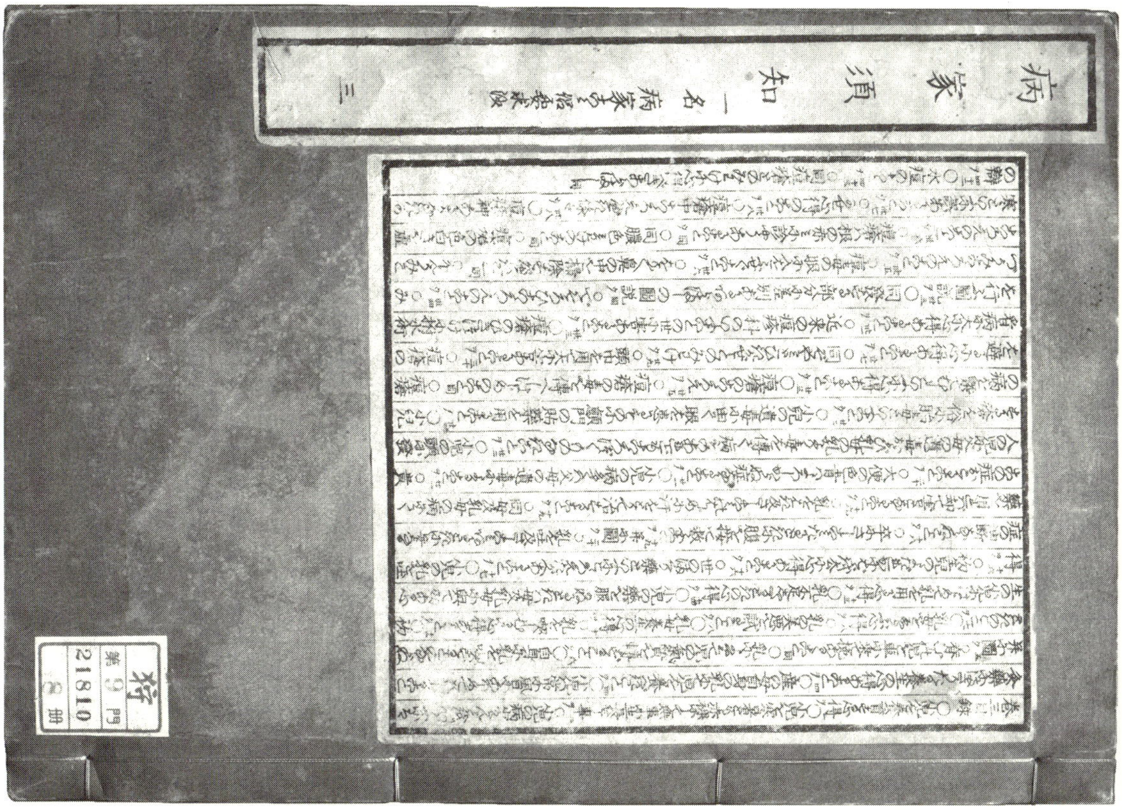
病家須知
一名
三

病家須知巻之三

小兒を養育する意得を説

小兒に乳を與るゝ少をよしとす。過ぐ停滞せバ必病の原となる故に齒生揃て後も乳を用ひ飲食に養育が自然の理なり。世人も齒生そろひて後も。猶乳をのみ用るものあれども。それも宜しからず。三四歳以上にいたりても。なほ乳のみを専に喫しめて。穀食せぬ小兒も。些の物にも傷やすく。生長の後。腸胃必脆弱しく穀肉なにても饒に過れバ。それに堪がたく病と成。故に齒生てよりは。乳を減して。先稀粥やうの物より漸に喫慣しめ。後は穀を専に用べし。小兒を育るには。三分の寒。一分の飢を帯

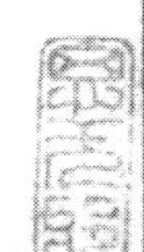

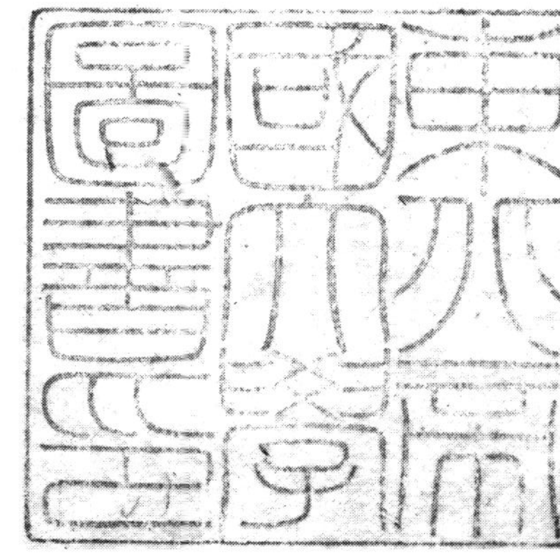

しむべしと。古人もいへども。乳食ども二三分を減たるが宜
也。その意得をもつて。飲食のミならず。生出て餔まもるより。そ
の衣衾をそなる延きたけ薄もべし。最華麗なる衣服を欲ど。生
なるもの尤宜からねバ。親の附身故衣を用て製たるがよし。中
人以下も専木綿を用て益多し。富貴の家にてもなるべきたけ
も質素なる衣服尤よし。おれ兒を健に成長て。後の福を植壽を
延第一のおいろえなり。おとに小兒の肌膚もともと脆ものな
るを。あまり温暖過れバ。腠理の開闔わしくゆゑ素に病多にて
のに風寒に觸バ。必冒れて病やもし。襁褓の裏より恒に慣して。
重被厚衣をることなけれバ。熟て常となり。必壮健なるものなり。も
し前にの、るゝとを知れどもし。重被厚衣させし兒も。秋風立て
漸涼くなる頃より。逐次に習しく冬に至れバ。薄服にても必害
あることなし。昔ある明君の重罪ある婦人の孕たりしを聴た
はひて。月足て其児を産しめ。十五歳に至まで寒暑とも赤裸に
て育させなひしに。微も恙なく健に生長せしを。確に證なひく
後。放遣せしと我聞し。世の口實にもいふごとく。人も習ともお
の車にて。今卑賤の家の子を育るにも。衣食ともに乏のちにて。寒
を防暑を避る準備もなく。世にいふをてそだてといふやうなる
る兒輩が。かへつて病なく健なるを鑒べし。とにかく襁褓裡よ
り慣しむることが肝要なりまた乳哺うちだにして。腟裏空隙

あれバ運輸業順にして必健なり。なにゝも於して兒にあし
ご嚴制ことも宜からむ。平素人の喫不どのそのる。其程量をご
に過さむバ。小兒になよゝらぬそのごく。擇別をべき於とにあ
らバ。痘疹前の禁忌といふ類尤愚なる於となり。冷水も幼稚よ
て喫熟たるゝ決しく害ある於となし。なにゝも慣熟したる
をよしとに。さゞ甜美をなるべきさけゝ與べからむ。於しゝ疾の生
ぜん於と猶恐のミならむ。後の奢を戒んがためなり。貴賤貧福
の級。その品によりての差等なきにゝあら祢ど。子を育るの於
ころえにおいゝゝ異ことなからべし。もべく幼より奢に肆なる
を禁戒て。玩具衣服も分限より省なるを良とも。慈愛に溺て放

肆あらしむ恐バ。長く後必已が意の欲於とを遂ざ恐バ鬱悒し
て病と為る。さなきゝ悍戾にしゝ人に遐棄身を滅にいたれべし。
故に於し猶誡ることゝ嬰孩の始にあそ。たとへ脆弱の兒なりと
もや。東西を辨べき齡にいたらバ。やゝ學字讀書の師を擇。四
民それぞの學べき於と猶漸に教く。朝夕身に閒なからしむ在
し必怠墮に習慣しむべからむ。世人の子を愛をるを見るに。病な
きに灸し故なきに藥を用く。預病の發ぬ慮をもむども。健なる兒
に灸藥何の益あるべき。用るところの灸藥暗に害を招於と猶知
むして。稚兒をしく空に苦痛を忍しむるゝなに於とぞ。たゞせ
んよりゝ今の論のおとく馴到し。六七歳の頃よりもむやく師を

擇て學べきことに簡ならず。兒の身に暇あらしめずして。放肆なるを戒んにはしのば。かゝれば。體必健にして病なく。慣て常となれば。成長しくもの、用にもたち。世に崇重るゝ人ともならんことぞ。しかれ親の真に子を愛するものといふべし。子をかくのごとく教導る却て易きとなく。病なき身に灸火の熱をうけ。苦藥を喫せらるれほどの悩るある危ならず。人に賢愚の殊あるといへども常得たるところの性な。善にも悪にも習やすきものなり。幼より親の教諭よろしからず。悪友に交ぬれば。端人となるべきも。やがて酒色に耽懶惰になりて。そのために終身の病を得て遂になる家の衰を來身を亡あり。草木の枝も嫩に撓きざいのやう

にもなし。幹大枝となりて後いかにとも為がたし。しかれ嬰孩に教。未成人に戒。壯健にして忠實なる人と成しむる。全親の心にあるべきことなり。脆弱多病の兒なりとも。灸藥保護のいとはかも。堪べきほどのことは必勤しめて。身體を運動し漸に學べきほどの伎藝を教ることと。あれ灸藥にも優る効あるなり。ゆめゝ愛著に溺て。怠弱にならしむべからず。稚よりこれを導にその道あり。古人の語に。世に愚なることの多し。人の子を善育ることを知ず。いまだ餇畜ことより。餇ておのれ與んあれ授んなどいひて。だゞ慾を教る大なる左過なりといふもしる。是人の不注意とおろかにて。萬事にわたりて益ある誠なり。

世の人孫子の榮を希んにハ。貴賤ともにその用意あるべきこ
となり。假令達官重禄の子なりとも。幼より放恣にならぬやう
に教育ることぞ。その保傅などの心にあるべきことぞかし。幼よ
りものに慣ず。寒暑にも堪らるゝ體ならバ尫弱にて。國家を治
ることも爲がたく。もし大軍の將として陳營に臨ともいのぐ
り令を下し衆を部署することのなるべし。賢徳ありとも病あり
ては其効なのれ難し。たとひかゝる清平の御世なりとも。武
家にハ最との遠慮なくてハかなはぬことゝおもはるゝなり。

産母自兒を乳養ふ理をとく

胎兒ハ母の血肉を分。乳汁ハ同體の血より醸成ものにして。其
兒に賦與べきに定るものなり。故に兒に病なくして健に成長
すると。称おもバ其母の乳を以て養にしくハなし。是天然の道
理に合ばなり。兒のミならバ母もまた乳養のあひだハ。平素より
も病少くして腹中の運化よく。兒に乳を與るうちに死ぬるなど
の病あるハ稀なり。予常に孕婦に會バ。必力てこのことを說驗
を得ると多年なりが、已バ假令富貴の家の婦人なりとも。その
兒を寵愛する志深ば。抱撫ハ他人に任とも。乳ハ自與べきことせ。
たとへ乳あれども身に病ありて乳質の美からぬ婦人ハ。はゞ用
捨あるべきことなり。兒に乳を與たる孕ると遅と世の人ハいふと
もおほ大なる虚言なり。我の自乳養ものに年子に產し。或ハ隔

小児をそだつるには。なりたけ庭または巷にても。そろそろ地上にあそばしめ。あつさをさくるの外は。なるたけ風日にあてしめたるが。生長にもつとも益あり。初生の児もそろそろ臥蓐にてしばしうち手足をうごかさしめ。まで〳〵よくねぐるところならば。なるたけ身を自由にさせ。なるべくはひまはるやうにさするがよし。もしあやまれば體のしまりなく。からだも病おこらしむ。佝僂などいふ病も。其父母の遺毒より發ものなれども。あまりに抱のみへのせて そだてたる児におほくある症なり。せむしをうれふる小児のためには。小車をこしらへ。児の脊中のたかきところへてすりの横木のあたるやうにし。わらべらうしろのかたよりひからせ。前にのへらぬやうにして。家の中または往來を

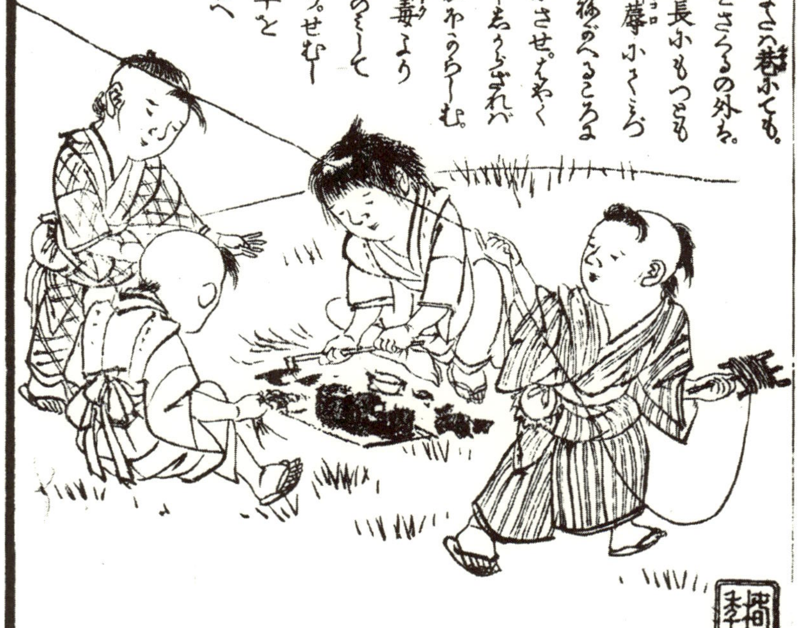

そろそろとひきてあそばしむべし。これによりてその脊椎をためてなほすをするか。歳月をつみ

漸に治べき活用の法なればよくその意を得てなすべし

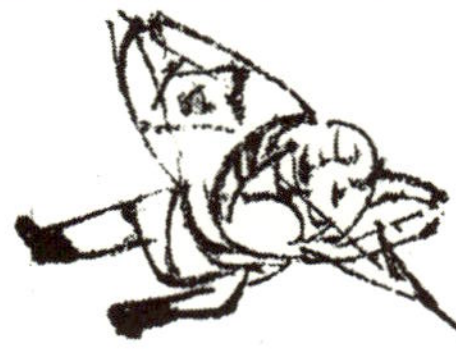

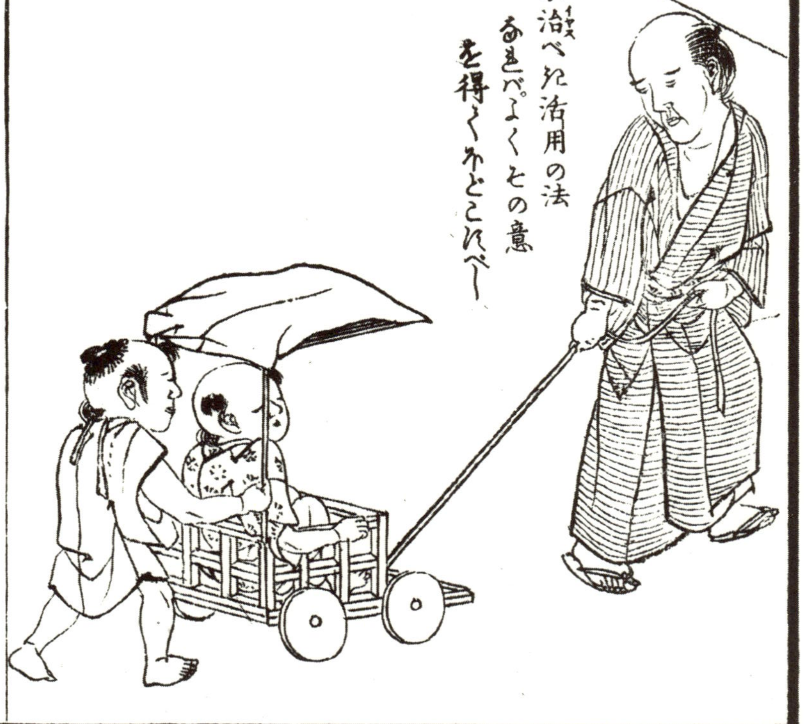

八

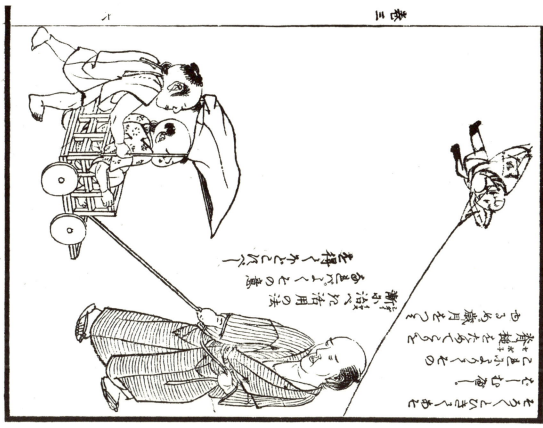

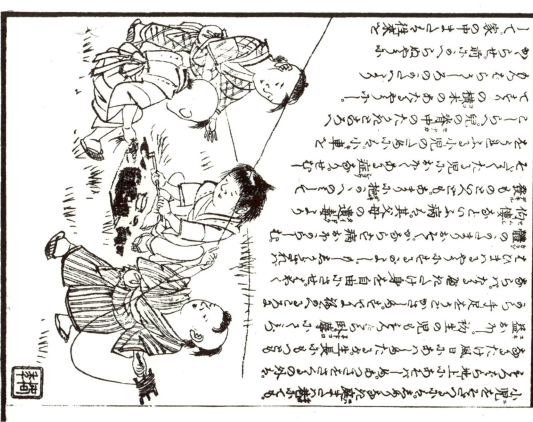

年に必孕く。母子ともに健なるもの常にみるところなり。却く乳を與ずして多子を産ものは。其の兒必脆弱して死ぬるもの多し。これ予が素に注意歴試ところなり。また或いふ。兒に乳を與る婦人は姿色もやく衰ふ。これまた道理に昧ものいふことにて。もとより妄説なりと知べし。

乳によりて兒の氣質を轉ずる理をとく

乳媪に病ありて兒に乳を喫しむれば。その病必其兒に傳染ことはもとより論なし。その他情慾の發動思慮憂愁の微なるも。其兒必感動して自然とその氣を冐病なり。これらのことども。明著たることなれど辨知ざる人多き世なればしばしば隱晦なるべしこと

を認のたきこと多けれども。これ歴然道理なれば。心を注く察をべきことなり。最兒は必その乳養をする婦人の氣質に似るものなることは證驗く的に知ところなり。さるを乳媪はもとより傭賤女奴身を措にところなく。己が愛兒をすて、顧ず。薄俸銭のために身體を委他人の兒を長養もの。其性質の温厚にて。殘疾のなきは少なり。人の親たるもの、に意を注ざるは慈愛なきにあらずや。

自乳養することあたはざるものを説

産母の乳粗糲して。他の兒に與くは忽に吐を誘あるひは青糞など下利やうなるを。自已産ところの兒に與れど。多くは其の害あ

るとゝざるものなり。されども自乳養兒の育ゐ祢く。いつも襁褓
裡に死ぬるの。或は母癃疾あるゝ。黴毒。勞瘵。まさは劇癇疾顛
癇などの類。或は乳離などを發し。乳頭裂傷づ祢に薄弱多病。月
信不順或は乳乏少兒に給に足ど。まさゝさまぐの疾苦勞困あ
りて自其兒を育るおと能ど。或は稟得く乳頭絶小。兒の口に銜く
足ど。ほゞゝ大かしく口にあまるゝ。或は舅姑父母多病老耄して。
給侍に間なく。孝養のためにとるの等は。おゝ止おとを得ざるの
策にして。もとより安逸怠惰より出ざることなきべ。やゝく乳媼の
性質善良ものを擇くその兒を託せよ。よりゝその大要を下に
示とみるべし。

乳媼を擇ぶいろえをとく

乳媼を擇に齡二十歳より三十歳左右を程ともべし。且兒の
母と同時に産せしを第一によしとも。五六月の差なる先は可
なり。乳媼の産の較遲のさゝよけゝども。それもあまりに後た
るは好しのらむど。さゝぐへあゝども。次に擧ぐといろの摸に合たるへ。
又捨べきにあらむどと了解べし。生兒の母齡弱べ乳母もまゝ若
およし。面體は豊滿てして。渾身痩ど骨高のらむど。いのにも柔
和に見え。顏色光澤ありて。皺の色淺赤。口氣臭のらむ。皮膚に
惡臭なく。身に瘡痕なく。癬疥等の痕も見えど。坐につきく前
へ屈む。頭斜むど。音聲濁なく。言語謀のらむど。氣質の㾓厲のらぬ

やうに見え。體に微も缺なるところなきものは。病もなく心も
和平なる相状なるべし。されどもかく具足たる乳媼を得がたきも
のにて。たゞこれに類似たるものは。いづれにも壯健なりとおもひ
る、ものあらば。先その乳を出させて撿べし。その將きたる兒
をも意を認てよく見るべし。卑賤の兒なれども稟賦も自然と劣
ものおほけれども。疾の有無は。注意もて知る、そのなり。兒に疾
ありと見ば。母も故あるべしと慮て猶詰問べきことなり。
乳媼の年齡より乳の老て見ゆるものは。これ必多産の婦人に
て。先は乳汁多からずとおもふべし。
乳頭は色赤く澤ありて圓。下に垂ず。兒の口に銜に適大ならず小

ならず。乳汁いづれにも饒多におもへる、をよしとせ。
乳汁は色白うちに微淺碧色をおび異臭のなきをよしとせ。單
に白もよし。黃なると赤きはあし。
過に濃は好しからず。稀のふを良とせ。器にても爪の甲にても
滴ぐるを瀉ず。遛に流て餘殘なくあとに白條を曳ことなき
をよしとせ。
味は。單に甘を良とせ。鹹味まじりは酸苦味あるものは。その乳媼
滓あるは善からず。よき乳には微も滓はなきものなり。それ状
必疾ありと知べし。
驗には。白硝子壜に納て閑處におべらく安く後よく透觀べし。

澱る底に沈ものなり。
乳汁を眼中に滴て験べし。質麁る必滲透て疼を知ものなり。乳
を検にる空腹なるを良とせ虽し。おなじへに来まへに薬など服
たるやいのゞと問ても一然ど。三時許を過て験虽し。薬により
て乳に色づき香氣の發れとあるものなれど。辨のたきれとの
あまるなり。
件の試験を用て參互て檢査べし。世に無病なる人ハ稀なりと
いへども。乳質善のらぬは小兒に意表疾傳染て。いのちとをと
べのらざるにいこともど。忽畧にすべきすとにあらねど猶次條と
參校。よく識得べきすとなり。

乳姥攝養の意得を説

上件に陳ところの撰に合たる良乳媼ありとも。平素の攝養わ
しけもれど。よき乳汁も性變てあしくなり。饒なるも乏なるもの
なるもれど。朝夕に意を注べきの第一なり。乳姥ハ多る卑賤ものな
もれば。放逸に成立て禮節を知たるる少なり。故に率に儀容整
家風に從しめんとしてる。必心志舒暢ず。抑鬱て疾となるれと
あり。それまでにいらずとも。よき乳質頓に變耗損して兒に
給にたらぬやうになるなけれど。頓れもとその初に慮べし。ま
のとくその栈意に任放て簡率ならしむれど。良易のものを
悪のにる轉やをきなりひなれば。兒をまさその氣に感て後

卷三　十

善からぬ氣質の人とある時し。乳媼に淫行ありて遂にる宥が
たきにいたるも。初の嚴からぬより起るがゆゑに。必ず諸般の所
作をべく乳媼の勤べきことを。便宜にしたがひおきを定おれ
く。怠惰ならしむべからず。だゞ小兒にのミ拘く行樂安逸にせ
しむべからず。體を運動こと希なるぞ。腸胃の傳化あしくなり
く。乳汁變敗を招の患あり。故に兒を看護する餘力にる。事定さ
る仕務浣濯駈使の他までもあるなれだけ體の運動やうに
せしむべし。もと俸金を求るがために來そのなれば。過當の金
銀を與てその意を慰愉しむるぞ。いかやうにも使役ものなり。
假令貴人の乳姥なりとも多くの俸祿をぞ給なる。乳養の暇に

る他の事を爲しめて最益あることあり。必しも逸樂せしむべ
きことにあらず。これ乳媼攝養の第一とするところなり。はさ
乳母の始て饒多なりと見えし乳汁忽に乏なるを。世の人多く
兒を看護に心を勞め。等輩の交に思を費すとのミ思へり。そ
の事なしといふにもあらねど。疇昔まで家支厨房の作業
に體を勞したるものが。餓に飽食暖衣く兒を看護するの外に
所作なき身となるによりく。腸胃の運輸あしくなり。乳汁を釀
成の原を損こと。上にもいふごとくなるぞなり。たゞ心志の勞怯
とのミおもふべからざる意料なり。
乳姥の食料は。平常に變ことあれを良とせ。別に佳肴美味を用

るゝが爲つく消化を障礙いたるべし。山村僻陬の婦人の常に蔬菜のみを喫て美食に乏きもの。よく數多の兒を乳養にあまりあるを見よ。まさしく色も害これ利あらざれど。食に禁忌を爲にも及ばず。たゞ酸味の過たるものと。單に醎ものと。酒と。異常食をば禁べきことあり。菓の類も。甜瓜を除の外は害ありとも見えず。たゞ過食しむることあるべからず。味醬汁多く喫しめてよし。魚肉も煮汁あるものは尤良。煮て日を經たる肉。塩藏肉。蕃椒の類は。禁たるもよし。

乳媼飲食後直に乳を喫しむることあるべからず。

大に空腹なるとき乳を與べからず。

憂愁歎欷の後俄に乳を喫しむることあるべからず。

發怒ありてそのまゝに乳を銜しむべからず。

驚怖することあるとき乳を喫しむればいと尤害あり。

然るにても疾患あるときは。假令微恙なりとも乳を與ること良からず。そは傳て兒もその害をうくるなり。

月經にありたるときに。乳を喫しめずして事たらば。經行止までは遠ざけたることもつとも良。

乳媼疾ありて。下劑を服て下利止ざるあひだに。乳を喫しむれば。其兒も必下利をもよほす。

乳媼の夫とをりく會合することも嚴制べし。慾念を發すとも

卷三　十二

良からず。故にこの祢くより男女の區別を正すべきことなり。
乳媼平素酒を嗜み喫なば。その兒も成長して必酒をこのむ。且乳質渾濁なれば。暗に兒の病の原となる故に。尤これを制べし。
喜眠乳媼は。や、もともすれば兒を害することあり。稟賦寢ぐる覺がたき婦人の乳下に兒を壓殺たるを。數人見聞したり。恐慎べきことなり。
性淫亂なりと見ば疾に放遣べし。尤兒に害あるものなり。
多言ものと。輕脫なると。乖巧と。跡放なると。偷安ものと。および善竊ある乳母は速に放逐べし。
其他善からぬ癖好あるもの。饒言遁辭をし。虛妄をこのむるもののたぐひ。みな兒をしてその氣質を受しむ。
殘疾ある者と後に發露なれば。一日も遲疑すべきにあらず。その乳を喫ませば。必定兒に傳染て生涯の害となれば。必ず愆滯にすべきものにあらず。息肩て後も猶これらのものに細意を注。もしかゝるものとあらば速放逐て後兒の抵當をして後の害を避べきことなり。
右件は多年試て的實に知ところなり。名利にのみ走て事理に精からぬ醫生に前件のことを問たりとも。もし疎妄なる答を聽ば疑惑ことも起べし。もし世からんには益なきことになりもせん。よく思べきことにこそ。

初生の小兒に乳を用る意得をとく

小兒産出て後、母の乳の出る時を、始て乳を嚥しむる期とし。歯生具ときは。飲食を與る期と意得べし。さることあれども。母産前に疾あるか。または生質怯弱なるか。多産の後にて乳の出ることあまりに遲く。乳汁きはめて乏少ものは。まされの例にあらざれども時宜に從べし。なるたけは母の乳の出をまちたるがよし。小兒啼ことありとも。必虚中なるゆゑと思ことなかれ。乳汁はその兒に天より賜るところの俸祿なれば。母の乳の出ざる前に饑を知れりと決しかたきものなり。ちかくは狗猫の子を育るを見ても其道理を知べし。狗猫も自然と子を愛する情あれども。己が乳の出る期なれば。子に嚥しむるはとあたはず。人は却て黠才ありて。兒の啼を聽て乳を求るならんと。母の乳の出るをまたず。天地自然の道理に背て。兒として終身の患を抱しむるは。狗猫にも劣たるなりと云り。生母の初に出る乳汁かゐ。自然に兒の胎屎を除去の効を具へ。藥にも優たるものなるに。其色味の常に異なるを見て。性あしく毒あるものなりといひ。必扨去べきなりと、意得る俗習へ、のへをとぐも歎べきなりとあるが。殊に乳媼をして養育せしめんとおもふ備ある高貴の人なりとも。造化の妙理を精察べ。まづ初出とところの乳をあはさらのなれど。なるたけは自身の乳にて養育て。看護ばかりを他人に委たるハよろし。初の乳汁の効あるのミならず。生母の乳にて養へ。小児も母も益あると上に説がごとし。かゝる道理を辨知て。予が教に従ひ。その心を推て一切の事自然に背くとなからんぞ。天命を畏るものにて。其児の後栄をも期すべきなり。貴も賤もよく／＼顧慮あれなきことにあらずや。

乳不足したるときの心得を説

上にいへるごとくなれど。仮令児の飢るときありても。他人の疾あるものに乞て。乳を嗽しむるとも宜からず。些少なりとも害を被ることを知べし。然れども著く熱ある病などの外にも潜く見がたく蒼卒にも辨別がたきことあり。その時にもまづ乳を乞うけんとおもふ人の産たる児を。意を注て看べし。児に病なく。顔色光沢ありて。健に成長なるぞ。その乳にハまづ毒なしと預察べし。さる乞うくなれバさもなく苦たらず。大麦一二勺ばかりよく洗て後。水をよき程に入て文火にて煮熟し。滓を漉去。その汁を再火に上。氷糖末を銀子の耳かきに一ッばかり入て。味乳に似たるを法とすべし。それより陶器に瀉喫せんとおもふほど取分て重湯に温て。これを竹箒に乳頭状を製て児の口に銜るべきやうにしたるに盛て嗽しむるなり。その頭に紅絹の類をもちひ。綿あるひハ撒布糸をまるめ。乳頭よりや、小からんとおもふほどかしく褁なり。藥舗に鬻ところの乾黄菊花を用るなど尤良し。さる常のやうに製たる乳頭を盞の邉へつけ指にておさへ。徐々と盞を傾て吸しむるもよし。もしきらかく喫の碌さるとさハ。匕にて抄入べし。蛤殻などを用るもまたあしからず。世間に乳の粉といひて白屑を水に煮て用るものあり。是糯米粉にて製たるものにて。脆兒などには停滞あとあり。此の麥汁のさるて日々に煮て用ゐる炎熱の頃といへども腐敗患もなく。且化易しくこの乳の粉にゐたるのに優れり。産て四五箇月を過たる兒るど此のをにても養育せらるなし。異邦にる牛乳を用ると聽り。牛乳新鮮ものの日々得らるべくるおほは悪といふにハあらねど。此方の人に如何あらん。醇厚泥滞あとなれにしもあらじど。とに都下にてハ牝牛を畜ところも稀なれバ。此事ハ予もいまだ試ねど。たゞおの麥汁の製易用やすきれにる如ともおもえる。

小兒の藥を母及乳媼に與て効ある意得を説

小兒病あるときに。このやうにしても藥を服得ざるものにる。其藥を兒に與るより四五倍の分量にして。母もしくバ乳媼に服しむ壁し。必兒に効あるものあり。最瀉下劑など用べれ病にて。母乳母その藥を服ときる。小兒もまた母乳媼の下利あるれひに必大便澁ものあり。小児の藥を服ぬるを。強に服せんとし

ても。咽を下ざるのみならず。嘔吐などを發ことあり。かゝると
きは乳を嚥しむるものに與て。必効ありと意得べきことなり。
かく著き道理を知ば。乳媼もしくは母の性質。飲食藥。および病
の忽にならぬことをも辨ふべきことなり。また總て。小児の啼
拒ものは強て藥を服しむるは。大に酌用あることにて最乳を
のまにく育るは。病により。煎劑丸散の苦澁味のものは。却て
吐を誘ぞものよりして大患となることあれば。是又心得なけれ
ばならぬことなり。

初生児の粘涎黒屎は速に除去べき意得を説

小児産出て。粘稠たる涎を吐出し。胎内にあるあひだ腸中に蓄
たる黒屎を下去ものにてその常なり。その涎を吐盡ざれば。後
撮口鵝口瘡などいふ危急の症を發し。或は眼疾口病等になる
也。或は馬脾風とて喘哮劇息を内へ吸こみに會厭つまりて甚
苦症などをも患ことあり。吐乳もとの涎を吐ぬ小児に多ある
ものなり。胎屎下ぬものは。其後腹痛搐搦を發し。驚癇を患るゝ。
左なきは癖疾或は蚘蟲などの患あり。吐乳も出易ものにて其他
涎屎より發病多けれども。必忽せべからず。涎屎を速に吐下ぜし
て急乳を銜しめて後は。その物胃管より腸裡へ粘着ていゝな
る峻劇吐下劑を用ることも出ることなし。鷓胡菜和名まくりと
いふ草は。粘稠たるものを除去の効ありて。初生の小児に用る

あとゝそ。神代よりの遺方にやあるらん。我邦にのミ用慣く異域にもたえく知ざるところあり。志かるを近頃ハ華人の理に味説に從て。甘連湯。またハ款冬花。或ハ甘連大黄等。又ハ蜜藥などいふものを用く。初生の兒に與る藥をなにゆゑにまくまと呼うと疑ものなきにもあらずや。必々餘藥を用ざるの鷓胡菜にて事足ぬべし。なほ多年予が試て知ところあり。たゞ一味とも用。或ハ鷓胡菜湯。また鷓胡菜大 大黄 鬱金 紅藍花各小 四味。何も水煎して用べし。産母の乳の出ざる前頻に服しめてよし。吐下少にハ紫圓を用るなれども。繁く服しむべきものと思ハ失當なり。鷓胡菜ハ砂を篩去たるまでにくよし。藥舗にて水

に漬て剉たるハ效なし。濕あるまゝを自製て用べし。また前にもいひしごとく。産婦の初に出る乳汁ハ。兒の涎屎を瀉去べき效を具たるものなれば。その色味あしとて絞去捨きものにあらず。故に能此理を知て初出の乳を用るものハ鷓胡菜を與ざるも猶さ可に似たれども。黴毒此土に傳致てより人の體に浸潤。父母の遺毒もまた熾なれば。互用相扶て益あることもまた多。涎屎を去べき乳汁の自然と生ざるなれど。天地造化の妙を此一事にても察しなば。異域に知ざる鷓胡菜を此方にのミ用慣たるに就て。邦人の稟賦の異なるとあるもまた明易なとあらずや。

小兒吐乳は尤恐べき證なることを說

小兒故なくして乳を吐ことあり。乳を過喫たるゆゑを考て。もししからば。速に停て一二時半日許も與ることなく。飢來て後喫しむべし。しかある時は。胃中に停滯する乳汁自然に下降て再吐出すことなし。かくしても猶吐止ことなく與るごとに吐ものは。是一時の停滯にてあらで必病の徵なりと注意べし。いかなる故に乳を吐ことも。顖門及顏色。呼吸。二便の通利まで互驗て見るべし。聊も平素に異なることあらば。登時に高手の醫師に謁て速治術を施べし。乳を吐やいなや癇を發し卒に死たる兒を數多見たり。緩慢なるも頻吐乳ときは。間なく衝逆ぞと思て忽棄とすべらず。吐乳治ざるあひだは乳哺常の半を減てよし。醫の高手なるものなきは。寒鄕などの醫士に乏きところにては。妄に藥を用んよりも。まづ乳をしばらく與ずして。其動靜を鑒べし。もし卒に衝逆すとあらば。鳩尾と左肋端乳直下にて腹部の不容といふ邊を指頭にてそつと按臍へ向て抑降やうにすべし。その鳩尾と不容とを按指を。もろともに撓なれやうにせるをよしとす。又は掌を伸たるまゝに。小指のかたの掌側骨を鳩尾に抵當て下へむかひてくふやうに抑降もまたよし。指下に動悸ありて築々と跳がごとくおぼゆるものは。またよく抑て緩べからず。尤仰しむべからず。前へ屈もあし。常のやうに膝へ抱き。高枕に臥しむるがよし。一時餘も手を放さず按く慢ざれば衝逆おほくは止べし。急に醫を迎るなども成らざ藥の用べきものもなくば新汲水を小茶盞に半分ほども飲しめ。顔へも吹かくべし。苦味の藥熊膽の類を吐あるものにハ決して服しむべからず。却て宜からぬことあり。その佗蜜に煉たる藥など尤禁べし。治術に粗き醫士の劑を用て害を為ことありまたく俗傳の奇方妙藥といふの類を妄に投べきものにあらず。周章顛沛の間にてその處置の差錯に児をして苦惱を増しめ。それがために死を促すことあるなれば。よく其用意あるべきなり。なほまゝ吐乳及瘈瘲を發したる児を發汗して即効を得ること

ありとある周身に微冷をおぼえ。皮膚粟起を標的として行べし。其時に壯歳無病の婦人に温飲熱食をなどよくさせ。病児を懐に抱て一時許も温むべし。纖悉なことは俗家の會得しがたきことゞもあればその編に擧つくさず。まして灌水及温浴法を用て驚癇を治するおときにいたりてハ。尋常の守株刻舟の醫師る首肯せざる輩もあるなもとより此編にいふべきにあらざれども措ぬ。その病。その初母の病ある乳を喫しめたるより得。母酒を喫過したる後に發ることもあるべし。あれまに意を注て自己の身を顧べし。とりわけ乳媪などよる病ありても隠秘て告ぬこともあるべし。家人も不屬意こと多まゝ世間の

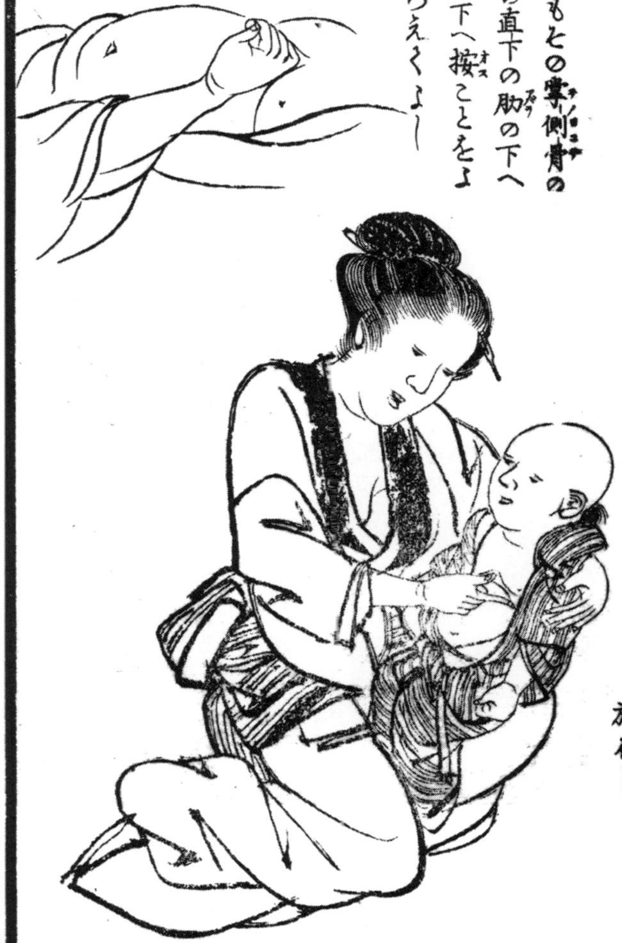

陋習にて啼せはる兒に乳を銜しめて。その啼を停んとするものあり。啼泣ときにる腹氣逆きの時用るところの乳るや、もとよりバ停滞て消化がたき患あり。故にはなはだあしきこと也。まづ乳を與て後兒を搖動こと大に宜からず。ことさらに吐乳の因となることあり。この吐乳證の容易ならぬことを竪俗ともに了解ざるゆへ。臍を噬の悔あるべけれど。これを其幾微に防ぐべし。必々忽棄にすべからず。又青色の大便をとることあり。これ腹中大にあしきこゝろあるぞと思て。速その用意あるべし。母恁を喫たる故といふる至愚なることなり。この青大便を通ざる兒も忽棄ならぬものなり。これらもその母ゝ乳母

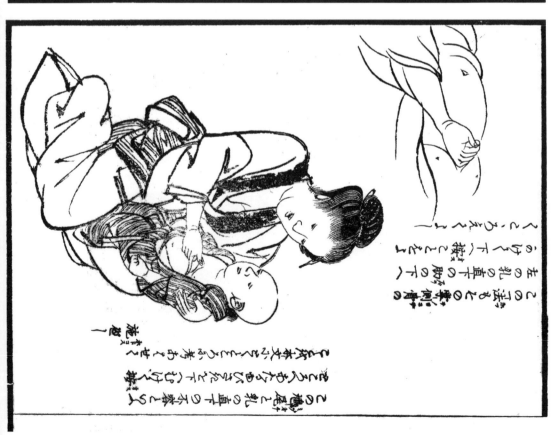

小病あれど。兒の大便青色なることあり。それも母乳嬶の病を速施治をせば。兒ハ自然に治をせども。數日を歴るものなり。兒もまた故なしとはいひがたし。よく〳〵思べし。

小兒の病は遺毒に因こと多き意得を説

小兒の病。十に八九は父母の遺毒より發ものの多く。偶には乳嬶の病を傳るもあり。今時小兒の己娩より多病なるは。多はその遺毒にして。その變を爲にいたりては。後必疳疾驚癇種々の病となるものなり。その遺毒あるものは。假令幼稚の中にさせる病なくとも。成長の後外より誘導ものあれば。内より必動應して太患となる也。故に遺毒ありと見ば。幼稚の裏より預治を施て遲滞にすべからず。貴人の兒の病にもその遺毒に因もの多。もし然ざるも。乳嬶などより毒を傳る病となるの類。必有べきことなるを。醫士もそれらのことには注意ものなく。ただ其議に及ざれど。治法ことごとく差誤て猶悟もののなし。また今世の醫俗ともに初生の涎屎を胎毒と意得るものあり。もし毒ある兒ならば。それをまた胎毒といふも可やうなれども。胎毒は自胎毒。涎屎は自涎屎にして相混べきにあらず。涎屎を多吐下つくしたるのみにては。その遺毒の血肉の中に潛藏て。時を待て發せる者の根を拔にたらず。故にそれを治るには。年を積月を累漸を以すべき別に法方の自具ありと雖。能其肯綮を

得ざる者にあらざるよりなり。所謂藥せざれば中醫を得といふ
諺を信に如し。妄に治し得べきにあらぬなり。又小兒の頭に發
瘡を俗に胎毒といふ。其名あるなり。この瘡は兒の元氣自旺
にあるに從ひ。血中の毒を體外へ排達べき便路を得るもの
なり。これにて周身の毒を驅つくべきことにはあらねども。早
是を胎毒なりと知らば。速に愈んと欲ことなく。少も多く
膿を釀て。毒を去の策を爲べし。湔藥など大に禁浴ときにも眼
瞼などの外には。瘡あることろ洗濯べからず。妄に貼藥をべから
ず。まれ其まゝにおくときは。外邊乾燥て固なり。裏に膿を釀と
いへども。洩出べき道なくして。毒氣再內攻することあり。故に

外より呼膿膏を貼適に誘導べし。血中に潛藏て見ざる以前に
なさせることなれども既に發出ざるものを誤て內攻せしむなり
ば。忽變して種々の病となる。小兒の驚癇痱疾および眼耳諸件
の疾なり。此頭瘡を速に愈さるより發もの多し。と意を潛て顧
宜自知るゝことなり。さて末東の藥に乏もの、ために一
方の用やすきものを示べし。其方は牛房の實の生新ものを細
末にして皮を篩去て其末を胡麻油にてよきほどに和調頭
瘡へむさもの摩貼べし。藥舖に跋日栗膏といふものあり。これ
に和て貼るも尤よし。頭瘡愈て後眼病油耳など患ものなほ膏
を頭へ貼て其毒を導べし。顖門へ貼て効尤速なり。そのときは

は貼べきところを湯にてよく洗て垢を去て後施べし。油を厭ものは飯糊にて調もまた可。されどにて効なきものには發疱膏を用べし。また其裏に膿を醸ども外邊乾涸痂脱のぬるものは膠黏を紙に攤て貼。しばらくおきて放去て後跋日栗膏の類を貼もよし。毒を誘に必効ある藥剤は數多あれどもその辨もなく妄用ても害あらんかと恐て記ず。雞卵。松魚。鰻鱺魚。牛旁根などを餌にさせてよし。

小兒の病を槩て蟲といふ誤を説

小兒の病を俗にむしといふは。むしむしと同語にて。もと初生のちかほど形りを變蒸といふ類に同く。微熱ある證を稱来し古言なるべし。もししからんには蒸の字の義にて蟲の字の義にはあらざるものを。蚘蟲といふ蟲は小兒にことさら多生して。害を爲こともや、多ければにや。槩て小兒の病をむしといひて蟲の義とのみおもふは。俗家にてはさもさることなれども醫士もしか意得ざる輩まゝあり。しばらく俗に從ふとならば。いかに稱んも害なきに。自己もその病因までをしか謬認たるもの多あり。その甚きにいたりては。小兒の萬病蟲より起などいふ説を爲ものなり。是名に由て實に惑倒見なり。その尤憎べきものは。傷寒。瘧疾。痢病。泄瀉等までにも。蟲といふ名を冒しめて。其治法を誤もの多見えたり。俗家もこの心を得ざれば。なほが

巻三　廿四

ために愛兒を害にいたるべし。かくもいへど蚘蟲の變より搐
搦。驚癇。顛癇等を發し。或ハ疳疾などにもなりたるを。其蚘蟲を
下て効を得ハ常に多し。蟲と名べきもの絶て無といふにも
あらず。必一偏に聴て疑惑なとあるべからず。其纎悉なる俗
家の會得すべきことならねバ畧しぬ。また小兒に傷寒時疫な
しといふものあり。これ大なる誤なり。小兒とても同人なり。此
病無といふ道理やあるべき。かゝる偏見より。傷寒痢病などの
劇急にて。快藥など與べき機にも投ぜし。或ハ蟲といひ疳と
呼。加之痢病に疳痢といふ濫名までを稱て遂にハ治を誤あと
あり。よく／＼意得べきことどもなり。

痘瘡のこゝろえをとく

疱瘡ハ我邦の往昔に無ところの病なり。其起原を撿に。人皇四
十五代聖武天皇の御宇。新羅より初てこの毒を傳染て。天下に
蔓延て老少男女ことぐく病たりしといへり。また延暦ある
王の記載を見るに。年三十以上のものことぐく病に臥。その劇
ものハ死をとある。状今麻疹の流行がごとく。大人小兒ともに
いまだ病ざるもの必免ぜ。流行の期相距こと數十年に及り。
中夏にても。東晉の時代に南陽といふところに虜を征伐あり
しに。軍卒始てこの毒を染たるを其初として。闔國の患となり
たるが故に。當時これを虜瘡と稱。これ惡毒の氣なりと見え。或

れ此瘡西域より東して海内に流てもあれど。中夏我邦ともに
振古たえてなき病なりしを。異域より其毒を傳たること瞭然
なり。今の世にいたりては。其一生に必一患べき病とのみおも
ひて。傳染の毒あることを解ず。其兒の此患に罹を賀こと世間
の通弊となりたるは。止ことを得ざるに出たりといへども。そ
もまた慘怛ことならずや。如此天下一同必患べき病ならも。
邊鄙にある五七年或は十餘年を經て流行さる地境あり。江戸に
も歳々絶ざるがごとくなれども。近き高位貴族のたびくの流
行に免て。或は年長までも病ざるもののあるを見れば。全氣
運にもよらず。胎毒にもあらず。斷然一種の毒氣にして。傳ば患

染ざれば病ざるの道理また明白ならずや。すでに八丈嶋五嶋
などにある近來までも疱瘡を患ことなかりし。夫人の知とこ
ろなり。のゝしかば避ば免べき病なれども。其事今に至りては實
に爲得がたし。かくのごとき毒のかくのごとく繁行て。あれの
ため死する人の衆多もをとより自然の道理ありて然ること
とはいひながらも。また歎べきの至なり。あのれを支那の醫人
が胎毒の説を唱たるに雷同し。或は蟬の蛻にたとへ。またる構
精中の淫液なりといひ。或は氣運時令に因の病なりなど。無根
の邪説をいひふらし遂に其毒の所由を知ものの無が故に古今
治法聚訟誤多る宜なり。是やとんど天刑病にも類似さる癘疾

巻三　廿六

にして。生民の艱厄。國家の災害この上なきに。絶て覺者なく。たゞ名利に走貪濁の醫人等その時行をまつこと。慈子の遠征より歸を待がごとくなるは。其心いかにぞや。かく痘瘡の毒の人より人に傳て火の燃がごとく劇甚ことを知ての後は。麻疹の西より東に流來。天下一同患つくせば。突然と一人の患ものなく。再數十年を經てまた流行するも。これ異邦海舶より毒を輸ところなること明に察し知べし。痘疹は今になりては此國固有ものゝやうになりて絶ことなければ。いかにも其源を塞。毒氣を驅つくすに策なけれども。麻疹は今にもあれ外國との通舶を禁て。其由て來ところを杜絶なば。必其毒を轉輸ことは決

して有ことなるべし。痘疹を避んことは僻邑山村に於ては易ことなれども。都會の地に在ては大に爲がたきこと思べし。しかはあれども。予恒に意を留て。他の危險病患あるか。又は病癒て後虛羸たる兒などのいまだ痘せざるものに會ば。避らるべき理を必其家に提醒。これがために當時の痘瘡を免しめたるもの多。世間に子を多産する者。いつも二歳もしくは三歳に至て必痘患に罹て死といへる類あり。これ其兒の性質に然べき理あることにて。設其年期を過て後に痘を患ときは多は命を隕などのことはなきものまゝあれば。これら尤其年期を避しめてよし。就中毒の尤猛烈にして。病ものゝ十が七八は必死を

る年あり。かゝるときの流行はいかにも避て患ざるやうにせられとなり。この五六年以前の流行は。特に危険症の多かりし故。勉て人にこのことと傳授て。予が教をよく守しめ。避得さるものも多かりき。遂には患べきも。かゝるときにはなるべきたけ傳染ざるやうにすべきことなり。はた流行の盛にならぬ最初との近隣こと〴〵く患て。痘瘡の巷説もやゝ歇たる落後に係ものは多は軽。この事も意得て益あることなり。しかはあれどもいかに意を注ても免得ず。これが為に死するもまた天命也。其毒を転染は。もとより幽微にして測べからざるがごとしといへども多は痘家の器物衣服に着て輸また痘兒の氣に觸るによりて傳。近隣はこれを風の往来に漏。または醫人の痘兒を診て。その臭氣醫の體に著て未銷ざるに。そのまゝ来て兒を診より達あり。痘家へ過て遂に訪ものよりも染。或は痘家へ往来する幼童猫兒などよりつたふるもあるべし。しかれどもこの毒の猛烈走竄なるは火藥の逆ぶがごときものにして。来も去も駛疾なれば。いさゝか毒氣に觸たるは。その散ずることはまた時を過さず。故に程を經ざるは傳染の恐あることにあらねど。細に心を致醫士も稀なるものなれば。痘毒近傍に流行と知ば。醫の由て来るところを問て。もし痘兒を診てかどを經ざらんには。わが兒に病ありとも診を乞ことも用捨すべし。況家人は痘

巻三　廿八

家へ省たるまゝにて。衣服をも更ざ児の側へよるべからず。児
を抱き通衢を往来すべからず。瘡家より齎来ものもいさゝか
も児に示しむべからず。瘡児を葬る墳墓ある地へ児を携て
行べからず。暑月尤薫蒸て感冒やすし。また瘡児の故衣服その
の毒染着て。年月を経ても銷ず。未瘡児これを着て傳染たるも
のを予正に見しことあり。市に購たる故衣を妄に児に着しむべか
らず。まづ醫の瘡児に刺たる鍼よりも傳輸ことあれば。おそら
くも心を用ゐべし。かく百計しておそるゝ状懼ことは毒蛇のごとく
あるものなほ冥々中毒を轉輸ものあり。實にこの状避ことあら
ば。瘡瘡の流行ざる地へ児を携て去たらく避にしかざるぞ。かく

といへども。幽冥不測に傳る毒あれば。今の世にありては貴人
もまた免もの稀なるを。況屋を比戸を接て。往復絶ざる庶民の
家においてをや。一次避得たりとも。遂に免べきにあらず。幼
弱にして病ざれば年長て必患。年長て患ものは。幼弱にして病
ものよりも危険なること多が。また避ざるもまた愈て已に異邦
にも種痘とて他の痘を患もの、膿若は痂を取て。いまだ病ざ
る児の肌膚に貼て。やや痘を發しむる法ありと聴り。予が今
ここに避べき術を語なり。平常をいふにあらずと知べし。さて
瘡瘡鄰側に流行とき。小児微も熱あらば。その序熱の序熱にあ
らざるの状考みるべし。此時風邪と相混して別ちがたきものあ

れども。仔細に觀れば差異なきにあらず。險痘は序熱より最其
用意あるものなれば。輕忽に思ことなく。予が述ところに心を
潜て會得あるべし。

痘瘡の序熱は。風寒邪熱に類似て。辨別がたきがおほしといへ
ども。意を加て熟察をすれば自明なり。その熱初往来ありて。漸に
甚なりくる更に歇ことなく。熱來て貪眠。睡裏驚悸。或は搐搦。心
下輕按ても苦濇情狀ありて。氣喘涙を流。眼傍すべて腫さるゝ
ごかもへる、その。及腰脚沈重狀ありて行歩整ず。甚は脚軟て
立こと能ざるもの。おもら皆序熱の候と知べし。このうちに搐
搦驚悸をるも。痘瘡ならねど。小兒熱あるこれに多あることあ

れば。されども里にては決定しがたく。諸證を參互て後辨知べ
し。醫も蒼卒に看過もの多けれど。かゝる患狀はその母預記得
て遺漏なきやうに醫にも告べし。搐搦劇ければ。上吊直視。人事
不省にいたるものあり。失措べからず。痘瘡ならば必回復べし。
予は拊水術を用ていつも驗を得。この時に灸をることと先は禁
べきことなり。偶灸に宜ものあれども。病家にその差別は爲が
たければ。すべてさせぬがよし。まして序熱の甚に。衣服を重襲て暖
煖なるは後必害あり。また清凉過もあし。平常よりも微温なら
んことおもふ度をよしとす。必鬱蒸しむべからず。おこに頭巾
を着ること。嚴冬凝寒の時節なりとも宜からず。必切禁べし。痘を

巻三　三十

頭面に多發しぬく救ひがたきにいたるも十が八九は頭巾の害なり。頭を過に温暖ならしむるとぞ。之に由て氣衝上迫の勢を増て。その重ものは兒を害にいたる。輕ものもなほその宜からざるを見る。必頭面を覆ふこと戒禁べし。この巾子によりて世上の嬰兒を亡ふこと幾何ぞや。尤嘆べき弊習なり。慈念あらん人は此一事をだにも勉て人に教諭て。其惡習を變しめよ。大なる陰騭なるべし。一己のことゝ看過べからず。己が子を愛する念より他を利益することをもおもふべし。その餘慶己が子に及びて。自然と病患を免ることあるべし。これ予が衆人に望ところなり。序熱の間は。最て頭部を清涼して鬱蒸ことなく。腰脚はいつにも

温暖なるをよしとす。脚も冷るとも。脚爐にて温ことは決して禁べし。唯至熱湯に鹽少許を和し脚をよく温て後乾る手巾を以てよく拭ひて後衣衾を纏裹て暖ならしむべし。冷ば再三かくのごとくすべし。乾菜菔葉或は忍冬などを湯に煎して。膝より下内外踝足心までもたびく温さるゝは益よし。胡菜菔葉を用るもよし。鹽包を煎したる湯も可。痘兒を居室は宏濶ところを良とす。蓐を室の中央に安く。前後左右人の往來自在なるをよしとす。室裡に人數居べからず。兩三輩を限とすべし。小室なるはさら人の多を欲ず一家に數子痘瘡を患時同室に居しむるは甚禁。順痘も變じて危險におもむくことあり。必別

小居しむべし。もし卑賤にて別室なきものハ。嚴醋二三合を器に
盛て廂間に安か。又ハ熾炭を醋中に投てをりく室内を薫さて
板障亮隔を闢てその鬱氣を排洩てよし。空濶ありとも火爐多
安べからず。すべく温涼平常に異なきをよしとも。瘧兒を久抱
及懐に入さ寝しむるも好からず。なるべきさけ下に臥したる
かよし。食膳下飯ハ汁あるもの。飯まさハ粥の類にくもなる
べきたけ暖なるものを用ゐし。鐵子を喫しめんよりも。醴酒ま
ハ葛湯大麥霜糖湯などを用ゐてよし。泥滯やも紀質の兒ハ
あまらの類も消息あるべし。渇あるものハ白湯を多用たるハ
よし。好茶を喫しむるハと最よし。序熱より。上品の茗茶をとり

く喫く益多。最善眼ものにハ氣烈ものを多濃煎し藥に換て喫
しめて殊效あり。渇なきにもをりく湯茶を與てよし。尤一次に
多服しむべからず。大渇て生果を好ば。香橼蜜柑梨子葡萄の類
少づゝ與ても決して害あるものにあらざ。たゞ消化あしきも
のを禁べし。魚肉ハ羹汁を良とも。雞卵も豆油汁にて煮たるハ
用べし。湯煮たるハ泥滯やをし。たゞ魚肉ハ少づゝ、をりく喫し
めたるがよし。必過ハ可らば。序熱よ已收斂にいたるまで食禁の
意得に異なることなし。大便下利こと見黙の後ハ宜から
ざまさ秘結をるかさも好からず。序熱の中尤大便の通なき
を嫌も。大に秘結をるおとあらば。軽下劑を用べし。過泄しむ

ゟのらざ高手なる醫に諮べし。衣服ハ日ごとに改をよしとぞ。被褥も日々新に汚穢なきものにきべし。緊身ハ最いさゝこのも垢汚さる臭氣あるハ用べゝらざ。枕ともをりく更べし。窮乏なきとも爲得ざたきとハあらば。懈怠く忽棄にきぜ。毒氣内攻の基ᄂなるとなり。初中後この用意肝要なり。志ゝるを近頃痘疹科と稱る醫泒ありて。さあらぬ説をいひふらし。痘兒の臥内ハ塵つもるとも掃除をべゝらざ。衣服被褥も更べゝらばと病家に教るものあり。ま是大なる謬妄にて。痘兒に巨害あるまとも首巻省病意得の條に述まとくなまざ。參閲てその非を了解べきまとなりまさ痘瘡中毋もしくハ乳母の攝養ハ。前の

○痘瘡の序熱に搐搦上ぢ不省人事にいたるものに。拊水術の一法を施にち。冷水を手巾に浸て。兒の頭上を頻に灌洗。面部ともあらひその水やゝぬるむときハ再冷ものに換て灌こと八九十遍にいたり。頭面の肌膚冷て氷のごとくなるに至て止をし。醒覺と遲ものへ。冷水一盞を内服せしめて治せることあり。いづれも見そゝらひのあることにや。史記太倉公傳云。菑川王病召臣意診脈曰。蹶上爲重頭痛身熱使人煩懣。臣意即以寒水拊其頭。刺足陽明脈左右各三所。病旋已病得之沐髪未乾而臥。診如前所以蹶頭熱至肩ときあり。拊水の名及術並此に採て。痘瘡序に熱。卒厥を發せるものにこの術を活用して其急を救且起脹灌膿の期に至て巨利を得ことあるハ。予が發明多年經驗の事にして。其必効あるものを認て施行こと。世人もやゝ知ものあれども。この守株刻舟之醫ハ唯。首肯せざることなきハ。俗家ハ唯其効あるを信して用ゐし。

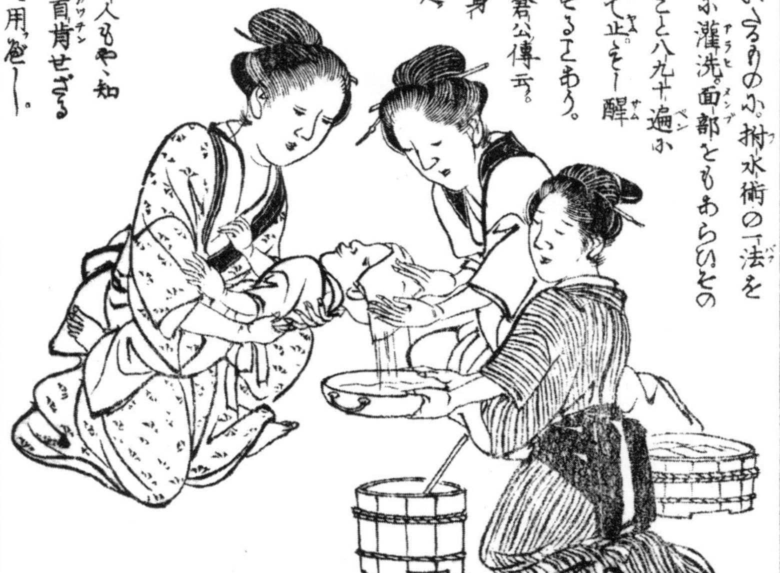

瘂の先額上に發見るものハ序熱の頃より其兒喜眠やゝもすれバ搐搦を發し内攻し易こと
あるハ毒の頭面に上迫こと多ければなり兩眉の間の上下に多發さるハ咽喉と相應じて。聲をやく
嗄或ハ咳嗽などを發し鼻頭に多見るハ。下腸胃に配する故に。起脹灌膿の時に至て下利を促易し。
もし過て抓破もはゞ其部分の應ずるところにその變を見ること。常に多験知ところなり。按ずるに
靈樞五色篇云。庭者首面也。闕上者咽喉也。闕中者肺也。下
極者心也。直下者肝也。肝左者膽也。下者脾也。方上者
胃也。中央者大腸也。挾大腸者腎也。當腎者臍也。面
王以上者。小腸也。面王以下者膀胱子處也。顴者肩也。顴
後者臂也。臂下者手也。目内眥者膺乳也。挾繩而上者
背也。循牙車以下者股也。中央者膝也。膝以下者脛也。
當脛以下者足也。巨分者股裏也。巨屈者膝臏也。云云。
明部分云云とのことも觀相家に傳て面部を周身に配
當し。病處黒痣を知べき術の類にして相家には兩眉を手
とし法令を足とし。或ハ準頭を背部に配する等の說やこゝと異ことありと
雖。金鑒家四診中の望の其一に具るもの。古昔の遺法。今五行家の書に存するものにして。
古今二千年來知人のなきにはあらねど疎漏ありとい〻べし。此配當に尽く其證ありて的實に今に施用べきや予が發明の說
あらざれども。俗家の預ずることあれバ記載せり。此には唯その畧圖を擧て看護の一助に供までなり

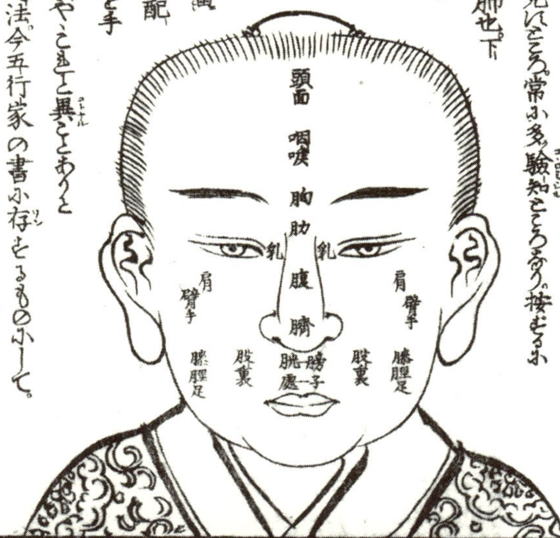

條に說る状。ゆめ〳〵忘失ことなく意を注て慎持べし。瘂の吉凶ハ序熱と見點の中にありて。起脹灌膿の善悪ハ其の裏に預定ことなれバ。最保護の喫緊とするところなり。まゝ序熱より温暖ならしむべきと清涼ならしむべきとの區別あれども。それらのことハ辯析ぶらく。假令說得たるも容易領會がたけれバ。そのことハ省ぬ。おハ婆心意得させたきハ。瘂瘡を患ることも。その貴賤の級によりて差あることを。越前にて乞食の兒の瘂瘡を患たりし話を。看病意得の條に載るがごとく。それを相照て。すべての病者その慣来る平常と懸絶なるをよしとせることこそ第一の意得と知べし。

見點る熱ありてより五日めの朝痘見ものを順痘とせす也四日の夜中に出るなれども。序熱の中と三日として四日の夜より見點と定るなり。此より遲る者ならず。然ども發ると遲しく宜からぬ痘あれども必よしとていひがたし。熱あるやいなや直に痘の見るゝ尤險惡と知べし。まづ頰と口邊に見て後に額及準頭に發る順にして吉とす。額準頭より先に出て後に頰に見へ逆ありとす。此の面上に痘の發見部分を以て逆吉凶を判斷すると確乎なる道理あれども。古人の論じ及ものもなければ其何の故なるかとは知人もまた希なり。もとより俗家に告諭んも益なきことなれども。發明の說あるも此にいはず。まさ

予が歷見ところにくは。假令面部稠密ならずとも。頭上髮中に痘の多く出る者は善からぬ證にて。ま、不慮の變に逢ことあり。必輕視をべからず。此の證る序熱中頭巾を着て頭を冒ものに多し。恐べし。頭髮ある兒ならば。此也を痘熱ありと正に知べ。髮をのとりなく剃たるもよし。毒深ものにして頭熱をはなば多ハ危險にしておもむくれと多けれども也。但し剃たるあとへは油を酒やうのものは搭單の巾を用て霎時冒るもよし。むさしく婁おくる宜からぬど風なく寒からぬ時にちかくをるにも及ぬおとと思べし。見點後へ。天氣沖和にして風なくぞむてく抱て門巷又る死中を緩歩べし。室奧にのこ在ける氣の鬱滯れと恐

べきなり。起脹。灌膿收靨同意なり。
起脹三日の中も。漿水を輸て粒々分明に紅暈多きをよしとす。此
紅暈ハ紅絲を以て痘の根を纏ふるがごときをよしとす。締な
くたゞむつとして赤きのまゝならば。咬牙あるは灌膿に
至て變ある徴し。虛里の動悸甚しく尤恐べき悪症にて死に瀕や
すく。決して忽視ならぬこと也。善痘は起脹なるのみに疾膿を釀
して。灌膿の日に至バ收靨にもおもむくものあり。かゝる等ハ藥
を用ず。自然に任てよし。痘多出さるもの。涙出て閉ざされ。先
乳を點ずべからくありて手帕端を熱湯に浸拭てむらのをべし。
毒の眼に入たるをそのまゝおれく明を失たるもののあればな

ま。舌にて舐てむらのをるおとをつともよし。をし舌にて舐ん
とおもハゞよく漱口して後にをべし。眼中赤脉ありて色あしく
見えまさ黒睛瞳子に翳點ありとをバ。むやくその設爲をきべ
し。輕視あるべからざ。鼻中に痘多發たるを。金銀花を煎じて撒
綿絲に浸し鼻中状をりく掃除をべし。こ是も口にて吸出さる
尤よし。鼻漬あらざ。湯にてとくとおめして空耳にてのさいざ
を宜し。そのまゝにかくときを。鼻塞て息の往来障鼻清咽に流
滴て。嘔逆を發し害をなるおとあま。故に小兒啼拒とも強て速
車を濟べし。愛著しく爲得どバ却て後の害と爲べけ也べ。よく
くかゝろうべれことかおと。

灌膿定期三日のあひだ。膿色は、いかにも濃白うちに黄を間。光澤ありて圓満充實て。痛あるもの尤善との時にいたりても。紅暈まさく締ありて。瘡根をきりくと鮮明に纏絡さるごおとくみゆるものよし。紅暈散漫たるもあし。たゞ赤見ゆるものを吉ぞと意得く。急卒に周章おとあり。起脹中にその紅暈締ありといふうちにも。たゞ直紅に根もとゞかりしと志まさくみゆるをまづハ佳といひ。灌膿になりても。紅繍絲やうのものにて緊くよりとかけたるやうにきりくと締ぬがならぬなりし。その差別をよく領會べし。癢あるもよろしからど。起脹のなかばより膿色を現ざるも。灌膿に恬視をべからど。其白さ瑪瑙のおときもあ

し膿たるにもあらざ。志かるを庸醫ハ誤認て。志き状膿さりといふを信。俚諺に所謂足下から鳥のたつやうなる急變に逢て。卒に狼狽おとあり。か、る證なり。其瘡粒圓満やうなれども。心を留てよく熟看ぞ。皺あまく空虚なるものなり。故に不慮の變とおもふも遺失なり。見點の初より逆その吉凶ハ知るおとなり。又灌膿に微熱の發ことあり苦からど。大に發熱煩懣もあし。下利あるも凶と雖。元氣自然の運用によりて下利を促し。毒を腸胃より除去て。それよりして順快におもむくおとあれバ。一途にいひがたく。餘症を參互て善惡状定べし。内攻をるこれに。寒戰咬牙て。胸腹に動悸甚なりて。下利ものあり。下利のなきも

あれ。ち、に至ても能食ものは十に八九を治べし。穀氣なれも
のは救がたし。初より食の進ものは。起脹灌膿滞なく。たとへ一
二の佳ならぬ症あれども難治にあらず。良痘は痛こと常なき
ども。稀には癢あれても險悪ならぬものあり。さるいへども痒ハ
儘く吉ならぬ證なれバ輕視はならず。小兒は痒をも多ハ痛と
いひて分がたきれさとあれ。故に旁にあるものゝ心を用て熟察を
べし。起脹灌膿の中に小便に血を泄さとあり。是尤難治なり
是雖。ちまさ一偏には定がたきことあり。衂血ハ苦からず。ぞ
是も過多ハ速に止ねバならぬものもあり。黒血を吐ものは驗
なからず。鮮血ハ恐べし。古人痘色の灰白を寒とし紫黒を熱と

を患ども。寒熱を以て別る。治療の上に於て害あることあり。故
に痘色の白を見て。虚寒とのミ思ふ醫士ならバ。療治は妄がさ
しがくいふは大に深意の存ことにて。俗家には諭がさくまさ
明めがたきことあり。さて順痘ハ發出多といへども。速に灌膿
にありて。第三日にハをでに收靨にかゝるものなり。
收靨三日の間ハ。既に滞なく灌膿を經しは。食の多少と二便の
通利に意を注の外何の醫術もなし。險症の膿成ざるもの。收靨
の日にいたりて死ぬることあり。故に險證ハ定期を過さりと
も降心をなゝらバ。輕ものはこの時既に落痂もあれ。然ども先
ハ落痂のことにあれて。壯實孩兒は少輕下剤を投て。腸胃中の

汚穢を掃除しくよし。收斂以前より腹中に蚘蟲を生ずるもの
あり注意べし。もし蚘蟲ありと知ば。速に蚘蟲を下し。灌膿間
も此蟲あるぞ意表の障をなることあり落痂以後も淡薄食品
を撰用べし。一切過食しむべからず。勞怯く食味の失ものも。を
まく魚肉鰻鱺雞卵など然些づゝ與てよし。喫過しくる大にあ
し。飲啖進ものに膏梁一切無用なり。米粥も粘稠を湯にあらひ
く喫さむべし。碎麥などもよし。酸澁甘膩るるなさら禁べし。
俗家にく酒湯といふことと然古来よりきもども。瘡發多に早浴
をるるあし。大氐痂落つゝく後をよしとも。輕瘡るちらず。
世に底利耶加といふ藥を瘡瘡に必用ものとをるる大なる誤

にくあの物瘡瘡に於てさらに其益あるを見ざれとよ善眼も
のよる尤大害ありて多服さむるどとさだためよ瘡兒を害こ
とありて決して用べからず。
うにこうる犀角など妄に服しむるあし。其他牡鵠の焼たる。
鹽藏鶴肉および焼たるものなどを服しむること尤宜からず。
臍帶亂髮爪などの焼存性も大にあし。これらの物いづれも瘡
瘡に効あるものにあらず。小兒の狭小腸胃あに夥多の藥劑と
受容に堪んやいたづらに苦澁を増ことを思ざるの甚きれ。と本
堅俗の通患なり。
序熱あるやいなや。額より準頭へ臙脂を貼ものありかくされ

ぞその邊へ痘疹出れど少といひ習せども。この臙脂を貼たる
にぞ。眼にこそ見えね。痘はことごとく皮下に出臍あるなり。まさ
臙脂にかゝる効あることも絶てなきをいふ何事ぞや。依據も
なき弊習にて。その臙脂をぬりたるところは。痘色辨知がたく
して。醫の診候を誤ことあり。必無益のことなり。又てりやうを
ぬることも尤あし。

痘兒を平常より厚被にさせるは害となるべし。初中後とも決
してさむからせまじとて。寒月にてもをりくは空の色を見
せしめてよし。風なきときは門巷へ出たるも苦しからず。たゞ寒
風および器皿の冷たるもの。看病人の手足の冷たる。衣服被窩

の冷たるを禁べし。痘兒も寒氣に觸冒ときは變證出さるゝを
速懐に抱て厚被にし。温熱物を喫しめて微汗を取べし。然ざれ
ば内攻せるなり。もし乳を與ものもその意得にて。身を暖にし
温物を喫てよし。

日輝燥烈ところに痘兒を安しむべからず。闇室は大にあし。

渇あるものにも下利を恐て飲物を禁ものあり。以の外の意得
たがひなり。渇あるものにはをりく飲液を用てよしとせるな
とる。初にいふごとくなり。

過く酸味の品ども。至鹹ものども。極て甘物どもは禁べし。

乳酒を用べしといふ人あり。證によりて喫しめてよきもあま

ども先へ禁たるなよし。兒の近旁に侍ものも飲ぬなよし。もし兒に酒を喫せべきものあらず。乳酒にる限なるらば。楽を食しむるを宜とせるものあり。多へ停滞て化なさぬものにさかなつく害あれ禁たるなよし。
虎子を枕邉にかくへよろしからば。便下せしをのくに必掃除しく臭氣あらしむなるらば。
月經の婦人先る用捨あるべし。止ことを得ざる衣服褌までもをよく更く抱持をべし。
瘡兒看護の人るどべく衣服の穢垢たる臭氣あるものを着べからぞ清潔なるをよしとも。

癆瘵鼓脹の病あるもの。およびそれらの病人を看護したる輩。傷寒熱病を患愈て後いまだ浴せざるもの。およびそれらの病あるものを保護したる。その衣服をも更ざして瘡兒に近よるなからば。
母および乳媼黴毒あるも。其乳を瘡兒に喫しむるなとを用捨あるべし。始しく重病にか、またるものる兒の近旁に侍なとも禁なきざなるを。病に由て乳質あしくなることになる意を注ど。與て止なとなけれバたとへ輕易瘡疹なれども大に害となるものなり。嘗て一婦人癆瘵の漸ありしに其子瘡疹を患しつべ予其乳を喫しむるなと戒切禁されども不肯して與しに面部纔に十餘顆に過ざれば輕痘の怒に内陥して斃さりしを見たり。是尤記得ある處なれとなり。

常に口臭もの。身體に惡臭あるもの。旁に居べからず。瘡を發したるもの尤宜からず。

搔爬ことを禁ずる皆人の知これるなり。これを禦んとて袖狹襦袢を着しむるを好しからず。意を注て看護てよし。強て流俗に隨んとならば常服の袖へ單の布を補添て。袖を長したるなど尤便利なり。

下に臥しめたるまゝなるハあし。或ハ臥しめ或ハ抱て專兒の意を轉ぜしむるがよし。

痘瘡中兒をして多言ならしむ處からず。たゞをりく意に適話を爲て慰べし。

或痘瘡神の有無を質ものあり。予答て言神ありとおもふ人は必有とせよ、ろうなし。正に有とするものは清潔祭祀て朝夕に禮拜し尊崇べし。決して惑はとある處からず。もしまた無といふ人は必定なしと決をなし。有といふも理なきにあらず。無と決をるもまた理あり。有の無のと疑惑をたなはざ可からず。たゞ一方に定べし。有と思人の心よするは痘疹の見點より收靨に至までも其日期あるを初こしてことぐく不思議ならざるをなし。神ありとをるにと更に疑べれにあらず。又無といふ人の心になるいづくよりの神あるぞれ。痘瘡も神あらば麻疹にもまた神あるべし。もし然らば癜瘡肥前瘡にもまた神あるべし。其他傷寒。瘧痢。癆瘵。癥瘕。癎疾。癩病。百態千状の病一ツとして不思議ならざるはなし。痘瘡のみいかでか別に神あらんや。かゝれば痘神の有無はその人によることにして。いづれに定めがたきことも深害あることにあらねば。予は預ざるところなり。

予幼して麻疹を患ひ、其苦悩甚かりしを記のみにて。治術のあることは思ものけれど。近年又天下一般に麻疹流行して。江戸地方にもきたりしとれる。以前のごとく炎熱の候にあらざる故に。さしたる険證もなく。一人も此病にて死するを聴ねば。因て槩せずして愈ものの多ければ。其治法を委せずといへども。従前の麻疹の治術用薬のことに於ては少疑あれども能ばさまでも険重の症に対して的確なる実験を経たることあるにあらねば。今此編に論べきこともなし。また水痘のごときにいたりては断然たる一家の説あれども。もとより軽易症にして俗家にさしてきことにもあらねば。ことまた別にいはず。この病は真痘と相混して老医もまた診あやまることあり。その痘瘡との異なる面部の分派よりる背腰に多発見て。食味もあまり変ば熱あることも一時に発見て。顆粒大小遅速あり。一斉に起脹せねどもを以て辨別すべし。且其悪状痘瘡とは懸絶ありて。決して混同すべきにあらば。別に併症の悩むものなくば。多くは薬せずして治を得るなり。もし悪寒あるものは微感冒などに発散をするやうなる投剤にて。必出齊になり。速に水漿を輸てほどなく收斂ものなり。その間に二三顆まさる大半膿を醸ものをはトするもとあり。その膿をのあるを見て。遽に痘瘡ならんことと誤認ととなるれ。をりくかゝる證を看しとあらば。この旨を記得するなれしことなり。

病家須知巻之三終

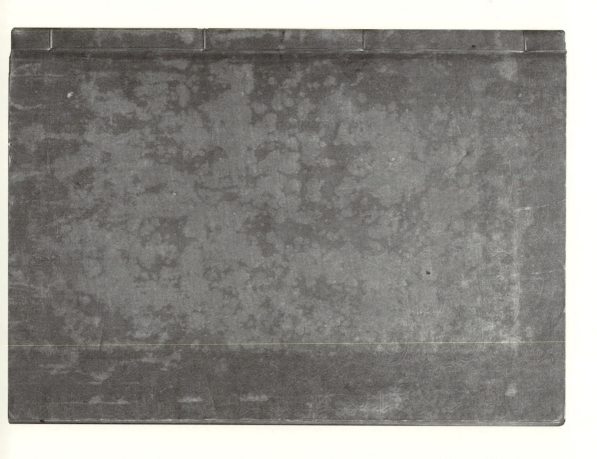

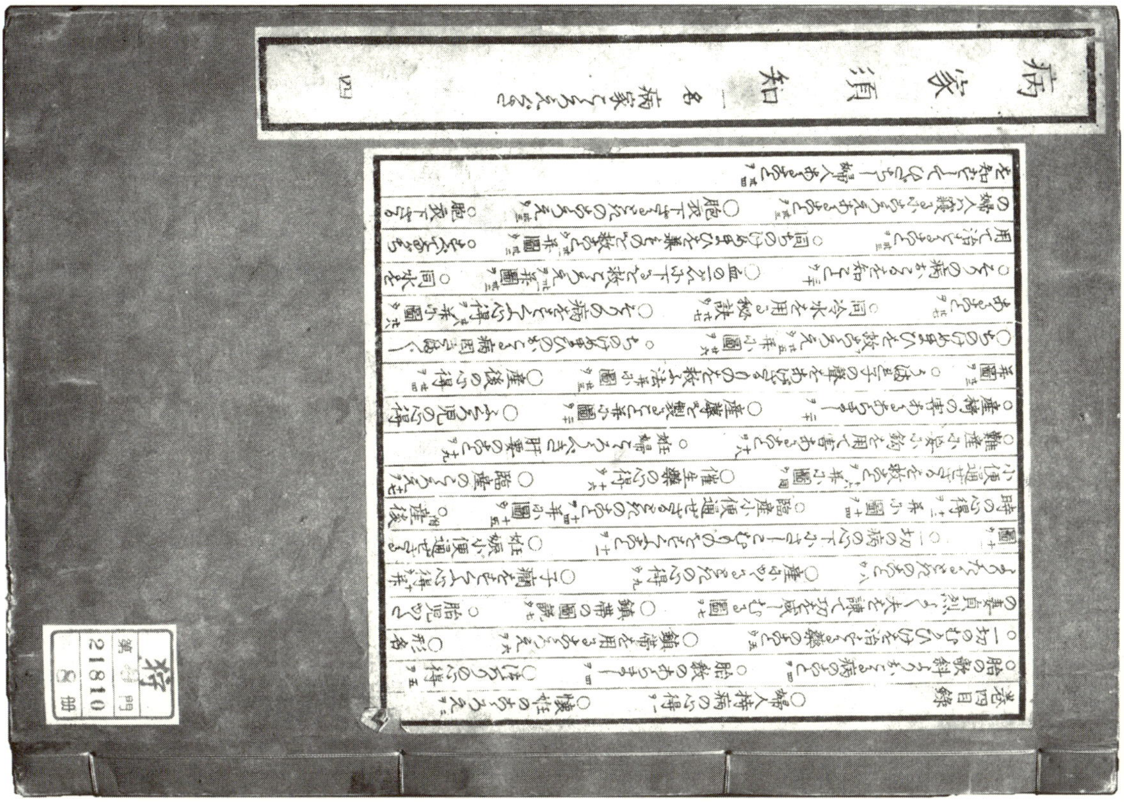
病家須知

病家須知巻之四

婦人持病の心得を説

凡婦人女子の宿痾といふもの、起原は性質柔順ならずして猜疑ふかく。人を怨世を尤め心情の偏僻たるより發ものなかし。それといふかといへバ。婦人は十が八九は褊心愚癡なるものなれバ。とかく心に掛念間断なく。悒悶て病となること多けれバなり。男子よりハ喜怒哀樂の情感じ易く。目前のことのみを執て遠識なきは。婦女の常態なれバ。いかに才氣あるとも。男子の思慮にはいかでか及べきと自棄て。一切の心書意匠を一掃盡て詮なきことと思を費ぜ。舅姑の己に阻も夫の吾に歓も。皆定

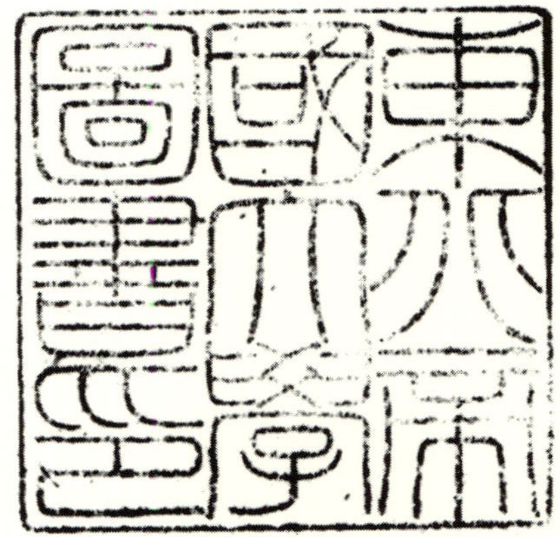

ある因縁など明めて何ごとをも介意ず。中饋の事業墜棄て。意
恤を旨とし。一切逆順に。失行ざになく、漸に心裏寛平になり
て。いかなる艱困に遭ことありても。是を苦とおもふ心も發
ず。鬱悒爲病と云こともあるべからば。然ば病苦の去のみなら
ず。憎もやがて愛疎も自親て。後榮を期身となりぬべし。故に婦
人の攝養とて外に託べきこともなく。たゞ心意の收攝と身體
の怠慢を誡んことぞ切要なれ。世に宿痾とてさせることも
なけれども。平素心意の放遣なく。或る疝癥に困迫られいの々
されども治ぬと云類も。且予が教に從て。灸藥を託とせず專婦
の四德をいふ。和順貞固その道を己が持藥と存心。婦德婦言婦

容婦功の四事と導引ぞと常に思て力行なば。跡懶の癖も自然
に歇鬱敗之意もいつしか轉て。氣血の循環よく。子藏病癥疝の
類も。大蛛る蠱の療術を待に及ばして治べきなり。のくきるこ
と初のおひざるを難堪なるやうなれども。決して爲得がたきこ
とにあらず。必奮發て試べし。是婦人攝生の大本なり。

　懷妊のこゝろえとこく

凡天地の間に生あるもの、子を產ざるなけれども。人にな
難產といふことありて。之が爲に命を隕ことの多きいかなる
ことぞや。禽獸る孕ことありても自然に委てさらに我意を交
ことなく。己が身の飛動に閑なければ。體の運化もよく。臨產い

のゞあらんと沈思もあらねバ。氣の抑鬱もなく。故に産甚易し。人もまた如此。懷妊の初より自然の條理に従て。我意を加ことなく。臨産はとあらんにやくあらんにと。一心費思ことなくしく。唯人倫道に背ことなきを攝養とせバ。數孕するとも穩に産て其兒もまた強健なり。然るに人にのみ難産多し。皆攝生修身なく。自為孽にて。己心から吾身を害ものなりと知べし。自然の條理に従といふは。いかにも其心を和平にして懊悩することなく。欲を省慮を寡し。假令有身とも。居恒の動作裁縫菁御の職。身の級に従て。毫も怠ことなかるべし。農婦ハたゞ揷秧耘草などの前へ屈ことのみを廢してよし。貴人も朝夕に己が為べき業なくとも。強て園中など閑歩然べき擧止をなして。必ず逸惰なることなく。或は常に昔の聖賢君子の書などを讀せて。聽ことを旨としたまふべし。茗讌十炷香綵管の戲伎も。臨時ては為たまふも可。耽て行は好しからず。懷妊の中風に冒ん寒をや感たまはんと。障屛設置衣衾襲に被まゐらせて。たゞ氣の抑鬱ことのみなれバ。腸胃の傳輸も自遲慢胸腹支痞たまふと。聞とひとしく。喧嚷薓朮黄芩地黄等の泥滞やすき藥物を。安胎主劑と謬執させる疾なきにも。妊娠の保攝とて進まゐらるゝの類悉妨害とならぬことなし。豪商大賈もこれに準して。保養過宜の失の自然に背ことあるにより。産の害となるもの多。樵婦田嫗

あらざる。旦夕の營爲に隙なけれバ。逸居べきやうもなく。副急た
る病あるに非バ。藥を用る痛苦も知ざ。故に産前後の障害も必
素より貴賤貧福其常を異にし。衣食坐臥にその別なきに非ど。
貴も人也賤もまた同じ人なり。體に何等の差別のあるべき。然
ばさせる病もなきに。何の保護の藥あらんや。惡阻ありとも。月
日を經れバ自然に止ものなく。強く醫療を加るにも及ざ。況藥
のみを據て産の易んことを望るハ大なる左計にて非や。然んよ
りハ飲食を節し。體の運化を第一の用意とし。身孕ありと知ら
の後ハ。男女の交を嚴制夫婦蓐を同して臥となるべし。是自
然の道理なれバなり。この持戒あしけれバ。胎位を漸に歛斜に

なり。胸痞て咳嗽もあり。腰脚攣急て疼を知劇とさる起こと能
ざ。或ハ痔疾脫肛をするもあり。小便通利あしくなりて。腰脚浮腫
て苦悶もあり。腹痛下血もあり。産に臨ても胎兒の位置正しから
ねバ。順に娩ること能ざ。難産と爲甚しきハ命を斷ことあるにい
たるざへのみならバ慾念の炎内に燃て。子としての氣質を
稟ぬ。胎毒もまたこゝの爲に熾になり。生来多病にして夭閼を
るの憂あるの。不然バ其兒惷愚貪婪して。不孝の子となることん
とも必然なるべし。世間に難産をするものをみるに。十が八九を
其夫妻多慾して愼あしき人になかりし。故に古昔ハ胎教とて。胎
内より子を敎といふる至理なり。今其胎敎の大旨を略して

こに説ていへバ。凡て懐妊してよりハ。其母益身を慎寢に側ズ。坐に邊せず。立に蹕せず。邪味割の正からぬものハ食せず。席の正ならぬところに坐せず。目に邪色を視ず。耳に淫聲を聽ず。夜ハ必端坐て聖賢の道を述たる書などを讀しめて之を聽。身を懦弱ならしめズ。妄に喜ず怒ず哀ず憂ず。高に陟ず遠に奔ず。何にても正からぬことハ毫も耳目に觸。心志に發ことなしといへり。況て飲食男女の慾戯劇遊佚の念といへるハ起ことのあるべきかかれバ産前後の疾苦も知ず。其生子も形容端正して才徳の世に過たる人となるといふハ。其母の擧動の正に感じて。形を成神を發せる。自然の道理なればなり。今の世にても如此に能せども胎内の子ハ必母の性質に類似ものなることを常に忘ズ。身を責己を剋べ。昔の胎敎の一端なりとも修得らるべきことならバやさきとバ懐妊の攝生もまた天地自然の道に從。修身正心の外にもあらぬことゝよく〳〵識得べきことなり。

惡阻の意得を説

妊娠數月を歴て飲食ともに吐逆して容納がたく。諸藥効なきものあり。これを強て止むとするハ却て害あり。一應藥を用て治ことなくバ。必灸藥を託とせず。自然に治を待べきなり。故いかにとなれバ。併病もなき惡阻ハ藥せずして必治ものなると。誤て駃藥などを用て其自然に拗戾たる治術を受ことあれバ。

後必臍と噬の悔あることあると懼べあり。懐妊して直に悪阻となるもあり。五六月にて發もあり。いづれも經脉和胎位定ときならねば治ざることと。先記得べし。然と雖寒熱往來ありて咳嗽なども出漸に羸痩ものる。それよりして勞瘵になることあれば。必緩着べからず。懐妊中悪阻に咳嗽を挾やがて勞瘵に成て死ぬるものま、あり。或ハ孕中故なく。産後蓐勞となるものこれら悪阻を強て治さんとして發さるもあり。惣て諸病とも嘔氣甚く。一切の藥を容受がたきものにる。伏龍肝一戔五六分許を水に和其水を澄清て。粉の交ぬやうに分て。火に温生薑の生汁二三滴を加て用れば。大氐の嘔ハ止ものなり。水のまに用ることもあり。伏龍肝といふる。田家などにて年久なりたる竈心に通赤に燒たる土塊あり。これを極細末にして用藥舗にもあるものなり。この水にて半夏を煎じ服るもよし。胃中に汚穢あるか滯食にて嘔を發たるものにる。此等の藥る先ハ効なし。これまた豫知べし。

鎮帯を用る心得をとく

懐妊に古昔よりの習にて鎮帯を用ること其利害の論區々なれども。元來懐妊る天然のものなれば。鎮帯にて胸下を纏縛ことハ可ならぬことにて。緊紮されら胎の生育の妨害に為て。難産の原と為ことあり。妊娠中に嘔逆浮腫などを患るも。この鎮帶の害に由者なれし。故に近來帶下醫之を禁ぜること其理至極せり。然るあれども往古よりの俗習にて。孕婦五ヶ月にいたれバ。着帶と祝こと。貴賤槩てしかり。千餘年の昔よりかくの如の弊いまさら止がたきる庸人の常なれバ。強て鎮帶を脱しむれバ。狐疑を生。甚に至てハ。紲定ざれバ兒肥太て産艱なといふ。膺説妄言を信じて。空に之が爲に識神を勞さるの害あり。故にただ布の粗薄もの單を用て緩に腹上を掩纏その端を挾て脱べのらざるまでにて。縛紮ことなきを可とす。かくとれバ胎の倚斜をも防。その婦人の意も降なり。其説の委こと。既に坐婆必研に載たれバ。此にる略しぬ。たゞ嚴禁べきことゝ房勞なり。四

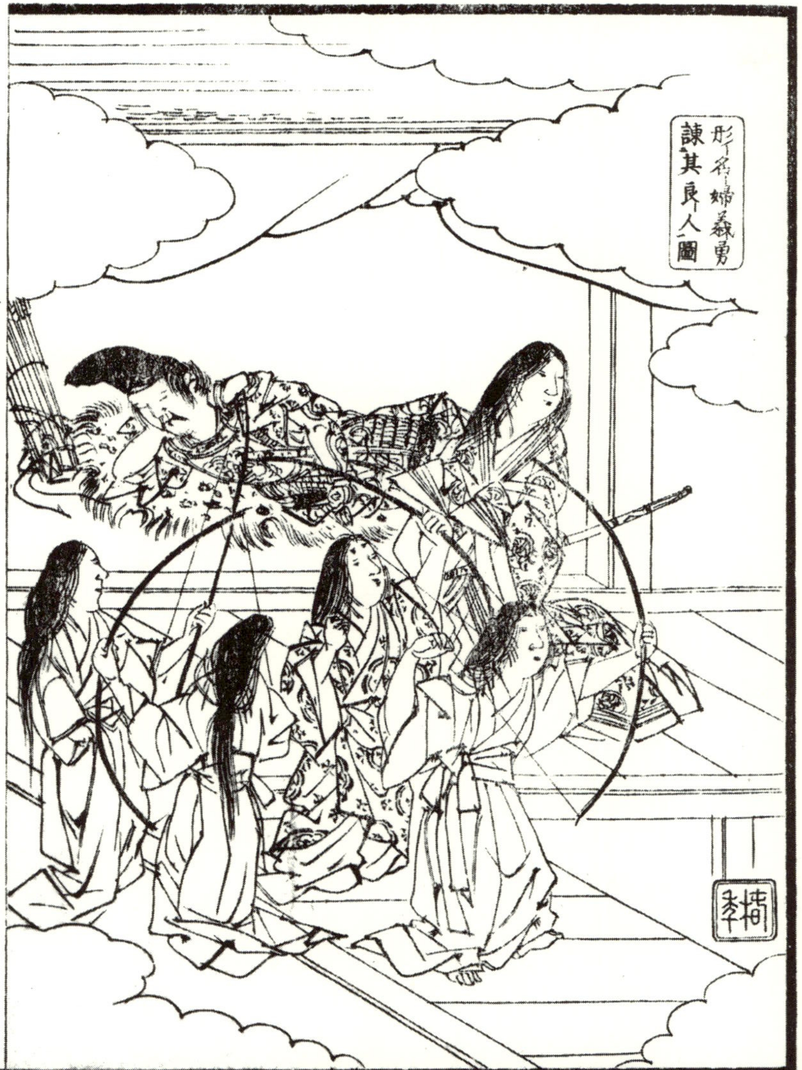

産帯の事ものにみえたるは。小右記源氏物語などやそれとしめならん。坐婆必研にもそでにいへる
如く。俗説には神功皇后三韓におもむきたまふ時。閉胎に當たまひし故に石を挿さまふ事あれ
盤鶴ならんといへり是を萬葉集には鎮懐石ともあれば。胎をいたひ鎮る證とせるを
べく帯の始といひがたし。謡者其竹集に挙たる人しれぬえぶへにむすぶいは
た帯とある連句を引て。此帯をばいえふ帯といひならひ。結肌ま
ふハ齋肌の義ともいへど。いえふハ夾纈にて今の
世にたがり染といへるものなれば。一種の
染纈の名にあそれはあれどさやうの心とせ
んハ覚束なし。もしハ齋肌の
名詮にとりて夾纈を用ふる
世もありしにや。此外。中右記。
東鑑。平家物語。拾芥抄。御産部
類記などにも出て。おやかなる其夫
てづから結へるよしにみえ。又著帯を祝ふどもいあるを思へば。いと
古き世よりの習には有けんかし。唐土にも此事有と覚て奚嚢便方。保産心
法。及俗説辨に引處の婦人産帯記などにいへるおもむきもあらくて、のさまに異ならば。
おかハあれども。おなじのごとくひろく南北にまきて。あまねくむすくもをるさにハあら
ざるべし。さて今本文に述たる帯のゆひやうハ挿ておけるのみにても解やをくて
たよりあしとおもえい。かさのごとくしてゆるらかにむすぶをんもまさあしかるらば
ともかくも帯をする人の心は安からんことを第一のことなるらめ。

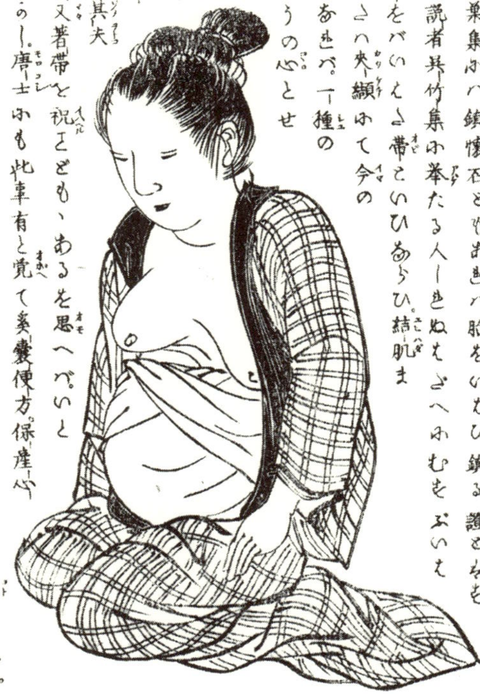

五月より後は。夫妻同寝を戒ることを尤切要なることゝ既に言が
ごとし。其他惣て身を屈曲てくるしき労動を為ことハ可ならず
ば。多る胎を転動て損あり。農婦に難産あるハ。妊娠月満まぐも
あるに耕作の営を廃ず插秧耗稲などの前へ屈ゝ為ことのミ多
ものなりときく。ことさらかくも察をべし。月重て交接をるの
體に害あることぞ。の農婦の耕作の労動にも勝て。慾火を熾
胎を壓迫こといふでも障となるざるべきで。また世俗懐孕中る
脚を伸して臥ことを禁じ。體を屈め両脚を縮て寝しむこと尤
害あることなり。若如此をせば。子藏絞束らぎ下より諸臓を壓
て。心下苦懣快殊がたく。孕中患あるのミならず。胎児之が為に

巻四　八

欹斜て難産の原となる。必體を屈ことなく。両足ともに適意に伸しく臥べし。尤一偏に臥るあし。時々左右へ轉臥をるがよし。胎少にくも斜になることあれぞ。その倚たるの方の胸腹腰脚を拘急て。甚きる痛を知蒼卒に起坐ありがたきにいたることあり。然ば疾高手の蓐母の。乳醫の事熟たるものを乞て。按腹して胎を正位に復しむれば。腰脚の攣引る速に治あり。俗家にても手を下て縦容に胎の傾側たるかたより按て正中に至ば。随分少の偏る治ものなり。妊婦自行もよし。其時にる仰臥て先胸より小腹まで徐々と心を静て按排べし。隻手にて力入がたしと思ば。両手を層て切按てよくく撫摩べし。強按ても必それにて

胎を損るといふことをなきものなれば。其費意へあるべからば。蓐月近あらば。殊致意て毫も偏斜にならぬやうにをべきことなり。産に臨て苦悩の多少も。皆胎の正と偏なるに由ことなり。故に懐孕の切緊とをることなり。さ臨月近あらば。大便の燥結せざるやうに在念べし。産に臨て胎の出路を礙て。免身のぬることもあることなり。故にをこしにても燥結日を經ことあらば。速薬を用て宜かどに通利あるやうにをべし。さきにもいふごとく。懐孕も自然のものなれぞ。孕たるも必分娩べきに定たることにて。難産といふも絶てなき理なると。皆保護の節のらざるに由て。空に苦悩のみならば。遂にへ母子ともに命

を斷に至ども尤嘆べきことなり。又妊婦の留心べきハ。月足て娩期近づけバ。腹肚急痛腰股拘攣小便頻數力息切に促て。産戸も裂んことゝ思ふほどの苦惱あり。否バ娩身るなきものぞと先記べし。而も微の陣痛にも失措て。今や分免ん、ことゝ。其期も來ぬに自心を勞ら。己が意識を妄に悶むるのみならず。擧家驚て。醫を迎る人を走せ。穩婆の來の遲を罵り藥よ白湯よと躁擾の聲嘩く。それらのためにもまた氣逆て。諸藏を上部に牽引く。遂にハ難産の原となるなり。故に孕婦第一の用意ハ。陣痛促とも。努挣甚くなるまで。堪忍の艱ハ傍人に告ことなきをよしとすべし。其夫親及貴人の婢長もこの用心なけれバ。産婦の爲善ならず。假

令洗娘の未詣に娩し。其兒を收ことと過時ともよく包裹く寒風にさへ冒しめざれバ。決して害ハなきものなり。産婦の心氣だに平にして。上逆の患なくバ。胞衣も速に下べきこともとより論なし。假令胞衣の下ること遷延とも。必患べきことにあらず。これまた胎兒免身て。其用廢バ必下去べきハ。自然のことにて。日數經過れバそのまゝ子藏中に腐壞て終に出べきに定りたるものなれバ。とかく初より産婦の意の降て。胞衣の下ざるに懊惱せぬやうにすることと尤切要なり。されバ胞衣下らバ癇瘀を發して。暴死などの變ハ決してなきことなりと思べし。故にこのことを豫孕婦に示諭べきことなり。猶末の胞衣の條に

於て辯析を着て知べし。

娠癇を救心得を説

此病ハ姙娠中の劇證にして。吸呼促迫。眼目上吊。口噤反張て。人の省なく。その胸下堅結て。心に衝逆勢甚しく苦懣なり。倏忽に發ものなれバ。醫師を招にも多ハ副急ならざるものなり。故に之を救の法を豫て識得べきことなり。其法ハ姙婦を仰に臥しめて。さて其左旁に從て。婦の脚の方へ面を向て坐て。右の拳を以て婦の左の乳の正下の肋端の不容といふ處を。力を極て抑按べし。但し心窩の方へかけて。按處ハ肋骨端腹部にて乳の直下と記べし。右拳にて力足ざれバ。左手を右の上へ添て力を合べし。

尤周身の力を手頭に在しめ。強按に非バ制止がたし。なほ按もの、小腹に努力を入て切と應手あるやうにすべし。掌をもつりにて抑力よりハ腰を定て正と抑壓のたが利ものなり。や、苦追寛になると知バ。拳も從て縦て勢の旺衰に任。緩急宜を得べし。心に毫も怠慢なくだ、其勢の靜なるときハ。力を用ること微せざれバ。拳疲て勢旺ときに抑定がたけれバなり。月滿て拳の胸下に入がたきものなり。四指頭を用て按もよし。容易の力にてハ中く壓鎮がたきこと、思へし。決して按て胎を損んこと疑慮ことなかれ。其患ハ必なきことなりなる圖を參窮べし。ことに限ず。一切の病の心下に衝迫ことと劇ものハ。此術を施てよ

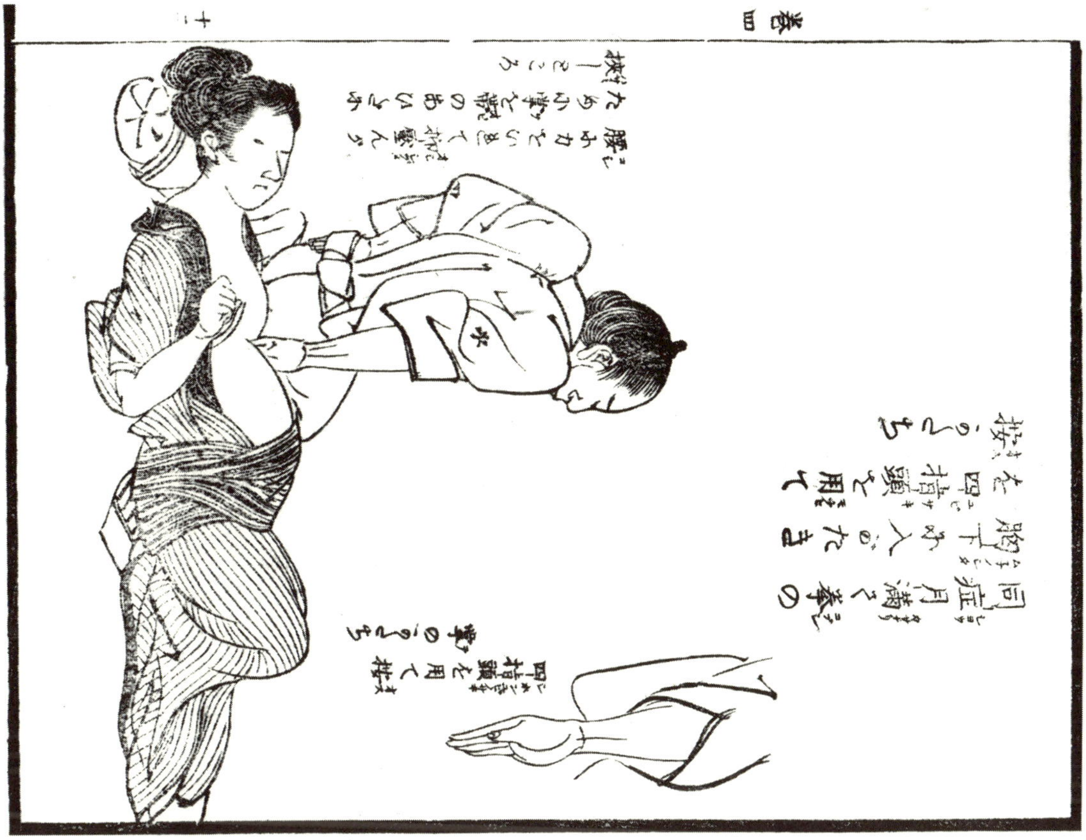
巻四
十一
同症月満て拳の胸下に入がたきを四指頭を用て按のかたち
四指頭を用て按
掌のかたち
腰に力をいれて抑壓んがため小掌を帶のあひだに挟しところ

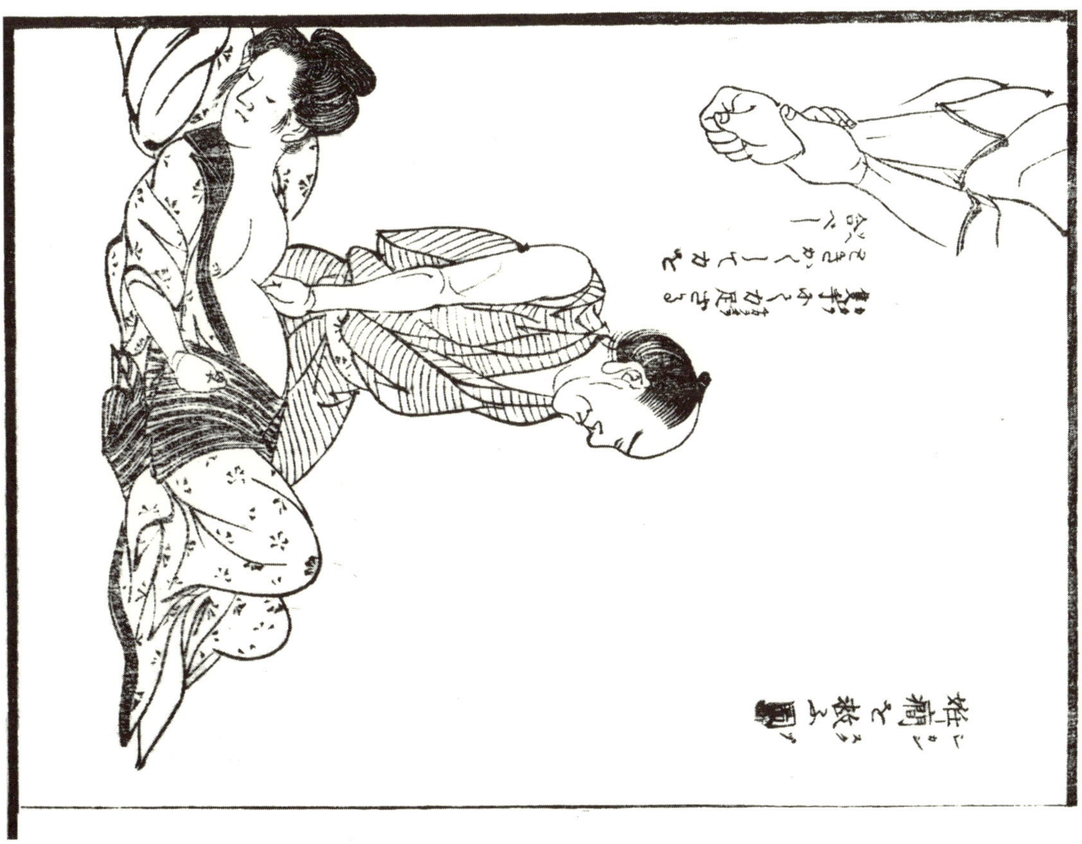
妊癇を救ふ圖
隻手にて力足ざるときかくして力を合べし

し。世に謂足攣衝心の類。小児の癇瘕などにもこの意を用ゆべし
を按て効を得ことあり。前の小児の條下に記たるをもて、に互
検て考べし。

小便通ぜざるときの心得をとく

懐姙中小便通利あしくなり。漸に閉塞て終には涓滴も通ぜぬ
やうになり苦遽ことあり。如此症は尋常の小便通利の劑は寸
効なきのみにあらず。却て浮腫腹満を増し。飲啖もならで横臥
もならぬやうになりて。假令小便利ても。身體の疲憊素に復し
がたく死にいたるなり。故にその萌あらば速療治せねばなら
ぬ證なり。これを療治するには藥のみにては効あることなし。

高手の産科は識得ことなれば。これに託て手術を心得て。疾に小
便の通ずるやうにすべし。これまでにいたらずとも。胎兒
漸大になれば。小便通利あるごとに胎礙やうになり。ますます尿
道閉塞やうに慮て。いつも通利爽快ならず困苦をることあり。
このことは。小便の滲きたる嚢を膀胱といひて臍下にあり。
其口は陰戸の上際に出たるものなり。さて子藏は其後に位し。
前には膀胱の尿道あり。後には腸の屎道ありて其間に嵌り。
この子藏胎兒の月を重て生長をるに随て張大なるなり。もし
故ありて前へ倚斜の下に垂て横骨上際へか、れば。膀胱の口
を壓もるに。小便の通路を閉塞て快利のぬるなり。これを藥に

て通下させんとするに。たとへバ喉を絞らせたるものに噴藥
をもるが如き効應あることあり。喉を絞らせたるもの。速その手
を放バ氣息通理にく。膀胱莖に壓ところの胎兒を提起て鬆せ
せバ洩利せ。其法ゝ厠に登く小便をる毎に。已の両手を以く横
骨上際へ重按く。上のゝさへ胎兒を提挈やうにして膀胱莖を
壓ものを寛せバ。小便速に利せるなり。之を提起には重掌にて
先小腹の皮を下へ引せり。横骨上の腹皮に餘裕あるやうにし
て。その手を横骨上際に投入く。大に力を張く擡舉させバ。下墜
たる胎の復やうにするならぬなり。小腹の皮を下へ持滿ゝ。上へ
提きの餘地あらしめん。が爲なり。さくさくと小便しをそり

て手を放也。妊婦自提こと能バ。便器に跨しめて。一人其背後
に在く。婦の帯をゆるめく袂より手を挿く。前の如く横骨上際
に隨く胎兒を向上ゟし。何も下の圖を看て檢べしまさ已に産
に臨て小便膀胱に實て兒の出路を礙なバ。必先其小便を通せ
べし。其法る妊婦を便器に跨しめ。常に洩をるごとくにしく。事
慣たる婦嫗の隔心なきものなどによく諭告く。産婦の背後に

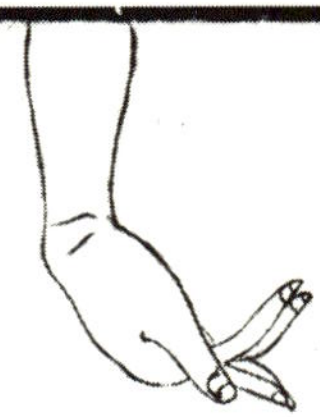

接。その蹊間より陰戸中に食指と中指をふのく挿
て。子藏の前のゝさへ迫ものを鈎曳て上へ擡舉や
うにせバ。膀胱莖寛鬆て小便快利也。胞裡の洩泄盡たりとお
もへバ手を放べし。かくしく通利をとるうちに疾産科醫の高

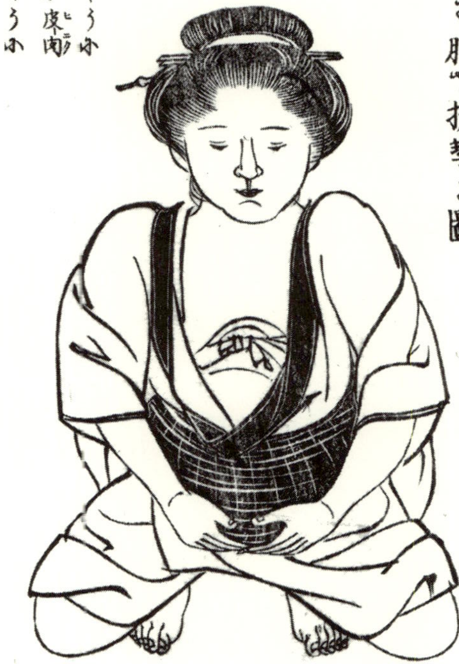

妊婦小便通じのぬるとき己の両手を以て胎を提挈る図

衣服のうへより提挈るやうに画たれども。その実ハ直に皮肉に手を下さねバ。おもふやうにハ提挈がたし。此にハたゞその術意を示までなり。ゆゑに本文の旨をよく会得してのち行べし。

すべてこの症あるものハ。懐妊中とりわけその飲食をひかへさせねバ。のからバ後害あること豫慮べし。

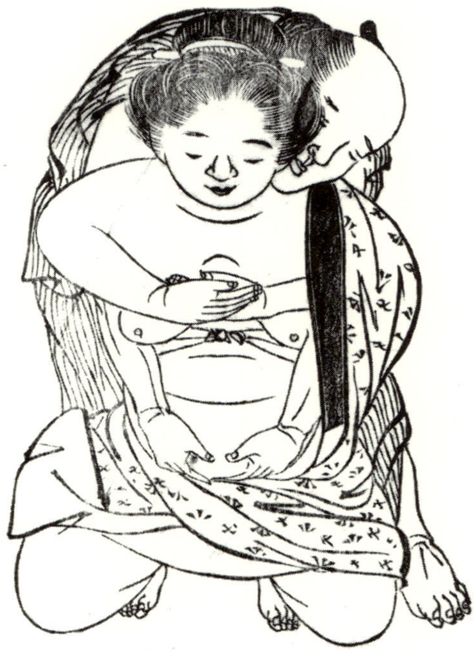

同症人をして提挈しむるかたち

手なるものゝ。生婆の術ハ精ものを招く託べしまし産後卒ハ
小便通ぜざしく苦悶ものゝ。其婦の小腹の左方。髀樞骨と横骨
と相接ところの内廉の腹部ハ。微隆起ところあるゝ。そこを按ば
尿道へ徹く疼を知なり。その處を按く上の方へ勾引やうにを
すれバ小便利ざるなり。又も初ハ言でとくして。下の方へ扯く。
皮ハ餘裕あるやうにせ袮バ。痛を知るなり。便器にの、らせて
背後より行べ。左の袂を袒せくそをより手を挿てよし。産婦萎
頓たるものゝ。仰ハ卧せく綿絮を陰戸ハあて、行も可。その三
症何も小便通利の劑ハてる効なきものハく。輕視ハをすれバ。不
測之變ハ逢ことあり。遄専門の人ハ聽てその治術を受べし。今

巻四　十六

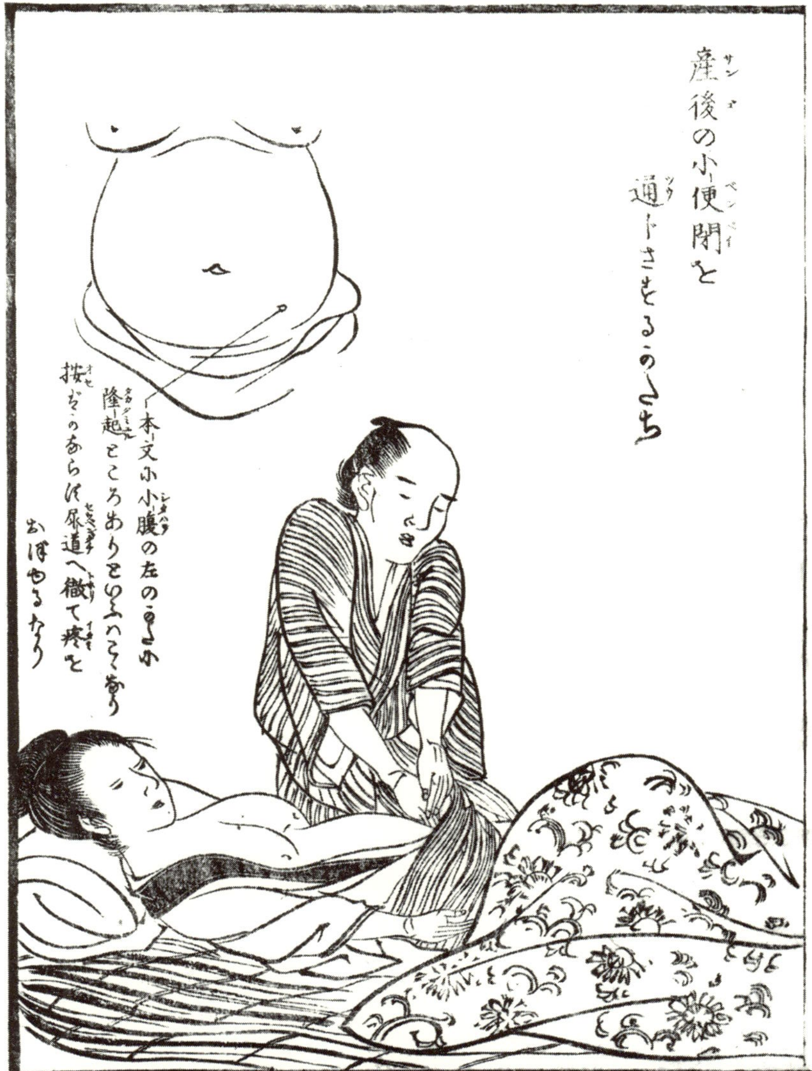

此に述ものゝたゞ急卒の用に具ん爲のミなり。

催生藥の心得を說

世に臨産の催生藥といふものを用ること。俗套なれども。更に其理なきことなり。時來ざしては。いかに奇效の藥ありとも。娩得べきものにあらず。陣痛頻ときに。さやうの藥を連服しむれば。却て胸膈に泥滯て害とこそなれ。利あること決して無るべし。もし藥にて免身もののならば。草木の果實も糞溏などにて。時の來を待ば速成熟させる法あるべけれども。其期に至ねば然こと能ざるは衆人の知ところなり。かゝれば催生藥の益なきことまた推知べし。さりながらも有病者るはゝ常の例にあらねば。藥の用絶て無といふにもあらず。臨産なたゞ陣痛を忍て時の來を待ぞの耐がたきに至て坐草にる知ぬ。必々着急焦燥ことなかれ。これ第一の用心なり。

臨産の心得をとく

産に臨て難娩る胎の敧斜も多は由ものの多ければ。産婦に告て邁正位に復しむべし。産婦術疎ときは。旁人よく腹を撫て微にても倚斜たるものあるは按て正中へ復べし。已に産せんとする期來ても腰間より股胯へ攣引て。坐臥自由ならざして重を知肛門の方へ膨脹やうにもなり。小便頻數にて忍がたく。陣痛來頻或る両手十指頭に脈動を自知もの。これら免期近に在まさか

かる候なく倏忽一陣痛にしく免るものもあれども。それは少な
ることなり。已に娩んとするに至くる。腰間殊に重墜周身に熱
を発し頷より汗出。眼裡に華を視。陰戸の裏脹たるのと疑ふ。陣痛
堪がたく。破漿先出を徴としく。胎児子宮口を出るなり。古より
分娩は男は俯女は仰といふは非にく。男女とも俯ながら産て。
地に落ば仰なり。破漿と云は。粘滑たる液にく。被膜自然に破裂
ての水の迸散を。胎児は車乗にしく。滞なく陰戸を脱出なり。
一切の動物その生ずるに先鼻よりは。竺土の古昔。人の母胎に
形を成ことを説しも其理をいへるにく。漢土に鼻の字を初と
訓も。其意あたれり。今胎児の産にも先鼻よりすと。天地自然の妙

理思べし。故に其面を陰戸へ向く鼻より産出ものは出産決し
て礙なけれども。破漿後時過れども。胎児の産門を出こと能ぬ
ものは。これ胎位の正ならぬ故に。面を向て娩こと能ば。頭顱先
出て陰戸に挿れ。下墜がたれよ由もの多い。このにもれども産出
がたく。生嘔の術にも及がたきに至く。世間の帯下醫禍に鈎を
用てこれを曳出も。此鈎を用れば顱骨を傷ゆゑに免出くも児
を死ぬるなり。あれ止ことを得ざる計より出たりと雖不仁の
所為尤悪べけれことなり。その生胎も死胎に誘く。俗人を瞞ものあ
れべなり。其他先手を挺或は脚を出まるる横産にく手と脚と
を交出なとをるもの。其他坐産とく先尻を見れ類の。手術の及

巻四　十八

ざるものゝ悉くの鈎を用ることのミ認甚きに至ても、臍生の
尤免身し易ものに鈎を以て児を害ふりしもありつゝ、るこ
ことゝ井心して妄に為徒多。ゆゑに人寰の廣之ぶ為に子を殺も
の多き幾何ぞや。近頃も收生媼にも之を行ものありと聞り。鈎
を用ることも皆俗家に秘殊産婦にも知さるやうにをること
なれバ、醫士坐婆の術に由て命を續たりと喜ども、己が子もこの
の鈎の為に殺されたることを知ざるも。蠢愚可哀ことにて。名利
に奔世人の惨虐嘆息べきのこのぎりなり。故に今丁寧に告諭べ
きも胎も被膜中の水と車乗にして滑脱免身といふ。自然の理
に意を潜て審思なバ、その之を救べき手段も、俗家にても發明

をべきことなり。況醫家生媼も予ぶ辭を待て知べきにあらず。
予もたゞ鈎術の世に廢棄て、児の横死をるもののなからんことを
欲のミ。素專門にあらねど婆心の默止がたくて俗家に告諭る
ぞ。其蘊奥に至ても世の收生媼に傳て廣天下に行しめんと思
て別に手記たる書あり。惣てかゝる禍に罹も其原を撿れバ、皆
攝生の天理に逆心意の和平ならぬより起ものなれバ、婦人さ
るもの豫より懷孕の自然なる理をよく明て坐臥飲啖を愼、心
意の寛舒になるやうにをべきことなり。もし不然しく徒にの
きことを熱中陣痛の耐がたきや。努挣にも心身を勞費氣逆が
ちにて諸藏經脉上に牽引腹肚擾亂して卒になる難産となるも

のなれバ。今娩身までも。心意平素に異ことなく。必其自然に委
べし。其の期至ればいゝかに思ふとも産なきものにあらざれバ。これら
のことを常に記得て忘ざるやうにすべきこと肝要なり。然ど
れる必難産なく。娩後の變もあるべからざれバ。故に此一條より外
に用意なしと豫思べし。まゝ産椅を用ることも宜からぬこと
ながら。是まゝ習俗の常なれバ。卒に廢がたしと雖。凡て産後に
る心身委頓ものなるを。産椅中に端坐せしめ。睡にも頭を俯しめ
ず。もし微も偏バ旁侍者之を警覺し。七夜を過まではかくのご
とくにすること。習となりひながら。其狀宛もうつゝぜぬに
類し。産婦の精神大に困憊虚乏。血液の運行遲澁易く。後日の

病因となること明なり。惣て産椅中に在間ハ腹中寛裕ならね
バ。殘血の洩路を挂碍こと多。腸胃舒暢ならざれバ。飲食の消化
も柔順ならざれバ動バ熱を釀し。乏食眩悸頭痛なごし。便利調ざれバ膝
脛麻痺。後ゝる脚攣躄になるものあり。故に産椅の害と爲こ
と如此居多を知バ。斷然用べきものにあらざれバ。孕婦ある家翁及
婦人も。此理を會得せバ。他より問訊ものいゝなることをいふ
ともそれらのことに疑惑なく。産椅を去て用ることなく。
娩後るたゞ枕の方を漸に昻しめ常のやうに脚を伸て側臥に
すべし。その蓐の製る下の圖を看て知べし。世間に用ひ来し産
椅を廢てる如何あらんと。疑惑解やらざれバ。平素注意て。産椅を

産蓐之圖

被褥数枚を用て重層て凹凸なからしめ。漸ニ鼎形なるやうにして、只肩の當處を少而側より低し其上ニ褥子を舗、枕も軟なるをの代用て、褥の下より紐ニてつりをのけて縛ねやうにもべし。枕ハ鼎が宜ども餘に鼎ハ好のられ大要頭と脚との高低一尺餘を程とをへし。七日を過て少低し二七日か程ニる常の如にしるるか可。或る褥子ニて圖のごとくにこしらへさるもよし。

下のるさへおけんのとおもへる、ものをこの袖を別の褥子やうのものを用て脚のこのたへあひあて、よし。

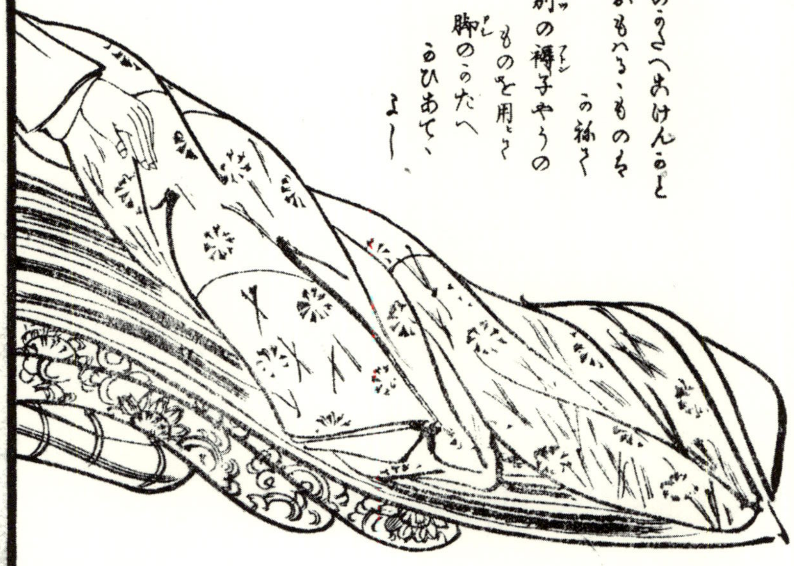

圖をその状を示ためニみくのおとくなれども。産婦の體ハこをよりおちつくやうニせることいこてよろし。

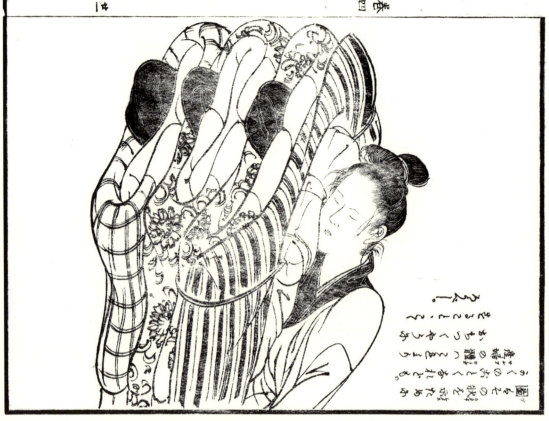

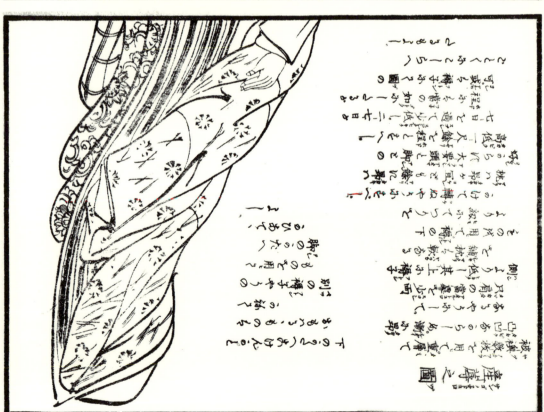

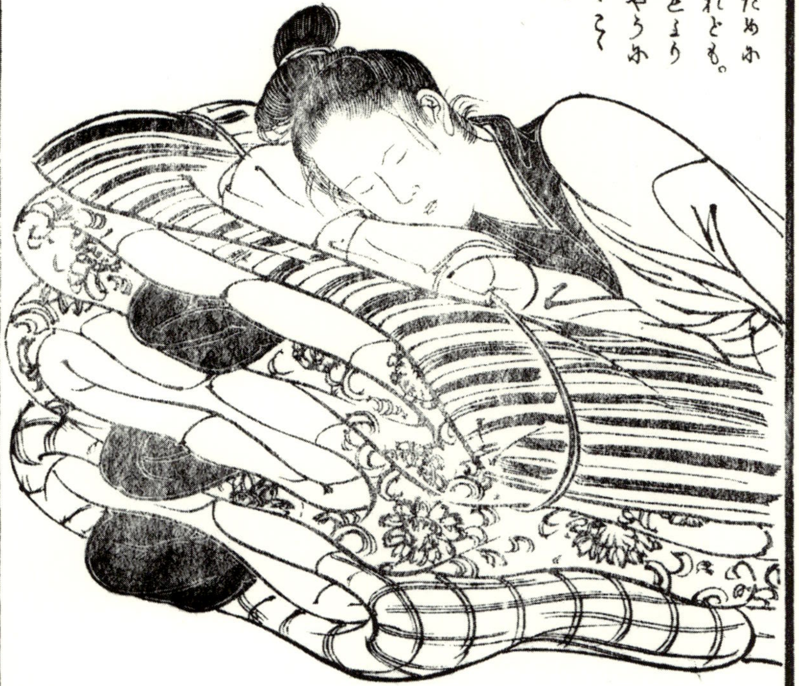

巻四

蒲團を用て産褥を製るにかくのごとくにたゝみて漸に高低をつくるあり

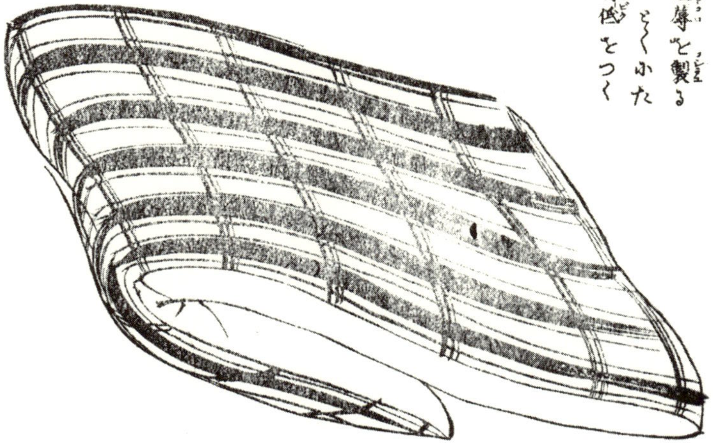

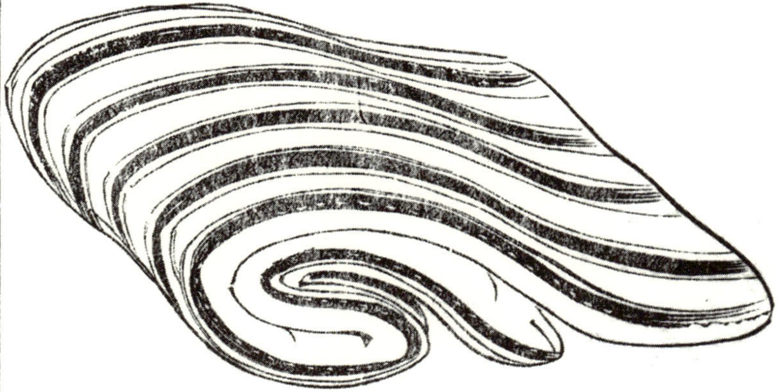

被褥ハ襟のかさありて中央のたかくあらぬやうにしてかくのごとくに重疊べし

前の圖

中の衾

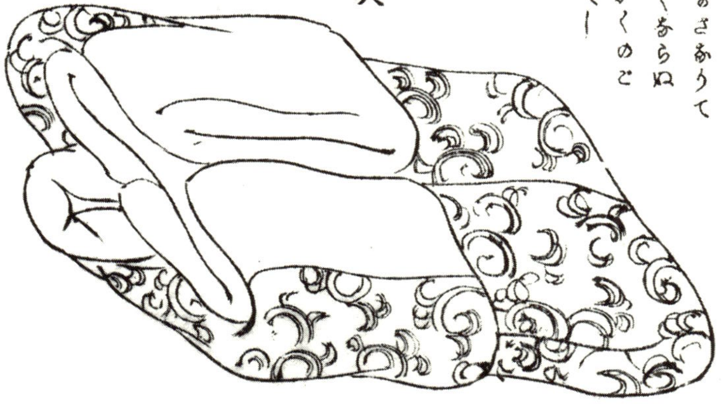

小時被かひまきは下へ用てよし

同

下のやぐ

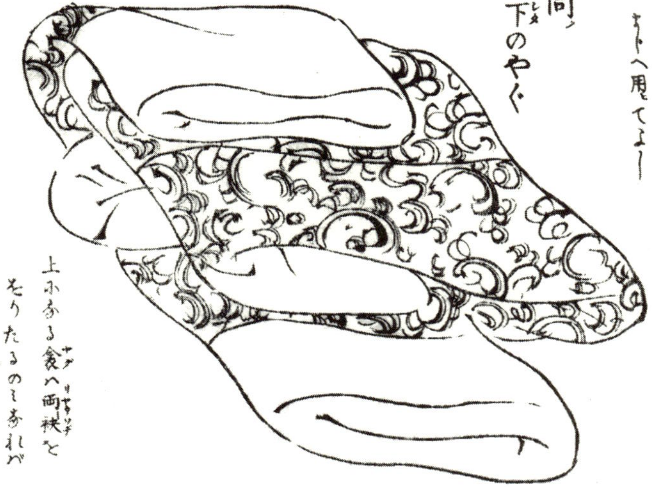

上にある衾ハ両袂をそりたるのミなれバこゝに圖せず

廿二

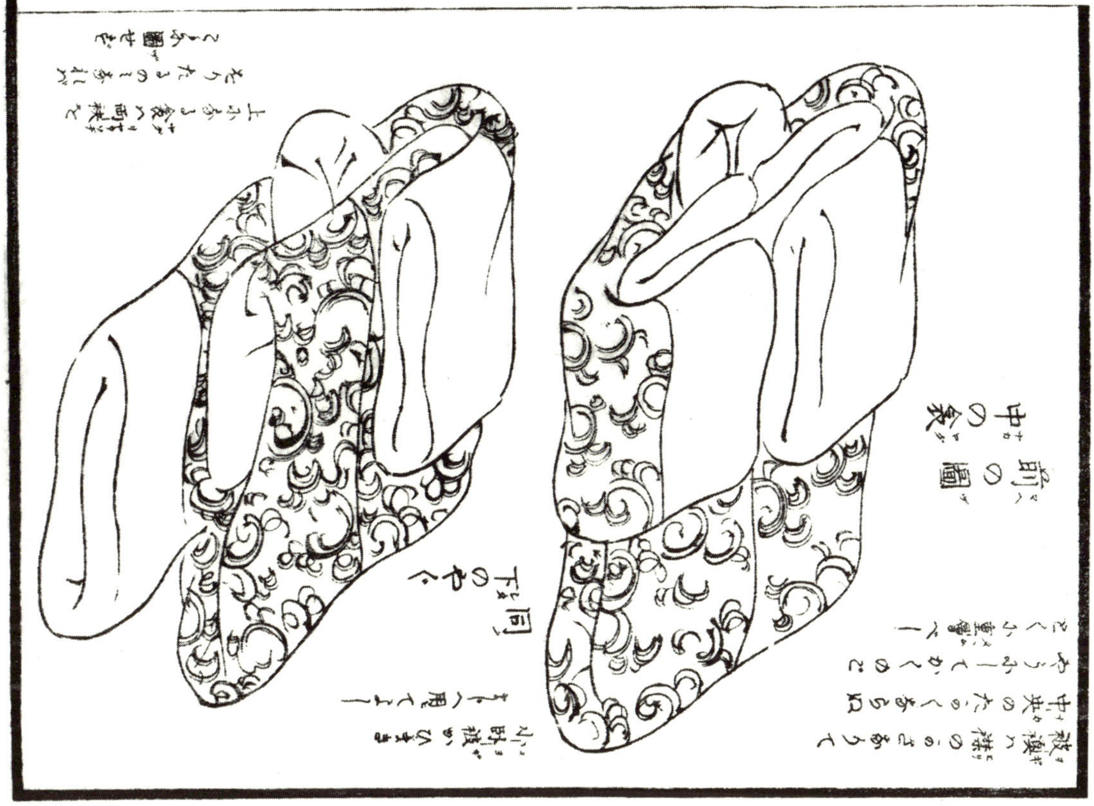

用る人と用ざる者との利害を辨知なれことなり。其用ざるものも復素も速に十が八九も産後の病患あることなし。故に産椅を決定して用ざるを上策とせ。

被膜胎の心得を説

被膜胎といふものあり。胞衣の嚢を脱ぎそのまゝ娩なり。之を透視ば。児の蹲居形明に見るものなり。驚駭べからば速爪にて児の頤下とおぼしきところの膜皮を抓破べし。小刀にて切もよし。膜皮も忽四方に縮て児聲を發なり。聲を出こと遅ば。冷水を児の顔へ噴べし。この産にも破漿なくして娩なり。胞衣も同續て出きば。却て苦悩織しく容易し。一家にてこの冒膜兒を産たるもの。其異状に驚怖てこれを捨さりしと聞り。世にそれらのおとなれにもあら彼ば。圖を此に示のみ。さて胞衣を膜とる自別なるものを一物と誤認さる輩あり。されを此に用なれことなきばいもば審知んと要もののも。坐婆必研に記載さるを視べし。因にいふべきも兒落地て聲を發ぜ。或も手足軟痿色青白死ぬなく見ゆるものもまづ冷水を頭面及背上へ頻に灌べし。それにても聲發ば。吸呼もなれがごとく思ふものも。仰に臥しめて肩井より膏肓の邊と背の

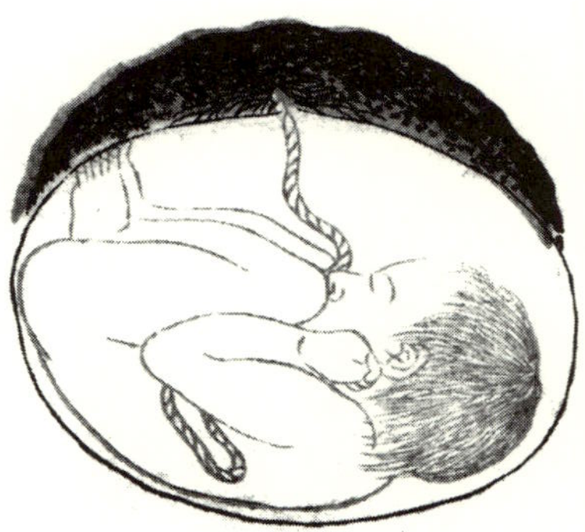

五七推の二行を和ヱ
を指頭にて力を専て弾
揉ときは多る聲を
出るもの聲發たる後に。
壮健なる婦人の懐に
入膚に著温べし。男子
も無妨臨産期過て。毋
子ともに虚憊さる者
に多あるものにて。尤
識得べきことゝ也。

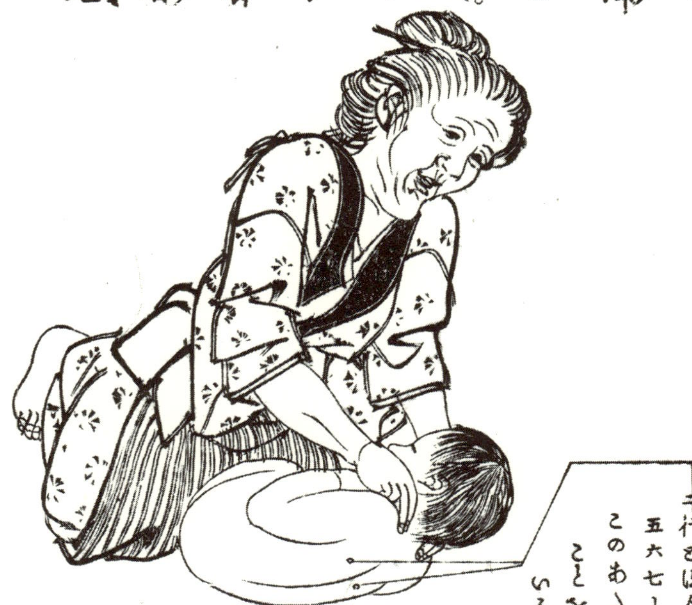

産後の心得を説

産婦を椅子に在しめて。横臥を禁ぜし流弊る。全金創を縫裹帯
など施さる後身體を動揺へ。創口再破開て。血の洩出ことあら
んことを懼て。危坐をよしとせるより。錯来さる所なれども。産後の
泄血なるそれとる大に殊にして。必けなれば必後害あることにて。
且天理の自然にて病にあらざれば。金創など、同一にせる心得べか
らず。殊産椅の害衆多こと。坐婆必研にも記さる如なれば。断然
廢て用ことなく。前に圖せることとくに臥褥を造て側臥にさせ
べし。必起歩て蓐に著しむべからず。それは
らのことも坐婆必研に説あるせり。産後に鹽を禁る。瘀血の下

こと少からんことを懼るゝなれども。毫も喫しめざるハ食を拒て害となることなれバ。宜からぬことなり。魚類も惣て禁ぜバ性味輕淡を用て苦だ過に食禁の嚴を却て不可ことなり。くれぐも天地自然の正理にて孕さり生さりをるものを。鎮帯を用て緊束し。産椅に坐て苦楚しむるうへ。飲喫をまて嚴制して味を失しむることハ。のぞ。の生意に適べ爾然せんよりハ。初に其色慾を戒身體を運動て消化に凝なく。心氣を和平して憂悶なからしむることを巨益なれ。又産婦の室中も冬ハ温燠にをるも可けれども。火爐を多安。數人會聚を好からバ。時々便房の屏障を徹。鬱塞たる氣を排洩べし。夏秋の亢陽にハ。槅子も窻戸も悉開て。清風の往来あるやうにすべし。扉風蚊幮も無用なり。もし室裡鬱蒸すれバ。産婦肌熟し汗洩など。體燻病發て。不測之變を招ことあり。ゆゑに四時共其氣候に從て常の棲處と異ことなく。傍人も居に適やうにすることこそ第一の心得なり。今の世豪商や貴族の産後に。諸患わりて平穏ならぬハ。その用意なしく。自然の道に戻が故なり。このことよく顧慮あるべし。

眩運のこゝろえをとく

産後の眩運劇ハ腹と上部へ牽引やうになり。胸へ衝逆ゆゑ頭眩或運轉て生氣を失なり。急卒に發ものにて醫工も間にあわぬことあり。此症ハ下より衝突て。心窩と左の肋の下へ連て

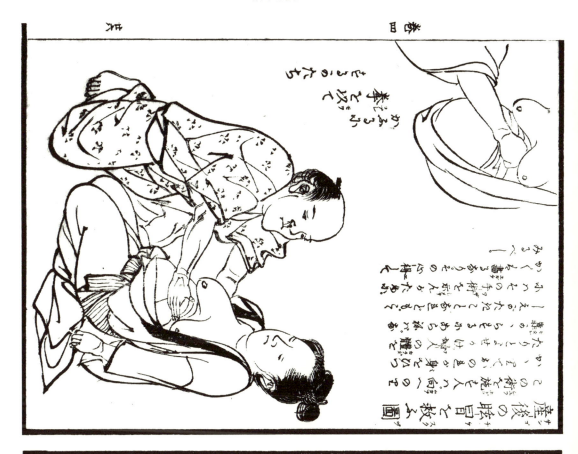

急迫ところの塊ある。そこを壓鎮得ざれ。劇症とも救べし。ゆ
ゑに病發るりとみバ。捷疾その婦人に向ひ。左手をその右脇下
より同く背へ抵當。乳下の肋端へ右手の大指と食指とを左右
へ開て。其衝逆ものをきびしく下の方へ壓下やうにをべし。拳
頭にても掌側骨にて按もよし。産椅に在ものに多けれバ。其時
る。按者の左足を伸し。婦の右方へ身をとつくと入し。婦の體を
靠しめ。左手を婦の項へ勾し。志つゝのまと抱。婦體の些も動搖ね
やうにして。左右の手を緩ぜ。殊右の手を毫も動ることなゝれ。
かくしても生氣つかバ。旁人に冷水を婦の面へ頻に噴しむ
べし。水をかくる間も按たる手を慢べからば。徐々とそのまゝ

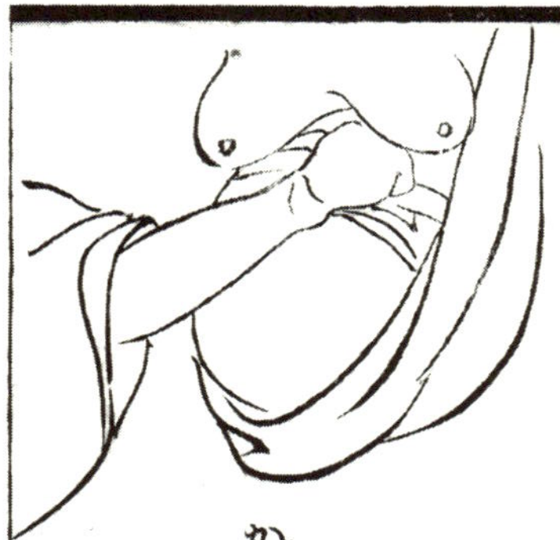

産後の眩冒を救ふ圖

この術を施も人へ。向への方
かゝ方ても。おの是か身をひつ
たりとよせかけ。婦人の體を
靠かゝらせるにあら孫バ。あ
しえがたきことなれどもこ
にへその手術を示んがために
かくを畫るなり。その心得して
みるべし。

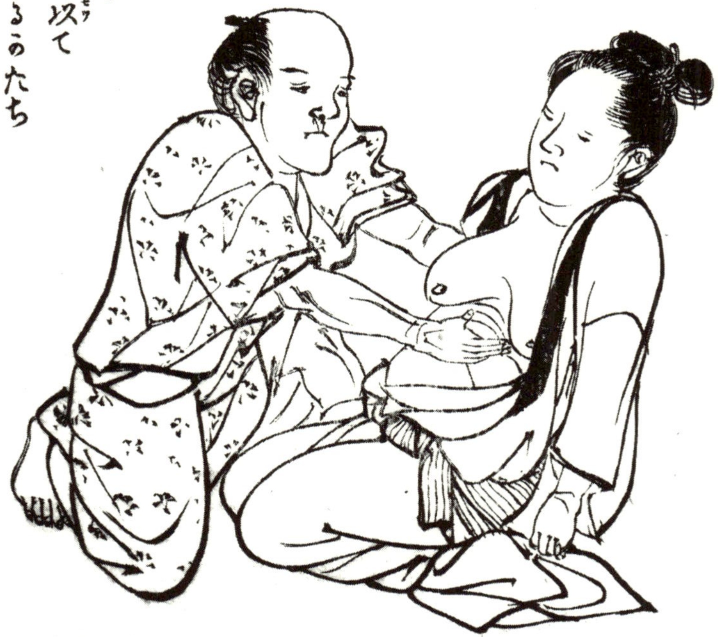

かふるに拳を以てとるのかたち

巻四　廿六

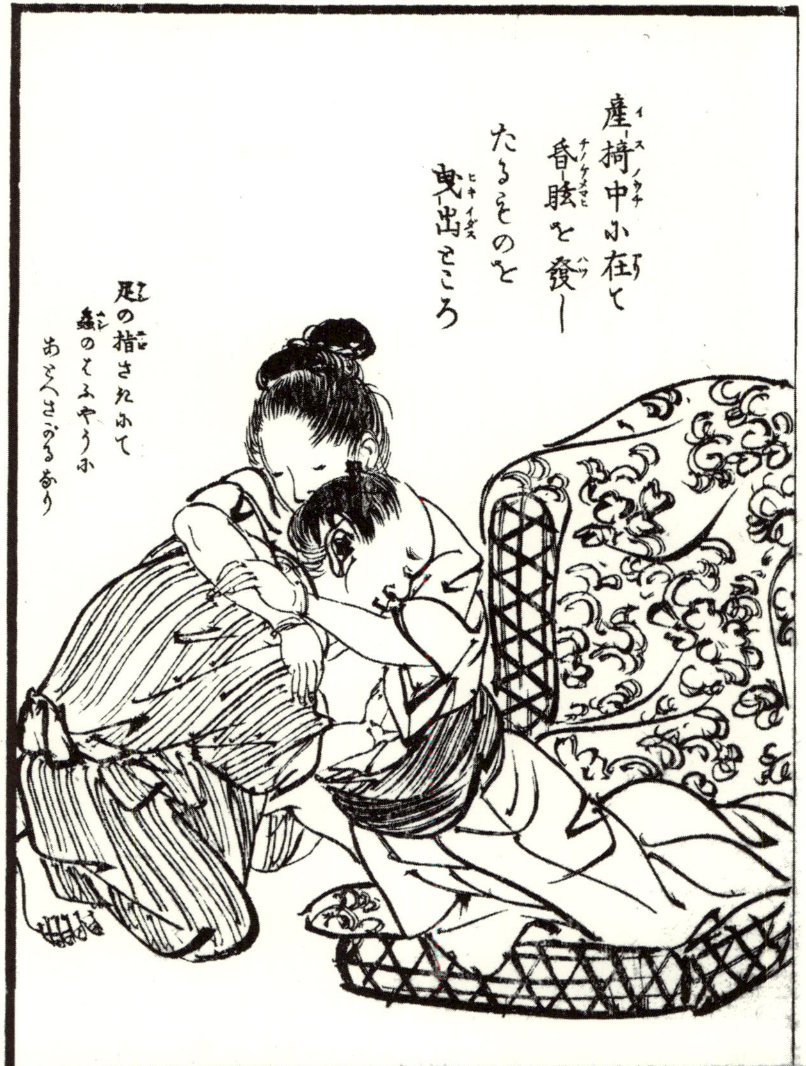

に身を曳く。婦の靠たる體の搖ぬやうに椅子より出し。直に高枕に横卧にさすべし。側卧さするまでなほ按者の手をゆるめず。衝逆の勢の鎮墜を待べし。指頭疲たらば人を代しむべし。手を換るあひだも毫も慢弛をべからず。少選するうちに復素ものなり。この昏眩の發にも多方の病因あり。瘀血下の祢く發ある。脱血に發もあり。脱血より發もの也。遄に其血を防ざるべ。眩運を止がたきもの也。其血を遏の術を次に記をみよ。胞衣下ずして運を爲もあり。何も胸下を按て壓鎮ることをなす。この眩運の發んとするまへにも。口吻鼻旁肉瞤ものなり。そもぞやゝく眼瞼に及もの也。昏眩直に發なりと知べし。故に婦人の

顔をよく看て。按指頭の輕重を酌用すべきことなり。伏龍肝の細末または麻の嫩苗を燒存性にしたるもの。はたは麻苧を燒たる細末の類少許を。新汲水一盞を以て用べし。こゝに一ッの秘訣を示なり。産後の昏眩を治に。右の藥効ありといふも。冷水にて用るが故なり。冷水産後の昏眩を治るに妙効あり。故に産後直に新汲水一盞を喫しむるときは昏眩の患を防べしとぞ往昔の遺法にして。近世の高名なる蕐墅も。黒藥といふものを冷水にて用ることを傳て。其實は水に効あることを秘したり。それも故あることなれども。水にかゝる奇効あることを俗家も的實に知得バ。不測之變を救ことあり。其說既に坐婆必研に

記載たれども。再此に其梗槩を述て衆人に諭のみ。又昏眩發やいなや即死をるものあり。それも逆知て衝逆ものを按壓すべし。もし既に昏倒脈絶呼吸も斷。胸下を按ても其効なく。請救べし醫生の伎窮たらバ。疾券術の精煉者を招べし。活法にて甦生をることあり。され審べきことなり。なお後の急病の條と參査べし。

瘂病をとくにこゝろえを說

癇と瘂とをそと類似たる病なれども。癇は姙娠中に發。瘂は産後に發。小産後に尤多。瘂といふは。卒に角弓反張。身體剄直て。俗に棒を吞たるといふやうなる形になる病なり。癇と瘂との分

痙病をとらふ圖

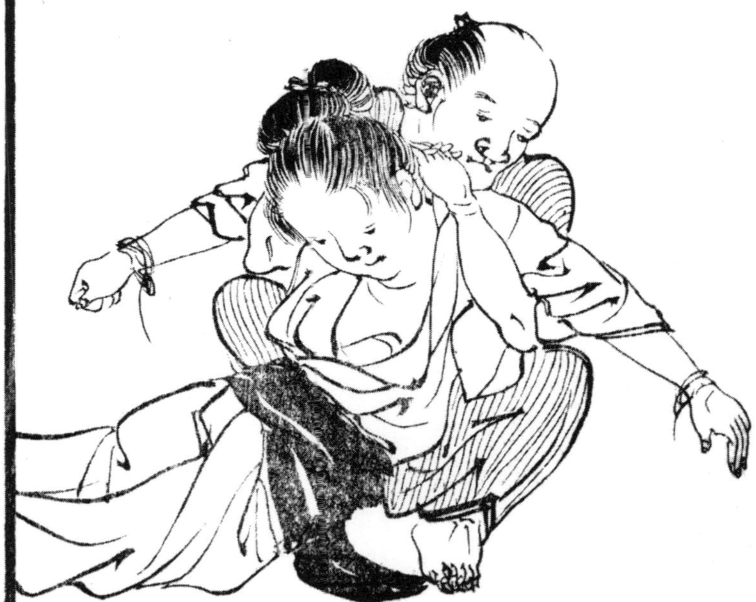

かゝる症を臥さるまゝに發したるときの手術

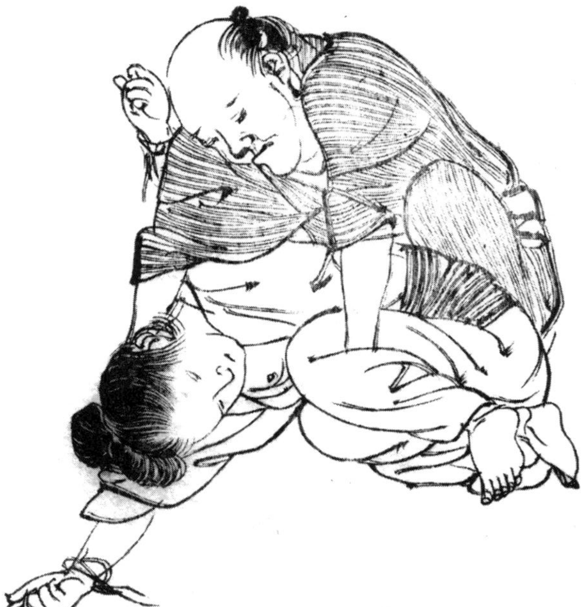

起たるものを抑壓たるのちに。この脚をもとこしまちゅうひに曳て。尾骶をもづきあり。かしもくあねうちにひきてはあし。

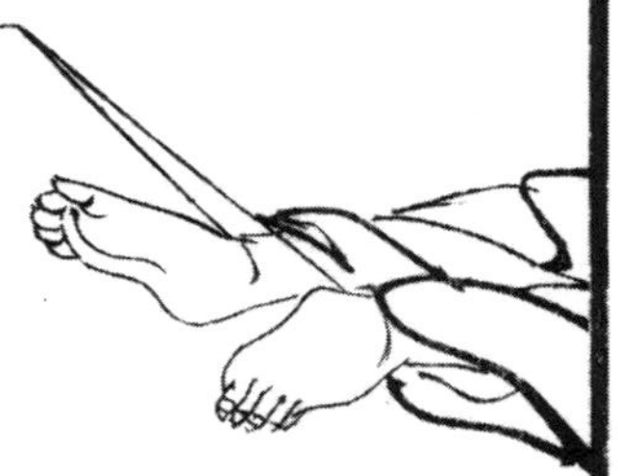

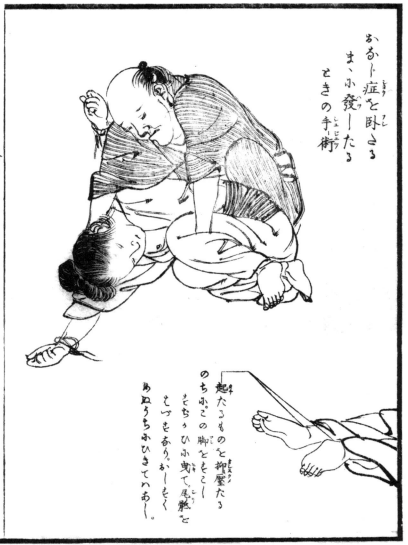

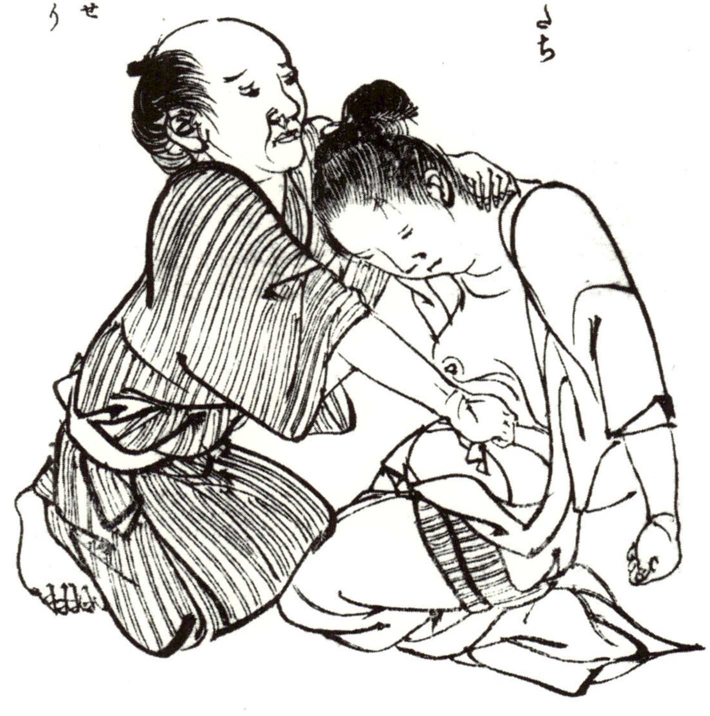

産椅のうちにて瘂を發たるを抑鎮るかたち

こゝも前の脊腋のごとく産椅より出して側臥にさせ袮ばならぬなり

も癇を發ば人事不省瘂を本生を失ぬものなり。但し癇を心下大小苦遽。瘂を心下をさせることなく。唯身體木彊になるなり。瘂病劇甚ものもおふく一とほどの力にてを壓鎮がたきものなれば。疾丈夫の膂力者をして病婦の背後に接しめ。婦の兩腋後より男の兩手を伸て。兩肩より頸上へ會て。十指相叉。力を用て下へ壓やうにをべし。起さるものを抑屈たらば。頸勁直さる臂を轉ぶよし。向に人を居て。兩足を扯て尻をそづさしむるもよし。頸へ鉤たる手をなほ縱ど。頃刻抑定ざれば。病勢平穩になるらば。いつにも力耗て忍がたくば。男の帯やうの物を用て。頸より膝へ懸引べし。まゝ臥さるまゝ、に瘂を發しなば。其左右に拘

巻四　三十

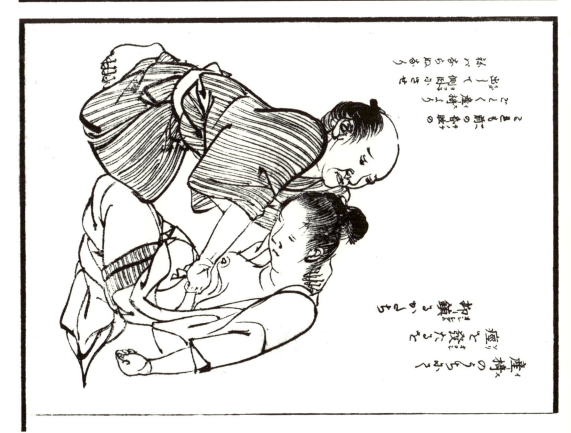

む側臥ふさせ〻。男其後ふ就前のごとくに隻手を婦の腕下より肩へ出〻頸へ着隻手を婦の膝へ托。左右の力を悉て屈曲べしばま〻産蓐ふ在て痙を發ば。前ふ對〻坐。男子の膝ふ〻婦人の膝を屈。右手る婦の左乳下の肋骨と腹部の分を按。左手る直ふ頸より肩へ勾て抑屈べし。瘈病發んともる前ふる。胸肋乳の邊までも攣急をおぼえやお〻口顎ふも齒齦ふも及ものなり。卒急ふ發て醫を招むまもなれことあり。志あらんもの豫て記おのべ。急を濟ことあるべし。その術る圖を按〻知べし。

崩漏の意得とく

娩後血漏下て止ば。眩運を發し。或る熱を釀。汗多出。胸腹動悸甚など。種〻の證あることあり。或る月を閲〻も血下〻止おたれものあり。か〻る類その醫藥を施ふ間あらば。敢て懼ふ足ばと雖ただ其卒暴ふ血泄きさりて。盆を傾が如き急遽證あり。それる捷急ふ其血を抑ざれば。元陽忽虚脱〻。醫を招むまをはさば。遂ふる死ふ瀕ものあり。之を藥劑のみふ〻治んともれば。決し〻救ことを得べらば。此の如く火急ふ發をるおとある證なれば。俗家ふも平素記得て。其變ふ應ぞなれことなり。此證産後ふのみ限ぞ。常の月信の時ふもま〻あることなり。之を救の術は其婦人を側臥ふさせて。下ふありし脚を伸。膝の下ふ褥子やりの物を疊ておてがひ。上ふあうたる脚を屈〻。臀肉を雙手ふ

卷四

卌二

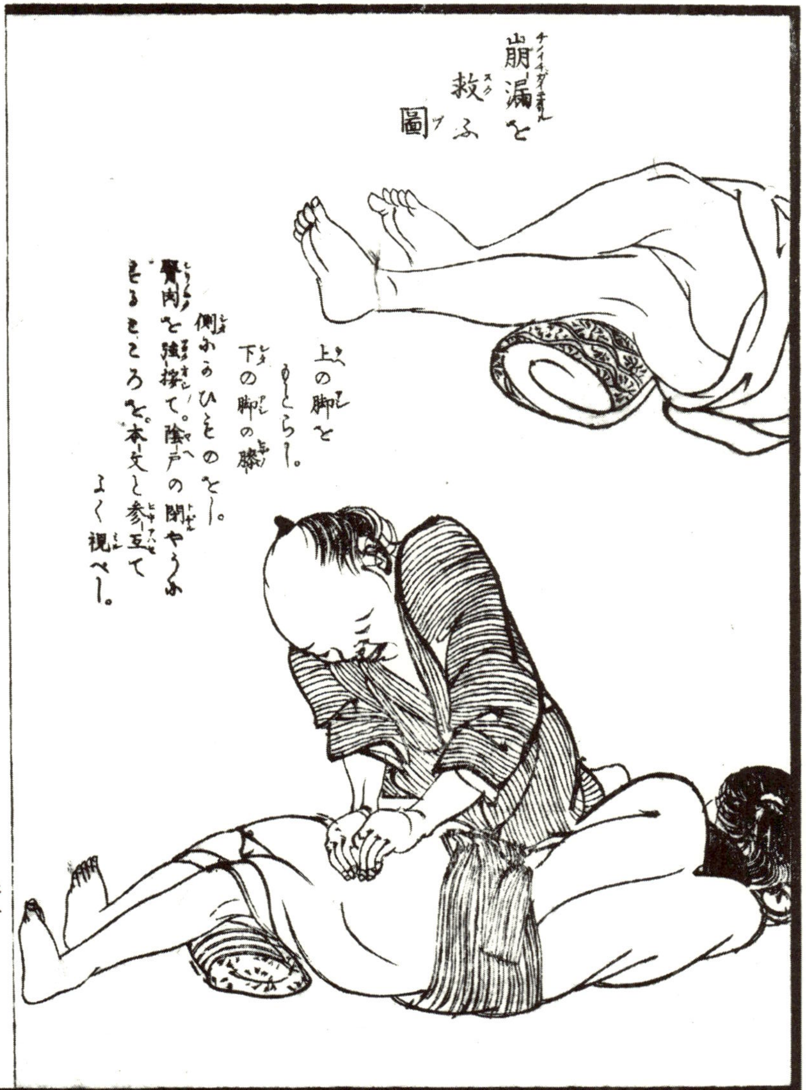

てゐるを按て。頃時動揺ことあるの也。かくをせバ。陰戸閉て血の泄下べき道を壅遏その間に。子藏中の破裂細脉漸に愈て。自然に止ものなり。かくしても陰戸閉がたくおほゆるものは繭綿を大さ團炭のごとくに束て。陰中へ深送入て。その後側臥にして。臀肉端を按べし。綿は意外に多く實ものにて。いさゝかにては益なく。且木綿はあしく。必繭綿を用ることと思べし。もし昏眩を帯ものは。左手は臀右手は肋端不容の部を按こと。眩運の條下に述がごとし。これを両人にて作もよし。また冷醋を喫しめ。或は口鼻へ沃のけ。あるひは塗もよし。病勢劇熱あり動悸甚かる。冷水を服しめ水を頭面に噴など尤捷効あり。その奇驗あ

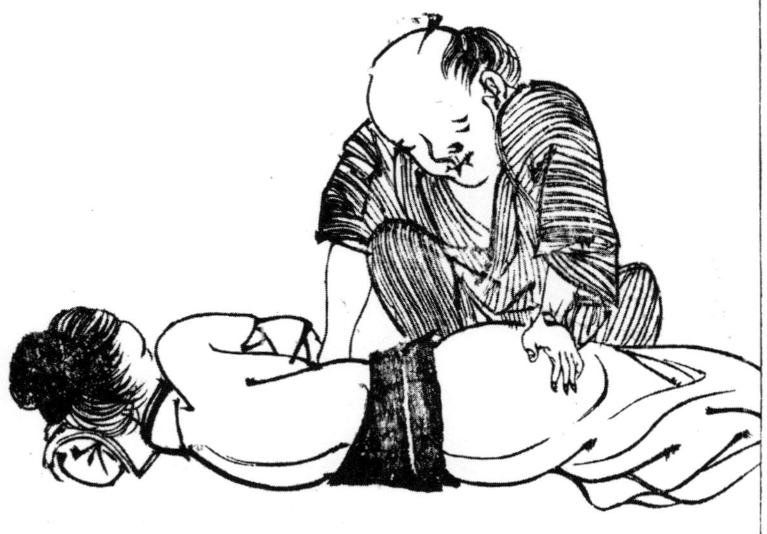

崩漏と冒眩を併發したるを救ふかたち

本文もこの圖も左手は臀。右手は胸下を按ことを記されども左右は時の宜に從こと、思べし

るゝ陰門中を冷水にて洗ところの一術なり。それより小兒の弄具に竹を以て造れる水銃あり。まゝ外科にて金創を洗に用る鍮銅の唧筒あり。これらにて冷水を陰戸中へ頻に弾射これ尤妙なり。手術は右の圖を細覽て参攷べし。惣て久漏血の婦人も寢にも必この用意にて。陰戸の窄閉やうにして臥べきことなり。はた胞衣の子藏口へ遮滞て。崩漏の止がたきものあり。その胞衣を頓に下ことも坐婆の術なり。坐婆も一心得なくべ。疾乳醫の高手なるものを招べし。たゞてゞやく鉤去て。わとへ繭綿を送實て側臥にさせるまでのことなれども。これなくてゐなく施されぬことなり。

胞衣下ざるときの心得をとく

児落地て。次て胞衣の下るゝ順なれども。若子藏口攣縮て速に下來ざる時は。衝逆昏眩を致し。之が為に命を殞ことありこれを世間の醫者は。胞衣の唐突て心を衝ものとすれども。是大なる差誤なり。子藏には子藏の位置定ありて。いかほど攣急でも。其部を離腸胃を排て。逆て衝撞することは能ぬもの也。ことに分免後の胞衣は。子藏中に蛻棄たる寒物なり。何の勢力ありてか上迫ことのあるべき。然をいかゞしてか昔より。産後の胞衣下ざるものと。醫俗ともに巨患となしたるがゆゑに。傍人の倉皇失措のみならず。産婦も胞衣下ざるに焦心て。己が死生をこの一擧に在と慮が故に。氣逆甚く。その餘響を子藏に及で。大に攣急をなし。諸藏上迫て卒暴に死を致あり。免身て後この胞衣は。人身中に於て長物なるがゆゑに。暫時子藏中に寄託と雖も。氣幹旋必こともあることを厭て。排擠んと思が自然の妙なれば。産婦の心神穩平にして。懸引衝逆ことなけれバ。決して害を為ことなく。胞衣はそのまゝに子藏中にて糜爛て自下ものなり。暑天の頃は尤腐敗やすく。五七日を過ずして下ものなり。故に胞衣いかにしても下らざれものは。強て之を下んとするに及ばず。産婦の心を安慰ことを最として。或は下たる塊血を胞衣のごとく婦に視せしめ。其心降て倦睡を催やうにすべし。斷たる臍帯あらバ。その物を戴て視せしむるも可。尤傍人にも戒て。發漏なからしむべし。如此すれバ其産婦の志氣必平穏になりて。子藏の攣急もなきものなれバ。胞衣下ればとて。決して死ぬることもなきことなり。もし胞衣下ずと子藏を窒礙て。残血の下ぬものあり。おもそのまゝに坐視たるものなれバ。帯下蠱の收生媼の高手なるものを招て。遥に抽去しむべし。おのれども産婦の大に虚憊たるに。胞衣を暴に下て死ことまゝあるを。事に處さるもの、過にして。蓐醫生嫗の恥となることなりと知べし。まゝ一婦。産後の胞衣既に下たりと思て。寝食常に復ての後偶近處へ適こともありしに。運歩何の苦労もなく。留歎移

時て。厠に登しに。腹裏微痛ことを知て。陰戸より下のゝりたる物あるを異て。よく看れバ胞衣なり。大に驚駭ながらも自曳出て潜に棄たり。さて家に歸て母にかくと告に。其母習事たる老嫗にて。前に胞衣の下のこしとも。もし懊惱して氣逆もやせんと慮バ。胎兒とともに下たりと詒て過せしと應なりしとぞ。時過て自然に下るそのならバ、見聞せること多けれども。これへ産後月を閲。他行さへ爲まで。胞衣なほ子藏裏にありしも一奇事なりことさらにても胞衣の下ざるも。頓に命を殞などの患なれことを審知もべし。然を俗輩のしるらバ坐婆も醫工も。胞衣の下ざるを一大厄と思ことの擣味より。世間の婦人こともかため

小氣死をることを幾ぞやぞのおとの慘怛ふより。予お老婆心を
廣人小告て横夭の寡んことを欲ものなり。

病家須知巻之四　終

病家須知　一名病家こゝろえ草　全六冊

とりあげぞくんいろは　一名坐婆必研　全二冊
四冊づゝに分て前後二編とん

[redacted]

水療俗辯　撑善居主人著　中本　二冊
灌水浴水服水等總て水を用て病氏治もる試驗考證を國字を以て詳ふ記し俗家ふ諭く既ふ微言中の抄録和解なり

翠竹菴養生物語　今大路道三法印述　撑善居賛言　一冊

知足齋醫鈔　長田德本翁著　十九方原本及極秘方合刻　擇善居附言　一冊

知足齋醫辯　長田德本翁真蹟　撑善居附言　一冊

醫道麓の塵　撑善居主人述　醫學の用心取捨を評ふ論じ後進の醫生ふさとん初篇より二冊づゝ刊行

發兌書肆

京師寺町通リ松原下ル　勝村治右衛門
大阪心齋橋筋安堂寺町　秋田屋太右衛門
江戸芝神明前　岡田屋嘉七
淺草茅町二丁目　須原屋伊三郎
日本橋通二丁目　小林新兵衛
日本橋通一丁目　須原屋茂兵衛

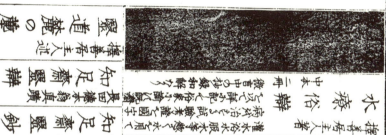

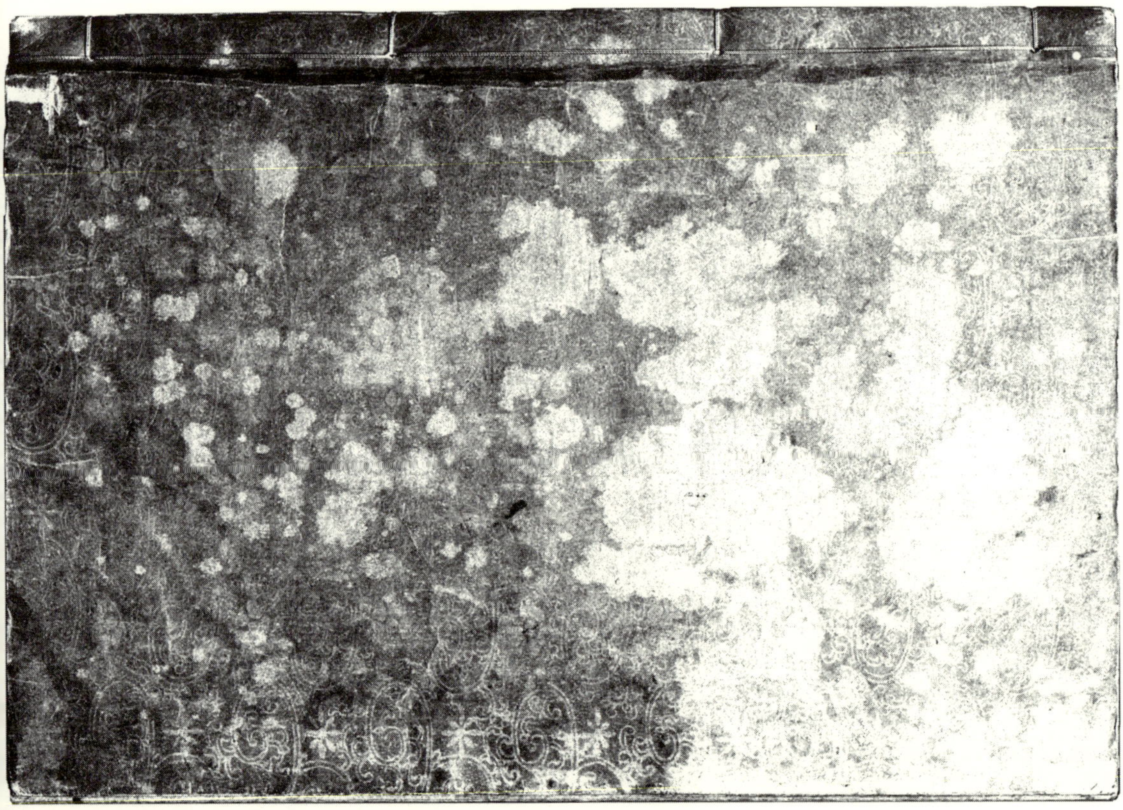

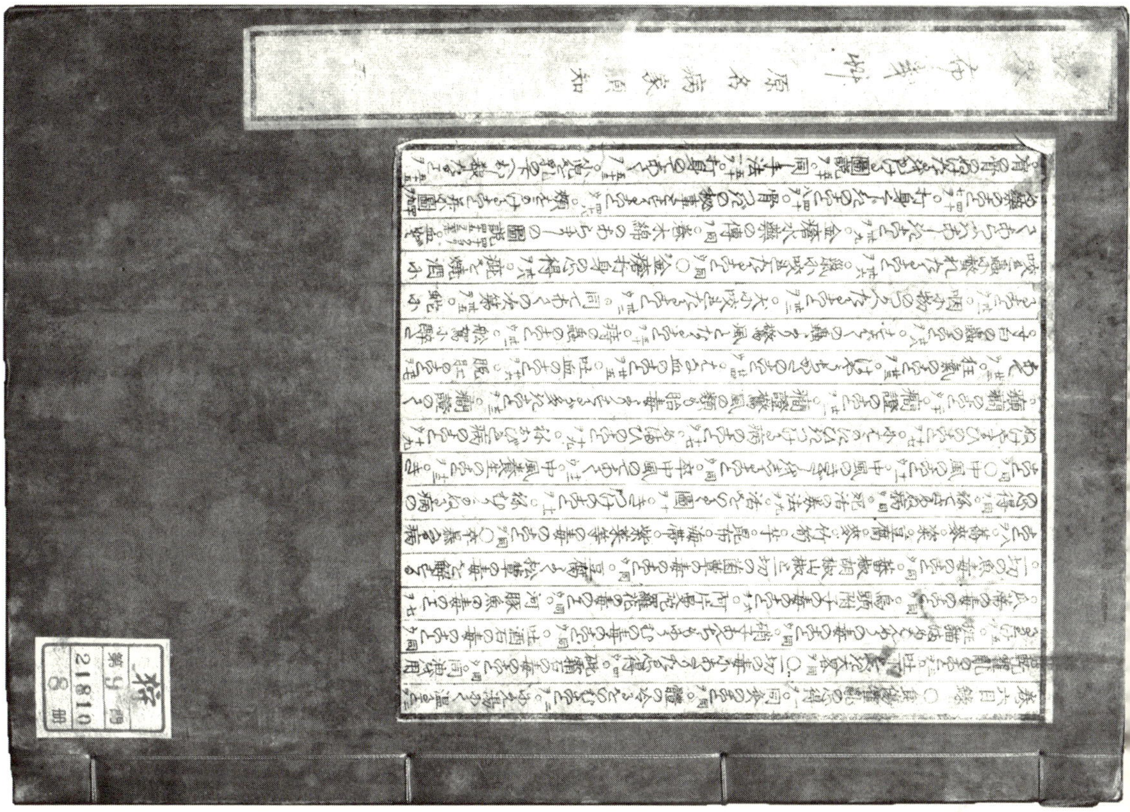

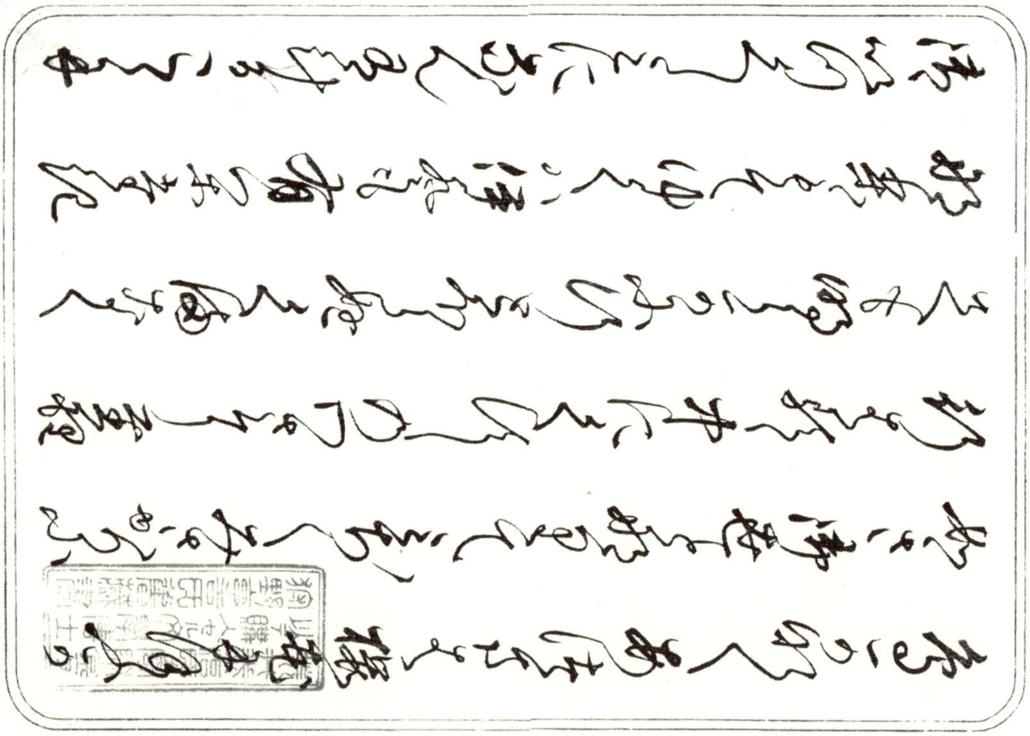

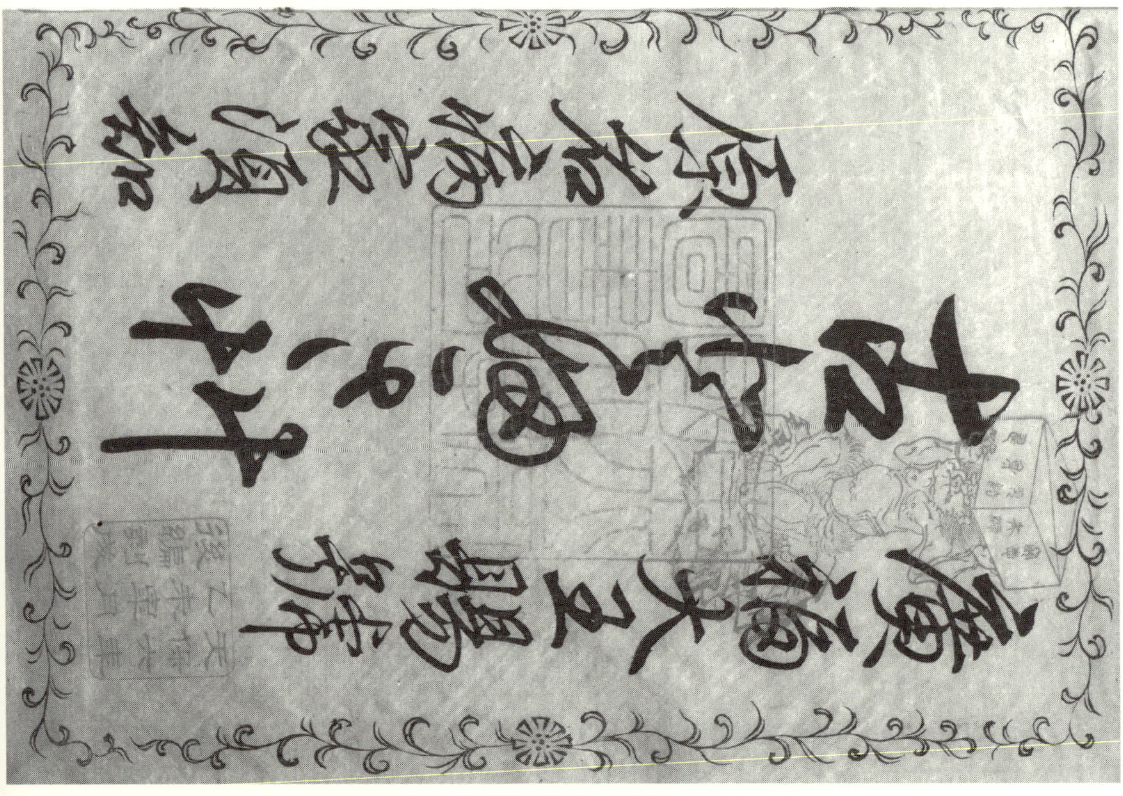

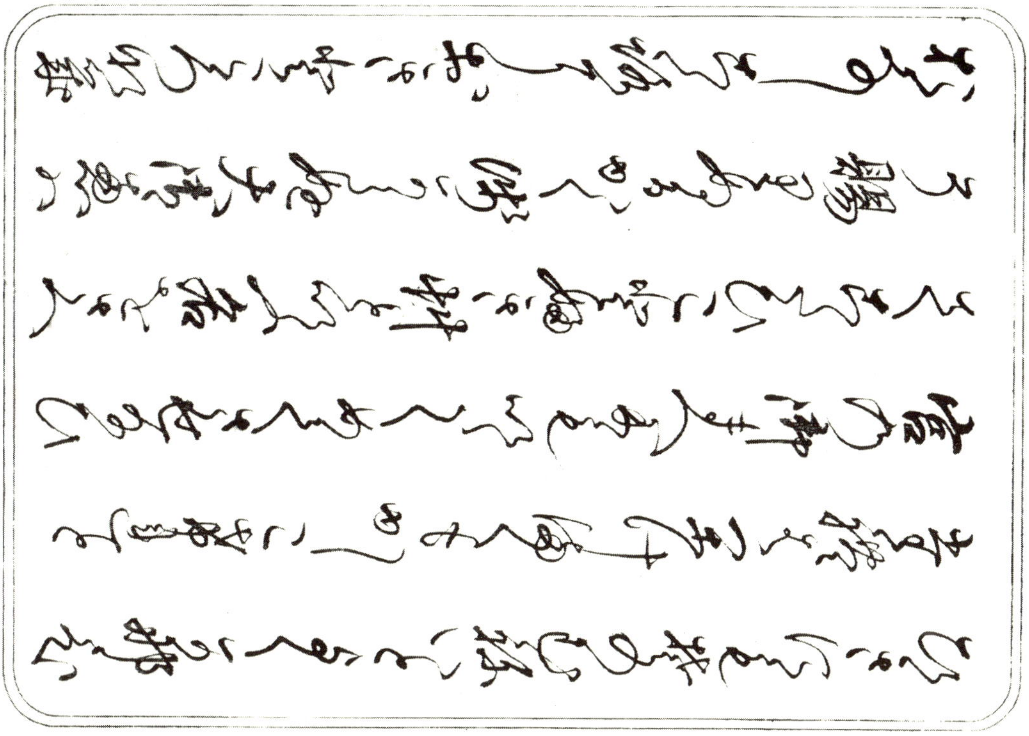

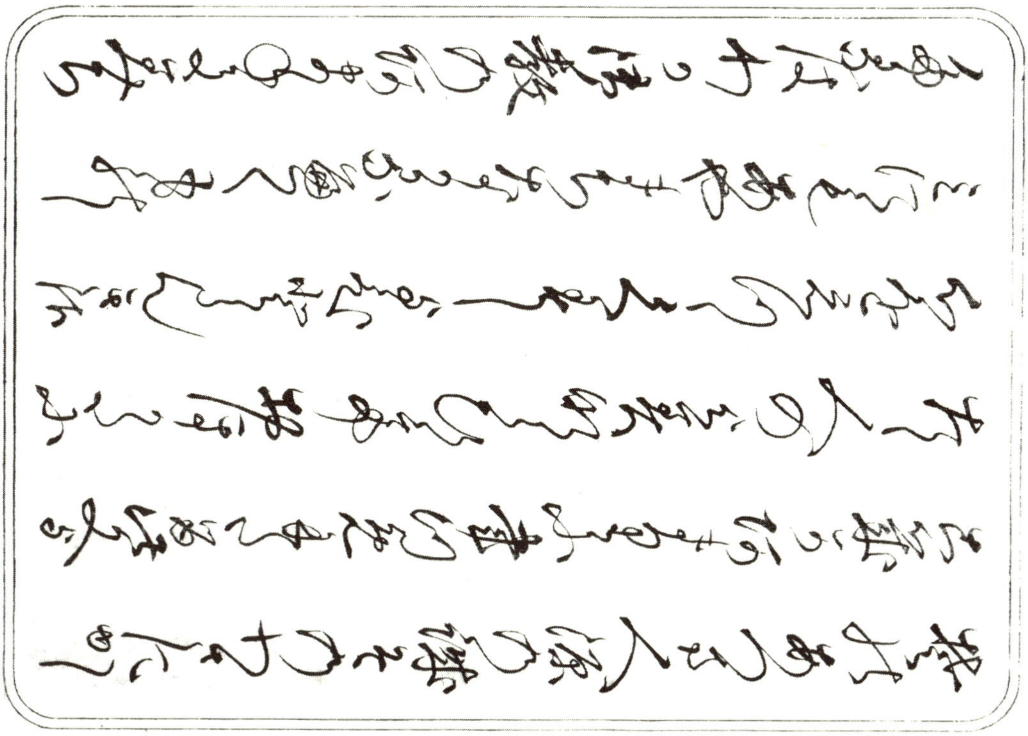

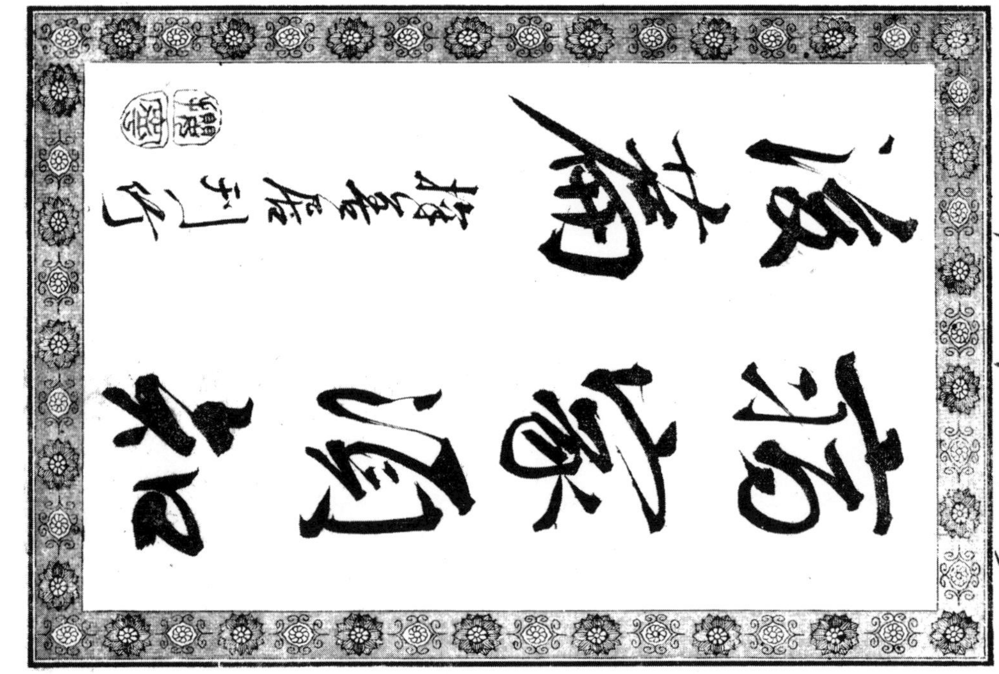

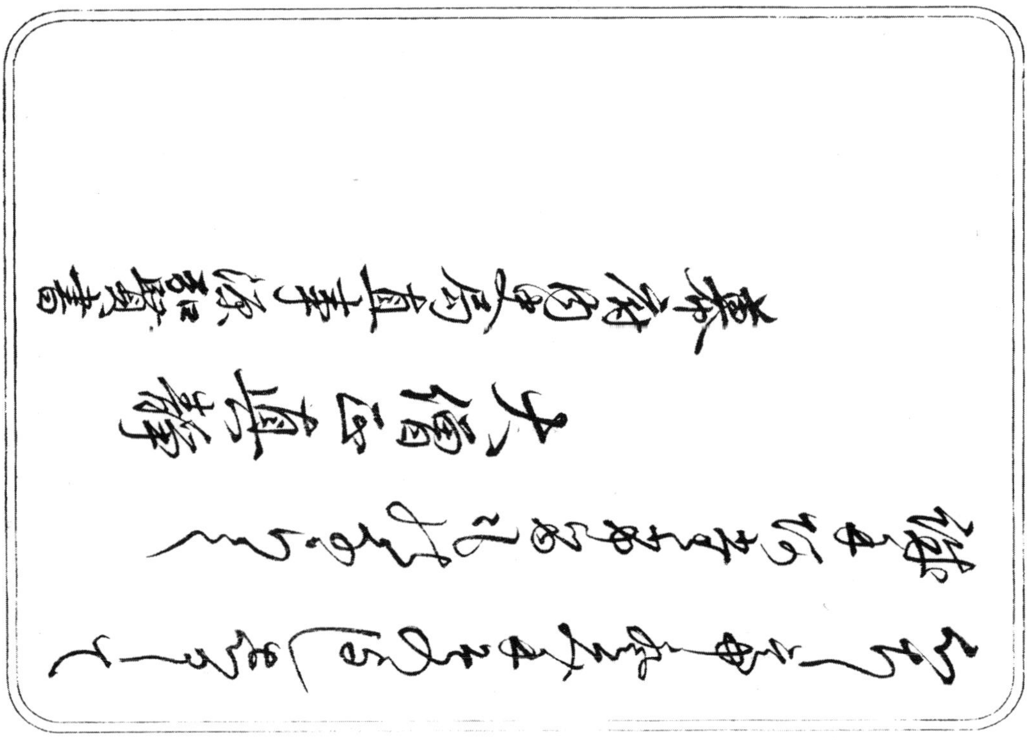

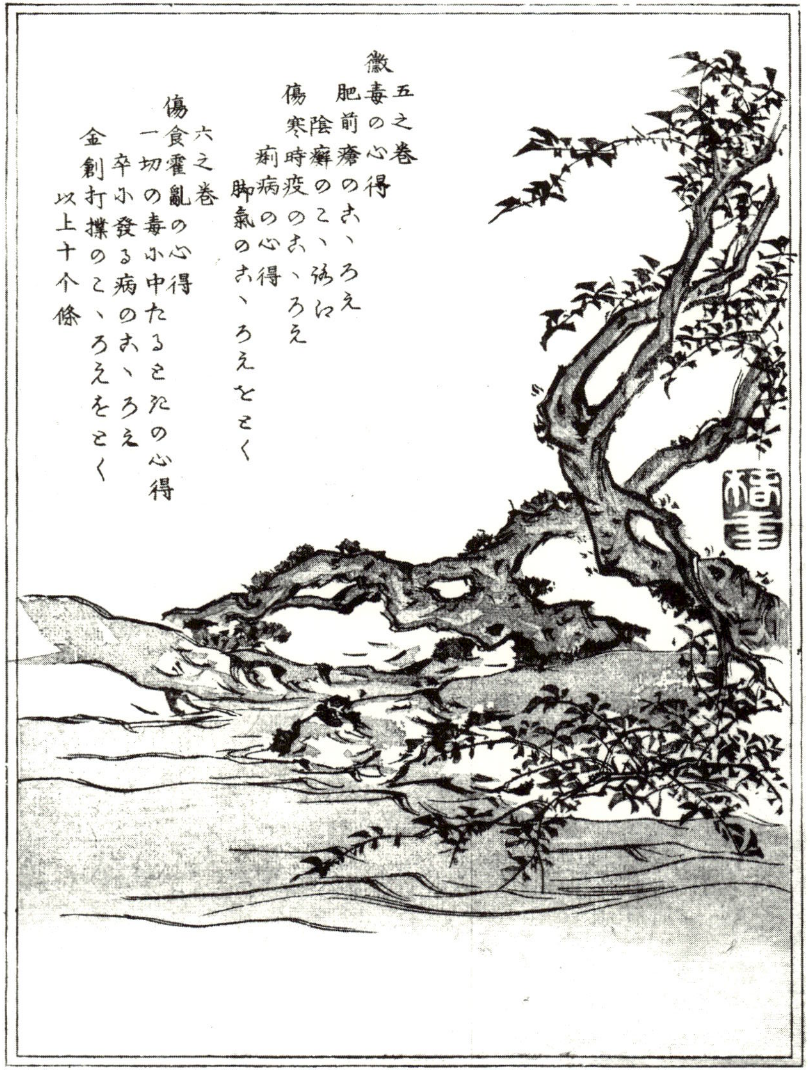

病家須知巻之五

徽毒の心得を説

徽毒我邦の昔は唐瘡といふ。異域より傳來せるが故なり。中華にては廣東瘡と稱ス。その廣東と云ハ南海の港津にて。此際の長崎の如き地なり。この廣東より毒を支那の國内に傳播たるべ。其病の起る地名以て病名とせるなり。我の病を傳たる時代和漢ともにあまり遠からず。僅三百年前後に過まじ。意に此病の初へ。全く蕃舶より傳染たるにて。異國より航海たる船の博多府内あたりに着たる頃にもあるべし。然を其毒の由來を遺失て。おらぬ病因を濫稱。治法も各殊にして一定せぬぞ。いと國

巻五　一

華あることなし。此の病をまた一種の毒ながら。瘡麻などの如く
風氣中に轉染せのとハ異にして。其勢猛烈ならざ故に其毒あ
るものに親密觸冒にあらざれバ傳化となし。故にこれを避ると尤
易とせず、かの毒の傳染を究髮略をいへバ。男子ハ黴毒あ
る婦人の陰戸濕癢及白帯下などを患るものと交接。婦人も男
子の下疳瘡。癃病あるものと會ひるの類ハ毒を傳ると殊に捷疾
なり。總て下部より傳化る婦人ハ。先白帯下或男子ハ下疳瘡。
癃病よりやがて便毒となるが常のことなれども稀にハそれら
の證なくして即ち他病となるもあり。召て毒を轉輸たるも。口
舌諸病頭痛會厭腫咽痺などの類より變じて眼耳鼻の患とな

るが其分なれども亦それらのことなくして癇疾癥瘕の類
になるもあり。故に黴毒ハ必先陰處を蝕とのミ會得ても醫師
も俗家も迷錯を致し端となるなり。又累年黴毒に苦られた
るものゝ其津唾汗垢前後溲まで悉く毒氣を含有て。その毒
を温煖氣に由て人に傳るものなれバ。此の毒ある男女の衣服
の垢穢たるなどを着。及温暖なる肌膚に觸るのミにても齒瘡を
同して蟲の類ませよく傳染なり。或ハ醫師の癰瘡便毒を刺た
る鍼を拭楷と清ざる及消息子の類に着たるもまゝあれバ
毒を傳となしともいふべからず。故しく乳媼の乳より兒に毒
を傳たる。或ハ遺毒ある小兒に乳を哺しめて。乳癰となりし類

は常に見ることあり。其初に毒を傳るは唯一極微の種子に過ぎざれども首巻にもいふごとく。人身に根て漸次に蕃衍ものなれバ必速に其苗を掘て。後患なからしむべきことなる故其初發の下疳瘡便毒の類ハたゞ臆裁にまかせなき貼藥などをし。累重にも知らず。遂に愈むことをのみ欲ふが故に。却て巨害となること多し。最初に施治すれバ。男子ハけざれ。陰頭瘡。婦人ハ帶下趾瘡などの輕證にて根治なるものを。遅慢して。毒氣漸に體中に流注て種々の證に變ずるなり。他部に發たる瘡瘍もすべて排膿を要すれども。かの下疳瘡に。世の拙工のごとく尋常の呼膿膏を貼るは大に宜からぬことにて毒の内鬱することを顧ざる左計なる

がうへに。惣て膏油の類を貼ときハ。腐蝕大速ものなり。若腐蝕の甚に至てハ。陰器剥損し。生涯不具の軀となる。終に嗣を絶にもいたる。或ハまたよる變じて勞瘵になるもあり。故に下疳にハ呼膿の膏を貼。楮葉などにて裹纏。及汚穢たる褌を着て鬱蒸するなども嚴禁し。つねに清淨にしてよし。故にその腐蝕を止る漸藥を專にし。傍内服劑にて消毒を喫緊なり。然ハあれども漸藥ハ妄に俗家に説示がたき微意あれバ。纖悉を述つくし。ただ冷水を用て洗ことハ。先ハ害なく。その効も偉なるものなれバ。寒鄉の醫藥に乏あたりにハ。これを從事て可なり。せんにも必微下劑を用て。內鬱ぬやうにせねバならぬことを意會べし。又癥

巻五　三

毒にして。痳の膿洩をのは。陰茎内に下疳瘡の發たるものなきは。下疳瘡と同旨なり。陰茎内の陥蝕を漸にハ。金銀花。又ハ苦薏花などの類を煎じ。さく新煙吹の筒長ものを。頭を去てその吸管を披口に揷て。自煎汁を噴入などするも。輕證ハ治を得し。冷水を用るもはさ可なきらもなて俗家の爲にいふところにして。尚其節目伏舉ハ。却く害を生んこと恐く黙止ぬ。また瘡毒を得さる婦人の。白帯下を患ものも。尋常の白帯下とも大に異にして。粘稠つよく。褌に着さると見るに其色や、帯黄臭氣あるに由く考まバ。これ下疳瘡の陰戸の裏面に發たるものより泄出る膿を交ることを明なり。よく其原初を探まバ。其夫下疳瘡。若く

痳病を患或るそまらの證治く。彌日ぬまに接て。直下に毒を傳輸たるなり。庸醫ハなるべく注意をのなくたゞ尋常白帯下の治法伏施の故に。藥病齟齬の誤あり。若そまにく奇中に治したるも。其毒を内に蓄く後の害となることなれた。俗家にもよく記得なそこなり。たの證愈を日を經るうちに。やがく陰口に小瘡の發く。子宮陰戸ともに大に腫て苦惱をのあり。或ハ漸に痔疾となりまさる乳瘍痙癖の類になり。若ち頭髪中に瘡を發し。又も頭痛耳鳴眼翳或ち月信不順崩漏などになり。癥瘕瘤疾と變しるもありく。病の轉化預縷舉がたし。又婦人交接によりて。男子洩精中より毒を轉輸たるもの。其初陰戸に車なくしくたゞ子

藏中に瘍腫を生じ。偏に小腹結起。漸に腫て塊を成て。或は按
て痛劇。腰股攣痛甚ものあり。外より診得ざれバ。世醫ハこれを
瘀血なりとして治を施ども。逕庭なり。偶膿を釀て陰戸に洩出
て後。其腫散て愈たるもの。數人を目撃せり。此證をしその瘍腫
れることを知ざれバ。其泄汁をもはら膿とも悟ずして。真の治法
を施さバ。後害を釀にいたる也。其痛尋常の瘀血とも大に差別
あることなれど其病婦よく留心て。誤らるゝことなかれ。また婦人
の癃病を。俗にせうのちといふ。尋常のせうのちも。胸腹諸藏を
上のかさへ懸引て。尿口攣急より發もあるに。あれを癥瘕。子藏病
の類に攝れバ。緩和劑を與て遄に治れども。此證にもまた癥毒

よれ來ものあり。故に其毒を傳たる所以を自考てよし。ほゞ惣
て楊梅瘡の過身に發或も徽毒に由て。頸項諸部に腫瘍を發せ
るも。皆元氣自然の運機に從て。毒を排達ものなれバ。よく膿潰
させて。其毒を驅盡やうにするがよし。腹癰。臀瘍の類もまた然。
袴の中に懸瘍といふも。會陰俗にあれのことたりといふとこ
ろに發るなり。その處ハ。膀胱より小便を輸瀉ところの經由に
て。陷蝕甚くなれバ。尿瘻口より泄ていつかをれども愈ざれ
とま、あれ。又痔疾よりやがて痔漏になれたるも。肛門の旁に。
裏に徹する竅成てあれまた屎液をその口より泄て速に愈が
たく。それより變して勞瘵になれ。死を招こともあり。故に此二症

ながく遅回して時日を消がたく大に意用あることなり其佗嚢瘍附骨疽癰疽發背無名惡瘡與歷年頭痛眩運肩背強痛眼目內外翳耳鳴耳聾若も臂痛足痺痛痺鶴膝痺癲疾狂癇留飲鼓脹癥癖疝瘕の諸證も此毒より變じたるもあり臁瘡陰癬の類をもまた此より來あり或も勞瘵になるもあり真の勞瘵も必死不治なれども此の毒より來ものも治をることあり癩病に成たるを又同じその他婦人の月信不順胎子不育乳癰乳巖の類もまた此毒の內鬱より發ものありて變證預纒擧がたし以上の疾その時の證候に從て治法區別あることなれども其病の本源に注意ざれバいかに治しても効なきものあり故に

多年難治の症あるものそのむかし此毒を傳輸たることあらば其頃よりの病苦の變化をよく自究尋て見るべし多年の間にも餘外の狀になり自己にも覺ざることも多けれバよく意を潜て探得にあらざれバ其病因を明めがたきことあり。さきにもいふごとく此病も血肉と相親む毒にして體中に潛藏て相離れ數年の後に再發をることあれバ的實にそれと知がたく疑惑こと多し醫師もその時の患狀に拘て病因を確と認ざれバ遂にも齟齬たる治法に生を損ることあり若然とれに此病毒ゆゑあることを窂に知んとならバ何證にもあれ其苦惱晝日も輕易夜陰ハ劇甚と此病の分とをれバそれを徵候として十が七八る差失あし。されども此毒を轉化て年所を經さるもの、うちかきま、此徴候を以て辨知がたきもあれば。されどもまた一槩にも斷がたきことを記得べし。又此病ハ尋常の藥劑にて治すべきにもあらねども世に所謂かけまみといふ類を服て口舌糜爛て大に涎を流し飲食進がたきにいたるも可からぬことあり。世醫ハ此涎より毒を排ものと計較たれども決して涎に從て毒の去ことなく。唯涎嚢に假て藥毒體を太のミにして毒ハ除ず遂にハ身體缺損ていのにともべからざるにいたるべし。ばさ薫藥をうけふ又鼻へ薫劑あり。これも尤妄投べからざるものにて。大に酌用あるべきなり。然ば病と藥の對抗

をも辨ず妄に用て聾盲となし或ハ生命を害ものも。世に多見ることなるなり。故に至仁して絶伎の醫工に遇にあらざるよりハ決して其所措に軀殼を委託べからず。俗家にもよく記て慘刻の手に誤らる、ことなかれかし。若惣て如此藥劑を過用たる時には。却て涎の出る。この可とも若涎も流ず瞑眩をなさんとなければ。後年腫脹を患て不治の證と爲ものあり。或ハ變じて勞瘵になりたるをあり。故に大に懼べきことなり。又世に生乳といふものを内服せしむる人あり。元來の事ハ支那人に厳く専用來しなれども。此藥劑中にハ礜石などいふ至毒藥ありて。尤猛烈故に其効速なるやうなれども。遂に害を釀

て癥毒愈たると思ひ喜まもなく。吐血して死するものなどを見たり。宜なれるかな。此薬剤もと周禮といふ書に出て。今時の附骨疽なとのものに外傳たる剤なるを。いかに外錯て内服剤に用ることになるまけんゝと鹵妄なることなり。和漢とも。此薬剤を服て人を損することを幾ぞや決して為まじきことなまだ悪瘡瘍の治ゆたきものに傳しが。手に應じて効あることらかの周禮の中に載るおとし。又こゝに俗家の殊知得べしおとれ。假令癥疾より變じ来る證なるも自己も的確に覺りとも年所を經く身體や、疲弱たるものも。一應癥毒の治法にて。輕粉やうの物を多服久服こともて大に害のあることあり。若

くも其等の薬を服薬毒にて悩者も身體各所及関節疼痛腫起。夜に入て劇甚く。或ハ麻痺不遂或ハ吐血。衂血など常に發。飲咳ごとに。心下膨悶或ハ下利などく。若ハ眼孔陷没視力弛顫唇齦青白津唾粘稠耳鳴頭痛及鬱悒敗意などの證ありて。素分の癥毒の状に類似たるものに意表に求剤過用の誤より發るものあり。されども既往に薬剤ゆゑに齦肉糜爛流涎などしされことゆゑし。やと追究し。求剤せるよかくと知らが。程の裁量して。更輕粉剤など服るおともて。酌用をなれたおとなり。然とおも證薬背馳の為なりとも毫も注意にして。求臓粉などの配合たる薬剤を與て患苦いよく進ども尚病深して薬浅と認て。再四過

用竟にも死を促すとあり。こゝ大に顧念せずんばあるべからざるものとなり。されば。黴毒荏苒歳月を超て。百治効なきも。肯綮に中ざる治術を施んよりは。廢棄て其自然に委さるゝにしかず。大利を得ることあり。是一切の病に渉て。其用心緊要なることなり。首巻にも既に述るが如く。无妄之疾藥をることなくして喜ありといふ。古聖人の教誡をゆめゆめ遺忘ことなかるべし。さいはひだに自然にのみ任て。攝養に疎脱なりし。病の治せざるのみにあらず。體軀漸に疲弱ものゝ。毒餘益熾になり。命期を促に至り。故に沈病痼疾の體を以。藥石を遠んとならば。必先膏粱肥膩を禁。酒色を斷て。起臥動作を節し。腸胃の運輸に妨礙なく。

心思の鬱塞ぬやうに養て後天命に任なば死ことあり然とも。たとへ毒の爲に困蹙委頓する體軀なりとも卒に命を絶に至ざるのうちにも元氣鼓舞之力を得て鬱毒以漸舒散になり證よろしき腫瘍を發することあり。又も腠理昇陽に從て。汚氣排遣て自然に平治をのあるの天命を知ざる士郎中愚戇之民も此段に於てや。疑を致とのものあるなれども是予が多年歷驗治法にして。所謂藥せずして中醫を得といふ古人の意を得て説ところなるもの。沈潜反覆て能其理を明むべし。又此疾を療するにも專腠理昇陽之開達と。小便の通泄に意を致るにあらざるべ。平治をることと能ざ。故に病て歳月を歷たるものは。單に腫脹に

巻五　九

便不利を治する法に従ひ。効を得ることもあれば、あるなとなり。然
れども第二の巻赤小豆の條下に述たると。此巻尾足痺の條に
説ところと参互て。飲食の禁戒を謹持こと喫緊なり。これあ
れども。其初發下疳痔瘻便毒楊梅瘡など成患る病者與體痩血枯
たるものに魚毒魚肉及鴨雞の類をなりく喫せて滋養を要る
ことあるに。二の巻飲食禁忌の條に述るが如きものあれど。と
かく小輕果にしても。大小車を誤べしまた世に稱譽る五寶丹
のおとれる膏粱を遠け壇を禁などしく小水を通利さするに
よりて暫時の効を奏ことあるまでにて。其毒の根を抜に至ざ
れども機に觸く利あるとありたゞ憎べれる貪墨の醫人が業

眛の病家の窮厄に乗てこれらの藥劑を用ると揚言や妄に財
利を得んとする。不仁の咎る僕をかへてもいひつくしがたし。
まさに、小知得べれことも男子の黴毒あれども其身體肥満
たるものる。生涯害を爲ことなれもの多きが故に自己も其毒
あることを覺悟ぞその妻妾に毒を傳く。病さるるものあり。惣
く婦人の家にあるおひぐるは爽快なるが嫁く後多病になりた
れる多ゝ其夫の黴毒を受たるに因もの多。もし然バ速其夫妻
の毒を並治をるにあらざれバ。疾苦を除がたし。又小兒の遺毒と
いふる其父母の黴毒を胚胎の中に傳さるゝ固論なれことな
れども。その父母もまさこし成免身の前に受得たるが。血肉の

中に潜伏く。癪痫或ハ各異の病状を爲て。生涯其黴毒なることを自己も覺悟ざるものあり。故に小兒の病に遺毒といふこと或口に是稱ども。甚も父祖相襲の黴毒なるをも更知ものあらざるを。小兒をして徒に病苦を抱しめ。遂にも横夭を致しむるに至ぬも。俗家にあまくるさることなれども。醫士のことらのおやにる意を注ものもあらねバ。治術に於く謬妄を致易し。簪纓の病多も。此毒を枕席の間に傳く。暗に其患を児孫に傳もどもそれらの議に及ことなく。郷原醫の爲に誤らるく。猶悟ものなれる。時世の勢然し。むるところにして。亦如何とも爲べらざることなり。近屬貴人の児に驚癇多して。而治をることと少

れる。其胚胎の初に醸成ところの遺毒に因ものの多く。又乳媼などよりその毒を輸すことも。を治をるをと知べ。且保愛過度の自然に戻ると多れ過失よりも自之を來ものなり。第三の巻小児の條に其槪略を述たるも。能讀て其旨を領べし。かくいへども此遺毒を治得んにも。尋常黴毒の治法に從くるまさしく損害を致ことあり。而其治術の精理に於くハ。敢て之を秘もるにもあらねど。俗家の知得べきことならねバ。此編に記ことを得ず。獨嘆近世此病害殊多しく人の能覺との寡が故に。かく丁寧反覆て俗家に諭んとするもたゞ其廢殘横夭の患あらしめんとを庶幾なり。猶首巻五事調和の編に。病の起原を論ることと

ると參互し。細心に知得爲るなり。
又最懼べきは癩病にて。古人の天刑病といひしも宜なり。然るあれども其身體既に潰爛腐蝕たるものも。能灌水治法に委ねば偉効を奏ことありしなり。予が創意の歴驗にて古人のいまだ言及ざることなり。其説の詳ことは灌水考に載たれば、にはいへども此證は、黴毒より變じ來ものありそれも黴毒の療法に從て治もべし。また癬瘡より變じたるものありそれは癬瘡の治術を施て可けれども。これらの類も病成年所を經たるも尋常の藥劑のよく治もべきにあらねば。かく似て非ものあれば故によく其由て來ところを究て。これを決べきことにて。一概に廢残の病とのみおもふべからず。なほ第二の巻飲食宜忌の條下に。癩を患るもの、深山に遁て。能治し得る譚を載たれば微意を會得して後。その所置を爲べきなり。

肥前瘡の心得を説

肥前瘡其初肥前州より傳染たる病なれば。かくも名づけたるなれ。此名に由て考るに。此毒を瓊浦へ傳さるも遠からぬことぞと思へる。おの毒の質もふかく滲透ば皮肉の間を浸漬そのかれども漸に内攻しても筋骨内藏に及こともあれども。それも稀なることなり。されど輕き毒氣にして。此瘡を患るものに親觸近に非れば。傳化ことあらし。故にこれを避んこと尤易し。且緩慢なる病なれバ。轉輪て卒に蔓延ことなくして。月日を歴るなど指梢に觸て傳るものも。指の又に初二三顆結起て他所になくバ。速その顆粒を刺傷て。血を多く瀉出せバ。輕易平治なり。血を出て後硫黄の末を塗こと尤よし。初發いさゝかの痒のみありて。出沒無定ころも。湯の花にあらぬ硫黄湯に浴も佳けれども。顆粒稠多になりてハ。刺とも及がたく。刺て血を洩ても毒ハ去ざれバ。さ浴湯とも禁べかるなり。其毒勢已に盛にならんとするものも。速膿潰しむべし。世に打藥と稱て。巴豆三四戔。大風子七八戔を細末にし。火酒に浸て。その酒を患處にぬりて膿潰しむるものあり。これらにてよきこともあり。週身患あらバ。週身へ施。

但し陰所へ發たるハ。苦痛に堪がたきものなれど。陰處内股を避て塗べし。婦女も必乳の邊をも避べし。若この藥を施んにも。あまり早きハ効なく。空に腠理に些の細瘡を發をるまでにて。毒を誘導に至ず。おも尤知得あるべきことなり。黴毒を此病の初發をバ。火災の起に譬べし。一點の火忽物につれて焰を發るとれに。速撲滅にも。何の勞苦も費べからず。必く燎原之勢にいたらしめて。臍を噬の悔あることなるゝも。肥前瘡の緩慢なるも。其患をでに周身に及ぐも。膿化にあらねども。いのちにとを爲がたし。前後漫よりて毒を除んとして。妄に駃藥などを服ハ。大に損害をなることあり。然を。此時に至て夫人釀膿をして速に治ことを欲が故に内陷して腫脹を發し甚きものは衝心して死ぬることあり。衝心劇ものは大小便ともに秘閉て通ぜず。苦悶なり。ときは大に下すべし。肥前瘡の内陷より小水不利水腫とならば。塩醤米粟魚鳥一切を禁ず。單に赤小豆一品を煮喫しむべし。數日にして小溲爽利なり。蓄水去て元氣旺になれば再腫を成なり。もし腫去て後も瘡猶發ざるものは必速に解毒すべし。世人此毒の緩慢なるを忽視て妄に傳藥などして速に愈んことを欲す。かゝる大患となるもの多。必く膿潰ばしても愈ものにあらずと牢記べし。其他此毒の内陷より大熱讝語殆傷寒に類似ものを施治したることあり。また肺癰にもなり。瘵病にもなりたるを見たることあり。近屬も一老嫗の肥前瘡を患ひし。其痒に堪かね頻に浴したりしが。忽身體麻木語言こと能ず。全瘫病の状なること五六日なりし。に内托劑を與ふるに相應して。週身に肥前瘡再發て。瘫病の患除ることあり。其他疝癥になり黄疸になり。或は留飲などになりたれをありて病の變化預纏擧がたし。其變して他病となるに至て醫師までも其原由を明ること能ざるに至なり。此病も異邦より傳来し一種の毒なることも絶て悟らば小兒を郷里に攜て他人の抱負たるより此毒に觸或は乳母の嘗てこれを罹さるが其毒を除盡ざるをも知ずして兒を屬などもる類なり。小兒に此瘡を發したるを。俗に胎毒しつべく。遺毒の類ともれぜを。大なる誤なり。いまだ痘瘡せざれ児に此患あらば。尤速に排毒平治ざれば。痘瘡のその妨となるものなり。此病も往古は決して無きところにて是れに類似たるものを挙て。強て疥など、いふ古名を命れども。疥もまたけがさとて。別のものなり。はた此瘡を患るものも。汚穢臭氣を禁ふが故に。衣衾ともをり〳〵洗潔して用べし。

陰癬の心得を説

陰癬の其初。陰嚢濕癢より。漸に両股の間に浸淫状宛も油の物に著たるがごときに由て究む。此病は皮下肉上の脂肪に預ものと見えたり。多は保養過節酒を嗜。肥膩膏粱を過及重菌厚衣或は襁褓などを常に着ことを好み。若は浴を好ば。陰所を洗浄ことと少き人などには、ある病なり。またなどの病あるものより毒を傳輸て患こともあり。まゝ赤白帯下の病ある婦人と交接て。この病を得もあり。もし然ざるものも。自己の癥毒より變じて。此證になるなど。其因多端なれども。すべて此病を平治んには。先其肥膩辛辣與熱性の食料を禁じ。酒を喫ことを戒め。強て其身體陰處を日々洗浴令潔にあらねば。効を得がたし。こしらぬことと會得せしめて。たゞ妄なる貼藥をし。速に愈んことを我要ならば。假温泉及蒸湯劑するなども。此病に的應するものあるといへども。内治を兼て施ところの酌用喫緊なり。此病を

治んにハ殊其小便の通利を要す宜けれど第二の巻及此冊足
痺の條に述る攝生法を持てよし。尤大便を微利させ。壅鬱の氣
を疏通さすべし宜く。峻劑なぞを用べき證にハあらず。また膏藥
を用ることもあれど。細心なき醫工ら松脂瀝青獸脂など配合
たる膏藥を貼そのま、あり。着こもらの膏を貼さる間ら。其癢
苦く、緩和なるやうに知れども必後日の害となることなれ
ば。俗家にも其思理切要なれ然と此病に係ものら。偏にその癢
に堪この務く。妄意な藥を貼く。一時の快を欲れども。元來この病
の原由ら至深ものにく貼藥或ら蒸濕劑などのこと用て。治し
得たるもの。終にら内攻しく心腹の憂となり生命をも害もる

もの比比あるおとなり。陰癬内攻して内翳眼になるまさるをた
びく療治したることあり。勞瘵になりたるも見さり。老人ら小
便失禁。癖病になるもなり頓に愈て卒死したるもあり。まさ壯
年の人いさ、この陰癬に貼藥を用て。治したり間もなく。周
身の骨節大に痛て堪がたく。苦楚しと施治しされこともあり。
何にも如此證を見るに。陰癬再發して穩になるもの。十が八九
なり。予嘗て陰癬内攻しく。腹痛拘攣ものに。他の陰癬ある人の
内裙とのまく着させしに。陰癬再發く藥を用るに及びしく治
したることあり。惣く藥治のあとに至くを。妄に記く俗家にも
示ざされこと多けれべ。此編にら載ぐ。ふりたい其癢に堪

のたれもの、爲に灸をする處を傳べし。其處は。脊槌の端に尾骶
といふところを按て見れば。小尖骨の下に垂たるあり。其尖端
を指にて按さ陷ところの肉あひに一處こ、ろなのく日々灸
をすれば。癢漸に輕緩になるものなり。その穴處も。肛門と脊槌端
の正中にあさるなり。中指同身寸を取て二ッに折。まへの穴處に
あて左右両旁に點し。三處ならべて灸をすることまたよし。

傷寒病のあ、ろえをとく

傷寒といへることくしれなうにおもひさ。その熱がつのるを
傷寒になるべしと醫者もいひ。さやうに記得とも世間に
多けれども。元來傷寒といふ文字る。寒氣にをぶらる、といふ

までのことにて。世にかぜひきたりといふも同ことなれば。譫
語直視などの證にいたらばとも。寒氣に觸冒れて。頭痛。發熱。惡
寒などあるもじめより傷寒あり。然を漢土にても後世の醫書
にも。其輕をのに感冒といふ名を命たり。然ればより醫人も承
訛たることとなるの。病名なぞもいのれる名をよぶとも。深害あ
らずども。むきのぜと傷寒とハ。懸隔のものと思ても妨なしと
といふ念。のらば。又温疫といひ。時疫と稱るものもあれども。疫
といぬを役といふことにて。世間一統に流行て。家々ごとに免
ことなれなば。公役に差れるがごときを見て。疫病とも稱し
なり。温とハ熱のことにて。惡寒のなれをいひ。時疫の時ハもやり

なまひといふまでのことにて深意なし。先年西國より江戸に流行したる。於七のぜだんが風など、俗に呼し類を。疫ともいふべし。病ことと兩三人に過ば。流傳て。一家或は親故五六輩に超ざるものに。疫といふ名は如何あらん。然ども此稱呼もいと舊ことと見えて。古書に。傷寒は雅士之辭。天行溫疫は是田舍間之號といひ。はた貴勝雅言は總て傷寒と呼。世俗因號で時行と爲とあるなどを視ても。其誤稱ハ昔よりもありしことなり。今の世にハ。醫者にも。傷寒といひ。時疫といひ。感冒といへば。各別の差あるやうに思ふものもあれば。治術も鹵莽居多かくいへども。世に所謂感冒の。鼻清涕を流し。頭疼。咽喉痛。或は咳嗽ありて。

旬日を經ものも。委棄治を加ずとも。さして熾熱も發ば。漸にいゆるものあるも。其初の感受や、淺して。別あるがごとくなれど。如此を名て感冒とも曰なれど。又、感冒たりと說ば。倉卒に聽ても辨がたき稱なり。纖悉にこれを論ども。ただ感受の輕重あるのみならば。傷寒の其初。頭痛。惡寒。發熱より來ものも。邪毒に差別なければ。況傳染流行の疫に於ても。必其病因各異にして。同ものあることなし。故に其病證をまさ一ならば。治法の差なきには非ど。一切の事は其の要領を得て。簡約になることを善とば。醫術も亦然。惣て人身の熱を發もの。獨寒氣に觸。又は疫毒を傳ものゝみにも非るを。世醫は動ば熱

劇しきものを槩く傷寒或時疫とのみいひて。詳其病因を辨ばいと
踈脱なることのみ多。また病名なころ穿鑿は。もし醫伎の上に
も。無益なることと多けれど。其名に因て實を誤こともあれべ。俗
家には其大旨を記得てよきことあり。往昔はの、それ名も大概
なることや見えて。雅士之辭ともいへど。漢の世あたり。天下一
統。人より人に輸て病もの、。あながちに寒氣に觸冒さるに
もあらぬ故。統く傷寒と稱にても知るべし。何にも人の腠理を
觸冒べし寒冷の氣に。古今の差別もさよりなく。四時ともに有
べし分のこととなれば。暑月納涼の假寐にも。のぜむきて惡寒も
し。清涕も出るぞかし。而を傷寒は昔は有て今の世に稀なるなれ

ど、いふ輩は。の支那の一醫の餘唾を拾て。深も推窮ぬ謬に
て。事實に害ある說どもなり。恐らく古名に從ば。沿門闔戸傳
染て病者をも傷寒と云なく其中に熱のみにて惡寒なきを温
疫とも温病ともを別て呼べく。ただ内因より來る熱は。各稱あれ
ば。傷寒ともいひがたかるべし。我邦らの證の熱劇きは。十が一
二にも過ば稀なることにて。我邦にも支那地方のごとき酷虐
疫毒の流行もなく。輕き時行病も少なることにて真の傷寒居多
中濕病も間有て。其中にも内因より發さるもあり。日數經過ば
。何も人より人に傳染なり。故に熱劇な病者の體に。惡臭を知
ぞ。其毒に觸冒ざるやうに用意くよし。さし真の傷寒。感冒の初

發を確知て。惡寒あるも。速令汗べし。其初起を疎放にして。汗より解せざる故に。漸に病勢進て大患に至しむるなり。世人の傷寒にて瀕死ものを見るに。十が七八も皆初發の所置の差故なり。その死ぬるはゞに至ざるも。荏苒として解せば。年月をとたれ病となるもの多れも。皆これを其初に誤ればなり。故に。その輕き感冒ともいふなれの初も。眞に傷風と知ば。醫を招までもなく。遍被覆て汗を取がよし。若汗をべれ隙もなきとれを衣服を層て體を勞動し。とりく煖水を飲温物を啖て。腠理の温煖になれやうにして。周身の陽氣を昇達せしむべし。昔時ある純樸なる老人の予に説話たることありしも。世に神佛の訶護など

可仰ものもなし。いつもゝのぜむきたりとおもなば。惡寒もし骨節の疼頭痛の甚きとれにも。其苦惱を忍び。平素祈念せる神前に燈を點香を炷て速に愈んことを祈乞起て拜し伏て拜せると數百遍中間を置く熱湯を喫で氣息をたせけ。拜し了て。そのまま被筒の中に入ときも身體の疲に。れをもて一睡せるに從ひ遍身汗出て必治せることの速なる。藥を服たるに優りと言しもの、孰老實の輩にも。神佛の加護といへばいふにまかせよ。このさまにも頭項肩脊手足を運轉し。關節の壅滯を利まて。其勞動により熱を誘發たるとれ。煖水を喫衣被を覆て臥たらんにも睡をせらる汗も出邪も解をべしと慮ま。これに堪べ

に人に敎て試に。輕證は必一汗にて解するなり。初起に排表せれる。此旨趣なれば。おのれらのことより察べし。若其邪毒を人より傳受たるものは。腠理を襲のみならず。病毒ふかく體中に著て。後に發動ものなれば。ふかく汗でのりにて治ものにあらず。故に痘瘡麻疹。及天行病の類。其他少陰傷寒の汗をとるなどゝ。大に酌用のあるものなれども。すべて惡寒あるものは。先微汗をとるが可なり。綜凡汗をとる用意は。頭項より手足腹脊までも浹洽て。漐漐と腠理の霑までに出るを佳とす。汗をとるが宜ぞとて。妄意水を沃かけたるやうに出て。衣被も濕とふるがごときす。大によろし。のらず。重證は必後日の巨害となりて。そもより

しく。死を招にいたることあれば。尤禁ずべきことなり。其他癥癖あるもの。思想喜怒抑の度を過勞碌疲倦等に由て。發熱惡寒をもよふしたるもの。飲食攝生の度を失ひ熱を釀て病と爲もの。濕蒸氣にあたり。山嵐瘴氣に冒れ。又は納涼舟行に星を侵し。或は酒興遊樂に耽て。終夜寐ざる故に。身體の機關を損失し發して熱となるもの、類は。皆傷寒と世間にも稱きたれども。彼腠理と寒氣に觸冒たるものとは病の所由異ことあれば。其治術に區別なしとも言べからず。況勞瘵毒の急に發動て熾熱を發したる。黴毒に輕粉生生乳の類を過用て熱發て。やゝ譫語狂亂に至もの。婦人小產後に煩熱ふとんぞ傷寒に類似たる

卷五　廿一

者の類にいたりては。其病因に胃壤の隔あれども。熱の劇なるが傷寒と混じ誤て。齟齬たる治術に命を殞ことあり故に如此病者ある家にては。よく既往の所由を探得て。當時の患狀を照驗し纖悉醫師に告ざれば勿論なり。惣てこれらの證と。傷寒疫熱との差別は。必證も脉も對し渴がありても。口舌乾燥し譫語あれども。舌に苔なし。熱あれども脣も裂ず。又は深赤なることと朱を沃ぐがごとくなるの。或は耳捷鼻よく香臭を聞こと。平常にも勝ことあるの。大便の通利も色相も。平素に異ことなきのなど。其佗の證候をもて傷寒疫熱とは差異することあるものにて。縷擧がたしといへど此佗の病にも。熱劇外邪ならぬもの多け

れば。假令熱燎のごとくなりとも妄意に傷寒なりといひて。劇輕發汗吐下の劑を行て。害を招ことなれども世の中には或は世間にも謬訛あることも多きのにて。傷寒の腹滿譫語。舌焦黃黑胎。大便秘閉および下利などのあるものを。槩て陰證と稱ものあり。殊大なる濫名なり。傷寒の陰證といふは。其初さい惡寒あれども劇ことなく漸に氣悶躁たるが初發にてそれより漸に變じて。譫語をいふにもいたるなり。劇熱の變じて陰證に爲ものなれにはあらねど。今世間にいふところの陰證といふものは。病勢進て。譫語直視などの險證に成ば。厥冷の有無にも拘らず。驟てこれを陰證と稱こととは。誤の尤ものなり。然を此陰證と

いふ名に由て其實とも誤て脚爐などにて冷たる體を温るや
うなる計較にて附子などを頻に投て生命を害る輩尤多し。も
とより附子に宜き證もあるなれども。附子の効ある。令温といふ
てけにて措ものにあらねバ。故に熱劇讝語舌焦ものにも。附子を
服て効あることあり。手足厥冷脉微なるをも。下て治こともあ
れて。醫治の活手段に至ては。俗人意料やうなることにあらねバ。
然ども醫者もかく謬會たる者あれて。其説ところ病家の意に合
バ。國手ありとて病者を委任。それが爲に生を害ことを覺ざる
ものあれバ不知者は。下劑を投て熱を瀉といふものあり。是
下劑の効とも。熱の發る理も領ぬ故なれ。總て病の熱を發る

といふも首卷にも既に述ごとく。皆人身機關の自然に由て。病
を排除んとするものなれバ熱も病を去の具にして。吾徒兵な
れバ。之を攻るものにあらねバ。醫ハたゞ元氣主宰の力を扶て。
邪毒を排除んとするの抵對に過不及なからしめんとするが
爲に用るところの藥石を使令までのことなり。其抵對といふ
は。大凡天地間に一切所有之物。大となく小となく。此抵對の外
に出ものあることなし。四時の寒暄晝夜の長短を差ざる。萬有
の體を爲用を成も。悉對法にあらざるものなし。抵對に乖違の
差なれが故に。日月の蝕星の出没も。預察べく。君子は。人の言行
を鑒て。その吉凶禍福といふことの違なきも。能相するもの、。

人の面部の骨肉氣色と觀身體の動靜に由て受得たる福祿壽夭を告ることの誤ざるも皆よく抵對の理を説得ればなり。故に人その有生の初より。生涯用べき財祿を宿有こと。定限あるものなることを知ず少壯にして奢靡を極れば。其初享福厚がごときものも老て用べき數量竭て困窮し。初年より儉虛にして謹愼ければ晩節にいたりて用るところ餘裕あるとしれり。譬ば財を人に擧て其息を併得と。人の財を負て。己より息を出との差あるがごときものなり。故に彼を求れば此を失ひ前に得れば後に奪れ。必其人の果福に適て後に止む自然の理なり。のの本支血屬の子孫の榮枯存亡も亦此理に從て預知べく。古聖

人の中和を致て天地位し萬物育をと説たまひしも。まさ自然對抗の條理を説の外にいでず。この法に事あり理あり。竪あり横ある遠ものあり近ものありて。一言以て説破べからず。今吾醫の藥を用て病を治をるもまたかの道に率て病と元氣の抵對を察し得て有餘を損ひ不足を益て人身の自然に復をるを以て極旨とす。且その術てもいふごとく病なるものもと人身固有ものにあらず。皆節養の度を錯天命に戾て招ところの災あれば。その主宰の元氣これを厭こと甚く排除んことを欲が故に瘟麻癥毒の類を得てへ。膿を釀てこれを體外に驅出んとし身に害ある飲食を容受ても必除去んとして痛をなし。

甚きは上に吐下に瀉し。其物を竭て後に止。今外寒氣に腠理を壅塞れ。或は傳染の邪毒に侵れて。元陽の循環に支障あるによる。其壅塞たるものを排除んことを欲て。無表力を奮て。其邪毒の輕重に從て。抵對ことを爲ところの熱なれば。熱は病を驅逐ための斧鉞なり。故に其邪毒の圍既に解て。敵するものなきに至ば熱は自然に消て跡なきがごとし。然はあれども。其邪と熱との抵對に。過不及ありて。自然の力のみにては。病を去がたきことあるは。其人の稟賦の強弱と。所挾の佗疾の有無と。受得たる邪毒の淺深厚薄あるが故に。彼元氣の力を究盡といへども。邪勢熾盛にして。其力抵對がたきに至れば。終には其奔命に憊

巻五
廿五

て自然の力のみを以てを治すること能ざるものあり。その擾兵に用ところの藥物を監督するが。醫たるものゝ職分なり。故に其證に因ては。熱あるものに猶催熱劑を與。嘔吐著は下利あるものも更吐下しめて。効を得ことあるの理も。此間より推知べし。然を性命の自然なるをも辨ば。下劑は熱を瀉ものなり。參附は。體を温元氣を補ものとのみ思ふ輩は。生涯真の醫道を知に難られべし。支那の黄冠道士や落第諸生の。止ことを得ず醫を業とし。株を守て機變を知ぬ輩よりも。我朝中古の醫人のたゆ優たるもの多し。宋元以後の醫説にも。殊に採用べきこととも少けれども。偶温疫一病を論じたる一醫傷寒今の世に稀なり

と言奇説を唱へ人を駭し。一時の名を釣たるも憎べきがごとくなれども。熱結旁流挟熱下利とて。大便下利に下劑を用べき證を辯ぜしもや、治術の條理に合ものとやいふべし。その熱結旁流といふも。大便は。腸中に初より燥結なりて。下降がたき旁より後から轉輸大便が。腸の調停あしきまゝ、に水を交て瀉かわいつまぐもの々鞕便が洩ぬうちも治らぬなり。挾熱下利とる。病毒を作用力の驅出さんとすれども。抵對などの勢力なきが故に純青なる臭氣の甚き溏便が下利なす此證も微下劑を行て其力を扶べきが法なれども。素元よく病毒に勝ときる。下盡て自然に愈をのある故に。の漫附を誤用たるまゝ、に愈も

のあるを見て。さても漫附にて効あると耽誤て下べき自利あることを知ば。また相抗力劣して倒るものあるを視ば。如彼漫附を多服たれども。下利止ぬも天命ぜひなしとて。參附の故に却て促死たることを覺ば。此弊富貴の家に尤多し。故に此證富貴の家にあれども先も難治なり。如何とあれば。この富貴の家にも駃藥を懼て參附とだにいへども死ぬる命も續やうに思ふれを怡がゆゑに便佞の醫人も下にば死證とも思ども。確に診得ることもなければ。迎意もつぱらに取給やうにし。病家も下劑にて誤たるへ。醫を咎れども。漫附にて害たるへ定業ぞと寛懷る。今の紳貴豪商の人の此病にて死ぬるもの。十が八九ハ

皆是なり。況乾枯の韓蔘など此上もなきものと思ども。動バ贋物多して。たゞ其の價の貴までのことにて。些用でもさせる効力あるものにあらバ且附子とハ大に逕庭のものにして。此論を失慮なるものなれど。分釐の増損ある醫士も。此物の効力いかにと知たるにハあらで。己が罪を人蔘に歸までの拙陋より。審辨たることもなく蔘附といへど名でのりにて。二三貼も投ときバ方を轉痰の加減宿痾の所置。互用將息留憾なく意を措ときとも不起ハ天命なりと預死後の自決をよくさせて。自己が短を揜んとし病ハ第二のものにして。たゞ避責のことをするなりぞ。是らのことをしばらく閣もべく傷寒も佗病とも異て。蔘附と

巻五

用るも硝黄の類を服さるゝにも。其機宜切緊なる病にて。假令下盈死病證と的確に診得ても。之を下たび毎に其大便水と傾るが如ものも。下劑懼ハ切當せぬものと慮べし。彼て藥を以て下したるものも自然に下利あるものも。其泄さびおとに諸證漸に穩になりなにとなく味爽の天色のやうに見ゆるものゝ。下利によりて病の解をべきものなれども。もしそれとも異て瀉ごとに喫たるものも喫ぬやうになり。睡たるものも睡ぬやうになりて煩躁をなしどことなく苦悶をおろあるやうに見え黄昏の空のやうに見るもの。おもきハ快藥によりて元氣虚脱なきだ。それと顧慮バ恣に下劑を與て止ざれバ。必死にいたるものなり。是

廿七

は速に下劑を止べし。ゆゑ自下利ある證には必附子を用るものと執たる謬り。既にも説がごとく。假令附子主當の證なりとも。古人は其藥病の對杭を校ヘの強弱を量て。強人にハ大附子一枚。乾薑三兩べゝのまでなどいふ。制戒あるも顧ず。病こと日久く腸胃脆弱微毒にも堪ぬるに。下利の歇ぬは。附子の分量少ゆゑならんと。更に増加て。下利益甚て死に瀕の。又ハ煩躁悶亂。人事不省に至て死ぬるの。附子を誤投たるは。不可下證に。下劑を與行たるよりも。病者に於てハ。大に苦惱しむるものなり。一切事過たるも及ざるも。對法に背馳其中を得ざるときに至ても。悉害となること。醫俗とも書紳べきことなり。又傷寒の險證に。肩

にて息をとるものは。預忽視のならぬことぞと注意てよし。譫語も昼夜絶なく。一向に人の不省はあし。躁擾あひだに穩靜ハよし。循衣摸牀とて。衣衾を循牀を摸はハし。なにもなき處をものあまげに探など。理線撮空とて。絲を繰やうなる效をし。眼前にあるやうに現やうに思て。手を舉て拂除などするも。可ならず。掌を閲もあし。これらの證。昼夜間なく續發て。加之食ハ更に能ず。直視譫語甚。いよく不省人事。肩にて息をとるもの。先ハ死ぬると愿べし。又沈睡覺がたく。呼ども應ざるものは尤險惡なり。速呼起て寤覺やうに。所置してよし。後の卒病篇を參閲て知べし。また遺尿し大便の泄下を知ざるぬ惡證とされども。おほら

もその中にハ治すべきものあるも。繫論のたし。自己より病の
發したるものなきも受渉さるゝるも危險症ありて。初起より
藥石の及ざるものもあり。あるなかにも。十が八九ハ初發の治
を誤にあり。又傷寒ハ今の世に少陰證を世間に有ことと稀なる
ものなど、いふ説ハ。先胸間に措。或ハ陽明胃實のもの、。脉微
に四肢冷を。眞陰證と誤認。またハ咼蘭の多岐なる説に惑を起。
纖巧なる論に昧さも。的確ならぬ西蕃の藥を用などして。遂に
ハ巨害を招にもいたる。所謂藥せずして中醫を得に如ざるも
の。今の世に殊多見るところなり。又世醫の提撕ものなく。誡ざ
ることの怪べれハ。炎燠の時も。な不戸を閉被を重て風を避。汗

洩氣鬱し。其近傍にも堪がたきやうなるも。其害殊甚しきこと。着
病心得の條に述がごとき状領知ざるも。俗家にありても然こ
となから。醫師のそれを宜と執へ。天地化育の條理に昧が故な
り。病家よく其旨を會得して。醫の教を待までもなく。傷寒病者
の蒸熱劇ものなども。最病室を日々掃除し。衣食を淨潔にし。毎
く晝清氣を迎。暑月ハ戸牖を大に闢。風の往復絶ざるやうにして。
穢氣を除やうなることと尤切要なり。假令的當の藥を用とり
とも。あの事に於て失あらバ。輕ものも日數を經。重ものハ治を
るおとなれにも至べし。惣て熱病にも。病室鬱滯氣を驅散て。生
氣を迎る効も。尋常の藥を服に勝おとともかく。元陽開達の道を

巻五　廿九

得て自然に治するものあるが。故に傷寒熱病にも。尤同病のもの、枕を同く一室に臥ことを戒。狭隘ところに衆庶襍居を避て。蜜柑。香橙。葡萄。梨。西瓜の類の果實を好ものにも必制すべし。分量を過さぬやうにすれば。與渇甚く。水だに喫すことを得ず。死ことを避びといふ輩には。冷水を喫すことを許して決して害あるものにあらず。或ち水を放喫て後戰汗して寒栗後に汗の出ることあるも尤佳候なり。水を欲すとの甚きも。水を得て熱熾して乾涸たる腸胃を滋潤し解さんすと我元氣の利るなれば。決して與て害あるものなけれども。一人水を與んとすれども。擧家拒て堅も肯ぬものあるときも。冷水を用てなく嗽し

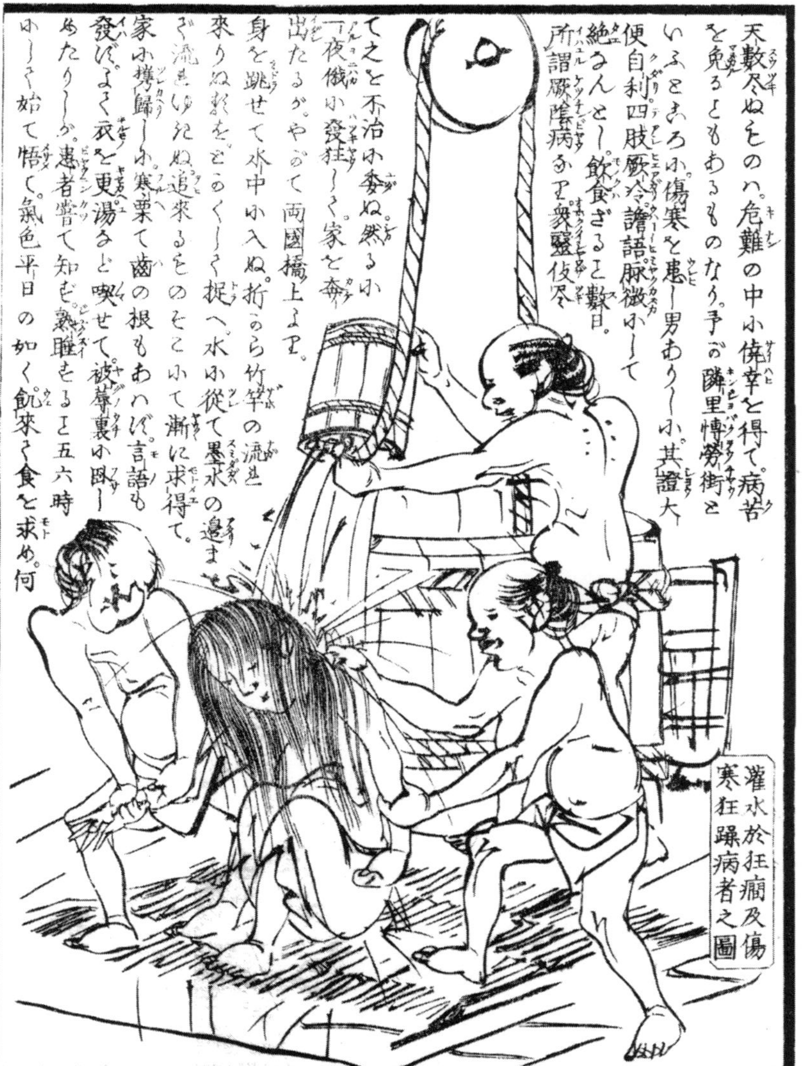

灌水於狂癇及傷寒狂躁病者之圖

巻五　三十

の苦惱こともなくして、漸に素に復しぬ。又一藩士、傷寒を患て、渇甚しく、水を乞に與ざれば、人定るをはち、竊に床を出て、井旁に到て、水を飲んとして、誤て井中に墜さりしぞの音に驚て、人衆集りしが、井深きゆゑ、漸に時を遁て助出しぬ。あれも其の日より快く日あらずして病愈ぬ。これらのこと世に多くあれども、諺に所謂あやまちの功名なれども、これを以て治術の例とも爲べきにあらねど、世人これらを見聞しても、水の効を知に足ることどもなり。凡て水を以て病を療ることの的確なる證據とも爲べきは、日本紀のむかし、持統天皇の近江國都賀山の醴泉に浴て病を療し給ひしと及、續日本紀に、元正天皇の美濃國養老の飛泉に行幸ありて、御惱平愈ましませし例などが始にて、榮花物語、續古事談等に、朱雀院の御周身に小瘡を發し給ひしに、水を灌奉しこと、大鏡に、三条院の御内翳眼に御頭に水を沃させ給しこと、蜻蛉日記に肝藏の病にも水を沃のくべきよしのこと、また徒然艸の癰疽を水にて洗ことの、俱舍論頌疏に、誰有智者遍水洗癰有歩樂生といふに據たること、其他多く見えたり。素問五常政大論に、氣寒氣涼の病を治るに寒涼を以てすといひて、行水漬之などあるも、今人の臆度とも異なることなし。傷寒論にも、以冷灌之はゝも。以冷水潠之若灌之まゝも。熱汗自泄、欲得水自灌をいふなどを、其治術の指るを

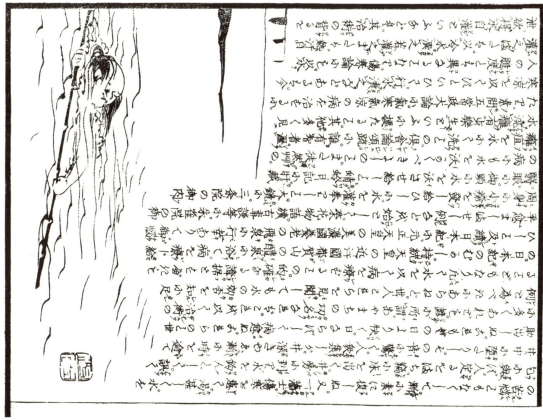

說たるみあれども、灌水適當の症にも必驗あることなれど、晋の頃はでも専らに行しと知れたり。其他漢の太倉公が、以寒水拊其頭の術、魏の華陀が寒熱注病に、水を灌で治せる例などが見ても思ふべし。後世金の張子和よく此旨を得て、傷寒瘧瘵なども乃危症にも水を灌て偉効を見たるよし記したれば、西蕃にも近世に至て水療の法を大に稱譽て専らに用るよし。彼邦の醫書に載たり。又清の王大海が海島逸誌に、吧國の風土を記して、感冒風熱病及産婦瘧兒を河水に浴せて治せるよしを記て、奇事のやうに思ひしは、全く目熟ぬことに驗るにて、我邦の太古、河水に浴て病を治せる風俗と、濳確居類書に記したるによく似たることどもなり。其詳なることは、既濟微言、水療俗辯等の書に載たれば、此編にも贅ざるなり。

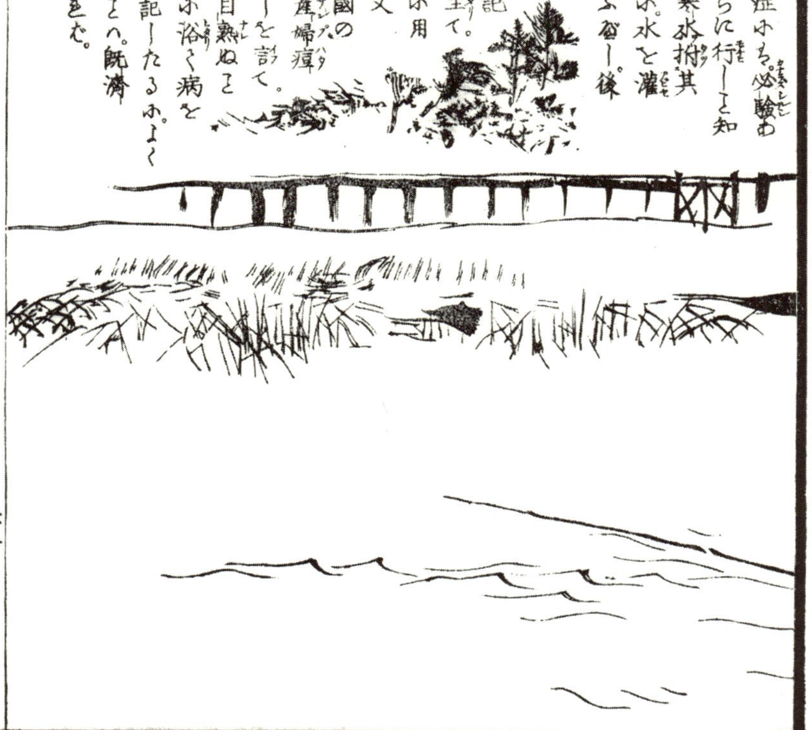

巻五　廿一

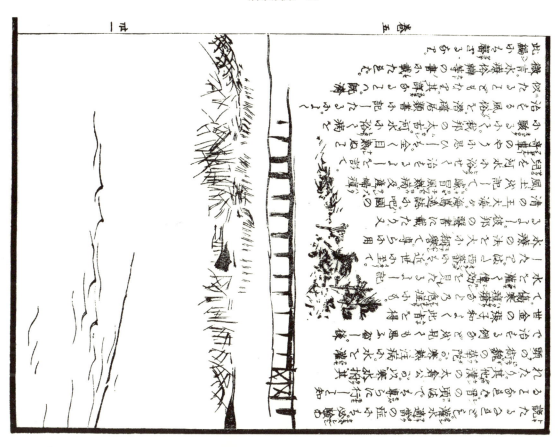

むるがよし水を與まじき病人なりとも。嗽おとも。熱の有無に
拘ば。爲くよし。刷齒纖とを用てくるしからば。惣く病者の口中
を潔たるべごの可けきむ。諸病ともその用意ある爲にとな
ま。傷寒熱病にも水をら與べきとのあれば。嘗て渇甚きとのに。
湯茶を禁じく喫しめざまし醫師を見たり。いのある所見にや。
怪おとなり。渇あるもの、水飲を禁じくも。重證へ必變じて死
に至しむるおと眼前なま。おも其自然に背ぐ故に。害あるも亘
ぞと慮べし。予も傷寒の大熱狂躁及四肢厥逆脈微なるものに
も。水を灌ぐ偉効を奏たるおと多く。門人にもよく其旨を領て
施行とのありといへども。治術もおきらの事に至じも。頗果斷

さ。毀誉を屑もせぬ特操あるにあらねば。手此下ごのたきおとな
ま。醫療に灌水の法あるおとも。我邦の往古へ專に施行さまし
證據へ。水療俗辯に記たるを看べし。さてこの世間にいふ陰證
にあらざ。眞陰證へどつぞら禀賦脆弱者に多。其熱もまく劇の
らば。下劑を用べき證も少をのなま。ぞおらの病者に峻劑を過
服しむもば。一應も効あるやうに見えて。俄頃に變を招ことあ
まが、る患者へ。水までとも欲ぬものにて。飲啖も寒冷物を禁
べきおとなま。眞陰證にしく。熱火寒多下利止ごのたきとの少沈
触覺ごのたき者に。灸しく奇驗あるとのあり。假令その熱火證な
まども。病室の鬱蒸を戒るおとに於も。差別あるおとなく。衣被

もどりて更代可とも其他一切病室の熱鬧を制し旁に無用の人
を省患者の心意を静息しむるやうにすること何も同傷寒に
限ず惣ての病室は日輝の甚しきところ壁多き屋を好ず燈の
きらくしきと火爐の多きは尤制すべし患者をし静坐に堪らる
ものならば早く後より扶起さなりとも蓐上に安坐しめたる
こと尤よし飲食も力所及は臥たるは、に與ることを欲ず。如
此のことは皆今世の貴賤ともに左計ことどもなれば、いの小
も教諭し華させたく慮ことの第一なり。最俗人はそれらのこ
とに意を加るものも少く病者あれば、とかく小周章失措醫
説の多岐なるに惑ト讖に昧し縄を見て蛇かと疑ひ眼に翳ある

ときは空に両月出たりと怪むやうなる妄見より醫士の辭も當
否も辨ず我意に任て終には病者の害を招ことあるに至こと。
蠢愚にしまさ嘆息べきことどもなり。の、る弊を除んとならば
恒に心意の和平なるやうに欲死生の天命に由ことを明に知
て病あるとき初より擇たる醫匠に始終を委て絶て惑ことな
れにもとのト妄に藥を議し醫を轉などするうちにも各自
の治術に異見あるて假令ば彫組繪肴を薦たる後髒體にして
撻ちまた縛るやうなることに會て大なる損をとることなれ
ども旁看で拵れば辨知をのにわら稀ば、いつもこの肆辯醫人
に調合をし、さからねことに惑期をの落後に臍を噬の悔ある

に至る。平常の昏迷に原もあり。然はあれども。生も死もともに天
數の定あることなれば。たとへ誤治によらずとも。死ぬることあれ
ども。其期に至ても悼悔發すれとにもあらば。如此者は。却て蘊
結とのにて。不然ことに人を怨己が殃に逢べし時運あると悟
ばし。子を失ひても酒色に沈湎。親に別ても放縦になり。生涯
を誤やうなることにもいたるなり。ただ壹是自然の道理に率
て脩とすれ。禍を遁ることあるべく。ただ不慮の災難あると
も。悔る念も發べからば。此事は病のうへのみにもあらば。一切
の事實に渉て。志を立ることなりけり。さて傷寒の類愈て
後。ただ氣力の素に復しがたきものも。強に藥を服にも及ば。飲

食起臥の節養をなし。新鮮の魚肉羹汁など。或間に少づゝ喫しめ。
菜蔬の類を撰用て。食後も強て身體を運動し。元氣の自然に循
環をるをはちてよし。復本の劑といふもなれとなし。周身浮
氣あるものもあの浮氣がひきて。平常に復ぬあひだも。身體に
いまだ耗損たるところあると知てよし。病愈ても。旬數過さる
が。其常に復ぬとのなれば。我のあひだも房事。飲酒。竭臟及費
心。讀書。碁象棋。伎藝の類。一切勞動ことも無用なり。識の坊なれ
が。再熱を發もるなれが尤嚴制べし。又疫邪傳染。世間一般に患
されにきもを御にも。醋の中へ通赤に燒たる石瓦などを投て。
其臭氣にて屋裡をうく薫べし。烈酒にてもるもよし。或も淹

鍋子やうの器へ醋を盛。漫火にて氣の絶ぬやうに煮もよし。瀝青松脂の類を炷もよし。松節檜節などをりく燃たるもよし。其他鳥銃の火藥。放花炮の類。消石などを薫もよし。疫疾ある家に到にも。醋を口鼻へ貼て訊べし。醋及酒などを喫たるもよし。必く虚中なるときと。眠を忍たる時にも。病者の旁へ近べからず。其臭氣を齅おきたまと知ば。速紙條を鼻にさして噴嚔をも催し。おもらのおとも常に記得べく援て益あるおとなり。此編に説ところをべて俗家に示んまでのおとにして。醫家の爲に言にも非と思べし。

痢病のあ、ろは説

世間に痢疾にて死ぬるもの。十が八九も療治の機變失故なり。先痢疾の初候も腹痛て下利なり。其時も。惡寒もあり熱もあるも無もあり。此時に速令汗ば。そのまゝ治ものあり。然どもそれも自己より發したる痢病にて。受染たるものも。汗のみにても治らぬものなけれども。惡寒あらばまづ汗をとりたるが可。故に數洞瀉の後も。あれ腹裏爽快ば。肛門の邊に何となく後重やうに思るならば。痢病の初起なりと慮て。速汗をべし。一二次も遍身に徹汗もば。多も解ば。假令痢病にはあらねども。惡寒あらばまづ汗しくよし。然ども。初起より後重頻にして。數厠へ登もの あるの故に。令汗間なきものあり。其時にも。熱湯に鹽を投て。浴盆に盛て。それに下身をとくと温べし。暖なるあひだも後重止ものなり。尤甚がたきほどの熱湯の佳なり。それより濕をよく拭て。腰より足心までをも褻衣に纏て。被褥を厚して臥さて熱稀粥にても。湯蕎麥にても。汁多極熱物を喫て。しつと令温べし。發汗劑も。麻黃桂枝などの配合せの藥なき境にも青柚を多煎じて温服が可。痢病の初も。傷寒の惡寒。發熱のやうに。劇れなどもなけれども。下利あるをみて。傷食の疝瘕りと。依違にして遅留うちに。瀉止たりと思まもなく。裏急後重して。肛門へ漸に逼迫て。忍がたくおぼえ頻に圊へ登ども。後洩も通ぜば。白色の濃洟のやうなる物を洩し膿なり。葛を煮たるやうなるものも。腸

中を滋潤る津液の凝たるにて。膿にもあらず。これも混じて下ことあり。交て瀉もくるしからば。その膿を出し。腸の裡面に細小瘡が發て。それが潰て下なり。腸癰といふも。腸中一處に結腫なれども。痢疾も。腸裏周遍に發なり。それも肛門よりよほど深にの發なり。膿の多寡も。瘡の稀稠に從ことなり。それも周身よりて病毒を腸中へ送輸て。其毒を膿よりて泄出す故に。運化の機轉を妨害て。大便も下降のぬるなり。甚くなれば。血を交て泄るなり。故に尋常の下劑にても。快利を得ことかたし。之を下も。其膿血を瀉下とにはあらば。ぬのく侵蝕べき毒にもあらねど。通利滞れば。腸胃を損傷こと多が故に。變證發て死ぬる故なり。瀉下

又痢病の遅慢なるまたるものに。口中に小児の鵞口瘡のごとく白きものの寄布し。鬱滞甚く。毒の咽舌までも及たるなり。また禁口痢といふは。食氣の更に進ぬものをいふ。嘔氣もありて。強て喫しむれば。嘔逆して受納ことなく。却て苦悩なり。此を昔より痢病中の危険證として。治法もなきやうに説ども。左にあらず。今之を病者に検に。其證に二ッの別あり。其一は。毒劇に由ものの なり。一は。胸腹拘攣甚く。穀食を受容がたきものなり。其毒劇をのむ。胃中へも瘡の發て。膿を醸さるるなれば。捷疾に峻瀉すべからぬ證にて。慢視うちには。不治の證になるものなり。吐劑を用て後に下さんとあれども。先へ峻下劑にて瀉下べし。藥を容受と

のたく吐出ば。再與なし。二三の一も腹中へ内て。分量少と知べ。まさも用て速下利あるやうにするとなり。此時には。巴豆の丸藥類を用べし。兼氣湯ぐらゐの劑にては不濟事なまし。腸胃攣急にて。心下鞕滿。食を容受さるところの禁口痢にも。峻下劑を與れば。病勢ましく進て。如何とも爲がたきに至ものあり。故に此證にも。駃藥を行ざ。其心下鞕滿を驗にして。平淡の劑を用て。偉效を奏ものあり。故に惣て醫藥のことは。一槪に説示がたきものなるを。ひとり此疾のみにあらず。又毒劇痢病に。尋常の藥劑にては快利がたきといふ理にて。下劑などの効を。以要いれば。藥の偏味の性質が。腸胃を刺激て。譬ば眠た

巻五　廿七

るものと。揺動虚喝して覚悟にのおとく。下剤の滲透に堪へたくて。下利を促るて。週身へ藥氣を普達も。腸裏より瀉収て及るま。故に一切の病に。藥を服へ。虚中と可とい。然ども。痢ハ腸裏の病にて。下剤を用ても。其氣味の透徹るゝ道を塞てあるゆ故に。尋常の下剤にては。効あるゝ理なし。おとに毒氣の猛烈ものども。自若として時日を歴おひざるにも。前條にも述さる。肥前瘡の緩慢るる病極微も委置とれも。滋息て周身の大患となる。此病ハともによても大急暴しく。其毒の浸掠おと。尤捷疾なり。故に速大便快利。膿血泄盡て。後重の止やうにせねべならぬなり。かくのおとく腸胃を損るも。一時遅慢ハ。一時だけの損耗ありて。假令平

治さとも。復素に至ても。多の日數を經ざれども。常のやうにるなまぢたし。故に此病も。殊巧と短拙のあるものにて。頓治ても。ぞれる俗家にも辨知ぬものなま。世醫ハ。其泄とのも。膿とも何とも知ぬ輩多し。既に支那にも。痢の泄出とのも。腸中の滋液にて。瀉下べれとのにあらじと説し醫士あり。ぞれも無ことにもあらねど。原腹裏に鬱滞たるとおろあまて。滋液を週身へ運輸おとのならぬとのよま。此證と成ハ。其液を瀉んとにも非ども。下剤によまて。鬱滞たるとおろの速に排達おとあれバ。是まさ輕下てよし。其中に瀉下ほどれとのもま、あれども。決して禁下と定べれとのにもあらじ。和漢とも昔よりま。痢病の因を確知さる

をのあく。西戎醫の説をおろも適従のたれおと多し。ゆゑ此溢液の泄症と。膿血とを下を證と弁辨別て。此溢液を泄ふとて下剤を投ぬおと。至理なるおとのやうふもあれど。一概ふ執守て。權道ふ疎へ。この纖巧ふ繋縛らる、弊なり。彼支那一醫の説も。一途ふ下剤を禁むるふ。是はた偏さるのたふ陷なり。浅學者へ。如此説どもを先胸中ふ介さるのそふて。其區別をも領べ膿血を見ても。敢て瀉下おとを懼滑液と養液と混し誤偏たる療治をして。遂ふハ人の害るさ。若腔裏ふ膿血を蓄聚たるものを。下おとを禁ハ。假令へ賊を家ふ育ふ異ど。尤蠢愚なる所爲と思べし。必く醫説の多途なるふ惑て。的實の治術を爲んとをる醫の肘を

掣て臍を噬の悔あるおとなこのもゆゑ痢病ふ附子劑の相應をもれ證あるハ附子劑と下劑さ互用べれ證あるとも。そもらを治術の上のおとふて俗家ふ示ゑれおとならねバ。こゝふも省ぬ。又痢病も。尤灸ふ宜臍の兩旁臍上下。および背脊腰髎何も灸してよし。又腹部の痛甚れとおろを阿是灸ふをるもよし。臍中ふ塩を填て灸をるもよし。そもも坩の底ふ錢大許の穴を穿て。裏面より紙を貼。穴ふ塩を填底を火ふ温て後。臍上ふ安。艾肉ふて灸をるなり。まさ巴豆皮大　呉茱萸小を細末して。塩ふ和て灸をるもよし。此藥を味噌ふて調和扁平ふして。そのうへより灸をるもよし。巴豆皮を去て丁子。良薑。麝香なと加たるもよし。此方

巻五　廿九

を用て効あることあり。痢病に澁劑を用て止んとすること
のあり。是大なる謬慮なり。膿血泄盡ざる後重を止る故に度數
も減なり。故に固澁なる痢を百中の一二にも過ざ稀なる證な
り。又痢後水脹とのあり。速に小便を通ぜば、水脹を治べし。故に
病後なりとも鹽を遠て赤小豆を煮て喫しむべし。間に䵃麥を
用べし。病後なりとて參朮などのみ飲與て補んなど思る是ま
た失當ぞ。參朮も附子も與なる症あれども、何にしても小便の
捷疾快利を欲する。鹽を禁て赤小豆を喫しむるがよし。又痢病
の傳染ハ多る病者の登厠にて薰蒸毒氣を嗅肌膚に觸より起
故に、この病者の圊を別にしるがよし。或ハ虎子を用て、大

便をとる毎に土中へ埋るか川へ捨るがよし。それも爲がた
くば炭末を擣て篭末し、病者の登たる圂へ撒て大便を填べし
よく薰臭氣を銷ものなり。傷寒などの病者の大便にも炭末を
塗べし。よく汚臭の蒸發を壓さるし。此事件なども常に記の
る病人ある家にて之を傳て穢の觸染を防べし

脚癉の心得とこく

むかしの足癉の病を支那嶺南といふ地より起て漸に傳染て
諸方に流播たる。一種の毒にして、今人病ところのものと症
候のや、類似るあとあるはではて病因にて大に違あるも
のあり。故如何となれば、此病の患狀を古醫書に載るところを

看れバ其初必脚より起のミにも非して。病に罹もの。多く其両脚緩弱。頑痺不仁等の候を兼ることあるに從て。其時の俗呼て脚氣或も脚弱の病といひしものにして。今醫俗の脚氣と稱ものゝれ。必脚よりをるがごときにもあらバ。其病の初起各異にして。同一ならざることも。全人々の稟賦を病を受ところの部分に差あること、見えて。脚いまだ異ことを覺ざれども頭項臂膊もぐに苦むところあるもあり。諸處悉いまだ知ざして。心腹五内己に困ところあるもありといひ。又も壯熱頭痛傷寒に類せるもののあり。下利をること。痢病のごときものあり。まさも。其初熱熾なるがや、愈るに從て。脚氣状を見ものあり。光明を見れ

ことを欲せざ。精神惛憒。語言錯亂。譫語喜忘をするものありといふ類。皆今視ところとも迥に別なるものなり。又其卒暴にして恐べきこと伏說ところにもし治すること緩なれバ。直に上て腹に入。死を致こと。病發より一日を過ざるものあり。尤急なるものも。其死踵を回さず。又も小腹頑麻。三五日を過ざる病人の。即嘔吐を促たるもの。其死旦夕にありなどの類ひの急劇。今の足痺の緩慢。數月に渉て。偶衝心をするもののあるも。百中の一二にも過ず。然れども治術肯綮に中れバ。速に治して。必定死ぬるに定たる病に非れバ。其因合同ならざること明白なり。且傷寒。瘧痢に類似たる證候のものも。今の脚痺にも決してあることなく。脚の

平常に異なると知ずして。先心腹臂膊のことを悩ものも。はき聴ざることなかりはしく嶺南に起りて。漸に江北に及京畿に傳布たる勢に由ば是必一種の毒にして。この痘瘡と。晋の世に南陽の虜より轉。我邦にハ高麗より得たると。麻疹の今も必異邦より來るがごとく。古醫書にいふところの足瘇も其毒を人より人に輸たるなど。はき知ぬべし。殊に嶺南といふも南方廣州の地にて。後世所謂廣東府の海に近あたりて此方の長崎のやうに。異邦の船の湊入ところなり。脚氣もまた其初も。蠻船より轉染て。支那に及せし。或も嶺南の地氣に由て。別に一種の毒氣を釀成たるもの。人に觸て病たりし歟。其起源を的に知べからば

と雖決しく。今有ところの足瘇の。百千人中に偶一二人の病をのあまく。且妄に人に傳化おと少く。李候につきて發歟し。或も去年患たる。今茲も病ど。翼年再發類の。緩慢なる證にもあらざるなし。今病ところの足瘇も悉皆自己内因の病にして。必外襲邪毒にあらば。多も黴毒肥前瘡淋病痔疾などの。己も全愈さまとおもひて。敢て知茲事件にハ顧慮ざる輩ハ。其内鬱の毒よま變しく此病となるもあり。はさる臁瘡陰癬癰瘍。および痛痹。鶴膝痺背痛腰痛などより來もあり。又も恒に宿癖留飲などに苦との腹内やゝ緩になりたりと思まもなく。倏忽に脚瘇となるるもあり。或も父母の遺毒より來もあまく。病の所由預繋擧ば

拘ず。脚に患あれとはいへど。即にさしく脚氣と稱自己も的實ならぬ刀圭に被傷て。不治の證となるものもはさ多し。其之を古醫籍に求る徒ら。此病の邉地に少く。江戸などに多有を見て。此地を卑濕嶺南に均といふものあれども。かゝる繁華の大都會にて寒暑沖和を得。沴戾少れ地に嶺南などのやうなる瘴邪の人に中りやすきものゝあるべしとも思はれず。のぐもつく僻言なるべし。予が今の足痺を内因の病なりといふれども惣て保養過度酒食を恣にするものゝ。又は身體を運動れど少歩行の希なるものに多く。左なれば必鬱毒ある輩にのみ歴見されろにしく決して濕地に坐臥し。冷氣に中りたるなどの所得に非

たしといへども惣て古醫書に載ざれども。病状やゝ類しく其因異なるあと。猶青天に白日を視がごときものなれ。然を近世の方伎者流が。偶古醫書に両脚緩弱麻痺浮脹などの證候の古昔の足痺といひし傳染病の。今の病に類似たる状視て。其他の患状を述ざるが。大に違あるをも省ず。妄意に古の足痺と同ものとなし。たゞ古の藥方のみ狀用く。今の病者を治せんとするが故に。齟齬あと多れば尤疎漏なるあとにて。所謂一盲の百盲を引譬喩のごとく。宋學の輩れたゞ他らの説を耳食さるはぐにて古醫典をだに眼に觸ず。鈔錄の方書より。脚痺の劑といふもの、方銘を記たるものりにて麻痺緩弱等の有無にも

也べある者若足常に濕地を履冷水を渉なごしてより得るものあ
りといへば耕夫溝丁淘井泥匠の輩にのみありて富貴の家に
は少なる處れど其徒にも却て患ふと希にして專紳貴豪商及
管家坐匠の類の身體の勞動少きものにて又は性質懶惰なるの
稟賦怯弱なるの惣て腸胃の轉化頑鈍ものにのみ多と見えたり。
いづれにも外襲の邪にあらざるにと灼然ものにあらずや。近
來殊に此疾を患もの、益多なりしも驕奢遊惰の風世を靡し
卑賤と雖たゞ酒食に耽て藜藿に甘ぜるもの少なりゆくのミ
るらば癰毒肥前瘡の毒も漸に人より人に輸て蔓延受胎の初
より已に病を得て殭行者多に由ばかり且百病傳化ざるもの

あれは首巻にも述るおとく今の足癉も亦真に人の病に觸た
りと患るゝものも歴見とおろあり。又此症を比歳患たるもの
の變じて急悲にありしも緩悲となりしもは見さるおとあ
り癇證に轉たるとも亦施治しさるおとありて其變化預識悉
べからず。されど如玆必有べれ分の事にて異むに足ぬおとな
り然を古の醫典に足癉を論ざるをおろのものとや、類似さ
る患狀あるに至ても說を疑ものある爲けれど挟れにも確
乎不拔之說あるおとなり凡て病因所由の事件に至てもい
小辯とし俗家の會得しがたれおとあれば此編にも詳說ばさ
ご此病も飲食の禁戒尤切要なるものにて身軀水脹の有無に

拘はり塩を遠粳米を禁て単に赤小豆大麦などを喫せ一に淡薄
の食品を撰腸胃の消化を資べき物を用て強て身体を運動し。
温煖を欲灸の効あることはぐを。預記得なれど勿論なり。且
其衝心をべきものを御んにも。従来用るさまろ中夏の薬剤の
そぐる其劇との治をること能ず。方今患るさまろへ別にお
ると応ざる方術ありて。其猛勢を挫に非ば凌がたきことある
とも審弁にし。胸満嘔逆等の證あるとのに尋常の薬を与えず。
却て妨害となることも。亦察ねばならぬことなり。故に抵当を
に医師にも會ぬ僻境などにて。此病に罹ならば。薬を用るもや
る第二の沙汰にして。上に述たる飲食の禁忌を持さるべたが。

先ず宜なる事惣てのこと。実地に渉て確實に試験たることに非
ず。書籍に説ことも。一々信拠なりがたし。古を以て今を律し。今
を以て古と看べからざる病も多。且漢地と我邦とも人物風土
の異もあり。常の飲食も同からず。又彼邦人の書籍に著たること
とにも妄誕多かる常にして。動ば陰陽五行生剋配當の空理を譚
が癖なり。よく擇で取にあらざれば。却て書籍の為に誤らるゝこ
と多かるべし。況や数萬里を隔たる。烏喃呢の医説などのことを
信じ。拙き飜譯者の過讀たる医典どもに据て。其薬剤を妄投し。
可畏ことどもなり。故に俗家もよく覺て。必ず彼黨の為に惑る
ることなかるべし。

巻五

四十五

痛痺の病多く手足關節に發して。痛甚く。腫ものと腫ざるとの
と。痛一處に著者と。遍身に及者との異あり。又足痺に類似たる
者もあれど。治法もまた各別なり。惣て此證以漸成病なれども。
其中外邪に因て。倏爾に發し。焮腫痛不可忍者あり。然ば其初起
に發汗て速に治せ。それ過て後へ。下劑にて愈者と。僅温藥に
て効を得ものとの差別切緊也。凡て此病も。内攻せば死を其
死にして手足屈伸自在ならず。生涯廢人と爲も。皆誤治に由を
の多し。故に尤顧慮をなれども。用藥の法は。俗家の知べき
となら以ば。詳説ず。其攝養へ。專足痺に類せる病と記て可。

病家須知巻五

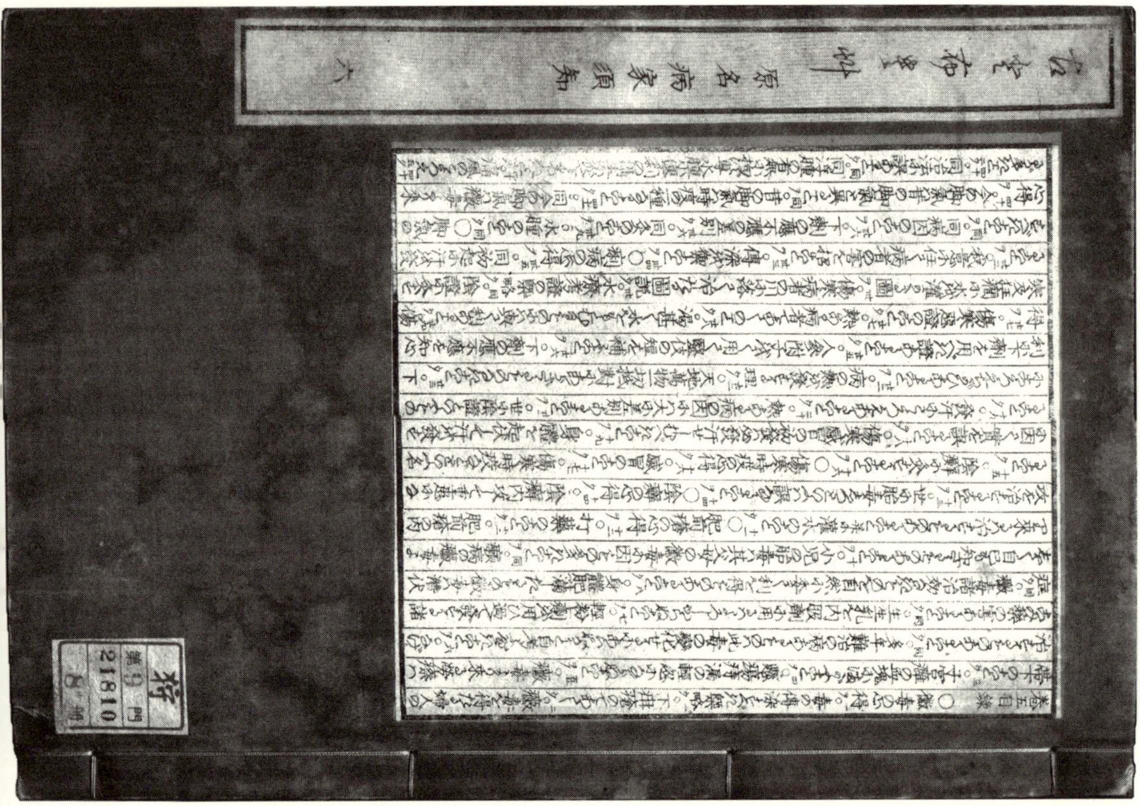

病家須知巻之六

傷食霍亂のおゝろえを説

微食滞にて心下支結たるものハ其支結たるもの、下降ねバる食せぬがよし。支結更日不解者ハ緩下を促て可。霍亂吐逆したる後にて。大便不通ハ。腹氣不和て。妨害ハ。これも緩下て可きとあまされども。凡て吐をれバ。自利もあるものなれバ。下利なしとて。遽下る不可。いよく下利なしと知て後。駃藥を行がよし。傷食ハ外邪と合て發るもの多し殊霍亂ハ必外邪ありて發故に。喫たる物の可否にハ拘らず。腹痛吐瀉を催なり。吐下甚く手足も冷腹痛止がたくバ。速に臍の左右の天樞といふ穴に灸を灸し。天

樞は。兩乳の間をとりて。八ツに折て。それを八寸と見て。臍より左右へ二寸づゝ隔たるところの穴所あり。これを一寸五分にとるなり。婦人は。肩胛骨間をとりて。八ツに折て用べし。又臍上へ灸をするもよし。塩を填て灸をするならば。熟艾を以べし。塩熱なりたらば換べし。腹痛あるところを何にもあれ。阿是灸にとるもくるしからば。急卒の間に穴所を探定んとせんは。醫者も來らざる遲延になること多けれど。吐瀉甚く脉も微になりさるに。迅速灼艾をするが切要なれど。透徹べきところを認て。頻灸をべし。灸を禁ところありといふも。平常のことなり。灸に宜からぬをのは。周身皆禁灸ならぬ所もなく。灸して可とりには禁ぜざるところもあらば。急遽の時にあたりて。おふ守株の鍼科などのいふ説に從て。後悔せぬやうにするがよし。霍亂の病者は。體の冷を禁ず。衣衾などを厚被て。厠へ登ても寒ぬやうにするがよし。飲液も暖物を用べし。微温及生熟湯は。嘔を促ものなり。熱湯を嫌ものに冷水のこがうけよきものなれど。裁配のあるところあれども。はづる太和湯がよし。ゆゑに藥をのむときには。生薑湯にても。霜糖湯にても。たゞの暖水にても多用べし。大に吐瀉て後も腹力疲弱ものなれば。慢視すると死ぬるなり。手足厥冷にも。附子を用ることあり。灸も頻にすることあり。また浴巾を沸湯に漬。胸腹頭頂肩腰までもよく熨て速温暖になるやうにもし腹部を令温こと尤よし。頭を慰たらバ。衣服を以て被覆て風に中しむべからず。まゝ熱湯を盤に盛て両脚を浸入。湯冷なバ。更熱汁加て脛以下を令温べし。萊菔葉を煎じたる湯を用て。益佳壜湯もまたよし。嘔逆劇ものも辛辣の極及粘稠泥滞やもれ藥劑ハ。多服べからず。熊膽などの至苦も禁ズ。却て吐を促の患あり。故に吐ぬる者に。熊膽を用て吐ことあり。嘔吐不止ハ食物一切無用なり。些も與ゑバ。更吐を促ひ。吐をれにハまさ下利て。遂にハ腹氣接續ど。死ぬるにもいたれバ。尤之を禁ことなり。身體四肢厥冷ものを。速に催暖て。發熱。吐下も止やの。て遍身に汗出るやうになりても。決して死なぬものなり。故に

熱微發たらバ。速藥劑なくとも。暖水。白飲。茶湯の類なりとも。頻に喫せて。衣被を温覆微も風の來往ぬやうにすべし。又乾霍亂とて。吐も瀉もなく。苦痛甚く。心下痞堅。胸肋に衝逆。吸呼も今に絶んとするまで。躁擾悶亂するものあり。此證壯實者に多。もし老人にあるバ。卒厥昏冒。世醫誤認て之を卒中風なりと稱治を失こと多。ての吐瀉なくして。苦悶甚きものも。吐こと能ずバ死ぬる故に。速吐せんと欲ども。醫を招べき暇なくバ。藥舗に越前瓜蒂とて。越前より出る甜瓜の蒂あり。其莖を剪て蒂のみを秤三四分も。細末にして用ばバ。速に吐を促になりそれも末にして舊なりたるハ効なし。それも得がたくバ。蒼蠅の頭を二つばかりと

し擂爛沸湯にて服せしむ。苦瓠白瓤もまた能吐しむ。五七粒を細末にして用ゆ。茶實もよし。或ハ人糞を蜆殻に一ッばかり喫しむるもよし。糞汁を濾て汁のミを用るなど尤よし。この期になりて劇者ハ塩湯ぐらひにても不済事なり。已に吐べき勢あらバ鳥翎にても筆尖にても、又ハ指をいれてなりとも咽裏を探て吐を促べし。又ハ紫圓或ハ備急圓などいふ巴豆の入たる丸藥を碎用て吐を誘ことあり。或ハ巴豆の肥たるもの二粒許に胡桃などの類を擂和て其油を絞て熱湯に滴沸服しむるも吐下も。凡て巴豆状用て吐下止ぬるにハ水を喫しめて止るものなり。冷粥などもよし。吐劑の類も冷水にては靜、熱湯にては動なり。

輕證ハ赤小豆の細末腥氣あるによし。一二匁も用ひバ吐しむ。炒たるハ其効なし。また蠡吾の莖葉を紐〆汁を多取て服しむるも。滷たる贋熊膽陀羅助の類にても能吐ものあまた。塩湯にて吐しむるハ。生熱湯とて百沸湯に新汲水を合て塩一撮を投て服しむるなり。至ての輕證にハ用べし。さいへど俗家の處置にて劇吐下の劑ハ行がたきものゆゑ。それよりも第一に理會べきことハ霍亂の吐下なくして苦惱ものも捷疾その身體を令温暖バ自然に吐下もあるものぞと思て必ず不胡做がよし。凡て此編にハ急卒の用に供んためにて、其梗槩を述までにて纖ハ説了ざりしこと、慮べし。

一切の毒に中たるときの心えをとく

砒霜石の毒に中さるゝは。胸腹大に絞痛て咽喉より胸腹の間熱鐵を喫ごとく何とも形状べきやうなき苦満をおぼえ吐んとすれども吐ことも能ず。下さんとしても下らず。或は自吐下をるもあり。面色青惨頭熱脚冷やがて不省人事に至ものなり。一應の藥は礬石の細末六七匁を水に拌て服しむるを可とす。人尿及人糞汁も。能其毒を解とぞ。さて如此の物効なきには非ず。大凡一切の毒に中たるうちにも。此毒の猛烈ことなる。尋常毒藥の類にあらず。古より人の毒殺するにも多く此物を用ると聴り。今昌平の世なれども武家などにては殊く此等の毒を解べきことをも知ざれば。不虞之患なきにしもあらず。故に今こゝに此類なき解毒の物を傳ん。記得て遺失ことなかれ。大凡一切の毒を解するにも。油に優たるものあることなし。毒にも百般ありといへども。其毒の害を爲大概を比喩て説ば。鑽刃やうの物以て刺螫掻破が如きものにて。鋭なるは直に死をいたし。鈍きものは苦痛せしむ。油の質は圓滑にして。能其鋭質を裹纏て衝勢を遅せしめば。故に假令毒を喫たりとも。迅疾に油を服ば死に至ことなく決してなきなり。又毒せられたりと覺ならば。其何の毒なることを辨知べきに至ざるも。遍油を多服ば必解するなり。何の油なりとも撰ところにあらず。たゞあふ懸燈燈籠の盞を傾

さ健啖べし。世に珊瑚よく毒を解き。毒薬身に近けば。珠即破裂
といふ。大なる妄言なり信べからず。
斑猫。葛上亭長の中毒にも腹中焮熱。小便淋瀝。陰茎内痛甚しき
血を小便より通利し或は血を吐下し龍脳。樟脳よく其毒を解き
る事を試て効あることなれども。是また油を服むは若ことなし。
硝子。安善那の類も毒害を為ものなり。是また油を用て。よく其
毒を解すべし。
吐酒石といふも。劇吐下剤にして害を為ことあり。是また油にて
能其毒を解するなり。
瓜蒂といふも吐薬にて。苦味あるものなり。世には吐すべき證

ならぬをも吐しめて。猥に悶しむることあり。或は妄に過用て。
吐の止ざるもあり。瓜蒂を用て毒に中たるには。純粋麝
香二三分も。細末にして服せば。頓に解き。味噌汁の冷たるもよ
し。寒水を服せたるも。随て効あり。冷粥も可なり。一切の毒の。熱
に會て發寒を得て止ことを。預記得べきなり。
烏頭。附子の毒に中たるは。昏眩麻痺の甚きは。脈微に。四肢厥
冷もあり。速。味噌汁の冷たるを服せしめ。醸醋を多服しめても
必解ぬ。油を随て効あり。雖然如此の薬物は。瞑眩して却て偉効
を奏ことあれば。強に之を解するに及ざることあれども。漢土
の昔。附子の細末を丸薬にして。椒房の婦人を毒殺せる例もあ

れば。之を解することをも。法て知ぜんがあるべからず。方證相對して措れをいふにあらずと知べし。

阿芙蓉の毒に中たるは。初は酒に醉たるが如く。居塡失氣。或は睡て覺ざるが如く。口より涎沫を流て。胸腹支滿。呼ども應こと無く。日を經て解ざれば。機轉遂に斷て必死に至る。迅疾麝香。龍腦を多服しめてよし。精茗もまた驗あれども。苦て不堪喫などには濃煎したるを多服あれ。細末にして頻服しむるにあらざれば。其功あることなし。故に劇ものは。てきらずも釅醋を多用するが。捷徑して効あり。頭面へも頻に潠てよし。苦迫甚たものは。吐しめて後に。醋を用べし。大凡醋は。一切曼陀羅花。烏頭。附子。河豚等の。蒙汗藥の毒を解するに殊効あり。砂糖も効ありといへり。又灌水に一切の解毒の効あることは。予が既濟微言中に辯析を見て知べし。今世に用るところの。帝隷夜詞一粒金丹。調痢丸。金匱救命丸などの類に。此物を配合するを用て其毒に中るも。此法を用て解を爲し。近時紅夷の醫流行てより。俗醫輕擧に阿片の類を誤用て後患を釀し。或は瘖瘂などに妄投て立地に其害を見。またる睡て覺ざるまゝに遂に死ぬるものありよくく理會て被害ることなかるべし。

河豚魚の毒に中たるは。鯣魚を煎服して能解を燒てその煙を口鼻に薫もよし。甚たるは吐劑まさる人糞汁を用べし。糞汁尤其

卷六　七

毒を解も油も又効あり。辛辣香竄藥。脳麝の配合たる品、決して
用べからず。大に害あり。
一切の魚毒を解するに、鹿角菜を煎じて服べし。
辣茄胡椒蜀椒及び一切菌蕈の毒に中さるも、鹿角菜よし。甚者は
人糞汁を用ふ。人乳牛乳の類も効ありといへり。油もまた可なり。菌
蕈の類其質をも辨知せず、猥に喫べからず。頓に毒に中て斃もの
あり。我邦の僧支那に在て異菌を喫て其毒に中たりしを、化傍
客ら皆糞汁を服さ治しさるに、吾ら死とも身を穢さじといひ
てそのまゝ悶亂して死さるとあり。此僧の愚なることも笑
べきなれども、我邦人の膽力あるを思べし。

松蕈と菽乳と併食ば、醉ことなきも、菽乳よく松蕈の毒を解ゆゑ
なり。
蕎麥を喫て毒に中りたるを解するとも、第二の巻蕎麥の條に
いふが如し。海帯よく其毒を消といふものあれど、予は未試。
粢豆腐大麥小麥の類も萊菔汁よく其毒を解す。
竹筍芋などの毒は、生薑汁を用べし。
昆布海帯紫菜の類は、嚴醋を服べし。
此編に舉るところ、蒙汗藥の外は、其毒に輕重あるが故に、用ひと
ころの藥もまた差等ありといへども、其毒となるに於ても大ひ
異あるにあらねば、前後參考て其理を明め、なか前の飲食の條

と通覧て辨べきことなり。

卒暴なる病のこゝろ得をとく

[沈睡病]は。故もなくして偶熟睡しいかに喚起ども覚がたく。依違漸死る病なり。させる苦痛もなく。快熟やうにみゆれば。慢視して治術の及ぬやうになるなり。前夜達晨寝ざることあるろにあらずして。正に是病なることを知ば。疾搖醒。頻に呼覺。怕痒なごしてさむるなし。萬方ども昏睡覺がたく。言動もなきものも。百會と肩井と。大椎骨の兩旁を夾て灸し。鼻へ紙條をふかく捕て見るべし。噴嚏藥を用て嚏をさせること。尤妙。倉卒に用べき舌交には。胡椒の末。蔊菜。煙草。氣烈品。何にても其時に臨て細末し。竹筐を以て鼻中へふかく捕て息に任て噴なり。函嶺に「くさめぐさ」といふものを生ず。土人よくこれを知り。他國にも硫黄の多き温泉ある山にも産すといへり。預採おきて蓄べし。此物舌交に用て効あるものなり。其他も皂角。細辛。良薑の類も用べし。如此しても猶覺ざれば。遄精煉たる醫人を招べし。されどもこの病の怖べき證なるを知ざる醫ならば。容易に種々の藥を用ゐがたく。却て害となることあり。故に請さる醫師に其見なくば。速に打手を請て參謀すべし。死活拳術にて効あるものなり。肩を採て見れば。深凝結たるものなり。それを力を用て捽挫やうにすれば。頭中まで徹て痛が故に。病者聲を發べし。その時手を放ば

巻六　九

頻に揉たるまゝに肩の塊を背後へぐり／＼と轉やうに數次爲べし。臥たるは、爲も可けれども力耐がたけれバ抱起て病者の背を己胸へあてゝ。その體の動揺ぬやうにして。たゞ肩ばかりを捏轉やうにするおとなり。其後病者の體を己が胸腹へ擕住て。肩より胸肋と心下のあたへ指尖を反し掌に力を用て重按て。肋骨の中へ凹やうにすべし。其手を直に小腹部へ下て。心下より腹の両旁を。定心に按下し。其後臍下へ左右掌を抵當うんといひて提起やうにして。さてその後に背の七八椎の邊を強に叩なり。これを叩にも。四指を屈て。掌中を空虚にし。背椎骨を避て。屈たる四指と掌後とを將て。背椎を両方より挟やうにし

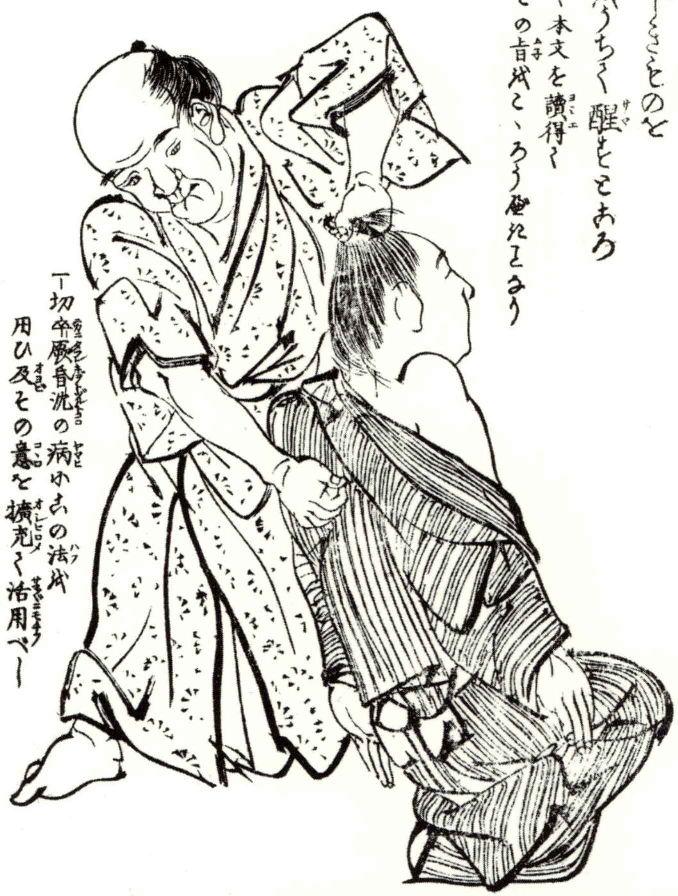

て骨に沿て力を極て下の方へ叩さぐるなり。髪あるものは。髪を拿て提ながら叩もよし。剃髪のものは手巾を腮より頭へ絡て結たるを。左の手に拿て撃挙て叩なほどの後肩より背槌兩脇の邊を探て凝塊さるものあらば指頭に力を作て按摩てよし。肩を轉回て後。左の乳下を叩法もあれども誤て打失ども氣息頓に絶が故に。呼吸も脉も絶さるにあらねば。妄施ぬことなり此術為得がたくぞ。唯肩より頭項腹背四支をこれるぐ摩擦て手を放ば微も體軀裏に塊あるところへ。力を爲て揑捺べし如此の術倉卒には施得がたきが如くなれども。名蓊家もなく抵對べき醫師もあらざるときにも依違うちに死ぬ

るものなれば。有志者は常に記得て。不虞の變を救ことあるべし。内服劑は。世間にきつけと稱る。蘓合香圓。延齡丹などの類も不可。また金匱救命丸。一粒金丹などは。此病に用れば。大に害あり。決して禁べし。龍腦麝香などは。用ることあり。麝香を融解には。酎酒を用ふ。偽造ならぬ品を擇で。一次に四五分も用ざれば。效あることなし。蕣菜が效あるものなれば。汁に絞て多服べし。白芥子末を煎じたるも。熱湯に拌和て行るもよし。瀉血こともあれども。證によりて效あるものなり。これにも反て。累日睡ざるものへ。狂癇になる徴なれば。是は恬視にならぬ證にて。速睡せるやうにすべきことなれども。この催睡藥といふものも。

巻六　十一

用る程量の至嚴なる物にて。若誤ときハ人を害ふ。故に爛熟たる
醫士に非バ。行ひがたし。決して悟にもあらず察にもあらず。數日を
歴とのありときまさ懼べき證なり。遺精神の爽慧になるやう
にもべし。沈睡者と其治法畧同おとなり。機活の治法ハ予が既
濟微言。水療俗辯等の書に參考べし。

癖病 卒癖ハ。倏忽に發とのなとども。細心以用とバ。其幾ハ自知
るおとあるべし。故に老人など最留意べきおとなり。その幾微
といふハ。上衝眩運昏沈。頭痛耳鳴肩強等の證。競起及。肋骨脹起
胸脇下に支結あるおとを知。舌癖く語言遲澁。食時に粒飯の口
より洩出を覺ど。又ハ口裏に在くやから洩出るとの。頭汗出。體
軀をべて氣逆。手足麻痺ふさハ。微冷。或ハ。たゞ久坐たると兄ハ。
頻に起歩がたく。或ハ箸若ハ筆を執に。手戰ふさハ字を寫んと
しく。不意指尖の唐突との。或ハ渴睡ゝ寢ゞぬるゝ。又ハ惡夢を
見て。睡ても安からざるおとあるゝ。或ハ喜怒事に倦やすく。頻
に欠しおるひハ悲傷欲哭ふさハ。頻に瞋沮。或ハ笑ひく止がさ
く。或ハ。劇に下劑を服ても。腹痛微にしく思ふどにハ。大便の通
利なきの。如此の證。二三あらバ。此病の發幾にハ非ゞと。心を留
て躬察く實に之を知おとあらば。速人事を廢く思慮を省。飽食
飲酒を戒慎勤て其體軀以運動し。房欲を退炎藥その宜に適て。
之を御べし。殊卒癖の初發ハ。停食過酒より由者多けとバ。飲食

の攝護尤緊要なり。卒難發昏倒せバ。必鼾息ありて。呼吸不利痰
涎壅盛なり。不然ハ此病に非と知べし。其咽喉に壅盛たる痰涎
ハ速吐出しむるやうにすべし。痰涎壅盛たるまゝに。泥滞やと
れ煎藥也。蜂蜜にて調る劑及。丸藥などを多服しむるも。咽喉
忽に閉塞て。直に命の絶ることあるなれバ。此用意にて猥に雜
藥を行しむべからず。腹部四支へ妄に灸をすべからず。鍼ハ非所
禁。肩強者ハ。肩を刺て血を瀉こともあり。疾舌交を行て嚔を爲
べし。一切沈睡病の所措と異ること無れども。停食より來ものも。
速其停食を吐しめて効あり。肩井より肩胛の邊及。左の方乳の
後に中たる背部必強急なるものなれバ。手を放バ力を須て摩擦て

癒るやうにもなし。此病ハ諸藏を上部へ牽引て。心下鞕満を以
て病の原因ハ頭中に在るを故に之を胸腹の患と思ことなの
ゆ。然を腹部の苦懣にのみ拘ハ。淺見なり。故に其證に從て。頭を
罨熨或ハ寒水を沃などして効を見ものあり。或ハ釀醋を頭面
へ頰に潠などして利こともあり。又ハ項の正中螺旋髮の前後
左右項の髮際。肩井大椎の兩旁骨を夾て。灸をすることもあり。さ
のくハ頭中の閉塞たるところの通ずが甦バ。腹氣も下降ぬな
ゆゑ。故に專にそれを治することを要とせども。其虚乏より來
ものと實塞より發ものとの。治術の差別ハ。天地懸隔なることなる
バ。筆者にも説盡のたれこと多とし。故に俗家にも罨熨瀉血灼

又内服剤とも。蠲痾治法を施んよりも。寧置て自然に任たるゝも。却て得利あり。是を以て此編にも凡て治術の法を詳説ず。たゞ何の證にもあれ。その肩より脊の五七椎の骨と。左の方へ三指横徑ばかりの処隔る脊部巻四生児の聲を發ざる者と揉とおなじく所謂五七椎の二行ばかり及股膝の内外に平常の人の按ても痛を覺る所あり。それ我力を極て按摩て。大益を得ることあれバ。必強く行へし。虚實とも大便の秘をるも不可べ。病發一日我過ても通利なくバ。下剤を用る。穀道の灌藥を施り。又も蜜煎とて。蜂蜜五六勺許に。芒硝一戔許を加て。漫火上に煎て。膠飴のおとくになりたるを捻て。大さも長さも指ほどにして頭尾

ともに殺して深く肛門へ夾あり。或も莨吹の頭を去て。油と口に含その吸管と肛門へ内息を極て噴こむべし蜜を以るにも芒硝の鹿末二三匁許に。蜜五六勺を水一合許を和。火上に沸て後噴いれてよし。又も。小児の弄具に竹にて造る喞筩あり。其口我木賊やうの物にて磨ておもにて射入るなど尤よし其口に煙吹の吸管を接換たるなども。宜可べし。小便遺失をるも。難治とせもどうと。其中にまゝ治るおともあれバ。決して不治とる斷のたし。卒痱醒悟て後に。多る手足の左右偏に不遂に爲ものあり。手足がこの処と思ことあるのも頭面腹背にも。其干渉あるおとあり。又凡て痱の患者へ。温煖にして。遍體に汗といふか

どにあらず。常に滋潤あるを良とす。大に汗をとるを決して禁べし。又。手足の冷るを喜ざらバ。ども少しにても行歩のなるならバ。杖に扶てなりとも。旁より扶持てなりとも。とかく散歩させて。身體の運動やうにすべし。凡て飲食の消化第一義なり。往時より此病を。外邪のやうに説ども。そはる差謬にて。悉皆内因の病にて。多く攝生あしき者に發。壯歳にて患ふ。癥毒もあり。癥毒より發ものと。内損などより來ものと。同治術を施さへ。大に徑庭あるが故に。多く廢痼不治となる。壯者の癥毒より原る痱病へ。十が八九を治すべし。卒倒たる時よりして。其治術に懸隔あると。俗家にもよく知べきことなり。凡て疾へ。同證にても十人十

異のものにして。一槩にも領がたきことなり。嘗て肥前瘡忽に愈て。痱病になりたるものを施治したりしが。手足の不遂やゝ治したりと思ほどより。肥前瘡再發して。速に復素たることあり。又。一人陰癬に貽藥をして治したるが。卒に變じて痱病となりたりしを知て。其治法を施して。陰癬舊のごとく發して。痱る全愈たるもあり。然バ。一切其病因の同異をよく辨別既往を繊悉に醫に告て。藥を乞べきこと。切要なりと肯得べし。はた。老人などの内因より此病を發する體ハ。劈痕ある磁器に比て。病では本に復しがたし。いふ然ことなれども。磁器も其破璺を補接して。再用に供べけれバ。一向に治せざると定べきにもあ

らば。世間舉て痃病に灸を專にするとあれども無益の手足な
ど或亂灼よりも。脊骨を夾たれそして灸といふなどがよし。そ
れち脊椎骨の凹とある或夾て。左右を逐次に上より灼炙なり。
其頭項脇背腹腰手足指頭に至ゞ。日々怠ゞ按摩して。大に効
あることのなり。緩痃の病内藏にさせる困苦なれ者ハ。強て藥を
用るにおよバど。只其飲食を節し。心意を舒暢にして導引を專
に行ひて。偉効を見ることあり。其導引の法ち身體の凝結たると
ころをよく探得て。按摩をるが佳けれバ。手の不遂ち大椎肩胛
の間脚ハ腰の髎骨の邉を。指尖にて探てみれバ指頭に應て知
るゝものあり。尋常の導引家ち益なれあとあれバ。父祖の病な

ゞがら其兒孫よく自得て己と爲べし。累旬懈怠ゞ按摩をもらば廢
痼不治の證なりとも。苦惱を減ずるに裨益あるあとなり。世に
長命痛といふ類も痃に近き病にて肩の關節の間に小塊ある
ものあり。それ或按摩て得利痃病に苦薏花。小茴香樟腦などの
類を布袋に盛。水煎一兩沸て。俯のまゝ。紐て。大椎肩背髎の邉
を熨或ち蓖蒻一枚を兩に切て。湯中に煮て布に褁熱熨て可
もあり。白芥子末を布に褁沸湯に紐て罨熨も効あるものあり。
醫方に熨劑ハ。數種あれども。俗家の用るにちおもらにて先ち
可あり。凡ての用意ハ。此病の荏苒ものハ。妄なる治術を施て。無
益の藥劑を内服んよりも。攝養を第一にし。灼艾罨熨などを專

かし。処治のみ旨としたるがよし。餌食にも蕁菜白芥子生薑
辣茄蜀椒胡椒葱白薤白大麦赤小豆鮮魚の羹汁。味噌汁及鶏蛋。
野鴨などの肉を除て羹汁のミ状をりく喫たるもよし。白芥子。
蕁菜の類尤効あるなり。食事に酎酒を微喫しめて可ものあれ
ども強て為べきことにあらず。鮮て酒は不中用病なることをよ
く領て誠べし。一切消化あしき品粢餅脯塩蔵肉など決して食
べからず。食量も常の半を減たるが可。凡て消化を要とする病
なるが故に大麦赤小豆状不欲食者も陳廩米を日に二合許と
限としてよし。飽食て胃中壅塞されにも再卒厥て治とべからず。
ど畏慎べきあとなり。其佗此病に於て諭示されしとあるも。既

濟讖言及水療俗辯等の書に詳説たれど。宜併考べし。

【僵厥病】は。何の故もなくて卒に僵て身體の運動止息眼を開た
るは、かく視。のと思どもを辨知なく口を動せども言語なとな
く名状呼ども應ことなく旁より手足を擧ば。擧たるま、に
て動ず。さしも死たるの如思ば。呼吸の出納もありてさして苦
悶をおろも見えば。此證をあはりに懊熱おとなどあるて。後發
をること多まづ古交を以て嚏をさせて身體を捏摩おと前の
沈睡病に説る如もべし。灸も項身柱肩井あたりがよし。衣被を
殊厚して遍身の温煖になるやうにも盛し白芥子の細末に麺
粉少許を加て。白酒にて和たる状大椎身柱の部へ頻に多貼て

よし。灌水小て効ある病なれども。その消息ハ。水療俗辨小於て詳小をなし。凍て發おともある病なれバ凍死たりや見ゆる者小と。此用心あるべ丸なり。

〔昏冒〕人毒氣小觸るおとある。のハ。たハ身體の運輸失常おとおる。の小て。倏忽小鬱冒失氣なり。此證。初ハ精神なかとなく乏弱なるやう小。自己小も思えて。頭中安靜ならバや。やぐて機轉を失冷汗出て。脉微弱小なり。手足冷なり。其病因多端なる。が故小。治方も亦異と雖ども。頭面小寒水を潠ぎ。嚴醋を器中小振搖て嗅しむるか。假たる瓦石を醋裏小投て。煙氣を嗅せるか。或ハ口鼻へ潠り服しむるか。鼻中へ噴かせるがよし。肩を探て凝塊あらバ揉でよし。下血崩漏及刺て血を瀉おと過多より發ものなる其頭面へ水を頻小噴かけて後小。其身體へハ衣被を厚覆て溫煖ならしむべし。下血崩漏の類ハ速その血を止るおと尤切要なる空崩漏を止るおとハ前の婦人の部小詳說たるを看べし。凡て暴怒驚駭熱氣氣悶或ハ喜躍等小て發者ハ却て血を瀉て効あるものあり。また干氣過度しく發ものハおへを空氣酒などの類を嗅せるおともあり。然ども放血ハおし。又夏秋燠熱の時。窖中眢井などの鬱氣小觸て發ものハ。頭上より遍體へ水を頻小灌て速効を得おとあり。醋を用るおともあなり。香竄の藥氣小觸て發ものハ。人乳を服しめて効あり。前の中毒を治せる意と輸くよし。醋を用ることもまたよし。酒に醉て發しのち。頭上より寒水或大に灌醋を嚥しめ鼻中へも噴またも嚏藥を施てよし。甚れも井側へ將來裸體にして頭頂より水を大に灌て其後衣被を厚し高枕に臥しめて効あり。昏冒發て時を過ものも。經脉の運動漸に歇止て。遂にも死に至の故に。遄に治を施に非ば救得がたし證あもば。依違時を失んよりも迅疾に、左に述ところの治術を撰て行べし。藥劑へ。揮發香竄の麝香龍腦の類。又も蘘荷汁。白芥子末を。沸湯に泡さるなどを喫しめて可。白酒も多服しめさもば効るし。一粒金丹。金匱救命丸の類へ。此病に大害あり。昏冒の證。前の僵厥病を混じ易く其類を同しく治術小徑庭あることあれへ。俗家にも詳辨て。沈思認得べきことなり。

眩運 の卒に發ると。留飲も癥瘕も。衂血痔血などを頓に止たるよりも卒痱の漸にて發と。藏躁またも停食より來もあり。其他。痘疹癥毒及胸腹攣急等の病因。また何にても毒氣の頭部へ上衝さるの。又も太陽光線の眼中を射て。此證を發もあまて。一定しがたし。卒に發とも怖べきにもあらねども。只用心べきへ。其初病前頂よりさるの中思とのへ。大故なけれども。後頭より漸て。やゞて眩運と爲と知るも。決して忽視をべからず。卒迫の變證發て死ぬることあり。耳鳴てより眩運さるも。凶眩運ありて

巻六　十九

後發たる痱も治し、のぬるが多だ、尋常の眩運には。寒水を喫して即効あるものあり。眩運卒倒たるは。前の沈睡病の導引に從て可。

睡魘病とて。夢中に怪き鬼神の形像物怪を見て魘ることの甚しく。聲を揚て喚叫に。旁人も驚駭さるゝことあり。如此者は。必仰に臥て。頭中の位置あしくなるゝの故に發る證多ければ。速喚覺して。右を下にし手を身に副て。側臥に爲べし。然ば多は從て快熟ものなり。無病者なれば。かく魘るも妨碍なきことなれども。癇癖などある人の。數此證發は。忽棄ならぬこともあり。水腫。痱病。勞瘵などの患者に。此證あるは。凶徴と顧慮べし。此證停食より發ることもあれば。それらは自省べし。又現に異態の物の枕邊に在ば見或は鬼魅怪獸の類に惱さるゝことて。畏怖ものあらば。決してこれを鬼神罔魎の所爲なりと思惑ことなかれ。如此等皆癇疾にして。精神の患なれば。初巻に述たる。身息心状調る法を以て。之を鎮れば治せざる者あることなし。或は睡る間に。ふと起出て。戸を闢て奔出或は常には登えざる屋背木杪或は阽危地へ。なにの戰色もなく陟ものあり。是も夢に見しことを。起て爲のことにて。奇むべきことにあらず。故に其人覺ぬれば。自己も大に怖なり。此夢顛病も。大に呵責批懲して。疾悟しむれば。事故なきものなれども。如此類も悉精神の穩靜ぬ者にあることにて。平常に教誡て。其心を和調になるやうにもとむべ。發ることなき證なれバ。偏にこれ氣病とのみを稱かたのれなし。世に熟寐と頻に凶夢を現る生質にて。窘蹙といふことのあれども。然も熟寐さるといふにもあらバ。真に熟寐ても夢ハ見ぬ分なり。海し見凶夢證の。蚘蟲ありて發もあれども。是もまた記得べきことなり。

癲癇の。癇とも間の字に從て。神氣を病の爲に間隔らる、といふ義にとりてみれバ。一切の癇と名づくるもの。悉皆精神に關係る病なることも明白なるを。古よりいへる字義とも謬解たるにより。醫者も其病因を知ざるもの多し。昏冒。眩運。彊厥。沈睡。不寐。睡魘。夢覺。婦人藏躁。子藏諸病の類も。皆癇なり。其佗。鬱悒眩意。蘊憤。掉悔。懊熱。罣慮も亦癇なり。怔忡。驚悸。上衝。頭痛。耳鳴等の病も。十が六七ハ癇より發る。痱疾も亦癇と相遠からぬものなるをも痱となり。痱中に癇を發したるなど。常に見るところなれバ。この後藤家に痱を癇の陰證ともいふなれ病なりといひしを。よれ裁量ともいふなれなり。今世人の現にさして癇と名づくるものも。精神平常とハ異にして。諸般の運爲悉常度を差。癡呆になり。怜悧になり。暴怒。奢肆。喜笑。鬱悒甚きに至ても。狂躁またハ。井に投。自裁をるの類。其證。千態萬狀纔擧がたし。其中に身體卒に攣急。搐掣。口鼻より白沫を流し。怪聲を發て叫喚。水火に投ども自覺バ。大小便遺失をるなどの證

かどあるものを名て癲癇といふ癲と顛の字小て病卒小發
て昏倒をいふ實小不意小發る病なれど病の爲小高より墮水
小溺て死ぬるゝ身體を損傷て思ぬ厄難小會ことあれバ預其
病の將發を知ざんべあるならバ此證不計小發が如と雖其
以前小ち心意なかとなく爽快せど沈默と一手樂バ眼光異常
睚の如小一く睡えバ欠し嚔し口中小臭氣を發し身體沈重或
ち脇運をるも耳鳴も頭痛をるもあり此證發る時定なけれど
自己へもとより旁人も今此小載るとおろの證をよく記得て
不虞の變を御べし病發三年代過るものふあらバ多ハ治たる
べし處女小此病あるち治を加バとと天癸至ころ自然小愈も

のあり凡て此證ち鬱毒より來もの多けれバ瘡瘍痙癖の類は
たち癬疥等を悉中小發しなバ勢て排托べし。然もより速小平
治とのあきバなり小兒の驚癇も此類なまども癲癇との區別
ち搐搦甚けれど死小至る癲癇ハ病發とも自然小故小復し之
が爲小死ぬるもの少なま小兒の驚癇ち其初多ハ吐乳より漸
おと小兒の條下小說がおとし綜凡如茲の病の考妣の遺毒よ
り由父母癇證を患て其子も亦癇證を病父母癲癇ありて其子
も亦癲癇を發をるものち全治がたえものなり癲癇小限バ總
て癇證あるもの小垂鈎などさせて利おともあり一騒の勞瘵
の病人小垂鈎をといめて効を得るおともあまき又ち癇疾

労瘵なども患るものゝ、機を轉じて一向に神佛いちずにして験こともあり凡てのゝ、於病を服薬のみにて愈さんと思ふは過に俗見にて必ず老臉皮に病の條理をも辨知ず治験を經たることもなき薬を多術んが爲に口に任て人を瞞しこれを職業と思ふ賤工の所爲に惑さるゝことなかるべしはさ惣て癇證の病者の居室は常に潔淨爽涼やうにして眼にも嫩緑草木花果の鮮麗なるものを見衣服臥褥も汚垢たる物なきやうにして飲食も切に減損てたゞ消化やすき品を擇び蕈菜芥子紫蘇などの類一切芬馥あるものは斷じて喫しめ。間は蜜柑香橙梨葡萄西瓜等の類を少づゝ、のへるく喫しめたるがよし。すべて粘稠あるもの芋飴小麥粉など肥膩膏粱品類を禁魚肉の新鮮ものも些少は、撰用るもよし。すべて健啖せしむべからず。房事も大にあしく。酒も必後害あり。はた癇證に灌水の効あれも予が常に試て知ところなれども。其種別を此に説んともなれば。煩煩重に渉が故に。別に水療俗辨の書を著して。俗家に示せば。はた蚘蟲ありて癇を發するものも。直に蚘蟲を治して効あり。此蟲の形も蚯蚓のやうにして色白し。鷓胡菜湯といふ薬などを連服之を下して得利なども。俗家にもはさ記得べし。

狂癇の病因も。各種ありや。雖其躁擾兇猛者ハ。吐下劑ともに他の病者の抵當にても効なき病なれども。其中至て平淡なる薬

剤にて即効を見ものなれその區別をいふに解說とも俗人に
も了解がたきことなれバ詳にハ記さゞ此病ハ十が七八も灌水
及瀑布泉にて愈ることの多ども尋常の事にても効なければ
多灌ることなりとしよ。せんとすれハ姑息之慈愛を他にして
治術を行べし。旁よ延纏妨拒とのあれバ之を治することを
知たる醫者も如意に術を施がたきものなれバ必疑惑ことな
く巧手にして果斷とある醫士に一任をれなれ輕證も慰諭
告誡て心意を靜定しむべきものもあれども其勢劇れ病者も
嚴酷に呵責て撃敲繫縛或も監舎に入て困屈なからしむるにあ
らざれバ治し得ぬものなれ是神氣の險悍たるもの状鎮止るに

大益あるも時宜に應して簡裁べし。水を灌にも患者を裸體し
て井旁へ携大に灌ること。日く懈なれを可とバ。其水の應否の差
別も一言證破がたきところなれど。今其梗槩をいはゞ。體肥色
赤者よりも瘦て色青白きのが水を灌て速に効を得るなり。さ
まで其腠理緻密ならざるものに灌水を一擧にも施がたく。大
に酌用あることも水療俗辯に記を看べし。水も灌たらバ疲勞
なしなどいふも大なる俗見なり。水も腠理を固密る故に衰弱
たるものに水を以る理あるを領知せざるが故なりまさ劑き
狂癇に水を灌ところの准抵も傷寒の條下に圖を出したるを
視て知べし。

肩項卒痺は故なくして肩背卒に強痛頸項に及て裂るが如くに知て心下苦迫と思まもなく昏眩言語こと能ず甚しきは失氣面色滲淡脣紫黒色になりて手足厥冷するもあれば俗にもやうちのさといふ最急劇證なり迅疾ありはふ刃双剃頭刀やうのものにて肩胛の堅結たるところを斫て血を瀉すべし但し茶盞などの類を打破て肩の強たるところを抓破て血の饒多瀉出やうにするとなり血出がたくば吸角を用べしされども左やうの器もなくば口にて吸出てよし又壜の口大きものを用て發爔に火を點て中に投創口へあて、手を放ば頃刻あるべし血を吸出になり小瓶或は茶盒などの類茶盞やうの物にてもつがふ

この器の口窄腹濶を用ひてよし此證發ものは平常上衝氣逆胸脇痞塞合身をべて上實下虚諸藏牽引に由ものが故に常に其體息心氣調和る法を勤行て患を避べし病の原因は父母遺毒轉涂癥毒及肥前瘡などを憂て鬱毒あるより發もの十に八九なりよくそれらのことを顧慮て再發の變を防べしもし一發ると再三に及ときは卒死救べからざるにも至ものなればなるべく忽視すからぬ病なりと思べし

衂血の出るら妨害なく妄に止てもち後害あることなれバ其自然に止を待たるがよけれどもし饒多に漏出て止がたきへまた怖るることなれば一もあらぬべし之を止て可鼻孔に綿或は紙

卷六　廿五

を捨て實ぐ。或ハ礬石の末を鼻中に噴入る。或ハ頭上より寒水を沃かけ。臂股を布または條帶などにて纏縛べし。尤久く縛たるまゝにおくべからず。よく解ておかざれバ。治し難きなし。温たる紙數番を摺重て水に浸し。頭上に安そのうへより熨斗に烈火を盛て熨てよし。或ハ寒水を兩脚に灌ぎかくるもまたにても即効あるものあり。但し脚冷るものハ熱湯にて温て可者もあり。熱湯に礬石の細末二三十銭を投て。絶骨以下を入て温るもよし。また寒水を頻に内服て止るもあり。寒水を不意に其人の頭上へ掛け。驚駭させて即効を得たることもあり。何にも時の宜に從ひ。機に臨て用べし。

吐血 咳嗽につきて血絲を痰唾中に交る者ハ怖べきことなり。是ハ胸中に破裂たる所あるなれバ。輕視とれにハ。大に吐血して卒死をる。不然バ大患になるものなれバ。必忽視にならぬことなり。抵當丸藥もなくバ。自己の小便を頻服べし。無病の小兒の溲を用るもよし。穀食ぬ兒の溲にハさして惡臭なきものなり。世人ハ犀角を專に用れども。劇證にハさせる効なし。此證に大便の通ずるなれど。大に秘結をる者ハ可。か之バ便利に滞なきやうに預其用意あるべきことなり。吐血に尺澤委中などの絡を刺て血を取ことあるハ。胸内へ迫ところの勢を挫んがために。急劇證にハ。止ることを得ば行ことあり。内服劑ハ其證

に従て區別あれども。俗家の備急に。捷便なることを授ていふべし。土
酥を細末にして。冷水にて服るも。百艸霜を末にして用ること
あれども。又單に新汲水を大に嚥て即効あることあり。又嘔逆あ
りて。飲食と一同に吐出して。其色黯黒なるものも。胃邊の破傷たる
より來るなれば。多くは愈るなり。食を交ず血ばかりを吐ことも
あり。此證は必嘔氣あるものなり。血縷吐んとすれば。大便へも
血を交て下ることもあれど。それを見て周章ども。纖絲の如を吐も
のようも治し易し。其腹中に蓄たる血は速下をべし。酒客など
の吐血は十が七八此證なり。破傷の創さへ愈れば。後害なきも
のなれども。酒食の愼なければ。大に吐血して立死すること

あり。故に怖ることなしといふにはあらず。又肺癰或は吐血の
證既に治したる後にも。必首巻に述さる體息心を調和る術を
學て。その再發を御べし。肺癰及吐血のいまだ治せざる間にも。
予は此法を授て。其重患を免しめたること試驗比比なりけり。世
の有志者よく其意を得てこれに從事あれかしとなり。
〔脱肛〕大便して後卒に脱肛收がたきことあり。小児に多あるこ
とあり。手巾を熱湯或は鹽湯或は乾萊菔葉の煎汁などの熱
ものに浸てよく熨て後に食指と中指にて摟住送入ながら立
して身を反せ。後へ筋斗でのやうにして。肛門を縮れば。速に收
あり。もし出ること久く。腫脹收がたきには。其脹さるところを爪

にて微抓破て血を出し。さて後に送納置し。若宿痾にて素常脱
肛するは。此の如くにして内ても。その原因を驅去ねバ。平治ざ
して。大便の毎に苦悩あり。常に癖になりて。ついにして納ても
たれるは。小蛤殻に綿を鋪て肛門に當。そのうへより布にて内裩
の條に絞つけおくべし。痔漏になりたるは。忽視すべから
ば。それより變じて不治になる者まゝ見たり。又痔漏の初發
焮腫甚しきを臀癰など、誤認たる醫士ありて。治術の失錯になる
もたるも見たることあれバ。俗人にても其用心あるべきこと
なり。

長蟲下出　さなだむしは條蟲又は長蟲と稱す。俗に寸白蟲とい

ふは差誤なり。あまりに駭るべし。長さ十餘丈にも至るものあり。一
二丈のものは怪むにたらぬことなり。此蟲の狀は匾平。白色。關
節ありて。一端は濶。一端は窄。その窄の尖の細堅となるが。
微圓にみゆる。これ蟲頭にて。嘴もあり齒もあるやうなり。此嘴よ
り物を吸ふにもあらず。只關節の間毎に細孔ありて。これより
滲入やうに。飲食の液を吸とるなり。これ我知んには其下りたれ
蟲を取て。飲食の甘美液汁を蟲身に灌ぐのごとくなれバ。蟲の腹中忽に
膨脹すと。口あまく吸ふが如し。これは饒に長をのなれバ。自然に
蠖のごとくに。周身より養液を輸とみえて。蟲ありて病害を
爲ざるも。其人の曰く飲食せる液を以て。この蟲の生育に餘あ

ども。常の苦惱なるに似たれども年を經るに從て血液中の精微の氣漸に缺損し遂に病を發して癇となり。又ハ鼓脹勞瘵の類にもなり。或ハ水脹などにも爲て死ぬるに至まで。此蟲の害なることを挂念ぬものあり。嘆べきことにあらずや。故に此蟲あることを知ならバ假令壯健にして微恙なくとも。之を除去ことを爲ざれバ後年の害懼べし。穀肉を遠て榧實を喫こと七八日にして。其腹中の悉榧實なるまでになるやうにせバ。蟲必下る。若之までにハ至ずとも食量を減して炒たる榧實を日く怠慢ず喫て効を得たるものあり。蕪荑仁蘆薈胡黄連三味を丸藥にし長服て下たるもあり。鷓胡菜湯といふ薬もま

巻六　十九

た験あることあり。又此蟲の偶自下をみに知得べきことなり。その出かゝれるに困苦て強て之を挽んとすれバ。必引斷て其餘を腹中に殘む。其外へ出て斷たるものも。此蟲の尾にして。頭ハ必上に向て内に殘且關節毎に口ありて生育に便よけれバ。其斷傷處も自然に愈て死ぬることなく漸に長大なりて後害を釀にも至こと明なり。故に此蟲の下の、至たるを誤て挽斷バ再その自然に出を待も難ことなれバ。必強に挽ことなかれ。凡て蟲ハ冷を憎ものなれバ。蚘蟲ありて痛甚く。甘草粉蜜湯などの甘品を用ても効なく。萬方にしても痛止がたきものに寒水を大に嚥しめて。頓に止ことのあるも。蟲の委縮て咬たるところ

を離る故あらんか。さもら然以てもだい挽くる下ゐたれ共
然顧慮なし。故に此長蟲の下り來るをみるに。先速に微温湯に
米泔水やうの物を加へ器に實その湯の煖候へ。口裏の煖氣を
大略同からしめ。其出たる蟲の端を此湯中へ没徐ぐに拽出だ
し。其裏に出かぬるおとあらば。少間手を放て再緩ぐと拽なり。
その出かぬるを嘴があるゆゑに。そもの腸裏へ嚙つくゆゑ。さ
る關節ごとに竅ある蟲なれば。腸の蟠曲の間に嚙つきて離れ
ぬるならんか。と慮れば。おもら強て拽ば。出かねて切斷にもい
たる道理なり。故に嘴の細尖て頭圓ところを見るにあらねば。
全體出たりと思ふとなかれ。此蟲あるものゝ疝氣腰痛などを患

のみならず。癇痙攣急なざ然發をるおともあるなれば。能
健飲て。體氣充實おひだる。害を爲びと雖。拽斷く後腹中に遺た
るる。後年の害怖畏なれおとなり。又兒の母に此蟲の候あるも
其生兒も。多る搐搦驚癇を發し。志ゐも救ひさみに至とのある
によれば。其兒の穀食おろかに。其母の體質に似て此蟲己に腹
中に生ぜる故ならんと思し故に。試に之を下しても通ぜる
おとなく効なりし。兒の脆き腸胃裏なれば。嚙傷る。故に
搐搦を發し。その嚙傷處遂に愈がたきにもあらんか。ゝる證
も多く試驗たるにもあらねど。如然者にれ初に擧ところの三
味の丸子など。生來より息を服しめたらば可からんかと思し

が。不年所予が近里に。其むかし幼時に此長蟲を下すことありしが。そのとき強く拽たる故に腹中に斷たるが。其後何の妨害なく年長し。嫁て今に至ぬといふ婦人のありしが。三兒を生でその兒十个月ごろに至ば。いづれも皆搐搦を發し。いかなる藥劑も寸効なくして死さりし。其後また一兒を産ぬ。その兒の生て百日許に至し頃予に搐搦預防のことを問けるまゝ。試に蘆薈蕪荑仁胡黄連麝香の四味を丸にし。乳母ともに服しめたりしに前兒の死さりし頃に至ても。微の恙もなく。其翼また一兒を擧れども又た同劑を用ふ。此兩兒今に至て健に生長ぬ。これその長蟲をして生ぜしめさらんが爲の所措なるが。肯綮に中るにもあらん。兩兒ども其母の乳を些も喫しめず。乳媼も予が自擇たりしなり。はた此長蟲は蚘蟲ある者の腹中にも混じて生ずることあると思るゝは。往年一病人の蚘候ありしに。鷓胡菜湯を與たるに蚘蟲十四五頭を下て後。一日大便せんとして虎子に臨たりしに通ぜず。努力久しくて一塊の物を下す。其狀假令ば蕎麥引を一盌に盛たるがごとく色白扁平して長一丈有余もあらんかと思るゝ。此蟲の全體具足しもの、常に見るところより細ただ一頭下し其後は蚘蟲のみ前後三十餘條に及ぶ病愈たりし。凡く蟲の證候には奇異なこともあるなれば。その病者自よく注意べし。醫士にのみ一任しては。大に損失あるものなり。因に言べし。痔の癢堪がたき者に細蟲肛門に生ぜるものありといふ。古醫書に蟯蟲至微細形如菜蟲居胴腸間多則為痔極則為癩といへり。此證今も現に見るところにしてまた有べきことなり。

【注船】眩運頭痛悪心嘔吐するにとあり。嚴醋を飲しむべし。口鼻へぬるも嗅もよし。醋の中へ焼たる石丸にても炭火にても投て嗅するもよし。または硫黄に火を點て嗅もよし。硫黄なこれこれには引光奴を用べし。

【湯火傷】にも雲丹を水にて解貼べし。速に行ば意表の効あるものなり。或は鷄卵を水煮て黄ばかりを鍋に入、漫火に手を止ず炒ば油沸出るを取て聴用ことはた妙なり。輕證も炭火上にのせおけと少時間をかば頓く堪よくなるなり。はた燧筥の中に蓄るいちびがらの焼るを末にして油に和て貼も効ありと。或人の傳たれども予は未試。

【咽梗】一切菜錢果核などの類を小兒誤て嚥たるが。咽に噎て吐ども出ず。いかにせども降ぬことあり。其時には鹿角菜を煎じ其汁を服ば可なれども速に麻油を小盞の半許も用れば。滑脱て頓に効あり。他の藥劑など必用べからず。此事を信濃の山家より傳たりとて秘訣とせる醫家あれども。さしも秘すべきほどのことにあらず。世俗のことぐしく秘傳くといふも。此等の類なりと知べしはた。微咽梗ハ。力を極く両手を高く上へ擧れバ。忽に治む。不意に背を拍もよし。此両法ハ。呃逆にもそることなり。呃逆に水を嚥も効あり。如此類のさせることにもあらぬを世に記たる書どもが數多バ。今此にを盤ど委細に領知んと欲バ。他書に撿をべし。はた。因に説べれハ。小児誤て鍼を耳中へ推入たるを。「一躐がけひき」と稱器にて挾て出せしを當即の機轉なり。此器ハ外科に用る鑷子にて。本街の鰯屋などにて鬻ものなり。此等まで記得べれことなり。

〔犬咬傷〕が。毒を人の軀裏に輸て害を爲ものゝ。狗の齒牙の涎唾が。其嚙傷たる痕底に遺たるを除去ざるが故なり。此涎だによく除去て毫も殘ことなければ。嚙傷たる痕も不日愈て決して後害あることなし。されバ除去にも先その嚙さたる傷處の血を絞出べし。血出ざれバ。創口を破開て後に血を出をべし。それより冷水にてよく洗べバ。血を止なり。其時に創口をよく開て痕底を熟視バ。白色膜状に爲たる者あり。是乃狗の涎涶の凝結たるなり。それを剔牙やうの物を以て挑出て。微も殘ことなく。再び冷水にて能洗て後に。創痕上に灼艾十二三壯もべし。人糞を填て其上より灸をすることと最良。猪狼などの咬さるも。此治法に同一切の咬毒に。人糞を填その上より灸をすることも。尤効あるものなり。行旅などにて灸も卒に得がたくバ。焔消を盛て火を點ぜ

巻六　廿三

るもよし。山家にハ火銃の細火薬もあるべ。それらにても乞求て用べし。または火鎌の發火を創上に填て灼もよし。かくされべ。後の害を決してあることなし。されども一咬たるは、即に治を施たらんにも洗さるのみにて灼艾をするに至ども死ぬことあれども。とやかくするうちに。毒の肉中に浸入ことのあらんを怖るなれべ。凡て灸しさるがよし。此治法を知ば創口既に愈んとせしものも其創口を再切開て原の創よりも潤大して。血を多く瀉て後。法の如くしさて發疱膏といひて貼べ疱を發さる膏薬あり。毒を一所に能呼ものにて偉効あり。此膏今ハ毉家にも知たる人衆く薬舗にも記得たるものあるを得て貼べし。葛上亭長和名はめそんぬうといふ。蟲田間に多あるものなるべ。それを採て何の膏へなりと交へ貼るもよし。射工毒といふて水中にある毒蟲が毒を人に噴かけて悩せらるたる創處に斑猫を貼て毒を呼おと。藩士の醫典に載たるも亦此類也。犬咬の輕症も發疱膏のミを以て可もあり。巴豆を細末にして貼もまた効あり。凡ての主意も毒を他へ散さばに排除を旨とするなるべ。たゞ迅疾に治を施おとを良とすとし治術肯綮に中ば時日を過て後周身に熱を發し手足麻痺おとを覺ることのなき是其毒の己に血液中に轉化て将大患に至んとするの兆なるべ。速に蕃木鼈一錢四五分大黄七八分。二味細末にして二三

貼も用ひ。之を下となし。此藥を用ひて麻痺却て甚くなるものあ
り。驚べきにあらず。瀉下ありて後に愈。輕證にも。鐵漿水二三合。
生薑汁少許を加て服べし。かゝるものも。其創痕愈たりとも。發
疱膏を大に貼て毒を誘べし。若尋常の犬咬毒には。蟾蜍鱠最効
あるものなれば。外治を兼て之を喫ば。内服劑を用るに及ばし
て必治べし。さて世間に犬咬毒に禁忌といへる。赤小豆をはじ
め。諸の肥膩川魚及酒菜の類遺ところなく。施治の間にのへる
がなる喫つくもなし。此事は。唐土の昔の一醫が嘗て論説こと
にて其理至極せることなれば予も之に從て多年の間一切禁
忌と稱るものを覓ずかくの如く喫しめて後害決して無こと

を知べし。この故に必疑惑ことなかれ。たゞし。これを知ども。從日
に聽たるものも。先ず愼で喫ざるがよし。創痕己に愈たる者は。
決して禁忌を犯べからず。古人もいへり。今此等の物を生
涯禁たりとも。生養の妨になるにもあらず。かゝる持戒も。まさ
脩身の一事なれば。其理をもよく能思べし。毒己に内攻して。狂
躁須臾も寧ことなく。嘔逆。眩運。心悸。喘滿。咽喉不利。叫喚犬の吠
が如く。及水を懼ること甚しきに至る。多くは之を不治の證と
すれども。人の獸類の狀態を爲て悶死ぬるを。そのまゝ殺もまた
道に背ぬべけれど。仁慈の心に果決し。命をば天に任せて。至毒猛
厲の一物を以て。之を救得させべし。活手段ありて。醫術の上

巻六　廿五

小も絶伎なきに。こゝに記すべきおとかもあらバ。俗家の記得て裨益となる大略を。上小述ところかゝ事足ぬべし。然いあきでも。世の為ゞ。此小一の奇術を挙ん。の水を怖るおとの甚きものゝ。裸體かし井旁へ將來。釣罐かゝ頭上より大に水を灌て。週身氷の如くなるか至しむべし。清流ある處かゝ預下流小人を遣ゝ。不意小患者を水中へ投入るかども。まさ可是を水を怖る精神を轉化ぜしむる妙術かて。予が嘗試るおとなきバ。俗人もよく其意を得て行ふべし。渚さ尤記得べきおとの要ハ。一切異物小咬螫なごしたる者ハ。其手足などの絡を刺ゝ。血を多寫などして愈さんとをるゝ大ぬる左計かゝ。却ゝ害を招おとなり。渚た犬咬毒小。水銀阿片など或内服劑とし。或ゝ患處小貼などもる等の誤治を。皆の道聴塗説の蘭醫者流の真理小昧きより出たるおと小ゝ。その世の害と為おと淺少小あらバ。俗家も預より猛省ゝ。その欺を受るおとなかるべし。

蛇蟲咬傷 毒蛇小咬き。毒蟲小螫れたるも。治法へ犬咬毒と同おとなり。蝮蛇の毒もつとも甚く。速施治をきバ。必愈べし。志おらん人ハ。邉鄙の人などか此法を傳て。其患を救おと多かるべし。凡ゞ蛇の類の毒を解るかゝ。漆柹および乾柹の類を生かてを煎しくも。多服ゝ妙なり。嘗て鄙人の傳しゝ。馬に咬きたるかゝ葱白を嚙爛て貼べし。蜂小螫きたるゝ芋梗を以ゝ摩もば。疼速に止といひしるゞ試たることもあらねど。物類の相感ハ微妙なるものにて。意表なること多けれバ、此類も一槩に効なしともいふべからず。惣て書典に載たることハ信じがたきこと多くあれども僻境などに傳たるも實驗あること多し。蜀葵の言をも捨ざるも。古聖人の誠なれバ。これまず會得あるべきなり。又人に咬れたるも。大に痛苦もあるものなれバ。其初に速犬咬のごとくに處置してよし。もとべか、かゝる咬傷の毒も。その牙齒の痕の涎唾より起原ことを知得て務て之を去ことを要とすべきなり。

鼠咬傷 も。其初も犬の如くに施治してよし。已に轉化發動するものゝ。内服劑に至ても大に區別あることなり。此毒質を犬に比れバ緩慢にして速に害を為ことなき故に。創痕愈ての後も何の措意ども委棄て遺毒異日發動たる時に至てハ。此毒なることも斷然て顧慮ぞ齟齬たる治法に命を殞者あるも嘆しきことなり。故に其毒の發動の状の大概を語バ。惡寒發熱。周身に赤疹を發することあり。麻疹のごとく甚きも譫語などもあり。舌に胎を生じ食も進まぬることも醫者誤認て傷寒なりと思て。治術を施ども効あることなし。或ハ寒熱あることも瘧に似たる者あり。また往來寒熱咳嗽沈黙なども。癆瘵に類似たるもあり。鬱悒不寐の癇證に似たるもあり。頭痛眩運なるをとるもあり。胸痺もあり。

背腰痛もあり。肩項強く眩もあり手を咬たるハ臂痛を患ひ足を咬たるハ。腰脚痛を病またハ。周身ハ脹ものもあり麻痺筋攣をおこすもありて自己も介意ざれバや、機警ある醫師ハ會ことあるも。外ハ察知べし病状の差別あるハあらねバ、鼠咬毒なるべしとも注意を多くも治法を誤るが故ハ荏苒たる證ハも醫を疇ト。劇證ハも誤治ハ陥る。犬毒よりも緩慢なるもの故ハ却くこれが爲ハ死ぬるものあるも世ハ多見聞ところなり故ハ醫ハ病状を告るハもぞれらこともこのと既往の事まで遺落なく談ハ非バ脉按も立がたきものなりこれ此毒のみを言ハもあらバよくく領知べきおとなり。

金瘡打撲の心得を説

刀刃ハて指頭を微傷たりと思やいなや創を鑒もなく疾捺て過時も放バ忍しバ。其創口自然と愈あひて血も渋バ速ハ治ものなり前ハも説ごとく。一切の病へ。皆人身ハ始より無ところある状。外より侵く惱しむるを排除んとして熱とも發し膿をも醸も其對抗の力ハ從く苦痛もあるなり。今刀刃ハて皮肉を傷たるも。斯さそのおとくぞの皮肉が平素のとおりハ相合く離斷ざれバ。元來へ無ところの創なれへ。外より治を加バとも自愈んことと欲るが。天然の機ハくその損傷たるところを已と接續く。血を循舊ハ轉輸し。斷たる脉管もそのま丶ハ相合て。創も必愈るなり。此理を以て大なる金創の治法を察すべし。假令いかなる大破傷なりとも。血を多泄さゞれバ。其自然に背ざる故に。座肉の相合こと難く。止ことを得ば鍼にて縫ことなれども。必竟それハ外科の拙陋に起ことにて。項喉。胸腹。睾丸。陰莖などのやうなる處ハ。不得止ど。その他ハ。棉布にてよく膚纏て。創處の腠理を齟齬せざれバ。自然に治るものなり。俗家にても其旨趣を忘失ことなく。大なる金創に會ても。外科の來ことを遅延バ。尋常の創も迅疾木綿にてよく纏たるが。拙工の縫たるよりも優ることあり。此裹帑の法に。巧拙のあることなれども。たゞ緩のらば急ならば膚使ることなきやうに。いかにも定心に裹纏てそれにハ。平素精煉ざるものを雖為得がたきことにあらば。故に其梗槩を圖に著て示すなれバ。よく心解て急卒の用に供べし。纖悉ことを知んとならバ。彼の道の人に從て學べし。兵家などにてよく習得せバ。軍中の備にもなることと必然なり。故に其志あらん人ハ。會得あるべきことなり。扨金瘡を洗にハ。むかしより火酒を用ることなれども。洗それに。劇痛堪がたきのみならば。暑月ハ膿やすくして大に可ならず。それよりも石灰を水に攪て。その澄清を以て洗ふよし。血の止ことも速にして痛も少く且愈ことも早し。それも新汲水二三升に。石灰を両手にて二掬許も投攪て後澄清し。細絹にて漉て直に用べし。必温るにお

巻六　廿九

よむべからず。一外科にも、秘傳の水薬といひて稱用し、近來
喝蘭醫の單の水を用ると聽て、それに效あるとかなりぬ。されど予
が思ふ旨と符合せるあるにて、石灰の水薬に比れハ、水を用る
かた大に利るあるとあるなれども、俗人も金創を水にて洗とい
むべ。必許ていせん。洗ところの水が創口より入て、破傷風にか
らん。なと。されど決してなれ理なれども、醫士にもなろ謬慮をる
輩のなれにあら祢バ。その嫌疑を懼るものハ、この水薬を用べ
し。ただ○の火酒を用て、金創を洗て、空に患者を苦痛せしめ、且
後害を爲おと多に比てハ、其功尤優るおとなる故に、その弊を
救ん○爲にぞ、らの説にも及るなり。水療俗辯の中にも此事

を論したれバ、宜係考べし。さて深れ創處も小児の玩具に用る。
竹にて造たる喞筩などを用て、創口へ彈射て洗も可。外科にハ
「ぞかいと」といひて、鍮銅にて製たる筒を用ごそ、その洩血を徹
も中に遺とれにハ、必膿潰されバ愈ることなきが故に、愼で之
を洗去おとなり。もしかゝる器もなれとれにハ、よく其創脣を
左右へ開て、旁人をして土罐にて灌て洗もなさし。預白き棉
布を創の大さより四五分許も長く截て、それ鷄子白に蘸お
れて、さてよく洗たる後に、創脣を婦女子の衣裳の破裂を緝綳
るやうに、心を定て徹も參差なく、醋ぬやうに窄合て、おりあ
ふ椰子油。猪脂またハ麻油やうの物を、脣口へのゑ塗て、その兩

裹帛にて。俗に「[illegible]ろざら」といふ
棉布をもちふ。これを六ツ裂またハ
七ツ八ツにも裂なり。もし指頭を
縛にハ。その裂たる布を。再
二ツにさきてもちふ。胸腹
手足その處にしたがひて。
廣狹便宜にまうくべし。
胸腹と手足に
創處あらバ。
一時に縛にハ。
裂とれにもその
用意して。その廣き
ハ胸腹の用にあて。
狹れうたを以て。
手足を縛なり。

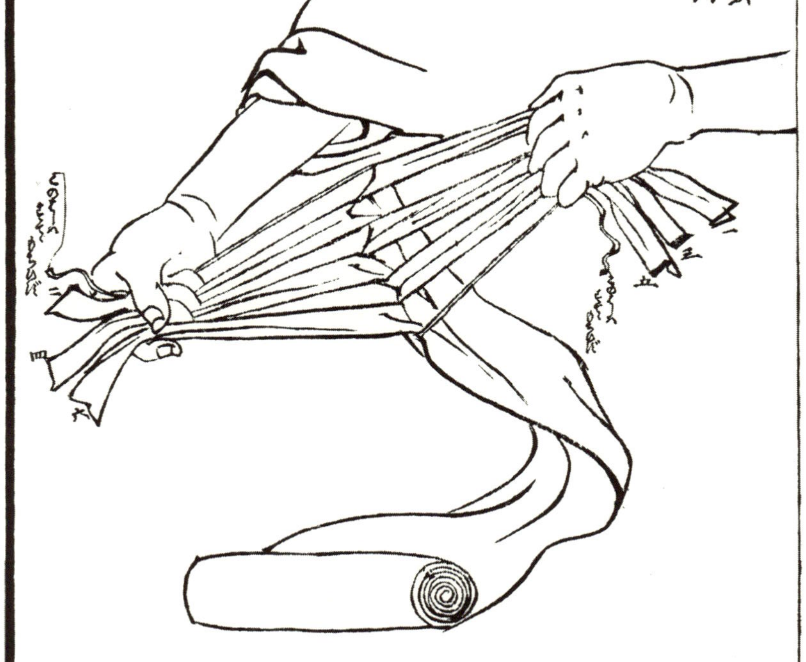

裂たる棉を。かくの
ごとくに巻て用るなり。
壓綿および手巾などを
一端のうちより
分取て。その殘を
裂て。裹帛に
もちふるも。
その時宜に
從べし。

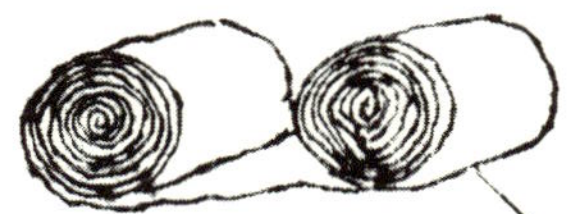

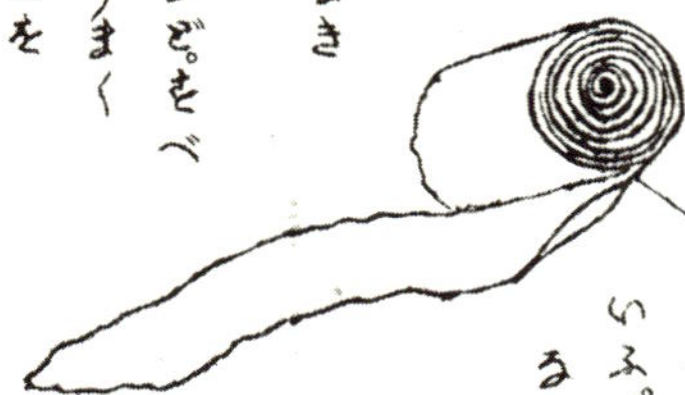

巻六　四十

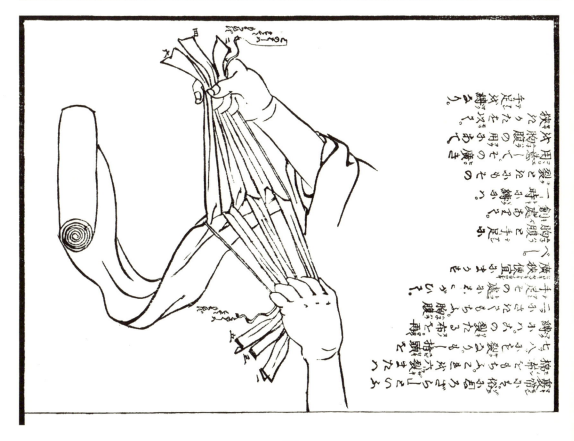

大凡褁帶の法ハ頭部を縛おとよく會得しぬれバその他ハ何の部にもおよぼす。大旨かわりことなる事バことぐく學得さるとのにて。も時宜に應じく縛る、ものなれバ、に先頭部を縛べき法を詳に示すなり。それハ前に圖せる両まき褁布を以て。まづ額骨下胸稜骨の上廉を褁て。左右両耳の外郭上を過て。ともに後面へ轉し。左手に在を右へ取。右に持たるを左へ遷て第一の圖のごとくに左右の手に力を入て。後頭の項の上。耳外郭上のこれまでに絞るなり。さてそこよりまた前のかたへ囬て。再第二の圖のごとくに前のかた眉稜骨上の紗に布を施たる上の額骨のあたり

○第一の圖ハ額より後へ轉ところを示れ。

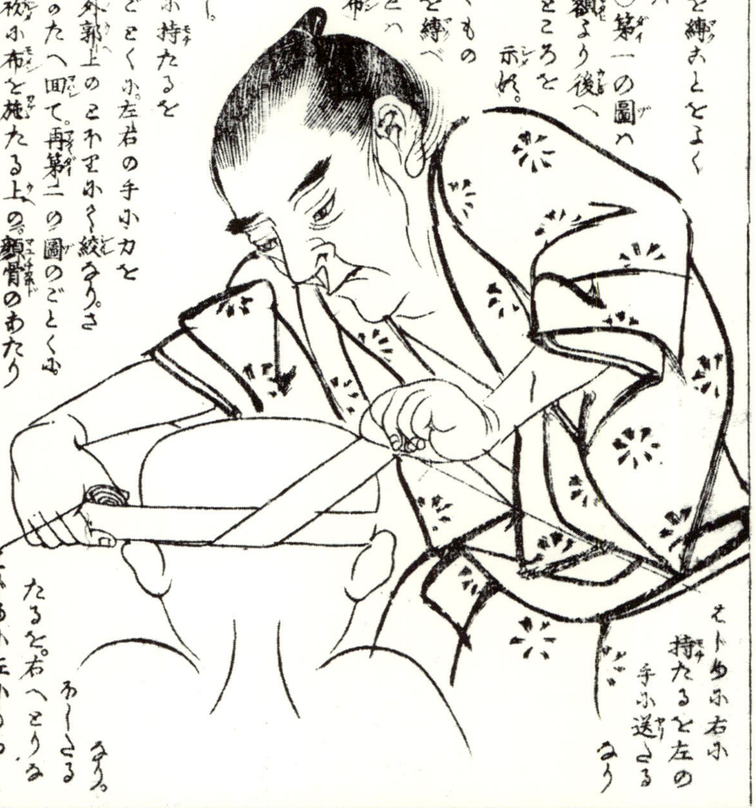

それより右に持たるを左の手に送るなり

それより左にもちたるを右へとりかへさるなり。

にておむるみな左を右へ轉にハ右の手へとり右を左へへ送にハ右の手へ持かえて左ハ右へ右ハ左へと。逐次に纏也くると。ごこまでもおなじことなり。このくとまりえゆくにもそのそどめ右の手に持たる棉布を以て。頭上を漸次に纏褁そどめに左手にとまさるハ眉稜骨上より後頷へ重疊て轉むくごとに。頭上を褁ところの棉布をおさえ。これ以てかゝるし。脱となるゝやうにするなり。

○第三の圖ハ縛了たるかたちなり。かくのごとく縛もこれに準じて考べし。

まきおさめてくゝるにハかならず此處に限るにあらず。棉布のつくるところにて。その宜にしたがふべし。

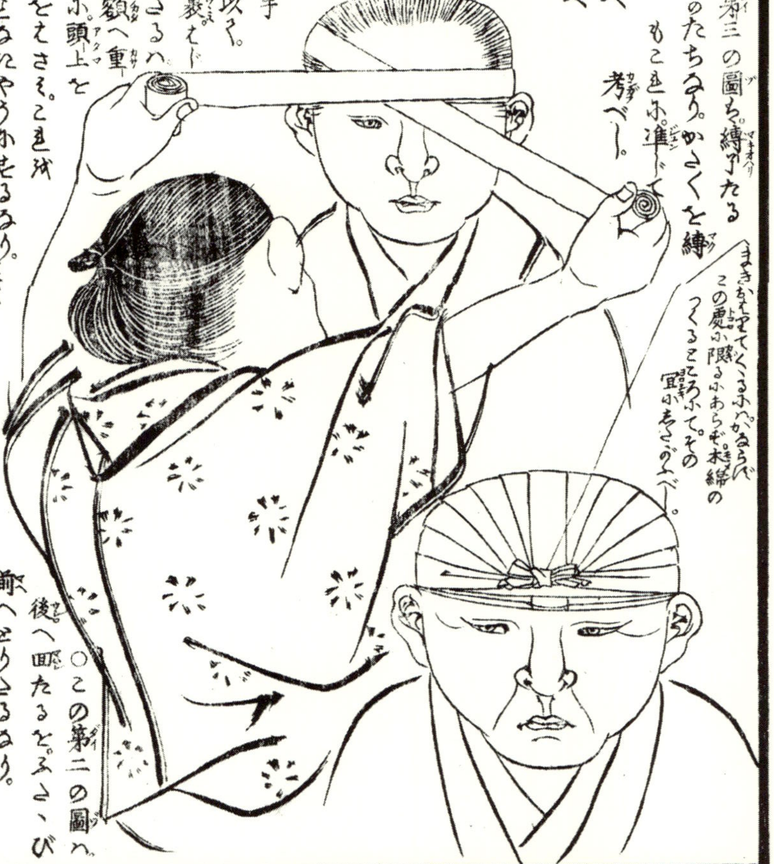

○この第二の圖ハ後へ囬たるをふさ、び前へとりさるなり。

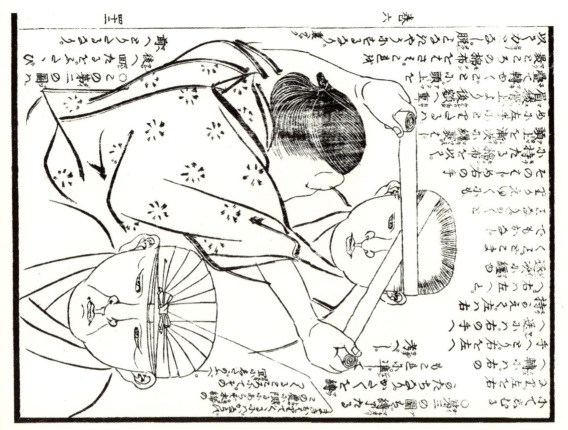

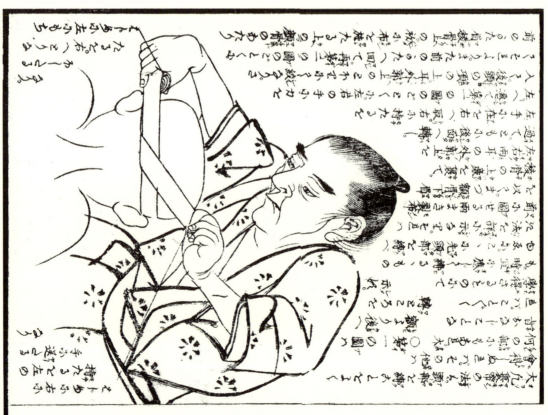

頭上をまく布に力いらざれバ。創處の壓巾を護て あたゞ額を縛る棉布もまた力を用て紮ざれバ。ゆるミてともに脱やし。されバとてあまりに緊縛もくるし。患者その疼に堪がたきのミならず。創處もまた癒合がたけれバ。これを縛によく意を注ぐ。緩急その中を得るやうにすべきことなり」

前に載たる頭部の裹帛も。倉卒の間にハ。棉布の使用べきものとも得がたく。且その法に倣んとしても。又よく為得ざる者もあるべし。ゆゑに再此に常の手巾一條にて。前法にかはるべき活用を示こと。圖を看て知べし。

面部の湯火傷および破傷にハ。この手巾を裂たるものにその両眼鼻口を出べき竅を穿て。湯火傷にハ。第二の巻に記たる鶏卵油。また雲丹を水にて融和たるなどを貼。破傷ならバ。血を止たる後按定巾を施て。この布を以て面部を被ひ。左右の一裂ごとにたがひに頭後にとりて縛べし。これもまた活用の一法なり。

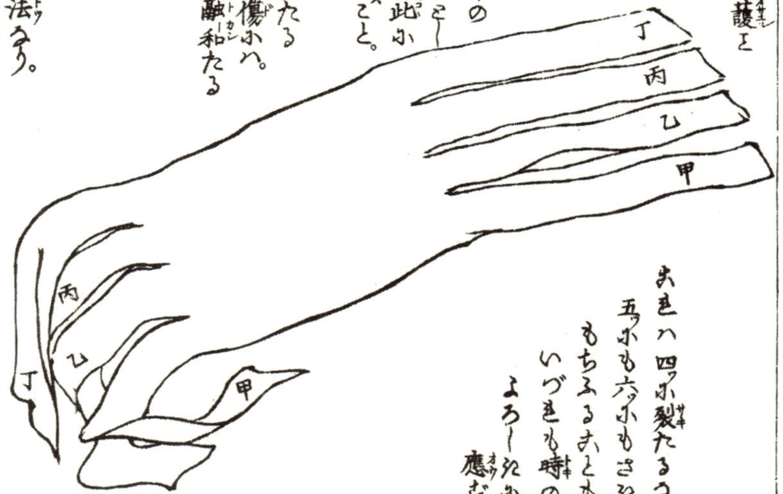

これハ四に裂たるなり。五にも六にもさきて。もちふることもあり。いづれも時のよろしきに應ずべし。

これハ前の手巾を四に裂たる状なり。頭上を裹たるなり。その法ハ。まづ甲の記號の布を後にて紲。それより丁を前にて結び。丙を耳後より頷下にて紮。乙ハ耳前を下り。丙と交て後乗繋にて縛へし。

途中などにて頭頂などを打破したるものを救んに。貼べき藥なくとも。手巾二條を得バ。その一條をおの裹巾とし。一條を裂て二ッにし。その一ッを頷下の壓巾に充。一ッを摺て後。水ヲ小便に蘸てのろく紲。創處にあて、おほを縛べし

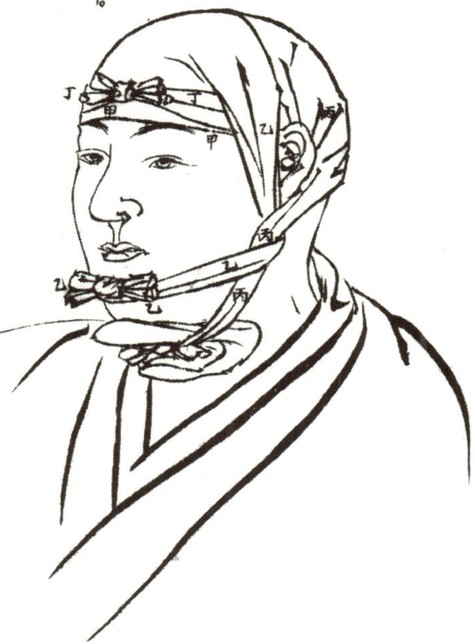

この壓巾を施ざれバ口顎を動搖するならバ。ゆゑにかならずつくへきことなり

あしをまきたる形ハ。
かくのごとくになるなり。

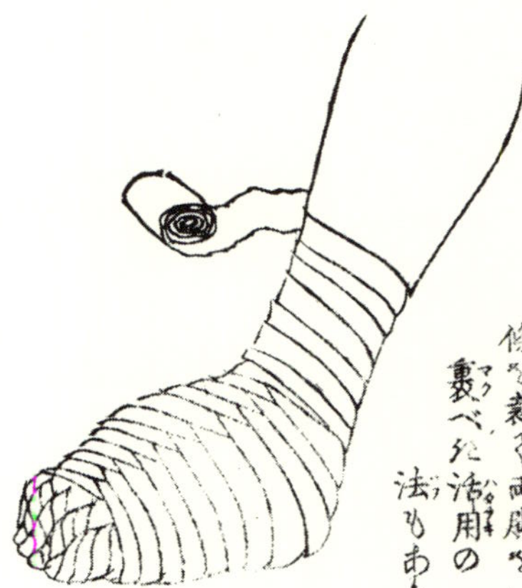

これを前の頭部をまく畧
法のごとく。手巾ﾉ
條を裁て両脚を
裹べし。活用の
法もあり。

手を纏たるハ
かくのごとくなり。

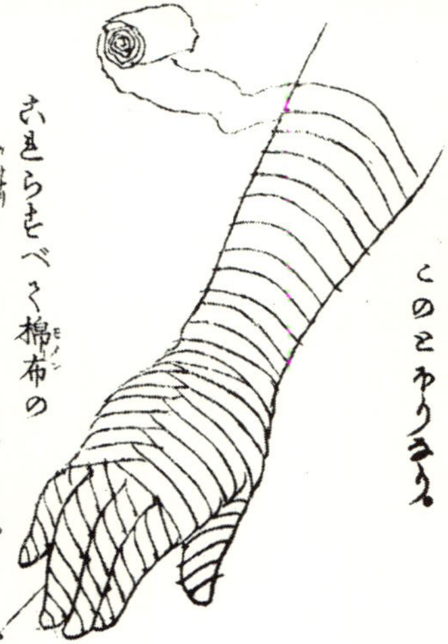

これらもべき綿布の
重疊あしたところにてる。
ちぎりてまくことを
こゝろえべし。

この指頭をまくには
ほそく裂たる木綿
をもちふるなり。

これハ。咽喉を切斷たるを縛たる圖なり。
喉頭を切たるハ。止あと状得ばこれを縫て後に。
法のごとくにして。壓巾をし縛にあら術ばよく治し得る
なら術ども。俗人のよく率に爲得べきことにもあらねど。外醫の
來あと避けれべ。その甚しきものは。元氣怒に脱て。速死をるが故に。
出血を止得る得ぬに拘ず。迅速に醋水に離たる壓巾を施て。
裹巾ハ圖のごとく。額上より後へとりて。
額を廻あと両三次にして。後項より
項に下げ前ハ喉頭のうへ回て。
壓巾の上にかくの如くに。十
字様を爲。これを腋下より
背後に轉て背上にまた十字
様をなしつ後肩を過て。再
喉頭に相交。これ状項より
頭へ上て額を廻し。また下て喉頭を
絡こと初の如くならしめ。綿布のつく
るところにて縛了るなり。その術意ハ前の
頭上を縛ものとかハ同こと
なるを。よく會得すべきことなり。

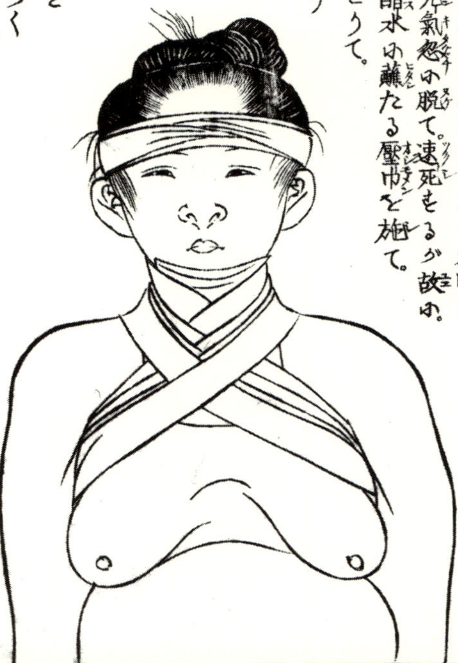

前圖のおとく巾纏絡ても患者苦痛に堪ざる證さ。大に卿の前に伏るなどをするおとあるか或ハ瘡病るどを發をるおとあるれバよく纏得たるもいゑづらにその功ゑえおとになり白くなまゝる自盡などぜんとをる者ハ狂痼の婦人などにハ、あるおとにて自その創處を限防の意なえもの𩛰し、それらのためにいお、に圖せるやうに、巾三寸許の厚え板を以てその背後に豎くとも巾纏あくべし。板ハ頭後より下尾骶にいたるを可とし、倉卒の間にハか、る板をも得難とあり。人家にハ「ものおしのぬえ」竃處の「おげいた」などハいづれにもあるもののるれバ、それらを取て、その巾廣さハ裂てこれを用べえなり。

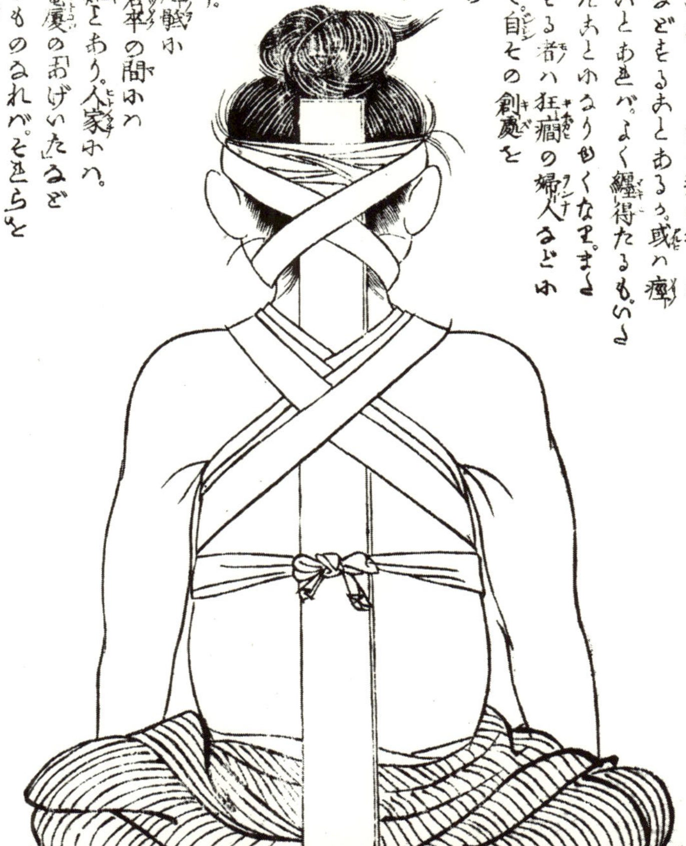

男子の腹切んとして遂得ざ大が苦惱ことハ、狂痼などか、性質怯弱ものにハま、あることなり。いづれにも創處を縫て後に縛布を施さるバ、成効なえおとも、もとより論なえおとにハあらどか、る變事ハ皆火切のおとにて、外科を招んとをる際にハ、その腸いよく呼吸に從ひ、外に出、逆血も止ゑなくして、眼前に死を致しむるおとあり。故に俗家にも今圖をるところをよく會得し、其腸の外に見たるをバ、推て腹内に納ありあふ浴衣肉裙などの類るど、纏續てるれとも、これを縛べし。允[illegible]る末伎をも心に認て、人の危難を救んとを庶幾ハ、これ人たるものゝ道るれハ、よく心得べえことにこそ。

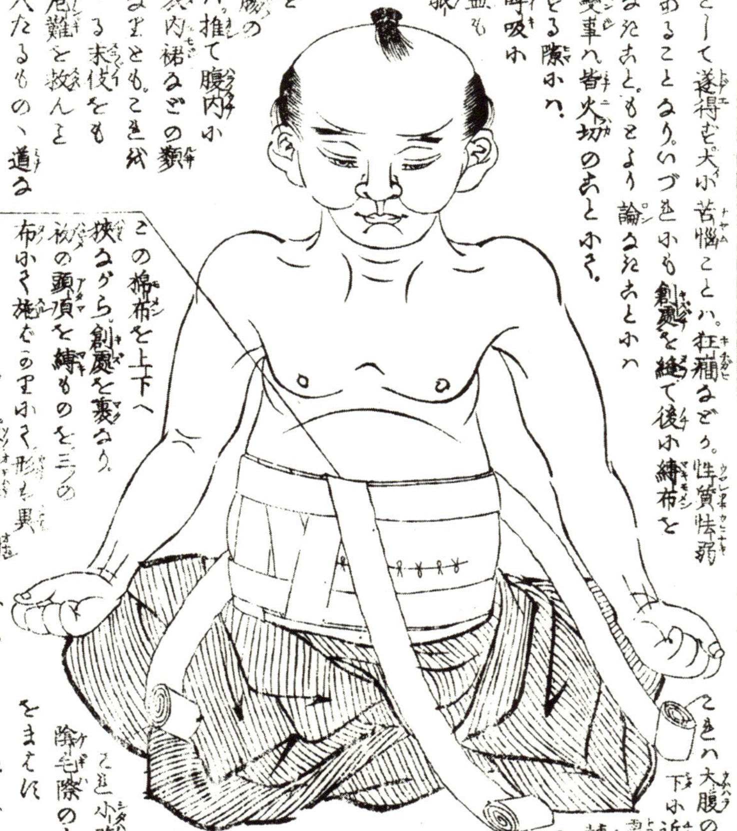

この綿布を上下へ挾ミグら、創處を裹なり。[illegible]の頭頂を縛ものを三つの布にて施なつのまにて、勝も異るるやうなれども、其旨趣ハ同となり。

これハ大腹の腰下に近え處と轉回なり。

これ小腹の陰毛際の上をまとになり。

巻六　四十五

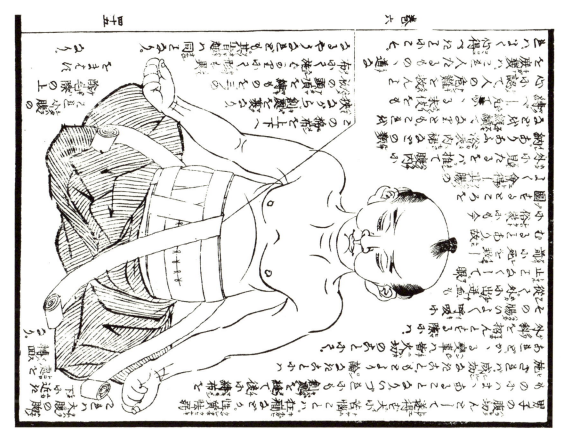

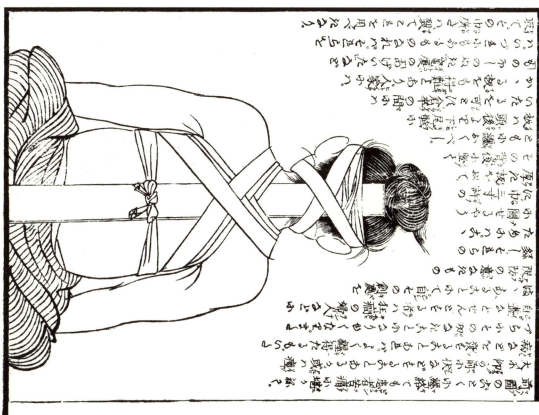

方へおの鶏子白に蘸たる布を亘くその上よりまさく木綿を摺て。水と醋とを等分に合せたるに打濕て。創上に壓定さて縛綿を施すまで木綿を縛にハ。始終創脣の齟齬ぬやうに。緊からず緩からぬやうに。木綿の無益に重疊ぬやうに。徐くと微も浮氣ことなく。心を臍下に在て静に縛了べし鶏子清とりを得には。鶏卵の上下へ。火筆やうのものにて小さき竅をあけて。一方より噴ば白先出るを分て聴用るまで。おの鶏卵清を打濕たる布と。外科にかも「いといふ」以上述るところ縫鍼を用ひた縛綿のことく。金創を治をべき術を志ざらく俗家のために畧記はでるう如此にして其血止たらば。裏帘に血のいさゝか浸潤

おとあまとも駭て妄に解ことなかれ。さて脈管の癒合おとる纏二三時の間にあるものなれば。血の流出おとなきものなり。紮縛たるまゝ展視ことなきを可とす。もし創處よく相合て。痛も輕なり血も止たらんには再去縛て診さするもよし。その竪の巧拙に由て大に酌用あるべきことなり。また金創の血の纖絲の如くなりて迸出るは動脈を切斷たるなれば。迅速に遏止ざれば。血が多出て死ぬるなり。それも創脣のよく相合てそやくものやうになれば。切斷さる動脈の再循環して後難なきものなれども萬方ども相合ぬ。肉の翻て經脈が齟齬。血の迸出て止ぬものも。鐵の火筋やうのもの。頭圓大さ荅豆ほどなる

るを通赤に焼て。その逆血の管口をよく撿て。ちりくといふは
ぞに烙きる也。是ら動脈の斷管を烙塞なり。かく為ざれば。い
つ迄でも血が止ぬゆゑに。伎窮その細絡にかくもすることな
りまされ。手は腋下の肘の横文の邊までを探て見れば。手に應
る動脈あり。脚は股の氣衝の邊より。脚へ下る動脈あり。それを
撿て。その動脈上へ。ありあふ楮帋を多く重摺たるにても。綿か
棉布の類にても當て。その上より布にて緊縛ば。手足の梢へ輸
ところの脈動が遏止ゆゑに。施治の間あくしく止ることもあ
り其大なる動脈を烙閉んとしても。なかく功なきものなれど。
その脈動を歇て。神速に洗て。創膚を相合せ緊縛するがよし。は

た創を縫とても。さして難事にはあらば。衣服破裂を補綴する
やうに皮と皮がよく相合やうにさへすれば。俗人にも縫る、
そのなり。然を施治する外科の心の定があしきゆゑに。縫やう
が齟齬て。愈たる瘢痕が凸凹に為は。大なる恥とすることなり。
されど。金創を外科の任として慣習たる者に委任べきなれど
も。不幸にして其人を得ば。或は外毉の急に應ものなきときに。
非業の死を遂る者もあらんかとて。その大要を記たるまでな
り。またこゝに記得て益あることを。石灰一品極細末にして。止
血に用るにいかなる薬にも勝て効あるものあり。鷄子清を攪
て日に乾たるを再末にして用るも益佳志あるものは。常に製

し蓄て人を救べし。予嘗て爐灰の血を止ること。石灰に劣ざる
ことを発明してより。炭灰汁の。俗に「あく」といふ物を用ひ。金創
を漸て試たるに。大に験ありしかば常の爐灰を止血に用るに。絹
篩にてよくふるひて用べし。もし然せざれば。灰の小塊炭末な
どの交たるが。創中に入て害となることあれば。倉卒の間にも
細心にすべきことなり。炭灰を止血に用ることは。予が発明と思
しに。古昔の軍法書に載たるよし。或者の譚されば。其書を検せ
しに。その事の有しなり。また馬勃俗に「ほこりだけ」と呼。漏
陰の地或ハ叢林の下に生ものにて薬舗にもこれを鬻。軽創にも。
此物を裂て創上に覆て布にて纏ば。血を止るに妙なれども。愈

て後卒に離脱したれどもあれば。預めて其用心あるべし。炭
灰石灰の類を撒て後に。馬勃にて覆たるなどもまた可なり。
閃挫にて骨節の脱臼たるを直に治術を施ば。熨方も貼薬も用
るにおよばず。頃刻痛も止て。不日に愈る分なれども依違うち
に腫起筋太なるおりに至て。正骨科に治を乞が故に。意表に日
数を経。或ハ愈ても陰雨あとに疼を知或ハ故に復し難にも至
なり。総て骨節の機関ハ。その臼を以て接属たるものにて。その
ご脱て齟齬状順にさへもれば。自然にかの臼を引よせて臼中
に送入。その故に復やうにするが。正骨術の本旨にて別に妙伎
あるにあらず。必此方ふて接續ものと思ことなかれ。その義る。

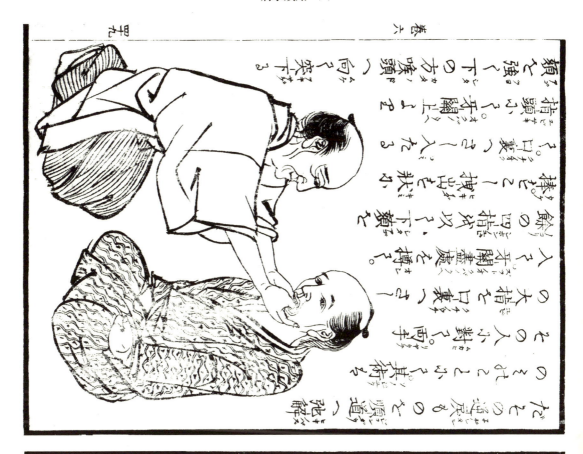

骨節も筋の繋束鞏固をのなるを逆違かて一たび支解臼脱て
轉戻とその脱たる後、小筋ハ仍舊小繋鎖拘攣ゆゑ小。正骨科
もたゞ其の筋をおなさより拽弛て。順小機關の臼へ迎しむる
こ。筋の自ら牽縮て故の如小復まぐのおとなり。いづゑの正骨
科も此事状秘訣小して。妄小傳ぬこととなゑども。俗家小もこゑ
を心解れバ。大小裨益をなることなゑバ。予ハ專門小あら祢ど
もその蘊奥を探得て自試たることども今こゝに洩せるな
ゑいづゑの部の閃挫もこの意を會得しぬゑバ。速小治をべし。
欠なごして。ふと頬車骨の脱たるも。ぞゑを下より突上て整頓
をしてそい。のかをるとものかあらバ。おゑを療をるもた

だその逆戻ものを順道へ弛解
のそれことかて其術を
その人小對て。両手
の大指を口裏へさし
入て牙關盡處を搏て。
餘の四指状以て下頦を
捧もこし拽出を状か
て。口裏へさし入たる
指頭小て牙關上よ里
頦を強く下の方喉頭へ向て突下る

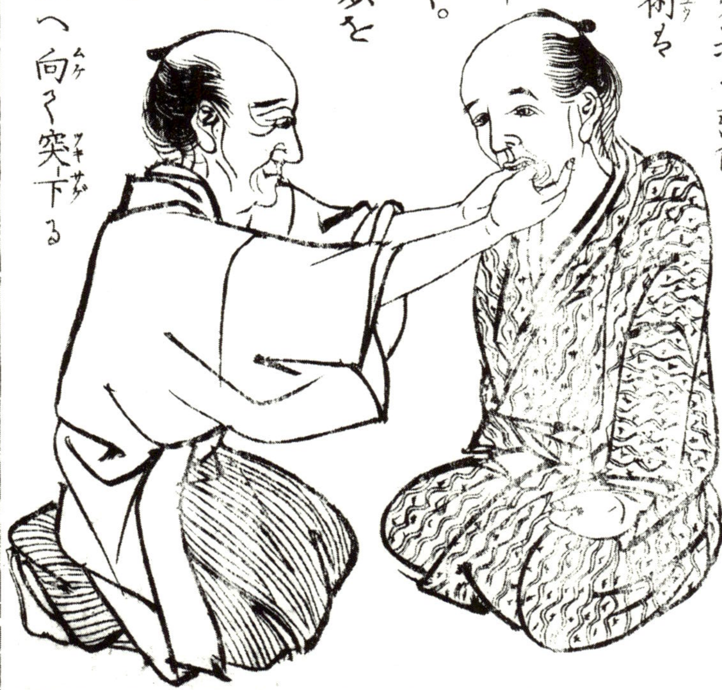

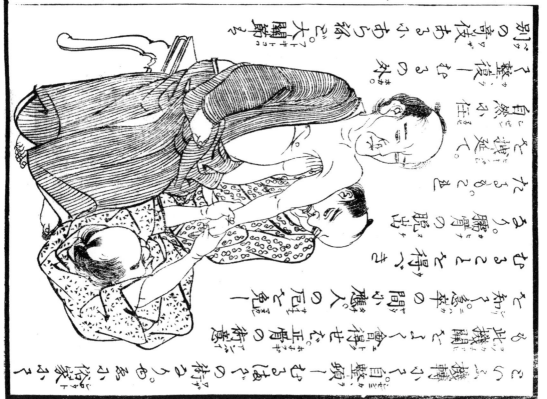

やうにをとむ。その機轉にてまけもなく納鈎るまでとも唯其攣急たる筋を下へ向て拽延そのゝの術にて。こなさより八拽出もを。筋を牽縮る機關をさへよく會得されにをや。さして難ごともなし。たゞ此術を施にちゞその口裏に入たる大指を嚙傷る、ことのあとば。疾速頬の方へ脱むのまが爛熟ごとなり。故に俗家にハ。初よ里指頭を褚帛にても布にても纏裹たるがたとへ嚙るても傷損るくしく可なり。故にこの落架風を治るに。その腮を手巾にて頭上へ縛て。紙條を鼻中へ挾て嚔せしむるも。徒た。腮をく、ま枕を高くしく仰臥せ。その旁よ里不意に枕を蹴のへして治さる等の俗傳も。皆こともを前へ引よせて。がくり

といふ機轉にて。自整頬しむるはその術なり。也ゑに俗家にても此機關をよく會得せば。正骨の術意を知て。急卒の間に應人の厄を免しむることを得べきなり。髃骨の脱出たるもことを拽延て。自然に任て整復しむるの外。別の奇伎あるにあらねど。大關節を

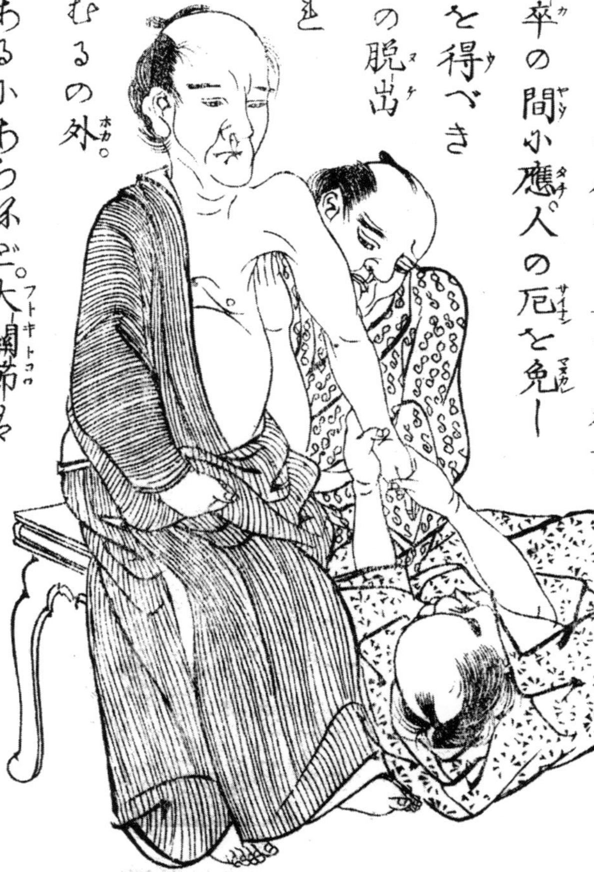

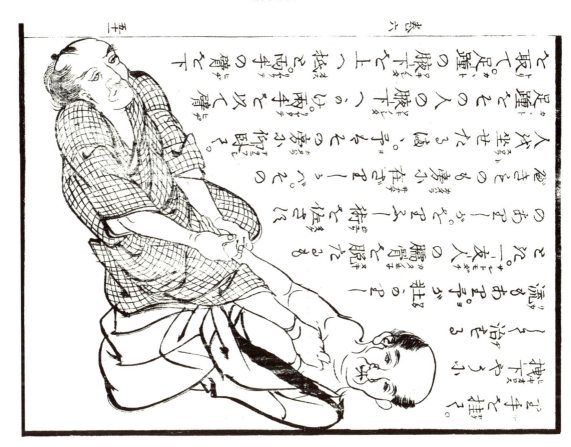

それだけの力を用るにあらねバ。挽のばすこと能ず。これを復すにはまづ患者の腋下極泉の邊へ。頭中無名三指頭を並て抵兼て。さく人をして席上に仰に臥せしむ。患者の臂に両手をかけ。患者の身に添て。下方へ勤住て挽これ。腋下に抵たる指頭を定て動ば。下へ強挽る、さも肩髃骨微も揺ぬやうにせると。その重力の機にてはけもなく、ゐるなり。これを仰に臥て。下に挽にハ。患者の臂に墜挂やうに。臂をもちたるま、。疊の上へ軀を落在やうにして挽べきなり。さる一派に。肩髃骨の上より手を挂て。患者の肘を翻轉。その機にて整もあり。または肋骨へ隻手をこけ。隻手にて挽ものもあり。或は腋下を指頭に持て。その肩上より手を挂て。挽下やうにして治する流もあり。予が壮なりしとき。一友人の髃骨を脱たるものありしが。をりふし術を佐さに傍らとのも傍に在ざりしかバ。その人ハ坐せたる儘、予もその傍に仰臥て。足踵をその人の腋下へあてゝ。両手を以て臂を取て。足踵の腋下を上へ抵と。両手の臂を下

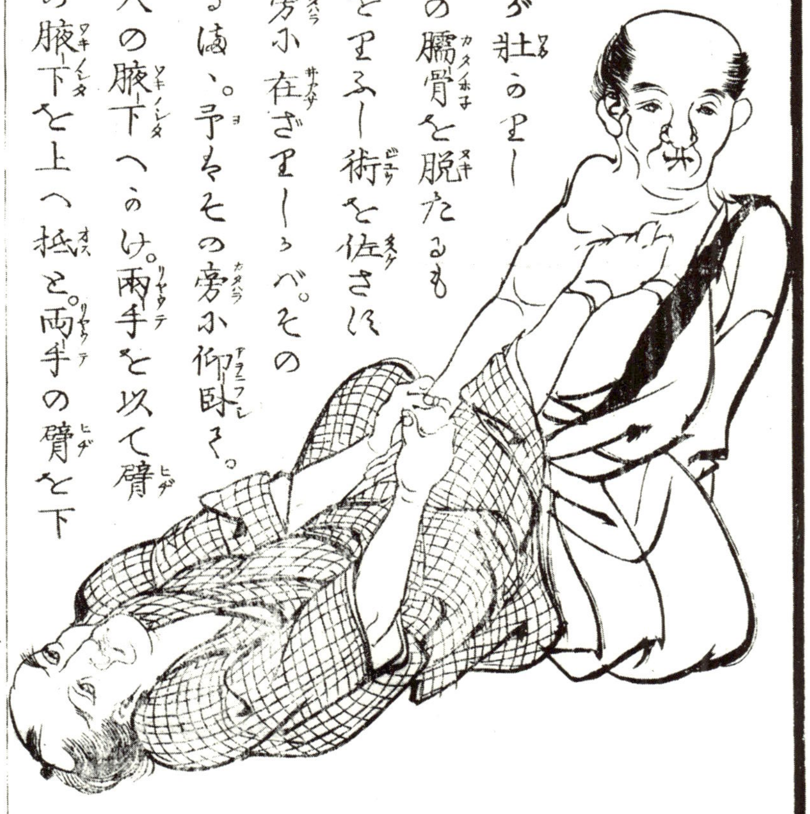

巻六　五十一

へ持とのとともに力を極て差異なきやうに挽て整復たること
ともあまりざれバ。これ亦可とせれを不可といふにハあら
ず。皆人々の工夫と爛熟に従ところ區別あるや
うなれども。いづれの極旨も。挽て延その外にハ出ぬものなり。
故に或者がさる怯人の肩髃骨の脱たる肘を條にて緊縛て。そ
の端を柱に紮つけ。さて諭やうる。この骨このまゝにてハ整復
て遁んとせる機にがくまといひてなかの苦もなく復臼たる
まゝ斷て接べしと言下に刀とるりと脱えなせバ。その人驚駭
おとあま。如此も當下の機警にて已を忘て逃んとせる挑撥に。
攣急たる筋を拽伸さる故なま項椎臂骨腕骨腿骨膝骨なども

其伎に大異あることなく。手掌足蹈及指骨の類もたゞ極てこ
ろを拽て伸をおとをよく心契て。便宜をのまのことなり。その
くに脱臼やいなや迅疾に施治をるを良とれ。必く忽意なる傳
藥を塗らだ。殊酒糊などに和たる貼藥ち。腠理を閉塞て。治を
ること遅延。大に妨害をなるものなり。さへいへども、る術ち。
暦車を可とをるなれバ。近里に巧手の正骨科あらバ。それに委
て治を受べきことなれども。その復臼をかく自然に従べきも
のなるを。世の正骨科に委たるる速に復臼たるも。数十日
を過て。始て復故べきにもあらぬど。これ彼黨に於て。生計に便
よきやうの機利あることを能知て。詭る、ことなのるべし。此

編ち。僻境行旅など倉卒の用に備んためにその大意を述る也
さなれども。諺にも。なま兵法大創のもとゐといふ怖畏なき
にしもあらず。されど。かく吹く風枝を鳴さぬ聖世にしあれど。
士家に生ては軍術の修學を第一に嗜べきことなるが。この卒
に兵を分て險地に赴これなどにも醫士までをも從ゆくことも
ならむ。若し中途にて不虞の顛撲損傷などあらば。要たる精手
の事に處がたきもあることなきにしもあらず。これらのために。正
骨金創などの事を。士人に學得させなば必ず裨益あるべきこと
なりとぞ思る。拳法に骨を挫き節を脱ば復ことを教る者も
ありとし聽ば。正骨のことは。これらの拳家に裁酌あるべけれ

ば。正骨科の不副急これも把勢に精者を請て參謀とへいのが
あらん。かの土助中の類を招も無益なるのみならず。却て礙害
になることなきにしもあらねば。こゝは心用べきことなり。
又顛撲閃挫にて氣絶せる人あらば肩井を掴と背上を打て面部
へ水を噴かくるか。頭頂より沃かくる等にて甦ぬものなし。正
骨のこと氣絶せるも同ことなり。されども。すべてこれらのことも前の
卒病篇に記たるを看て知べし。正骨のこと此には唯其大畧を
示までにて詳ことは專門の人に問がよし。又關節の脱臼たる
にはあらずただ打瘍にて皮肉紫色になりたるは。その處の血
が凝滯たるなれば。剃刀にて陶器の碎にてその皮を多く擦破て。

血を漏たるがよし。或も熱醋にて熨たるあとへ。樟脳の龍脳の類、或火酒にて融解たるを貼たるもよし。世間に酒母などにて調和たる剤を貼、或へ熱鏝子にて其上より温るなどへ可ならぬことなり。葱白に塩を加て擣たるを。鍋にて温め。布に裹て熨などの類へ。可けれども。乾て固なる貼薬を先へ用ざるがよし。いづれにも如此者へ。軽下剤を用て微利たるが可なり。顛撲甚しければ。骨の折ることあるものなり。胸脇骨破傷て患心肺へ及り。頭顱骨砕て脳蓋を損傷り。腸胃外に出るやどの損傷り。腰骨横骨などの砕たる者の類へ。必死の證なれども。おやく折やそれものへ。手へ臂骨足も脛骨なり。それらへ。迅く痛苦を忍

て素の如に復接なりにてもあてあふ膏油の。痔疾などに用て効あるものを塗て。単布にて纏たる後黄蘗皮を熱湯に浸て。柔軟になしたるを以て。四方より挟その上は緩く布にてよく纏裏べし。蘗皮なきときへ。杉皮また竹も革抜されへ竹片の斬たるなども可けれど。蘗皮の尤可なり。湯に浸し柔軟になしたるが。再乾て堅強なれば。凸凹高下纏絡たる皮肉のまゝになるなり。黄蘗も何の薬舗にもあるものなれば。購得て用べし。いゝぬる折傷にて骨砕筋断たるとも。其患臓府に及ばゞ。抗拒ぬやうに接たる骨が。回復ぬを決してなきことにてたゞいのにも神速なるを第一とすれば。今説ところの意旨を以て患者苦痛

をるとも頑に定心にその折傷たる骨をぞの流、故に復し。本
綿にても何にさも在に任さ裹さるがよし。骨を折さるといへ
ど。大故やうなれども。磁器などの摧碎たるやうなる意になき
ば。さして困難とあらば。古人も心を菩薩のごとく。手ハ劊子の
やうにせよといふハ。浮氣の勇ちか、るそれの用にもたちが
きものなれば。たゞ仁慈の念より真勇を發して。其變に應ぜよ
との教誡なり。況患者とても狼狽てをなさく為得べきとに
あらねば。おもらの術ハ。唯其人の心の平不平に在べしとぞ思る
ね。士農工商の別なく。是心あるにあらねハ。一切の事業成就し
難からん。よく思惟べきことにこそ。因にいふ屋きをも小兒を母の

乳房の下に壓殺たるも。燥灰の中に温そ治をべしといへども。
溜竈釀家。混堂または荳乳蒟蒻など製造家。近里にあるにあら
ねば。灰の煖なるものを。卒に饒多ハ得がたかるべし。芥坑の中
も。寒氣の頃ハ殊煖なるものなれば。時節によりては芥坑の中
にて温そも如何あらん。嘗て死さる猫を芥坑へ捨たるが。甦
生したることも聴べい。いかにとも為べき術なくば。かくしても
試べし。尤深く穿て煖なる處へ没ぞの上よりも芥を覆て安べ
きなり。もし息絶て時を過ぬとのも。肩井を揉背部を打水を濺
ぐなどの術にて。必効あるべし。前年予が視たるものも。死
て時刻を過したりとみえて。通身微も煖なるところなく。いの

かも手を下さゞれやうなけれバ。空手に止しが、いと慷動たり

れ。周歳の兒に乳を嚥しめながら。其母若も乳媼の睡を催し。己

が身を以て兒を壓殺こと。世間にまゝ有ことなれバ。暫愚意を記て。

後の發明を待のミ。凡て我醫の術も。臨機應變を貴ぶが故に。た

とへ効驗ある經たる。的當の治術なりと思とも。人をして其蹤跡

を徴しむべきことにもあらねど。況此編も。寒鄕遐土の醫にえれ

ともろの小補にもなきれの。しと。只俗家を諭んことを專にしたれ

バ。偶治術を論ずることあるも。簡易を旨とし。藥劑も捷徑を先に

して。一切省略せることも多けれバ。讀者その心をべれとるり。

病家須知巻之六 終

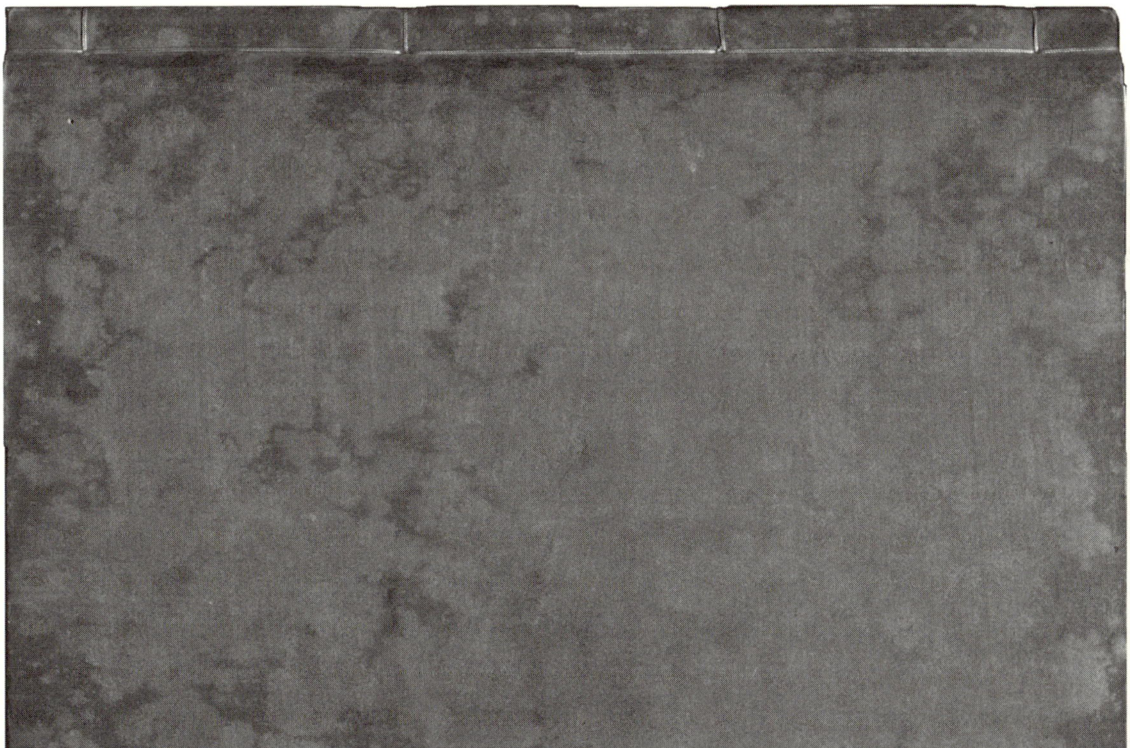

第9門
21810
8冊

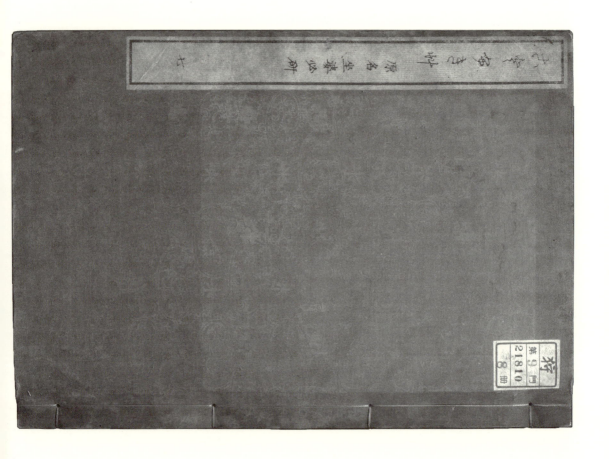

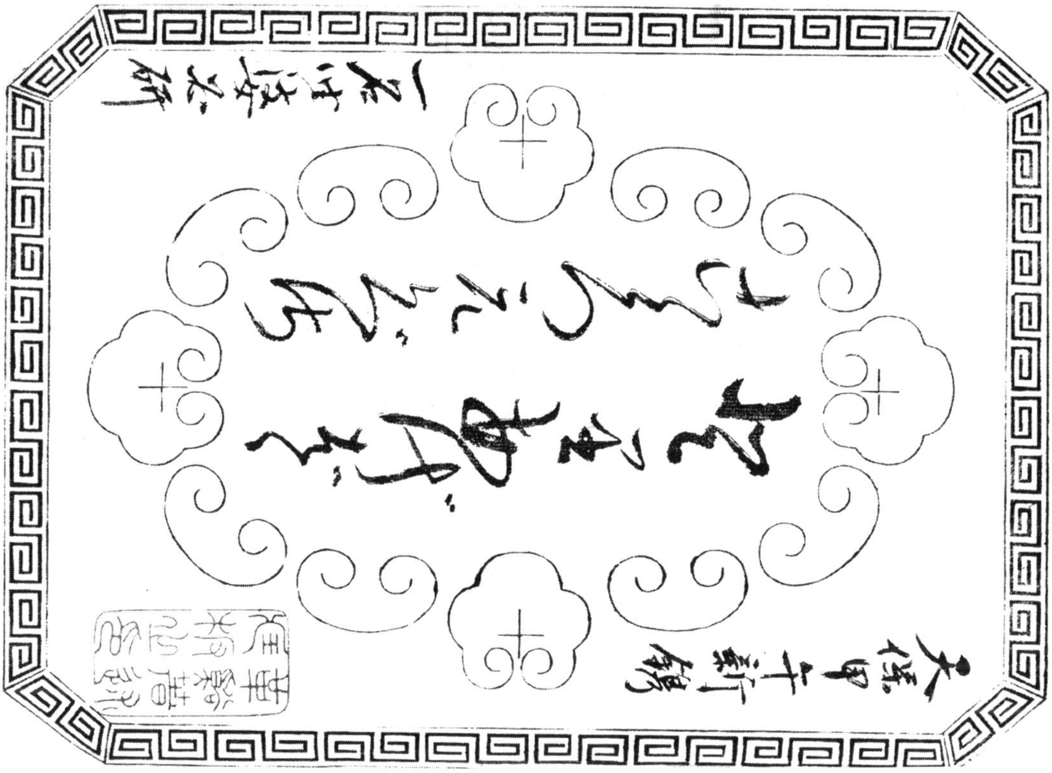

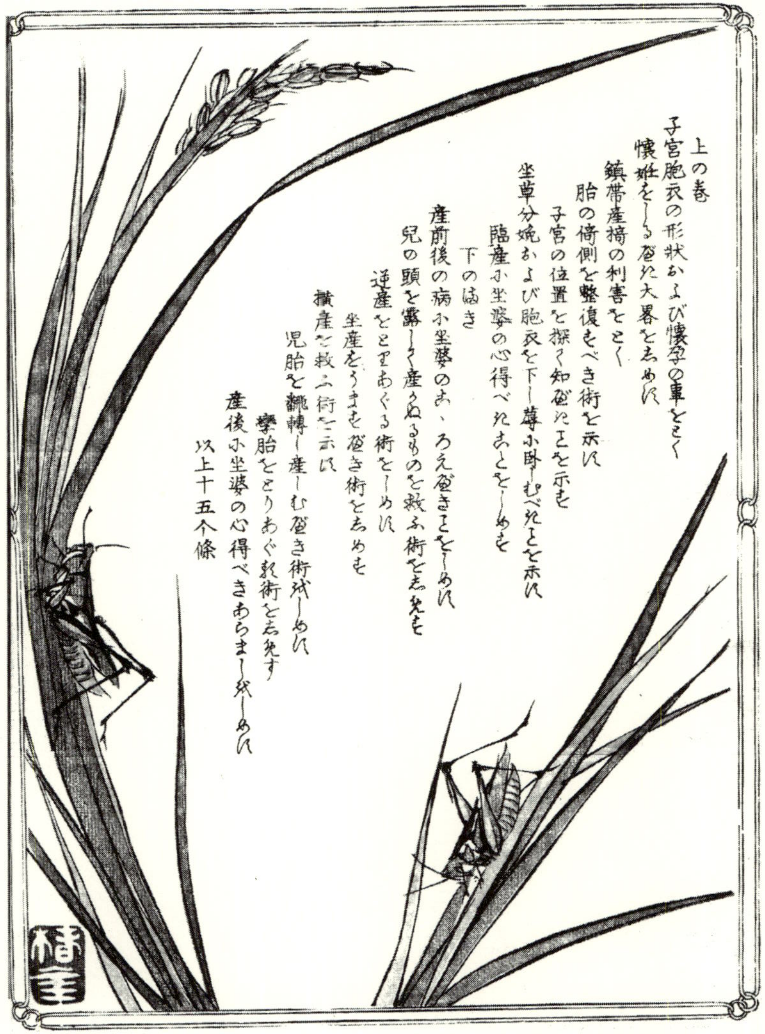

とりあげばゞ心得草巻之上　一名坐婆必研

人間一生の果福といふものはみな定ありて。士農工商僧醫坐婆それ〴〵の世わざも。皆未生以前に賦たれ天命の免がれざるものなれば。厭ふとも厭ふべからず。求むとも求得んや。されどおの〳〵のなす上も下に佐られ。下も上に治られ。おの〳〵も力を合せ世を濟ものなれば。役丁轎夫の賤きものといへども。なければ事をとゝのへぬゆゑに。事業のかく區に別たれども。それ天地化育の缺たる具はしく。その一ッをも必なくてならねど。故に賤め侮べき人もなく。倘しく坐婆のたゞひとり。人の死生に係る一大事を任として。容易ならぬ業なれば。人に賤侮らるべからず。おのが務のゆゑに。このふさはしき術に拙く。志篤からざれば。みだりのものは垣をたよりて蔓延ゆくものなり。眼ありてみれバこのも疑し。巌の穴に蟄迫し。のちうごきて發生れ草木の。はぐゝりなりに空をさして直遂をなさんず。手足ありて探索しのとあたし遊ぶかなゆくく。蟲魚鳥獣の命をうけて奔忙。飲食を利するためなりけど。草木をはさまずのちら害をいとひ生を欲すなかの如し。倍しく萬物の長たる人間の命なり。我の貴きと鳥獣草木の比類すべきものにあらねど。されバ四民それぐの世わたり肝要なる中にも。醫士薬母の輩ちゞ。このあれ貴重の人命に係るもの総にして。忽略にすべきものにあらず。されば牧生婦の法して在り。心を勞するのみならず。不浄を執業なれバとて。好て為すものにもあらねども。壮にして

このあきらかなれともなりとおもうへり。生命に關る職なり。その設心の善と悪とによりて。日に禍慶を積む。罪悪とも重るものなり。たゞ人過によりて母子の命を断ちとあるものとする是故に為すことあらバ。双ながら人を殺すのたぐひにあらはず。君主の罰を免るゝとも。天道の照臨明察なれバ。ばひゆへこの定りたる果福のうちにも。むくひ災咎にあひて。ちのちぬ終焉ともとげ。我の餘殃を子孫にまで及ぼすべし。豈畏ざれにあらずや。凡世の中に生として活るもののち惜しとおもわぬものなく。そのもしとみとも心に天地生々の道に合ひなしに逆てその生命を残害す。天地の心に背くの恐れ。その罪いふべくもの免得ざれバ。徐ふそれ風葛のもとひきうる

夫かの誑子なぞをなす者は不得已の世すぎなり。
されどそのなすにしもあらざる事しば、坐婆となりた
らば、その事糊口とのみ心得て、たゞ時の勢に合ぬ事も、事さ
へまゝおほせんとす。罪のまふの児を戕ふのし。前にもいふ
ごとく、武門に生れ商賣となり、或は緇徒坐婆となれること
も、其事それ其の世に生をうけざれば、わが定まれること
なく、その人々に具する職分なり。又業を轉じて醫者なり。
俗家出て僧となり、夫に後て坐婆となれども、たゞ人おのく
を思ふより志願をたてあり。しかも皆冥々中に定まれること
かなへ。天地の自然にそれをのなり。思ふに世の坐婆たらん
もの、よくこの道理を辨知て、その存心ぶかるべし。これは不

浄をまもあり。このふたびおもふに、身の罪過を滅し、菩提を植
る種となりて、後生願の珠數にすぐり、稱名誦經よりもよ
まさる、これのみにはあらず善根となるべし。このあらそくかゝる
活人手段を職となれど、そのうちには果福の勝因をのぞみ、
わが生をかけて名利ぞありけるをもさるに、その報を待つ
身の生計とせんのためならず。いま陣痛をなるべし。腹剖
するがごとき苦楚を眼前に見るにあたりて、その報の多寡
をのぞむべきはずなし。たゞ産婦とその身を心を悩めて、もろく
免身せんとおもふの外になし。又他なの念をし、たゞ思ふをかゝる痛
苦を視ながら、なほ名利の心をもちなるべきかや。惨恩なる行
ありとせば、おそらくね詬辱をまねき世の話柄ともなるべし。天

網必漏ことなし。我もおそろしとおもへども。これをしら
たゞ慈心あるものは。百計して我の苦を救得させんとた
まひなくのらは。困渋危険の証にいたりては。その術精到ならで
は中々救活なしがたきにあらねば。坐ながら視るのみにして。我ら乃
人を殺にいたりてるぞ。その罪やひとし。かゝれば世間産婆の為
すところ。たゞ習熟したりといふばかりにて。これより術を法もな
き故にあらねども。すべて挙子のことのみにて。己が任とおもへども。免乳
の一條におよびては。その死生存亡のことは。かしこその處置に随ふ。
一たび誤事あらば。母子ともに命を殞にいたる。これ惜むにたらずとも
恐慎して。講究もせぬは重責ならずや。世に産科鑑といふべきを
のこ。そのころ京師に賀川玄悦子玄子といひし世にきこえ

たる者出て。海外にも此方にもむかしより聞およばざる産術
を。おのが創意より試験て。人の危急を救ふ。その精妙
なるは得がたくもあらねば。回生術といひて。鈎を用ゐて子を探出
すところの秘訣もあり。高足の門人には相伝しけれども。なかなか
と聴り。利こそあれ必害こと従ふ自然の理なるが。今にいたる
までかへりて人命を戕傷ふ不仁の尤なるものは、ありけり。
さればこそ子玄子もおもへる恐て。産論といふ書にも鈎術は
出されざりけり。妄に人に伝ざりしを。末流になりてその法をし
みをあらそひはありゆゑに。そのかくしても不解ものゝ一二の説を
聞とりて。回生の鈎を市にかひて。妄意に用ゐて人をあやまる
ものも多く。その慘虐さながらも慣なる輩ありて。それより其の

囘生の鈎にて出さゞるものは。死胎のそこに止らバ。このにきれども
産し得ざれるものにて。止むを得ず用ることなれバ。陰に装
綿括條を用ひてもあるにいへれども。鈎ゆゑに死たりといひし
はじめ聲聞をはじめこれより出されてのちなしバ。すこし不仁に
あらざるといへ盈ものらざれど。近ころは坐婆にもおほく用る
ものありしとの聞およぶ。その旨趣は。小の蟲をころして大
の蟲を助るゝの。道にかなへるとしてぞなりし。俗諺を遁辭にも
しども。胎児の賢愚知られざれバにあらそふべ。蟲の大小を
譬んとするは。いはゆる不倫といふとおもへる。たゞ鈎にて矢ぬる
が胎児の命期にもせよ。同く助起して傷るとのなるの
らんにても志このざれなえれ。自殺して快として。そのれ術ぞと

誘ちて。人たるものの道に戻れり。予も専門にあらねども。その
流弊を矯と思ふゆゑ有年くくつきしも暇なくありしが。神明の
呵護にや。嚮に偶發明たる一術の。鈎にこのゆゑなきものを得
たり。我しより後も力をこれを用ひしく。おしえせまくてとお
れにいへしり。世の乳醫も男子にて。若きはわくにても身を委
しゆるとも。愧のしとれをよ心もわきまへる隙なくれなし。先年難
産後發狂したるこの。醫に探花心するおそれ口實にしらく。昼
夜寝ざれるものをみてしもだい。このにとしてあらぬ坐婆につ
たくし施しめバ。産婦の羞恨とれのよんを浅く。人を救ふこと
はさ多このれなしゆゑて。その書を述る志も起しれなり。布れ
世の收生婆。よく意を潜て。今述るところを朝夕事實に験

お生民を済ふ事幾ぞや。かくまでも自家富身栄て悔慢
らるゝことゆゑもなく。却て坐婆になりける宿因をよろこぶ
こともあるにいたるべきなり。必く我慢偏執乃心をすてゝ。吾が
術ありとも。かのかく迂遠乃説をもちひ煩きことをとき
めんやと蔑棄て。よくその罪を重ぬることなかれ。これ予が穏
婆に望むところなり。文政十三寅歳仲春六日。洗心舎中に識。

子宮胞衣の形状および懐孕の事を説

收生嫗の術に巧ならんとならば。まづ子蔵乃位置形状。
および懐孕乃ありさまを知るべし。子蔵は小腹に位して。前に膀胱
後に肛門にはさまれたる腸あり。其間に嵌まりて大さ一寸半
ばかりその形は壓扁たる梨子乃ごとくひらたく。いろ真紅なり。口
は陰戸にむかひて。陰茎乃横に披口あるものに似たり。月々
あまるところ乃血が脉中よりきたりて。子蔵中の細管
より洩出て陰戸に下り。また乃血をもらし出す管のほかにもその
かのうちに。至纖微にしてみえがたきものあれども。この管より
洩出たる血を。ふたゝびのむことなければなり。血ゆゑに病ありて子
宮口緊縮たるときは。凝て塊血となりてなやむなり。人によりて多
少あれども。そのあらはれはいつも。月に百目あまりより二百
目ばかりの血がかならずでるものなり。孕でゐるときはその血を以
て胎をやしなふがゆゑに月経きたらず。産後は黎の血が乳汁と
なりて子を育るゆゑに。月信もまた通ぜざることありしが。このあとど
も。懐妊に月経通ずるものと。乳を哺ながらも。月信来るもの

巻上　六

るゝまゝ強健なる婦人にあることにて病とも称がたきものゝ多
し。ゆゑ白帯下といふものなり。子宮頸と陰戸の間より洩出る液
にて。慾情を起し。および交接のときにもながるゝものにて粘滑
なるものゆゑに。分娩のときにはことに殊おほく出て。胎児出路の便と
なる。自然の妙理感ずべし。孕ときにも子宮意外に開張。月々に膨
脹し。諸臓を推排て。遂次に圓なれ。将産するや交骨両方へひらき。
産戸寛濶なりて。胎児うみ出さるなり。胎児母の胎内に舎あ
ひだは柔軟にして胞腹をしぼりて。産出に凝滞なけれども。一たび
氣を吸呼してみちて。腹肚四體膨脹し。關節硬なり。頭を出し
て。肩をとくと手足の擬住して出づるものにて。あるひとのたれ也
胞衣は。子宮底に着て。受胎のはじめより。月経の血を以て漸

次に成るものにて。微細にしてのち。三膜を層たれ嚢にてそのうち
なりたれ膜にそひての受用あり。臍帯をもつて胞衣より血をたて
たくへ児を養ふ道路にて。この月経の常にして子宮へとゞまりて復
ところなる血を今は。にうけて。胎を育たれあまりぬ。のふてまたび
臍帯を傳ひ胞衣より子宮底にいたり。母の體中にめぐれ。ゆゑ
に血みちたり管一すじ。このあとも管二すぢ。三條を糾合これその間に。
児の膀胱より小水をうけて。胞衣のうちへ泄出し。臍帯の血管れ
外腊膜の内に傳へ。母の膀胱へ輸ち路あるごとく微細なるゆゑ
にまたえがたく。燎然と知ることなきものなり。三合縄を外より膜
まとふ裹なれものなり。このうちに胎児より母の體へ血をめぐらす
二の管にて脉動あれゆゑに分娩のときに臍帯を壓てとひさしけ

凡児乃死ぬるあるときハ。動脉をふさぐが故なり。たとへバ口鼻をふさげバ息たゆるがごとし。胞衣乃形ハ圓扁して中央あつく上面乃子宮底に連着して血を受容るところ乃外ハ膜状以てつゝみ。児をつゝむ膜とくその間相離あるを一寸ばかり。臍帯乃帯ハ胞衣の裏面にありて臍帯ハ被膜をはらぬきて児乃臍に連續す。胞衣乃膜ハ児をつゝむ膜とくかのあひだに連續たる臍帯をまとひてあひだなるものといへども胞衣被膜直にはらなするものと思ふべきなり。胞衣ハ温なるあひだハそのいろ真紅冷ゆれバ紫紅緑黒ともなりて裏面ハ絶て荷葉に似て皺く皺襞凸凹あり。その温なるあひだハ中に蓄たる血ハ凝固ざるゆゑにかくのごとく凸凹あらバ。児乃被膜ハ河豚皮乃如く白きところにやゝ疑似たるもの透明くうすくして其質ハいとろく薄く淡紅色にみゆれど水にあらハべたく白くぞろしても破やすきものなり。胎児翻転乃ときにやぶれたれ細片を頭にいたゞきて産出するものあり。そ乃砕片が子宮中にのこりて後日に月経乃障礙となり。おるひハその膜乃砕片に月々の血が断次に粘着して竟に癥塊となり病となりしと。下なるものをかくくみたれもあり。胞衣ハ子宮乃脉絡と連続たれそのゝ断て産出るゆゑに腰ハ裂ぐるにおもひ痛乃徹をおぼゆれあり。受胎ところ理ハさまでらくおく。曽て五十日許になりて小産したるをみるに頭面手足乃形具て。頭顱殊大に。その男女をとりわけがたけれど。古人の説しとぞろけおもし。解剖書にもその初に二小黒點あれぞその眼となり鼻先生て。月を逐て形をなすものなり。その説の宜然なりと推知る。予知る人に鶏卵のかへりかけたるを逐次に破りて見るものありしに。そのはじめに喙とおぼしきものの中に二の黒點を見。その後にそれに加るに赤小點より血系の連続たるもの成て。漸に明かなり。形體具成といへり。人もはじめかくのごとく。漸次に形體具て。の五十日の胎のやうになるものの中に見えたり。又鼻を人生のはじめなることいふも一の人のいへるごとく。順産は必鼻を陰戸にむけて産出て。天地の氣を容受すといへども。すぐに孕る人もあれど。實に其驗ありて。自然の理思ふべし。しかれども早く孕るものも知ところなるが。かくその形をあるものなれば。たとへ二三月にて堕胎したりしとも。人の體を具するものと。厠圊にすつべからざるものなれば。ねんごろにあるべしと思ふべきなり。胞衣は。胎に従て成ものにして

子宮底につきてたとへば果實の蔕を上にして枝に在がごとく。尻を蓋ものにてあらず。胞衣の被膜中にて。粘滑たる水液充満し。月満ざればあひだる。胎児その水液の中に浮游て。位置定まらざるやうなれども。月数逐て大くなれば。しだいにひて。必子宮底の胞衣の蔕に相對し。母の背へむかひ。頭を下にし尻を上にし。両手にて腮を拄へ。膝を曲て腹の前へおき。踵を臀に添け。面を膝頭と并ひとつところへよせ。腹上へ相會て弓形になりて。背を母の腹のかたへむけ。頭を尻より低し。形状具。腸胃機轉のくるものなきによりて。被膜中の水液を児の口中より滲入て。滋養となすものゆゑに産出て黒屎を通ずれば。胎内にあるうちの大便なり。児己に活氣を得てのちなれば。自動て并為

のごとくならば。母の運動屈伸にしたがひ。臂をまげ脚を伸しまた
は倚斜にもなるゆゑに。母の腰腹に攣急をおぼえ。脚をつり肛
門へせまり。或は小水の通利をさまたげ。浮腫など出来ることあり。しかの
みならず。子宮はその人の性質によりて。正中にのみあらざ
るべし。胎児脹大にあるにしたがひ。漸次に倚側もあるべければ推
て正中へやりても。[illegible]のごとく傾き素のやうになるなり。世間に
おもひちがへるに。頭は上にして坐したるやうにして居るものとあら
ねどもしらず。産論の發明にたがひなけれど。圓き子宮の形に従
ひ。體を屈て弓形になり居るゆゑ。自然の勢なるよしにて賀川家に
て腹上より按じ。頭なりといふもその頭にあらず。臂をまげ脚
を伸したるものをいふ。前にもいへるごとくなるべし。按るとらるたし

この（に）診知るべきことなりと思べし。はらみそめしより子の[illegible]と
いふは誤なりといへども。その娩出んとするときに屈縮たる體
を一時に伸し。頭を翻回て膜を衝やぶり。脚底にて胞衣を上へ
突。その身を跳せて。下子宮口にむくのをいふまでのことにて。
頭を上にしたるものゝ。轉倒て下へむくのことにあらざれば。ゆゑに子
の[illegible]なしといふて却て非なるべし。その轉身の機動によりて
て。被膜を脱出ることも。頭のこゝに障ることありて。脚のかたに餘
隙を得ずして。頭を陰戸にむくことあたはざるならば。はじめに脚をのぞかしめ
逆に下にむくのことのゆゑに。逆生ともいふなることなり。腹を横骨にむ
け。腮のつけより出るのぞくなれども多きはこのゆゑなり。逆生にて。胸
腹を母の背へむけたるは稀なるもののありしかど。そのまゝのみより

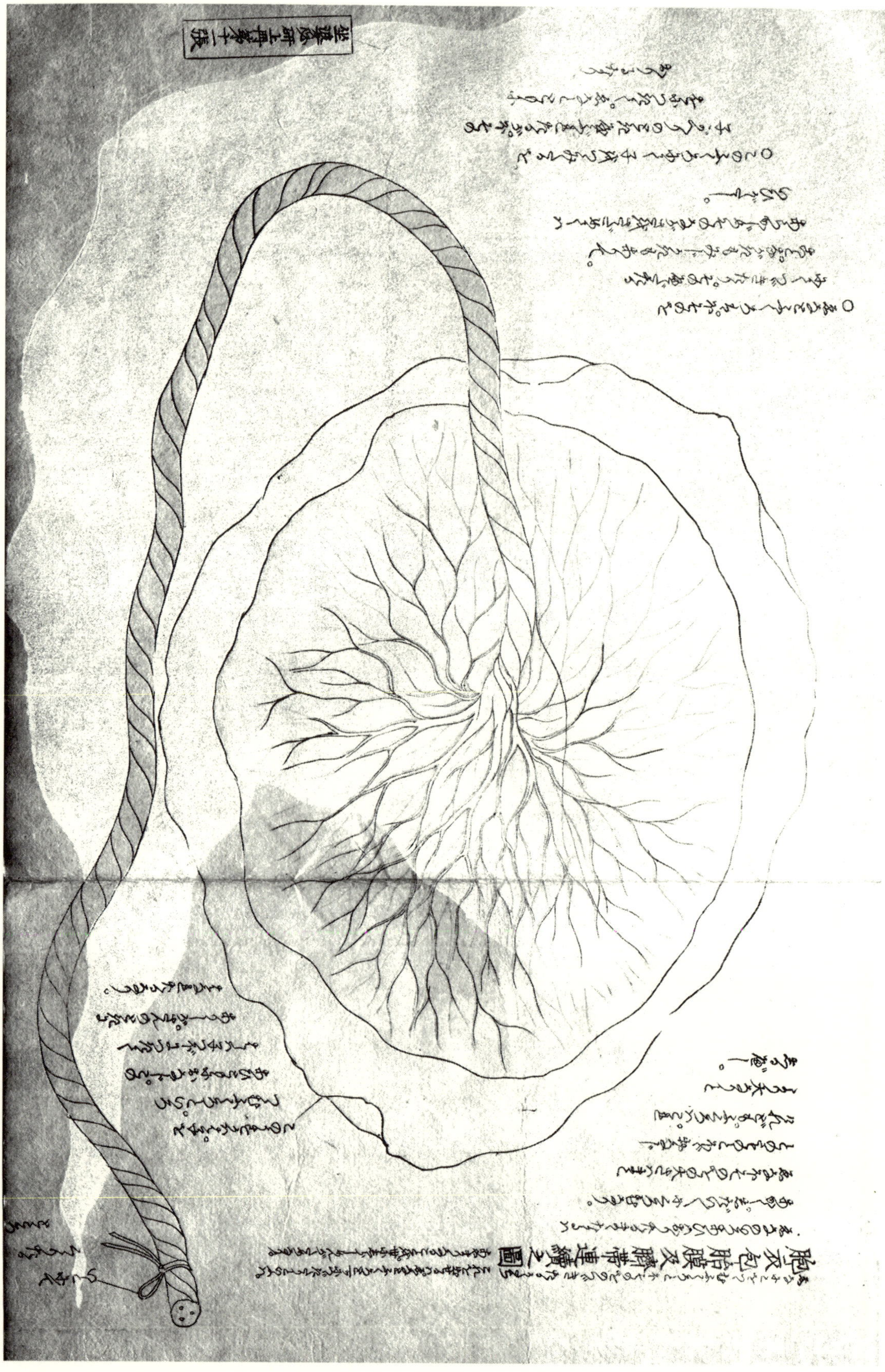
胞衣包胎膜及臍帶連續之圖

背面上首に孕めり。恐らくその理あるべけれどもにあらねど。事物の
變をよくのりがたきものなれば。ゆゑに疑なきにしもあるべけれど。おそらく
後日の發明を待ちて。いよいよあきらかなるべし。凡そ事物の上よりいは
ば。胎児の頭は。彼の體より渡りあひおちて。天地の條理より
いへば。形をなすにも先鼻よりし。呼吸によりて生活べきものなるぞ。
口鼻を先出さんとして。自然と頭を下にむくるべしむれば。の正孕にて
あるべし。ゆゑに先脚を出し。あるひは尾を出しなどするは皆その
の變にして常をうしなへるものなれば。順逆の理に拘らず。これ
を救の術あるべければ。下条に説示を看て明に知べし。さる
に胞衣被膜臍帯と連續寫真を出して。その大略を示せ。

懐妊を知べき大略をしめす

一切の事学より馴よりて。俗諺にいふてなきなれども。實地にかかり
てきたれるなる。皆事熟なるものに及ざること多し。妊娠のうへ
の状定るところ。尋常の醫師よりも坐婆に任するもののあるが
ごときもこと。ゆゑに傳ふる法則のあるにもあらねど。皆臆揣にして
た謬ことなきにしもあらば。辯胎のことを状をしめ惣ての術を賀
川家の産論および翼などいへるの書にくはしく記て。餘蘊なきものなる
まじ。志あらん坐婆は。彼の書を状くまなく學て人に任きて。
ぞくしく状らる者にはあてのざるべし。其のうへあれども尽べくの事
る。一人一智の究盡ところなりがたきものにて。子玄子不世の人
にしても。猶臆断に誣たるなきにしもあらざし。のちにあれど
も。今の世に産科醫とよばるるものは皆その流をくみて。その説

巻上　十二

にあることの多く。今逆産に對て。鉤をもちひ。児をひき出し或ハ母子ともに全からしむるにいたれども。實に此人の餘恵なり。辯胎のおほきも。我が著せし錦の書に詳なれバ。ここにハくハしくもいはず。たゞ参考にそなへて。産科數ヶ条を擧たれバ。まづこのことを知て後に此書を讀べきなり。

二月の末三月のはじめごろの胎をうけたるもの。その婦人の望早いまだ起出ざれども。仰に臥たる時に手を懐にさし入てうろく指頭に小腹を按てみれバ。臍の下にあたりてかたしこりたるものに知るべきものあり。癥塊の手にあたるとハちがふ。これに異なれあるのにさはるものよりくもあらはれの候を以て驗んとおもハば。豫てその前日に戒おき。若夜中に小水たまりたらバ。候べき一時許も前のうちに厠にゆきて。倦ずゆされくと一睡して。氣のおちつきたるところをうかゞふべし。

乳頭黒きも。懐孕の證據にならぬことあり。經閉にてもくろくなるものあれバなり。そのうへ懐姙しても乳頭の黒くならぬものありて。或れも多くて悪阻をやまぬものなれど。其こころにて辨ふべきなれども。たまたまにそ悪阻をもたなうて。乳も黒く。癒るものあれバ。いづれ一偏にもいひがたし。まさに鬱毒蓄血にて。乳頭黒くなるものをもそたるなれバ。あれをたしかなる證據とも心得てハ。誤謬ともなり。その別をいはず。先乳頭の黒ならぬに拘ず。乳輪にさらはれが出来るを。大かたハ懐孕と心得べし。年若なるころはかくして乳頭が多く内へ引こみてあることのなり孕とぞ。その外へあらはれて。乳輪の粟起しくれ。然ることに心得ぬくよく弁へねバ必誤ることのおほかれなし。悪阻ことを弁へず。悪心をもならず。ただ唾などの吐。食も常に異ことなれバその医師もやはりて蛔虫なりとおもひて。無益の薬をあたふれあることあり。また悪阻を患ひて。ただ舌齦など爛て塩味熱物などのしみて甚きまで腫出て悩むものあり。懐孕中この證あるものは。娩身ざまでさわりなしへ愈ぬものなり。然るに心得ざるのひふて。劇剤を与へば害になることあり。穏婆もよく〳〵この事を心に記得てただしこれ懐妊なりと知ならバ。必妄なる療治を受させぬやうに注意すべきなり。

悪阻の證をなく。唾も吐ず。ただ胸腹ひえつり。大小便の通じ快しのらバ。乳頭を色ばのぼしく。懐妊なれバそのあり。かかる尤誤察てとあるべく心得べし。

懐孕三四月になると。眼中平常とちがひて。きらきらとして。ぞくどしやうのふをなく。たへきりとありたるやうにみえ。その白膜いろぼくふるあらず。あふにとはく黄なれバ光あるやうにおもへるそのもの。その産必過なく。母子健なれその事あれども。これは一應にてへきものらぬ候なり。

おこらぬるかれをとへされにあるも。乳を吸れてのやうになり。喫するさびごとに疼状知るの。はてありて小痒ありと思へることの必懐妊なり。

三四月を経行の滞たるの。下んともするとれにあるも。小腹に脹のてれあるもあり。多くこれを懐妊とあやまるものあり。血塊にて懐孕四五月の大さなるもの。二年あまりも経行滞らず。左にあるらぬことなり。

子宮の中に水液留滞して経行とまり。懐妊のやうに脹がくるものあり。これたまたまにあれば病なれども。ばつひなきものなればかならず須知あるべきなり。

その外にも弁胎の候とせるものを。賀川家の書に詳なれども。いづれも候もそれぞれにひいでゝ已が成心のさめに誤まりて疑似の状を一定して。人に笑るゝあやまりにいたれり。一端に心得がたきあれ。事熟しのちにおのづから腹そこに証をも聴きて。たゞあかしてなく懐妊なるものを知るその造詣にいたるべし。筆にも辞にも述がたきところなく。たゞ我の人の心目の触契にあるなり。

鎮帯産椅の利害をとく

鎮帯の胎をさまたぐるおそれあることは。後藤艮山すでにいへる説あり。然るに人情の廃しがたきことにしひしたがひて。確言なくて。その子仲なるそのこゝろ状述られ文あり。その他にも鎮帯の害を論ぜしそのありしが。その後なるものにおきて。賀川子玄子にいたりてこそ自己の発明より専その説をさらへ。産論中にその害あることを状論じ帯を太く用しめざりし。その理も至当せることなれども。世人信疑相半にて従ざるものの多ければ。旧習の古きにしたがひておとなしからにこの下に察したる。艮山の遠慮およばずなりて仰なし。はたらく帯の害を為ことあるなど考るに。全く坐婆の心へ身をしてたゝみこれ布と縄のやうに交て。たとへば薪を束るやうに。力に

はなはだ緊しく。胸下臍上を紮たれたるものにのみありて、後藤家
にいはゆるがごとく全腹を纏たるものにあらざるなり。この鎮
帯のことは、往古神功皇后三韓退治の時に始しと世に言傳ふれど
も。古記にも石を挿たまひしことはみえたれど。鎮懐石の名はあれ
ど。今の腹帯とするものとは別のものなり。鎮帯のことはくはしくな
きたるなり。建禮門院御著帯。および平の政子に帯をまゐらせし
ことなどは、そのもとはみえず。そのあとよりは貴賤おしなべて。懐孕
五月をまたずして七月にいたれば、必帯するなれば吉例にして。布を
一巾の長八尺なるを用ひ。全腹をひきしめるよしの沿習になりし
なり。そのむかしはいかにありけん。侍賢門院の懐妊に帯をめ
されしことは後藤家に論じて。亂離の際なればこれを用ひて

腹氣を助けたれなりしものならし。左もあるべきことにはあれど。
亂世ならばしらず、如何あらん。はさみの帯の古き例しもなきにもの
がたり物語にもあれば。源氏の寄生の巻に。いはたおびのこと
をひたまへる腰のあたりにしあり。またこの帯ちたまふなるし
の帯の引ゆるめたれなどとありたれば。鎮帯のあとさきありとあらはに
知れしかども。腹より腰をはさひたる帯の。衣にうつりたりし
ことはそのしるしはみえねど、やうに記したる。いはゆるいふのしるしとな
し。いづれにも本邦の古書に載たれども、をかしかんごとくなるに。その製
ありなしのに全腹をはさひたるものあらくのにしく。ただし用
て腹力を助けたるにしらるればあるべし。たゞのこるを俗間に
鎮帯とよびならはしければ。孕て月をかさぬるにあたつて子宮

巻上　十六

逐次に膨脹て。腸胃を下より推排し。胸下に餘地無きのみか。又
なれ坐婆の所為にはなのせ。胸下を縛し緊くそのうへより壓迫せ。
たくのみならず人の體を裙襖褁足のやうにおさへて。脚を屈
て寝ざしむ。胎児足を母の股へさしのむるものぞなぞ諭へ。甚きに
壁に膝をつれば。股に蕁子をのひなぞーして。是非なくに脚を伸さ
せぬやうにさせしなり。かく上下よりこれを迫窘くる。窄隘腹中
にて。胎児歪側になりしもあるなれど。且上も飲食の運化をさま
へ。下も両便の通路を妨げ。暗に産前後の苦悩となることをさまた
らざれば。あさはしくおもひしをのかぎりなり。産後の帯も右の
おなし。産をれやりあやかはくの世に緊ゆゑに。胞衣を帯の上に阻く。
いのに拽ども下ぬうちに期をのべし。子宮の口を閉らしむ。遂にて

臍帯を拽たちく。驚愕あらしむ。皆坐婆の失錯によるなる
すけり。その佗畜血崩漏。眩運などの病の發るも。この帯によ
れるの多けれバ。帯を去て用ひざる賀川家の發明その理至
極せるものにあらねども。数百年のむかしより着帯といふも
と俗習となりたるを。やめよといへどその事必行ひがたきにや
このみくならねど。我邦にむかしより用ることなれバいはれ
おさく。腹上胎位の正中より腰へかけて纏たるもの有るなし
ち。大畧に推知すれど。挽しれがたし。に傳へあるにもあ
らねど。その事實に試るに。その全腹をはりひたるものに
よりて腹力を助るたよりとなるものは多し。熟考に一向に補
なく害のあるものならバ。かくはいく久の星霜を歴て。その事

の廢ざることゝなれる理なし。今の産婆の所為をみるに。たゞ悪習と
はゞかりていひがたけれど。ゆゑに今予が用るところのものを
艮山の説にしたがひて。布の軟薄なるの單をもちひ。其の全腹を
おほひて。左右より腰へまはして。右より左へ左より右へ前へ
とり。其の端を両方へひきてむすぶことなく。必緩ならず急ならぬや
うに。便服の帯を着たれども能よろしくしまる。六七月の間より腹に
きるもの。單の布を摺りてもちふるもよし。いづれにても胎の正
中を纏ふにたる安きなり。このごとくにして。さて両脚をゆる
やかに伸し。手を身に掩て下にたれ。胎動をおこさゞるやう先づ上
にさせて。それより左右へ轉臥し。さて飽食と懶放なるをいましめ。
房労を慎しみ。思慮をたちぶれ。身心のつかれぬほどに體を運動し
て。両便の通利に心をつけ。夏ハ暑を避。冬ハ寒を禦しむ。故に
きに按腹せず。妄に藥を用ひて産前の手あてといふことを為さ
しめず。しかれどもこれをみるに其の帯によりて。胎の倚側を防ぐ便とす
よ。産の前後の患をなく。必事故あれバ心もなし。帯を廢することいと
ざるべし。異議を起す人も危ど。妊婦の意も穏なり。胸の下にて緊縮
おく。胎が衝て胸を突などいふものあれども。おほくはあやまりに陋見
ゆゑに。いふにたらぬ事なれども。牛馬などの孕むに。腹帯し
たれたゝしもなかれど。胎が轉て胸へのぼりたることをきかぬのみ。
のみか腹がはるのみ。胎が肥太て産のなれがたしといひならはせど
も。狗猫などの数多の子を生をみるに。ふとりて出うまるゝものを
みざれバ。股へ脚を没入らしめて。歩るのみたゆみたるもなし。たとへ

身を横にねしても。兒の横なるもの倒なるものゝがうまれ得たる天然ならば害あるまじけれどもなし。はゞ狗猫あやうく難産あるも杖筮にうたれ高より落などして。胎位を害たるものにはあるなれども。鳥獣を人に比ぶれば。皆その自然に任るゆゑに。ただ人産のねごとを人などの困病あれこそなし。人もなまじゐの小黠慧あるゆゑにやゝもすれば天然に悖て畜生にもおとりたる害を招くことあるにいたるも歎しきことにあらずや。さてその全腹をのろく纏る鎮帯も陣痛至たれこれにて先これを除て産にのぞむ。胞衣出をまちたるうちに。ゆるび布を二重にをりて。胸下臍上にて腹乃中ほどを左右章門のあたり一つのけて。寛すぎず緊からぬやうにまとひてまく兒の益あるなどとなり。この帯を自産婆乃為ところに委てよけむ

ざるも。たゞ胞衣下ぬあひだは。決して帯させねばよし。胞衣下て後にも必帯して益あるなり。惣て臨産にも。身體攣急甚く。血脉振盪して。上さゝんに下もり。子宮ひらきて。胎児産門に臨。その苦悩大このならぬものは。己に分娩をなり。胞衣も尋て下るの後も。腹裏にものに空洞になり。牽急ゆるはり。振盪やゝて上に迫り。血の道を回て下に逆んとするなれば。ただ人は淡馬をたゞしたる秤盤の一方に歓んでするが如くにて。その時にあたりて。眩運崩血嚢證あるものなきあり。今帯をもちひるこの空洞になりたれ腹を。のがれく纏絡て力を助るべきの變をふせぐの益を得るなりぬ。しかれば帯乃用をとくすこしもうたがふものも。坐婆の所為には。のせて緊く腹中をくるしむる。胞衣下ざれるものゝ。その出路を阻隔の害大な

子宮をして緊縮らしめて。下ざる残血を滞ることなからしめ。腸胃の傳化をも妨げ。崩血眩運の症も。これよりしく發ることあれば。賀川氏の如きは。その自然に任せ。一向に帯を太て用ざることは尤優ことなれども。されど人情の不つの更ざるものなれば。予が今いふところに沿べし。しかれば其益ありて害なく。俗習を改て世間に悖らず。折中宜を得るものなり。任今用るところの産椅の製。いづれの世にはじまりたりしのにや知らねど。かくれもなき異邦にも聴及ばず。全く俗家の意料より出たるものにて。産後の出血。金創とおなじことに心得たるよりの所為とみえ。明了に知れたり。邉鄙にはかかる設為もなけれども。る小産婦の復本をこのみて速なるをもとめ。その利害自知る處

きものなり。近ごろ小梅村にて一婦の路頭に産して。携の児を水にて澡浴し。懐に抱きて其傍の家に立寄り。湯一盆を乞て喫しけるに。健歩て行りしと。そのあたりの人これを見たるものあり。近載にもこの事どものあまた聞けど。産椅のもちふるにあらず。混沌之鑿によりて。害を為ことの類世に多ことなり。産後も必ずしも子玄子の説に従て。高枕に右側臥にさせもれをよしとせよ。産椅を決して用ざるものにあらねど。この産後の悩も必遺患ありといへども。治術を施しやすし。大小利益あることなり。ゆゑに産論には産椅の八害を示たり。その八害と云第一に。産をしては腹内がこのに空洞になるものを。憖して起坐て産椅にまかせたまゆゑに。やゝもすればば眩運鬱冒症を發することあり。二つには。産椅中に跪坐て横

小臥ざれバ忽ち崩漏脱血などを發しやすく。三ッには。産椅中に
あるうちの。かれ證發ても。之を救ふべき術を施しがたし。四ッには。ひさ
しく跪坐ゆゑに。腰脚の轉運あしく。やゝもすれバ脚痺攣躄を
なり。久しく悩むものあり。五ッには。かれくゝしく寝ざれバ忽ち精神つ
かれて後日の疾となることあり。六ッには。経脈遅渋。餘血下ること
蓄て塊となれることあり。七ッには。脱肛痔漏發やすく。八ッには。跪
坐ひさしけれバ忽ち産椅を出て後とても行歩進みがたく。起居自
由ならざるしく自然と懶墮になりやすし。その他大便秘結。或
も下利肩背強急。頭痛面熱ありて。飲食乃消化あしく。乳汁の
質を變じ。乳出たるを缺少なり。或ハ寒時ハ寒に怯やすく。暑
月ハ熱にたえがたく。はなはだしきハ子宮腫及癰を發し。或ハ癃病小便

不利。腰脚腫て。麻痺などし。癥瘕乃因を醸て。生涯乃患と為乃
類ありて。この産椅の害に由ことすくなからず。ゆゑに子玄子
乃辞にも。その術を奇なりと人のいへども。世の優るゝ處も
あらざれバ。ただ産椅を用ざれバゆゑのなりといひし。寔にこの翁乃大
功なり。産椅の大害あれども。これを知ざるなり。ゆゑに産論に委故
と通暁あるべきことなり。

胎乃倚側を整復べき術をしめす

胎位正しからぬこと。鎮帯をとりひて胸下を絞。脚を屈て寝るに
由ものも多く。また房慾の慎あしきと起臥屈伸のたびとやかくするね
の。はなはだ傷食などに由もあり。或ハ宿癥ありしく顛撲まるする
高より墜ながれして倚側をありいばうまにも下るび胎の倚側べ。

くせになりて。整復てもやがては又倚側、そのなりにて生るゝ
て腰脚引攣り。甚きは起ることならず。腰脚たゆみ。脚弱。痔疾。小便
秘閉なども発ことあり。産に臨て。児の手や脚を先出し、或は尻をお
ろさし。頭顱産門にさかりて産るゝ類、皆胎位の正しから
ぬによれるものなり。ゆゑに五六月のころより。日々をりをりあるうち
にも倚側あらば必正中へ推おくりておくべ
きことなり。病家須知に記しおくことは省て。ことにたゞ収生媼
のために。整胎乃術の簡便なるもの三ヶ條を載るのみ。子玄子も胎右に
倚側やもしくはひだりにまれども。左右ともにかたよれるものに。右に
のくらるゝのならず。燥屎を分排あれば他にありてもいふべくなら
ん。整胎術乃大要も。胎乃下へさがりたるを上へ捜挙て。この

よるこのところより正中へ推送が主意にて。外に為ることなし。ゆゑ
に揉の意を得たれば後にても。己が意料を用て。いかやうにも行ふべき
ことなり。このあはひはかぎらず。惣て乃手術に定たるおきてあるに
あらず。時に臨ていかやうにも便宜に従て宜おこなふべく。このみてこゝ
ろえおくことなり。はじめ整胎乃法といふは。婦を仰に臥せて。ゆる
くと胸より腹へなでおろし。その心のおちつくやうにして。或は両
指頭にて。婦乃肋骨に沿て。左右章門のあたりへなでおろし。
又股のあたりまでもよく按摩し。後に胎乃倚側をよく診て
術を施なり。坐婆婦乃左に坐たらば。下部にむかひて。坐婆の
両手をそろへて。婦の小腹乃下横骨乃間へさし入て。胎を上
のかたへ捜挙やうにして。左の手をそのまゝ掛ておき、右の手に

て。其の右へ倚側られたる。四指頭を用て正中へ推送り。左へ倚側たるも。掌後を用てもこの心をもて正中へ送り。その後ゆるくと胎の左右上下を按摩て。もんで支障をのぞかしむりうてはらく両手をこのさめて横骨間にいきて整頓なしもべく術を施かる。おのゝの腰に力をいれて。指頭をゆるく事を行べきなり。必く指頭のみにて力はこのせにしてる。おもてへやうにも施。のこれおもく心得べし。もし胎大小下て。横骨間に指頭のりがきりのも。婦の膝然竪しもし。必指をいるるなり。此乃術を施して後ぞのはらに志むらく寢せてよし。まさ平卧こゝやからねらそのは。相對て坐り。生嫗乃両手を婦乃背へまへして。前腹のうへ撫

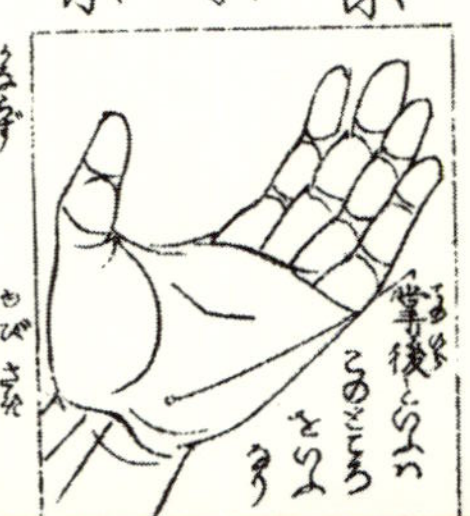

摩てゆり數十遍。その心得なり。腹上へなぐあらむけれやうにして。其の後両手の大指を。肋骨に沿て章門の方へ按おろし。さて両手を仰むけて。横骨乃うへさし入て拘挙。その倚側たるこのたび正中へ推送あるを。前の意味とおなじ。下より整頓に。両掌後を用るもよし。もし高ところより墜はさかれ轉什て後胎乃大小倚側られたる。その胎乃倚側このたび上にして。側卧にさせ。收生嫗らは其の後へはありて。己が片足をのばして婦の股乃間へさし入て婦の脚とおのゝの膝にかけ。手然股乃間よりまへして。下より胎然拽挙この手を上のさまより正中へおし上おくれやうにするなり。擷揲なりども。大小倚側するとき。正位にこの屬らしむると。そのまゝ小産のけはくしてあり。のその心得居べし。おき

を行ふに鎮帯は必解脱て。たゞ一の不正位に復されたるを診して後。まさく全腹を纏裹して。初にゆるくおちつくにきんべし。我の胸下を緊紮てある帯のたゆに胎の少しくうごけども。其の術意をよく知るべきことなり。

子宮の位置を探りて知るべき事あると

坐草前に預胎の順逆横偏をもくのり。および産の遅速難易を知り得ふる。探宮にあらざれば。たゞ一のあるおそれもひとつ。陣痛とびくなりしとき。子宮の陰戸に臨ぬうちは。産出るものにあらず。子宮已に産門に臨くも。支障ものあればついに破漿したるものなり。却て娩出べき便を失ひ遅滞してありとし。然るに少しのほど努力ありとも。たゞ疲労しまたくこのりゆく。産出てゆきかくて。努挣ゆゑに却て

胎を倚側とするの横にさせてよく困難にいたりしの遂に母子の命を殞てしおそれのゆゑに。陣痛たびくかりしとも。自然の努挣の勢さのんかなるまでく。娩期にならぬうちをよく合点させて。産婦の、意を落つのせ努力をいたさせぬが尤よし。まてのはあれども。坐婆へ預その娩期を知ざれば。自己を妄に身を労し。無益のおとに隙どるおそれあれば。坐草以前に探宮の肝要なりとしれど。なかし。妊娠五六月よりも探て見るべきものなれども。苦悩のことにいたりてまたら。羞て厭ふものなるを。事なれどきにも。坐婆にも診てれることあれども。腹上より察しのみるものなり。これによりれば必その實を知得るなれど。坐婆をかりてよりよく心得おくべきおそれなり。事急なるにいたりては。羞かしとしても厭ひのしけれど。男子の産科醫も探宮を

臨産乃第一義として必ずまへにかゝりて預遅速吉凶を察し知ること
ふちなりたり。その法ち陣痛きびしくなるときに。産婦を坐せしむ。
さてその體へ靠らせ。坐婆の右乃手へ綿絮やうのものをもちゐて
のせ。それへ肛門をうけさせ。陣痛いたるごとに提挙て。肛門を推ぞ
きふちて。胎の會陰へつたはりて。やゝもすれば會陰乃内筋を損ことあ
る乃患ひをふせぐ。そのうへ児頭の陰戸へむかふやうによするためにくの
くるしむこと尤よし。陣痛次第に急のり。腰間おもくなりて。裂がごとく
き痛をおぼえ。周身熱をもよほし。眼中に花状み。妊婦自身に陰戸の
うちもちたるこのをおされるごとくおぼえにいたりても。その産ちくのたにあ
まと知らば。この肛門をうけさせて提挙ながら綿絮をそへそのはしに
捨て。まづ中指を用て陰中を探さぐれに。胞胎已に産門にのぞみ。膜
中に水漿充満するを。指頭にふるゝものゝ推されて。そのやぶるゝ音し
このに知るべし。漿水下るなれども。妄に胞膜を突破て。漿液を洩さしむる。
なるまでうけさせぬがよし。そのくにおよばずよりをゆるめて衝破る
ごとし。自然に委ねてかへつて害あることあるものなれば。必その期いたるをは
つぞえてとなれども。たまたまには破ざる苦痛の堪がたきものの有て不得
止破て水液を逆ともあり。賀川家にては中指食指にて抓て破といへども。
つよく脹るを指先にてむかふへ推ゆるだけのりにても破ることのまで。抓
みて破ねといふも。努張の至ぬあひだに破ゆゑにて。好きことにあらず。その
水液も。粘滑甚しきものにあるもなければ胎乃陰戸を出るに苦悩
多く。支障ともあるゆゑに。尤緊切なる液にて。この物さへ洩ざるあ
ひだあらば。いさゝかの倚斜支障も。滑脱て自然に跳出るものなれば。分

娩の助となるべし。第一の至寶なり。さればこゝにおいて天より賦與
ところの具なれバ。ゆゑに子宮口の陰戸に臨ことなくて。胎頭さがるまゝに膜
皮の破るゝハ。その聲の外へ聞るほどのこともありて破るゝとも知ぬなり。
水液無益に洩出のみならず。胎ちまりく倚側がちなれバ横骨に碍られ
て出かぬるハいろ〳〵さま〴〵の困難をなすもこれがゆゑに。胎位正しから
ず。陣痛なげしく。下肛門へ徹痛あれあひだハ。努力をいそぐこと。尤可
からぬことなり。たとへバ大便をするにも。時いたらねバいかほど努力すとも
出るものにあらぬにおなじく揣量すべし。いはでさへ俗人も狼狽やすき
ものなるを。坐婆の心得よろしからねバ。それがために大なる苦痛を
増しむることあれバ。陣痛ありとも。妄に坐草さすべからず。よく其の
期を認あやまることなかるべし。たとへ一陣痛にてそのまゝに産る

こともあり。されど希なることにて。ところ〳〵坐婆の心づけハ挙家の
驚擾とならぬ。娠婦の意の降やうにすることぞ肝要なり。左なれ
バたとへ産を滞らすとも。産後に眩運崩漏などの症發ることもなきもよ
らぬ急褒にあらざることある也。皆坐婆の過なり。探宮に先中指を用る
ものも。餘の四指を屈めて。中指を用るにあらざれバ指頭短なりて〳〵
あし。食中二指を内るにそれも心得あり。二指を入るゝことは子宮口已
に臨なるを知て後をも為し。子宮口二指をいるゝハ。分娩の期なれバ遠
し。三指を内るにいたれバ已に娩んとするの候なり。四指あらバ内らるゝ
ときにいたるや産の期いたりしとおもふべし。かつ子宮口ひらくに開
あれるものハ。子宮口の外辺を中指頭にて循旋こと。硬糞の肛門に迫
なる時に肛門を指示ことにて圜轉せバやく便氣あるとおもへる理に

てもその娩期を促に尤妙なりとす。子宮已に開けたる。全手を内るに
足るものなり。殊掌の纖軟なる坐婆は。その術を施に便宜。その姙婦
も男子の産科に委するやうなる心づかひもあらねば。手づから坐婆からの術
を傳たしとおもふべし。これがためなり。膜のいまだ破ざるものは蠟びきの絹に
水をつゝみたるやうなる手あたりにて軟なれば。指頭がさはれば凹みの
ぞ。児頭ハ硬して髮あれば。抓くそれべくして辨別なり。児頭已に臨ものの
も。その頭を指されにて摩旋するはむかへとして推やるやうにも
すれば其の勢にしたがひ娩るものなり。子宮の倚側するは藏府の推排され
て。倚斜するの一方にあるゆゑに。左とも右とも定ざるはひがごとなり。
臨産前ゆゑ腹上より按てあきらかなり。姙婦ハその傾ける方に胎動を知る
ものなりとするは。整復してもやゝもすれば傾倚さくなし。たとひ正中にあ

るも陣痛の努掙によりて。またまた倚側することもあるものなり。されども子
宮口より産門に臨ものは自そのまゝに平位に復するもあり。
児正く翻轉し頭を下にして産出べき勢を得ても。子宮倚斜して其の
口産門に向ざるものは。これを探ても其の口を得がたし。その傾る方にあ
らのみ知にあらねば。指を及すこと難がゆゑに。その以前に胎の倚側べきこ
と胎動を知るもありて認がたし。その時の用にそなへあらかじめ胎の倚側の
さの腰脚に寧急をおぼへ腫あるもその方にかぎり。腹状もたしかに知
るべきものなれば。倚斜の明白ならねどものはかなれども。探ざれば知がたきこと
あるは子宮口の前後左右いづれへ傾側するやとおしはかりて。その口を
もとむるも猶このことにして。子玄子もこれを不治と定めたれども。ふかく
探べからざるものゆゑに決して。娩ずさして捨べきことにあらざるものとす

巻上　廿七

にハその口は肛門のかた向ふるが多ければ。陰戸の下邉に沿て手をさし入指頭に心を注て探りもとむれバ。必その口をその所に得べし。その口は得がたけれバ指頭をさし入て。産婦をおのれが肩へ靠らするまでに臂をおとし泛けさせなれやうにさとれバ。そのもつべきを此く子宮の口陰門へむかふよふになり。かし努掙によりて。子宮の下墜甚く。指をその間に内がたとの口へ。妊婦をとして胎の倚側したるかたに臥しむるか。手を席へつけて蒲伏せしむれバ。胎の重みにてかたよりたる骨をもたるることあれに。坐婆の指を入ざしてまでも子宮口陰戸にむかはざるあひだに。破漿をもらせバ児の頭顱を横骨に壓つけられバよく礙住うちに。陰門や牽縮いかにせまれども出かぬる或へ手足を先出し。或ハ背をさしくハ腹を陰門にむけ。或へ尻を出との類の難産も。悉皆努力をいそぐ坐婆の過によることの多し。それらのことハ下條に

いへりて。これは救の術を下々に説解て示し置たれども。そのはじめより胎の倚側をしらせざれば。おろかにも子宮口の必陰戸に向やうにさへせざれバ。困難の患にいたることもなく。必過ことあるべからず。ゆゑに陣痛きたるとも妄に坐草をいそぐことは制するはいましめたるなり。世間庸愚の坐婆が心得ちがひ鎮帯をとく。胸下を縛紮て。そのうへをさへ扨せ。脚を屈て臥しめて。下よりも壓迫つひにハ胎を倚側せしめ。今まさに坐草努掙を促て。いまだ苦悶しむ。再産椅に跪坐さして。その熟睡を苛責して。ことごとく自然に背ける所為のみなれバ多くの妊婦をして病ある身となさしめ。甚きハ横夭せしむる。その陰悪の報も皆己が身に及べきことをも覚ず。おろかなるかな。愛重の人命を口腹のために斃して。年々にいくたびか惨くも痛しきをもいはざることのかぎりなからざるや。かし世の坐婆ハこれらを天道をおそれ。職業のおろそかにせざるべからざ

巻上　廿八

るゝは知べからず。固執をすてゝ予がいふところを細心に味て。しかも日用の事実
に検ば。小補なしといふべからず。

坐草分娩および胞衣を下し蓐に臥しむべきことを示す

陣痛のきたれるに。手の十指頭に脉きびしく応じ。間もなく免身ると知るべし。これ
を見るには。坐婆の五指頭を孕婦の五指頭にあはせて診べし。さて陣痛は
腰および肛门へ次第に及し。眼中ちらくとして。腹も裂るといふやうなる痛あ
りとも。猶予ふまるゝものは。前後からへすりに探宮なして診のことをなすべし。さとり
く腹へ手をやりて。その倚側るや否やところむべし。努挣によりて
正中にありし胎が。その期におよびて傾ことあるべし。よく診得て。もししかしても倚
側たることあらば。腹上よりも前の整胎の意を帯て。しかも正中へ推送やるべき
なり。それなりにうまれてあり。児頭已に産门を出るときには。両手を仰て。
大指を児の肩へかけ。餘の八指を平らに児の胸へあてゝ。指頭をそろへ必肋骨を
指頭にてしらぬやうに細心にかゝへてそろへて。陰門の上邊へむけてこれを
挽出すべし。もし下へむけてひきぬけば。会陰の肉薄脆して傷やすし。挽くには
そろりと必上邊へ向て挽ぬくを法とす。平産はその自然に委せてよろしきこと
落るをまつもよろしけれども。已に頭を出したるへからずさるもはやくあしからず。
あとより出る血を児の口中へ入ぬやうに心がくべし。胞衣へつゞひて直
に下べきものなれば。平産なるべき患なけれども。遊滞すらざれ
を産门まで抜出しおくことにくらべ。もあらわなれどもそれてきを手をもつてする
お遅速に下るあり。胞衣のこりてあまりに遅疑すちかには。子宮口を閉ずゆ
ゑに。ひとの挽にもさげてあり。前にもいへるごとく。世間の坐婆のやう
に。児の娩出るとそのまゝに鎮帯にて腹中をかゝて紮て。胞衣を帯より上

へ隔絶なるべし。分て下のて。鎮帯ゆゑとんあるもつよく力をくのせふ
臍帯をとらへて捩断ふいろりやくおだろくてもあることなり。
惣て胞衣を捩出さぬ。胎とちがひて。陰門の下邊へむけてそろくと捩
ねべ然らもされバひきるおそれあまバ必上邊小むけて捩と我厳制るな
其の法ち。坐婆の両手を疊のうへ伏て。頭を下げ両臂を地小擦両手乃
大指食指を用てもこしづ捩出したるものを。小指小纏ながら。捩ごし小
臂をとらのせて。指頭ゆく。あらひく捩出きとなり。臍帯あらく出をそり
たるとさ小。左の手の食中二指を。臍帯小沿て陰門中小をしめ胞帯のと
ころ小いろりて。胞衣を左小をさへ。右の太指食指をその左
の指の表よりうけて力我加。逐次小左指をもしめそさへかゐるおそれ両
三次小して胞衣のびるなり。胞衣をりと子宮の底小あるなれど

を。倚側ことをあるべし。妄小捩ひく臍帯を断ことあり。靭強りのハ子宮を
ことゆ小捩出して悩となることなどあると。皆坐婆の術小くらしからぬゆ
ゑなり。坐婆よくこゝ小述る趣を心得ての後ちその手の柔軟小して繊
きものハ指さきよりも全手を入る小支障なきとならバ胎娩出てまもな
るべくもし子宮底小滞着てあるならバそのものなりとも。その間小指
を入てあらしをもるし。指の間小胞衣をはさく掌とをもふめて。外小あ
る左の手ハ臍帯をとりて。ごまかをろ引小捩出し。再手を子宮中小入
て。襞積のあひぞの庀膜凝血なとあるを指頭小て探りあつめてゆそり
出きべし。庀膜といふハ冒膜を児の衝突せられ小破裂さる小庀小て。偶
小ハ児頭小あまるものあり。かゝる類のものと子宮の襞積乃

あひだにとゞまりて。そのまゝに出ざれバ。月経不順。蓄血。崩漏。腹痛。攣急なんどの症を患る因となり。後日の害を為ことあれバ。とり除かんとのぞまバ。児生下てまもなく手を入るにあらざれバ。施がたく行ひがたし。世の医に尋常坐婆のおそれも。後術をよくこゝろにとめて。胞衣乃下がたきものをおもひおくべし。胞衣下ざる症大要五ッあり。その第一ハ胞衣子宮口にのこりて。上より洩出る血を盛て。底ある嚢のごとくになり。下まで来らざるものハ。臍帯をつよく挽ども必下がたく。強て挽出さんとすれバ。その胞蒂のところより臍帯を挽きりて。重患を招ことあり。世の医にかくのごときハ妄に挽ことなく。その臍帯に沿てさし入たる指頭にて。胞衣乃蒂のところを便宜よろしきかたへ偏壁すれバ。その傍に空隙を得。蓄血その手伝にたへてきたるなり。さて子宮中にたゞよふ血あらバつくさんと思ふべし。

両指頭にてはさみて前のごとくに挽出すなり。第二ハ胞衣已に子宮口にはさまり。崩血などにならんの患あるものなり。その胞衣を挽こと尤速ならざれバ。婦の命を殞ことあれバ。全手を送入て探とらるべくハ。前にいふごとくにして手ばやくとり出し。あるひハ崩漏をふせぐ術にて血を止るやうにしてよし。もしそれを行がたくバ。胞衣の下たるやうにとりなし。産婦を詭てやくその心の降やうにし。胞衣もし日数過て自然に下るを待ともよし。いづれにもその便宜にはかるべし。あるひハ胞衣の子宮口にはさまりたるものと知ども。崩血已に甚きものハ妄に手を下しがたければありてのことなれバ。下さんとする胞衣にはかりて血山の崩がごとくに下り来て死ぬるものあり。その見うけたる周身の経脉甚く鼓動。胸腹の動悸波濤のごとくなるもの。および昏眩頭痛上衝つよ

巻上　卅一

きものなれバ。決して忽視すべからず。これらの症あるものハ。たとへ胞衣を子宮より挽とりたりとも。陰戸よりかならずぬけ出さざれバ。しばらく留おくこと。第五の體備するものとおなじからしめ。いかにも穏になりたるときに取がよし。はやくとも直にぬきとり。綿をこの手にてやわらかにしても。時の宜に従べし。第三ハ臍帯をつよくひきて。胞蒂のところより断るものハ。細き筆管かまたハ杉箸などの木理緻密にして折まじきものゝ稜あるをもとめて。右の食指頭に添てこれをそのくさし入て。胞蒂のところをもさゝへ。箸の稜を胞衣をさゝへて。指のちからにてそのと推て。胞衣の脱ざるやうにして。そのまゝ握りしめ。左手の力を添て挽出すなり。第四ハ膀胱中に小便充満なるせり合にて。胞衣の下ぬものあり。それハ先小便を通じさせて。後に胞衣を下すべし。第五に坐婆の殊に心得べきことハ。難産了りて體備たるものゝ胞衣を。いそぐのに挽出せバ。はげしく血漏下てそのまゝに死るもの。又衝逆氣絶するもあれバ。これらの胞衣ハ陰中まで挽出して。どうにかき出すことなく。腹上ハ布にてゆるやかにはき。高枕に右側臥させて。白湯糜粥などをすゝめ。薬などもそろ〳〵とのませ。肩背腰脚などを按おろし。よろ〳〵の轉寝に談るなどして。時あまりを消息し。催睡たらバ。下体むりをさせてのちにとりするが尤よし。いづれにもとどめに陰戸まで出しかゝりたれバ。過ては子宮の口を閉るゆゑに。姿にねむりかゝれるものあり。疲するものをやんぐへもあく挽とりく。あしくとりくのか鳥のたつやうなる急変におよび。臍を噬の悔あるよしなくのまゝ。この事を心得ずして。人を害ものこの世に多け

巻上　廿二

也べし。しかしも手をいれがたきもの、胎衣ちぎれたるときに
も心を用て綿を炭墼の大さにかたくまるめたるを豫こしらへ入れ
きて胞脱とりたるあとにて。脚をのばさせて陰門のあたりやうに
して。側臥にさせるあとの病家須知にくはしく記載て。俗家に示せ
しば血の暴下ん。のぞおそるゝゆゑに。かくもちゐるなり。胞衣い
よく下だしても、婦人にひきてのせて安心させるを也べ。衝逆昏眩乃變
を決しくなるものなり。暑月を六七日。寒時も二十日あまりを過せバ
必腐爛きて下るものにて。害にならぬことハ毎もためしあることにて決
して恐産にあらぬを。坐婆の心得あしけれバ。おのく躁て非命に陥
しむるおとの多きへなげかしきことにあらずや。また児の未だ娩出
ざるに。臍帯先出る時の臍帯を壓挾て血乃運輸を閉塞ことあ

也。其児ハ分娩ざる前に死ぬることあり。故に臍帯先出て免身の
ときハ。速にその臍帯を子宮中に推入て。其子を救べし。其法ハ
産婦の枕をいと高くして仰に臥せ。児頭己に子宮に臨たるハ。
児頭とともにその臍帯を推入るべし。よしやいまだしも後條に
説明たる術によらずとも、かくのごとくすれバ。速に児を掬出して。其
の難をまぬかれしむるがゆゑに。この術を用るに及ぬことゆゑに。くハし
くハいはざれども。まづ児頭己に産門を出るときに。臍帯を頭に纏ふこと
と三四匝におよぶものあり。これをその儘に掬出すときにハ得て
其児の吭をしめて殺ことあり。そのときにハ。食指にて頸に繞たる
る臍帯を。一匝づゝ左と右へのそろへてむきて産して。そのゆるみた
るのつりあひをよくかんがへ。解産くるものよく。辨児頭をうちかへしてのち

を解産しかくしてを解くのぬるとの遅くよろしく取べく。その間一寸あま
りを遺てこゝろ紮て。その中間より夾断し。さてその後に児を
分娩しむる手段を為し。惣て臍帯を紮ふる。細麻線を用ふ。外科の
金創に用ふるものなれど尤よろしけれども。今俗間にハ紅木綿糸を用
ゆ。常のことなれバあへて繭糸などにて紮などもよし。おもらの
こともべて。俗意にてもハからぬ。なれバむべくかくも紮ところにも
あら絲ど木綿にくへのて紮にたよりよくのらなど。世に繭糸などの
ふしだ。世間坐婆の為やうに臍のゝ又長く剪のこしたるハ乾おそく
おそく。暑月ハ必腐爛やすく。その腐壊より児の病をひき出すこと
はくあれど。決して長を好べからず。臍より二寸ばかりをのこし。臍の
のこりむ。のよへ血をよくさきく。かくて紮ば。二寸ばかりもおそく

紮。その中間を剪切なり。竹刀にて切ば。むかしよりの習なれバ。我れ
に従ふもよろしからバ。胞衣のことを紮こと後に胞衣を拽こともあるに。
血を瀉出しても。臍帯ニそりて力を用ふるときれバなり。臍へのこりたる
をれて遍にくて。臍の上へ折かけて。その上より単の布にてのろくてまきおく
く。臍に紙などにてあてをくでむすぶべからず。臍帯退落後灸をすえ
あるべし。やく乾しむるためにて病をなせ。たよりにもあらず。そのほか
謬曾あるもの。火氣の児體に徹まぐにするへの為りて病をひき出すも
をくるとあることにてくよろしからぬことなり。艾灰五倍子などの
ふりかけるも。詮なきことにあらねど。おもふに人への心にはらせて
をくるしからなど。たゞ熊膽を水にとき。これを貼るも甚あし。苦水臍
帯をつたへ。腹中に浸入て害となり。そのほかよりして腹痛搐搦などを發し。遂

ゆゑ児を殺ことあれバ決して為べからず。また臍口いまだ乾ざるものを浴さ
のち腹痛て悩あるひハ搐搦を發し或ハ卒死しある児をみることあれ
ハ必そのあたりの乾涸ざるうちハ浴させまじきこととりて胞衣巳ハ出なバ
先冷水一盞をあたへてのち布ハて全腹を纏しうごかざるやうにして。そ
の後蓐ハうつし枕をたかくして先右側臥さすべし。その産後の帯ハ布をたゝ
みて臍上を緊し。世間坐婆の為やうハしたるもまたよし。坐草ひさしく憊
たるものハ産門ハ綿絮をあてて坐婆の手をそへてそのまゝハ匍匐ハさせ
て蓐へうつし蓐上ハて猶あたゝめたる綿絮をもてさすりて人ハいひをとして。
婦のうしろより抱て體を靠からせしめてこゝろへてうごかぬやうにして。
さて左の乳の下より鳩尾のあたりへ手をやりて。動悸をうかゞひみてあら
くしづまりたりとおもはゞそれハ横ハ臥てよし産後ハ水を喫せしむべ

ひとくを聞入まじき輩もあることなれバ黒薬といひて麻の嫩苗を黒焼
ハして懐中し。その冷水ハて服しむべし。あさがらの不くちもよし。
麻苧もよし。百草霜もよろしうろバ伏龍肝とて數十年を經たる
竈の下の通赤ハなりたる土塊あり。これらの藥舗ハてもとめおきてある
を。それらを細末ハして用るもまたよし。いづれの藥もたゞ冷水一盞を
喫しめんためのことにて。その効をそのむハあらず。これ賀川家などハても
秘訣とするほどのことなれども。近來の經驗ハてもあらばしてもやく千金
方といへるものゝ書ハを出なることなり。その後支那ハても用るもの
あり。甲斐の徳本などん冷小便を服せられしといへども。その意ハ似よ
りたるほどなれども。不淨のものをいくなあらん。たゞ湯を服さへ決
して効なく。必新汲水一盃を喫しむるぞのりなく。時過てハいむなれ

ことなり。かの水を用るごときにも。昏眩崩血などの變をふせぐに。その効擧て數ふべし。その佗効用多端にして。胸腹動悸劇。血大に下て止ざるものなど。症によりては。湯液を冷服しめなどして奇効を得ても。この意なり。すべてかやうのことども坐婆心得居たれば。人を救ふこと乃のうきと多からんと。此に諄々のべたれば。必疑惑あることなかれ。産椅を用ると高枕の蓐を設ること。その上に右側臥さすることは。俗家にも示たければ。病家須知に載たり。産後の熟睡を戒ることは。尤あしき心得にて。快寝をのちも。必喚覚すことなく。そのまゝに睡しむべし。體をゆるがしてよく寝たる後は。殘血も滞なく下て。復素こともすみやきことなり。前條にいへるごとし。たゞ難産後にて。眼をくらめなどしたる後。あるひは息のちゞむものも。寝なりとも忽視のならぬものもあまたなり。旁

に人をはげまし。その眼面と息あひをおくらせざるやうにし。産後直に藥湯或は塩湯にて陰戸を慰むなどして。分娩時日を過し。困難ひさしきものにも。必爲ことよろしかれども。平産をそこなふまでにはおよばず。すべて懐妊あるも分娩も。自然のことのゆゑ。産前故あるに。熟錬もせぬものなどに腹を按摩させて。かならず胎のさはりとなることもあり。すべてあまりに人乃作意を加れば害あること。殊に審辨しおくべきなり。

臨産に坐婆の心得おくべきこと

臨月になりて。腹の形上張大に。下のかた狭小のものを。順孕として。下張大に上狭小を。逆孕とすれども。あまりそれに拘べきことなり。たゞしめにものべたるごとく。順逆を必翻轉の機にありて。その説そのあり。しかく

巻上　卅六

もしかようそのなりに孕めるものとみえたれども。横骨の上際に両指を容
なればく難産をし。胎偏側て股に没がおちれば横産とするなり。さのる
べきことておくるなり。されども尤手術の在ところなり。
七八ヶ月ごろに。脇腹いたみ。或ハ腿など引はりて。または腰のくみく伸の
ぬるおとありて。水血併下そのく。正産にあらぬめあくも。腰のいた
み甚からぬものなり。されども多くハ胎のこよりたるにあるお
となれバ。されど正中にもあれバ。その痛ハ必休ものなり。ゆゑにそのえさ
け肝要なりとおもふべし。
孕たびおとに小産するものハ。房労と飽食をいましむべし。そし
小産したらバ。子宮の餘血を残ぬやうに掃除して。後日乃害をふ
せぐべし。

九ヶ月ごろに。腰忽痛あるひハ血下り水綫交などして。ほどなく産せざる
その正産にあらバ。腰痛甚く陣痛止。のちそのまゝ多くハ半産なり半産
のいきたち。双子く急ぐらく多うにおかずゆゑそのなり。
臨月ちかき。又産に臨く乳汁の出るを子が乳をちるとて。胎
児の死なるなりとさするものとふもく。多ハ死胎なれども。児乃
腹中にあるときに。乳かく育そのとおもふも。おろかなる臆揣なり。
胎内の児をやしなふ用なくなりし血のあまりが。ちからなく乳汁とな
りて出るなりとおもふべし。
七八ヶ月のころ。痢病の努迫かく偶と分娩あるもの多ハ死胎なり。
臨月のもみるもそのらべ。
傷寒。痢病。またハ麻疹などに感ぐく熱はげしき病にかゝりて。日を経へ

たるもの。陰中より血状下るものあり。胎の死たるが多し。水腫などを
患ふとひきつきへ、やもすれば墮胎するものなり。ゆゑに傷寒、痢病など
とふて下を逐る症あらば、手まへしよく、せねばならぬことにて有身
ゆゑに下なくも下さねばならぬやうなる醫師にかゝりたるは、坐婆
よく心がけて後害を受させぬやうにすべし。
産にかゝりて。腹痛心下脹滿て。苦悶するものあり。飲食の停滞による
もの多し。おそろしき坐婆は。陣痛にかゝりたると思ひて。産婦の力
を生といふて。湯漬などを強に喫するものあり。そのときに喫たるもの
多く滯て降ずして。それよりしばしば嘔逆などを促す大なる害となる
ことあり。右のごとくならずとも。胸下痞て。氣血の運輸あしくなれば。分娩の
ぬるものにて。食滞より子癇となり。産後も昏冒崩血などの急

變にて死にいたるもの。食を強に喫たるが。停滞したるより發ものなり。
まゝあることなり。その腹満痛のものを。醫師もそれと知たらず。
はやく停滞たるものをひらくるやうにせねばならぬことなり。
姙婦といへども空腹ありといひて。食をのぞむるならば。なるべくの
かるく温なる湯どりやうの飯をすこし内だけにあたへるべきがよし。必
此方より強るゝは可ならぬことなり。
食傷霍亂の悩より。むしけづきて産る児も。多く育かぬるもの多く。
先は死胎が多きものぞ。
産にかゝりて。面色のあまりに赤きは。産後脱血するおそれあらんかし。この
禍くおそるべし。
臨産。背冷るもの。或は面色唇はくもと青白く。呼氣冷るもの。産後

卷上　廿八

の變あらんとの候とこゝろうべし。
悪寒戦慄し。乳房の痿軟になりきたるものは。胎児に變あることを豫
いふべし。
産にのぞみたるに身に微熱あるをうしなはず。汗出るもの。ちからつきざる
る。産後のこゝろばへのわるからんこのゆゑ。氣をくばるべし。
産にのぞみては。虚里の動といふて。左の乳の下むくつき劇きものなり。
産後に變證あらんこと。おそろしくよりて徐ろなるべし。
臨月になりて。崩漏などあるは。子腹中に死ぬるにあらば。産後
變證出ることあり。
産に臨みて。その腹石のごとく堅く。ひやゝかなるものは。胎の死するにや
とかんがふべし。

産にのぞみて腹いたくいたむこと。死胎にかぎることなりがたく。逆産に
ても。活胎なれど。その痛腰肛門へおよぶ常のごとくなり。總じて死胎は。その
腹を按じて氣力なく。指のあとのこるをよくみるべし。
妊婦の腹につめたく重たくて。三貫目もあるものを負ふがごとくおぼゆる
は。胎の死たるなり。
陣痛ありての不止そのまゝ。腹中の児死たるゆゑあらばやと先おもふべし。
陣痛のゆるくも不止そのうち。小便の通じかぬるやうなるものあり。それをも
やすからず死胎ともしれど大なる害をひき出すこともあり。おそろしくおもふべし。小
便閉たるもやすくその小便を通じさすれば陣痛するものなり。
臨産に小便の通じかぬるは児頭が横骨の正中へつかへて来るゆゑに尿
道自塞て通利あしきなり。これは常のことなり。ゆゑにおほからで小便の

通じいさゝかも泌閉なく可ば。逆産か。横産か。死胎ゆへあらぬかと慮べし」。
陣痛のあひだに眠るものを。揺りおこしひく。産の氣いまだ到らぬものなり。
必促て努力せしめ。静に寐させておくがよし。
陣痛時をりて娩ねぬるは。傍にありて小聲にてさゝやきなどもするべし。よろしのらぬあとなり。高聲にてはげしくなぶりするも必制すべし。産後もよく寝させ揺ずば大に損あるなしにて。さまでも側臥にせ揺べし。おのれやうにて精神の鎮らぬものあり。おのおのよく〱こゝろうべし。
倒産。横産は。破漿をまちて遂ぬものなり。
臨産陣痛きりく来ずして。産のねるのちぞ。その痛忽止て。たゞ腰間おもく。腹に微痛をおぼゆるものは。陰中を探てみるべし。被膜いまだ破ざるものは。五六日を過したりとも。必死胎にあらず。産の期自然に来るをまちてよし。おせりて膜を衝破などして。強に娩身んとするは。大に害となるなり。もし膜皮已にやぶれ。臭液流出て。臍下攣痛のごとく。肛門におよばざるものは。死胎の候なれば。はやく児を出すべし。
胞水の破るゝものに。腹中たしかに音ありて。産婦にそれと知るゝは。産必やすし。音もなく。傷たるゝものも知れぬものは。おそくは難産なり。
順産と知たるものゝ。児の娩ぬさりに。胞衣の先出るは。必死胎にはあらざることなり。
横産。逆産。坐産のものは。胞衣先出てあとに死胎となることありて。順産にてたしかに死胎とみえなば。先その胞衣を断るべし。
児頭の子宮口にむかひたるを。指頭にて探て。その口中を診に。舌動となく。臍帯に脈動なきは死胎なり。
その腹常に冷てなにともいひがたき痛をおぼえ。陰中より黄汁まじる

巻上　四十

赤小豆の煮汁のやうなるものを下して。臭氣甚きは。胎の腹中に死る
なりとしるべし。やがてその胎を挽出すべし。
燥屎産路を妨げ。娩ねることあり。それは指にて陰中を探て知るべし。
肛門のきはにあたりて。堅きこと石のごとく。指先にあたるものあり。しかるに
その産婦にいづれ大便したりやととひて。たしかにそれと斷ならば。油を
食指にぬりてこれにぬりて。肛門へふかくさし入れ。いくたびもかくのごとく
して。かくはぐらを油のごとくやうにしてのち。肛門の縁を摩旋し。
大便を導やがて指にてこれを出すべし。蜂蜜膠飴の類を可とすれども。ふ
へのあるときは得がたきものなれば。油のうごきあるをこのむにはさきなり。
どもにも時の宜に從て用ふべし。それとても通じのねるものあり。
油にても蜜にてもあつきゆゑをさしたるにても。烟管の頭を

そりたる竹の方を口にふくみ息をきそひて肛門へふかくふきこむべし。
喞筒にて注射するも尤よし。
兒頭陰戸に出て。ひさしく動ことなく。頭皮ゆるみたるものなりとも。
臭液のもれ来るとなくば。妄に死たりと為べからず。陰内膨脹
中の水液乾燥つきて。陣痛なく逼壓らるれども。脱出ることならざれば。揺
動をもさるなれば。進退きはまりて。死たるやうになるといへども。鼻を
出して大氣を吸入るのちにあらねば。ひさしく口鼻をふさぎても。
妄に死ぬるものにあらず。かゝるものを尋常の産科に諮ば。必鉤
を用て曳出すといふなり。非業の死をさするなり。むかしよりこの産
あとの外むげのしきたりにて心得て。難理こともあるべし。予が後の條に説
あのことをの發明を聞得て。その時日過ば交骨再閉あそぶる

ものも俗人にも救得らるべく。たとひ児の死たるにもせよ。鈎にて
破傷。あるひは截断などして出たらんには。その父母も後くやさぞ
追恨おもふにやあるべし。坐婆も俗家もよく心得て。もしかよりお
ち残鈎のけ醫者に委ることなさるべし。
妊婦大に浮腫なるものの。産にかゝる二三日前に水下りて間歇なるあ
り。多ハ死胎あり。浮腫なくて。たゞ水を下すものあり。それハいとよくべ
きにあらねど。その水に色のはきたるあり。そのまゝ産にかゝることあれ
ものにて。ちらくとへいのぬのゝごとし先あるべし。
狀尾胎ハ順産にして女子の多きものぞ。ことに母が水腫をまづらひ
て。その水氣の胎におよぼし。児の周身浮腫すると。娩出るとに。頭
胸の水を下へおぼえて。腰以下大になりて。やくなるものなり。ゆゑに

逆産にて。脚より出るものハ。その水を上部へおしあげて。頭胸の大小
ありて産るなり。多ハ死胎なり。炎熱のあろとり分あるまじく。體
内にて死て。暑熱にふれほどなく腐敗て。その皮肉がきれくになり。水
を多く下して。母もおやふくあとあるものなるべし。水腫甚き孕婦など
は。意を留て胎の死生をうかゞふべきことなり。胎児の手足痩て腹だけの
甚大なるも。その内にあるものハ水なるべし。産に臨て。産のねる
に死胎ありとしの知らぬ。児の腹部のよろしきところにて。
爪を以て皮をやぶり。水を出して。のちにうまきとなし。
または手を出すものをみるに。不そく疲のしけるは。死胎あり。その
血の運輸なきゆゑに痩なり。活胎の臂は。その色白青く。肥て動ね
ず。少しもなにとなく活氣あるものなり。

児頭子宮口にいづるときに指をもて探て頭骨ありて。そのあるやうに
く皮なる骨にあたるやうにおぼえ。嚢に物を入て振やうなる音あ
るもの。あるひはその死胎なり。かくかくなりたるをしらずして。その胎の
腐壊て皮肉わかれぐにありて下るものぞ。あるときハ母もはなはだ穏
ならぬものになりゆくなれバよくこゝろえさせてよし。
児うまれ出て聲をたてぬものハ。冷るものなり。そのときにのぞみて温なる
物日數歴ぬまに死ぬるものなり。よく心得べし。死胎なれバ湯氣のごと
きものありてのなるものなり。

此三十三ヶ條をもつて切要のことゝし。坐婆よく記得て事實に
あたるときは。あまた擁死そのうへの發明を得て人を救こと多からむ。
仁恵をもつてかゝるなれバまづ世の坐婆人命の貴重なることを
ありのまゝにして。その職に疎に惨酷なることなく人をあやま
天命の畏べきを悟ざるもの。蠢愚ことなりまして都下にて
なれこともなまじひ貧窶しく多産家ハ無事にうまるゝ児をもある
もころしてすてしことありをもまた世ならずとけがれ。絞殺ま
たハ口鼻をふさぎて息をとめ。あるひは壓ころしあるひは坐婆が
寒郷にては今もおほくときくそのちのもの乃竊に鈎を用て
生児を挫出し醫師にはたらくにはさうなる巨罪なるもの也。をまて
人にも天禄とて衣の具て。児一人にも一人數人にも數人だけの衣
食を必天よりうけて産出るものなれバ。貧倹にても數多の児を養育
せんにもらに。飢寒にて死るはなきにいにて。ぬるものなり。あるのみならず。
親となり子となるも宿縁のことをおもへバ。聞事にもあらぬ哉。

このふ貧窮(ひんきう)ゆゑとやしなひのたすけなけれバとて。それのこ殺(ころし)あやめもおこなふぞ
の類(るゐ)をころしまへぬ禽獣(とりけだもの)にもおとるなり。かゝる心(こゝろ)を起(おこ)しくるたとひ現(げん)
罰(ばつ)なしとも。貨(たから)のために人(ひと)をあやむる盗賊(ぬすびと)にもまさりたる大罪人(だいざいにん)なり。
天(てん)の譴はこのたゞりぞいと恐しきことにあらずや。

とりあげばゞ心得草巻之上 終

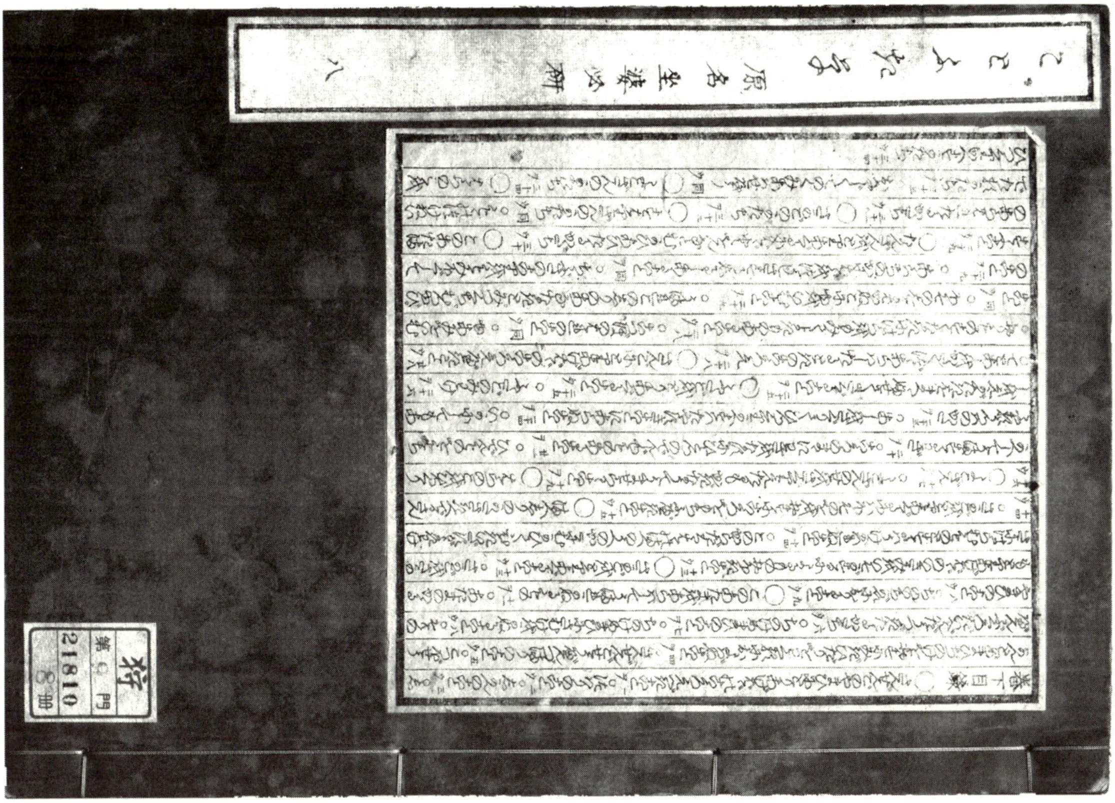

坐婆心得草巻之下　　一名坐婆必研

産前後の病ハ坐婆乃心得あることなれバ
産前後に病あれバこそ。醫師を頼むくも常のことなれども。悪阻などさん。薬をもちひずしてなほるべきほどのものなり。また胎乃うごくことありて腰脚攣急。まくは小便を閉おるひハ子懸。妊痫なぞ発し。もしくハ産後乃衄冒。崩漏の類ハ。手術を先にし薬ハ後にすべきものの多きを。まちがえや胎児乃産門に臨て娩の遅れたるの。或ハ胞衣下らざるそのたぐひの。薬にて効を得ましと思ひて。ふ人が敵兵に園をたれたるものを援んごとく。先その敵を解ずして我せまりて。ただ糧粟を運んでさとるがごとく。却て損害を増ことあるべし。かかれ理をも辨知ね醫師ら。四物湯を血の薬とおもひ。仲條本味を産前

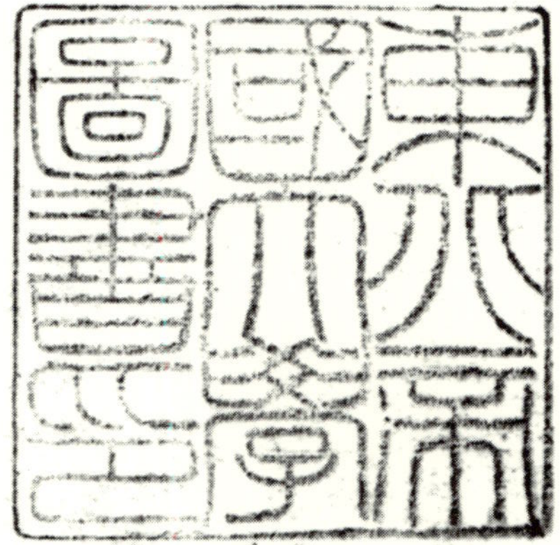

後にある妙なるものぞ。黄芩白朮を安胎の良薬。當歸川芎を催生剤中に必配合なれとおもひ。折衝飲を賀川家にて製たる方にて。血の薬と心得。射副覧を紅夷の血を治る薬といひ。半夏を胎を堕す。芒消を胎衣水に下るの薬の効能も。方の所由を貫と審知ね。俗家同様の愚昧なる臆見より。産前後の劇症にたゞ薬のミを託にして。偶に自然に治することあるときハ。一途にその薬一の病に効ありと執強て。生涯を過せる輩の多ければ。庸人ハ薬と醫に委せ。産婦のあつかひを坐婆に任るの先を世間の習しなり。尋常の醫師を大かたかくのおくれるものなれバ。あながち倚頼になるものにあらねど。ゆゑに坐婆にその心得なければ。母子の生命に係る丁大事を誤ることありて。その責辭べきのならバ。腰を擁て努力せるが

このりが。職分にてもあるまじ。胎兒を浴させれおとなぐさむ貧民のたぐく産したるものゝなれバ。常にもせるまでにて。それらのあまた本業と心得て。たとへて坐婆なしといふとも。事缺るまじかるべし。いのふにや世の收生媼。いさゝかもあつかふに愧る志あらば。その家に招きまつる。此の薬そり醫師にも。鈎を懐にしたる産科醫にあらねまで。吾人互の不幸なるゆゑ。難證ありとも。いづや免身てえせんしが。力の及ばず。悉く治しもとめつゝねやうに。心がけなさへ第一なり。ゆゑに今産前後の病に。坐婆の心得益あれまでのべぷに至る。いつのなる難産なりとも。やすく分娩らるべき。千古未發の妙術を洩さずあらに説あつまとなり。上巻にもいおずに。すべての事學より慣よしとの。俗諺にいふことあ

されども。世間の坐婆よく此乃書に述るところを。日々の事實に驗て怠ことなくば。徒に精神を費し。筆研を勞て書記し我予術にも。超まさりたるあるも勿論。されにもいへおよく産の一ことぎりへあきを男子に傳んよりも。坐婆に教て。世乃益となるあと多く。産婦も恥をおもふ念もおこらねば。とろしくも事を處やさくの務し。近きあろく鈎術乃害を聞あと多くば。いよく妄なるあとのくふなりたぬるべ。そまられ弊を救ひ。世乃害を除んとく。思を起し。力て此乃書を著て。その術を世に傳へ。予玄翁の産術の羽翼となさんと希ふのくもし。人ぞふる主意をも辨ぜで。名利の心を以てこの篇を讀予が志に背ものあらん。はた。たゞそのあと我恐るのく。

惡阻

はそりへ。藥を用ても速に効あれのぞばく。世間に用

る四物湯。順氣散。龍王湯。實母散などの類なり。このくて悪阻乃さそりとなれことをあまりに妄にあまる服をあらば。先を制止てよし。あの症ち食物乃停滞ぬやうに。その人ぬに喫せ。身體をよれかどふ運動し。坐婆ち。そりくその胸腹より背の六七椎のあたりの二行ぞありを。指頭ゆくころーづつに揉やらげ。その家の人にもよくとかくあさしめ。胎位定て。自然に止を待るなり。また嘔逆なくしてたゞ食を悪りのに。その尤嗜好ところの物を心のまゝに喫せて。食後とあとありて。さくくなにごとをあれに。懐妊の食禁ち無益なり。平常のとおりに心得てよし。支那人乃いふてを。詐妄のくも多くものゆゑ。あゆぞくく從ておらむ。世間にいふ食禁のたゞひも。皆その實なれあと多しと心得てよし。たゞ飽食させ

ぬやうによく誠むべきことなり。飽食によりて胃府膨脹し。胎倚側して血の運行を遅渋く。さひにて難産のもとゐとなることあればなり。

【孕癇】その病候ハ。病家須知に載たれど。此にも省くその証を諸臓を上の子へ牽引て。身體攣急。人の見さかひなく。その患が子宮へ及ぐ。甚けれバ墮胎をなすことあるにいたる。九月臨月ごろに發く。そのまゝに活胎をうむこともあれば。病發やいなや。胎児いまのふと陰中を探てみるべし。子宮口の開て児頭已に手に中ば。そやくその胎を挽去べし。姙婦も前後を知ざれバ。いくのやうにとあるものにて。術を施やすし。手足を動し躁乱ものも。人に捉させて治せるがよし。月のさなりたるも。死胎のさにあらざれバ妄意なることも決して為べからず。瘈瘲甚く。黄色なる臭汁を吐ものは糞あり。これを吐糞といふ。此證あるを難治とすれども死にきまりたるものにもあらず。姙癇を救ふ術も病家須知に載て。廣く俗家に示べし。其大旨を仰に臥る婦の左のかたに居て右の膝を婦の季肋におしく。拳にて上へ唐突ものを緊抑定て。その勢を摧やうにするなり。劇ものも。女の力にては及ばぬものなれば。男子によく教諭て為しむるがよし。陣痛の催ありて發ものあり。それも陣痛とゝもに頭中にその痛が及やうに思ひて。手足振掉。搐搦をあり。頭痛眩運などもして。物音に驚やすく。ひけもなれてしく恐ぞくに精神の安定のぬるやうなれば。子癇の發きざしなれど。決して忽視べからず。此證と眩運昏冒と痙病とハ。その因にあたかも近ものにして。證候に差別あるまでなり。然るを子玄子是を左腹下を血室とし。血塊ハ必左にあるものとし。右を委食の府といふて。飲食及屎ハ右に在がゆゑに。便下後ハ空虚になることあれバ。胎ハ右に偏やすとしといふことを持論とし。妊癇を救にハ。右の不容の邊を按。眩運鬱冒を治ゆる。左の不容を推按しといふこと。これ著書に記載たれども。これハ全く病因を知に疎ゆゑにかゝる僻説をいたさるなり。予もそのかミハ此の手術に倣ひしが。その後數試に。按の右を按よりも。左のこゝを心窩へうけて推ば効あるやうにおもへるなり。ゆゑいかにといふに。胃の府俗にいぶくろと稱ハ。飲食を受容る臓にて。上口ハ咽につゞきて。心窩のやゝ左方不容の邊にあり。下口ハ左へよりて。下の方腸に連續たり。この胃府へて。飲食を蓄るのミにて腸に傳送て漸に屎になりて。肛門に泄出るなり。故に子玄子の言る如く。燥屎ゆゑに妊癇を發することもあるべけれども。すべて胃管ハ。

殊感觸の甚き部なるがゆへに。藏躁。妊癇。眩運昏冒の類ハ。産の前後に發し。其婦の性質に由て。病證に差別あるはずのことにて。いづれにも胃管乃攣急を鎮止得れバ。その患を治あり。假令バ頭痛劇とえハ嘔逆悪心状の患。嘔逆悪心甚けれバ。頭痛もこれと。同一理にて。頭ハ精神の府とすれば。七情鬱結過度ゆゑに。頭の餘響が下胃管に及し。飲食停滞及燥屎下降ざる病が。上頭部に及こともあるべく。また經脉の躁擾より。この諸症をを發もあるべく。今手術ハしバらくその唐突ものを按まぐのことなれども。予も諸症ともに。左方胃管を推すが。効を得の捷疾こと然たしかに試るまでなり。これあながちに古人に戻て。自己が意を主張んとにもあらざれ。術もすべて人々の練熟によることにて。いづれなりとも可なれども。その左右分配之説ハ。決して拘泥ずしてしかるべし。妊癇ハひく發れバ。十が八九小産するものあれバ。收生嫗も豫その用意をせねバならぬことなり。

【産前後溲閉】このことを俗家に傳て爲しめ。その急を免得させんと欲ひのゆゑに。病家須知に記べければ。半婆もよく記得て人を救べし。さてこのことあれど。懷姙の小便通ぜざることは。胎の膀胱莖を壓閉て。小便の不利ことの多ければ。その治法は前の乃術にして。水腫なとの小便の膀胱より滲来ねことのみの詮なれバ。よく〳〵まづ知置べし。まづ胎の膀胱に迫ることも。苦悩て日数を過。その體疲たるハ。法のごとく便器に跨ことのならぬのあり。そのときは仰に寝せて股をひらき。食中二指を陰中にさし入て。膀光へ迫ることをおしのけあぐるなら。上のかたへ提挈やうに力をこめて爲べし。片手にて功なくバ。左の手にて右の手腕上を握て力を添べし。さて胎の右ら左へ倚側て。小便の通じ難

礙ぐるものは。右へ傾りものは左側卧にし。左へ側ものは右側卧にし。半婆その後に坐て片膝をのばし。婦人の上になりて脚をその膝上へあげ。股の間より手をさし入て児胎を推て尿道をとくのばやうにして小便をとらしめ。もべてあまらの術を行ふと。子宮と膀光の位置を知ねバ。その意を得がたければ。下に出せる圖をよくみて。その旨趣を辨ることの後へのためにも時に臨ての酌用あるべきことなり。さて法のおとく胎を提起て。膀胱莖を寬鬆あとのおとるやうにならぬものには。近来世に專用ところの「かてーてる」といふものを用て。通利を取がよし。その管を施には。姙婦の枕のうちをもたし高して。蓐上に仰に卧せ。両足を開せて。半婆その前へまはり。左手の指頭にて陰門唇をひらき。右手に管梢に油をぬ

子宮膀胱直腸連續する圖

かくのごとくにつゞきたるものなれバ。臨産の折に鉤をかけあやまり用て陰戸の下邊を傷て大便を陰戸より出し上邊を損て小便常に陰戸より洩て終に愈ざるものあるなり。よくよくこゝろえべし。

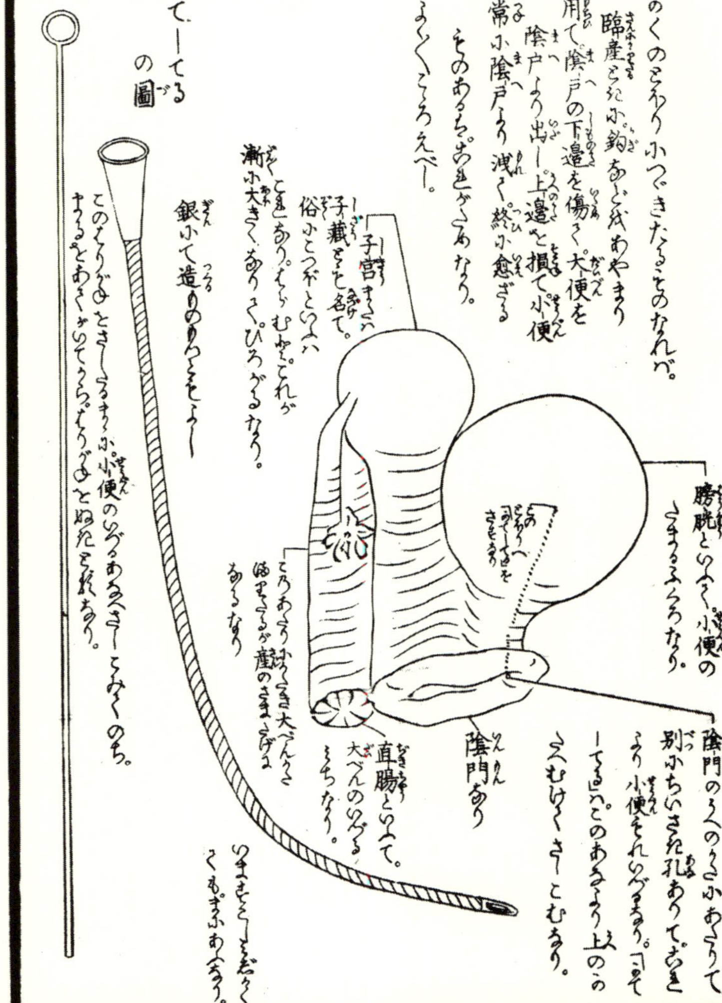

出たるを持て。尿口より横骨の後面を上の方へ向てさしあてて後便器を前へおしよせさて銀線をぬきとりて。膀胱中に留滞る尿をことごとく輸寫べし。婦人の尿口を男子に比ぶれバ屈曲なれバ為に大小術を施やすし。されバこの管を用ることを心得れば。胎を提挈にも及ぶ。娩後の小便閉の子藏腫て子宮の下墜より来る症にも施て効を得べく。なるほど便利なりしけれど。男子の醫士に對してハ恥厭ふ婦人の多ければ。坐婆よく記得て携るの病苦を救ふべし。

昏眩 産せるやいなや。頭痛眩運甚く。或ハ鬱冒昏沉、呼でも應ぜず。そのまゝに息絶るものあり。後世これを血運と名づく。俗家にハ血がのぼりたりといふ。この證ハ産せるとき直におやまぜて産椅に坐しむるものに多し。産後にてものに快暢になりたるやうに慮ど。分娩前にも身體諸部膨脹て血脈張だちたるものが。児を産出し。胞衣も下り。血も多く瀉去て。腹中空隙になりたれば。體を起坐せて椅子に跪坐せしむ。鬱冒の變あるも宜ならずや。この病發て。急に醫を招なりとも。その間にあひがたく。まして藥なくのりにてへ決して治らぬものなれば。坐婆よく心得て救ざれば。みる〳〵人を損ふ。かく急劇症なれば。世人のために救ふべき術を。病家須知に大略記載て示べきなれど。收生嫗よく會得て急變の用にそなふべし。その術は右の手にて胸の下を按の法なれども。婦の左のかたへまはりて便宜よきかたちて。右の手を婦の肩へかけ。左の手にて按ても同意なり。下のかたへむけて。貫起ものを手の下にたしかに知ば。婦を抱ながら。片手の拳にて推下てもよし。いつまでも椅中に坐しめて。決して静にねかすものなれば。按なるまゝに婦の身をもち出して。高枕にしたる蓐の上へ。右側臥にさせて。息をまつまでして。按する手代しばらくも放べからず。この術をおこなふには。婦の體のもたるゝも動揺ぬやうにして。ひき出せしむること蟲の這やうに。脚の指されて。そろ〳〵とおもく引ながら。安穏ならぬおもく記得てよし。この昏冒の因に三種あることを。この書に詳にせるなり。坐婆ものやくその陰戸に手をあてゝえるがし。脱血のものぢやくその崩漏を止をぞの。かゞて胸下を推ためたりことも。その功あれこそなし。胞衣下ざしてなすものなり。まづ昏眩を鎮て後に胞衣を下べし。昏眩をさばらぬうちに胞衣をぬかんとすれば。血大に下て死ぬるものあり。

ゆゑに胞衣にのぼりて。まづ昏眩を鎮るなり。昏冒發すれば。その面まづ仰く。發初より直に頭を垂るものは必治せず。産論にいふ。脱血は俛し瘀血は仰ぐといへるは謬なり。この證あれば。横に臥さしむべし。よく熟睡をすれば。まづ小按し居らしむ。安心はならぬものなれば病勢静なるをまちて輕按し。力の續くやうにすべし。大抵右側臥て暫時のあひだ按し居れば。十が八九は復本するものなり。もし寒戰咬牙症をこのむるものは。心下を按ながら。旁人にいひつけて手巾をたゝみて熱湯に浸し。しぼりて頭項と両肩を熨すべし。さすれば速に功あるものぞ。冷る水を用るもあり。熱醋を鼻に噴射して効あれもあり。臨機に應變あるべきなり。

瘈病

瘈病は。小産後に多くあるものなれども。やゝ浴などして。慎あしきより發る症にして。本産にはまれなるものなり。これ救ふ術は病家あわてゝ草に載べし。又洗嫗をよく會得させ。發ときは。今まで坐りたるものが。おびえたるやうに起て。旁人も大に驚駭することあり。その漸は頭項強或は腮などのこはばる氣味ありて。やゝ胸肋諸部に攣急をおぼえ。いつともなく此症になるなり。病發て俄ぞりになりくるものなれば。そのときにかゝりの脚にて。病婦の足蹠を撫まへ。そのうしろの膝にて後よりその脚をもささへ。隻手に胸下を按集手を頂へのけかへりに身を添て。そのまゝそりかへらせず。引仕て病勢を鎮られば。頭より膝へ帯やうのものをかけてをりをのけ。熱湯をそへるに喫せしめ。温泡薬やうのものを用て。両脚を塩湯の熱きにひたしつゝ慰ふさへ。被褥數枚をのせかけて。すみやかに汗をさるべし。その内に醫を招て薬を與るなり。これ一應のことにて。この病を治するには。醫者も大に手段のあるところなれども。て手がゝく汗が發し速に下るとの差別を心得るばかりなく。處置さへよろしければ死ぬ事き病にあらず。その下さる癥にてもよく温暖て。肌表の冷ぬやうにせ給ふならぬなり。さし痙を治に坐婆の力のひなくバ健夫に教て為しむるがよし。

崩漏　血のどくのおりさるとぞ。そのまゝにもれいるをとまゝあることなく。救べき術ちて。病家こゝろえ草に載べけれども。甚だ捷疾に世給だならぬものなれバ。坐婆の心にとめてよくその急難を免しむるやうにすべし。心ある醫師を招ことも。その間にも死生のさかひなく。おそろしき癥なり。この癥殊冷水を頻に服せて。大に効を得るものなれども。傍人首背せずんば用るところの煎劑を器に容て。水中に冷し用さすことのよし。されどもこの癥に香竄品と辛辣味の物を先ず禁ずることなり。これが救ふ術ち。陰肉の閉あふて。漏血の止やうにするの主意なれバ。それさへこゝろえれバ。いかやうにもあることなり。或ハ右側臥させて。右の脚を伸し。左脚を屈て。前に引よせてをらせ。坐婆ハその前に在て。その右の脚にて。婦の両膝相交るところを按へつけて。微も緩ざる両手にて。その臀端の肉を會陰のかたへむけて推つくるよし。またハ後より隻手にて。下になりたる膝を上へひれあげさせ。臀肉を按てもよし。その時にハ左右に拘らず。上になりたる脚を伸し。下になりたる脚の膝頭に手をとつけ。屈撓なさしめ。戻ばなるゝ為にさるなり。この癥産椅中にあるときのは。速に引出させ給で。術を施しづてし。尤陰戸ふ至て綿絮をあてゝおさへおくべし。速ふ產椅を出し。側臥させ入なり。胞衣下ざしく崩漏發ものハ。上巻ふ記する次える爲し。その胞衣を曳出し。のちハ陰中ふ手ふむる事を能すぞ。換ふ壓綿を用て陰中ふ錮く。法のごとくふしへしまたハ木綿を用ふ入をのぞ。その小片を陰中ふ遺て後乃害とあるたとおそれを畏てあり。この證尤危き患ふて手まへしおしけれバ救ふことハ必ふ。その用意あるべき事となり。昏冒痓病。崩漏の三症ちいづるも急卒ふ發て中く輕視乃ならぬ患ふて。たとひ隣家の醫者なりとも間ふあふぬかどの卒暴ものなれバ居あハせたる坐婆の會心ありて人を救ことあらんあそ自己もおそらぬ陰德ふなる事となり。故ふ俗家のためふ記ところの病家須知をも必求て之を讀。その編と參考てその術意を會得せしめんとするが故ふ。その重複を省るなり。ことさら以下ち難產を分免る術ふ。古今未曾有の秘訣をはるべく。萬民乃助となし。草野微忠を致さのぞ。世の浮浅輩の妄ふその術をうり。甪名を釣類と日を同くして看ことなかれ。

兒の頭を露して產のぬるものを救ふ術をしめさと

難產のうちふ。尤困苦のきんすものるものち。兒の頭を陰中ふ出して。こ已代探ふてその髪のところつかのふ指頭ふあてゝ。陰肉固閉て。その周圍ふ指を容るところあるものふしてらつのふ指を容ることを得とハへども。口鼻を探得こと能ず出もあるの髪も。いづれの部あるや知がてのらバ。是遅廻うちふ。母の勢力を疲させ努力ことをならず。その兒の死するや否も。しのゝちとさゞりて。坐

婆のでくるにもおよばねど。病家そこの時にあたりて産科醫を招
ば。これまて死胎あり。このまゝにおかば母もともに危險に出来べしとい
ひて。鍋に鈎を用て曳出す。その鈎はつねに懐にしのばせて持する
を。先食中二指を陰戸の下邊より。胎にそへてさし入。鈎をその指間
をくゞらせて。兒の頭骨にかけ。力に任せてひき出す。此術ありと
いへども。外に死胎の候なきものを。一診直に死胎とさだむれ
ばこのらは。疑べきことなるを。挙家鼎の沸がごとく躁擾のあまり。さ
ながら闇の夜をたどるが如く。母の命いかゞあらんと。たゞひたすらに
早くせよと。兒はいかになりゆくとも是非なきことなり。下刻をた
やく母を助て給はれとて醫に請の外あることなし。其時この鈎
を用る醫師。母の命の続までとおもひて止ことを得ず。手を下す

ところの鈎ならば。あるがのちに憎まるゝことなきにあらねど。多くは
彼兵法大疵のをしへくの俗諺にいふまゝ輩の名利を貪るところよ
り。施し行ふ術なれば。予が專門にあらぬものも。いくのごこのこれを視
に忍ん。爾言がこの頭にいくふしく手を下し損傷あることなく。分免なる
や。おれに一の術あり。乃天地自然の道に從ひて。發明し得たる術な
り。よく其意を會得せんにあらて。事なきされ坐婆といへまくこと
らば。僻境にて。然るに坐婆もなく。招ざる産科醫とをしきを
きに。俗家なりとも。やく果斷あるものならば。分免られなく。い
このある難産なりとも。あるいのちに鈎を用ひ。或は頭顱を破。腦髓
をねき出ぬをも及びして。もらくして拽出さるる妙術なれば。廣く
この天下に傳て。母子の横夭を救んと。おもふ心の止がたく。遂にる

その蘊奥を洩さず記して。世に告んとす。その微妙の事件にいたつ
てハ。下条にいたつて詳に説盡さん。ある先あまた児頭出ざるべ
き手術を示さなり。その法ハまづ蓐子ひとくさ被襖数枚をこの
さまゝ枕のごとく高くして臥床をまうけ。枕ハその蓐の中ほ
どにありて。腰をむかへてさし出るやうにして。蓐の下端にあら
しめ。蓐の左右よりあつあは衣巾の類をつひあて。婦の體のうごかぬ
しと動揺ぬやうにして。その股をひらかさせて仰に卧しめ。坐婆ハそのむ
かいに坐り。両膝をのばし。脛をもて婦の股をうけ。前後左右ゆるぎ
なきやうにして。衣被を四脚相交する上より覆て傍人にえせし
めず。術を施すべし。さて坐婆の右の大指小食指をそりそえて。頭
皮を両方よりつまみあつめ。うるさく従けて。大指食指にて

ふぎれざるやうにたゝんば肥さるその臀肉をカ強くのせにはさむるやうにして。
そのまゝむかへ送て。左の手をそのうへより添てカをたすけ。右へ左へあち
らこちらと振揺し。頭顱のたしかにゆるみされを見て。それより漸くにぬ
き出すなり。頭已に出るときハ両肩へ手をかけ。上邊へむかひてひきぬ
くこと。初のごとし。かくすればおのづからしてくも頭皮を裂傷ふの貫心も
あるべきなれども必裂るものにあらず。そのゆゑは頭頂ハ陀部のすこし皮
あまくその人髪ありて皮を摘に便となれバ。手足腹背の皮のおとれにはは
あらず。娩出て後の児の曳なるあとに瘤のやうに腫あがることあれども。
針を以て横に刺て水を浮べし。速にいゆるものなり。これ頭顱を露
て産るものを救ふべき一種の術なり。さしあたりて出ざるものハ。
児頭をむかへおし送り。その脚を探らし。その説ハ後條にいふべし

くはしくさん。其佗筆端の及ばざる所あるも。識者よく考て察せべし。かく頭顱の凝て出ざるものは。その面を伏て頂を下邊へむけて。全く飜轉の機を差しものなり。ゆゑにこの陰處の下邊よりさし入て。かけたる鈎痕が頭頂にあるものゆゑなり。この類も陣痛にあはて。努力をいそぐに由るもの多く。坐婆の心得よけれども。おくにいたらねさればに救得ざるものなきこともあり。その拙き心より。時いたらねに坐草はひに活たるを死たりといひて。鈎を用る罪過を醫に科しむるにいたれるあり。その初をあきら誰が為たることぞ。そを恐きことにもあらずや。

逆産をとりあぐる術をしめす

寤生にて。その頭を上にして。まづ脚を陰戸に出すゆゑに。これを探てその踵を得るものなり。そのはじめより逆に孕るものとあれども。予おもふにあれ飜轉して胞衣を脱出るものに。母腹の前部に空隙を得て。その脚を産戸に臨しむるものは。懐孕のそのはじめより頭を母の腹此のごとし。臀を背のかたにしたるが。まづその脚を出すものと知べし。さらば。坐婆をして足跗を探得ば。指頭にてこれを送入て。前の如くに高枕に仰しめて。衣被をおかひて。陰所を旁人に見せしめぬやうにして。事を行ふあそびの法をもおれど。さて隻手の食中二指を容て。その出たるところの足の大指を捫て。その左右をたしかめ知て。これを挾持て。膝の下まで曳出し。さてしばしむらなく。隻手にてちからなくがら。再隻手を陰處の下邊より送入て。脚の内側に添て。児の陰處に及し。様に從て。隻脚をも探得て。ぞろぞろと曳出すべし。両脚全くそろひて、その脛の間に食指をさし入て、全手にかけて搦持て股まで曳出し。両股を布にてまき滑脱ざるやうにして左手をかけ。右の手を脛にとりて両手一齊に力を用て、おもて陰門上邊にむけてひく。疾速に拽ことなかれ。陰門および児體を傷んことを。猶豫するはあしきなり。前にもいふ如く下邊の皮は脆薄して破裂しやすし。上邊は横骨ありて皮あつく剛ければ破裂なし。この上邊にむけてひくときは拽ぬくときも横骨に腮をかけぬやうに。横骨に沿て回轉し支障なからしめんがためなり。それ故下邊にむけてひく時は、仰にのせて腮を横骨にかけ。伏せのせて項をかけて礙住られ大なる悩となれば、このところの意趣をよく會得べし。横骨に沿て児體を回轉ながら拽ぬくときは、かるがるとして支障

ことなく。破傷の患あるあしきなし。まさおもに用心せられる初の一脚を拽出もあしき。さて膝を過ぎれば、のこれ一脚も必横になりて妨となる。ゆゑに必ずのこりの隻脚を膝ば超て拽出もあしきなるのち。隻脚を得てのち。さて曳出し。今一つの隻脚を求むるとて探あてらぬものあり。その脚屈曲て腹のこなたに沿て在ことも多ければ、そこにあるをとらふべし。あるひは心得る。先拽出し。その脚の踵に掌をかけて、さてし推て児體をむかふへ送入やうにすれば、子宮口に空隙のところを得る。そのとき隻手の二指を用て出たる脚の股に沿て、のこれる脚の股に及し。脚尖にいたりて、あたかも提得るなり。もし其の脚尖にいたるあしき難く。いのほしくと得べからざるものあり。それに出したる一脚を坐婆の腰とともに握て出して股に及し。中指頭をのこれる股と腹との間に

さし入て。鉾脚の股に鉤かけて。これを採出してよし。ちからある時のよろしけれ
にすこぶる危し。寤生を收に際ては死ぬるなり。その臍帯を抑壓ことひさし
く。血の運輸を閉るゆゑに。児を害ふによりて死ぬるまでにいたることぞ。その
児娩出て。元氣衰憊。聲音稀微なるの。呼吸のかよひをまちがおそくして。
やゝのちに死ぬるが。左なくとも病を得て。障ひにて生育がたきにいたるが
ゆゑに。疾速に産せるなるべしといへども。その両脚を得て。捜出さんと
きに。胸肋をしくも髀樞骨が。母の横骨に阻留されて出ざるものあり。
その児體をむかへ一かへりあるべし。そのなかばにてもまた轉戻を
ごら力をいれて曳ぬくべし。もし両臂の礙て出ざるはそれあり。
持たれば児體必こゝろにて。坐婆の腰をいれ。緩ながら児の肩髆を斜に
曳のけて。片髆をあらはし。中指をさし容て。隻臂を指にて撥出
し。今一臂を出すに及ぞ。そのまゝ正中にして。法の如く上邊にむかひ
て曳ければ。その隻臂を頭に添てもろ。出がたからんとおもへれ
ばそゞを。左にもあらば。下臂を中にのこして拽でればもる。児の顋額に
添て頭を滑脱て。腮を横骨に礙らるゝの患をまぬかるの也。産門を出る
に却て便宜を得るなり。もし児の胸腹を下にして。項の横骨にかゝれ
るものあらば。食中二指にて児の項を按ながらねぢれしるべし。耳を探得さ
るものあり。耳に指を容て。鉤出させべし。下邊より指を容て児の口へ
かけて引なることもあり。いづれも時の宜に從べし。逆生の脚を挺
たる驚駭べきが如くなれども。車を行ふがごとく速にして。臍帯を壓
逼なとなければ。頭より産出ものの艱難よりも。大に易きものあるなり。
後條に述るところの式覧て明むべし。然を逆生の胎まぎるものを。鉤に

巻下　十六

て曳出したる産科醫あり。かれはなはだ賀川家にては絶てせね
なきにて。大なる過。麁漏の所為といふべきことなり。
　　坐産をうまきといふ術をしめば
探て臀尻をしくも前後陰を出さなり。まづ腰髎骨のあたり
を得るものも。逆産の児體を両に折て。脚を胸にあて。努挣に凌ぎ
て尻を陰中に入るるものなれば。困難のかぎりなるものなれども。
この頭顱を陰戸に挟さうはれ損ぬるものよりは大に易なきとお
そふべし。あまた出す法も。先その婦によくいひきかせて。努挣せね
やうにして。横に臥しめ。その後より坐婆の一膝を股の間にさし入て。
婦の上になりし脚をのせ。脚の先を人に提させて。婦の股の間を
よく開せて。その陰戸の下邊より坐婆の食中二指をならべ容れ
て上になりし児脚に拘てもぬ出しまで。臥のまゝらせて。そのまゝの如く
ひとりの脚を拘出し。それより脚に添てして両脚ともに。拽出ことを
逆産を出すが如し。はた婦を横に臥しめたる前へまはりて。その脚は坐婆
の肩へのけて。児胎を拽出ことはさよし。尻臀已に産門におよぶを
のも。児股の腹に添たるあひだへ。右は左へ左は右へ。中指頭をさし入て。
その手を相接鉤にして曳出さる。尻臀によく下り来り。旁より
股縫の曲折たゆるものも。その両股の外薦より。左右の中指頭を挟
て。鉤にして曳出をなり。あまたを出たる尻をむかへ推のべし。陰戸
中に手をさし入て。脚を探て曳出さ術あり。あまにいふ指を鉤にすること
なきのり記ても。猶及ざれなきあるも。下條にいまりておのづから瞭解
なきあるべし。あの坐産にも。活胎多てなき。逆生におなしきものなるべへ。

ゆへ鉤のけ醫者に殺されやうに。坐婆よく心得て救べきこと也。

横産を救ふ術をしめす

探て手を得るものあり。児胎の横になりたるなれば。頭のかたをもとむるも難きにあらず。たゞ探得ることなくば頭を下にして。順産になさせざることあり。故にいはゆる分娩されぬなり。必その脚をもとめて。逆に娩出しめて。前の逆産の法にならふべし。このみたびひとつを回生鉤を用たるものなれども。死胎のほかにある産あるにあらず。そのまゝ癡はげばに出をとゞむる。認得ねばならぬことなり。ゆゑに纖悉に説明ときけ。その法も。出さる臂のかたをよく辨別て後に。それに沿て腋下へ食中二指をさし入れて。推しむかふへ入て後に。その出るところの脚をとらゆるなり。あるひはまた臂を推さへ入れてとるもあり。その婦蒲伏にさせて股をひらかせ。坐婆その後へまはりて出したる手を推容るときは入ざるものなし。後高枕に仰に臥せて児の出をとゞむるの手。右を早く知ば。坐婆の左手を陰中より。児の腋下へつけて推容。右手を腹上より胎を按て。正位になほして後。脚をもとめて曳出すなり。蒲伏にせしむるものあり。児胎の重力によりて。臂を推容るに。腹中の餘隙を得るためなり。仰に臥して陰中より胎児の腋下を推しあげ腹上よりも手伝のけさせべし。正中に到しむることのごとく。そのうへ努力あるときに手伝下てもよく勞して功なきときは。婦によく誡めおきて努揮せぬやうにせよ。爲し出したる臂のいろ白青く。肥えうごかぬやうにてもなほにやわらか活胎なることを知るものあり。死したれば胎の臂は。血の運行なきゆゑ冷にて瘦てしけて肉も乏なり。その他死胎の候は。初にくはしく

巻下　十八

説示もおほくなれバよく心に認てかんがへ見べし。臂を出して日数経歴へ。
臭液したゝりて。肛門にいたる乃痛あり。腹石のやうに堅なり。出しある
手を痿躄。たゞこの死胎なりと知やすく推て容べし。かのにもあれども
力に及ざるものハ。止ことを得ず切て出すことあれバ。又を用て切
断たるも骨尖が陰戸にさゝりて痛堪がたきものあり。母命にも恙あ
るものも。産後に悩あるなり。然んとすれバ出たる臂を肩にて抽出
し肩なき臂と相交る骨関にて捏て切べし。然すれバ骨尖なく陰肉
を刺螫乃患なし。あるべきハけるが。かれなるハせぬものなれども。
まゝ心得居ねバならぬことゆゑに。あらまし記おくハこのゆゑなる
死胎なりとも。脚をとりてひくときハ。その胎を傷破ことなく。
分娩ることゝ心得て。下條に述るところを読得て。後明に知べきなり

手横産乃手を出てもなくぶのくハ探て背を得るものも。鈎にて
曳出さるゝと不定なり。これをも逆生の中に心得て産さすべし。
その他難産の預期しがたきハいろいろのものあらんを慮べし。知べき
きあるにあらざれども。障礙なく頭面を出し産出ることのなら
ぬものゝ。或ハ逆なるか或ハ横なるもの。或ハ両に折て尻を見る類こ
とごとく脚より出すに勝ことなし。その脚を探にハ全手を容ずに
あらざれバ能ざることの故。持の変に応ずるの妙術にして。千古以来いま
だ発明せざることなれバ。秘して己が有となし。術と衒名をもとむ
る輩あるべけれバ。この子が如くに説明ありとも。胎産一科なる。機
警なる婦人の坐婆も為得べきものなるを。丈夫ならんものが。こと
ごとく専門なりとして誇ハならんか。愧ざるべし。聴ものそれ

ことなりとおぼゆ。偶人と生て醫業なんどに生涯を經過もいつぐなるに。疎くして帶下醫なんどゝ稱せんも。好しきことにあらず。然ばあれども子玄翁世に出てより。其の奇構無比。産科の一術を大凡漢土西藥に於けるよりは優しくなりたるも。その賜廣大なりといへども。豈懲んや同生の鉤。妄に殘忍の手にかゝりて。人を害ふことの多き。今の世のおほくあれはなしとん。翁もまたこ預知るところにあらず。功あるべき害從ふが。自然の理なり。予もこれを懼るが。ゆゑに鉤にこのなき秘訣を洩して。世の助に爲んとすれども。世の坐婆なるもの代事實に験るに。仁愛の念を先にして。慎て術を行たらば。さし疏忽なることあらばこれをはさ人を損ふおそれなしといへぬものあらば。其の罪を予に護てなるもの也。

児胎を翻轉し産しむる術をしめすと

初に述るが如く。破漿自然に逆て。子宮口大にひらきたれどもなき。四指を容る状已に娩むとされば候ぬ。はさ児脚をとらしめて抽出んに。二指にして足らば。全手を以て探とよしとも。若坐婆の掌大にして肥たるも。分娩の前後子宮口全く開るいとまこの間に速に術を施さに非ざれば得ざるなり。惣て指をしくば掌を容るにも。児の手はさるも脚の出るは。陰戸の下邊より兒胎に沿て陰肉に觸るおそれなく。産婦にもあればとけも知さぬやうにして子宮中に在ものを探にも。指を子宮と児とのあひだに容るやうにすべきなり。軟手をもてこれを探に便よくして。脚尖を求にも易し。兒腹に沿て脚に及し。一脚を得たらばまさ其の脚に沿て

餘脚をとゞむべし。已に両脚を得ての後ちも我指間にはさみ
て捷疾抽いだすときは児胎翻轉て頭を上にし。その胸腹を母の
かたへ向しむれを再その出る脚をもちて股に手をかけ。上邊
に出すときは前の逆生の條下に述るがごとし。両脚を具て出
も我よしとすといへども遅滞する事をあやぶむ人のおほかるべき
ぞ。産論に其一邊の脚を索に随て自奮挺て出るとある法に
從ふべし。然れども我れは巧手をもつて一應に施すのみにして
なり。大かたは出たる脚を送て置し餘脚をも拿てもろともに併
て出すを我よしとす。横産の先手を出し背を見し。順産の陣
痛日をかさねて分免ずして。母子の命危險に瀕その孿胎の娩
期遅滞て苦悩その孕癇崩漏の危急證發するもの或は児胎

倚側になりて漿水已に下り。苦迫甚しく眩運し死ぬべくみゆる
ものあるひは臍帯乃胎児に先だちて出るを納めんとして手を入るる
ときその類は必我の脚を捜索て翻轉て産むるを妙とする術に
從ふときは児臂外に出て。おしても入ざるものも。我の臂を送る
ひ児體に沿て脚に及し。その脚を半婆の右手にて曳。左手は出たる
臂を送入るときは児體翻轉て。頭を上にするに随ひ出る臂は自
然と收るなり。臂を出すときその脚を索るには先その臂の左右を
認て。出すところ左ならば脚も必左を索め右ならば脚も右をも
とむ。児脚の左右を知には拇指を探てたしかにこれを明あるべし。かく
るいへども心のまゝにおろ術を行なんとせば我の自然にゝ至りて
求るに一物ありこのにとなるときは胞衣中の水液も至て粘滑にし

く。児胎の支障なく。陰戸を出ると。此の滋液あるによれバのゆゑ也。志かのミならず。子宮口と陰門中より洩出るところの液も。此の質膩滑にして児の跳脱すところの道を妨害なからしむる賦與の妙なるを為し。志かれバ。産の苦遽をのぞける胎の位置正しからバ。分娩の期にいたりて。胎児活溌々地勢を得て。自屈撓し身體を翻轉跳脱んことを欲るといへども。子宮口向ところを失錯によりて支障ものの多く隙なれバゆゑに。従ひ少く膜皮破裂し漿水むなしく逆下たるまゝに。その粘液も燥竭ぬるゆゑ。子宮も已に收縮らんとすしめ。胞衣臍帯このにもろともに出で。妨となれバ。おのれしらぬにいたりても。子宮産戸の間もふさがんで。亢旱の地上に。甘雨を待のおもく。ふたゝび水液の滋潤を以にあらざれバ。産出なんの便を得る

ことなく。艱困羸憊を致て。つひに母子ともに死ぬれバにいたるなり。ゆゑに此の一物をもちゐて救ずんバあるべからず。これをもちゐ秘中の秘なり。それいふなるものを用る此といふに。一切の物の中に。粘滑甚しきものは紙索に油にしくものなし。其れ難産にて。是紙用て。陰門中より子宮口はで。おくふかくあまたを注ぎいれて。一合より二合にいたらバ。掌を子宮中に及しむるも易く。脚をとらしむるにも。坐産を抽にも頭顱を滑脱しむるにも。あながちに力をいれずして。此の術を施し得るの妙。これに過たるものあることなし。その油を注いるゝにも。獣の膀胱を以て造る器。尤便利なり。是に換には。河豚魚皮を以て造るものあり。此の他外科の喞筩および小児の弄具に竹にて製るところの水銃なども。はた急卒の用に供

爲し。もし人乃あやまりてしくじりおそるゝとて紙帽ならバ。強くそれ
らの器を用ゆるに及ばず。坐婆の掌を油中に浸し。またハ綿などに漬
たるを紙入をもつて惣て油を用るにて。出ることある児胎を向のこゝろを
おし送納るべし。はやる右へ捩ぢ左へ移せり。空隙ときはもあり。ぬりつけ沃入て。
その油がよく婉く児胎をはさみて子宮に及ぼすにも爲し。およそ油椰子
油などにも。折にふれてもて用るべし。至極の難産になりたるも。水銃など
の類にて弾射にあらずなバ。急に應ぜざるべし。よく心得て。時の宜に從爲し。
世間の収生嫗その油をよく用ひおかざるなバ。たとへ死胎ありとも。そのまゝ
に免身られ爲し。臨産その母癇を發して死られにても。すぐさま其の胎
を抽出せバ。児の活爲るものあり。はた母子ともに死られても腹を
決て出すことおほかりバ。活たれたものありも。この爲りて曳出し爲も

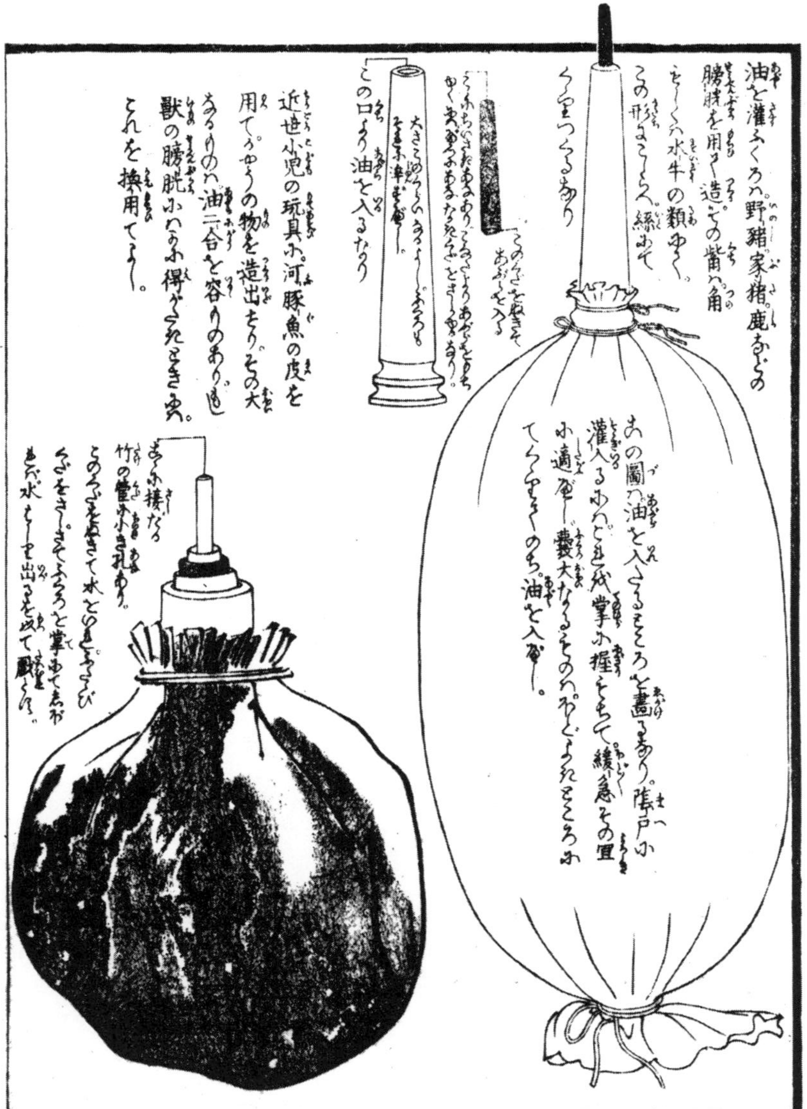

外科及灑導剤に使用するところの真鍮にて製する喞筒なり。その大なるものは
二三合を容るゝものあり。この器を以て油を陰戸に灌に最便利よろしとす。

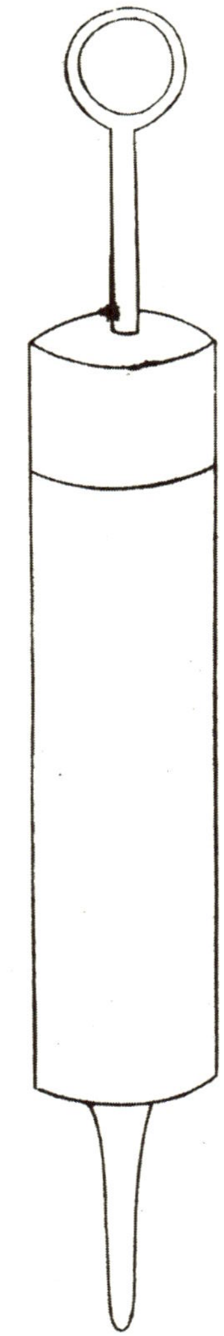

小児の玩具に竹を以て造る水銃なり。あからさまは倉卒の用に供すべし。

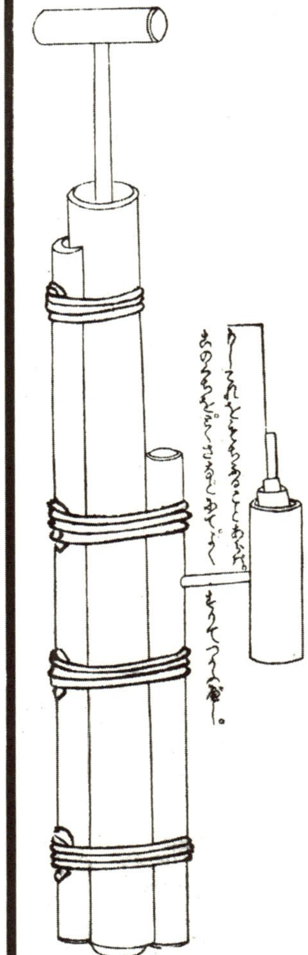

しゆゑにかくかの意を會得しおのづから鈎を用て恬視な
る輩少なし。たゞこれのみに優ることあらん。あらかじめ産にて婦人の死
ぬるも少なく、胎児の横死を免しむべし。このごとくも天然にかのが
のら、漿水の粘滑ある舟楫を失ひ、それゆゑに多く淹死するもの
なれ、理を辨知なれば、その生命にあづかるもの。坐婆の職業に疎漏なるもの
罪なれども、かくなど心得て朝夕勉励て、一人なりとも多く救得せし
め、困苦のなからんことを庶幾ふなれば、ありける。猶くはしくも
あらまし心得しめたればこそ予が右に述るところの術を會得した
まふて、陰中を探り、水膜いまだ逆ざれるものならば、なほよく
ゆるし油を用ゆべし。子細ならば、いかなる難産なりとも、脚を拿
て翻轉せば、支障なく産なさしむべく、術をよくするも妄意なることを

を為者あらバ。且全手を子宮中に容れの苦艱なることハ陣痛來
おこるに。その掌を緊迫られて麻痺ことあるにいたり。脚尖を探索
することも闇夜に路をたどるよりも難し。ゆゑにある者ハたけバ自然
に順て妄に膜を衝破。脚を拿て抽しあるもでのしつのみなる
ふる伎ひを為ることある者あらバ。たとへ児胎倚側ことあるも。破漿
努掙の勢に従ひ。粘液ある水液に導きて免出ことあるものなり。
さればハ水膜既に傾瀉て。児體壓迫られ。これをもとに翻轉さんと
するに困苦ことを指の両脚を得ることあれバゆゑに止
あるべく得ぞ。その股に従ひ。窄狭うちにも。指頭に捜て。その脚を得
て解るけなどもその為のことをあるなれども。必く妄なる
ことを為て。母子の苦痛を益べからず。慇て脚と面と相對

しいさてのもと倚斜せぬ者うに。抽いだんこと肝要なり。ゆゑに児頭已に
子宮に臨手を入るに艱渋甚きものあるの児頭を一側に排遣し。児
の腋下に沿て。脚を索にあらざれバ得ことのあり。容易からぬ
となり。はこのものにしてを。脚を得たる時に。その婦を前に俛せて臥褥
を高く層て両臂を靠らせ。膝頭を地に據。股をひろげ。背を傴くして蒲
伏にならしめ。坐婆ハその後へまわりて。手を陰戸の下邊に送て探り
きゆゑ。児胎ハ母の背を離れ。上よりハ壓ものなく。脚を索ることを為や
すし。己に脚を索て後ち。法の如くこれを陰戸へ抽して。再仰に臥しめ
て。おほよそ上邊に向て抽ことあり。かくのごとくなるもの。その術ハ妄に施べ
きことにあらし。あれ者たけるて仰に臥するまゝに。股上より衣被ふお
ゆひ。隠處を入にてせしめバ。掌を入るゆゑと油を灌ゆゑも。皆その婦に

かを知せぬやうにせしむべし。旁人を驚怪さすことなく。穏便に事をおこなふ
べし。ただ術の機變を知しめんがためなり。あるひはその一端のみを記すといへど
も。なんぞ何事も匆忽に心得て。たとへ鉤を用ることあるとも。人命
に關係。世間乃害となることありて。天の譴逭べからざるべし。坐婆よ
くその旨を會得して。施行することなかれとぞありける。

孿胎をとりあつかふ術をしめす

孿胎を。一順一逆のものとするとき。一應の意料にして。惣て胞衣へ子宮
上底にありて。胎もそれぞれにむかひて。頭を下にし孿弓状になり。
産るときは筋斗して。頭をもて膜を破り。産門に臨むの天理の自然に
て。かくのごとくの如く。逆に脚を挺きものも。その飜轉のすることに。
前のごとくに空隙を得るがゆゑに。脚を先伸して。下に臨むものなり。

胎乃位置の正しからざれどもころあるに至りて。下になるものは頭顱
にて。脚を下にむけたるものの外に出ざるものはあらず。孿胎に一順
一逆のものの多きをはじめかくのごとく。一児産しをはりて。腹中空隙
を得るゆゑに。のこれる児脚を下に臨しむるが多くして。後に出
るものに逆産多し。ゆゑに双順なる産を正しとす。その他もまた變と記
せよし。胎位を論ずるに。両胎相並ぶものとするは然なり。重なるもの
といふもの謬ならんか。然ども任脉窪て溝道を成す。孿胎乃候と
せしも。確したる證據に為ずして。いはゞ月のさなりたら
ず。ただこの指まし知ることあるなり。懐胎動あるところに
いたりて。一児ならば。その周圍左右にて動を覺ゆるに。二人の
らざるものを。孿胎と心得なむなかれ人あまたこれある

巻下　廿六

確證とも為がたし。たゞ七八月以上にいたりその腹ゑく大にありさるあり。兩手を背後より腹上へはへし。相會んともあれることにどろのりと持ごたへあるものを。その候と定てよし。いはきにもを孖生を預察知ことは。おのおのく私断にして。人に傳てたしかに證據せせよともいひがたきこと多く。ゆゑに孿子をとらびぐやりあんこのひろく。おのが心に認るまとあるにあらば。先孿胎あるもしとをいそぬがよし。一兒先出て後。その胞衣を探索ることにあそうく。別に水膜あるこの。兒の頭面手脚を得にいたりて。そしてめそくその實をいふべきことにて。ぞじめの一兒破漿のしきに。直に孿胎なるなしといふも。實ともあて揣量なり。て一兒已に産出て陣痛再来てゆゑ以前の如くなるしとあにあて。孿胎なることを残たしかに知

ことあれば悪し。世医にある編に孿胎の圖を載ざれそのもの。臆想杜撰なるものなれば。差謬をまぬかれざることさらに懼るべきなり。孿胎の前に向ものを。おのづから破て漿を泄せば。その勢を挫て後にあるもののなかに害つくことをに進来て。困苦をまねくことあるものありてその後にさより破漿を促るもて。多は害あることなくおのづからとけて自然に決をまちさるべからず。一兒已に出て後。はじめて一兒あることを知るならば。おのづから腹上より按排て。正中にむくへしむべし。然ときは自然に破漿して分娩が多し。雙坐産のとき。同一に漿水破て後に。おのおの探得るは。相競意あるをおもはせ。先に出んとする勢あるものを上にし。側臥にさせて。手を下邊より入て。脚を索て抽。その後仰に臥しめ。のこれる胎を正中に排ありて。はじめてあるとも脚をとりてぬく抽てよし。逆生のことのも

いふまでもあらねど。坐産をなさしむるにいたつては。指を鈎にして股より抽き術もあれど。掌を容るべくは。脚を索て抽きとるべきのよし。また隻児娩て後。隻児の水膜いまだ逆ざるは。しばらく休ませて。その娩期はなるをはかりてするがよし。さはあれど孿胎一胞衣にして。中間に隔膜あらざるが多ければ。あまりに遅引いたさずして。時の見はからひして胎を正中へ推なほしおくのちに。指にてこれやぶり。陣痛のいたるをまつべし。翻轉し脚より抽したるをよしとするものあり。すべて孿子を擧ることは。なるべくこれを捷速にせざれば害あることゆゑなり。前條にもいふごとく。先に出る児の臍帯を紮断ても。胞衣は決して出さることなかれをよしとさるは。ことに胞衣一つより児の臍帯両條生出て。両児をつつむゆゑに。姿に胞衣を抽しだしたるを。さまたげのためなり。孿胎一の胞衣あるも。尋常より大なるものなれば。両児已に出て後も。必遅緩されてはならなく。速に出さしむべし。一順一逆のものとは。孿胎双逆生のものなるぞ。その脚をだしたるに辨て。誤認ことあるべくのみならし。一順一逆のものといへども。一を手一を脚をあらはしてゐるは。横産と誤認ことあるものなれば。よく心得べし。そは是ぞ出るところの手を。絲にて紮て記となし。脚のこのさを搜てあろむるところに出るところ一児の手脚あらば。出る手をば。その脚を曳に随て。陰中にひき入べし。まづ一児を娩せて後に。その記に紮たる絲のあるなしにて。初に出る手か。この児のか。後る児の手なるかを察べし。さてすべて脚を索て翻轉し出にかゝる。児胎の手の小指に沿て。脚の小指に及さば。左右をあやまることなきのみならし。これらのことどもは。心契目識。錬磨の功を

巻下　廿八

はなはだおのづから快の妙にいたるなし。

産後に坐婆の心得なるべきあらましをしるさん

産後残血泄ることすくなく。臍の上下拳急。硬満をなし。六七日を歴

なれども。痛を忍しめずそのまゝ指頭にてころ／＼とつよく

く捏捺やはらげて蓄血ふたゝび下るものあり。

悪露已に下尽たりといへども。猶の臍下猶堅實なるものは。子宮の

腫がいまだ解ざるものなり。悪露の多少をえらんでもちひ。醫師がい

ふところの蓄血ならずと切に知るらむ。破血剤をもちゐて用させ

ぬべのよし。

およそ平産なりとも。七夜を過るまでは。決して浴させぬが

よし。難産は三五十日以上をいむべし。腰湯も無用なり。暑月な

りとも厳禁なし。それ堪ざるものは。熱湯に手巾を淹し。腰以

下を拭ひ後風にあたらぬやうに畏めとひて。後に面部腹背手掌

などを拭せるよし。

産児臍帯退落の後。臍の中を上下へむらなく見るに。いまだ乾ざる

ものは必浴せしむることなかれ。初にいふ如く。浴しむる湯の臍

帯より浸入て腹痛を為し。搐搦衝逆發て卒に死するものの常

に多くあることなれば。よく心得させるべし。

産児肛門の竅なきものあり。すみやかに巧者の外科にみせて。竅をあけ

させるよし。鈌唇も六指も兎身て日数歴ぬうちに療治をうけるも

おなじく悩もなく治るなり。

産後初出の乳を去べし。児に喫しむることなかれ。黒屎を蕩滌させる

効ある。造化自然の至妙あることゆゑ。病家須知中に載を見るべし。若其
母の乳を速與んと欲バ先乳房を揉和て。後手巾を熱湯に濡て。乳頭を
よく拭さて乳の泄出る孔に黒色の垢填て。小點やうにみゆるもの状。
あらバ取去て後再乳頭を揉そのまゝ児に喫しむれバ乳汁漸に出るもの
なり。いかにも母の乳汁の出るを期として喫しむるを可とす。たゞ始て
乳を喫しむるに他人の乳を以るは。後害最甚し。近世富貴の家の
児の多病横夭を致もの。十が七八なるまでに因もの多し。能悟者のな
きを嘆しきことならずや。

産後乳汁出ることの少ものは日々によく其の乳房を摩べし。蓄
たまれる乳は餘残なく喫尽すやうにすべし。かくすれバ必効あるもの
なり。千に一どを喫くえまでさのみ喫にくきものにあらず乳の傳輸る

管あれところ状。よくあらえくよし。あつまらのあやまち。坐婆のあや
まらぬことなくぞら。人乃ことめかなることあまたべらてにまつるして示しあ
ず。俗間に傳る乳の藥ども。乳の餌食といふもの。一切皆効なきもの歟。
心下支結ゆへ。その支結をひらき。蓄血ある持の蓄血を下し。其他いろいろのな
る症も。乳の出ざるその因となる病を治すれバ乳ハ自然と出るものなり。
産児色青白呼吸微にして声を發することならぬものを救こと
ハ。病家須知に記載ありたれバ。生嘔もよく心得てあるまで救べし。
も多くは虚弱なる児なるそのたびに冷水ゆて洗ることのよきもの
なり。世間に湯浴をさせねども。痘瘡のうれひといひたる。むかしの書に
もみえたれど。道理ゆゑあきらかならず。全く輓近の俗人のあしき意料よ
り出たるあやまり。いよいよたならぬことて心得ありしとべく以上

の數件。自己の預ざるわざなれども。このみちをも傳授て世の裨益ともなるべければ。かく太清平の聖時に生れあひて。おのく其の職業に世をわたる。報恩のためともなるべきことわれら老婆心より。その拙劣をかへりみず。おのゝ心手に試得たることゞもを。その次序もなく記して。この上下の巻となしぬるなり。おのこのみちの術を術となさんことをおもひて。

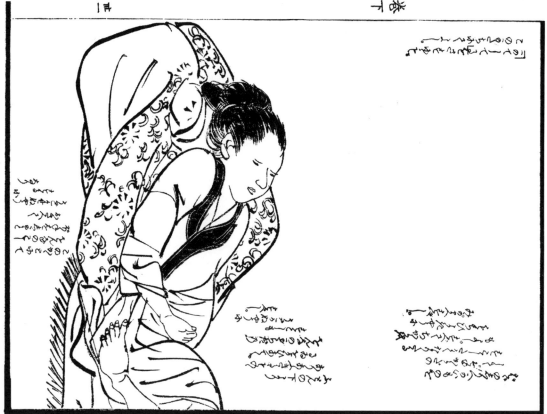

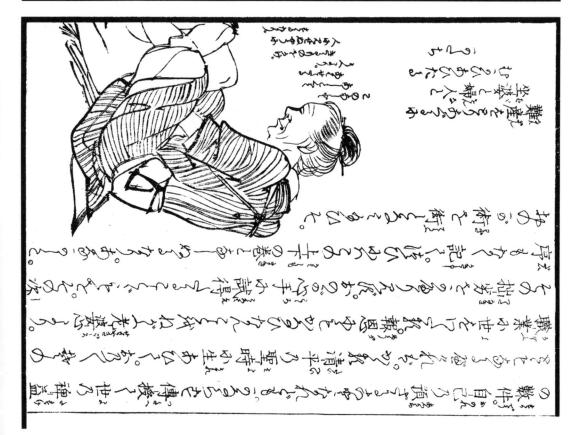

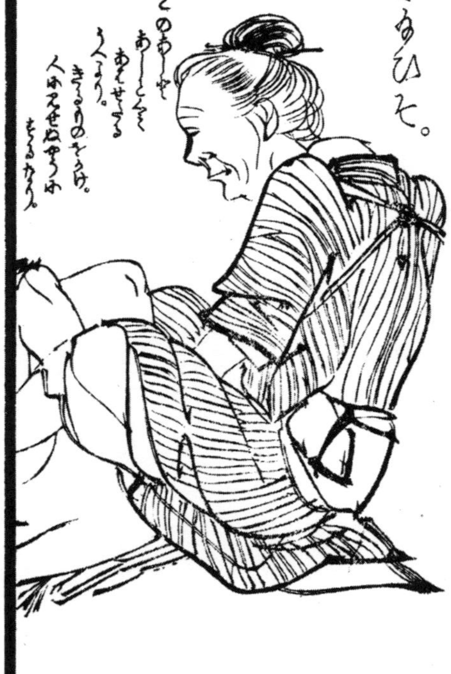

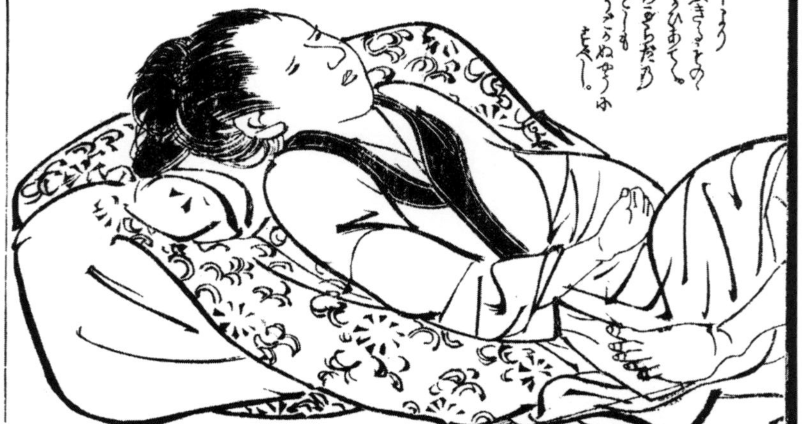

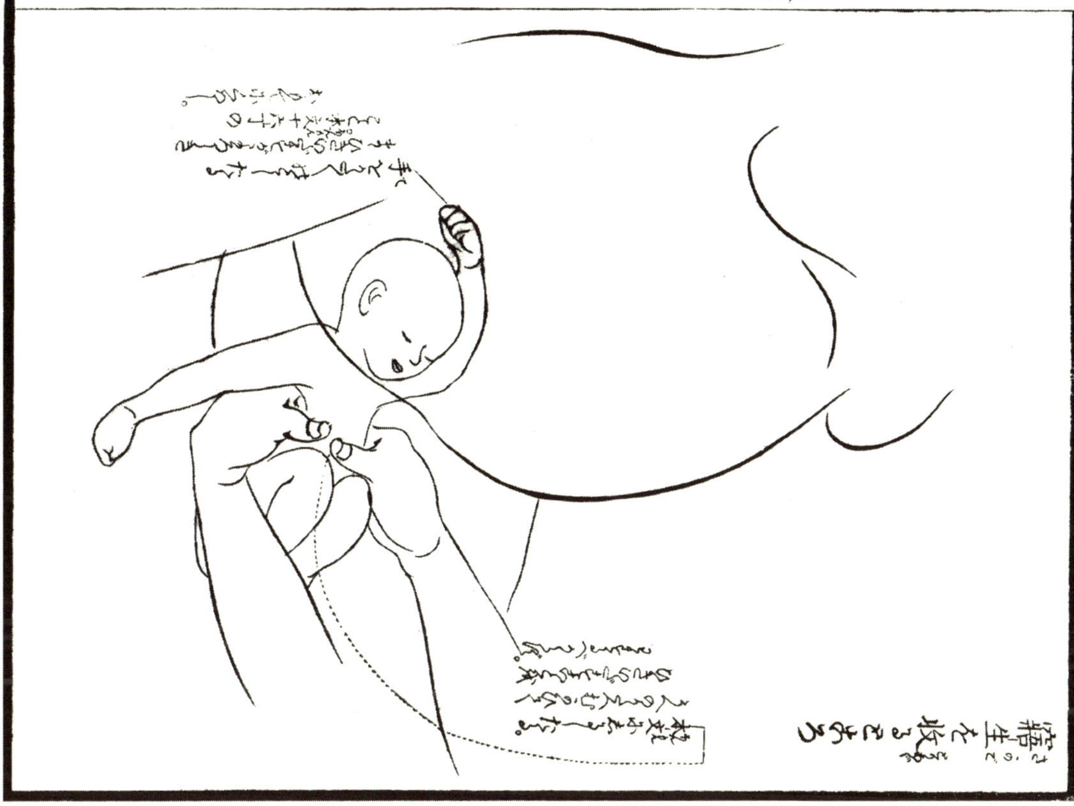

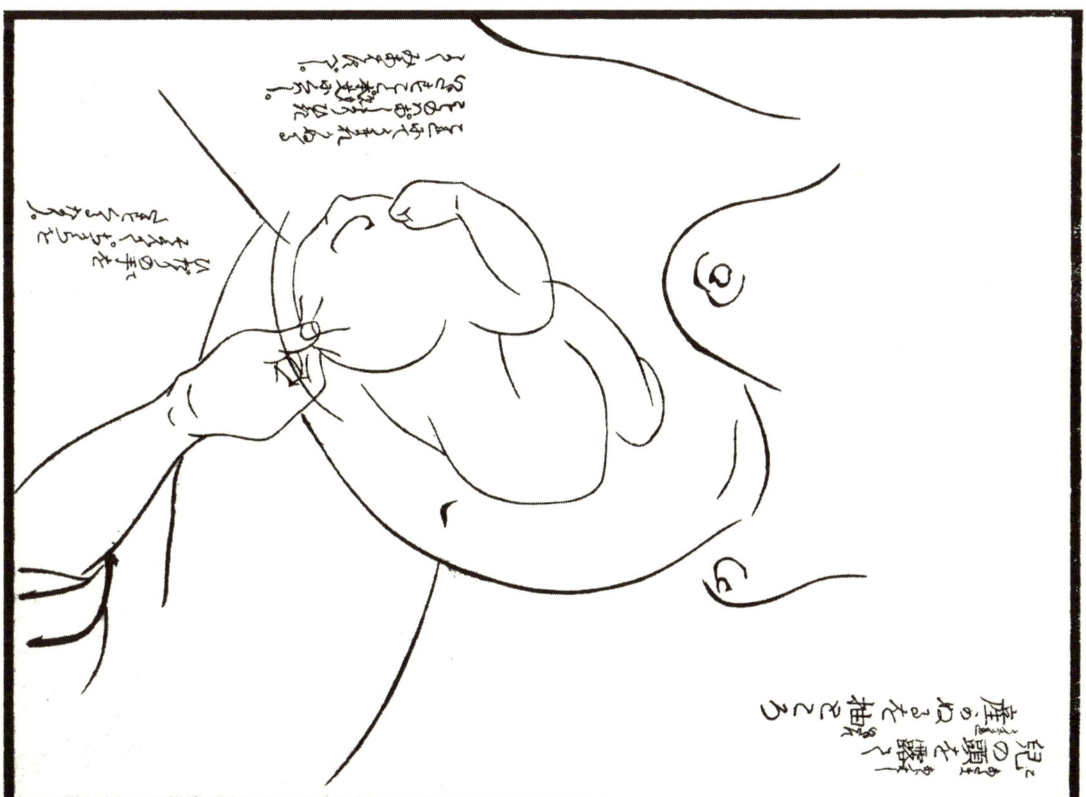

坐産（ちくざん）の臀頭（しりのさき）やゝあらはれたるをうけとるのかたち

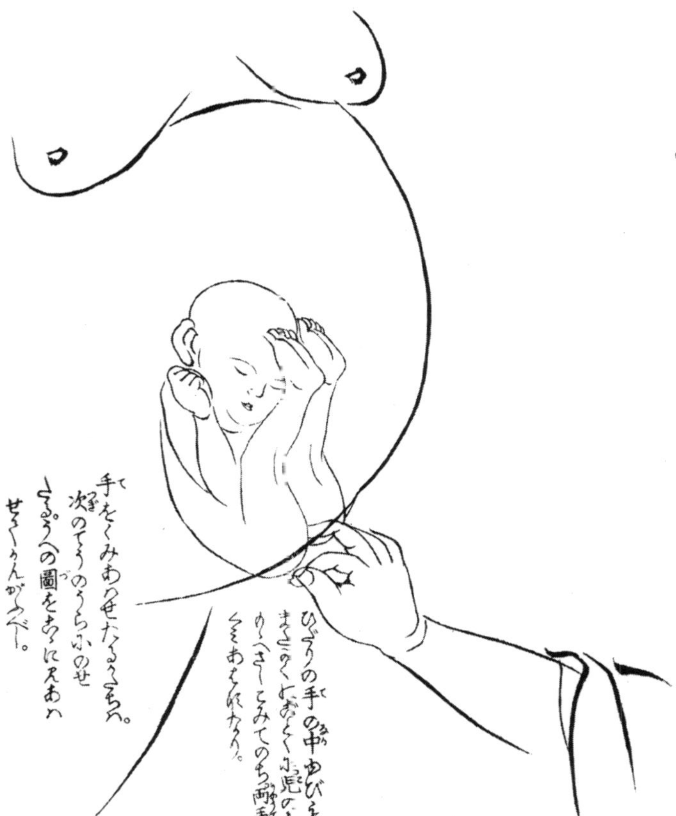

手（て）をくみあはせたるかたちハ次（つぎ）のてうのうらにのせるゆへの圖（づ）をあはせみるべし。

ひだりの手（て）の中（なか）ゆびを小児（こ）のしりのあなへさしこみてのち両手（りやうて）をもちそへるなり。

同じくのつけあらはれたる児（こ）抽（ひき）いだすかたち

逆生（さかご）より是までの三の圖（づ）ハ皆正位（まさのくらゐ）のはゞさのしまふなりたるをのせ置べし。

その面（おもて）を母（はゝ）のはらへむけて、うしろむきにうまるゝもあり。

または足よりうまるゝもあり。まれにハよこにうまるゝもあり。

これみなてのわざにて出（いだ）さんとするなれども、なかなかむづかしき事なり。

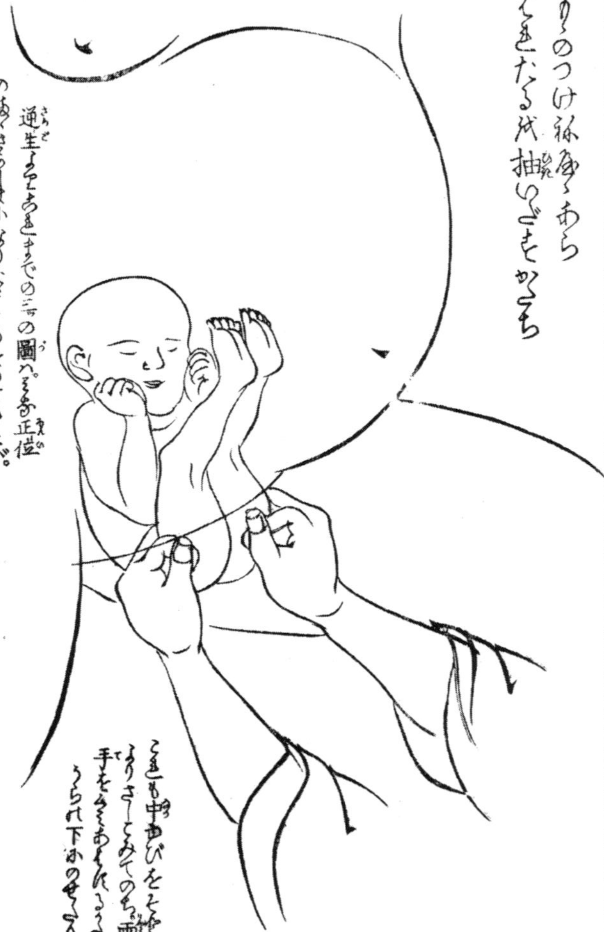

これも中（なか）ゆびを子の肛（しり）よりさしこみてのち両手（りやうて）をふとくあてゝ、うられ下（しも）へのぞくべし。

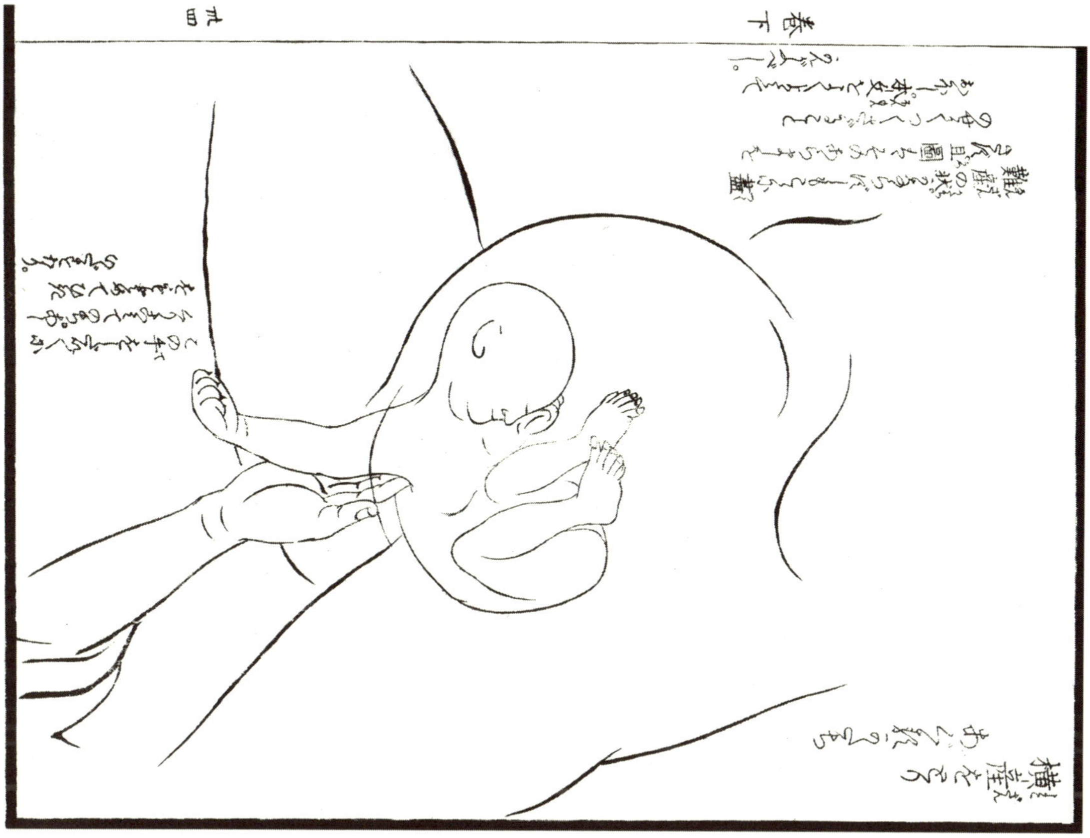
巻下
難産の状
横産

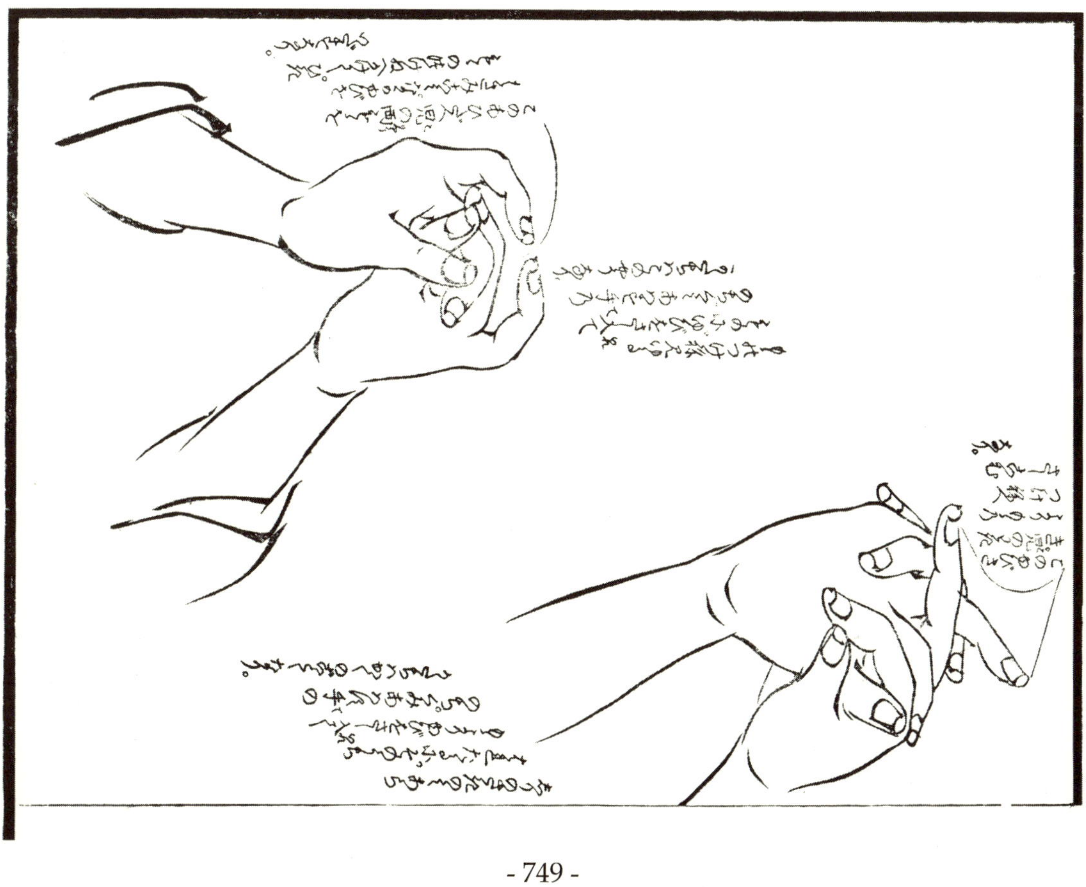

昔もろこしの國よりきたりしにや、ねがく人形とて、ゐなかの
色くろきもの、むかしより、おほくありしを井あつし
乃婦女さへ、これを愛やう、河の岸にすてゝ、ついに其と
わへくく追はらひ、是をとゞめおもしろのかくしの
聖代ならくにて、さりとてはさる人の世話やき。
発起あへしと、あんずれば、ほどもあるは大地の恩をお
ほえる趣也。其人ととゞめ、人伝来の枝に。
やすみよみあはあり、折りてこそ、人はおしむべきなるに。

兒胎を飜轉して産しむるところ

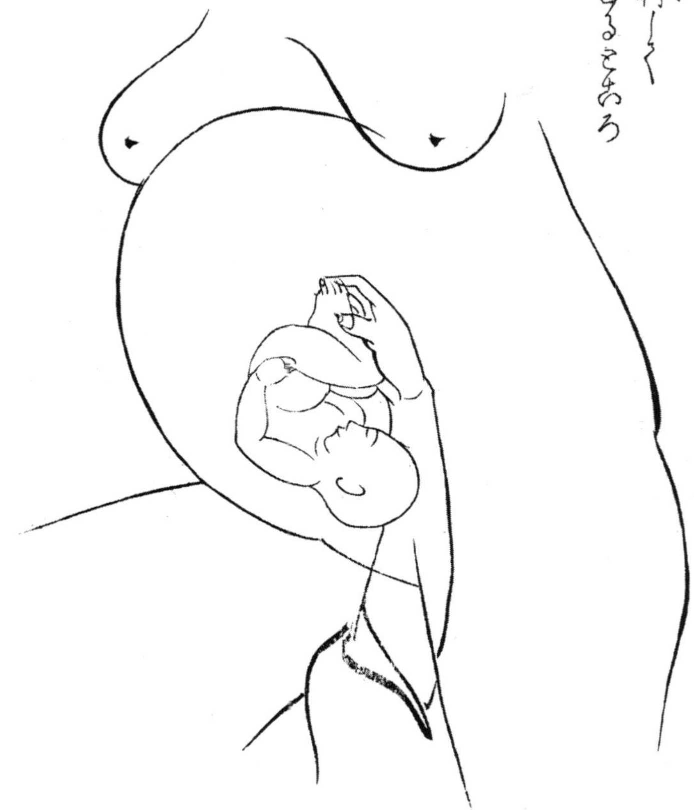

坐婆こゝろえぐさ巻之下終

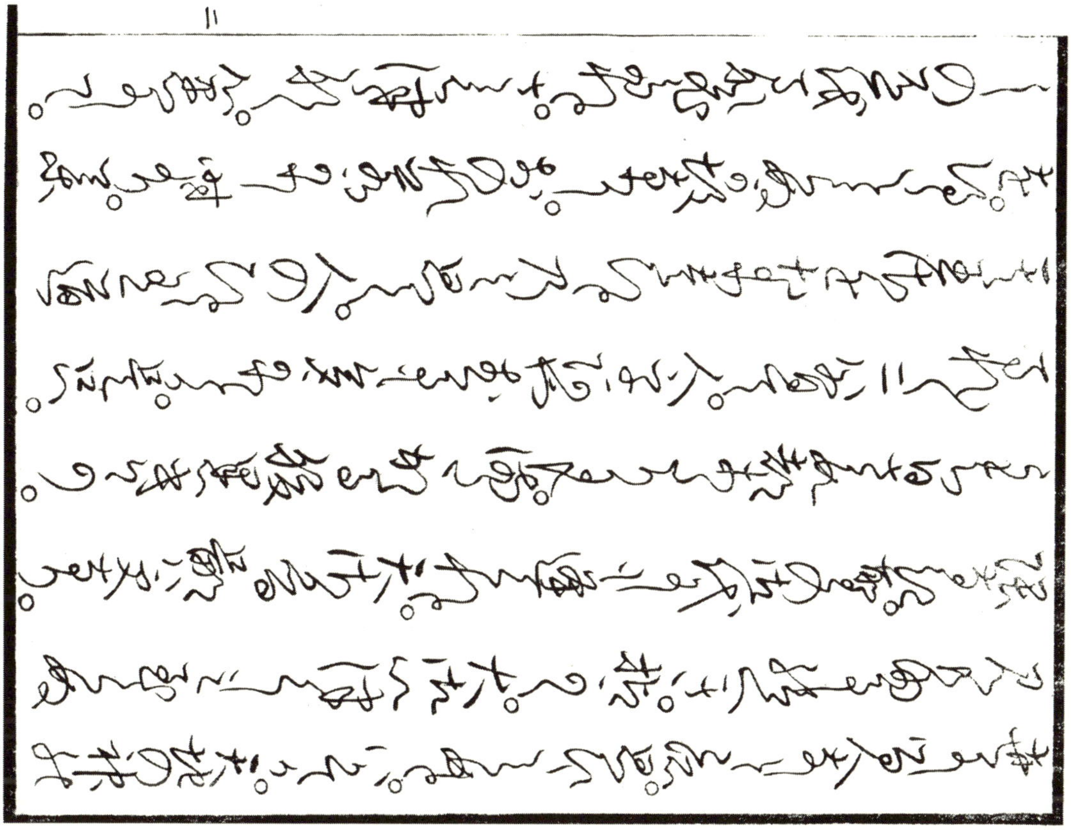

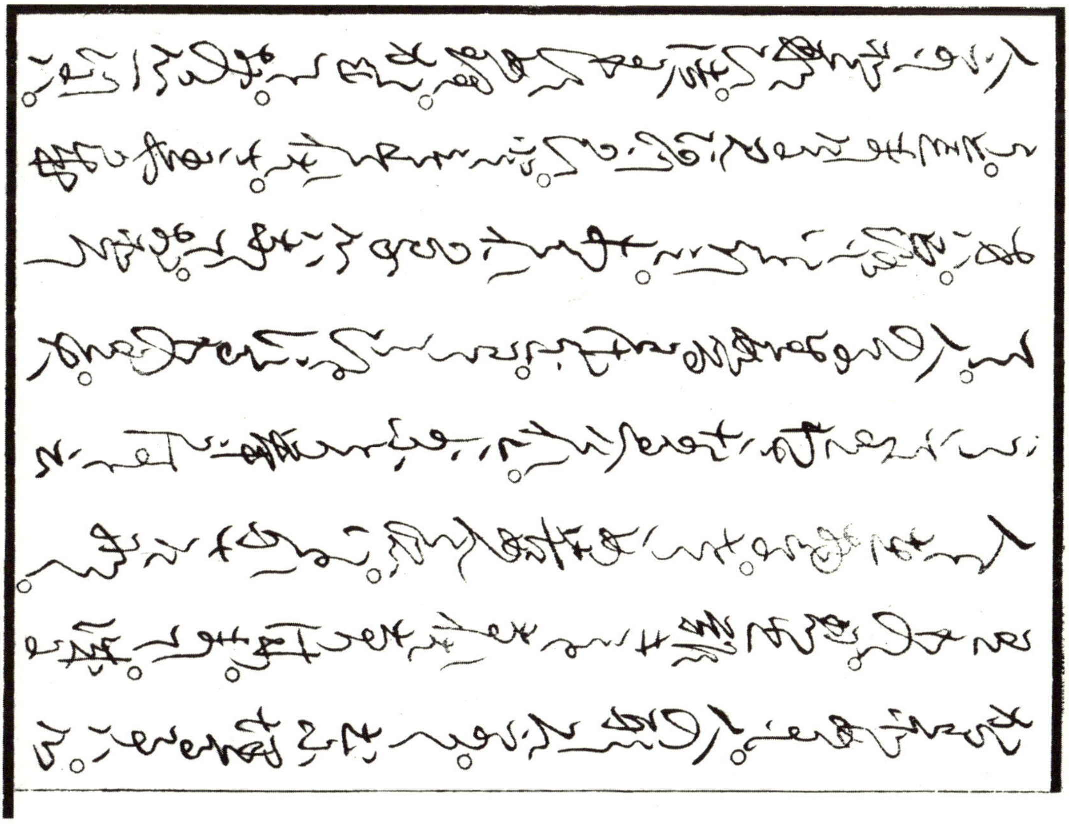

人皆は病苦くるしみをいとふ。おのが命を
らせ人をまもらするは。總て色思ひ情深き所
やすらかくて。天地の神まもりあはれなれ。我の
このにくみあるぬると。思ひ情のたゆまずて。此よしに
ち篤くとて至ぬ。かゝる身は。人の見まゝなる心
はゞ。面影の次の行ねば。深くその所をれ
まても。魄にはりまだとへの所きへの事は
生死のあまし。むまれてあはのよめるあれは。取りて

このく。おのれの命のあるべきまでは。所くめと。中の
扱ひ給ふ事をまあれは。人まさしめ試
て。そを去り時ことゆきるまで給の。二世乃
其身には。おきてなり給がて。唯にあるべき彼の
るにそぬところのものまなぬれあるゝやめて。深き
此度おもひあへ尋とのみ。なかまさとき出て。
あるとは重愛らるゝは。傍く人まとく
まぬかるべき。よろやがて寄生も。是の

三

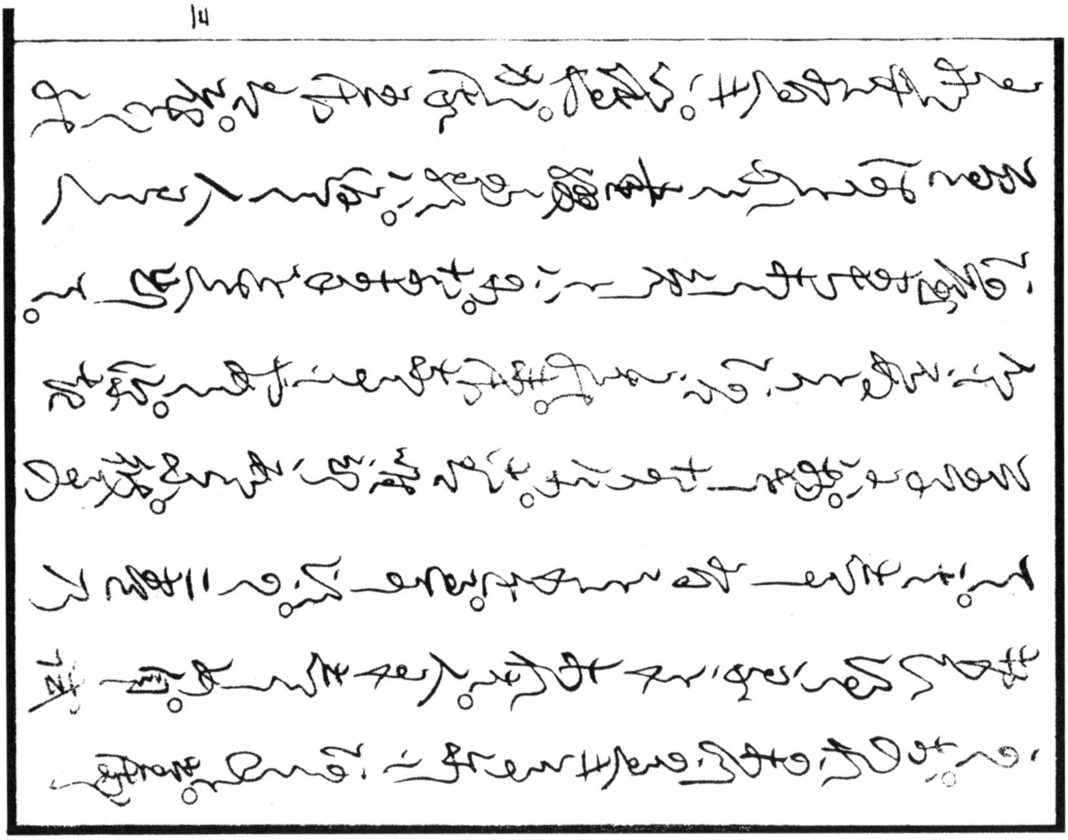

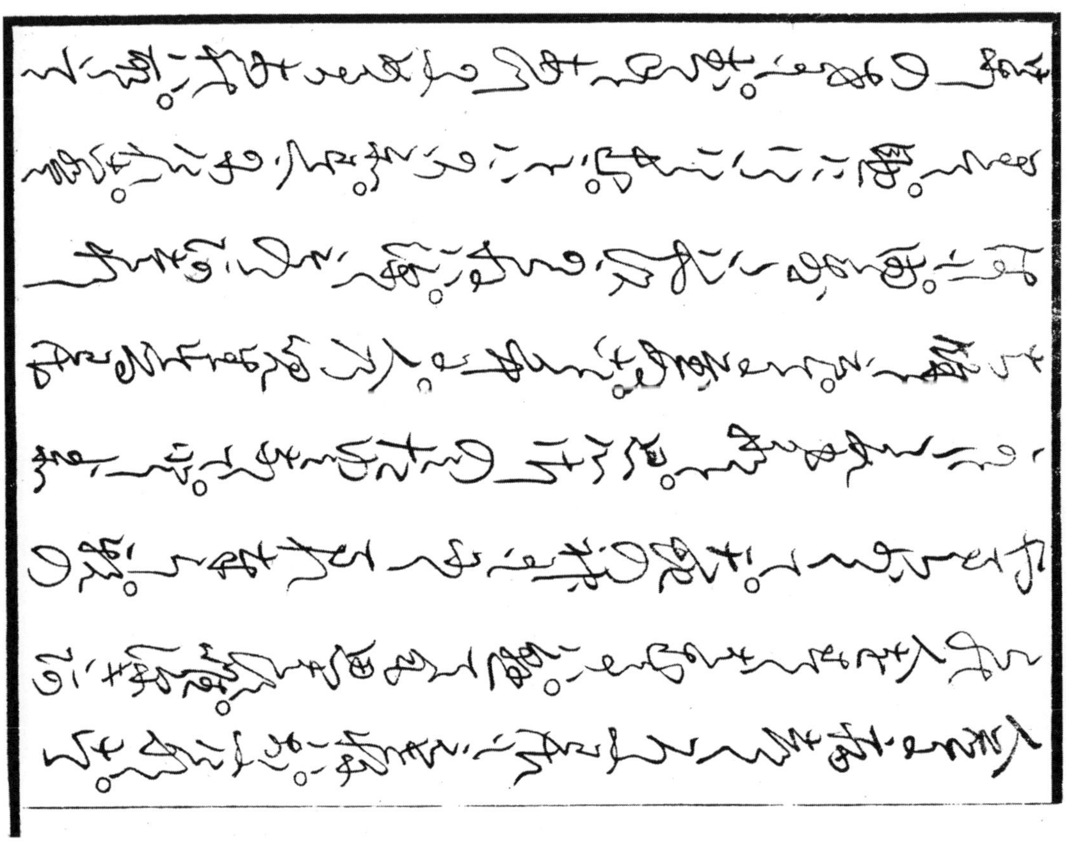

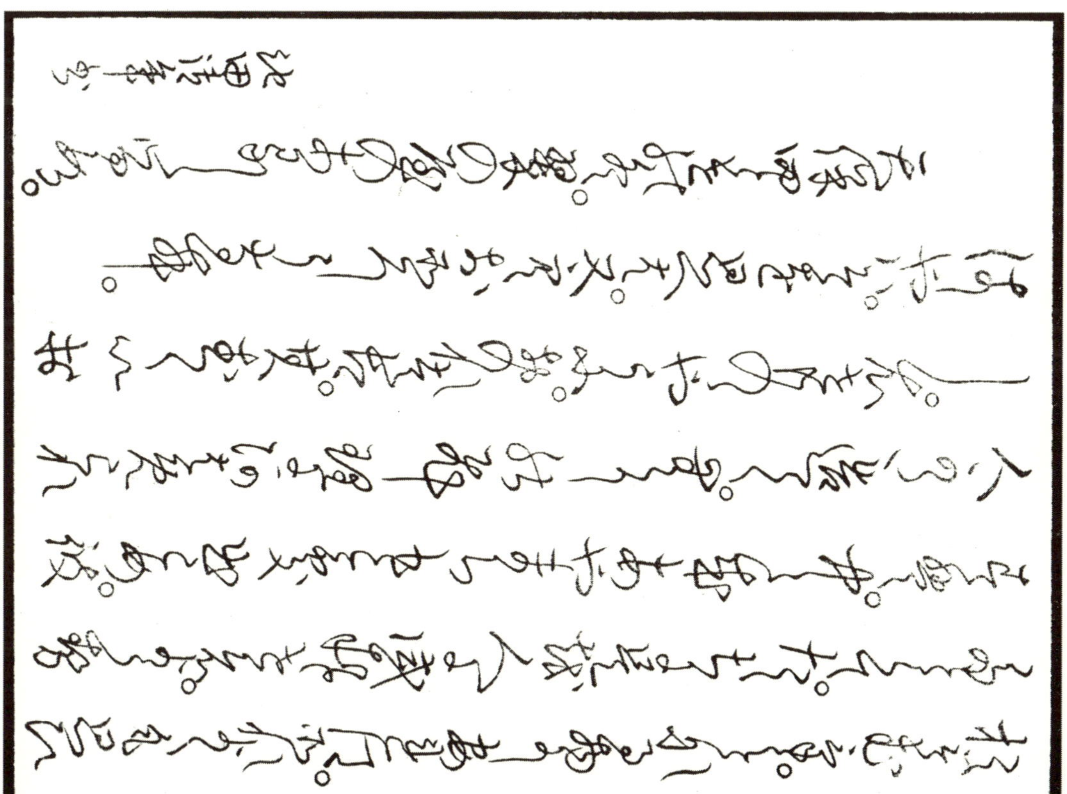

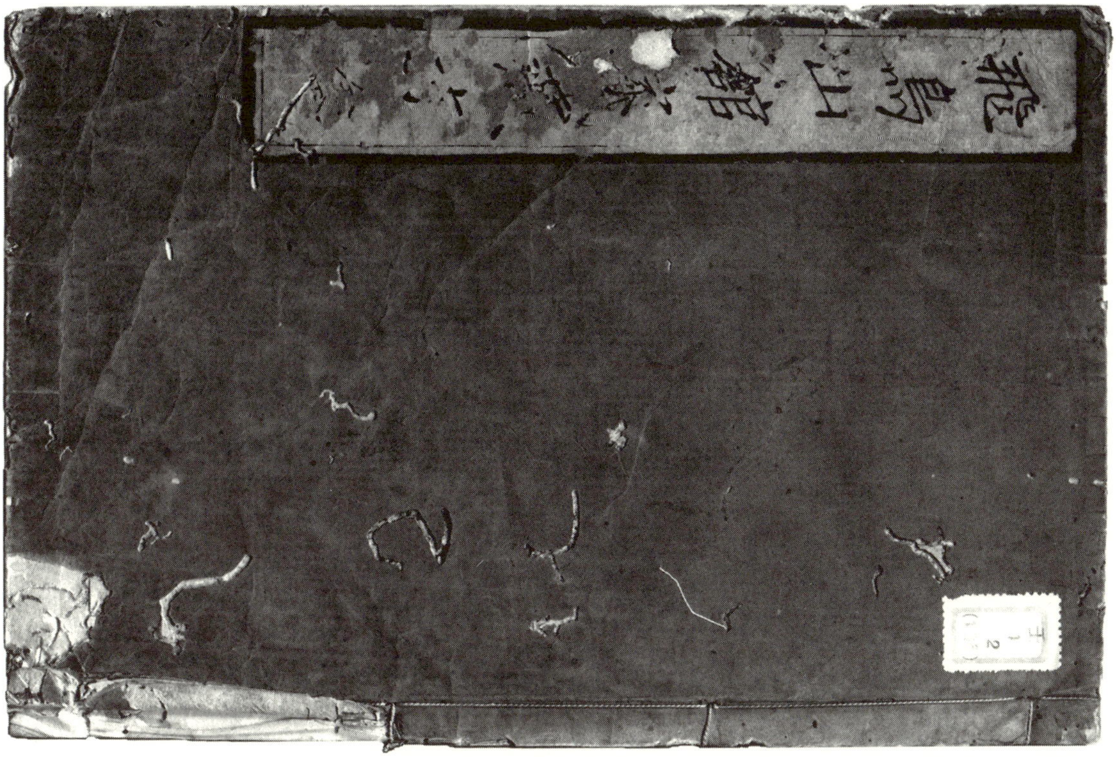
飛鳥山館家藏方

萬竒必愈　九藥門

蠟包法　用木彈子如龍眼大上穿一鉄條入水煮透聽用將黄蠟入水溶化其蠟浮水上將木彈蘸蠟一層一層上俟彈上蠟有二分厚入冷水内取出用刀從鉄條中劈開一半取出木彈其後入藥丸于内將蠟合同放燈上畧烘蠟口其痕即合再用鉄條挿入蠟彈内仍前再蘸蠟為衣取出鉄條將指甲按塞其孔不令透氣錐千百年藥不壞也

建案此法原出龔氏古今醫鑑

内科

飛鳥山館家藏方

○内科類方　大方脉　小方脉　婦人胎産　瘡瘍科

三十味龍王湯　一名龍王調血湯

人參　柴胡　陳皮　琥珀　没茱

白术　梹榔子　欝金　姜黄　枳殻

宿砂　香附子　肉桂　木香　黄芩　各一匁五分

沈香　丁子　升麻　甘艸　滑石

當帰　川芎　防风　莪朮　紅花

生地黄　黄芪　芍薬　各一匁　白芷　六分　川骨　二匁

右三十味始振出用後水煎

三十六味龍王湯　与前方不同　一名神明湯　産前後之主方

人參　大黄　肉桂　黄芪　辰砂

半夏　木香　乳香　安息香　琥珀
欝金 各十一味一匁　當皈　防风　良姜　藿香
黄芪　白芷　茯苓　山梔子　甘艸
升麻　川芎　生地黄　桂心 今案松浦肉桂稱桂心
丁子　乾姜　沈香　芍茱　莪术
白檀　芫蔚 二十味各五匁　防已　枯礬 二味各五分　陳皮
紅花 二味各二匁　紫河車 一匁
右件剉始振出後水煎服、此方有数種、
出家傳秘葉集同上平家藏方全同多両三倍之

延齢丹
肉桂　縮砂　辰砂　丁子　沈香 各五匁
甘艸 三匁　白檀　草撥 各三匁七分　桔梗　木香
訶子　乳香 各二匁半　麝香 一匁　竜脳 八分

古蘭方有蓬砂車前子各四戔俱十一味也

右件十四味煉蜜調
○案此方即与望先生之方同、但多両異耳從望先生方考定

返魂丹
木香　雷丸　鶴虱　三稜　莪术
黒牽牛頭　陳皮 各七匁半　大黄 五匁　青皮　黄芩
丁子　枳殻　乳香 各二匁半　赤小豆 十五匁　白丁香 同
雞冠雄黄 五匁　甘艸 一匁　胡黄連 四十匁　真熊胆 四匁
右件十九味、細末蕎麦麺糊和熊胆次入赤茱丸、
○案此方望先生方有黄連麝香俱作二十一味矣、

透頂香　小田原外郎 外郎ヲ升卜云
和阿煎茶 百匁　唐同 二十匁　肉桂　丁子 各四匁
石膏 五匁　麝香 三匁五分　龍脳 三匁　葛粉 十五匁　甘艸 七十匁

右以甘草汁浸阿薫茶為泥、和赤茶丸、丸法別有口授、
○案此方丸法見松岡氏用薬須知後編、宜参考、

浅間萬金丹
唐阿仙茶 五十匁　肉桂 一匁半　麝香 三分　丁子 一匁五分
龍脳 六分　甘草 七分
右葛粉糊丸、

太姉庵金粒丸
和阿仙茶
右前方有香附子一味、

錦袋圓　薬王丸
右二方与前方大同少異、

虎胆丸
四味半曽散 一両　虎胆 五分　麝香 二分
右虎胆水和調糊丸如粟粒、或加熊胆五分、

神仙丹 同郡河東飯田之方
蒲黄 百五十匁炒　石榴皮 五十匁　縮砂 同　香附子　莪朮
五味子　黄芩　土茯苓　乳香　山茶
肉桂　黄連　鬱金　半夏麹　石斛
干姜　木香　地骨皮　紫檀　陳皮
大黄 已上二十味各五十匁　土青木香 百五十匁　川芎 同
當皈 同　甘草 五十匁　辰砂 四十匁　人参 同
右二十七味為細末、温湯下、

和解湯 名古屋玄醫方
人参　桂枝 各一匁　芍薬 七分　半夏 五分　茯苓 七分

丸透頂香法

諸藥煎シツメ冷シテハリタルニテ
カタクコ子ベシ。シルク或ハ易シ。シルキ
時ハ丸シ難シ。堅クコ子テ丸スヘシ。能
クウケ張リシタル平折數ニ入レ上ヨリ紙ニ
テ張リ候乾スヘシ。是一家ノ秘也。
右出用薬須知后編巻之三

干姜五分 蒼朮七分 甘草少

右水煎服、

枇杷葉湯 俗所謂擺出茶、

枇杷葉六分 霍香十分 木香同 肉桂五分 呉茱萸同

厚朴同 甘草五分 莪朮五戋

右件八味、剉擺出熱湯服〇一方、無厚朴、又一法有砂

仁無厚朴甘草、

和中散 此方有数種是正方、

木香二百分 乾姜三百分 當皈二百分 陳皮四百分 肉桂百分

胡黄連用和千振花二十分 益母草百分茎葉共 甘草百分

桔梗三百分 白朮同 一方無之

右件十味、細末、

發毒圓

升麻十分 脩曰和剤中古用烏犀升麻、取升提之効則水掌升麻佳 桔梗八分 五倍子六分三分

大黒豆皮六分炒去 甘草三分 金箔二十枚

右件細末、糸糊丸梧子大、

又一家方同銘 解諸食毒

升麻十両 梹榔三両 五倍子一両 甘草一分

右為末糊丸塩湯下以吐為度、

丁子圓 老疼用

良姜 三稜各両 乾姜三分 莪朮 茯苓

木香 肉桂 陳皮 芎茱 丁子各二分

甘草一分

右件細末、蚕煉用、

一家方

宋局方薄荷煎中加砂糖肉桂丁子

宋朝鮮国醫学類聚上清丸是也緒方氏取用之、

龍脳膏　豁痰妙方　素予家方

氷砂糖二十匁　薄荷五匁　官桂　[illegible]各一両　川芎五匁

防风　桔梗　縮砂各五钱　甘草五分

右九味為末蜜丸白湯下。一方无砂糖家法用糖蜜煉之。

治上焦风热痰方　緒氏方

薄荷一斤　縮砂四両　黄芩　桔梗　防风

甘草各二両

右細末蜜和丸以両為二十九毎一丸含化嚥下。

○宋此方局方頭痛類薄荷煎中去芎加芍。

治失音方　卽豁痰方　馬嶌氏方

黒砂糖百匁　香附五分末三匁　干姜末四匁　胡椒末一匁

右黒糖ヲ銅器ニ入鎔シ塵垢ヲ去三味末菜ヲ入和湯下。

枸杞子黄精丸

八物湯去熟地加黄精枸杞子兎絲子之方

東都城西王子五香湯　治打撲傷損脚气頭面瘡血风

白屑上气

建麹二匁　大黄同　陳皮　川芎　白朮

柴胡　前胡　黄芩　甘草　桔梗

茯苓　生地黄　丁子　丁香皮　忍冬藤

乳香　木香　莪朮　桋柳　香附子

山梔子　黄芪　良姜　杜仲　沈香

人参　細辛　紫蘓　當皈　芎菜

黄連二十九味各一匁

右件卅十一味始热湯擺出後煎服。

調栄散 婦人主方

蒲黄炒二十四匁 人参 紫檀 葛粉各八匁 甘草二匁

胡椒一匁

右細末、白湯下。

○案此方比草先生紫金散則有蒲黄葛粉無爵金

人参苛應丸 脩合方

韓人参四戔 角沈香二戔 當門子五分 熊胆二戔

右細末、葛粉糊丸、金箔百枚、半入薬中、半為衣。

丁方 人参四匁 沈香二分 麝香五分 熊胆二分 金箔十五枚

右為末、葛粉糊丸、金箔十五枚為衣、治小児驚风及大人中风中気卒倒昏迷者。

中條蘸人散 俗謂中條正気散

人参 白朮 當皈 川芎 沈香減半

香附米六味各一匁 甘草三分

右細末、白湯下、丁方有芍薬無香附 予家法入芍薬香附共作八味也。

延命國分散

白朮 芍薬 桔梗 當皈 良姜各二十匁

香附子 茯苓 陳皮 熟地黄 山茱

木香 枳椇子 丁子 青皮各四匁 乾姜

人参 莪朮 阿煎茱 草撥 厚樸各八匁

胡黄連六匁 胡椒 川芎各四匁

右二十三味細末、温湯下。

桑山小粒丸 小児一切之薬、婦人産难胞衣不下、

苦参三分 苦楝根皮 黄柏 黎蘆各一分 馬銭二分皮研

右五味細末、粟米大丸、辰砂為衣、

西大寺豊心丹

人参　沈香　白檀　木香　藿香

縮砂　丁子　草撥　檳榔各一両　樟脳焼二銖

桔梗五分　麝香　竜脳各一分　甘艸二分　川芎五分

上新茶六両

右細末、梧子大丸、本書不云何糊丸、恐米糊、

和方保童圓　小児五疳癖積、

狼毒　海参　木香各一分　檳榔七分　丁子八分

莪朮四分　黄柏二分　煎塩釜上煤一匁

右糊丸黍米大、以小児歳数用之、

打撲傷損之方、俗稱了打ノ

早赤小豆　百草灰各五匁　川芎十匁

右細末、毎服一戔、以温酒用之、取酔、

一分両詳見通俗
一家方丸散類方
宜参考

五種香　緒氏正方

沈香四十匁　松浦桂同　三奈四匁　甘松去汚二十匁　切片白檀

舶上茴香各二十匁

右六味、剉散、

甲煎　即倭所稱焼物、

沈香一斤但二百十匁　白檀百十匁　丁子同　薫陸即和琥珀二十四匁

麝香三十匁　甲香二匁五分　塩百二十匁アクヲ取リ蚕二和ス　梅木灰黒焼二百匁

右剉散、白蜜二和シ、三斤ヲ蒸シテ、二斤半トナシ、彈

丸ノ大ニ丸シ、焼或ハ香数ノ上ニテ焼ク、一方竜脳

二両アリ入、

沈香 二十戔 價二分二下五厘

松浦桂 同 價四分

片白檀 十戔 價五分

舶茴香 同 價四分五厘

甘松 同 價二戔

三奈 二戔 價三分

合 目方七十二戔 價五戔八分 半剤分之 乙酉冬價

予右分両半減調合 目三十六戔 價二戔九分 乙酉冬

白雪糕　見回春内傷門

山茱　蓮肉　芡実 各十四匁　糯粳二米 各二升和升ノ一升一合四勺

砂糖 一斤半

右五味細末砂糖ニ和シ、少湿メシテ蒸、和邦ノ鷺糕ノ

製ト同シ

八仙糕　見回春泄瀉门

香煎　今謂コカシ

占城米 黒炒十四匁 赤米ト云又大唐米　舶茴香 八匁炒 今改四匁　肉桂 二匁

胡椒 一匁　橘皮 炒八匁　薏苡仁 白ニ　山椒 炒三匁　黒胡麻 炒十匁

右為麁末點熱湯用若無占城米代糯米用此方甚多

屡試奇也

以上三十二方蘭皐堂家方、餘二方馬嶋氏方、即予家方也、故署焉

治噎膈剤　見聚療羅合第二巻

虎尾 カツテイテ氏ヘンゴ 一山ス氏ニ匁陰乾　巴旦杏 アメンドウス二ツ 碎キ上皮共用　氷砂糖 五分

甘艸 二分　生姜 二片

右五味調合水煎温服

又方　出貝原氏大和本草第九巻雜艸虎尾條

虎尾。此草蛮語ニカツテイテ。(ニ子ムス氏云。即小鳳尾艸ノ

紅毛人此ヲ産後ニ用ユト。日本人与四物湯等分ニ合シ

産前後ニ驗アリ。又嗝症ニ。虎尾。アメンドウス。氷砂糖。

又方　出松岡氏用薬須知第二巻小鳳尾艸條

巴旦杏　鳳尾艸　氷糖　甘艸

右為末煉蜜煉之用、嗝噎之妙剤也○須知云巴旦杏

一名偏桃。和名アメンドウス。番國ヨリ出ル木実ノ核也

蠻舶載來ル一種真ナリ、小鳳尾艸、蛮名ボツヘレ艸[illegible]
大葉ノ鳳尾艸アリ、貫衆ノ類ノ通名也、与此別ナリ、
小雉尾艸アリ、犬ワラビノ類ヲ指ス、一根数十茎ヲメ
四二散スルモノヲ鳳尾艸ト云、小者ハカツヘレ艸也、

雞鳴散 出藤井氏醫療羅合 折撲傷損墮馬逐瘀血方、
大黄一両酒蒸 桃人廿一粒炒
右水煎、入酒少煎、雞鳴時用之則至辰時瘀血下則愈、
○案此方原出外臺深師方無方名、三因方雞鳴散有
杏人無桃人治同、

通苓散 同 治小児泄瀉及腫満者、
猪苓 白朮 澤瀉 車前子 木通
茵蔯 瞿麥各等分 右水煎服

羊蹄根

案此方原出本邦藤井氏醫療羅合

○案此方原出危氏得效方泄瀉門、有赤茯倶八味、入
燈心麥冬煎服、

亀門散 同 疱瘡解毒方、或家秘方
唐大黄六分八厘 黄芩 甘艸炙各一分七厘
右為末、絹袋ニ包、振出シ用、右用男子方、
唐大黄一匁 黄芩 甘艸各二分五厘
右同前 右用女子方

治腸風瀉血妙方 出本綱羊蹄根條時珍方 引永類方
羊蹄根葉煮爛、平日食之奇效、
○案此方佐々木洗云、本邦攝州ニ一醫生用此方百発百
中之妙方也ト云爾

治瘋犬傷妙方 作州人傳原従坂陽一醫生傳来方也

経驗

天蓢星　防風 各等分
右水煎服五十日外治用杏仁泥貼瘡上大奇効
○建宋此方原出本事破傷風玉真散也羅謙甫宝鑑
名宋風散為末貼风犬傷上神効云
治溏泄飧泄粥方 佐子治本治都後滕氏方 治一切溏泄飧
泄小腹疼痛水浮無度者或婦人産後泄浮不止専補
中気之方又治休息痢
薏苡人 加佐壹　粟米 加佐壹半　粳米 二杯　山茱 四夊炒
蓮肉 二夊炒　芡実 一夊炒
右以水六盃秫煮熟拙食

七寶美髯丹 已下七方望庭川先生方
赤茯苓　白茯苓　牛膝　當帰　枸杞子
兎絲子 酒浸　補骨脂 五両　何首烏 二十両
右件
○宗局方有赤白何首烏俱九味製菜法見局方
調胃丸
胡黄連　耶子菜　楊梅皮 各二十夊　山梔子 八夊
右四味細末糊丸
紫金散
紫檀　鬱金　人参 各三十夊　甘草 十八夊　胡椒 六夊
右五味細末
派気飲

當帰　梔子鹽　香附便　白芍酒　茯苓
橘皮鹽　黄連鹽　青皮醋　半夏　川芎
厚朴　柴胡　甘草炙　呉茱萸
右十四味

返魂丹
木香　鶴虱　莪朮　三稜　陳皮
大黄　黄連　胡黄連　黒牽牛　雷丸各二匁
雄黄　枳殻　青皮　黄芩　乳香
丁子　赤小豆各一匁五分　甘草一分　熊胆二匁
麝香一匁　白丁香一匁五分
右廿一味為細末小麦粉喬麦粉各等分煉為糊餅
菜熊胆別以水少許煉合辰砂為衣

奇應丸
見前同

延齢丹
肉桂　縮砂　辰砂　丁香　沈香
甘草各一匁　白檀　蓽撥各七分五厘　木香　桔梗
乳香　訶子各五分　麝香二分　竜脳一分二厘
右十四味
已上七方望鹿門先生方連菜望先生方分両予得之

枇杷葉散　袖珍醫方大成傷食门
傷食吐瀉ナリ腹痛シ
及寒疝積気倶ニ用ユ此レ飲食ノ積ヲ解シ宿滞ヲ
温散ス其效速難シ和方十八於ヒ如剤之是ヲ白傳フリ茱モ云
枇杷葉大　莪朮　肉桂中　木香　呉茱ヤ

経驗
治淋疾痛甚
滑石　大黄
甘草　阿膠
右ホ分細末

淋病小便ニ血ヲ
下シ痛ミ甚キニ
龍膽瀉肝湯ニ
土茯苓ヲ四
戔或ハ五戔ヲ加テ
妙ナリ

藿香中　砂人小
右七味嚢ニ入熱湯ニフリ出シ用其後ヲ煎服ス大驗
又常ニ此ヲ細末メ急症ニ逢ハ沸湯ニ點シ用者アリ
口傳此茶ヲ用レハ吐下ノ後手足厥冷ノ患ナシ
○案此方比前枇杷葉湯則有砂人無厚朴甘草

治淋疾妙方　屢経驗
夏枯草一両　木通二匁　梨茸一両（サミノホヤ）　甘草少
右水煎服　一方去甘草
○案一壮男性質強実患淋疾諸方不効以右煎湯下
益元散傾愈

又方　阿部英篤方
夏枯草　千屈菜各二匁　陳皮　茯苓

桃朱街苍各一匁（即白ケイトウ苍）　紅苍　甘草各五分
右水煎服

又方　同
虎杖根　當帰　小茴香各三匁
右為細末沸湯點服

又方　東都一俗生方
土茯苓　牛膠　蚕沙　木通　夏枯草
右五味水煎服

治乳腫乳癰方　双松甫樋村氏方
蒲公英　金銀苍　防已　木通　甘草
右水煎温服

瘡需湯　武州熊谷一醫生木川仙菴　治口瘡舌疽頭瘟

假蘓　何首烏　桔梗　乾葛　周麻
将軍　尾芩　芎藭　川帰　懐地
枳柳　川連　甘梢
右煎服。修曰予用之屡効験故記或加青皮用梅瘡奇。
鮮毒湯　佐子沁方　治楊梅瘡服軽粉等茉咽喉爛経年月
不愈者真奇方
唐𣏾子　茗茶　梔子　黄連少　黄栢中
連翹中　木通　見合用之
右水煎服○兼樟门皮一味水煎喩之最鮮毒
連翹湯　古林見宜方　楊梅瘡不論新久投此奇効
當帰　茯苓　連翹　薄荷　黄芪
黄芩　大黄　川芎　羗活　杜仲

沈香　木香　生芐各二匁　土茯苓五両　人参一匁
甘艸少
右十六味煎服七日服之
治楊梅瘡初發者　岩淵氏方
肉桂　土茯苓　甘艸各等分
右水煎服初發用之使毒气達外也
大茯苓湯　若春翁曰楊梅瘡日久不瘥綿連而経年月
或潰爛為膿頭面腫口鼻膿潰或耳聾目盲一身筋骨
疼痛不可忍者　順謂楊梅瘡初發已忘之経年月而痼疾者宜与之
土茯苓一斤　大黄二匁五分　黄芩酒　黄連酒　杜仲各一匁五分
甘艸五分　人参曰　生地　芍薬　當帰
川芎各二匁五分　右為七貼水煎服○右煎法　以

古菴方、本方无丁香、有黄芩、得十六味、一剤七日服、梅瘡不問新久服之甚妙、亦也、名奇驗方
米書古菴奇驗方也

白茶碗六盃、煎至三盃、又以水三盃、煎至一盃半、作
四盃半、一日服之、以一七日為期也、

楊梅瘡方
土茯苓十五兩 丁香（黄芩） 黄芪 杜仲 大黄
沈香 連翹 木香 當歸 羌活各二戔
人參 苹州各一戔 薄荷 生苄 川芎
茯苓各一匁二戔 右十六味、水煎服、

又方
土茯苓百二十匁 黄連 地黄各三分 大黄 黄芩
川芎 杜仲 苹州各二分 人參 白芷
沈香 木香 黄芪 當歸 茯苓各一分
右十五味、為十貼、水煎服、

又方
土茯苓六十五匁 地骨皮 杜仲 大黄 黄芩
知母 黄連 人參 獨活各一匁 連翹五分
當歸二匁 川芎 芍藥 地黄一匁五分 羌活一匁
右十五味、水煎服、

又方
人參 黄芪 沈香 薄荷 茯苓
土茯苓 荊芥 連翹 當歸 杜仲
川芎 生地 大黄 黄芩 羌活
苹州
右十六味、水煎服、

屢経験
原出三因方無巴豆、倶四味分兩亦異
丹溪纂要 分兩另後之
欝金五戔 皂角刺
大黄各十戔 牽牛六戔
右考丸服法同

下楊梅瘡丸茱方、叔父長谷部氏方
輕粉少 霊天蓋黒焼 大黄ノ 丹礬 黄連
黄柏 山梔 苦辛。 鹿角焼 巴豆少
田螺焼 阿計美焼
右各等分為末糊丸一日九粒茶清下、但宜吞下
又方 下方 刺山國見一俗生方
蓮蓬州 血竭 阿仙茱 小人参 輕粉
右五味糊丸茶清送下、甚奇効
通天再造丸 癩風疾神方
牽牛 羊半生 羊炒 欝金 皂角刺 大黄各一匁 巴豆去殻去油炒少
右五味為末糊丸● 此程二丸ヒ縮砂ノ末ヲ衣トス、右服
法早朝向東方日出ノ光ヲ観念シ、十五丸至二十丸酒送下、

建家法加巴豆二戔倶作五味

即日至巳時腹内悶乱忽下悪物、至申時悪物利尽
瀉止也、兩後二日ノ間糜粥ヲ食シ宜調理脾胃也、
土茯通聖散 右九茱服後宜用此散茱也、
防風 黄芩 山梔 荊芥 連翹
大黄 白朮 當帰 芍茱 桔梗
芒硝各一兩 滑石四兩 甘州二兩 土茯苓百匁 薄荷
石膏各一兩 麻黄半兩夏去之
右十七味為末常用白湯送下
○案此方宣明方有川芎無土茯、倶共十七味分兩少
異、又前再造丸原出三因方無巴豆只四味也、予家法
治癩風先用通聖散煎湯、依時以再造丸下之甚驗、

同
案明皇甫中明醫指掌云、癘風病在上多者用醉仙散、在下多者用三甫方通天再造散出陳氏孝効後、用通聖散調理云云、

十四味生方省食…
方同右異方
民間啓脉方作黄連
録同
屢至驗

黒丸子　治小兒驚癇心熱盛者、或発狂譫言妄見火人
中毒、昏迷不知人事等症、
黄連五戔　合歓四戔　熊胆三戔　沈香二戔　木香一戔
右為末、糊丸或水煎服可也、

家傳癲癇妙方

灸法
先脊ノ大推ヨリ尾骶骨ニテヲ稈ヲ以量リ、其稈ヲ三ニ折リ、
二ヲ舍テ一ヲ用テ、稈端ヲ尾骨ニ當テ、上ヱ届所ニ点ス、又
其稈ヲ三ニ折リ、二ヲ舍テ一ヲ用テ、稈ノ中ヲ前点ニ竪ニ當
テ、上下ノ端ニ点ス、又其稈ヲ三ニ折リ、二ヲ舍テ一ヲ用テ、前点
ノ中点ニ當テ、左右ヱ　●●●　若此ニ点ス凡五穴也、一穴ヱ
百壮宛、五穴合五百壮也、五日ニ割合灸スベシ、

同
先脊大推与長強骨ノ間ヲ稈ヲ以量リ、其稈ヲ三折ニシ一ヲ
舍テ二ヲ用テ、稈端ヲ長強骨ニ當テ、上ヱ届所ヱ假点ヲナシ、
又其稈ヲ三折ニシ、二ヲ舍テ一ヲ用テ前点ニ當テ、上ヱ届所ヱ
本点ス、別ニ両乳八寸ヲ取リ、三寸ヲ用テ中ヲ本点ニ當テ、
●●●　如此ニ左右上下ヱ点ス但左右上下共ニ各一寸半開也
一穴ヱ五十壮、五穴合二百五十壮也、
○建案前ノ灸法ハ腎俞ニ當ル此法ハ膈俞ニ當ル之ヲ謂
上下十穴ノ灸法ハ左右上下共ニ各一寸半開ニテ可ナラン歟、
両乳八寸ノ法ヲ以ス　最一穴ヱ百壮宛、十穴合千壮也、如此ニメ可ナラン近歳
予従此法テ春秋両度、三歳灸スレハ病根ヲ消除ス、

虎胆丸

常律、家法以右丸剤一粒四判。當灸日朝五時許。用石菖蒲煎湯呑下。丸三日十元千壮。灸後投四乗胃散。調和脾胃日。丸五日

青皮　雄黄　乳香　丁子　麝香
熊胆　鹿胆 各二分五厘　黄連　牽牛　三稜
甘艸 各七分五厘　莪朮　陳皮　鶴虱 各七分　赤豆 三十粒
巴豆 七粒　辰砂 八分
右十七味為末、大麦飯丸●此程ニ丸ス光明朱衣トス、
右當灸日朝五時毎服一丸呑下ス飲汁ハ水ヲ白茶碗ニ
入露宿メ用之、雨後調和之剤用四味飛胃散
〇青安右灸治丸剤予於仙臺三浦先生百発百中之妙
方也、

焼茱神方　祀狐狸者用之

沈香　乳香　没薬 各一匁　右三味也

附符法

獻

右ハ先古屋ノ北面ノ煤カヤヲ取テ庭中ヲ清メテ、右ノカヤヲ
焼片彼秘茱ト符トヲ入焼ヘシ、彼狐狸ニ祀ル人ノ肌衣ヲ
此煙ニテ薫ヘシ、必毛出ル又不出ハ狐狸ニアラス、

禹水湯　治水腫妙方　竹蔵本道林十馬方

赤豆 大炒黄色ヨリ黒ナルホトニ最小粒ヲ用ユ大納言ナトハ小粒ナレ氏性早小豆ニ劣レリ　大麦 炒黄色小豆ヨリ少分量少ヤ、
猪苓 炒中　澤瀉 大唐 炒中ヨリ　生姜皮 猪苓ノ半減　澤漆 炒 猪苓ト同
右六味調合一貼三戔ツヽ、如常水煎服、食物ハ大麦小豆
計ニスヘシ、外ハ蘿蔔生ニテモ煮テモ宜、大角豆大豆ノ類モ
宜シ、其餘食物禁用之、
右禹水湯臨症各加減消息ス、或加茯苓皮或加縮砂

或加卅粜或加南陸宜随症加減焉、

養壽丸 一家方

楊梅皮 百戋 胡黄連 十三戋 胡椒 二十戋 良姜 同 片脳 五戋

右五味、各為末、米糊丸、白湯或鹽湯下、

右減五分一之分量、 楊梅皮 二十戋 胡連 三戋 胡椒

良姜 各二兩 片脳 一戋 右件丸法同、

右主治 傷食 虫痛 呕吐 解酒 疝気

寒浮 瘧母

調中丸 同

楊梅皮 十戋 胡連 五分 胡椒 樟脳 肉桂 各二戋

甘草 炷一戋 白芍 二分 挽茶 上品五分

右八味、為末、米糊丸、

主治 虫痛 解毒 泄浮 痢疾 酒毒 吐逆

小児五疳 粟米大丸随歳数用之 嘔症 舟酔 食傷

霍乱 過茶水 胸痞 馬虫痛

保壽丹 香蘭方 治虚寒、積聚方、

良姜 乾姜 麝香 各五兩 檳榔 三兩 丁子

肉桂 各二兩

右為末、煉蜜丸、

治乱岩奇效方、

當皈 大黄 黄連 黄芩 連翹

白芷 藿香 木香 良姜 丁子

茯苓 各大 乳香 沈香 甘草 各少

右十四味、始振出用、後煎服、

一家方
半井盧菴先生
屠蘇散方
肉桂　丁子去頭花
川椒各二両　白朮
防风　桔梗
象牙屑各壹両　右七味調剤

白朝散　治婦人產後及金瘡跌撲者
人參　木香　大黄　當帰　川芎
益母艸　芍薬　地黄　欝金　陳皮
丁香　乳香　茯苓　莪木各等分　甘艸少
右十五味水煎服

養血散　日野玄春方　治婦人血暈方
百薬煎二十戔　白木　川芎各五戔　香附二十五戔　當皈五戔
甘艸少　右為細末白湯下

家方屠蘇散
白朮　防风　桔梗各七両　蜀椒　肉桂各二戔
右五味服法出千金外臺等同
○宗奉次法印方有胡椒無蜀椒

秘傳婦人產前後治方　岩淵道林傳

秘傳芎帰湯
當皈酒四分　川芎唐二分　香附四分
右三味水煎服○倭書ハ必胸ニ中リ吃吐来ソ此方加莎ハ產前後多服サテ不叶薬ソ然ニ蒼ハ胸ニ泥ミ書ハ香甚クハ二味計難調合故ニ加莎テ散欝順気進食逐痰秘方也○臨產轉胞大小便不通腹脹悶用催生薬モ不応升提メモ不効蒼帰ニテ助血テモ不通飲薬弥腹脹若則加何是気下焦ニ不順薬力モ不至故也因テ本方ニ加附子用則順気薬力通便通メ生下ソ是ハ離経ノ脉数十ル時ノ事也○若離季ノ脉遅ナラハ五積散加附子宜シ若死胎ナラハ加酒大黄宜シ○死胎ノ見ヤウハ產母口中ノ気臭シ舌ネノ筋青シ但胎死久ル即時ハ青

ケレ氏、二三時モ過レハ如常シ。○又曰總テ順産ニハ先
胞下ヘ衝上腹痛スルガ及身ノ時節ソ、柎漸ニ下リ産門ニ向也
去氏腹重モ不覺苦ニナルコハナシ。或赤及身ニ催生努責スレハ
逆ニナリ下ルコアリ。故ニ六ケ敷ソ夫テモ生胎ハ腹重コハナシ。死胎ハ
何レニ上ヱ衝上テ下ルヤウガガタト下ソ、柎小腹カ重覺ルソ主死
共ニ臨産ニ近氏ハ下テ上ハクツロクトハ云氏ガタト墜タヤウテ腹重
ト左モナキトノ違アルソ。○臨産轉胞其外種々樣々苦痛アル
氏、芎帰ヲ用テハタト効アリテ諸症一モナク心安ナル時病家醫者
共ニ大悦ス其時菜ヲタテカケ用ヘシ。此ニテ好カト思テ止菜ハ前症
再出難治ソ。○如前症ニ苦ル氏醫ニモ不見自若去テ一日半日
有テ又前症出テ苦ルニ醫菜ヲ請ハ其時モ尚芎帰ヲタ服ヘシ
○産母面色青ハ悪症シ。赤ハ吉シ。面色常ニ青者、此時サホト赤ハナシ

能々見聞考ヘシ。常色青キ氏病人ニ臨氏一间計ニテ早ヤ面色
青處々村染ノヤウニ青ハ必死シ。○臨産ニ醫者診脉ノ间ニモ腹痛
忍兼ソ夫ヲ忍ハ吉シ。暫時ノコヲ忍シトシテモ得忍ヘヱズ頻ニ腹痛
努責スルハ臨産須臾ニ有ト知ヘシ。其時ハ催菜ノ散菜ヲ用ヘシ。白芷
百草霜ノ赤常ニ懐中スヘシ。○此時前ニハ夢中ナリ氏醫診脉セント欲
氏ニ手モノソ若左ナク夢中タハイナキハ必死シ。○柎亦何ホト苦痛有
テモ少シ间カアレハ必眠ルモノソ此常定シ仰ニ緩々臥サセタカ宜シ。○
生胎有吃吐ハカヽワヌカ吉ソ死胎ニテモ少ハ不苦甚吃吐メ喘息スルハ死胎シ
○胎動氏ハ或交合過多或高ヲ取或倒或驚或食傷或喜怒シ凡
妊婦腹痛本方加砂仁。○胎漏氏ハ姙婦ノ血下ルヽ補中益気湯
加川芎。○右ノ胎動ニモ血漏ルヽコアリ然氏夫ハ所傷アル故ニ本方ヲ
此胎漏ハ中気力虚弱ニ因テ自然ト漏ルソ故ニ補中ヲ用ソ此ニ加減

コアリ、夫ハ少漏時ソ、大漏ニ用阿膠ハ、腹痛カ増ソ、其時ハ加黄耆
白朮止痛後用阿膠之、○右ニ症ノ奴方、四物ヲ散ニメ紫蘇煎湯下、
或加茯苓○子淋症ハ、妊婦ノ淋瀝ソ、此ニ雜病ノ様ニ通薬ヲ用コハナラス
本方ニ紫蘇和気飲ノ類ニテ扶胎カ宜シ○子懸症ハ胎気不和
湊上心腹脹満疼痛ス、本方或紫蘇和気飲蒼朮湯ノ属○子
嗽ハ不止モノソ平産後ニ自然ニ治ス足跗腫モ同○横逆産ハ努
責ノ早故ソ緩々ト仰臥サセテ撫腹ヲシ穏婆ノ功者カ入ルコト○

秘傳活血湯　治産後一切諸疾奴方也

人参　香附便製各大　肉桂中　伏神　丁香
桂心各少　甘草少　右七味熱湯ニ振出シ用コ三次其
渣ヲ如常法煎服ス○産後発熱甚ハ伏神大敗血呕吐甚ハ丁香大
逆気甚ハ香附倍手足搐搦角弓反張ハ肉桂大頭痛ハ川芎恵

露大下ハ當帰、諸脱血ニモ當帰
右産后ノ要薬ニ頭痛発熱悪寒ニ服此薬熱稍退尚不止ハ小
柴胡加牛蒡、悪露不尽大汗上気呕吐眩暈皆治之、不可勝計也、
○産后ハ先胞衣下哉否ヲ問ヘシ、若未下則本方ニ芎帰ヲ用ヘシ、
若腹痛甚ハ加牛膝没薬、尚未下ハ加大黄、如此破剤ヲ用ホト胞衣
脹レテ不下コアリ、此ニハ足ノ小指頭ニ三壮灸ヘシ、又瓜甲ヲ去コ如
韮葉灸ヘシ、此灸難産ニモ宜シ、又足心ニ草麻子雄黄ヲ敷モ宜シ、
胞衣下ラス而拭去ヘシ、不然ハ陰脱スルソ、其時ハ百會ニスヘシ○陰脱
不収ハ五倍子ヲ搽ヘシ○悪露不尽ハ腹痛甚モノソ、没紅鞭
桃仁五味ヲ用ヘシ○血暈セハ活血ニ宜シ○乍寒乍熱ニハ先活
血、甚ハ小柴胡加牛蒡、或四物加牛蒡○呕吐ニモ活血逆気ニモ
活血戦栗反張自汗譫語胸中如焦頭痛一切ノ症活血主之○

産后大汗出ニハ黄芪當帰白朮茯苓牡蛎生姜此六味ニ宜シ、
妙方也○七日ノ内労動シ、百日ノ内房事ニ傷ムレ其症眼澁腰强
筋急角弓反張牙関緊急ス凡者ハ非外邪自傷テ必死○面色
青黒遍身黒黶ノ者百ニ一生也、
丹州亀山正誓寺之坊主竹庵山本教信夙以婦人醫
鳴于國中其孫三千益者予之外姪也祖父傳来之秘方
及所嘗試之方法吾得悉聞之令以家外不傳之秘法
而傳與之法橋若渊道林蓋以姻娅之好不可辞也君能
約信而勿説于塗矣
元禄己卯之春　京華　杉原宗輔

○婦人産後血暈論　仙臺　滕道順添水子決
順嘗論曰、治産后血暈之法、醫门挙以黒神散清魂散芎
帰湯芎、清熱養血之剤也、順不能莫疑于兹矣原夫血暈
即氣暈、病專属任衝二經、難経云衝之為病其氣逆而裏
急、任之為病其内苦結男子為七疝、女子為瘕聚焉、抑任
衝者為諸経之海、腹背中行也、其脉皆起於胞中、循脊裏、
其浮而外者循腹上、上行會於咽喉、別絡唇口、或衝脉者
起氣衝並足少陰經、挾臍上行、至胸中而散矣、故産後任
衝擾乱百脉不和敗血従氣而逆上、使人頭暈耳鳴眼黒、
口噤心煩昏迷不知人事或発狂目赤面紅譫語妄見也、
治之法當以芳香之氣薬和血脉利結氣為要驟不可用
清熱養血之薬恐内煩且甚不能結氣和利痳灼々然莫

可為奈何也、吾師芳春先生平素有奇驗一方、以童便製香附子、人參為君、以伏神丁香官桂為臣、以樗心為佐、以甘草為使、用之百発百中、無有不応矣、又別有一種、忽然身振戦慄、口噤角弓反張、心昏搐搦瘈瘲、此凡痓也、痸所謂外淫也、混与血暈、勿同類治療之法、要以表発解肌敵、無異于常人也、喩昌曰、治痓与凡寒表法莫害其同矣、誠千古確言、一言以蔽之、豈在可加解矣哉

治血湯　治産後血暈、耳鳴頭重、心煩発狂、或口噤目黒、昏迷不知人事等症

香附 便浸一宿　人參 去芦各五戔　伏神　丁香　肉桂 各三戔
桂心 薄物最佳二戔　甘草 五分

右七味、急先以熱湯振出、而后煎服、不拘時候也、或加藁本沈香木香各山田振茱也、

○按此方解血結散気聚降逆要剤也、香附婦人仙茱和血脉降気要品、潟童便秖清血熱、以之便製矣、人參中和補元気之聖品、諸血脱最不可缺焉、伏神寧心神、恐主不寧則十二官危乎、以之加是也、官桂丁香辛甘入血分通血中之気、下逆気、甘草甘平和諸茱緩中、故秖寛陰火、嘗急也、或加藁本、太陽本經秖通血脉、沈香令気上下、木香解結気温中、故秖散逆気也、此皆芳香気茱、而非清熱養血之茱、産后惟和血脉利結気為要、或吐血下血金瘡諸血脱、先以此方利其結気、若虚過多陰虧欲孤陽飛越者、以獨参湯急補元為主也、○芳春先生曰、古人血脱益気之法、

經驗

淵乎深哉、余治一婦人歳三十餘血暈口噤昏迷不
知人事、欲垂死、予謂此孤陽飛越候也、以一味人参
煎入童便服三四次須臾人事漸了ゝ矣、

治楊梅瘡疥瘡等解毒七味方、東都官醫岡本先生方、
大黄　黄連　黄芩　生地黄　土茯苓
茯苓　甘草
右剉水煎温服、

黄胖散　治黄胖病、余宝暦壬午秋遊於東都高橋三雄傳之、
鐵砂五戔　黄栢三戔　楊梅皮一戔　胡黄連三戔
莪朮一戔
右五味為細末臨臥温酒服、
○案此方東奥通俗称鐵砂丸是也屡用屡験、

鐵砂丸　治黄胖病、仙臺三浦先生方
鐵砂十戔　苦参　黄栢　楊梅皮各三戔
右四味為細末醋糊丸白湯下、兼用局方四味平胃
散、蒼朮湯、
○案此前黄胖散則無胡連莪朮有苦參、

肝木湯　一名加減四物湯　治血齗牙齒黒爛、手足為死血
當歸　川芎　芍薬　熟地　香附
神麯　麥芽　梹榔　木香　沈香
肝木　牛膝　甘草
右十三味、水煎溫服、仙臺三浦家方

養胃丸　治痰積、
茯苓　白朮　肉桂　陳皮　莪朮

厚朴　三稜　梹榔　木香　香附

甘艸　各等分

右為細末糊丸

○案此方原出家傳預集或號梹榔丸為家藏方

前十味各百錢甘艸二十錢或一錢治酒積気嘈腹

痛宿食虫積進食

治吐血咳血便血姒方　蘭皐堂方

臈月ノ青汁ヲ腸ヲ去テ全ク土器ニ入レ土テ銘

封シ炭火ニテ焼キ火毒ヲ去細末シ白湯ニテ用止血ノ

妙剤ニ○鼻衄ニハ鼻ヘ吹入レ又其流出ル血ニフリ

カクル金瘡ニハ付ル甚有効

解巴豆毒方　自驗方　見用葉類知後編

巴豆殻剉水煎服或菖蒲根煎服亦奇

治諸淋奇方　屢経驗　李庵傳來方

乳香　阿膠　牛膝　各二戔

右三味水煎服　建梅淋痛甚小便不通者予加桃花或更妙

△治猫児一切疾　自驗方

烏菜　甘艸

右二味水煎冷飲之○又用莨菪菌水調飲

之是妙

緒方古菴家秘楊梅瘡方、

祖傳揚梅結毒用

當帰一兩　牛膝一兩在膝者倍加八戔　亀骨存性　生地黄八戔

牙皂七戔　防風　荊芥各一兩　金銀花一兩二戔

沉香老五戔少七戔　土茯苓五斤

右十味、切片分作十八貼服三貼又服九貼服二貼间

二日每貼用水四碗煎二碗分作四處服之、但先宜花

椒葱茶苦參煎水洗之、其完全愈妙不可言、

如虛只傳五宝散　治梅毒如神用

珍珠　琥珀　氷片各四釐　鍾乳粉一分一釐

朱砂二分六釐

光将土茯苓四兩切碎杖極濃汁入炒過飛麪再煎調

前末四釐、瘡在下空心服在上者飯後服外用西信皮

硝煎水洗後搽解毒生肌之菜貼太乙膏、

○古菴曰、此方亦小劑同用、春相傳二三劑而佳也、

方古菴名曰何首烏湯

肥皂子四兩打碎炒焦為末　何首烏　荊芥　苦參

天花粉各一兩

右為細末、每服一戔、用土茯苓五兩、煎服、

家方七宝散　古菴秘方　主治同五宝散而却覚妙、

滴乳石六分　琥珀二分　珠砂四分　珍珠五釐

氷片一分　亀板二戔　石決明二戔　飛羅麪三戔

右分作十二貼、土茯苓一日三十戔、或二十戔十戔量

病之輕重用之、又用櫥皮相半亦可也、

治猘犬傷方、 椢菴傳未方 豊後州人傳之云
咬傷之者。荊砂糖赤小豆此三物ヲ忌コト三年。
若再発セハ。屋上ノ猫糞白サレタル物ナ取リ。細末
メ服スレハ。煩悶忽止テ。大便浮ス又ル。若不通モハ。
三物回ニテ下ス又ル。服此斑猫散ヲ用ハハ。大ニ悪シ。此方
出テ右。死者ナシト。豊後ノ人傳ヘタルヨシ。

治脚氣秘灸法、
風市 伏兎 犢鼻 膝両眼 三里 上廉
下廉 絶骨 凡八處 本朝金方二十二巻ニ有七枚
右各灸至百壮内服千金竹瀝湯

治婦人赤白帯下妙方、 仿子朝方
地楡 阿膠 鼠尾艸 帚ミワハキ
右三味水煎服

小児五痔藥、 桑折早橘軒方
啄木鳥一羽。其侭ニテ腹中ヘ 紅花十匁 當帰 十五匁
和木香十匁ヲ納レテ。黒焼ニメ用。甚效アリ。小児諸痔ニ用。
痔ニテ肛ノ壊レタルニ二三箇月用テ甚妙ナリ。若入目壊レ極リ
タルニハ右ノ鳥ヲ糞中ニ一夜漬テ翌日取出シ。長流水ニテ
洗テ。右ノ菜品ヲ内レテ。桃黒焼ニメ用テ效アリ。於江戸西久保
痔黒藥トテ高直ナル菜是ナリ。可秘。

水腫利小便奇方、 仿李楕方
桃花 二戔 赤小豆 三戔
右水煎服妙不可言矣
○宋桃花利水之功詳于本艸平剤かく之方中加之屡驗

痢疾灸治、

以鹽填臍中 灸三壯即愈 仿李菴法

截瘧奇方、

瘧三四発之後、煎仲景四逆湯、冷服則愈、 同人法

黴瘡多年餘毒発口鼻或二陰邊難治奇方、

土茯苓 樹皮 各等分

右剉水煎、永服差、 菊田𦉪菴傳方甚奇効

人参五香湯 以下百菴家方

蒲黄 炒百戔 沙参 弐戔 白朮 川芎 當帰 各三戔 甘草 紫根 各廿戔

右為細末、白湯調下、

金粒丸 同

緒阿仙薬 十四戔 煉阿仙薬 二十五戔 丁子 二戔 香附子 六戔

麝香 龍脳 各二方 肉桂 二戔 甘草 一戔六分

右為細末、葛粉糊丸、四分宛掛テ丸ス、金箔五枚為衣、一方有麝

解諸毒方 同

藍葉 犀角

右二味水煎服、甚効、一方有黒大豆、

磨積圓 同

三稜 青皮 各六戔 莪朮 二十戔 丁子 乾漆 各二戔半

右為細末、荷葉飲丸粟米大、

延齢固本丹 同

天門冬 麥門冬 生地黄 牛膝 山茱

熟地黄 杜仲 巴戟 枸杞子 山茱萸

人参 木香 茯苓 五味子 栢子仁 各二十戔

川椒　石菖根　澤瀉各十・　兎絲子十五戔　遠志
肉蓯蓉　覆盆子　車前子　地骨皮各十五戔　當帰
赤石脂各十戔
右廿六味為細末蜜煉之、
家方和中散　同
木香　當帰輪二　乾姜三十戔　陳皮四十戔　甘草五戔
胡黄連花計二戔　益母艸　肉桂各十戔　桔梗　白朮各三十戔
右十味為細末、一方有茯苓縮砂、
阿魏圓　同
良姜　苦辛各二十戔　葛粉五十戔　胡椒八戔　楊梅皮三戔
右五味調合厚細末、飯糸丸、
固生延壽丸　同

楊梅皮六十戔　丁子四戔　片脳十戔　胡椒十五戔　胡黄連四戔
右五味為細末丸、一方去丁子名正氣圓、
養胃湯　同
香附子六戔　白朮　茯苓　陳皮　厚朴各四戔
木香一戔半　肉桂一戔二分　莪朮二戔　甘艸　烏薬
紫蘇　乾姜　杏仁　半夏　縮砂各一戔
右十五味水煎服、
安胛散　同　白石　高橋与次右衛門方
藿香正気散一剤　黄連　檳榔子　麦芽
芍薬　縮砂　神麹　木香　青皮已上八味各五分
右加八味為細末、白湯下、
木香丸　同

香附子百戔　胡黄連三十六戔　黄耆六十戔　青木香三十戔
右四味細末、糊丸、
人参温湯散　一曰煎　東都浅草小砂場根来市菴秘方
治婦人一切疾、最産前後用之者也、
當帰　川芎　芍薬　熟地　沙参各半斤
香附椒半斤十両　益母草連根茎焼存性半斤
右為細末、臨月毎服一戔、熱湯服、
治疝気振薬、曰
當帰　川芎　白朮　延胡索　香附子　澤瀉各一戔
呉茱萸　檳榔子　木香　砂仁　小茴香各一戔
右十一味為粗末、熱湯振出用、
咳止丸　曰

乾姜　南星　胡黄連各三戔
右為末、糊丸、
五香連翹湯　曰　外科精義　如不用五香曰七味連翹湯
沈香　藿香　木香　丁香各一両　麝香少　連翹
射干　獨活　升麻各一両　甘草二戔　寄生草一両　大黄一両半
右七味㕮咀、与前五味和匀、毎服五戔、水一盞半、煎一盞、去渣温服、
取利、未利則再服、食前、一方無藿香、有木通、乳香、患人
多悪気臭気、故據精義之方、
治癜風方、曰
何首烏　蒼朮　威霊仙　荊芥　苦参各三戔
右為細末、臨臥酒調服、
治痔瘡方、

不換金正氣加蓁艽槐花　煎服

眞應散　家藏方　治疵瘡妙方

唐大黄 六戔　當帰　川芎 各十二戔

右各黒炒爲末酒服一七日服尽即愈

眞珠散　曰　治小兒客忤驚䂙時或咬牙啼不已小便赤澁

或吐黄沫

眞珠末　海螵蛸　滑石 各一戔　茯苓　人參　白附子 各二戔

甘艸　全蝎 各二分　朱砂 一戔　脳子　射香 各二分　金銀箔 各五片

右爲末煉蜜丸如皂角大薄荷煎湯不拘時候服

漆力七治方　曰

香蘇散加荊芥防風煎服

又薫洗方

荊芥　川椒皮　右水煎洗屢効

一匙飲　曰

薄荷　香附子 各四両　荊芥　川芎 各三両　羌活　白芷

鬱金　防风　細茶 各一両　細辛　甘艸 各三戔

右爲細末白湯調下

○古庵云此方即局方川芎茶調散加鬱金之方也主治四時感冒頭痛鼻塞声重極効或曰妙有鬱金此方江戸中橋長崎屋宗兵衛者以此方名都下予在江都時竊見此方以引风之茶行之予名曰一匙飲傚諮一服飲

右件二十二方古庵家藏方

解麪毒壽方　難波一貫傳

楊梅皮爲末白湯調下消化麪筋腹中和利愈○最解喬麥麪毒甚妙　誤喬麥粉中八楊梅皮末些少則化成水

宋諸本艸未載解麪毒之功矣此本邦試驗之妙歟

截瘧妙灸、　吾地村定龍寺法印傳
両足大指頭去爪甲二分灸各七壯、
右二三發之後灸之百發百中、
○建治瘧疾三四發後邪氣稍衰則用九味清脾湯倍
加常山兼陰白二穴足大拇指頭二穴灸各五壯以朱之
下刻灸再急愈　明和三丙戌夏北坊仙臺屋忠吉治驗
代指壽灸法　弟田伯縣氏傳
指頭腫痛者第三節屈指兩内廉灸三壯或五壯
米粒大第二節腫痛者第二節同前灸三日奇驗
頸痛薰洗方　高橋元恭傳
大黃一兩　黃連　黃芩　當帰　莾艸 各一匁
右水三盃煎二盃用布帛蘸熨頸痛處二三度効

治心下水飲痞鞕方　自驗
桃花一戔　巴豆去殼二粒
右二味水煎以利為度甚奇、
瘧疾吐水飲方　自驗
常山
右水煎服、吐則水飲去、
治牙宣止血奇方、　自驗方
香附子末　擦牙即止妙之屢試
治大便不通單方、　出本綱引簡易方
牽牛子 細末　溫湯調下、予屢試屢驗○又
加大黃等分其効最速、

猘犬傷風方　荻子元傳

金銀花五戔　木鼈子　桋柳各三戔　白芷

橘皮各二戔　番木鼈　礬石　杏子各一戔

甘艸五分

右九味為末、大人服一戔五分、小児服一戔、若五七分、日服二度、隔二日用、

狗咬寛中丸　服此丸下利五七行或於本方内更加鐵粉一匕或胆汁、蓋随毒軽重、

狗咬寛中丸方　貞村良説方

青黛　百艸霜各三戔　桋柳　木鼈子　杏仁

牽牛各二戔　番木鼈　黄芩　黄連　大黄

雄黄　鉄花粉各一戔　巴豆四十粒去油

右十三味為末、打糊丸如胡椒大毎服三十丸虚家二十丸小児十九或七八丸随虚実並飲服、

右件猘犬咬二方予門人梶菴傳来方也　明和五戊子十二月廿六日

蝮蛇咬奇方　緒方叔唯方

馬蘭葉ヲ取。日ニ乾シ。剉ミ。水煎服。又云。根ヲ晒。剉煎服スルモ可ナリ。急ナル件ハ。生ノ青葉ヲモミ。水ニテ飲服シ。咬処ニ点スルモ妙ニ。屢経験ノ妙方也。〇又緒方古菴云。右根葉共ニ。酒ニテ研合シ。一升ヲ服ス。善點傷処佳也。

骨鯁奇方　経験

人爪生ニテ一戔水煎服速効

齲歯痛妙方　北埒宗竹傳

蝮蛇全物燒壺ニ入黒燒ニシ衣切ニ包含之痛立除

順血湯 桐菴傳方

當歸 赤芍 川芎 荊芥 薄荷 山梔子

大黃酒炒 香附 甘草

右水煎服〇有醫者加木賊

洗眼方 仝

當歸 芍藥 荊芥 薄荷 大黃生 黃芩

黃連 枯礬

右水一盞煎八分煎汁不入眼中為宜 家秘去黃連

口瘡嚥藥 東都 諏訪幸右衛門傳

白姜蚕 五倍子各一兩 甘草少五分

右三味細末絹袋包嚥之

婦人氣鬱加崇所作百藥不効服之愈爾後療一婦前症

但為全人

香附子細末白湯調下服二升蘇愈

延壽散 一名得效散

延壽散 治心下痞鞕或積聚逆上疼痛不可忍者

香附三十戔 黃柏二十戔 胡黃連十戔 木香五戔

苦辛三戔五分 胡椒一戔五分 縮砂二戔五分

右七味調合細末茶糊丸白湯下 家法作散 當驛伊達嶋 喜三郎傳

同郡伏黑村一里人云世上ニ打目ツキ目ト云甚疼痛甚難

者多シ予連年用樸樕葉アイストト云散藥ヲ温酒ニテ下ス七八

忽痛消シ服後屢經驗不可言之

鷓鴣菜丸 用藥種知 又出大和本草川 無方名 下蟲甚効

鷓鴣菜 甘草 各等分

右為末丸

打目
ツキ目

下黴瘡奇方 世ニ投ス 鈴木雞口傳 明和九壬辰春
軽粉 壹戔 黄柏 土茯苓 大黄 各四戔
右四味爲末米糊丸右一剤分両之七日用之〇服法
右丸剤七分一日土茯四戔煎湯呑下七日間服尽莫
妙方也
治淋疾痛不可忍妙方 南部候侍醫傳
秋田ノヒツヂミ子トニ云モノ長サ五寸一束ヲ口水煮服
不及一剤全愈 ヒツヂ丘ハ秋田ノ早稲ヲ刈テ後ニ再出ノ稲ヲ云之
臨産胎死腹中牲諸薬不下用之速效 角田良庵方
白礬 軽粉 各一匁
右爲末包絹衣熱湯擺出用之真奇方之
治大便秘結不通奇方 和佐方

鯨ノ脂ヲ大ニ棒ニ指ニヌリ肛門ニ刺入忽通ス妙方之
家方宝之丹 久保元泰経驗奇方
琥珀 一分 鍾乳石 六分 竜脳 一分 生硼砂 一匁
石決明 一匁 別研
右前四味爲末入石決明調合已爲十四貼毎一貼入羅
羅蔔炙滷五分用之
別土茯苓一斤剉爲十四貼一貼煎法如左
一番入水五合煎取二合半
二番入水三合煎取一合半
三番入水五合煎取一合
右煎汁合和早飯前ニ白茶碗八分ニ温宝之丹一貼
麝熊服之毎服如此十四日服尽取効如神

宝之丹一貼分量 七分之
土茯苓一貼分量 十六匁ト之

右神通湯三味湯
[illegible]

神通湯　板倉候侍醫之傳

治飲食大過腹痛血吐瀉悶亂苦痛甚者有頃刻之間

者、香月兵部少輔纒考朝鮮之醫李整菴所傳之神方也

良姜五分　丁香三分　沈香五分　木香三分　陳皮五分

莪朮五分　大腹皮三分　呉茱萸二分　砂仁五分　乾姜三分

連翹八分　枇杷葉八分

右十二味也此方妙有連翹与枇杷葉分両有口傳也

此振茱獨非食滞一切痛危急而一息切断之時一呷

則有神効呼吸静而脉分別虚実可施治

三味湯　日前

益智　木香　藿香各等分

右三味振出用

八口散　田村元菴　産前後振出茱

弦胡參大　川骨大　ハクヒツ大　白水手　沈香大　楳榔大

黄連少　丁香少　肉桂少　茯苓少　黄芩少

生地少　當帰少　桂心少　木香少　川芎少

甘草少

右十六味

秘傳清養散　養貞家方　治小兒痫痰。伊勝氏方

莪朮　五加皮　山薬各二分　芡茱　當帰

木香　白朮各一分　甘草少

右八味。水一盞。煎七分。温服。○小兒日瘦弱加楳榔。○

大便結加車前子。○腎氣弱加黄芪當帰。○水瀉加肉

豆蔻木香丁香。

治癲癇妙方　仙臺一醫傳
牛黄五分　當歸　川芎　熟地　芍藥
莪朮　牽牛子　沈香良盤　檳榔各一匁　黄連
黄柏　大黄　烏犀角各五分　甘草三分
總計十四味爲細末、米糊丸、用石菖煎湯送下、〇灸背
十穴、肝俞上下左右五穴 腎俞上下左右五穴、先欲灸前用右丸劑而后灸之、最
丸劑手日用又亦佳、
治耳中痛妙方　羽州尾花澤千葉桃菴傳
龍骨五分　白礬二分　辰砂一分
右三味細末吹入耳中
治小兒痘瘡熱毒深重難奏出者、已欲黒陷者、一壽方所
東高木貞菴治三四人屢經驗、莫妙方、　安永九庚子

蚯蚓新土中掘出生者水洗十本　穿山甲各等分
右水二盃、煎一盃、二番同前並相和服三貼忽痘起、爲
熱解此方不使痘家視之、於壁家莫之贈病家令服之
可
七物備急丸　三喜
大黄五両　青黛二分　黄芩三両　黄連一両　芒硝二分
巴豆三両　乾薑少一両五戔　一両五戔
右細末爲丸或加全蝎　建業三喜同金匱備急而加減之方
浮石丸　治血塊
桃仁　大黄　浮石
右三味爲末丸或加芒硝最妙

一分 首向去邑　二戔半

殺鼠之妙方　翔菴傳　安永十辛丑夏
艸烏頭ヲ剉飯ノ中ヘ入置ケハ、喰之大レハ瞑眩シテ忽死ス
予家ニテ辛丑五月晝四時ニ傷置候ヘハ鼠食之甚験アリ
不食ナレハ捕ル、此菜ヲ細末スレハ臭氣甚ク故ニ不食シ故ニ豚剉ニ
メ甑ニテ包ミ置ク、但シ又シ杉魚筋ヲ剉香ニスヘシ、或ハ与ヨリ炒テ入ル
眼胵ヘ野間ニ在物出ル事アリ、通用ニ炒鹽枯礬二味末メ水ニテ解点ス
或ハ壮年強盛者ハ石黒辰砂二味末メ水ニテ解点ス、甚壮實者ハ
灸心ニテ瞳処ヘヲ磨テ血ヲ取ル妙也、老年ニハ塩蒸スヘシ、
冬月雪眼ト云アリ、感雪メ患眼也、茂庭瀧野名主孫右衛門傳
猿膽ヲ熱湯ニ入銘カシ眼ヲ洗ヘシ、二三遍洗テ愈妙也
名主孫右衛門云茂庭山家ニテ髪ノ油ニ熊膽ヲ煮シ布ニテ漉シツケル
時ハ髪粘テスメ損ヲ去妙也○佐藤好菴云熊膽ヲ味噌ニ和
シ食メ味甚美也、或ハ温酒ニ和シ飲テ佳味アリ

鼈甲湯
鼈甲　虎杖
大黄　桃仁
遊ニヨリ芒消
ヲ加ユ

下婦人之瘀血ヲ斎方　東都一倍醫杉方　天明三癸卯夏
虎杖根　大　大黄　桃仁　牡丹　紅花
右五味為末、以十全飲調下之、
建宗湯使之、十全飲當不納之予習用藕节木葉湯
最佳、
救急稀涎散　家方　治中風涎潮腸氣閉不通、
猪牙皂　礬石　藜芦　細辛各二両　藺茹一両
右五味為末、温水灌下、即吐涎出一二升、便得惺ニ漸ク緩治
不可大服、恐傷人、
建宗予從本事稀涎散勝金丸子和稀涎散裁之、
以上三方、舉通治丸散宜参考

〇製生生乳

本草家所記礬石凡数種アリ内特生礬石・握雪礬石云
者余未見之余製煉シテ試ル処ノ者ハ白礬石・黄礬石
銀礬石灰色礬石就中落字数礬石ヲ第一ノ上品トス
次ハ黄次ハ〇〇白礬石灰色礬石ヲ下品トス金礬石・銀
礬石ハ間黄白之間ニ交リテアルノミ未多得サル故
品ヲ定ス大抵礬石ハザクニトメ鬆脆ヲ上品トス
製シテ霜得ル了多シ堅靱ナルヲ下品トス得霜少

〇煆煉法

先礬石ヲ金皿ノ内ニ入カナツチニテ打研 粗研ニテフロスモヨシ 大抵掛目
三四十目計土器ニ入 大サ六寸ハカリ 内土器ヲ蓋ニシテ銅線ヲ以テ五ヶ所
許縫定 尤大ハリカチヨシ 鹽土ヲ又ハシツクイニテヨク塗キ日ニ乾シ又其上
ヲ今一度ヌリテ日乾シ尤土厚ケレハ火遠メ不通故罅シ合口ヨリ
気ノ漏シサル様肝要ク サテ能乾キタル時爐ニ火ヲ熾シ右ノ
土器ヲ上ケ隨分直正ニ傾ヌヤウニシテ初文火段々ニ武火ヲ
用焼了キ時許初ヨリ武火ヲ用ハ土器割也是即煆煉礬石
ナリ尤桃花石ハ至テ黄色ニナル黄石ハサウスシ白石色次之

〇配合法

大抵五剤分ホト一度ニシテ焼カヨシ秘録分量ニテハ甚少シテ器
ニ附不宜ナリ

煆煉礬石 本一剤三匁ナリ今改為十五匁下皆倣之 雲母 六十匁 硝石 八拾匁 尤白テエヒシヤウ
朱砂液 四十五匁 即水銀 晋礬 即明礬 六十匁 緑礬 九十匁 枯礬 三十匁
食鹽 七十匁 青鹽 五十匁

石一味先細末カケ合華盛ニ納 尤丈夫ナル分用不殊破ヤスシ 鹿角ノ棒ヲ以

ヨク鳩杓カキ廻（木竹ノ棒ハ水銀傳キアシ）密封本蓋其ノ上ヲ紙ヲカケテ納ノナリ
瓦ノスカヌ様ニスヘシ皆ヨク交合テ夏ハ閏ヲ泥ノ如シ冬ニサラサラトメ砂
ノ如シ但水銀沉ニ安シ能攪廻スヘシ

又製法

配合之壺ノ内ニテ貯置コト凡百日焼時ハ随分快晴ノ日ヲ撰
ミ二間四方ホトニカコイ風雨ヲ防クヘシ尤鼻ヘサ葉カ黄蓮ノ末
ヲ入目鼻ヘ烟ノ不入ヤウニ第一用心スヘシ
焼ヤウハ配合ノ壺ヨリ沙泥ノ如ナル伯タルヲ茶碗一ツ程取リ

消壺
蓋ノ圖

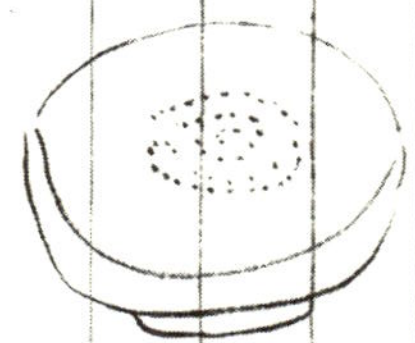

尾ニテ大炭消壺ノ蓋
ヲ割目ナキモノ

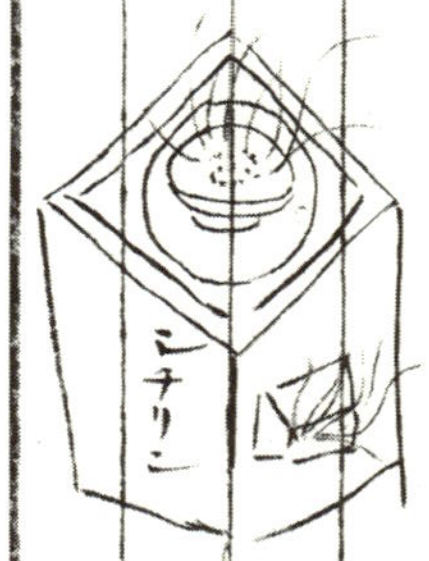

右ノ蓋ヲ引返配合ノ藥ヲ入左如圖眞中
五寸廻リ程ノ丸ミニシテキシチリンヘカケ焼ク也
火ヲ寛ニシテ焼メシサテ葉ニア立ヤワラカニツツクヽニア立後ニ泥
泥トメ消壺ノ蓋之内ヘ附水ヲ取レ上ハ白メサシ乾タ
ル時分ヨクヽ水気ヲ取白ク焼附板ノ上ヘ下スヘシ冷土ヘ
ヲケハ土器割之サテ焼臭甚強シ若此臭気ニアタル時ハ目暈
等分ニ煎シ用　左ノ如消壺ノ内ヘ焼付火気ヲ冷ヒセシ
ヌリ火ニシヘ蓋ヲヌリ合鉢ノフタニヌルコト左ノ如シ

軽蓋圖

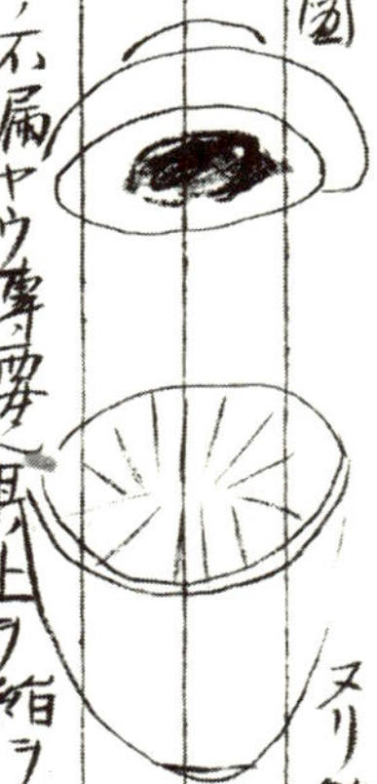

ヌリ鉢ノ圖

此合口気ノ不漏ヤウ葛要ノ其上ヲ紬ヲ幅五分長サ五寸ニ切抜本ヰ

鹽糊ヲ付合口ヲキメ其上ヲシツクリイニテ塗リ氣ノ不漏ヤウニスヘシ

如圖タライヘ水ヲ入具中ヘ石鉢ヲ入蓋ヲリ出シ蓋ノ上ヘ火ヲ重子焼ヘシ

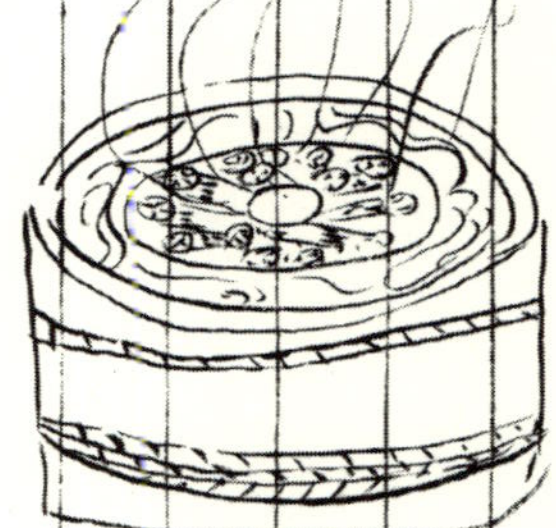

タライ小キハ悪シ
鉢温マリナキヤウ
スヘシ

焼加減ハ焼附ヌル系下ヘヤルヲ為度大抵線香三本立ホト

右為霜小豆大丸虚人三丸強人五丸朝夕ニ服後下芎黄散一戎七更隨症服湯

右丸薬ヲ飲服肉ニテ包

右外ハ書ノ倚秘録也

△千金方脚氣灸八處

一初灸風市 奇愈　一次伏兎 陽明胃經　一次犢鼻 〃

一次膝兩眼 奇愈　一次三里 陽明胃經　一次上廉 〃

一次下廉 〃　一次絶骨 即陽輔少陽膽經

⊕癆症之灸法

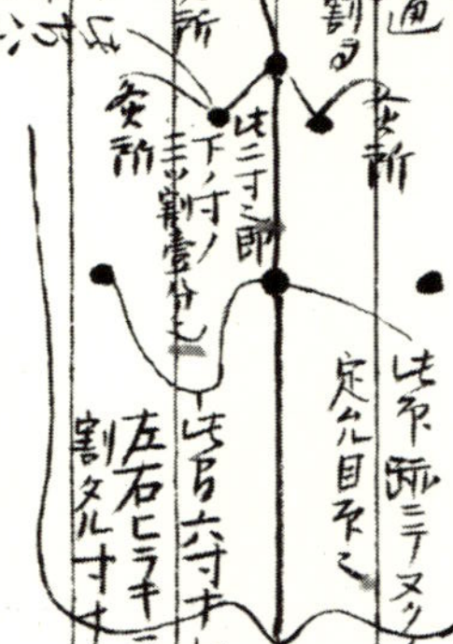

右五ヶ所ハ灸点之

⊗寸ヲ定ル圖

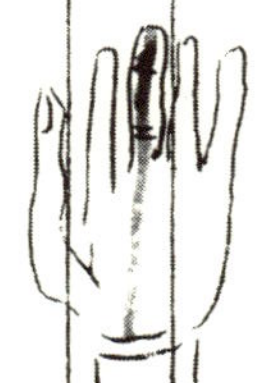

此二ツノ筋ヨリ中指先迄ヲ取朱筋ノ
如ク是ヲ第一ノ寸ニ定用ル之

一男ハ左女ハ右ノ手首ノ一筋ヨリ右ノ圖ノ如ク中指ノ先迄ヲヨリ
ニテ取指ノ先ニテ八寸ニテ切取残ヲステル之其ヨリヲ亀ノ尾ニ當テ別紙ノ圖ノ如シ
上ノ方其ヨリノ止リ処背ノ中通墨ヲ付是ハ目印計ナレハ跡ニテヌクイ取
右墨ヨリ右指先迄取タル寸ノヨリヲ二ツ折中ノ墨ヨリ左右江
一分ツヽニヒラキ墨点イタシ即灸所トナル次ニ右ヨリヲ又三ツニ
折リ其一分ヲ背ノ中墨目印ニ最前付置タル墨点ニ當テ上ノ方
墨点致ス則灸所トナル其墨点ハ男ハ左女ハ右ノ方へ●—●圖ノ如ク
斜ニ墨点致ス即灸所トナル此斜ニ灸点スル時ハ〇如此中指ヲ屈メ

一ノ折目ト二ノ折目ノ筋ノ間ノ寸ヲ以定灸点ヲスル之但此斜ニスル灸
男ハ左ヘスヱテ右ヲスヘス女ハ右ヲスヘテ左ヲスヘス是秘傳ナリ
右不残点ヲスルハ∴如是ニ成ル
右ノ灸壹ヶ所ニ五壮ツヽ四ヶ処ニテ二十壮七日ノ間日々スヘル愈心ヨリ
覺ヘ験アラハ五日十日程間ヲ置テ全快スル迄スヘル之

如是中指ヲ屈テ
一ノ折目之
二ノ折目之

●—●間ノ文頭ニテ寸法ヲ取其身ノ一寸ト定ル此盡寸ヲ
節違ニ点ヲスル間ノ寸法之

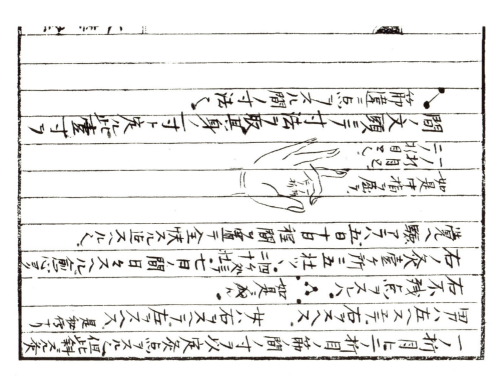

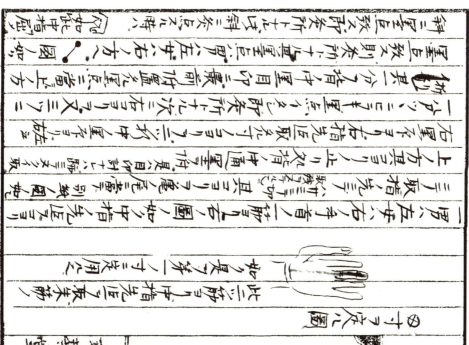

神通湯 香月氏方 治内傷飲食不吐不瀉腹痛悶乱

良姜五分 丁香三分 沉香五分 木香三分 陳皮五分

莪朮五分 大腹皮三分 呉茱萸三分 砂仁五分

乾姜三分 連翹八分 枇杷葉八分

右十二味 擺出用

越州老醫治痰灸法

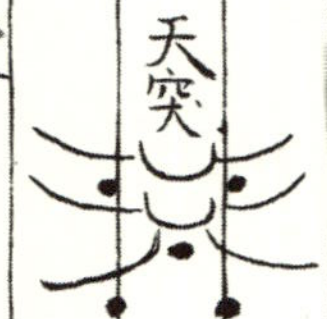

右五穴 阿是灸炷多少病人虚實以意斟酌之

胎産救急方序

延年正心李辰拱壯歳遊三山獲従仁齋楊先生遊氣味相投因以傷寒指括見授且語之曰治雜病有方治傷寒有法一法既通其餘可觸類而長矣帰来旧陰迺取先生治人指例演而伸之編為傷寒集成方法研精覃思三十餘年方克成篇靖思先生所刊治人總括直指方論医學真經嬰児蘊治傳施四方家傳人誦獨於胎産一科闕焉遂採摭古今效驗方書集為胎産救急方板行施人以續先生未尽之仁客有詰余曰扁鵲聞邯鄲貴婦人適彼即為帯下醫子其携此而遊邯鄲乎應之曰滔滔者天下此是也前哲能事非敢僭擬是編蓋将補仁齋老師施方之闕也客曰如其仁如其仁因題篇端以記歳月

延祐五年戊午暮春之初書于洊安樂院、
胎産救急方一卷　延平正心李辰拱編集
右十行十九字、紙数二十三枚、方皆簡方、引用書、則外
臺救急方、經心録、張氏方、千金方、刪繁方、産寶方集驗
方、楮澄方、大全方、肘後方、養生方、楊氏産乳、産科、新生
新書、孫真人方、養生必用方、廣濟方、生生新書、梅師方、
濕真人方、崔氏方、韓御事方、姚大夫方、活人書、聖惠方、
子母秘録、沈氏方、元和紀用方、許學士方、李氏家傳、蘭
州大守施少卿方、小品方、華陀方、産論、葉氏方、蓮氏方、
海上方、陳藏器方、百一選方、必效方、謝氏方、陳氏方、博
濟方、千金翼方、三因方、金匱方、蘇内翰方、沈存中方、以
上、卷末載秘傳産後方數紙、凡十一丁、恐李辰拱著示

救急方、迺李方、特有一二之論耳、
祖傳癲癇下蟲方　浪華秘方
雄黃　乳香　丁子　青皮　木香各五分
麝香　熊胆　輕粉各二分　黄連炒　牽牛
三稜　甘草　莪朮　陳皮　鶴虱各七分
巴豆三十粒　朱砂八銭　虎肉六分　赤小豆三十粒
右十九味末、麦飯糊爲丸、一丸重四分、
同灸点法
先大椎ヨリ尾骨ノ端ニ稈ヲ當テ、寸ヲ取リ、其稈ヲ三ツニ切テ
一ツヲ捨、残一ツヲ三ツニ切テ、二ツヲ棄、残一ツヲ以尾骨端ニアテ、上ノ尽所
ヘ墨ヲ点、此点ヲ真中ニ用テ、上下左右ニ点、∴如此凡五ケ処、
○將ニ灸セントスル、一日已前ヨリ精進スヘシ、又韮花水ヲ汲テ、一

宿星露ニ此水ヲ温テ右丸薬一粒ヲ與ヘシ但灸治ハ朝スヘシ
一穴ニ五十壯宛合二百五十壯ニ丸薬ハ亥ノ刻ニ用ユヘシ
白散（味傳午無盡藏）傷風傷寒ノ熱ヲサマシ汗ヲ出ス
靈天蓋 大　葛粉 中　滑石 小
石粉ニメ葛水ニテ用ナリ汗カキリナク出ルナリ
寶丹 同　勘弁ニ所載之寶丹ナリ尤口傳スヘシ
肉豆 一両　辰砂 二朱一分　乳香 一両　沈香 一両　丁子 一分
白姜蚕 一両　藿香 二両　水銀 半一匁　龍脳 一分
附子 三分　人参 半一匁　肉桂 一匁　川烏頭 二分
真珠 二匁　金箔 三百枚　全蝎 二匁
右十七味生蜜ニテ子ル
玉丹 〃　勘弁ニアル下シナリ

巴豆 ヤク一匁　代赭石 ヤク三両　胡椒 三分　丁子 半一分
大黄 三分　人参 二両　白朮 三両　辰砂 二分　桔梗 三分
天南星 一匁　赤石脂 二両　檳榔 一匁　硇砂 二両
大戟 三両　射干 一両
右十五味生蜜ニテ子ル
辰砂散 〃　血道ノ妙薬ナリ
辰砂 二分　藿香 半一匁　當帰　地黄　芍薬 各一
人参 二匁　沈香 ヤク一両　川芎 三匁　麻葉 ヤク一両　木香 二両
莪朮 二分
右十二味各粉ニシテ酒ニテ用
太乙丸 〃　熱ノ虫積ニヨシ
大戟 大　栢 小　黄芩 小　金鋌子 大　胡椒 小

大黄大　山桃皮大
以上七味糊ニテ丸ㇾ

解軽粉毒之妙方
俗之所謂白粉草ノ根ヲ並用ル甚妙ナリ

寄痔之妙方
葉子屋ノ棒銀頭ヱ棲塞ヲ能ミヌリ按置ザニ乞ベシ

治産前後血暈之妙方
猿胆ヲ少シ剉熱湯ニトロカシ用ベシ真妙方ナリ

七寶梅肉ノ軽粉剤ヲ用ユル二解粉毒ノ妙ハ譬ヘハ軽粉壹両ヱ
良姜一匁餘ノ末ヲ加ヘ丸スベシ

又一法
丸剤ヲ用ユル時臍ニ九三呑下スレハ甚妙ナリ一切甲
損セス

雷横散 壬案　治猘犬咬之方
白牽牛　黒牽子　・　大黄 各六　雄黄 一戔
右為末大人二戔小兒一戔黒砂糖湯調下
案猘嘯菴云凡中犬毒者須先其時預服香木鱉子
二戔甘草二分以発之然後右方中加大黄下盡宿毒

鹿頭散 家方　治産後血暈或用薬墜胎崩血或暴血不
省人事等症
生鹿頭一箇
右焼存性細末白湯下方寸匕
常建案加猪胆等分細末用之尤妙

治小便不通方
茄子花 開花盛時採之乾 一戔　同葉五分　右二味水煎服
建按此方直熱閉之方乎 右歳七十三老農夫傳

治蝮蛇咬妙方　岩城平利田清助傳

秋海棠ノ葉ヲ取リ能揉テ咬所ニ傳メレ忽黄水流

出テ即愈ユ又云猘犬咬ニモ甚妙也

以上二方岩城平原藤翎菴傳

鐵漿湯　狂犬人ヲ嚙毒氣上リ悩ヲナスモノ此湯ヲ用

鐵漿五勺　生姜汁五勺

右二味カキマセ調ヘ服ス牙ノ入タル処ヘ屎ヲツケ灸七

八壯ヨリ二三十ボトスユヘシ右薬灸トモ早ク用フヘシ

反鼻解毒湯

羌活小　連翹中　反鼻中　川芎中　大黄中

土茯苓大

右水煎

シラミ殺

雄黄一両　烏頭二匁　百部根同　若辛一両

内疝散　治諸疝神効

草菓　枳實　大茴香　小茴香　宿砂

烏薬　檳榔　青皮　甘草　沈香

木香　陳皮　橘核　荔枝核　川楝子各等分

右十五味細末用酒或鹽湯毎服點服方中呉茱萸

ヲ加テ効モ有リ

歩飲子

鼈甲　柴胡　茯苓　白朮　人参

右五味水煎

薫薬方

百草霜 二合 光明丹 二戔

右二味末トシ梅様口傳

右六方三瓶周悦書之傳者ナリ

當田黄散 治打撲傷損金瘡 急用ベシ

當皈末 大黄末 各等分酒下

度量衡

度

度量衡考

〇尺法

周尺一尺。今七寸一分九厘。周尺荀勗之説

漢　前稍同　後七寸五分。

三國　稍同

唐　今尺。開元錢徑八分。

宋　今九寸余。

明　裁衣尺。今一尺一寸二分。量地尺今一尺零八分

○量

周 八夕九撮余　漢 九夕三撮余　魏 一合令三撮　晋　宋 一合令八撮　齊

梁 一合一夕　陳　魏 玉尺量一合三夕九撮余　開皇官尺量三合二夕四撮　後周　隋

唐 四合一夕八撮　宋 三合二夕四才　元 四合六夕三才　明 五合七夕一才

時珍曰古之一升、即今之二合半也、指宇文玉尺量也、

○仲景方

大承気湯

大黄四両　厚朴半斤　枳実五枚　芒硝三合

右以水壹斗、取五升、内大黄煮取二升、

今和之分量

大黄十二戔　厚朴二十四戔　枳実六戔二分半　芒硝三夕

右以水九合三勺、取四合六夕五撮、内大黄取一合八夕余、

○量水法

和邦壹升　量水、中水一升、約重四百六十戔也、

白茶碗一盞、約重四十五戔也、

漢一升約重四十三戔稍當白茶椀一盞也漢一合今玖

撮三漢一合約重水四戔三分

六朝量大抵當十分之一一升今一合零餘水四十六戔

餘

唐量一升今肆合一勺余　水百八十四戔

宋量一升今參合一勺余　水百四十二戔余

元量一升今四合六勺余　水二百十戔余

明量一升今五合七勺余　水二百六十二戔余

○衡

古秤古周秤也秦漢魏晋梁陳隋大業共依古秤

壹両　和秤二匁九分六厘余

壹斤　同四十七匁四分余

齊　南秤

壹両　和秤四匁四分余

壹斤　今七十一戔

隋開皇

壹両　和秤八戔八分七厘余

壹斤　同百四十二戔

玉秤　即北朝　後周宇文秤也

壹両　今三戔三分三厘余

壹斤　今五十三戔三分余、
三両當唐一両、即醫方書曰古云三両、今之一両是也、
近来以之為古秤誤也、
唐　宋元明共依唐秤
壹両　和邦十戔、
壹斤　同百六十戔、
唐以玉秤三両為一両、宋元明共依唐秤、今和邦之十
夊也、二両半也、皆為以開元銭準一銭、即壹文之重也、
右度量衡考之説、據隋志、
○修案和邦之秤両各異也、四夊為一両是通法也、或
四夊三分為一両、銀之両也、其外四夊八分為一両、
五夊、四夊五分為一両、皆非正法也、

和邦　壹斤　二百三十夊也、
唐　壹斤　百六十夊也、
地黄當飯　一斤　百八十夊也、
沈香　一斤　二百十夊也、
一分
一字　二分五厘、
一銖　四分一厘六毛、
一分　去壱二夊五分、
修曰近年訂補衆方規矩載漢和秤皆非也、又三因
方載量衡、未至當、稱古量便指玉秤、非古周之秤也、
訂補衆方規矩首卷大明秤數曰、
大明秤者、開元銭十枚重為一両也、當本朝十戔、本朝

秤者、以分銅正之、其分銅非本朝之製、元摸大明、而和漢共同之者也、故分銅銘十匁為一両、百銭為十両也、故當帝一両當和六戔、隋唐一両當和十八戔、梁陳一両當和六戔、後周一両當和三戔五分、宋一両當和十二戔、齊一両當和九匁、大明一両當和十戔也、

◎脩曰、批曰、自當帝以下、各之分量、所據不可知、杜撰之之甚也、

○脩曰、三因方、載量衡異同、然未至當古量便指謂王秤、漢唐連稱、則亦未知古周之量者也、

陶弘景別録合薬分法則、

凡方曰巴豆若干枚者、粒有大小、當去心皮、秤之一分准十六枚、附子烏頭若干枚者、去皮畢、以半両准一枚、

◎脩按、附子烏頭、近世大小不均、難為一例、

枳実若干枚者、去穣畢、以一分准二枚、

○按、漢産枳実、亦不同、殊枳実採收大小無定、近世渡海者、大小甚異、難為一例、

橘皮一分准三枚、棗大小三枚准一両、

○按、漢産大棗肥大如奈、大与和産甚不同、和産以三枚可准漢産一枚、

甘草一束者、三両為正、云一把者、二両為正、

○按、一束一把一握、疑一握而不可有差別、

此説、弘景之言、則其秤南秤也、蘓頌曰、古秤者、復今南秤是也、後漢以来、分一斤為二斤、一両為二両、古方惟張仲景而已、渉今秤、若用古秤、則水為殊少矣、

○修按所謂古秤、指南齊之秤、然則一兩當今之四戔四分余、却以今秤十戔兩則尚水可為少也、混淆不可辨也、如苅言、古秤分一斤為二斤、則當今之三十三戔余、一兩為二兩則當今之二戔一分、李東壁又曰、古之一兩今用一戔可也、是又不知其據、如是諸説紛々、終無帰一之論、蓋隋志曰、梁陳依古稱、齊以古稱一斤八兩為一斤、周玉秤四兩當古称四兩半、開皇以古称三斤為一斤、大業中依古稱、以此為據則前説皆非也、

仲景全書曰、此経方劑、並按古法錙銖分兩、與今不同、謂如㕮咀者、即今之剉如麻豆大是也、云一升者今之大白盞也、云銖者六銖為一分、即二戔半也、二十四銖為一兩也、云三兩者今之一兩、云二兩即今之六戔半也、料例大者只合三分之一足矣、

○此説亦非古秤、北朝秤周宇文秤也、宋明稱古秤者皆王秤也、

傷寒論烏梅丸烏梅三百枚、

○修按金匱烏梅作三百箇、以是觀則箇枚同稱、其畏大者以枚稱、小者以箇數之例乎、顔師古所謂數事謂箇、數物謂枚、蓋枚箇同例也、

○修約烏梅三百箇、其新潤者留核三百戔、去核其肉可得三之一、乾枯者二百十戔、而肉難得三之一、今約巴豆、枳実、橘皮一不當其分量、數百年大小乾鮮之異不可識其的否、

外科　同　經驗

○外科　諸胥傳菜唫菜尉法淋洗久治

治喉痺神方

鹽硝　辰砂各等分

右為末以管吹入喉中

楊梅瘡點茶方　叔父方

黃柏　輕粉　麒麟竭　阿仙茶各等分

右為末雞卵黃色解之點

又方　同傳　并治諸腫物疔癰

輕粉中　靈天蓋大　鹿角中　阿仙茶同　黃柏大

丹礬中　田螺大　阿計義中黑燒

右為末蘩蔞汁解之點腫上此方最神効屢經驗

計八十四葉

生肌一戔ヲ加テ玄妙

治標疽神方 以下三方或家方
大黄　番木鼈
右二味為末各等分、酢解點之最標疽ノ上ヲ臨湯ニテ洗
テ后此薬ヲ點ス不擇新久用之此薬ニテ痛除テ後右膏ヲ貼ス

吸膏薬方〃
松脂五十匁　巴豆　草麻子　丁子
右ノ三味ノ薬ハムクロ子粒二十計入レ調合シ先胡麻油
ニテ松脂ヲ煉テアワ消テ後三味ヲ入煉貼ス此膏吸膏
愈薬之後左愈膏ヲ貼ス

愈膏薬方
唐蠟五十匁　椰子油十二匁　萬天比賀同
右三味麻油解汁加減ニナシ丹砂ニテ色ヲ付貼ス又諸腫物

案柄本家藏方有稱 于膏取屬子之方也
下層方中去巴豆只三品也

一家方

同

金瘡ニ貼ス几牛ハ油過軟十九牛ニ唐蠟ヲ入ヨ必堅ク十九之
以上三方者治標疽神方也

下疳瘡漬薬方 蘭皐堂方
忍冬葉　葱白　甘艸
右三味水煎漬瘡上點後方點薬〇一方无忍冬只二味

同點薬方 同
阿仙薬三戔　軽粉五分　白粉三戔　黄栢一戔　黄丹一戔半
右為末點瘡上漬爛甚者加水銀　一方無黄丹有血竭五分

取瘡餅薬 同
夏三伏日将石灰浸木灰汁攪匀器内盛天日照入生
糯米数粒攪匀別研甲生数粒投之攪匀少時乾末之
用時以汁和合點瘡上此方速効

屡經驗

又方 山岸昌林傳
石灰 十戔 大黄 五戔
右為細末先選木灰淤家所用最氣厚者一升入水二升煎三沸去滓再煎取一合毎點謫右二味末随悉大小宜點之不過三度愈
○案以上二方原出醫学綱目大同少異見通俗打散類

貼肩背强痛膏 俗所謂肩癖青
唐蠟 松脂 各等分
右二味内鍋中鎔化為膏塗紙貼之
○案此方原出千金方治灸瘡方作唐蠟三兩 松脂五兩

一家方

救瘡浴湯方 一家方
湯花 二十夂 防風 枳殼 各二十夂 忍冬藤 生長一尺一虎口二把

竹葉 同上 鹽 白茶碗二杯
右六味水一斗煎浴避風寒矣

鷲掌風點薬方 一家方
真硃黄 二両 水銀 二戔
右為細末麻油鮮點之奇効

同灸治
両手外踝骨一束上横骨間灸甚奇効於吾驛中治三人

同

碧雲散 自驗方 治口瘡舌胎奇効
黄蘗 二戔 竹茹 阿仙薬 各一両 黄連 二戔 甘艸 注一戔
右各為末白絹包啥之

走馬疳妙方 同
黒靴毒 一戔 阿仙薬 一戔五分 右為細末點齒齦上

治金瘡妙方、　緒氏方百發百中之妙方

血竭　金線重楼

右二味為末麻油鮮用青木葉炙火塗茉末貼傷處

又方　同

血竭　乳香　没茉

右為末用法如前

治小児女子面上丹毒方、　出醫療羅合

赤小豆　輕粉　少

右蘗薑汁調傅之

前症洗之方　緒氏方

忍冬　蒴藋　各等分

右水煎洗之而后傅前茉兩三度即愈妙也

除老人歯痛方　同

乳香　没茉　晩蚕蛾　皂莢　黒炒　露蜂房　同

右為末點齦上則痛忽止

治歯痛既揺動欲墜方　一家方

用食鹽和蘗薑汁入經年野蛤殻中燒經三日而取出

同末之毎朝用之漱口尤効不入蛤殻亦可

又方　精光寺方

鹽白梅　燒存性　何首烏　龍脳　少

右三味為末點齦上数効

又方　本朝食鑑

用經年蚌殻燒鹽毎漱之則安

無二膏　緒氏云予家赤記
或云即春所載無憂膏或多味ナルヲ以太乙膏ヲ偽ルアリ
却テ太乙膏ニ劣レリ予屡試之
潤肌奇香油　同
龍脳二分　大楓子油二戔　椰子油一戔　軽粉五分
白蠟冬六匁夏十匁　生麻油五匁　量目二十匁許
右龜脳軽粉鉢研同大楓子油煎去滓投白蠟
一方　龜脳　大楓子各二匁　白蠟七匁　軽粉三匁　麻油少
右煉様白蠟ヲ鮮シ入油次ニ大楓子ヲ入カキサマシ右末薬
二品ヲ入シ熱キ内ニ末薬ヲ入可ラス
又一方　唐蠟一匁　龜脳三匁　椰子油三分
右煉様前方ニ同シ

火傷點茶方
挽茶　葛粉　黄柏　赤小豆
右為細末蘩蔞汁鮮點之
源氏薄色散　止血妙方
石灰十匁　血竭一匁
右二味為末青木葉汁ニテ煉リ用布漉シ奉書紙ノ両
面ニ右薬汁ヲハケニテ引キ血ホケ色ニナルヲ度トス用ル時
其紙ヲ引割キ貼ス
桃花散　同
石灰浸寒水五合　血竭一匁　辰砂一分
右為末水調點之
蜂傷痛妙方　白砂糖　右為末點傷處痛立止

経驗

治傷寒舌胎方
葛粉冷水調唅漱舌上両三回即消
金瘡妙方 仲清子方
七切艸 右夏月開花ノ時花ヲ採リ麻油ニ浸シ製
爛シ其油ヲ取テ瘡上ニ點ス甚効
凡犬傷経驗方
経年焼米
右為末點傷處則悪汁淋漓即愈不再発
又方 双松田村生方 枯白凡末鉄漿水調下外灸傷処
敷十日屡試数効
灸瘡妙方 石城寿慶方
黄柏末 右豆腐等分研合貼瘡上

古菴云ハ俗ニ瘭疽ト云
テ手ノ指腫コアリ脫
疽ノ系ヽ瘭疽ト云ハ
是ニハアラス此指ト云ウ
銀朱一戔 白梅肉
右研合塗之痛即止
極妙屡効

天蛇毒瘡アリ手足指ノ本末ニ生ス末ニ生ズルヲ俗ニ天へ
フト云本ニ生ズルヲ本フト云早不治ハ指腐リ切コアリ河貝
子ヲ焼テ存性為末薄糊ニ和シ腫指ニ尽ク塗リ其上ヲ
紙ヲ蓋ヘシ瘡口ヲ不見ハ不残ズルヘシ口既ニ見ヘハ口ニ尤
処ヲアケテスルベシ此薬大驗アルコ餘薬ニ勝レリ数驗ヲ
瀉タリ海螺及瀬入地ニ生ズルハ不可用河貝子一名海螺俗
書蜷字 出大和本艸七巻
○案天蛇毒瘡出外科正宗 河貝子東奥方言ニ[illegible]
因男色肛門傷損方 緒氏方
鹿角屑生炒霜 右三分ニメ傅之
楊梅瘡鼬茱方 同
沈香一両 羌活五分 樟脳一両 雄黄五分 人参一両

朱砂五分 大黄一両 右艾葉ニ採合、又方羅合ニ載ス
紫金丹 見隆方彙 治金瘡出血不止敷此茶無瘢痕、
琥珀屑 降真香 血竭
右等分細末敷傷處、

楊梅瘡嗅茶方、備州人傳
辰砂五分 丹一両 水銀二分 軽粉五分 麝香一分
鍋墨一両 杉葉霜一両
右杉葉霜ハ蒸シ焼、右何モ細末米糊ニ合シ長三寸ニメ
一寸究一日ニ三度嗅ヘ、右合糊稠テハ火気不持メ悪シ、大
サ［図］此位、薄紙一重ニ包ナリ右嗅茶ハ水ニ湿ッキノ
外ニテ固ルヤウニ合ス、ボシホリヲ作リ紙ニテ烟減サル様ニ嗅ヘ
水モ鼻ニ含易可シ、鼻ハ左右カワリ々々ニカク

ホンホリノ圖
篠竹
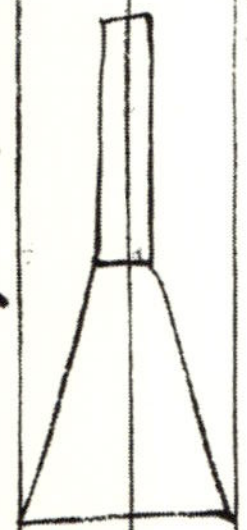
此下ハ火入ニ火ヲ入右茶ヘ火ヲ傳ケ鼻ク
又方
軽粉 辰砂 水銀 沈香各六分 鍋墨中盞壹ツ
右用ル時一日前ヨリ塩絶ス七日鼻ナリ或四日五日又ハ
三日モ用ユ若其茶毒ニ中テモ煎茶不可用鼻シ一フテ
塩絶其外上ル之味噌ハ早速食可シ
禁物 油膩 麪類 河魚 右百日忌ム鮎ハ三年忌
又嗅茶方
和邦楊梅瘡ノ方多シ醫療羅合ニ載ス按入嗅茶等アリ

妙

沈香一両 羗活五分 樟脳一両 雄黄 朱 各五分
大黄一両
右艾葉ニ採合嗅ナリ
○安羅香云嗅茱ニテ口中痛ヿ有ハ四物湯加人参用之
武山丹溪心法 宜参考
喉痺吹茱方 古山道格方 此方甚有効驗
辰砂四分 薏苡 硼砂 竜脳 白礬 各二分
右細末メ吹入ヘシ○一方有青鹽桔梗倶七味
治骨疽妙方 伊達崎北沢人傳方
胡麻油一蜆殻 蜈蚣一枚生者ヲ入レ爛シ瘡上ニ點ス
二三度ニメ骨抜テ愈○此方又治諸腫物甚妙也最
骨疽ニ先青木葉忍冬葉ヲ水煎メ洗瘡後右傳茱

ヲ點ス痘後餘毒頭上百會辺ニ聚テ三四年百治不効
此點茱速効アリ
治痘癬妙方
生田螺ヲ取リ殻ノ蓋ヲ取リ生巴豆ヲ入レ盃中ニ置キ
水ヲ出ス此水ヲ取テ痘癬上ニ點ス妙之
治諸腫物膏 高古榊方
水蛭ヲ取リ竹筒ニ入麻油ヲ入熟爛シ膏トナルキニ紙
二貼シ瘡上ニ貼ス奇効アリ
加無不良膏 一家方 治火傷スリムキ無名腫物毒虫傷湿瘡者
唐土十五匁 樟脳三匁 椰子油二匁 白蠟廿二匁 胡麻油二盃
右五味煉様先白蠟ヲ鎔化シ入麻油鎔シ又椰子油ヲ入鎔シ
上ハルキニ右ノ唐土ト樟脳ヲ入布切ニテ漉シ鉢ニ入火急ニ扇テ

アラキ冷スヘシ遅ケレハ色黄ニメ凝アリ此膏油膏ナル故ニ紙
ニツケス惟塗リテ上ニ引サキ紙ヲ蓋ニスヘシ

大道寺膏方　米府船山氏方　治一切腫物金瘡方

木香二匁七分五厘　芍薬二匁五分　玄参二匁五分五厘　大黄一匁九分　車前一匁
甘艸二匁五分　桂心一匁六分五厘　茯苓一匁　当帰二匁　萆麻子一匁
熟艾　芒硝各二匁　黄芪一匁五分　丹十両　麻油白シメ百匁

右十五味長吉丹麻油ニ味ヲ除キ外十三味ヲ麻油ニ浸ス一
一日夜翌日銅器ニ入文火ニテ熬ス煉加減ヲ見ルニハ薬物ノ
渣シヤリヽヽトナルトキ麻布紙或細布切ニテ漉シ彼銅鍋ヲ浄メ再
熬暫時鍋ヲ傾見レハ油足ノ疾ナルトキ丹ヲ入匙ニテカキ立匀住
手絶時分ニ匙ニテ膏ヲ取リ水ニ入見レハ軟堅知ルヘク程ニシ土
器ニ取冷ス春夏ハ堅秋冬ハ軟ニ煉可シ右長吉丹ノ入様ノ
加減別ニ口授アリ次ノ第二膏ノ煉様ノ中ニ詳ク

第二膏　阿蘭陀流各方　煉様口授ヲ詳ス

人参　当帰　桂心　肉桂　黄芪
山梔　木鼈子　川芎　白芷　大黄
黄連　沈香各五匁　地黄　没薬　阿仙薬各一匁
青木葉十匁　各生薬ニテ麻油ニ浸ス一大道寺膏ト同シ

右十六味麻油一升二合ニ浸ス一冬ハ七日夜夏ハ四日夜銅
鍋ニ入文火ニテ熬シ渣ヲ去テ加減ヲ見ルニハ薬物ノシヤリヽヽト
黒ナリ名ルトキ布切ニテ漉シ再鍋ニ入熬ス暫時アリテ鍋ヲ傾見ル
油足ノ疾ナルトキニ　長吉丹百六十匁　血竭　軽粉各一匁　右三味ノ
末ヲ入柳篦ニテ手ヲ住スカキ立ヘシカキ立ヤウ閑ナレハ丹底ニ
沈テ合和セスシ上ルトキニ膏ヲ以テ篦ニテ冷水ニ入冷メ見レハ十分軟ナ

ルトキニ宜シ冷メヲキ経日ハ堅クナル也堅ハ黄丹ノ多キ故也故ニ
丹ヲ入ルトキニ一度ニ入ヘカラス揚テ水ニテ加減ヲ見テ追々ニ入ルヘキ也
○右類ノ膏ハ何膏ニテモ生菜ヲ麻油ニ浸ス事冬ハ七日夜夏
ハ四日夜　右大道寺膏ノ煉様傳モ同之　○口授云右無五
膏大道寺膏ノ類ヲ貼スルトキハ腰臀辺気血添行ノ遠キ所ハ
輭粉丹ノ属ヲ赤メ膏ニ押シ和スレハ速ニ潰爛スカヤウノ加減
菜ヲハ如此スヘシ　以上二方経驗神方也

煙艸膏　關口氏方

先青煙艸ヲ採リ臼ニテ搗キ絞リ末シ布ニテ漉シ煎シツメルニハ煙艸
汁三升ヲ二升程ニ煎シ後ニ加味ノ末菜ヲ入ヘシ

癜風内外治方　石城引地氏傳

胡麻丸　雨外科正宗方　右服法見正宗

外治方

丹几 三分　雄黄 五分　明礬 三分　煤 二分
右為末用生大黄根切口揉瘡上神奇方也

湿瘡内外治方　仲臺伯玄生方

大黄 三匁　當皈　川芎 各二
右為末冷酒服之随時令温酒亦可也服法右末菜ヲ廿一
包ニナシ七日ニ服ス

同點菜方

雄黄一匁 二分　硫黄一匁　光明朱 二分　尾粉 一分五分
右為末麻油ニ調和シ布ニ包瘡上ヲ摩ス

田ムシ妙方

川椒二匁水一盃入七分ニ煎シ先田ムシヲコソゲ右煎汁ヲ付ル也

強キ菜攻ニケ一宛愈スヘシ一度ニ一般ニ列ハ悪シ内攻ノ恐アリ

同奇驗方

先田ムシヲコソケ田ムシノ上ニ肉蒄又ハ生姜ヲ薄ヘキ田ムシノ
上ニ置キ其上ニ灸スヘシズキニナク灸スヘシ阿膠ヲ解キ田ムシ
ノ上ニ戌キ榻原紙ヲ蓋ニシ一時許過テ紙ヲ取レハ田ムキツキテ
ハカルヽ其痕ニ梅漿ヲ戌スモ妙方ヽ

黒痣疣目奇方

先石灰ヲ酒ニ浸シ其中ヘ糯米ヲ入レ米ノ腐爛スルキ
炉ノ灰ト二種末メ點ス又石灰酒ニ漬テ其中ヱ糯米ヲ入
爛スルヲ取テ點スルモ宜シ

切腹治方 以下十一方妙方ヽ

先切腹ヲ縫テ七日ニメ絲ヲ切脱ヲハ取リ不脱ヲハ其保ニシ

不妨ヽ○九膏菜煉様ハ諸菜ヲ油ニ入煎シ布ニテ漉シ滓ヲ
去冷ハ膏ト九ル左ニ記ス

順生膏

蟬 鯨油八匁 蜂房 白蠟各四十匁 椰子油六十匁
人油 三十匁人油ノ取ヤウ硝子フラスコヘ入或瓢ニ入持シ

右六味末メ煉可シ○切腹メ腸出ハ酒ニテ洗鯨油ヲヒキ推
入シ切口ヘ油ヲ塗テ合口テ三稜鍼ヲ以縫シ絲ニ油ヲ引キ縫
其上ニセルニン膏ヲ貼スヘシ

セルニン膏

血竭一両 熊胆一匁 青蚕柑黒焼二匁 胡椒一匁 人油
羊油各二匁 鯨油 一ニンホウ油各四匁 丹二匁

右九味末メ麻油二合半入白蠟八匁入煉テ貼ス

スイカウ膏　治一切腫物金瘡方、
チヤン六十匁唐ヲ用堅ヲ油ヘ入鎔ス　松脂百五十匁　豬油四十匁
右三味、麻油煉之、

アルテン膏
松脂十両煎メ水ヘ入水上ニテコレ水ヘ入ルヽ再三如此用　唐蠟一両　黄丹一匁　螻粘二匁
黒蝶五分夏月取　山蝸　土龍各二匁　椰子油三十匁　胡麻油二合半
地龍二匁　獸虫類皆焼存性也
右十味、煉貼之、

白梅膏　愈膏菜、
唐蠟一両　熊胆五分　軽粉一匁　人油二匁
右末メ煉之上ル時ニ射香竜脳各三分、血竭一分ヲ入煉ルヘシ、

麒麟膏　治一切腫物金瘡方、
血竭八匁　杉脂七両　青皮八匁　胡椒　麪粉各四匁
黄丹四匁　柳皮二匁　唐蠟五両　鱉甲四匁　椰子油三両
胡麻油二合　右十味煉之、

青膏
青烟卅三両葉ヲ搗キ水飛メ用　蒲黄一両半　蓮花　緑青各三匁
唐白蠟六両　椰子油三十匁
右六味煉之、

テルテレ膏
松脂百匁水飛　黄丹　唐蠟各四十匁　胡椒一匁　麪粉四匁
サカラメ二匁　片脳一匁
右七味、白シメ油ヘ松脂胡椒サカラメ麪粉ト既ニ入煎シ鎔シ、去査、鍋ニ入丹ヲ入黒色ニナル時ニ、蠟ヲ入、油二合半ニテ煉之、油加減冬

夏次第アリ

仙人膏　治一切腫物金瘡方

仙人草 一両（山ニ州ニ蔓スル形大ニ茶葉ニ似タリ）　乙切草 一両　黄丹 十両

右麻油熬ス

ムヤウ膏　一切腫物ノ口ヲ開ク方ヽ

八子虫

右糸糊ニテ傅レハ即口開ヽ

水蛇膏　水腫脹満ヲ治ス

地龍

右糸糊ニ押合臍中足心ニ貼ス二便忽通利ス

以上十一方奇驗方ヽ

破知淋膏　治癰疽瘡癤初発者専消散方亦治潰膿後癒膏用之

黄蠟 十五戔　千ヤニ 三戔　麒麟竭 同　欝金粉 同

胡麻油 一合

右先麻油ヲ煎入黄蠟次入チヤニ、次入麒麟竭次入欝金攪匀不住手熬至黒色用芳野薄紙濾去滓放冷貼之　福城東菴家方

治繭唇方　自驗方

青黛　五倍子　黄蘗 各等分

右為細末温湯解點唇頭速効、予邑一老婦無由忽然患此症予投内服百宗清涼甘露飲外點此方立効爾後治數人

楽時兆細目云治蟆蚊蚯蚓蚊以尿白和醋塗之此方変化用未欲

治黴瘡口舌潰爛方、奥中限水東鼎澤村人傳

黄連　細辛　井草

右三味為末、絹盛唅之、

治暑中長路歩行足熱難耐者、羽州津軽候毛撤夫傳

逆旅ニ到着メ、醯醋一椀ヲ温メ、脚足ヲ淋洗スヘシ、

不効モノハ温醋中ニ雞屎ヲ入攪和シ點ス、甚妙也、

大ニ鹽水ヲ用洗フヿヲ忌、鹽味ハ皮肉ヲ熇灼ス故忌之、

痘瘡麻疹酒湯方　仙臺候侍醫藩候患痘用之、

桃枝　東引枝長サ回リ俱一束切

黑大豆　黄大豆　赤小豆　食鹽

酒　各壹加佐　淅二泔

右カケ様ハ入湯桶ヱ煎タル泔水ヲ入身半分迄届ク

様ニシ、病者ヲ坐シメ、髮ヱ俵帽子ヲ冠セ別ノ桶ヘ移

シ、直ニ湯ヲ汲ミカケルヿ、二番三番湯ハ泔水ヲ爾

日ニカケ、四番湯ハ常ノ湯ヲ一二度モカケルヿ、

馬添ス子挨茶　希驗方　仙臺馬醫傳

生南星 研中 一兩　巴豆 去殻中 同　水銀 大二兩

右三味拌匀紙ニ貼シ、添スノ処毛ヲハサミ切、茶ヲ

貼ス、馬ノカブラザルヤウニ布ニテ巻キ、今日七時傳ケテ、

明日四時迄置キ、茶ヲ取去リ、腫ヲ出シ、三日目ニスソ

ヲシテエテ、毛ノ燎ヤタル時、狗糞ヲ黒焼ニメ加麻油

ニテ解キ傳ル、毛ハ毛ノ白生サル處ノ茶之、但三日已前ハ

スソヲスヘカラス、

大病後洗浴手脚之法、自驗
先白水ヲ温熱シ漸ニ汗ヲ三分一入レ洗ヘシ惟温
水ノミニテハ腠理開發シ外风ノ恐アリ故ニ漸ニ汗ヲ以
腠理ヲ和利ス并浮濃則腠理ヲ塞テ不宜シ
黒膏　治諸腫物癰疽、藤尋憲子方
生天南星　茄子黒焼
右爲末生藷蕷ヲ研匀末茶ヲ和シ調瘡腫ノ
四方ヲ圍ミ塗ルヘシ甚妙ナ
治跌撲傷損方　同人方
先好濃熱酒ヲ木綿切ニ漬シ損處ヲ何遍モ
熨スヘシ速ニ痛除クレ而後逐瘀之剤ヲ用
本明復元活血湯ノ属ヲ投スヘシ、

予治腎瘀虚損眼晴昏暗者、内用八味地黄丸、以下膏牡蛎粉點之、以四物湯洗眼、奇効、

治虚眼點茶　甚奇効　東都一州醫家秘妙方
牡蛎　内服四物湯又以此湯洗眼甚有奇
右極研細、點眼中、點之　入眼療集
治小兒走馬疳、自驗方
白姜蚕　真香　爲末點齦中
下疳瘡點方、古菴經驗之方　秘方
官粉十戔　膩粉三戔　百草煎ロ　柏皮ロ　国丹リ
右五味搽之、若湿多者伏竜肝密陀僧、肉臼者麒麟竭加
之、屡効、
白薫洗方　日
葱連根　艾艸　忍藤　荷葉
或當其時以荊藿苦参狼牙艸地骨皮黄連以解艸極佳也

インクユニトアニレイラ　古庵方
椰子油 二戔　牛蠟　豬油 各一戔
松脂　白蠟 各二戔　乳香
黄栢 各一戔　青黛 少
右煉合膿吸肉上愈大妙也
火傷黙茉方、自驗妙方
雞卵 砕キ 黄白共ニ拌匀、黄栢末少許調和以翎羽傅
上ニ黙ス、速ニ熱解シ痛去ルヽ
口舌損ルニ奇方、　佐久間元壽方
細辛　黄連
右二味細末シ、絹切ニ包噙之、
血止大妙方、　仙臺國分町近江屋茉居方　佐光壽傳写

羚羊膽　即カモシヽノ井ン、俗云八面猿、在羽州最上郡尾花澤ニ産ス
右為赤黙傷處、它薬不及之、秘家方也、
白痣ノ妙方、俗ニコユイホ云、白クキテコユルモノ、大人小児共ニ去ルヽ
山木灰ヲ并ニ沖ニテ謕ヘ、黙ス可シ、二度黙スレハ皆消散
スルヽ　佐元壽傳之
魚目妙方、多手足ニ生ス　旧人傳
生蛇骨ヲ魚目上ヲ四五片宛三日ホト摩之則軟ナリ
平宙トナルヽ
治猫兒病奇方、
自研爲水調飲之立效　山崎村一農夫傳

治馬肺癖咳方 自驗方 明和二乙酉夏
草訣瀉白散加皂莢款冬花作五味水煎服二服愈
鳳凰散 醫鑑 治下疳陰頭生瘡腫痛一名蠟燭發
抱過雞卵殼 黄連 輕粉 各等分
右研末合一處香油調搽 以下古菴家方
長脚蜂蟄小兒陰莖腫爲水泡
修用臭麝香雞冠雄黄醋調塗立愈
田芶子膏 同 予家吸膿愈膏用之甚効
田芶子汁一升 漢名石龍芮生水田中味甚辣故名田芶子無毒
猪脂 十五戔 椰子油 三十戔 白占 十戔
右田芶子椰子油猪脂和匀水気ノ失セルニテ煉リ入
蠟色悪ハ加青黛少

治蝕齒痛 同 蜜物ビリリヲ嚥屎効
又方 中榑方
石灰 砂糖 雄黄 右爲末嚥之
又方 丹溪心法
以蘆薈塞蛀孔中
又方
漢椒爲末以巴豆一粒研爲膏飯丸如蛀孔大綿裹安於
蛀孔內
解大口魚方 古菴方
藍葉 山査子 各等分 甘草 少
右水煎服立効
腋気方 同

蘭園家方

白礬 硼砂 緑青 密陀僧 各等分
右細末、塗腋下、屡効、
治婦人乳硬如石疼痛不可忍者 蘭園経験方
楊梅皮 辛螺灰 南星生 爵金 黄栢 各等分
右細末、蒲公英連根茎研爛、末ヲ調如糊、傅上患處、
其外漫腫無頭等、腫毒傅之甚妙、
五霊膏 秘方 焼法巳時ヨリ未時ニテ焼テ三十九匁水飛ニテ三十三匁ナヒ
芦岩石 十五匁 方解石 五匁 石膏 十匁 牡蠣 蓬砂 各三匁
明礬 二匁 滑石 五匁
右何モ打砕土器ニテ焼コト、三伏時、火毒ヲ去リ、極細乳鉢ニテ三日研
水飛ニテ又三日研、麝香 龍脳 各一匁、二味ハ鉢研、蜜ヲ入テ研、前末
茶ヲ入テ一日研、合ニサハラサルヲ佳トス、 入眼療集

掛香方 曰
竜脳 三匁 丁子 十匁 甘松 三匁 白檀 青葉 茴香 三奈 各五匁
右和合ス、又一方入梅花アリ、
洗眼方 曰 入眼療集
四物湯 熟地代生地 加杏仁 紅花 黄連 枯礬 秦皮 煎薫洗
眼閉腫上リ久ルニ奇効方 曰
帰尾 黄連 荊芥 防風 芒硝 硼砂 薄荷 各等分
右水煎温ナル時洗、屡効、
洗眼方 曰 曰
秦皮 黄連 黄栢 梔子 荊芥 明礬 右煎薫洗
又方 曰 曰
炉甘石 五両 明礬 二両 黄連 右加硼砂

口中含薬 曰

黄連 梔子 黄栢 細辛 乾姜 甘艸

桔梗 知母 各等分 右末絹包含之

口中生瘡 曰

色赤心熱也 枯凡末塗甚効

色白肺熱也 黄栢 蓽茇 各等分 細末醋調塗

色赤白心肺熱也 延胡 黄栢 黄連 等分 青黛少 右細末塗之

去口臭固歯方 曰

黒炒香附子 五両 食塩 一両半 細辛 半両 右細末毎朝揩牙

治蝕歯及中風歯痛方 曰

露蜂房 炙 川椒 等分 右入焼塩少許包噙之

又方 曰

川椒 縮砂 鶴虱 皂角 蓽茇 荊芥

細辛 白芷 各等分 右末包噙之

大明香 茶砂

房州砂 百目 丁子 一戋 三奈 角茴香 各五方 竜脳 三方

右五味細末

合水銀之法

水銀 十戋 錫 三戋半

煉蜜罨方

蜂蜜 七百戋 白蜜 三百戋

右合セ火ニ次宛焼キ雞卵三丸ヲ入塵ヲ取ル時之ツセリ七

合二十九ヲ度トナシ塵ヲ節ニテコシ用ユ

本製法

蜂蜜一斤　水四両　各篩ニテ漉シ
右緩火ニテ緩ク煎シ、沫ヲ去、煉ツヽリタル時水一滴入レハ
四方エ散ラサルヲ度トス。

白蜜方、
白糖一貫目　水二貫目
右煎シ中比鶏卵七九ヲ入、塵ヲ取ル七分ニ煎、篩ニテコシ用ユ。

疥瘡洗菜、
苦参百銭　温泉垢　甘艸各二十銭　忍冬五十銭　艾葉三十銭
鹽一合　右水一斗煎洗、

同搽薬、
硫黄　雄黄　川椒　枯凢各一銭　梹榔三銭
右五味極細末、大楓子油煉塗、此二方及十三味煎湯方ニ方

疥癬之仙方也、

癬瘡大奴方、同
硫黄　羊蹄根　生姜各等分
右二品ヲ砕キ其汁ニテ硫黄ヲ煉、癬瘡ヲカヤヤフリ塗ル日ニ
三四度ニメ甚妙、

又方
大蒜ヲ搗キ煉ヲ合シ醋ニテ調塗ル、

竹木刺入肉タルニ、
鼠糞　草麻油　トコ虫 而鼠婦虫也　蠅ノ頭各等分
右和匀刺上ニ貼ス、

治陰嚢湿痒方、
蛇牀子十銭　白凢二銭　右二味煎洗甚効

八脚虫妙方
合水銀　樟脳各一戋　雄黄　硫黄各二戋
右大枫子油ニテ煉リ傅テ甚妙之
衂血不止方
乱髪焼灰存性細末研水服併吹入鼻中又白芨末新汲
水調下
イニグエニドカニフランスト　白明香
唐土二両　白占一両半　豕油二戋半　片脳二分
右麻油加減アリ一方有軽粉
又方
韶粉　白占　軽粉各五分　椰子油十戋
右同前

癜风擦薬
硫黄　白丸　蜜陀僧　生姜　土大黄
右生姜土大黄汁ニテ調傅テ甚妙
灸瘡愈薬
唐土　黄柏　軽粉各等分　右為極細末塗
一切腫物塗薬　一日戌田薬
和阿仙薬　軽粉　早小豆　氷糕　犬川椒各等分
右為細末醋ニテ調ウ八水計ヲ塗ル
○古菴玄朴方三味之无氷糕川椒二味之
下疳瘡擦薬
楊梅皮　猿胞各二戋　辰砂五分　龍脳　麝香各二分
右細末、瘡ノシメリタル上ニ振カケ屡効

集觧生肌散
石膏 滑石各二兩 竜骨 海螵蛸各一兩 蚕陀僧
枯凢 定粉 乾胭脂各五戋
右爲細末、摻瘡口上
又方
杙榔 枯凢各一兩 蚕陀僧 黄丹 血竭各一戋 軽粉五分
妬精下疳搽药 夷堅志
訶子焼灰 麝香少 右細末、先以荊汁洗後搽之甚妙
又
荊芥 黄柏 甘艸 馬鞭 葱白
右煎湯洗、又可也、予治金瘡以玉肌膏調蚕休末點之、止痛長肉極妙也、
以上四十四方古菴家方

下ニ再出
日前

青膏 家方 吸膿膏之 丙戌春煉之
唐蠟十匁 椰子油二匁 緑青一両 丹礬二匁
白礬二匁 胡麻油一合
右以麻油唐蠟椰子油和匀、緩火熬成膏、外丹礬白礬緑青各自研末、与前三味同攪成膏也、
又方
唐蠟百目 椰子油二十匁 蘩蔞汁四合
煙草汁五合 胡麻油一升
右五味倶和匀、緩火攪不住手成膏之
有馬湯方
薪蔥子侍
槐枝 桑枝 桃枝 木瓜枝 石菖 柳枝
右長七寸、径七寸、各三把
當帰 川芎各十両 柚子二十二剉 荷葉二千枚 鹽二升五合

右水一斛二斗煎八升、温湯中攪合入浴、
治跌撲傷損點茶方 出自東都獄屋妙方
椒目研末醇酒調點患處甚妙、
治齲歯痛方 妙方
草麻子去殻。随齲歯大小切片。以針預刺之。大炙熱内齲
歯中。甚奇妙之。
牙宜點茶方 家方自驗
香附子赤一匁百草煎赤二方 一法香附子末一味佳也、
右調合點患處齦中、甚妙、
治跌傷腫痛點茶方 自驗
蘇方木 末 右焼酒調點患處甚奇。宗秉出千金蘇木酒煎服予做之
治蝮蛇傷妙方 本間左右冰主傳 屢経驗方之

取十ヌクチ虫、研貼傷處、先傷處ノ上頭ヲ細縄デ
緊結メ、後右貼薬ヲ以ス、甚妙之、毒気重上七ス愈
本艸所云蛞蝓是也 貼此薬片ハ水出ヒ三四日水出尽ヒハ毒気皆消尽ス
治蛇入陰戸方 箕子秀傳
蒿雀ヲ土器ニ入黒焼ニシ、白湯ニ調下、甚妙、
水虫トテ掌中ニ出ル奇方 経驗
スホシ亀 黒焼ニメ麻油ニ解貼妙之
手指瘭疽奇方。
カニヨコブ 黒焼ニメ麻油ニテ貼ス妙之
足底豆妙方 北坊劉何
尺鯡鬣ヲ屑トヒ、糊ニ合ヒ紙ニ貼ヒ、其夜痛甚膿汁出
速効、

星眼ヲ消ス奇方　同人伝

桑螵蛸黒焼ニシ酒ニテ送下妙く

瘟毒上攻入眼生翳奇方　伯傳屢経験治五七児甚妙

雀甕 五箇　即奥州方言云雀太宝是也

右此地リミコ樹上ニ在リ取之去殻中ノ虫ヲツブシ絹切ニテ絞リ出

汁ヲ蜂蜜少許ヲ和シ眼中ニ灌ニ三度即収潤ク

同眼胞粘菜妙方　〃〃

明月砂ヲ揉テ細末シ水ニテ解キ眼胞ニ数點ス

癰疽潰爛難愈壊症大奇方　高禾元縁伝

蛇蛻霜　松帯霜　肥皂莢　細末

右三味細末胡麻油解貼瘡上則忽生肉愈真妙方く

治跌撲傷損奇方　伯元衆伝　原玄英細

通名異　右為末白湯下痛忽消真妙方く

三イニイ膏　安田規竜方　明和九壬辰夏写

光明丹　九十六戔　黄蠟ミツラウ　十六匁　胡麻油　百六十戔

松脂　十六匁

右四味先麻油ヲ鍋ニ入其後ニ蠟ヲ入解ケルモテ煎シ蠟解テ後ニ

丹ヲ入レナカラ杉ニカキニワシテ直ニ冷水茶碗三杯入テ杉ニカキ

ニワシ煉ルシ良久ニ水気去ルシ其水気去時火ヲ下シ松脂ヲ入

カキニセテサニスシ○水気去ヲ覚ル法膏ヲ水ニ落セハ即カタニル

是水気去ル證シ若水ニ落シテカタニラザル時ハイマダ水気去ラズ

其時随分火ヲ少シニシ長ク煉ルシ○餘リカタキ時ハ油ヲ入テ加

減ニスルシ又和カナル時ハ蠟ヲ入好加減ニスルシ○丹ニ二品アリ光明丹

アリ價貴シ市肆丹アリ價賤シ此丹ニ宜シ　是臭気アリ垂ノ用心スヘシ

治〃〃主治
癰疽ニ咬膿瘍園
愈ス金瘡跌撲傷
損或湯火傷灸瘡
或唇ニ之艸鞋スレニ
久年膿物宜シ

即豪君不詳知 辛卯 離州 八月五巻

一鼻内小瘡傳茶　国分小七方
松菌ノ根 但土ニ付タル所ヲ取リ干シ黒焼ニメ麻油ニテ解
傳ル速効
一面瘡傳茶　仙臺一謂如此
生ハフキノ葉サ取リ擣テ汁ヲ取リ付ヘシ付テ後ニ
瘡ヨリ水多出ルヘシ餘程水出テ後軽粉胡麻油ニテ塗
二味等分未メ點ス速効不可言矣最久瘡者ニ宜シ
一痔瘡瘻痔脱肛奇方
外科正宗第三巻四十葉出　田螺水ヲ雑ルナリ
野ニ三効
又方一工夫多年脱肛不收数治者十効 書蹟 手前以
鼠肉灸頻ニ含ロ三三効

一丁二前方
馬ノ悪血ヲ取ルニ足ニ大針ヲ刺ス其肉湧汁ノ瓶ニ
向ニ塗リ甚妙シ
前出西撰

此青回青散ニツケ
瞽ニ青ツ付ル

口前

一治齲歯痛妙方　長倉村菊田氏傳
章井子　胡椒　一番椒実焼
右各等分細末米糊丸虫歯ノウロノ大サニ丸ヒ内レ置ヘシ甚妙
青膏
黄蠟 百戈 唐揚ニ出　椰子油 二十戈　繁蔞汁 四合
煙艸汁 五合　胡麻油 一升
吸膏ヘシ　以下三方久保元孝記述候
右
又方
黄蠟 十戈　椰子油 二戈　緑青 一両　丹礬 二戈　白礬 二戈
麻油 一合　吸膏シ
右黄蠟椰子麻油和匀縫火熬膏ヲ下火攪冷明凡白礬緑青三味細末同攪膏ニ之。

イニグエントハチリコミ　　愈肯し、

血竭　鬱金　各三戔　チヤン十戔　黄蝋　十五戔

麻油　一合

右先麻油チヤン二味上火ニ沸カシ。下火テ血竭鬱金二味ヲ入レ。攪匀ニ成膏。

焼酒菜方　安田穏菴方　治跌打損傷疼痛者

鹽硝　樟脳　各等分　研末入焼酒攪和塗貼

治胡臭奇方　久保元勤屡経験方

布帛包痛処再度全〇予加石灰等分最妙

銅緑醋和入焼酒以調搽腋下甚効

右銅緑ハ菜店ニ惣緑青ト云。岩緑青ニテハナシ

出本草綱目銅緑條引簡便方

治楊梅瘡方

銅緑醋煮。研末。焼酒調搽。極痛出水。次日即乾或

加白礬等分。研搽。

漆カセタル妙薬

国分小助心　丙申秋験之　安永五年

夏秋ハ沢ノ葉ノ長キヲ採ミコスリ付。可ミ三遍計ニ

テ痒減シ。皆散ヲ愈之、冬春ハ根ヲ取リ小口ヲ切テ、

瘡上ヲコスル可し。甚妙ミ、

癧瘡妙方　勝湘菴方

童便薄　黒焼　壮婦黒髪　黒焼

右各等分為末。胡麻油調貼腫上。忽痛除治散ダ足奇方

焼人ノ傷ヲ治ス　好為灼

生ヒユ黒焼一匁　生モ一匁　各等分細末ニシテ胡麻油ニテ

鮮點傷處ニ此薬ニテ痕ナク愈ミ妙ミ

殺害悪犬之妙方　荊菴遺膽氏方
馬銭ヲ粗ク剉ミ火ニテ炒細末シ、線クズヲノ讃和シテ
米飯中ニ包ミ飼ヘ忽死スル妙ニ、糸ヲ切包テ十ケ分テ
刻リテ用ユ前便之
加味如聖膏　家方　治癩風深重諸治不効者
附子一両　硫黄二戔　水銀一戔　樟脳五分
右四味為細末用雷丸油和調貼茄子蔕擦瘡
上日数次二七日而効愈后有痒必乃擦之屢再発
矣　此方畜官吾錢本正珍蔵之　百治不効用此加味全愈
天明改元辛丑七月廿九日
纏油方　治癩風及水蟲　淑庵方云傳之異人
布紙於陶器盛于纏其中置于火其上隨燃而油

下疳之點癜風無不愈者
骨破之妙方　菊田玄斎傳　妙方
枇杷葉ノ脊ノ始メ茸出ル処ヲ取リ乾テ貯ヘ置キ、骨碎ノ者ニ
口中ニ含ミセヨキ甚汁ヲ二三度嚥メハ、即接ル也
即効散　家方　治小兒水瘡白禿癩風瘡者甚妙、山戸田村菊田氏方
蚓殻　主糞中者日乾焼存性
右為細末水瘡者胡麻油解以鴨翎傳之白禿癩風瘡者
醋解以鴨翎傳之二三次愈真妙方也
蜘蛛散　三因方　治胡臭神良
大蜘蛛一箇以黄泥入少赤石脂搗羅極細入塩少許杵煉為一
巣蜘蛛在内焚以火迫焼令通紅候冷剖開
右一味研末臨臥入軽粉一字用釅醋調成膏傅腋下明早登廁

ヤケド
火傷ニハセアダノ木
葉ヲ擇テ具汁
ニテ解キ傳ヌ者尤
ニアダノ木ヲ刈ノ焼煮
シ其汁ニテ解キ妙也

金瘡止血方

以浮下黒汁臭穢不可聞於遠僻處傾弃埋之免致深入神良。

治無名毒腫金瘡打撲傷損筋骨拘攣等。傳某方 剥膿潰處方

石灰 新者四両　黄栢 一両

右二味細末。五月五日取猪汁浸攪日乾研末厳醋解點之甚妙。

桃花散 正宗 四巻廿六丁 治金瘡出血不止。

石灰半升同大黄一両五銭切片同炒。石灰変紅色為度去

大黄篩細掺損上。紙蓋絹扎。止血後用葱湯洗淨換搽玉紅

膏長肌收斂兼戒口味房事厚悪。失血過多者独参湯八珍湯通用 十全大補湯并通用

生肌玉紅膏 正宗 一巻四十六丁 此乃外科收斂薬中之神薬也。

白芷五銭　甘草一両二銭　當帰二両　血竭　軽粉各四銭　白占二両

紫草二銭　麻油一斤　右八品煉法詳本書

五霊膏 製法

生芦石 十五匁　生方解石 五匁　生石羔 十匁　焼牡蛎

生磠砂各三匁　生明礬 二匁　生滑石 五匁

右七味合四十三匁各自ニ第研ニテ細末共ニ土器ニ入

焼三時但炭一貫目タキヽマイ夂程ニテ佳シ取上火毒

ヲ去リ細末シ乳鉢ニテ能々研ニテ水飛シ飛セサルモノ底ニ

滓ナク残ルヲ去リ別ニ置キ又麝香龍脳二味各一銭塵埃

ヲ去リ少シ水ヲ打能々研末シ蜂蜜ヲ入亦能研合シ前

末薬ヲ入研ヿ一日吞ニサハラヌヲ佳トス

但生薬合四十三銭ヲ焼テ三十九匁ニナルヲ又水飛シテ

三十三匁ニナル

掛香方 丙戌夏製 廿両

龍脳六分 丁子二匁 月松六匁 白胆 青木香各二両
船茴 三奈各一 梅花六匁
右八味調合
和剤解毒雄黄丸 治纏喉風及急喉痹卒然倒仆不省人事
雄黄 鬱金各四戋 巴豆六枚
右三味為細末醋煎麪糊丸緑豆大毎茶清下七丸吐出
瘡疾立愈
治疥瘡妙薬 備前林田氏傳
硫黄 莪朮 兵良 雄黄
湯花各一両 人參一戋 但サツマ人参ニ戋吉
右六味細末胡麻油ニテ解点瘡上
萬瘡之妙膏 羽州秋田家中中西玄泰子傳 經驗

大黄 赤芍 肉桂 白芷
当帰各一戋五分 乳香一戋 胡麻油二合五勺
丹 四十日
右大黄ゟ赤芍肉桂白芷当帰迄ヲ麻油ニ浸シ夏四日冬七日
竜脳散
芦岩石八戋 片脳同 氷砂糖六戋
石羔二戋 竜脳五分
女神丸 越州蒲原別行邑長成傳
沈香一匁 黄連同 黄柏同炒
乳香六分 阿片三分 小赤豆一匁生
没薬同
右七味細末米糊丸為衣辰砂飯取湯食前服

經驗

○主治赤白利因大人小児弦虚ニ拔賊 服

散膏藥　村田氏傳
姜黃　山梔子　黄柏　各等分
右煉様胡麻油一合ヘ某末九匁注

シメ薬　日人傳
大黄　赤小豆　土白皮　各細末
右之味等分ノ水ニテ解カニ付患処ノ服ニ又ル以

小瘡ミツ瘡妙方　川岸角田氏傳
雷丸油　三錢　章脳　一錢　白粉　二錢

東奥後学

小野隆庵蔵

崎陽薦帳 買[illegible]

一二三メ子⊥⊥亖一

〡〢〣〤〥〦〧〨〩

計四十二葉

總計百廿五葉

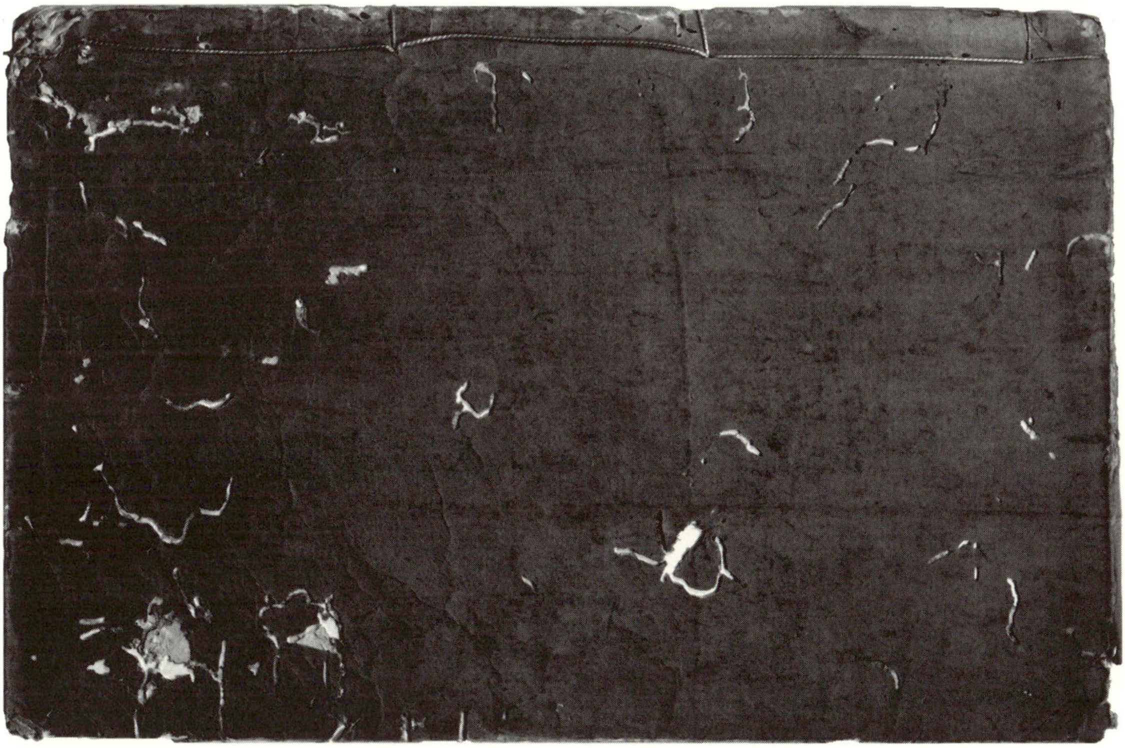

解説

この巻においては、以下の医学書三種類を掲載する。いずれも東北大学附属中央図書館の所蔵である。、

（一）病名彙解〔原文篇〕【狩九―二二八一一―八】

著者の蘆川桂洲の生没年は不明である。名は正柳、字は道安、通称は正立、桂洲と号した。彼の著した著作物として、「病名彙解」の他に、「袖珍医便」（元禄二〔一六八九〕年）、「食用簡便」（貞享四〔一六八七〕年）、「孝経大が述べられている。また、彼は「孝経大義詳解」の著書があることで分かるように、儒教を学び、医学の根底に儒教をすえていたことが推定される。日本における後世方派とは、唐・宋代以前に刊行された、金・元の医学文献をよりどころとする医学者の集団を指し、田代三喜、曲直瀬道三、曲直瀬玄朔などを始祖としている。

「病名彙解」は版本で、一八二二種類の病気名をイロハ順に並べ、その症状を丁寧に記述している。序目一冊を含めて、全八巻八冊で構成されている。漢字仮名交じり文で書かれた「病名病證辞典」と言える内容である。刊行は寛政五（一七九三）年である。

引用している中国医学書の文献も、「名醫方考」「三因法」「外科正宗」「難経本義」「万病回春」「醫学入門」「證治準縄」「素問」「鍼灸聚英」「醫学綱目」「諸病原候論」など、後世方派の代表的な著作物が多い。これらの著作物の約七割が明代に執筆された醫書で、約一〇〇書目を数える。鍼灸に関連する記述も、多く見られる。

江戸時代に、多くの人々が罹病した食中毒が原因と推定される病気の記載が多いのも、大きな特色と言えよう。特に、細菌が体内で増殖して食中毒を起こす感染型食中毒（サルモネラ菌、腸炎ビブリオ菌、大腸菌など）、細菌が食品中で増殖して毒素が形成される毒素型食中毒（黄色ブドウ球菌、ボツリヌス菌、腐敗菌など）、細菌が体内で増えて毒素を作り、食中毒を引き起こす生体内毒素型食中毒（病原大腸菌、ウェルシュ菌など）の三種に大別できる病症を、この書籍から推定することが可能である。文中にも、「胸膈痞塞」「吐逆」「泄痢」「泄瀉」「痢病」などの病症名が頻出する。この文献は日本で所蔵している図書館や研究機関が多く、それらの概要については割愛した。また、「病名病證辞典」としての活用を考慮して、後の巻において、解読文及び索引を作成する予定である。

（二）病家須知《一名　病家心得草》〔原文篇〕【狩九―二二八一〇―八】

天保三（一八三二）年に発行された、家庭醫学百科及び家庭看護指導書としての内容の書物である。書名の意味を考察すると、「病家」

とは、「病人のいる家」を指し、「須知」とは、「すべからく知るべし」の意味である。専門の医療従事者が不在の環境で、病人に対してどのような治療を施したり、または、世話をする事の基本を、平易にかつ丁寧に記述した啓蒙書である。

内容は、日々の養生や病人看護の心得、正しい食生活の方針、妊産婦の世話、助産法、小児養育方法、伝染病の考え方や処置対策、急病と怪我の救急方法、終末医療の心得、優秀な醫師の選び方まで多岐にわたり、一般庶民に対して、醫学・衛生・保健分野の知識を、具体的にまとめた啓蒙書としての嚆矢とも言える内容である。

著者は平野元良。名は重誠、字は子公、通称は元良、元亮、玄良で、革渓、革渓道人、択善居、桜寧、黙翁、桜寧室主人、真観舎、無適道人などと号した。生年不詳で、慶應三（一八六七）年に没した。醫学を、醫学館督事で、かつ、御匙（将軍の主治醫）を兼ねた多紀元簡に学ぶも、官職につかず、江戸両国薬研堀の町醫者として、庶民の治療に専心した。四十二歳になって初めて著した作品が、この「病家須知」である。以降、「歌傷寒雑病論俗辨」（嘉永六〔一八五三〕年）、「救急摘方」（嘉永五〔一八五二〕年）、「硝石製錬法」（嘉永六〔一八五三〕年）、「大日本国開闢由来記」（安政三〔一八五六〕年）など、多くの分野に渡る著作を執筆した。醫学者・臨床家としての優れた業績は、後世、浅田流漢方の流れをくむ安西安周などに大きな影響を与えた。

この資料も、日本で所蔵している図書館や研究機関が多く、それらの概要については割愛した。また、「家庭醫学百科・家庭看護指導書」としての活用を考慮して、後の巻において、解読文及び索引を作成する予定である。

（三）飛鳥山館家藏方〔原文篇〕【壬一二一―一三六】

手稿本で、八十九ページ（原文は表表紙一丁、裏表紙一丁、本文八十七丁）の處方集である。約三百二十種類以上の処方を記載している。末尾に、「東奥後学　小野隆庵 藏」の署名が見られるのみで、詳細については記載されていない。飛鳥山館とは、おそらく、東北地方に実在した医療機関を指すのであろうか？

二〇一九年三月二十五日

編者識

近世歴史資料集成　第X期
The Collected Historical Materials in Yedo Era (Tenth Series)
（第 4 巻）民間治療【18】：◎病名彙解、◎病家須知、◎飛鳥山館家蔵方
{Fourth Volume: Folk Cure (18): Byômei Ikai, Byôka Suchi, and Asukayamakan Kazôhô}

2019 年 4 月 15 日　初版第 1 刷
編　者　近世歴史資料研究会
発　行　株式会社 科学書院
〒 174-0056 東京都板橋区志村 1-35-2-902
TEL. 03-3966-8600　FAX 03-3966-8638
発行者 加藤 敏雄
発売元 霞ケ関出版株式会社
〒 174-0056 東京都板橋区志村 1-35-2-902
TEL. 03-3966-8575　FAX 03-3966-8638
定価（本体 50,000 円 + 税）
ISBN978-4-7603-0458-5 C3321 ¥50000E

『近世歴史資料集成・第11期』

〔全11巻〕

The Collected Historical Materials in Yedo Era: Tenth Series

近世歴史資料研究会　訳編　B5判・上製・布装・貼箱入

※第1巻 硝石製造（2019／平成31年刊行予定）

［ISBN978-4-7603-0466-0 C3321 ¥50000E］

※第 9 巻 漂流［1］（2019 ／平成 31 年刊行予定）

［ISBN978-4-7603-0463-9 C3321 ¥50000E］

※第 10 巻 和紙製造（2019 ／平成 31 年刊行予定）

［ISBN978-4-7603-0464-6 C3321 ¥50000E］

※第 11 巻 江戸時代の書誌学（2019 ／平成 31 年刊行予定）

［ISBN978-4-7603-0465-3 C3321 ¥50000E］

各巻本体価格 50,000 円　揃本体価格 550,000 円

『近世歴史資料集成・第 10 期』

〔全 11 巻〕《刊行中》

The Collected Historical Materials in Yedo Era: Tenth Series

近世歴史資料研究会　訳編　B 5 判・上製・布装・貼箱入

＊第 1 巻 日本科学技術古典籍資料／數學篇［19］（2019 ／平成 31 年 1 月刊行）

◎算学淵源八種《二》：代形合参；八線備旨；對数表；圓錘曲線；天文掲要

［ISBN978-4-7603-0455-4 C3321 ¥50000E］

＊第 2 巻 江戸幕府編纂物篇［14］（2019 ／平成 31 年 2 月刊行）

◎御實紀　四［嚴有院殿御實紀　其一］（原文篇）

［ISBN978-4-7603-0456-1 C3321 ¥50000E］

※第 3 巻 江戸幕府編纂物篇［15］（2019 ／平成 31 年刊行予定）

◎御實紀　四［嚴有院殿御實紀　其二］（原文篇）

［ISBN978-4-7603-0457-8 C3321 ¥50000E］

＊第 4 巻　民間治療【18】（2019 ／平成 31 年 4 月刊行）

◎病名彙解（蘆川　桂洲　著）、◎病家須知（平野　元良　著）、◎飛鳥山館家藏方

［ISBN978-4-7603-0458-5 C3321 ¥50000E］

※第 5 巻 最上徳内研究（2019 ／平成 31 年刊行予定）

［ISBN978-4-7603-0459-2 C3321 ¥50000E］

※第 6 巻 近藤重蔵研究（2019 ／平成 31 年刊行予定）

［ISBN978-4-7603-0460-8 C3321 ¥50000E］

※第 7 巻 元禄郷帳（2019 ／平成 31 年刊行予定）

［ISBN978-4-7603-0461-5 C3321 ¥50000E］

※第 8 巻 運材［1］（2019 ／平成 31 年刊行予定）

［ISBN978-4-7603-0462-2 C3321 ¥50000E］

＊第 6 巻 江戸幕府編纂物篇［10］（2018／平成 30 年 8 月刊行）
◎御實紀　三［大猷院殿御實紀　其一］（原文篇）
［ISBN978-4-7603-0449-3 C3321 ¥50000E］

＊第 7 巻 江戸幕府編纂物篇［11］（2018／平成 30 年 10 月刊行予定）
◎御實紀　三［大猷院殿御實紀　其二］（原文篇）
［ISBN978-4-7603-0450-9 C3321 ¥50000E］

※第 8 巻 江戸幕府編纂物篇［12］（2019／平成 31 年刊行予定）
◎御實紀　三［大猷院殿御實紀］（解読篇 1）
［ISBN978-4-7603-0451-6 C3321 ¥50000E］

※第 9 巻 江戸幕府編纂物篇［13］（2019／平成 31 年刊行予定）
◎御實紀　三［大猷院殿御實紀］（解読篇 2・解説篇・索引篇）
［ISBN978-4-7603-0452-3 C3321 ¥50000E］

※第 10 巻 日本科学技術古典籍資料／天文學篇［14］
（2019／平成 31 年刊行予定）
◎天文暦書解題、◎日本・世界天文学史年表
［ISBN978-4-7603-0453-0 C3321 ¥50000E］

＊第 11 巻　日本科学技術古典籍資料／數學篇［18］
（2018／平成 30 年 2 月刊行）
◎算学淵源八種《一》: 筆算数學 上巻 ; 筆算数學 下巻 ; 代数備旨 ; 形學備旨算
［ISBN978-4-7603-0454-7 C3321 ¥50000E］

各巻本体価格 50,000 円　揃本体価格 550,000 円

『近世歴史資料集成・第9期』

〔全11巻〕《刊行中》

The Collected Historical Materials in Yedo Era: Eighth Series

近世歴史資料研究会　訳編　B5判・上製・布装・貼箱入

＊第1巻 江戸幕府編纂物篇［6］（原文篇）

（2018／平成30年4月刊行）

◎御實紀　一［東照宮御實紀］（原文篇）

［ISBN978-4-7603-0444-8 C3321 ¥50000E］

※第2巻 江戸幕府編纂物篇［7］

（2019／平成31年刊行予定）

◎御實紀　一［東照宮御實紀］（解読篇・解説篇・索引篇）

［ISBN978-4-7603-0445-5 C3321 ¥50000E］

＊第3巻 日本科学技術古典籍資料／天文學篇［13］

（2018／平成30年6月刊行）

◎暦學法數原、◎應天暦、◎應元暦、◎寶暦改正 増續古暦暦 全、◎安永改正
新刻　増續古暦便覧 全

［ISBN978-4-7603-0446-2 C3321 ¥50000E］

＊第4巻 江戸幕府編纂物篇［8］

（2018／平成30年7月刊行）

◎御實紀　二［台徳院殿御實紀］（原文篇）

［ISBN978-4-7603-0447-9 C3321 ¥50000E］

※第5巻 江戸幕府編纂物篇［9］

（2019／平成31年刊行予定）

◎御實紀　二［台徳院殿御實紀］（解読篇・解説篇・索引篇）

［ISBN978-4-7603-0448-6 C3321 ¥50000E］

＊第 **6** 巻 日本科学技術古典籍資料／江戸幕府編纂物篇［**5**］（原文篇・解読篇・解説篇・索引篇）
（2017／平成 29 年 8 月刊行）
◎東韃地方紀行、◎北夷分界餘話、◎北蝦夷地部、◎北蝦夷島地圖
［ISBN978-4-7603-0427-1 C3321 ¥50000E］

＊第 **7** 巻　日本科学技術古典籍資料／理學篇［**2**］（原文篇・解読篇・解説篇・索引篇）
（2016／平成 29 年 9 月刊行予定）
◎氣海観瀾、◎理学提要、◎理学秘訣、◎エレキテル究理源、◎究理通
［ISBN978-4-7603-0428-8 C3321 ¥50000E］

＊第 **8** 巻　地誌篇［**2**］（原文篇・解読篇・解説篇・索引篇）
（2016／平成 29 年 9 月刊行予定）
◎近世蝦夷人物誌、◎北夷談　［ISBN978-4-7603-0429-5 C3321 ¥50000E］

＊第 **9** 巻　日本科学技術古典籍資料／數學篇［**15**］
（2017／平成 29 年 9 月刊行）
◎關流算法指南　［ISBN978-4-7603-0430-1 C3321 ¥50000E］

＊第 **10** 巻　日本科学技術古典籍資料／數學篇［**16**］
（2017／平成 29 年 10 月刊行）
◎關流草術、◎関流算法艸術　［ISBN978-4-7603-0431-8 C3321 ¥50000E］

＊第 **11** 巻　日本科学技術古典籍資料／數學篇［**17**］
（2018／平成 30 年 2 月刊行）
◎幾何原本、◎數學啓蒙　［ISBN978-4-7603-0432-5 C3321 ¥50000E］

各巻本体価格 50,000 円　揃本体価格 550,000 円

『近世歴史資料集成・第8期』

〔全11巻〕《刊行中》

The Collected Historical Materials in Yedo Era: Eighth Series

近世歴史資料研究会　訳編　B5判・上製・布装・貼箱入

＊第1巻 日本科学技術古典籍資料／天文學篇［10］

（2016／平成28年5月刊行）

◎貞享解（二暦全書貞享解）

［ISBN978-4-7603-0422-6 C3321 ¥50000E］

＊第2巻　日本科学技術古典籍資料／理學篇［1］（原文篇・解読篇・解説篇・索引篇）

（2016／平成28年9月刊行）

◎氣海観瀾廣義

［ISBN978-4-7603-0423-3 C3321 ¥50000E］

＊第3巻　測量篇［2］

（2016／平成28年8月刊行）

◎オクタント之記　完、◎算法量地捷解　前篇、◎測量集要、◎測量全義、◎測量術大成、◎分度餘術

［ISBN978-4-7603-0424-0 C3321 ¥50000E］

＊第4巻 日本科学技術古典籍資料／天文學篇［11］

（2017／平成29年4月刊行）

◎虞書暦象俗解（乾、坤）◎授時暦註　循環暦（一〜五）◎萬民家寳　増補暦之抄大成（上、下）、◎船乗りひらうと、◎航海類書　全【一】〜【三】、◎蠻暦、◎天文拾遺（一〜五）

［ISBN978-4-7603-0425-7 C3321 ¥50000E］

＊第5巻 日本科学技術古典籍資料／天文學篇［12］

（2017／平成29年7月刊行）

◎授時解（巻之一〜巻之十五）◎天経或問註解（巻之一【〜巻之九】）◎天經或問註解（序巻、圖巻上、圖巻下）

［ISBN978-4-7603-0426-4 C3321 ¥50000E］

＊第 7 巻　江戸幕府編纂物篇［3］（2015 ／平成 27 年 8 月刊行）
◎豊後國繪圖御改覚書・原文篇 II
［ISBN978-4-7603-0409-7 C3321 ¥50000E］

＊第 8 巻　日本科学技術古典籍資料／天文學篇［9］
（2015 ／平成 27 年 8 月刊行）
◎天文圖解、◎測地繪圖、◎談天、◎測侯叢談
［ISBN978-4-7603-0410-3 C3321 ¥50000E］

＊第 9 巻　江戸幕府編纂物篇［4］
（2015 ／平成 27 年 11 月刊行）
◎豊後國繪圖御改覚書・解読篇　解説篇　索引篇
［ISBN978-4-7603-0411-0 C3321 ¥50000E］

＊第 10 巻　日本科学技術古典籍資料／數學篇［13］
（2016 ／平成 28 年 3 月刊行）
◎塵劫記　巻之一、二　上（寛永四年）、◎塵劫記　巻之三、四　下（寛永四年）、◎塵劫記　上下（寛永十一年）、◎塵劫記（寛永十一年）、◎塵劫記　上（慶安五年）、◎塵劫記　下（慶安五年）、◎新編塵劫記（寛文古版）、◎新板 塵劫記（貞享三年）、◎萬賓塵劫記大全（正徳四年）、◎新編塵劫記頭書集成（明和八年）、◎増補頭書新編塵劫記　上、◎増補頭書新編塵劫記　中、◎増補頭書新編塵劫記　下、◎新編塵劫記備考集成
［ISBN978-4-7603-0412-7 C3321 ¥50000E］

＊第 11 巻　日本科学技術古典籍資料／數學篇［14］
（2017 ／平成 29 年 1 月刊行）
◎磁石算根元記（上、中、下）、◎算法天元樵談（一〜五）、◎七乗冪演式（上、下）、◎算學啓蒙諺解大成（總括、上本、上末、中本、中末、下本、下末）、◎開商點兵算法（上、下）、◎招差偏究算法、◎［新編］和漢算法（一〜九）
［ISBN978-4-7603-0413-7 C3321 ¥50000E］

各巻本体価格 50,000 円　揃本体価格 570,000 円

『近世歴史資料集成・第７期』

〔全 11 巻〕《刊行中》

The Collected Historical Materials in Yedo Era: Seventh Series

近世歴史資料研究会　訳編　B５判・上製・布装・貼箱入

＊第１巻　郷帳篇［1］／天保郷帳［完全版］
（2010／平成 22 年２月刊行）
天保時代の村落名 63,794 件を網羅。村落名に読み仮名をふり、索引も充実。全四分冊
［ISBN978-4-7603-0393-9 C3321 ¥60000E］

※第２巻　郷帳篇［2］／正保郷帳［完全版］
（2017／平成 29 年刊行予定）
［ISBN978-4-7603-0394-6 C3321 ¥60000E］

＊第３巻　江戸幕府編纂物篇［1］／祠部職掌類聚 地方凡例録（完全原典版：原文篇・解読篇・解説篇・索引篇）
（2012／平成 24 年６月刊行）
江戸時代の農村の基本的な支配政策要項となった本書を研究に十全に活用できるように編纂した。この「青山文庫所蔵本」が最初に記された原典（全十巻）であることを実証する
［ISBN978-4-7603-0395-3 C3321 ¥50000E］

＊第４巻　日本科学技術古典籍資料／天文學篇［8］
（2015／平成 27 年３月刊行）
◎授時暦正解、◎元史授時暦圖解、◎授時暦圖解発揮、◎授時暦経諺解、◎［重訂］古暦便覧保存備考
［ISBN978-4-7603-0396-0 C3321 ¥50000E］

＊第５巻 日本科学技術古典籍資料／測量篇［1］
（2015／平成 27 年４月刊行）
◎量地圖説、◎規矩元法町見辨疑、◎規矩元法町間繪目録、◎規矩術鈔、◎規矩元法、◎量地指南
［ISBN978-4-7603-0397-7 C3321 ¥50000E］

＊第６巻　江戸幕府編纂物篇［2］（2015／平成 27 年５月刊行）
◎豊後國繪圖御改覚書・原文篇Ⅰ
［ISBN978-4-7603-0408-0 C3321 ¥50000E］

＊第 6 巻　江戸時代における朝鮮薬材調査の研究【1】
(2010 ／平成 22 年 3 月刊行)
享保六年刊行の「薬材質正紀事」の原文と解読文を併載。第二次調査が対象。「解題」「索引」などを掲載する。　[ISBN978-4-7603-0255-0 C3321 ¥50000E]

＊第 7 巻　地誌篇［1］／休明光記（完全版）1
(2010 ／平成 22 年 6 月刊行)
松前藩の奉行職にあった羽太正養の「休明光記」の原文（巻之 1 ～巻之 9、邊策私辨、附録巻之 1 ～巻之 2）と解読文を併載。全二分冊。19 世紀初頭（寛政 11 ～文化 4、1799 ～ 1807）が対象。　[ISBN978-4-7603-0256-7 C3321 ¥50000E]

＊第 8 巻　地誌篇［2］／休明光記（完全版）2
(2010 ／平成 22 年 7 月刊行)
松前藩の奉行職にあった羽太正養の「休明光記」の原文（附録巻之 3 ～巻之 11、目録篇）と解読文を併載。「蝦夷開拓史年表」「解説」「索引」なども掲載する。全二分冊。　[ISBN978-4-7603-0257-4 C3321 ¥50000E]

＊第 9 巻　江戸時代における朝鮮薬材調査の研究【2】
(2011 ／平成 23 年 11 月刊行)
◎薬材獸吟味被仰出候始終覚書（乾・坤）［原文篇・解読篇］◎人参始終覚書（乾・坤）［原文篇・解読篇］　[ISBN978-4-7603-0258-1 C3321 ¥50000E]

＊第 10 巻　日本科学技術古典籍資料／天文學篇［6］
◎西洋新法暦書　[ISBN978-4-7603-0259-8 C3321 ¥50000E]

＊第 11 巻　日本科学技術古典籍資料／天文學篇［7］
◎天學指要、◎天文圖解發揮、◎天文秘録集、◎天文圖説、◎天文義論、◎長慶宣明暦算法、◎本朝天文、◎運規約指
[ISBN978-4-7603-0260-4 C3321 ¥50000E]

各巻本体価格　50,000 円　揃本体価格　550,000 円

『近世歴史資料集成・第6期』

〔全11巻〕《刊行中》

The Collected Historical Materials in Yedo Era: Sixth Series

近世歴史資料研究会　訳編　B5判・上製・布装・貼箱入

＊第1巻　日本科学技術古典籍資料／數學篇【10】

（2009／平成21年11月刊行）

◎算法明備（岡嶋　友清　編、1668年）、◎算法發蒙集（1670年）、◎算法指掌大成（石山　正換　編、1723年）、◎圓法四率、◎算法點竄手引草・三篇附録

［ISBN978-4-7603-0268-0 C3321 ¥50000E］

＊第2巻　日本科学技術古典籍資料／數學篇【11】

（2015／平成25年12月刊行）

関孝和の著作の複製及び関孝和・関孝和一門の業績についての解説（I）。

◎發微算法、◎發微算法演段俗解、◎括要算法、◎関流草述

［ISBN978-4-7603-0269-7 C3321 ¥50000E］

＊第3巻　日本科学技術古典籍資料／數學篇【12】

関孝和の著作の複製及び関孝和・関孝和一門の業績についての解説（II）。

◎發微算法（木活字版）、◎求積、◎角法演段、◎関子七部書、◎圖書精義解伏題、◎關流算法類聚、◎大成算經續録、◎關算襍書（1810年）

［ISBN978-4-7603-0270-3 C3321 ¥50000E］

＊第4巻　民間治療【16】

（2014／平成26年6月刊行）

◎救民単方（佐佐城　直知　著）、◎救民妙薬方（霍翁老人　著）、◎救民薬方録（阿部　正興　著）、◎広益妙法集（五大庵　可逸　著）、◎［古方書］（田代　三喜　著）、◎難病妙薬抄、◎万聖秘伝妙薬集、◎万病妙薬集（益田　良継　著）、◎妙薬秘伝集、◎妙薬妙術集（吉田　威徳　著）、◎薬種相傳書一流 ［ISBN978-4-7603-0271-0 C3321 ¥50000E］

※第5巻　民間治療【17】（2017／平成29年刊行予定）

◎諸合薬集（三浦　某　著）、◎多能書、◎家宝日用奇方録（岷　龍斉　著）

［ISBN978-4-7603-0272-7 C3321 ¥50000E］

＊第 7 巻　園芸【1】（2007 ／平成 19 年 7 月刊行）
○ 17 世紀初頭に興隆を見た花木・花卉園芸は、上流階級の間に植物を賞頑する風習をもたらし、文政時代に最盛期を迎えた。園芸植物の栽培法の豊富化と、それによる植物に関する知識の増加は、幕末からの博物学流行の礎となった。
◎草木錦葉集（水野　忠暁　著）---- 斑入植物の集大成
［ISBN978-4-7603-0278-9 C3321 ¥50000E］

＊第 8 巻　園芸【2】（2008 ／平成 20 年 12 月刊行）
◎草木奇品家雅見（増田　金太　著）---- 斑入、枝垂、捩れ、線化、帯化、その他の植物の奇態の集大成版、◎花壇綱目（水野　忠勝　著）、◎錦繍枕（三代目伊藤伊兵衛　著）---- ツツジの図集。◎花壇地錦抄（三之丞　著）［ISBN978-4-7603-0261-1 C3321 ¥50000E］

＊第 9 巻　救荒【2】（2008 ／平成 20 年 3 月刊行）
◎かてもの、◎救荒草品図、◎救荒本草通解（岩崎　常正　著）、◎救荒本草会誌、◎救餓録、◎民間備荒録・解読篇（建部　清庵　著）、◎備荒草木図・解読篇（建部　清庵　著）
［ISBN978-4-7603-0262-8 C3321 ¥50000E］

＊第 10 巻　日本科学技術古典籍資料／薬物學篇［1］
（2008 ／平成 20 年 7 月刊行）
◎遠西醫方名物考〈原文篇（1）〉（宇田川　榛齋　譯述、宇田川　榕菴　校補、遠藤　正治　編）
［ISBN978-4-7603-0263-5 C3321 ¥50000E］

＊第 11 巻　日本科学技術古典籍資料／薬物學篇［2］
（2008 ／平成 20 年 12 月刊行）
◎遠西醫方名物考〈原文篇（2）〉（宇田川　榛齋　譯述、宇田川　榕菴　校補、遠藤　正治　編）、◎解説・索引篇
［ISBN978-4-7603-0264-2 C3321 ¥50000E］

各巻本体価格　50,000 円　揃本体価格　550,000 円

『近世歴史資料集成・第５期』

〔全 11 巻〕《全巻完結》

The Collected Historical Materials in Yedo Era: Fifth Series

近世歴史資料研究会　訳編　Ｂ５版・上製・布装・貼箱入

＊第 1 巻　民間治療【13】〈2003／平成 15 年 6 月刊行〉

◎経脈圖説（夏井　透玄　著）、◎鍼灸阿是要穴（岡本　爲竹　著）、◎経穴彙解（原　昌克　著）

［ISBN4-7603-0254-9 C3321 ¥50000E］

＊第 2 巻　民間治療【14】（2004／平成 16 年 3 月刊行）

◎医方考繩衍（北山　道長　著）、◎救急選方（多紀　元簡　著）

［ISBN4-7603-0273-5 C3321 ¥50000E］

＊第 3 巻　民間治療【15】（2004／平成 16 年 4 月刊行）

◎金瘡秘傳集、◎補訂衆方規矩大全（南川　道竹　著）、◎鑑効秘要方

［ISBN4-7603-0274-3 C3321 ¥50000E］

＊第 4 巻　日本科学技術古典籍資料／數學篇【9】

（2008／平成 20 年 12 月刊行）

◎野沢　定長　著『童介抄』（1664 年）、◎多賀谷　經貞　撰『方圓秘見集』（1667 年）、◎村井　漸　編『算法童子問』（1784 年）

［ISBN978-4-7603-0275-8 C3321 ¥50000E］

＊第 5 巻　日本科学技術古典籍資料／醫學篇【1】

（2009／平成 21 年 6 月刊行）

◎許　浚　著、細川　元通　校正『訂正東醫寶鑑（和刻版）』原文篇 1

［ISBN978-4-7603-0276-5 C3321 ¥50000E］

＊第 6 巻　日本科学技術古典籍資料／醫學篇【2】

（2014／平成 24 年 3 月刊行）

◎許　浚　著、細川　元通　校正『訂正東醫寶鑑（和刻版）』原文篇 2、解説、総索引

［ISBN978-4-7603-0277-2 C3321 ¥50000E］

＊第 **8** 巻　日本科学技術古典籍資料／數學篇［**8**］
（2007 年 / 平成 19 年刊行）
磯村　吉徳　撰『［増補］算法闕疑抄』（1684 年）

［ISBN4-7603-0237-6C3321 ¥50000E］

＊第 **9** 巻　日本科学技術古典籍資料／天文學篇［**5**］
（2004 年 / 平成 16 年 4 月刊行）
●第一部　資料篇
◎平田篤胤　撰『天朝無窮暦』（7 巻）、◎平田篤胤　撰『三暦由来記』（3 巻）、◎釋圓通　序『佛國暦象編』（5 巻）、◎司馬江漢　著『和蘭天説』（1 巻）、◎渋川景佑　撰『星學須知』（8 巻）、◎池田　好運　編『元和航海書』（1618 年）
●第二部　年表篇「日本天文學史総合年表」［天文學篇［1］～天文學篇［5］］
●第三部　天文方家譜
●第四部　書誌解題篇　掲載された論攷［天文學篇［1］～天文學篇［5］］の書誌的考察

［ISBN4-7603-0238-7 C3321 ¥50000E］

＊第 **10** 巻　救荒【**1**】
○江戸時代、国内資源の枯渇からくる飢饉を克服するために、有用動物・植物の研究が行なわれた。本巻はその成果で、動物・植物の生態学的・形態学的研究から、採集・食用方までも叙述してある。この中の、凶荒時に食用とする山野の植物についての考察は、日本の縄文時代の野生植物を研究するためのたいせつな資料ともなるであろう。動物・植物・鉱物・食物・生薬名索引を載せる。
◎「救荒本草」和刻本（周定王　著、松岡　玄達　校訂）、◎救荒本草啓蒙（小野　恵畝　著）、◎救荒本草通解（岩崎　常正　著）、◎救荒本草註（畔田　伴存　著）、◎民間備荒録（建部　清庵　著）----備荒種芸之法、備荒儲蓄之法など、飢饉に際しての心得を説く、◎備荒草木図（建部　清庵　著）

［ISBN4-7603-0239-5 C3321 ¥50000E］

＊第 **11** 巻　民間治療【**12**】（2002 年 / 平成 14 年 3 月刊行）
◎妙薬奇覧（船越　君明　著）、◎妙薬奇覧拾遺（宮地　明義　著）、◎妙薬妙術集（吉田　威徳　著）、◎［類編廣益］衆方規矩備考大成（千村　眞之　著）

［ISBN4-7603-0240-9 C3321 ¥50000E］

各巻本体価格　50,000 円　揃本体価格　550,000 円

編『算法古今通覽』(1797年)、會田　安明　編『算法角術』、大原　門人　編『算法點竄指南』(1810年)　[ISBN4-7603-0232-8 C3321 ¥50000E]

＊第4巻　日本科学技術古典籍資料／數學篇 [4]
(2001年/平成13年10月刊行)
●第一部　資料篇
會田　安明　編『算法天生法指南』(1810年)、坂部　廣胖　著『算法點竄指南録』(1810年)、堀池　敬久　閲・堀池　久道　編『要妙算法』(1831年)、内田　観　編『圓理闡微表』、『算法點竄手引草・初篇、二篇、三篇、三篇附録』、山口　言信　著『算法圓理冰釋』(1834年)、秋田　義蕃　編『算法極形指南』(1835年)、『照閤算法』(1841年)、和田　寧　傳『圓理算經』(1842年)、豊田　勝義　編『算法楕円解』(1842年)、内田　久命　編『算法求積通考』(1844年)、阿部　重道　編『算法求積通考・後編』　[ISBN4-7603-0233-6 C3321 ¥50000E]

＊第5巻　日本科学技術古典籍資料／數學篇 [5]
(2002年/平成14年10月刊行)
●第一部　資料篇
今村　知周　編『因歸算歌』(1640年)、榎並　和澄　編『參両録』(1653年)、初坂　重春　編『圓方四巻記』(1657年)、山田　正重　著『改算記』(1659年)
[ISBN4-7603-0234-4 C3321 ¥50000E]

＊第6巻　日本科学技術古典籍資料／數學篇 [6]
(2002年/平成15年4月刊行)
●第一部　資料篇
藤岡　茂元　編『算元記』(1657年)、澤口　一之　撰『古今算法記』(1671年)、松永　良弼他　編『絳老余算統術』、田原　嘉明　編『[新刊] 算法記』(1652年)
[ISBN4-7603-0235-2 C3321 ¥50000E]

＊第7巻　日本科学技術古典籍資料／數學篇 [7]
(2004年/平成16年9月刊行)
●第一部　資料篇
柴村　盛之　編『格致算書』(1657年)、村瀬　義益　編『算學淵底記』(1673年)、池田　昌意　編『數學乘除往來』(1674年)
[ISBN4-7603-0236-0 C3321 ¥50000E]

『近世歴史資料集成・第4期』

〔全11巻〕《全巻完結》

The Collected Historical Materials in Yedo Era: Fourth Series

浅見　恵・安田　健　訳編　B5版・上製・布装・貼箱入

＊第1巻　日本科学技術古典籍資料／數學篇［1］

(2002年/平成14年3月刊行)

●第一部　資料篇

著者不詳『算用記』(16世紀末～17世紀初頭)、百川　治兵衛　編『諸勘分物』(1622年)、毛利　重能　編『割算書』(1622年)、『竪亥録』(1639年)、著者不詳『萬用不求算』(1643年)、阿部　重道　編『算法整數起源抄』(1845年)、村田　恒光　編『算法側圖詳解』(1845年)、佐藤　雋　集編『三哲累圓述』、澤池　幸恒　撰『算法圓理楕円集』

[ISBN4-7603-0230-1 C3321 ¥50000E]

＊第2巻　日本科学技術古典籍資料／數學篇［2］

(2001年/平成13年7月刊行)

●第一部　資料篇

島田　貞繼　編『九數算法』(1653年)、佐藤　正興『算法根源記』(1669年)、星野　實宣　編『股勾弦鈔』(1672年)、星野　實宣　撰『算學啓蒙註解』(1672年)、前田　憲舒　著『算法至源記』(1673年)、中西　正好　編『勾股弦適等集』(1683年)、田中　由眞　述『算學紛解』、村松　茂清　著『［再版］算法算俎』(1684年)、西川　勝基　撰『算法指南』(1684年)、井關　知辰　撰『算法發揮』(1690年)、建部　賢弘　著『新編算學啓蒙諺解』(1690年)、佐藤　茂春　撰『算法天元指南』(1698年)、三宅　賢隆　撰『具應算法』(1699年)、西脇　利忠　編『算法天元録』(1715年)

[ISBN4-7603-0231-X C3321 ¥50000E]

＊第3巻　日本科学技術古典籍資料／數學篇［3］

(2001年/平成13年8月刊行)

●第一部　資料篇

田中　佳政　編『數學端記』(1717年)、若杉　多十郎　撰『勾股致近集』(1719年)、『演段數品例』(1732年)、松永　良弼　編『方圓算經』(1739年)、松永　良弼　著『算法演段品彙』、『角形圖解』(1746年)、入江　保叔　編『一源括法』(1760年)、『開方要旨』(1762年)、『方圓奇巧』(1766年)、『拾　算法』(1769年)、藤田　定賢　編『算法集成』(1777年)、安島　直圓　編『三角内容三斜術』、會田　安明

＊第 7 巻　民間治療【11】
◎妙薬博物筌（藤井見隆　著）　[ISBN978-4-7603-0204-2 C3321 ¥50000E]

＊第 8 巻　日本科学技術古典籍資料・天文學篇【1】
◎渋川春海（保井春海）撰、安倍泰福　校『貞享暦』（7 巻）----- 日本暦として最初に編纂される。1684（貞享 1）年のことである。◎安倍泰邦『寶暦暦法新書』（16 巻）-----1754（寶暦 4）年に奏進。◎安倍泰邦『寶暦暦法新書・續録』（2 巻）、◎高橋至時・間重冨　撰、安倍泰栄　校『暦法新書』（8 巻）-----1797（寛政 9）年に奏進。◎渋川景佑　撰『新法暦書』（10 巻）-----1814（天保 13）年に奏進。日本で最後の太陰太陽暦。◎新法暦書新暦法稿ト暦法新書ノ對校之覺書付
[ISBN4-7603-0205-0 C3321 ¥50000E]

＊第 9 巻　日本科学技術古典籍資料・天文學篇【2】
◎渋川景佑　撰『寛政暦書』、◎渋川景佑　撰『寛政暦書・續録』、◎渋川景佑　撰『新修五星法』（10 巻）　[ISBN4-7603-0206-9 C3321 ¥50000E]

＊第 10 巻　日本科学技術古典籍資料・天文學篇【3】
◎渋川景佑　撰『新修五星法』、◎渋川景佑　撰『新修五星法・續録』、◎本居宣長　著『眞暦考』、◎中根　元圭　撰『皇和通暦』
[ISBN4-7603-0207-7 C3321 ¥50000E]

＊第 11 巻　日本科学技術古典籍資料・天文學篇【4】
●第一部　資料篇
◎渋川景佑　撰『天文瓊統』、◎渋川景佑　撰『校正天経或問國字解』、◎渋川景佑　撰『新修彗星法』、◎西川忠英　撰『兩儀集説』、◎渋川景佑　撰『日本書紀暦考』、◎平田篤胤　撰『春秋命歴序攷』、◎馬場信武　著『初學天文指南』（5 巻）、◎伊能忠敬　著『歴象編斥妄』
[ISBN4-7603-0208-5 C3321 ¥50000E]

各巻本体価格 50,000 円　揃本体価格 550,000 円

『近世歴史資料集成・第３期』

〔全 11 巻〕《全巻完結》

The Collected Historical Materials in Yedo Era: Third Series

浅見　恵・安田　健　訳編　Ｂ５版・上製・布装・貼箱入

＊第１巻　民間治療【5】

◎奇工方法、◎諸家妙薬集、◎古方便覧【附・腹候圖】（六角重任　著）、◎家傳醫案抄、◎古今樞要集【古今樞要集口傳】

［ISBN4-7603-0198-4 C3321 ¥50000E］

＊第２巻　民間治療【6】

◎常山方【前篇】（曲直瀬正紹　撰、曲直瀬親俊　補）

［ISBN4-7603-0199-2 C3321 ¥50000E］

＊第３巻　民間治療【7】

◎常山方【後篇】（曲直瀬正紹　撰、曲直瀬親俊　補）、◎常山方総索引

［ISBN4-7603-0200-X C3321 ¥50000E］

＊第４巻　民間治療【8】

◎濟民略方、◎醫法明鑑（曲直瀬正紹　著）

［ISBN4-7603-0201-8 C3321 ¥50000E］

＊第５巻　民間治療【9】

◎和方一萬方〈改訂・増補版〉【前篇】（村井琴山　著）

［ISBN4-7603-0202-6 C3321 ¥50000E］

＊第６巻　民間治療【10】

○江戸時代の処方の集大成とも言える基本的資料。第Ⅴ巻の収録分をも含めて、約五千項目の処方を網羅。中国医学の伝統を受け継ぎながら、日本独自の処方を創造しようとした試みが随所に見られる名著。索引も 240 ページ、約五千項目に及び、あらゆる名称（動物、植物、鉱物、病気、処方、一般事項）から検索が可能。

◎和方一萬方〈改訂・増補版〉【後篇】（村井琴山　著）、◎和方一萬方〈改訂・増補版〉総索引

［ISBN4-7603-0203-4 C3321 ¥50000E］

＊第 6 巻　採薬志【1】

◎諸州採薬記（植村政勝　著）、◎西州木状（植村政勝　著）、◎採薬使記（阿部友之進　著）、◎山本篤慶採薬記（山本篤慶　著）、◎東蝦夷物産志・蝦夷草木写真（渋江長伯　原著、松田直人　写）、◎木曾採薬記（水谷豊文　著）、◎伊吹山採薬記（大窪舒三郎　著）

［ISBN4-7603-0038-4　C3321　¥50000E］

＊第 7 巻　採薬志【2】

◎蘭山採薬記 --- 常州・野州・甲州・豆州・駿州・相州（小野蘭山　著）、◎勢州採薬志（小野蘭山　著）、◎濃州・尾州・勢州採薬記（丹波修治他　著）、◎城和摂諸州採薬記（丹羽松齋　著）、◎雲州採薬記事（山本安暢　著）、◎薩州採薬録

［ISBN4-7603-0039-2　C3321　¥50000E］

＊第 8 巻　民間治療【1】

◎普救類方（林良適・丹羽正伯　撰）［ISBN4-7603-0040-6　C3321　¥50000E］

＊第 9 巻　民間治療【2】

◎広恵濟急方（多紀元簡　校）、◎嶺丘白牛酪考（桃井寅　撰）、◎白丹砂製練法（養拙齋稿寛度　著）

［ISBN4-7603-0041-4　C3321　¥50000E］

＊第 10 巻　民間治療【3】

◎奇方録（木内政章　著）、◎袖珍仙方（奈良宗哲　著）、◎耳順見聞私記（岷龍斉　著）、◎農家心得草薬法、◎漫游雑記薬方、◎妙藥手引草（申斉独妙　著）、◎掌中妙藥奇方（丹治増業　著）

［ISBN4-7603-0042-2　C3321　¥50000E］

＊第 11 巻　民間治療【4】

◎此君堂薬方（立原任　著）、◎救急方（乙黒宗益　著）、◎薬屋虚言噺（橋本某　著）、◎寒郷良剤（岡本信古　著）、◎万宝重宝秘伝集（華坊兵蔵　著）、◎諸国古伝秘方

［ISBN4-7603-0043-0　C3321　¥50000E］

各巻本体価格 50,000 円　揃本体価格 550,000 円

『近世歴史資料集成・第２期』

〔全 11 巻〕《全巻完結》

The Collected Historical Materials in Yedo Era: Second Series

浅見恵・安田健　訳編　Ｂ５判・上製・布装・貼箱入

＊第１巻　日本産業史資料【1】総論

◎日本山海名産図会（平瀬徹齋　著）◎日本山海名物図会（平瀬徹齋　著）◎桃洞遺筆（小原桃洞　著）◎肥前州産物図考（木崎盛標　著）

[ISBN4-7603-0033-3 C3321 ¥50000E]

＊第２巻　日本産業史資料【2】農業及農産製造

◎広益国産考（大蔵永常　著）、◎農家益（大蔵永常　著）

[ISBN4-7603-0034-1 C3321 ¥50000E]

＊第３巻　日本産業史資料【3】農業及農産製造

◎養蚕秘録（上垣伊兵衛　著）、◎綿甫要務（大蔵永常　著）、◎綿花培養新論（東方覚之　抄訳）、◎機織彙編、製茶図解（彦根藩　編）、◎朝鮮人参耕作記（田村元雄　著）、◎椎茸製造独案内（梅原寛重　著）、◎製葛録（大蔵永常　著）、◎砂糖製作記（木村喜之　著）、◎紙漉重宝記（国東治兵衛　著）

[ISBN4-7603-0035-X C3321 ¥50000E]

＊第４巻　日本産業史資料【4】農産製造・林業及鉱・冶金

◎童蒙酒造記、◎酒造得度記（礒屋宗七　著）、◎醤油製造方法（高梨考右衛門　著）、◎製油録（大蔵永常　著）、◎樟脳製造法、◎金吹方之図訳書（川村理兵衛他　画）、◎硝石製練法（桜寧居士　著）、◎鼓銅図録・鼓銅録（増田綱　著）、◎佐渡鉱山文書【佐渡物産志三、四】、◎運材図会（富田礼彦　著）

[ISBN4-7603-0036-8 C3321 ¥50000E]

＊第５巻　日本産業史資料【5】水産

◎水産図解（藤川三渓　著）、◎水産小学（河原田盛美　著）、◎鯨史藁（大槻準編）、◎勇魚取絵詞（小山田與清　著）、◎高知県捕鯨図、◎湖川沼漁略図并収穫調書（茨城県　編）、◎調布玉川鮎取調（雪亭河尚明　画）、◎五島に於ける鯨捕沿革図説（田宮運善　写）

[ISBN4-7603-0037-2 C3321 ¥50000E]

近世歴史資料集成・第１期『庶物類纂』

〔全11巻〕《全巻完結》

The Collected Historical Materials in Yedo Era: First Series

稲若水・丹羽正伯　編　Ｂ５判・上製・布装・貼箱入

◎江戸時代中期に、加賀藩主前田綱紀の要請で行なわれた国家的大事業。中国博物学を集大成した世界最大の漢籍百科全書で、中国の古代から清代までに作成された作物・植物・動物・鉱物に関する古文献を網羅している。

＊第１巻　草属・花属　[ISBN4-7603-0021-X C3301 ¥50000E]

＊第２巻　鱗属・介属・羽属・毛属　[ISBN4-7603-0022-8 C3301 ¥50000E]

＊第３巻　水属・火属・土属　[ISBN4-7603-0023-6 C3301 ¥50000E]

＊第４巻　石属・金属・玉属　[ISBN4-7603-0024-4 C3301 ¥50000E]

＊第５巻　竹属・穀属　[ISBN4-7603-0025-2 C3301 ¥50000E]

＊第６巻　菽属・蔬属《I》　[ISBN4-7603-0026-0 C3301 ¥50000E]

＊第７巻　蔬属《II》　[ISBN4-7603-0027-9 C3301 ¥50000E]

＊第８巻　海菜属・水菜属・菌属・瓜属・造醸属・蟲属《I》

[ISBN4-7603-0028-7 C3301 ¥50000E]

＊第９巻　蟲属《II》・木属・蛇属・果属・味属

[ISBN4-7603-0029-5 C3301 ¥50000E]

＊第10巻　増補版（草属・花属・鱗属・介属・羽属・毛属・木属・果属）

[ISBN4-7603-0030-9 C3301 ¥50000E]

＊第11巻　関連文書・総索引（安田健　訳編）

◎庶物類纂一件完（庶物類纂一件御拝借之書面留）、◎庶物類纂編集并 公儀御□□□□案等収録　全、◎庶物類纂編揖始末一～五、庶物類纂の成立と内容について（安田健）、◎引用書名一覧表、◎漢名・漢字名索引、◎和名索引

[ISBN4-7603-0031-7 C3301 ¥50000E]

各巻本体価格 50,000 円　揃本体価格 550,000 円